REPERTORIO DE TEMAS
Y DE
MATERIA MÉDICA DINÁMICA

Dr. Guy LOUTAN

Traducción al español de la Décimo novena edición, 2014 por
Norbita Medina, D.Hom

Portada: **Niccolum**

Continuidad

  Cada estancamiento, cada disturbio,
  cada ruptura de la constancia,
  enerva y bloquea, frena, amenaza e
  impide la continuidad.
  Continuum de una dulce ola,
  inquebrantable serenidad y
  apaciguamiento por la literatura
  que promete una felicidad
  imperturbable.

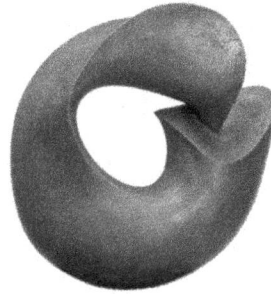

© **Ute Bauer,** texto y escultura en bronce,
47 cm, 49 cm, 28 cm, 1/12, 2012

Fotografía y portada © *Niccolum*, Ute BAUER 2012,
Marx-Studios Memmingen, www.marx-studios.de

1ra Edición en Español:
Traducción de la décimo novena edición de la versión original en Francés, 2014

Versión en español y applicación Androide:
www.homeosens.com
homeosens@gmail.com
Depósito Legal Biblioteca Nacional de Venezuela Nro. If2522015610557

Versión original en Francés:
Editions LOUTAN editionsloutan@gmail.com
4 Bis–Ter, Rte de Jussy, CH-1226 Genève-Thônex,
Fax: 0041 22 349 32 15
Répertroire : ISBN 978-2-9700680-3-7
Dépôt légal juillet 2014
© Guy LOUTAN 2010 et Ute BAUER
www.dr-loutan-homeopathie.ch

ISBN: 978-980-12-7885-6

Aquí tenemos la primera traducción de este repertorio, bien conocido en el mundo francófono, y que aún está en preparación en las versiones en inglés y ruso. Le doy una gran ¡BRAVO! y las gracias a Norbita Medina, homeópata y traductora, por su amable colaboración en este gran trabajo. Tuvimos la ocasión de encontrarnos innumerables veces por Skype, leyendo atentamente y corrigiendo lo mejor que podíamos muchas expresiones y errores del documento original que merecían serlo. Siempre en evolución, tal como se indica en la traducción, y así lo espero, este repertorio será parte de la prescripcion de remedios con efectos profundos en el bienestar de nuestros pacientes, bienestar desde el punto de vista humanista y filosófico, coherente con nuestra terapia.

Nuevamente, agradecido, y todos mis mejores deseos a sus usuarios,

Dr. G. Loutan, Enero 2015

Tabla de Contenido

Introducción

AL USO DEL REPERTORIO DE TEMAS Y DE MATERIA MÉDICA DINÁMICA

Este repertorio presenta la materia médica y los temas que se han podido deducir de la experimentación (provings) y de casos "curados" (o casi curados) según el enfoque de la homeopatía llamada miasmática, introducida y presentada por el Doctor Alfonso Masi-Elizalde, de Buenos Aires, alrededor de 1980.

ESTUDIO DE LA MATERIA MEDICA LITERAL A PARTIR DE LA PATOGÉNESIS Y DE LA CLÍNICA

La materia médica de las experimentaciones puede ser estudiada de manera puramente objetiva, por los síntomas aprendidos, sea porque figuran en los libros cuando se buscan o se descubren tal cual con los pacientes, casi literalmente. Se prescribe a partir de repertorización, de tipo enumerativo o matemático, o basándose en el "*drug picture*" a menudo caricaturizado y poco dinámico. Pero existen casos en los que el paciente presenta síntomas que no figuran en ningún libro, por lo tanto no es posible utilizar este método. Lo que queda es hacer una prescripción sobre un resultado superficial de lo que sería la verdadera enfermedad, "psora", sufrimiento profundo del paciente que debe buscarse en las vivencias de su personaje.

ESTUDIO DE LA MATERIA MEDICA DINÁMICA A PARTIR DE LOS SENTIDOS PROFUNDOS DE LA PATOGÉNESIS Y DE LA CLÍNICA

La materia médica también puede ser aprovechada como una base de datos relativamente objetivos, pero de lo que se trata es de extraer, deducir, las sensaciones más profundas. Esto puede presentar la siguiente ventaja: las sensaciones que se perciben detrás de las palabras o de los síntomas del paciente se pueden encontrar en las sensaciones que se han percibido detrás de los síntomas de las materias médicas.

Cuando Hahnemann dice en el aforismo 3 del Órganon que el médico debe **"einsehen" examinar, comprender, percibir qué es lo que debe ser curado**", la palabra percibir demuestra que no se trata solamente de tomar el primer grado de los síntomas que el paciente le presenta a su médico, sino que es necesario tratar de extraer las sensaciones, comprender los síntomas, sus relaciones lógicas, su dinamismo. Puede ser una lista de síntomas encontrados equivalentes a un libro y esto no va a ser suficiente para encontrar una curación profunda y prolongada, ¡incluso si provoca una mejoría significativa! El difunto Dr. Tomás Pablo Pashero también lo decía en su libro Homeopatía (2da edición 1983, Editora El Ateneo) "*... esto es porque el objetivo que persigue el médico es de curar la enfermedad que Hahnemann precisa en el aforismo 3 del Órganon: existe una necesidad imperiosa que el médico sepa exactamente qué es lo que se debe curar en cada paciente. Y para saber lo que es necesario curar en cada enfermedad, es necesario explicar los síntomas, comprender la génesis de los signos psicológicos, fisiológicos y patológicos presentes, de estudiar la etiología del proceso actual". "En este sentido, la simple aplicación de la ley de similares (sintomatología) no es suficiente para elegir el remedio*".

Por lo tanto, nos debemos preguntar constantemente sobre qué es lo que el paciente quiere decir, ¿qué **significa** lo que está diciendo? Para que el paciente diga y muestre todos estos síntomas, es porque los sufre como un individuo único e indivisible (compuesto sustancial), en el que sus órganos no están disociados, con una variedad de diagnósticos, y síntomas innumerables. ¿Qué sensación, que percepción errónea de la realidad humana, qué sufrimiento puede experimentar a partir de todo lo que está contando? ¿Qué sensación, qué percepción falsa de la realidad humana, cuál sufrimiento puede experimentar a partir de todo lo que dice? ¿Cuál sensación causa esta actitud del paciente, con qué objetivo actúa y piensa así? Estas son las preguntas claves "¿Porqué?" y "¿Para qué?" del Dr. Masi, cual es la razón y el objetivo, que le darán vida al síntoma y nos llevarán a comprender el drama, la visión deformante de la realidad del sufrimiento personal original que favorece la enfermedad-diagnóstico.

Es esta sensación profunda de todo el mensaje del paciente lo que se puede llamar verdaderamente el **síndrome mínimo de valor máximo**, y que sólo aspira a una prescripción que logre la curación como objetivo.

Por este enfoque homeopático profundo, suponemos que la verdadera y única enfermedad proviene de nuestra percepción insuficientemente objetiva y serena, aunque dolorosa, de nuestra realidad humana limitada, simultáneamente a una intuición de lo ilimitado, de lo absoluto, mencionado a veces bajo el nombre de Perfección, o de Dios, en nuestros estudios.

Ejemplos:
- Estoy ávido por omnisciencia pero sé que jamás podré conocerlo todo.
- Deseo vivir indefinidamente pero tengo la certeza que moriré.
- Podría amar totalmente y sin condición, pero sé que a veces podría odiar a aquellos a quien amo;
- Deseo ser amado totalmente y sin condición pero sé que aquellos que me amarán no soportarán ciertos aspectos o defectos míos que son incorregibles.
- Deseo la seguridad absoluta y definitiva pero sé que aunque sea rico o poderoso, puedo perderlo todo o ser destronado en cualquier momento…

Entonces, ¿cómo vivir serenamente lo imaginario (que es más o menos consciente) de lo infinito, de lo perfecto, de lo ilimitado, en la búsqueda de respuestas temporales y en todo caso irremediablemente limitadas? ¿Cómo aceptar una realidad temporal [*], terrestre, sin miedo, ni engaños, delante del límite que mi espíritu rechaza dolorosamente ante la verdadera enfermedad humana?[1]

MATERIA MÉDICA DINÁMICA

Resumen de la técnica de estudio por la DINÁMICA MIASMÁTICA, expresando la experiencia del drama existencial humano, trágico o exaltado… según el Dr. Masi.

Descubrir qué es lo que el sujeto se imagina como el origen de su sufrimiento, este es nuestro trabajo como médicos. Partimos de la concepción de que cada criatura está hecha a la imagen y semejanza de su creador (cualquiera que sea la representación religiosa, mitológica o cultural), que el hombre es un ser perfectible, que nació con un potencial a desarrollar a lo largo de toda su vida, con un destino a cumplir. La oferta de la vida es así, como decía el Dr. A. Masi Elizalde, la oportunidad de curarse, o como decía Hahnemann, de acercarnos a Él, quien es adorado por los habitantes de todos los sistemas solares.

Las palabras *imagen* y *semejanza* nos sugieren una analogía, un "como si"; y justamente, es un abuso o una deformación del "como si" que el hombre se atribuye capacidades que no le corresponden. En salud, el hombre podría disponer de esta perfección, pero por sus propios

---

1 "Las reminiscencias simbólicas de un pasado (de perfección) y las sensaciones que busca, unidas al recuerdo nublado del proceso por el cual todo se perdió… frente a la realidad concreta temporal de imperfección, desorden, vulnerabilidad y muerte, engendrando así la incógnita esencial cuya resolución, por el intelecto, la voluntad, constituye el propósito del hombre en la tierra" Dr. A. Masi Elizalde, L'homme Malade, la psore, souffrance endogène des maladies (El hombre enfermo, la psora, sufrimiento endógeno de enfermedades)

medios de criatura, es decir, solamente participando de la Perfección. Pero olvida la virtud o las características del don en relación con sus atributos, los desprecia como si los talentos que posee, dados por su naturaleza y sus medios humanos, son insuficientes. Los imagina como consecuencia de aquello que ha perdido. Está invadido por un sentimiento de transgresión de una ley: culpabilidad. Finalmente y como consecuencia, imagina que merece un castigo y organiza una defensa para reconstituirse. La lectura atenta de la patogénesis nos ofrece numerosos ejemplos de estas diversas facetas que tenemos para vivir e interpretar la realidad.

Aceptamos que existe en la imaginación inconsciente del hombre un recuerdo nublado y reminiscencias simbólicas de un pasado de perfección, de sensaciones que éste despierta, y de la manera como esta perfección se ha perdido. Este recuerdo actúa como una mancha que altera la percepción de la realidad presente. El contraste de este pasado nublado con la realidad provoca angustia e incertitud (**psora** primaria, enfermedad expresada por un malestar: subjetividad transcendental que se erige como medida de lo real). Las circunstancias del entorno actúan como factores reveladores del sufrimiento (psora secundaria) en la medida en que se encuentran en relación simbólica con el contenido de esta "mancha". Entonces el sujeto le asigna la causa de su sufrimiento a estas circunstancias y reacciona con actitudes defensivas (psora terciaria). Esto queda muy bien ilustrado al observar las diferentes reacciones de diferentes individuos ante una misma circunstancia.

Constatamos que los síntomas producidos por la patogénesis expresan claramente la **pérdida** de una capacidad, una sensación de **transgresión** y/o de culpabilidad, una **nostalgia** de la perfección o cualidad perdida, y el temor al castigo, argumentos fundamentales del mito de la caída[2] presente en varias religiones y mitologías. Algunas veces se encuentra que los síntomas que se experimentan son una tentativa de **justificación** a la falta, así como los síntomas muestran una **actitud** justa que conduce a la curación.

Este mito actúa como arquetipo desde la imaginación inconsciente del hombre, y esto determina nuestra susceptibilidad individual delante de este o aquel aspecto de la realidad que tenga que ver con este tema, particularmente con cada medicamento y cada paciente. Así que si extraemos el núcleo sintomático de la psora primaria del remedio, nos permitirá reconstruir el origen endógeno, casi metafísico de la enfermedad.

Hay cuatro preguntas a hacer con respecto a la patogénesis o al paciente, cuando es necesario explorar su dinámica.

1. ¿Cómo lo sufre? Lo que se expresa por el **malestar**: subjetividad transcendental que se erige como medida de la realidad. Esto es Psora, subjetividad perturbada que le hace malinterpretar la realidad, le coloca anteojos que le distorsionan lo que está ante sus ojos, adulterando así su enfoque de la realidad.
2. ¿Cómo se defiende cuando intenta **huir** evitar o aislarse de aquellas circunstancias que cree o imagina que son las causas de su sufrimiento? La expresión de este tipo de conducta defensiva provocada por esta reacción, acepta su sufrimiento, lo exagera y se aísla de su entorno. Destrucción de sí, se retira, se cierra, se impone castigo, exagera la pérdida. Esto es Ególisis ("lisis": dinámica presentada por Hahnemann en sus observaciones sobre la sífilis, enfermedad nosódica, luego miasma).
3. ¿Cómo se defiende cuando intenta **destruir** aquello que imagina que es la causa de su sufrimiento? Esta pregunta nos permite explorar las tentativas de causarle daño al otro, al entorno en el que está sufriendo él mismo: destrucción de la causa aparente, exterior, de sufrimiento. Esto es Heterólisis.
4. ¿Cómo se defiende cuando trata de **imponerse**, dominar de modo más o menos elaborado? Egotrofía: Las diferentes conductas egotróficas pueden ser francas o hipócritas,

---

[2] **El Mito de La Caída** de **Lucifer** es el origen de nuestros males (NdT). La caída del ángel.

dependiendo si el sujeto las realiza abiertamente o de manera disimulada, oculta e insidiosa. ("trofía": dinámica proliferativa, que secreta, presentida por Hahnemann en sus observaciones sobre la gonorrea, sicosis, enfermedad nosódica, luego miasma).

Es para evitar la confusión entre los miasmas Hahnemannianos con los diagnósticos nosódicos, que el Dr. Masi utilizó los términos de egotrofía, ególisis y heterólisis, manteniendo al mismo tiempo la psora, como una mancha que enturbia la visión de la realidad, como la analogía con las manchas dermatológicas de las erupciones a las cuales nadie deja de ver, pero que la anamnesis ¡no las encuentra!

A partir de estudios de materia médica, de repertorios y de casos clínicos cuyos resultados han confirmado la compresión del remedio prescrito, este REPERTORIO trata, por lo tanto, de sugerir resúmenes de remedios y de temas de sensaciones, de sufrimientos, de tipos de problemáticas ofrecidos por los "remedios-pacientes". Pruebas modificables, cambiantes, temporales, que sirven para ayudar, una apertura, una estimulación a la reflexión y al análisis y no es una receta a seguir…

SÍNTOMAS MENTALES Y LOCALES

Es interesante intentar esta práctica homeopática ultra-unicista a partir principalmente de los síntomas mentales, que a menudo pueden ser comprendidos sin demasiada interpretación, es indispensable recordar que en un paciente un síntoma local o general preciso, con modalidad y personal a menudo es más seguro para hacer una prescripción que la sensación del médico en cuanto a la problemática del enfermo y a su supuesto medicamento equivalente. En efecto, el síntoma es indiscutible, mientras que la comprensión que el médico tiene es variable según su formación. Afortunadamente, la experiencia del estudio miasmático de la materia médica. Afortunadamente, la experiencia del estudio miasmático de la materia médica, muestra cada vez con más y más interés los síntomas y modalidades físicas con las que está en concordancia, simbólicamente, con la problemática del paciente. (Ve la confusión de Veratrum que se mejora al inclinarse hacia delante y su problemática de recibir el poder de un superior, o al escuchar su reloj es mejor en la distancia que de cerca en la oreja con Phosphoricum-acidum que debe aceptar que el hombre no disfruta del conocimiento inmediato).

Si este trabajo de la compresión profunda del paciente no se hace, el homeópata sólo encontrará remedio para los casos que presenten síntomas existentes en los libros. La ventaja del enfoque miasmático es que permite prescribir incluso a pacientes que presentan un problema personal específico que ya se ha encontrado por el estudio de un remedio conocido, y al mismo tiempo, a pacientes que no presenten (o que aún no los presenten) los síntomas de los libros (cuando se utiliza la repertorización).

Sin este conocimiento profundo del remedio y de su dinámica, no podremos encontrar el similimum para este paciente, así que una buena comprensión del tema del remedio permitirá pasar por alto los síntomas de la materia médica que dicho paciente no presente, siempre y cuando este paciente presente claramente el tema del remedio. En efecto, los síntomas experimentados por una substancia y los síntomas clínicos correspondientes nunca se presentarán todos al mismo tiempo, ya que cada experimentador y cada paciente presentarán su propia paleta de síntomas.

CURACIÓN-SUPRESIÓN

Esta visión de la materia médica y del paciente también debería permitir disminuir la necesidad actual de la supresión (el mal menor) por un remedio supuestamente símil a los síntomas, pero que no lo es al paciente en cuanto a su problemática profunda. Son este tipo de caso, cada vez más frecuente, donde el paciente ha sido "curado" del todo, donde termina su recorrido hacia una enfermedad grave o incurable, confrontando nuestros colegas alópatas que todavía tienen una idea muy fija, y esta es una buena razón por la que la homeopatía demuestra ella misma su potencial.

Nuestro trabajo de homeópatas sólo acaba de empezar, puesto que durante generaciones, ha faltado una visión doctrinal clara y utilizable, en la que no se ha podido entender lo que es "digno de ser curado" en nuestros pacientes.

Incluso, si la ayuda se presentaba poco a poco, lentamente en casos donde se empeoraba el paciente, la curación verdadera y prolongada eran raras e incomprendidas, y por lo tanto difíciles de reproducir. Esta nueva visión de nuestro arte debería reactivar el interés y la estima que merece la homeopatía, y esto gracias, principalmente, a una mejoría espectacular en los resultados, ilustrados por un incremento de las curaciones a largo plazo, y por lo tanto verdaderas.

PRESENTACIÓN DEL REPERTORIO

RÚBRICAS principales: después de las palabras claves en mayúscula figuran otras palabras entre paréntesis (), para señalar otras palabras claves, ideas o conceptos a los que se puede remitir a partir del primer tema buscado. Gracias a la notificación y las transcripciones de las asociaciones que parecieran más lógicas y útiles según la experiencia.

SUB-RÚBRICAS: No deje que el orden alfabético habitual deje que se metan en la cabeza los primeros remedios que se encuentran según el alfabeto y por lo tanto se prescribirán con mayor frecuencia. Se quiere evitar la jerarquía entre remedios, que merezcan un mejor lugar que otro, que son favorecidos por el enfoque de patogénesis cortas, de estudio más difícil y con frecuencia más recientes.

En General, las PALABRAS NEGATIVAS se buscan en su forma positiva con el fin de acortar el texto y agrupar en un solo lugar todos los aspectos de un mismo tema: inseguridad →seguridad

Algunos RESÚMENES de remedios parecen densos para leer. El hecho es que el paciente cuenta su vida de una manera que, a veces, parece ilógica y el médico debe encontrar el hilo que lo conecta todo. El trabajo es el mismo en los estudios teóricos de la materia médica, y es reflejada en un contexto más que por una narración continua y jerarquizada.

Según la evolución de los estudios, varios enfoques del mismo remedio figuran en el resumen. Varias fechas pueden aparecer al final del resumen para indicar los distintos momentos del estudio.

Los nombres de algunos remedios figuran sin texto, ya que están siendo estudiados actualmente, y está claro que muchos otros podrán ser añadidos a posteriori.

Otros remedios NO TIENEN RESUMEN y sólo indican la fecha del estudio: se trata de remedios cuyo estudio no llegó a una conclusión clara para el autor, o están todavía en construcción. Se puede entonces dirigir al grupo de investigación que le concierne.

Se disminuye la mención de DIOS si esto contribuye a que no sea rechazada por muchos colegas que a menudo no siguen la enseñanza de la filosofía Aristotélica-Tomista, de la antropología utilizada como clave de comprensión de la actitud humana. Así que la referencia a Dios en los textos no debe hacer creer que la homeopatía profunda está reservada o sólo es comprendida por los creyentes. Se trata simplemente de la referencia más cercana a nuestra cultura occidental para abordar el problema metafísico de la humanidad.

Toda la mitología, las doctrinas políticas o médicas hacen referencia en alguna parte al misterio del origen, de la pérdida del paraíso, de la culpabilidad, de la perfección, de la seguridad, del amor, de la justicia… Por el contrario, es probable que si el médico rechaza el origen endógeno de la enfermedad natural, como propuso Hahnemann, este enfoque de la homeopatía unicista será más arduo, la intención terapéutica arriesga ser demasiada periférica. El Dr. Alfonso Masi Elisalde, quien ha desarrollado esta visión profunda de la homeopatía y de la curación, escribió *"ya que quiero instruir a mis colegas, debo declarar las mías (convicciones), las cuales sostengo, y que son las de Hahnemann: pienso que existe un Dios personal y creador providente y conservador del mundo, con el conocimiento y el amor que es la tendencia natural del hombre sano."* A nosotros, los homeópatas, nos toca transponer esta información analógicamente al sumergirnos en la cultura de nuestros pacientes, sean banqueros codiciosos o animistas supersticiosos.

Si en algunos remedios estudiados más recientemente aparecen referencias a **Tomás de Aquino**, es simplemente porque en su Suma Teológica (ST) o la Suma contra los Gentiles (SCG) se enumeran preguntas y respuestas sobre problemas humanos, la relación entre nuestros diferentes componentes y entre el hombre y la divinidad-perfección, cualquiera que sea el caso, en el momento que represente una perfección inalcanzable al ser humano, será buscada ya que se ha imaginado. Esta antropología es fuerte práctica para tratar de situar el problema fundamental de cada remedio en su contexto metafísico original eventual[3]. Cualquier otra referencia filosófica o antropológica utilizable para ampliar y universalizar nuestra comprensión del ser humano, naturalmente será bienvenida.

El SIMBOLISMO de toda mitología o civilización podrá ser utilizada para tratar de descubrir o aclarar el sentido de tal o cual rareza de la materia médica, como por ejemplo los sueños con murciélagos de Hamamelis, la ley mosaica (o ley de Moisés) o la tradición fulani (Los **fulani**, también llamados **fula**, **peul**, **fulbe**, son el pueblo nómada más grande del mundo, cuyo origen es desconocido).

El GÉNERO femenino o masculino aparecen indiferentemente en los resúmenes de los remedios con el fin de no entrar en sexismo homeopático de la "imagen del remedio" (*una* pulsatilla, *un* lycopodium…). Esto significa que cada remedio puede ser indiferentemente prescrito para un sexo o el otro, previendo que el tema de fondo está presente. Lo mismo ocurre si se refiere a un "niño" o a un "adulto", con tal sea comprendido, será un gran remedio para el paciente que lo necesite.

Las NOTAS DE PIE DE PÁGINA y el GLOSARIO definen el sentido en el cual se utilizan algunas palabras poco conocidas, y que a veces abren a una meditación sobre la humanidad, objeto principal de nuestra atención. Si una palabra tiene al lado el siguiente símbolo [*], significa que su explicación se encuentra en el GLOSARIO.

La lectura de esta obra puede parecer ardua/intimidante para aquellos que no siguen el proceso paso a paso, y se les recomienda ampliamente referirse a los trabajos originales y a la doctrina a la disposición (véase la Bibliografía)

Las correcciones y sugestiones tanto por presentación como de fondo son bienvenidas, ya que lo que es práctico para utilizar se utilizará más y mejor…

---

[3] Órganon §9 "En el estado de salud,… el espíritu dotado de razón que reside en nosotros, puede emplear libremente estos instrumentos vivos y sanos para los más altos fines de nuestra existencia".

La salud permite pues al paciente aceptar su situación intermedia entre materia pura y espíritu puro con sabiduría, lo que representa el fin de su rebelión contra su estado temporal. Permanecer en esta intención representa el trabajo del paciente curado. ¿Y cuál es, pues, el objetivo de la salud para Hahnemann? En "Escolapio en la balanza" (Trabajo original de Hahnemann, publicado en 1805, Leipzig, Steinacker) dice: **"¿No estás destinado, en la escalera de sentimientos beatificantes, de actividades que ennoblecen a la humanidad y conocimientos que penetran mundos, a acercarte al gran espíritu primario al cual adoran los habitantes de todos los sistemas solares?".**

Para Hahnemann, en la curación el hombre encuentra un sentido sano que le permite aplicar su razón en busca del conocimiento y su aproximación a la divinidad. ¡Se trata, pues, de un planteamiento espiritual! El remedio levanta las barreras del camino de la humanización.

Este repertorio es el resumen personal del trabajo de diversos grupos médicos, cuyos miembros tienen diferentes experiencias clínicas. Cada remedio abordado, cada tema deducido de los síntomas, cada simbolismo que se mantuvo, todo, puede ser revisado, criticado, confirmado o invalidado por los estudios teóricos siguientes y sobre todo por la clínica. Por lo tanto, no es una obra que ya está terminada ni cerrada. **Hay resúmenes de remedios que hasta ahora no han recibido confirmación clínica.** Múltiples medicamentos ya tienen o van a cambiar de "personalidad" a la luz de casos curados. Es interesante señalar que en varias ocasiones, un remedio estudiado teóricamente por un grupo de investigadores, ha sido prescrito para conferir por otro grupo con éxito. Estudios paralelos del mismo remedio por dos grupos también ha llevado a conclusiones y resúmenes similares. Esta obra sugiere pistas eventuales. Ciertos colegas tienen algunas dudas de que esto sea científicamente serio para transmitir un esbozo de remedios poco desarrollados o que no todos se han confirmado clínicamente. Que estén tranquilos, este trabajo tiene por objetivo resumir la investigación en curso de un grupo de homeópatas, de modo que ya puedan ser utilizados, verificados, y, esperamos, cuestionados.

> **Este libro no debe ser utilizado por personas que no hayan sido entrenadas en el campo de la medicina para tomar decisiones referentes a pacientes. No es un libro de recetas que cualquiera puede utilizar, porque muchas nociones importantes están sobreentendidas en el texto, teniendo en cuenta la formación recibida en clases médicas. Es por ello que se transmite esencialmente con el objetivo de ser estudiado, como parte de una reflexión, instrumento de trabajo e investigación. Un amplio debate y crítica se ha llevado a cabo para que una experiencia clínica cada vez más grande apoye los siguientes textos.**
>
> *El autor renuncia a cualquier responsabilidad por las consecuencias eventuales negativas de la utilización de esta obra por aquellos que no tomen en cuenta estas advertencias.*

L'AFADH, el GRAPH y los otros grupos de trabajo, declaran que se han abstenido <u>voluntariamente</u> de cualquier publicación de sus trabajos, fuera de las publicaciones de "uso interno", considerando que todas las síntesis actuales son sólo hipótesis, sujetas de demostración y pudieran ser renovadas completamente. Advierten contra el hecho de admitir que las conclusiones aquí presentadas sean una verdad definitiva.

Una gran parte de los estudios de la fuente de este repertorio son el fruto de años de trabajo de miembros activos de la AFADH (Asociación Francesa para la Profundización de la Doctrina Homeopática), un agradecimiento particular es dirigido a los colegas de esta asociación, así como a los compañeros que amablemente compartieron sus notas personales de sus repertorios.

Repertorio de temas y de materia médica dinámica

Décima novena edición, 2014
Dr. Guy LOUTAN
(Traducido al español por Norbita Medina)

*** en revisión

A

ABANDONO (LIBERAR, COMPAÑÍA, SOCIEDAD): - <u>Nómada</u>, es necesario saber abandonar para avanzar. **Aesc.**
- Permitiría que lo <u>despedazasen</u> antes que renunciar a su <u>voluntad</u>. **Aloe**
- Abandona su trabajo antes de finalizarlo si alguien lo observa o lo felicita. **Cact.**
- No puede abandonar a aquellos que no saben qué hacer con su <u>sufrimiento</u>. **Cocc.**
- Rechazado por su <u>padre</u> y sin <u>comunión</u> con él por haber buscado el <u>conocimiento</u> prohibido, ha expresado sus puntos de vista sin hacer referencia a él. **Crot- h.**
- <u>Abandonado</u>, por que se niega a <u>escuchar</u> el <u>punto de vista</u> de los otros, de la <u>relación</u>. **Dendr-pol.**
- Soledad debido a su rechazo a cualquier <u>relación</u> que signifique obligación hacia el otro. **Fl-ac.**
- Abandonado, a fuerza de rechazar todo desentona con él, es demasiado <u>diferente</u>. **Hydr.**
- Le preocupa ser <u>rechazado</u>, se vuelve muy agradable. **Lepra.**
- No abandona el tema que habla: negativa a pasar de un estado a otro. **Petr.**
- La relación de amor humano no es suficiente para alcanzar la unión, la perfecta <u>inherencia</u> [*] deseada. Culpable porque abandono a alguien débil a quien debió ayudar a realizarse reflejándole su imagen, al darle un nombre[4]. **Puls.**
- Falta de amor por sí mismo, lo que le provoca temor a no merecer amor y ser abandonado. **Sacch.**
- Indiferente para con su <u>familia</u> y así evitar la sensación de abandono. **Sep.**
- Sensación de abandono exacerbada por el completo rechazo a la felicidad. **Ustil.**

ABARCAR (CONTENER, INCLUIR): - Rechaza ser <u>incluido</u> en lo que sea, quiere abarcarlo todo, incluyéndose a sí mismo, amar o ser amado sin <u>límite</u>. **Plat.**

ABIES NIGRA (Abies-n.): - Quiere el <u>conocimiento</u> para <u>proteger</u> a los otros que son <u>débiles</u>, <u>frágiles</u>, <u>quebradizos</u>, <u>delicados</u>. Invierte día/noche, con apetito y despierto durante la noche. (FDR- AFAQDH 12.07)

ABOGADO (DERECHO, JUSTICIA, LEY)

---

[4] Algo que tiene un nombre, tiene una identidad. Pulsatilla no asocia las cosas con los nombres que le corresponden. Recibo mi identidad a través del espejo del otro.

ABORTAR (FRACASO, VICTORIA): - Aborta, fracasa en sus proyectos porque no hay amor. No disfruta ya que está sujeto entre un proyecto y otro y se compromete por amor a ellos. El hombre que no quiere seguir el proyecto que Dios tiene para él, es duro de corazón. **Dig.**
- Aborta, ya que siente el feto como si se lo hubieran impuesto intolerablemente, un injerto. **Helon.**
- El niño nació después de la tentativa de aborto: se negó a fracasar. **Nat-s.**
- Aborto: resultado de un trabajo que normalmente es automático ante la llegada fácil a término en cooperación con la naturaleza, pero que quisimos controlar completamente. **Ruta**
- Quiere ser la fuerza para completar solo la creación, alcanzar lo que sólo Dios puede. Nunca termina, todo lo que hace lo aborta… **Sabin.**
- Inventar no es suficiente para realizar: abortar. **Sabin.**

ABRAZO (CARIÑO, AFECTO): - Abarca todo, demasiadas cosas al mismo tiempo. **Borx.**
- Muerde al otro al abrazarlo, quiere conocerlo absolutamente, contenerlo, sin prohibición ni límite o miedo, en una libertad total. **Mand.**

ABRIR (BLINDAR, TAPAR, MURO, PARED, PUERTA, ACOGER): - Tapado mentalmente y físicamente, no se puede seguir abriendo, eso vuelve a entrar y no sale, viscoso, espeso, se blinda, se espesa y se acartona. **Nat-ar.**
- Demasiado abierto, penetrado y en simbiosis, se siente manipulado como una cosa. **Sanic.**

ABROTANUM (Abrot.): - Desea la vida, la fuente de vida en sí. Anoréxico en plena forma, independiente de todos. Pegado a sus padres, < solo. Se pone en contacto sólo con la gente que él elige, con quién se siente bien.
- Calma, desacelera, se olvida de caminar, se queda atrás en el paseo. Necesita de una relación privilegiada que tenga la autonomía de elegir con quien tenerla. Espera del medio ambiente y sus allegados todo para vivir/ vitalidad que fluye hacia el exterior. Es incapaz de recargarse con los alimentos. (GSM III.99, AFADH XI.02)
- La planta no puede reproducirse sin el jardinero, intoxica las plantas vecinas, lo tienen que sustentar, se vuelve un vampiro para vivir y desarrollarse. Sensación de transferencia de energía entre él y los demás / miedo de tomar algo que no le corresponde, de buscar la fuerza fuera de sí. (AFADH VII.98)
- No puede vivir la vida esperando pasivamente, no acepta que las cosas vengan naturalmente. No quiere el modo humano de recibir la vida: por vía umbilical, por los alimentos. Erupción por las orejas: símbolo de la comunicación pasiva, sólo reciben.
- Cuando quiere recibir activamente la comida o la palabra, no funciona. Quiere el poder vital en una autonomía perfecta, y se encuentra que ya no es capaz de asegurar la eficacia vital aunque se alimente. Codicioso y tiburón en los negocios, lo quiere todo. (AFADH X.90)

ABSOLUTO (INFINITO, PERFECCIÓN, DEFINITIVO): - La elección sucesiva de bienes parciales no satisface su necesidad inmediata de bienes absolutos. **Bism.**
- Perdió lo absoluto. **Camph.**
- Fuera de contacto, en una campana de vidrio. Miedo a lo nuevo, lo que prueba que no es el ser absoluto más allá del todo. **Cer-X.**
- Busca en vano lo absoluto a través de la atención en la meditación centrada en el objeto. **Thea**

ABSORBER (ASIMILAR, CARTÍLAGO, AMORTIGUAR): - Quiere que lo vegetativo absorba los nutrientes de manera intelectual. Dios conoce, sin ingerir ni transformar el objeto mismo. **Carb-ac.**

ABSTRACTO (JUZGAR, DERECHO, REGLA): - Quiere ser el origen de la luz por la cual abstrae el conocimiento de la sensibilidad. Rechaza la contingencia, la parcialidad de la

capacidad humana de abstracción, cree que deforma la realidad con el pretexto de que la conoce parcialmente, y el objeto se vuelve indiferente. El efecto de mi intelecto agente, humano, <u>enfoca</u> el objeto en la abstracción, por lo que será inevitablemente imperfecto. **Euphr.**
- Penalizado por abstraerse en sus sentidos tratando de encontrar sus propias ideas… **Olnd.**

ABSTRACTO/RESÚMEN (CONCRETO, EXPLICAR, IMAGINAR)

ABUNDANCIA (COLECCIÓN, RECUPERAR, PROVISIÓN): - Quiere la superabundancia prometida del paraíso, desde el momento de su partida. **Bry.**
- Quiere la abundancia de la vida, que para él sea eterna, como la que goza el feto que recibe la sangre del útero, o el niño al mamar del pecho, y así poder compartir los frutos de esta abundancia. **Rodon.**

ABUSO (MALTRATO)

ACABAR (DESEMBOCAR, TERMINAR, OBJETIVO, PLENITUD, ÉXITO): - Debe aceptar la ayuda de Dios lo cual le permite ver el resultado de su trabajo hacia la plenitud. **Cadm-s.**
- Desea el descanso, el disfrute y la alegría constante en el cumplimiento de su trabajo, en un crecimiento que ha llevado a cabo constantemente **Sabal.**
- No puede <u>acabar</u>, la procreación <u>no tiene éxito</u>, <u>agotado</u>. **Sabin.**

ACCEDER (COMENZAR, INICIO/PRINCIPIO): - No puede acceder a la bondad - belleza <u>ideal</u>, la cual inunda su imaginación. **Ant-c.**
- La felicidad debe buscarse en las <u>criaturas</u>, ya que la del otro mundo está demasiado lejos, inaccesible. **Croc.**
- Quiere afectar por la <u>inteligencia</u>, aquello que le es inaccesible. **Viol-o.**

ACCIDENTE (SORPRESA, PELIGRO, PRUDENCIA): - Los <u>accidentes</u> acechan a los que no tienen infusa la ciencia en ellos: vigilantes, despiertos. **Acon.**
- Puede ocurrir un accidente y cambiar las condiciones. Eso no lo decide uno mismo. **Cact.**
- La acumulación de datos sobre los <u>accidentes</u> y <u>atributos</u> de los seres no da acceso a su esencia. **Mor-o.**
- Quiere saber antes de que ocurra el accidente. **Sul-ac.**

ACEITE (LUBRICAR, DESGASTE)

ACELERAR (RECORTAR, CONSECUENCIA, DE TODO): - Quiere acelerar su <u>ascenso</u> hacia la perfección, sin esfuerzo ni <u>evolución</u>. **Brom.**
- Aceleración de ideas y asociaciones, impulso de <u>comunicarlas</u>. **Lach.**
- Inmovilidad / aceleración del movimiento hacia el objeto. **Stram.**

ACEPTAR (ADHESIÓN, AVAL, APROBAR, PRECAUCIÓN, CEDER): - Tomado por un <u>confinamiento</u> insoportable el hecho de deber, y tener que aceptar, los roles humanos particulares por etapas que le <u>corresponden</u> por naturaleza, Dios… para su <u>expansión</u> y el de la <u>comunidad</u>. **Apis**
- No puede aceptar <u>dejarse</u> llevar, debe <u>dar</u>, liberarse, tener <u>confianza</u>. **Borx.**
- No se soporta. **Lac-c.**
- Aceptar ayuda no es un obstáculo a mi <u>libre albedrio</u>. **Meny.**
- Aceptar responder un <u>llamado</u> del exterior no significa verse privado de su voluntad. **Rhod.**

ACERA (ESCALERA)

ACETICUM ACIDUM (Acet-ac.): - Ansiedad por sus hijos, por cada cosa que les concierne, que no reconozcan a sus padres, ni se recuerden que pasó. No puede dormir sobre la espalda porque siente como si su abdomen se hundiera.

ACINONYX JUBATUS (Acin.): - *** (guepardo/onza)

ACOGER (RECIBIR): - Si no participa en el bien común, no se siente acogido. **Arg-n.**
- Debe tener en su concha aquello que le es extraño, un don del cual surgirá algún fruto. **Calc.**
- No se ocupa de su ser interior, lo reprime para no permitir que aparezca en la superficie (feliz en la superficie), en lugar de acoger las áreas oscuras desconocidas de las profundidades de su alma para traerlas a la luz. **Dendr-pol.**
- Ama a los animales, los recoge, demuestra más amor por los animales que por los humanos. **Hura**
- Se siente bien con sus referencias afectivas, geográficas, familiares; lugar acogedor y reconfortante, del que no se puede separar. **Olib-sac.**
- La oreja es el orificio que recibe lo ajeno o lo rechaza. **Tell.**
- Ha pecado por la soberbia de la inteligencia clarividente que es opuesto a la recepción. **Verat-v.**

ACOMODAR (ADAPTAR)

ACONITUM NAPELLUS (Acon.): - "Todas las operaciones mentales se encuentran en el estómago". Analogía pensada / digestión. Se niega a la debilidad de la prudencia humana, que no hace más que limitar el padecimiento sin ser capaz de hacerlo desaparecer completamente.
- Quiere llegar al final, sin obstáculo o dificultad, se precipita hacia su objetivo, independientemente de los obstáculos del camino. Quiere ser rápido en la deliberación y en la acción, saberlo todo por su inteligencia práctica sin experimentar, ni ser enseñado. Gran vulnerabilidad ante la experiencia dolorosa. Es un trayecto agitado para poder encontrar el conocimiento perdido, se protege contra la desdicha.
- Los accidentes acechan a quienes no se inspiran en la ciencia: vigilancia, atención. Se niega a ser guiado ciega y dócilmente por los voltios de luz clara y quienes saben aquello que es bueno para él. Cree que va a morir cuando ya no vea más.
- Desconfía de la Providencia. Nadie es capaz de protegerlo durante el sueño. Conducir las ovejas dóciles y sin resistencia: el pastor aprende a través de su vida, sin ninguna experiencia especial. La prudencia es necesaria ya que nace de la experiencia y del tiempo, de allí que las patologías son la consecuencia del temor en jóvenes sanos.
- Acon. se arriesga a no alcanzar la sabiduría que la edad consigue, ya que cualquier tipo de peligro lo pone siempre a las puertas de la muerte. Quiere una protección total, llevar su olfato a tal perfección que sea capaz de ser clarividente y así ahorrar tiempo de reflexión y deliberación. Velocidad de abstracción. Rechaza los límites de la razón humana, demasiado lenta e incierta para entender la verdad con una simple mirada. (MS, V.96)
- Cita urgente para resolver un enigma y ha olvidado con quién es. Ridiculiza todo para disimular que no conoce la clave que resuelve el enigma.
- Listo a la solución, pero pierde esa idea por buscar otra solución, pierde el hilo y se vuelve confuso. Incapaz de razonar, inducir, deducir, sustituye la deliberación por la clarividencia. Hiperactivo y todo lo prevé, alivia su angustia con la acción, incluso si no se completa.
- Confunde su final con la vigilancia y el miedo lo hace actuar sin sentido común. Sustituye la elección por la rapidez. El control debe reemplazar la prudencia que elige los mejores medios para el fin. Se angustia por no alcanzar sus objetivos.
- Desestabilizado por acontecimientos repentinos. Debe dominar el saber qué es lo que va a suceder. No soporta no poder hacer algo, perder sus medios. Está convencido que él es capaz de

solucionar todo. Quiere saberlo todo. Obstáculos (enjambres) sobre un camino muy largo, contra los cuales tiene miedo de tropezar. Necesita la "luz", quiere controlar lo que va a suceder, pero es una vigilancia que no tiene finalidad alguna. Su sufrimiento es la incertidumbre que está llegando a su fin.
- Timidez después de haber tenido mucho miedo: temor de volver a la realidad. No soporta la distancia entre lo que espera con ansias y lo que está presente. No tiene ninguna confianza en la fuerza de su atracción hacia el bien y cree que tiene que entregarse al demonio. Es por su intención que va a alcanzar el propósito y no porque se dejó atraer.
- No acepta la conducta incierta/aleatoria de Dios sobre nosotros. No comprende que el cambio de dirección imprevisto sea parte de la Providencia y del deseo del Padre para llevarlo a su propósito. Es accidental que participe en mi propósito. Si no lo encuentra, debe morir. Sueños lúcidos que solucionan una situación compleja.
- Precipitación ridícula y él ridiculiza. Espacio y cuerpos aumentados. Alegría y esperanza cuando ve la solución. Todo = dolor. Inseguridad insoportable: miedo de una muerte lenta, sereno si llega bruscamente. Realidad = casi sueños, está en el vacío, no se basa en nada, no tiene ninguna referencia ya que la referencia es lo que él hace, o este miedo enorme. Ausencia de sentimientos durante el embarazo. (**Spong**. Bloqueado y culpable). (AFADH IX.89; VII.90)

ACONTECIMIENTO: - Conserva las marcas, los acontecimientos a través del curso del tiempo. **Aran.**

ACORRALADO: - Como acorralado, no puede decidir más… **Grat.**

ACROBACIA: - Quiere ser el mejor, desea los extremos: independencia, entrenamiento, hazañas, acrobacias, velocidad, fuerza de voluntad. **Falco-pe.**

ACTEA RACEMOSA (CIMICIFUGA) (Cimic.)

ACTEA SPICATA (Act-sp.): - Decepcionado de sí, duda salir bien, incluso en lo más insignificante. Le hierve la sangre, bloqueo. Rechaza que los otros lo movilicen hacia algo que no sea de su auto-satisfacción. Quiere salir adelante sin tener que aplicar una atención continua sobre lo real. No nos podemos fiar que sólo con el entusiasmo sea suficiente para realizar un proyecto mejor.
- Quiere un ideal elevado, independientemente de la vocación previa, la cual debe ser la que tendría que estar escuchando. Los órganos no toman en cuenta su propia vocación. Debe reflexionar cuidadosamente para realizar su vocación, de acuerdo al contexto, y alcanzar el éxito dentro de la comunidad, no ser el mejor por ser el mejor, pero hacer lo mejor de sí para ser una parte armoniosa de acuerdo al conjunto.
- Perfección envidiada: Dios no es parte de un todo al que debe adaptar su vocación. Él es el mejor, y el todo. No se articula con las otras partes que formarían el todo con Él. (AFADH 4.2012)

ACTIVISMO (FECUNDIDAD, TRABAJO, ACTO): - Niega la contemplación y la amistad, rechaza lo otro por el activismo. **Iod.**
- Su activismo no puede verse más que como un servicio de amor. **Lil-t.**

ACTO - ACCIÓN - ACTIVO - ACTUAR (REALIZAR): - Cuando quiere participar activamente en la nutrición o la palabra, no funciona. **Abrot.**
- Alivia con la acción su vigilancia impaciente pero sin propósito. **Acon.**
- Falta de confianza en sus movimientos voluntarios para pasar al acto. Oculta su incapacidad para realizar lo imaginario afirmando que la inacción es la verdad. **Ang.**

- Deseándolo durante el acto nocturno del <u>pensamiento</u> <u>lógico</u>, se encuentra en la imposibilidad o no está dispuesto a actuar para <u>subsistir</u>, <u>alimentarse</u>, respirar. **Ant-t.**
- Así como el pensamiento debe ser apoyado por la acción, de la misma manera el <u>tiempo</u> permite organizar la <u>realidad</u>. **Aran.**
- Sin relación con los actos humanos, se abstrae de todo, se deleita en el recuerdo que lo colma. **Arg-met.**
- Quiere ser acto puro, y no participar en el <u>tiempo</u>, participar en el acto. **Arg-n.**
- No puede actuar con <u>unidad</u>, puesto que él es <u>complejo</u>, el cuerpo y él no tendrán jamás la armonía. **Bell.**
- Desea estar en acto de <u>bienestar</u>, comprenderlo <u>inmediatamente</u>, sin tener que <u>elegir</u> y pasar por los bienes parciales. **Bism.**
- Quiere que su sustancia sea su acto; no acepta la dualidad a nivel del ser y la sustancia, que son uno en Dios. **Calc.**
- Quiere mostrar su <u>excelencia</u> por el acto <u>extraordinario</u>, su <u>habilidad</u>. **Calc-s.**
- Debe <u>encontrarse</u>, ya que el <u>trabajo</u> le hace perder el contacto interior. **Euph.**
- En cada acto, se reactivan las ideas, a no lanzarse, a no decidir. **Graph.**
- Quiere la identidad de la <u>forma</u> y de la acción en la simplicidad de su naturaleza. En Dios no hay dependencia de una cosa en relación a la otra. **Helo.**
- No hay necesidad de actuar para gustar. **Hura**
- Pérdida de la capacidad de <u>apoyar</u> su <u>acción</u> mediante el compromiso del espíritu. **Hydr.**
- El hombre debe aceptar actuar para perfeccionarse, por sus <u>manos</u> y el espíritu. **Kali-br.**
- Quiere la acción por el <u>espíritu</u> y no por la combinación cuerpo – espíritu. **Kali-n.**
- Quiere que su alegría y su forma física vengan de su actividad. **Laur.**
- Quiere ser ya acto puro <u>omnipotente</u> y no <u>fuerza</u>. **Petr.**
- Incapaz de pasar a la acción. **Pic-ac.**
- Le gusta la acción rápida y eficaz después de un breve análisis. **Plan.**
- Tan <u>prudente</u> que quiere que la <u>inteligencia</u> siempre actúe, por lo que no llega a nada, para mantener la <u>vida</u>, evitar la <u>muerte</u>. **Psor.**
- Querría no tener que ser <u>llamado</u> para ponerse en acción, querría que su cuerpo sea su acto. **Rhod.**
- Miedo de actuar en el mundo real. **Sel.**
- Quiere ser la <u>fuente</u> de su vida, fundamento de su acto voluntario. **Tab.**
- Quiere ser su propio <u>estímulo</u> para la acción. **Tarax.**
- <u>Actividad</u> obsesiva sin un <u>objetivo</u> específico, por el solo hecho de <u>hacer</u>. **Ther.**
- Intolerancia a los que hablan sin actuar. **Zinc.**
- Acto [*]

ACTUALIDAD (PRESENTE)

ACTUAR (PROCEDER [*]): - Quiere la inmanencia [*] completa en lo que se refiere al acto. **Euph.**
- Mi acción humana provoca mi propio cambio, no el acto divino. **Helon.**
- Se niega a actuar [*] en el mundo que lo rodea. **Hell.**

ACUERDO (ARMONÍA, PROPORCIÓN, MÚSICA, VIBRAR, ADHESIÓN, AVAL, ACEPTAR, APROBAR, CONSENTIMIENTO): - Debe reflexionar cuidadosamente para realizar su vocación, de <u>acuerdo</u> al <u>contexto</u>, y alcanzar el éxito dentro de la comunidad, no ser el mejor por ser el <u>mejor</u>. **Act-sp.**
- Problema con el contrato, no con la <u>autoridad</u>. Quiere que todos estén de acuerdo con él, la comunión por el intelecto. **Crot-h.**
- Rechaza la armonía de acuerdo a lo proyectado. **Dig.**

- No está de acuerdo ni con los otros, ni consigo mismo. **Nat-c.**

ACUMULAR: - Acumulación por falta de movimiento, acepta que lo liberen, que lo dejen, que lo eliminen. **Aesc.**

ACUMULAR (COLECCIÓN, POSESIÓN, PROVISIÓN, CONSERVAR): - Acumula, gracias al trabajo y la perseverancia, para asegurar el futuro. **Bry.**
- Acumula, no sabe qué hacer, clasifica, pero termina botándolo todo. **Calc-ar.**
- Acumula detalles, lo preciso. **Graph.**
- Acumula de todo, eso siempre puede servir en el futuro, es un bien conocido, que se debe conservar. **Vip.**

ACUSAR (PROCESAR): - Me señala con el dedo: "Acusado, ¡levántese!" **Grat.**

ADAMAS (Diamante) (Adam.): - Aspiración a que sea estable, ordenado, luminoso, caro, armonioso, preciso, puro. Que esté acabado, perfecto, definitivo para que no sufra ningún cambio: de lugar, físico, de vida.
- Quiere la satisfacción en todas las necesidades para garantizar la perpetuidad y así evitar problemas en el futuro: glotón, necesidad de aire y de espacio, de dinero, que el medio ambiente proporcione indefinidamente a todos.
- Fascinado por las piedras preciosas, los diamantes, como su amor por el orden y la belleza del universo. Se niega a mover para encontrar fuera de sí mismo un suplemento a la perfección. (AFADH VII.01)

ADAPTAR (MOLDEAR, IDENTIDAD, DOBLAR, FLEXIBLE): - Desea la eternidad, quiere escaparse del flujo y reflujo vital, signo de adaptabilidad y del pasar del tiempo. Se niega a adaptarse a la vida, prefiere conservarse, petrificarse. **Calc-f.**
- Se adapta a todas las situaciones. Muy conservador. **Coc-c.**
- Actitud incongruente, tanto, que él se debate y es sumiso a sus pasiones, que no puede regular. **Croc.**
- Quiere comprender rápidamente como piensan los adultos, lo que sienten y cómo se conectan, se adaptan y se comunican para cumplir su misión. **Helo.**
- Perdió el disfrute de sus funciones físicas y mentales sin sufrimiento, la capacidad de disfrutar de los otros al verles sus cualidades, de disfrutar lo dulce, la sexualidad, las estaciones. Perdió la capacidad de adaptarse. **Iris**
- La prudencia nos mantiene siempre alerta/despiertos, nos permite adaptarnos a las situaciones. **Led.**
- Dificultad para adaptarse a la situación, de encontrar su lugar. **Meny.**
- Se quiere acomodar para ver mejor, mientras que sólo Dios es el que da una visión plena de las cosas. Se niega a adaptarse para percibir la realidad tal cual es. **Phys.**
- No se adapta a ninguna circunstancia, ni se deja alcanzar por los otros. **Phyt.**
- Perdió la facultad de adaptarse a su entorno, de dejarse transformar y perfeccionar al abrirse a los otros, al mundo exterior. **Ran-b.**
- Actúa como un autómata en el momento inadecuado, inadaptado. **Ruta**
- Pierde la unidad del yo, su capacidad de integrarse, o se unifica, se adapta, se hace uno con el otro, así como con el sentido de la vida y de la acción. **Sal-fr.**
- Se adapta a los peores abusos, es mejor continuar con ese horror que enfrentarse con lo desconocido: dúctil, maleable. **Titan.**

ADECUADO (ADAPTAR): - Problema para expresarse con un margen de error así que titubea, investiga, lo que sea que necesite para ejercer cierto juicio, discernimiento, en el que el resultado conste de cierto <u>desajuste</u> entre el <u>pensamiento</u> y las <u>palabras</u> que expresan el pensamiento. **Euphr.**

ADELANTAR (VELOCIDAD): - Juguetón, ya que ve de antemano lo que va a llegar. Todo pasa, es fugaz, en su vida que va demasiado deprisa, adelantándose a los demás. **Verat-v.**

ADHESIÓN (ACEPTAR, ACUERDO, VISCOSIDAD): - Evita vivir la adhesión del vínculo del amor. **Fl-ac.**
- Adhesión mental, repite las mismas palabras. **Kali-bi.**
- Toda intervención lo penetra y se le queda pegada encima por largo tiempo (fotopsia [*], cicatrices adherentes), o se protege usando indiferencia y distanciándose (dolores fantasmas). **Stront-c.**
- Encontrará la felicidad en la obediencia que implica su adhesión. **Viol-o.**

ADIÓS: - Escribe un mensaje de despedida. **Lyc.**

ADIVINACIÓN – ADIVINAR (CLARIVIDENCIA, VIDENCIA, VER)

ADMIRAR (ADORAR, VENERAR, MARAVILLARSE): - Desea <u>abreviar/acortar</u> la ascensión hacia Dios, acercar el momento de la contemplación. **Brom.**
- Servicial, hay que admirarlo por su habilidad. **Calc-s.**
- Dedica su tiempo a viajar por el mundo para admirar la <u>creación</u>. **Coff.**
- El amor normal del hombre por Dios es admirativo, ya que jamás habrá <u>proporcionalidad</u> entre el hombre y Dios. **Lach.**
- Si lo toman por Dios, quiere ser amado con admiración, pero se encuentra despreciado. **Lach.**
- Quiere ser admirado por su capacidad de <u>conservar</u> la vida de los otros. **Nat-m.**
- Contempla la <u>creación</u> de su propia <u>imaginación</u>. **Olnd.**
- Quisiera ser admirado por su <u>belleza</u>, <u>bondad</u> de acción y su aspecto. **Pall.**
- Quiere ser la luz que debe admirarse. **Phos.**
- Su obra es puramente <u>hábil</u> y práctica, no es inteligente. Es un funcionario de los hábitos. **Ruta**
- La pedagogía: hacer pasar el gusto por la admiración. **Sarr.**
- Verdad práctica que se debe admirar. **Valer.**

ADOCTRINAR: - ¿Cómo <u>florecer</u>, individualizarse, basándose en la herencia de generaciones de <u>antepasados</u>, y el apoyo del <u>grupo</u> de sus semejantes sin ser <u>despersonalizado</u>, adoctrinado/influenciado por las <u>masas</u>? **Smaragd.**

ADOPCIÓN: - Prefiere adoptar un niño que darle la vida a alguien que será desdichado. **Arg-met.**
- El que lo adopta me da su <u>dignidad</u> pero yo no soy él. **Lac-c.**

ADORAR (VENERAR, ADMIRAR): - Él ha pecado contra el NOMBRE, su única salida será la adoración. **Med.**
- Quiere ser adorado, casi fuera de proporción, puro y separado, como el Dios judío en relación a los ídolos y dioses paganos. **Plat.**

ADQUIRIR (RESERVAS, PROVISIONES): - Desea la inmutabilidad, la misma del Ser perfecto, en la que el movimiento no es para adquirir nada. **Adans-d.**
- Lo que cuenta son los ingresos, siempre se tienen. **Arg-met.**
- "Tener el premio de la virtud es accidental a la dicha o la felicidad y sólo la encuentran aquellos que la deben adquirir". **Bism.**

- El intelecto humano está incluido en un cuerpo, no es inteligencia pura y por lo tanto debe adquirir los datos a través del cuerpo. **Elaps.**

ADULTO (GRANDE, CRECER, COMPLETO): - Quiere ser adulto ahora, poderoso y sabio. **Agar.**
- Perdió la confianza en esos adultos <u>locos</u> que lo aterrorizan. Indignado por causas nobles y generales que el mundo ridiculiza. Sensible a los grandes principios, a los ideales. **Cic.**

AESCULUS HIPPOCASTANUS (Aesc.): - Quiere que su alma espiritual (indestructible/eterna) <u>alimente</u> su <u>cuerpo</u> y lo vuelva eterno y que sea capaz de <u>engrasarse</u> a sí mismo. Rechaza la necesidad de mantenimiento del cuerpo, rechaza que la vida deba subsistir por la regeneración constante: lubricarse (engrasarse), ingerir, digerir, eliminar… lo que él ve como un combate contra el desgaste, (aceite en los dientes) y la muerte. (ST I-I q97 a3)
- Se libera por la muerte que considera agradablemente. [a1 "*... dolores punzantes en la tráquea, siente como si la muerte es inminente, pero esto es seguido por una condición glorificada/elevada del cerebro y del sistema nervioso, los pensamientos fluyen libremente, fáciles y claros*]. <u>Acumulación</u> y estancamiento por falta de lubricación que frena el <u>movimiento</u>, dolor que debe liberarse, dejarlo, eliminarlo.
- <u>Nómada</u> [*], es necesario saber abandonar para avanzar. Patología de las mudanzas (renovación). ET1 [**]: paciente pendiente de sus próximos chequeos, se debe renovar, hablar, zapatillas para proteger el piso de parquet, usa fundas para proteger los sillones… ET2: se cree indestructible, eterno, no hay necesidad de renovarse, o < por cualquier cambio (menopausia), se auto-lubrica… EL [**]: se abandona y no se sustenta, no se renueva, dificultad de afeitarse todos los días para hacerse presentable ante la sociedad (DD: **Carb-v.**: transición, paso, menopausia) (MS V.03)

AETHUSA CYNAPIUM (Aeth.): - Dolor por tener que mantenerse derecho [a1 – *Mareado; no se puede mantener erecto*], señal de la adquisición del lenguaje y del conocimiento. Quiere seguir siendo pequeño para guardar la <u>comunicación directa corazón a corazón</u>, de la cual siente <u>nostalgia</u>. Teme que la comunicación interpersonal falle. Desea la comunicación angelical, sin palabras, sólo a través de la aplicación de la voluntad (ST I, Q107, a1 "¿Habla o no habla un ángel al otro?").
- Se rebela contra el hecho de que los animales reciben de Dios el conocimiento perfecto sin tener que trabajar, que sean <u>infalibles</u> y él no lo es. El <u>razonamiento</u> humano es falible pero hace que nuestra dignidad, por el <u>libre albedrío</u>, no permita el instinto. Eso le permite ir más allá que los animales.
- No puede entonces, comunicar lo que ha recibido, y que el hombre ha adquirido con dificultad. Aeth. desea un vínculo simple, le gustan los animales, los niños, ya que ellos comunican esta sabiduría de lo que aprecian (instintos) de manera infalible y sin palabras. (MS X.01)
- Miedo de dormirse y de narcóticos: situaciones en las que no se puede despertar, que le hacen perder su inteligencia y la conciencia. La condición necesaria para desarrollar nuestra conciencia es la pérdida relativa del instinto, y Aeth. quisiera mantener ambos. Quiere la perfección: del instinto animal y del intelecto consciente humano. (UB X.01)
- Quiere una <u>puerta</u> siempre abierta hacia la otra, rechaza las convenciones del <u>lenguaje</u> humano, o tener que utilizar el lenguaje para hacer intercambios humanos inteligentes. Perdió la <u>palabra</u> por el deseo de no depender de la palabra para adquirir el conocimiento. Cree que el instinto ciego ¡es sabiduría! Dios podría, por iluminación, <u>transmitir</u> y dar toda la sabiduría sin que se tenga que <u>razonar</u> y así arriesgarse al error.
- <u>Alimento</u> que no se digiere sino que vuelve a pedir más, hasta que causa <u>indigestión</u> y vómitos, es como si quisiera asimilar sin <u>barreras</u>. Lo que sea, lo <u>hunde</u> en un vacío sin fondo, nunca es suficiente, jamás se <u>llena/colma</u>. La relación nunca es completa, absoluta.

- No puede <u>atrapar</u> lo que quiere (a1 – 409 – *Sensación como si los brazos se han vuelto mucho más cortos; tan vívido que los tiene que examinar en las mañanas para convencerse que eso no está pasando.*) ¿Y ahora qué hacemos?
- Quiere el <u>beneficio</u> inmediato sin trabajo, <u>digestión</u>, <u>enfoque</u>, metabolismo, domesticación del objeto. Se encuentra <u>separado</u> del objeto. Caducidad de los conocimientos adquiridos en los <u>estudiantes</u> por un espíritu atiborrado e indigesto al momento del <u>examen</u>.
- <u>Anorexia</u> bulímica en <u>estudiantes</u> brillantes. (*a1 – pérdida de la compresión, hay una especie de asombro, como si hubiera una barrera entre los órganos de los sentidos y los objetos externos*) (*a1432 – Tensión en los tendones del antebrazo izquierdo cuando están flexionados, no se atreve a extender el brazo, y sin embargo, la tensión se alivia sólo al extender y mover los dedos; mientras teje*) (AFADH I.01)
- "Con los <u>niños</u>, los <u>minusválidos</u>, la relación es verdadera, uno se <u>comprende</u>". Más amor por los animales que por los humanos. Indigestión en personas que comen a menudo sin tener hambre, con trastornos cerebrales y de concentración. Rechaza lo que debería asimilar, alimentos e intelecto. (GR VII.94)

AFECTO: - Corta con sus afectos (Neón. paraíso, Hydrog. Helium) se corta serenamente la glande. **Ger-ro.**

AFECTO – AFECTIVO (SENTIMIENTO, AMOR): - Arrebatos de afecto, La afectividad es tan intensa que se debe contener. **Cur.**
- Inhibición del <u>intelecto</u> por las emociones. **Hura**
- Desea no estar actuando por un pensamiento que se ha separado de lo afectivo y del corazón, no es lo bastante glorioso, por lo que lucha constantemente con la cabeza. Cabeza caliente (exaltado). **Jac-c.**
- El compromiso emocional lo revela y lo debilita. **Kali-bi.**
- Busca la relación sin verdadera afectividad. **Mag-s.**
- El afecto, no se da solamente cuando las cosas van mal. **Nat-m.**
- Todo es deseable, siempre y cuando mis <u>sentidos</u> lo encuentren bien / prohíbe el amor por temor a <u>agobiarse</u> por las impresiones afectivas que debe <u>reprimir</u>. **Raph.**
- Búsqueda desesperada de afecto, a partir de una frustración afectiva, no lo merece. **Sacch.**
- La exaltación de la <u>inteligencia</u> depende de la afectividad. **Viol-o.**

AFERRARSE (TRAMPA): - La <u>toma</u> con las personas, va y se las traga, le encanta jugar con los demás, hacerles mal, no quiere que lo tomen conmigo. **Lat-h.**

AFIRMAR (AUTORIDAD, DECIDIR): - No se puede afirmar si el otro lo está <u>empujando</u>. **Tarax.**

AFONDAR (HUNDIDO, SUPERFICIE): - Se hunde en el <u>error</u> por su idea fija. **Iod.**

AFUERA (EXTERIOR)

AGARICUS MUSCARIUS (Agar.): - Pierde la capacidad de percibir la medida y la forma real de las cosas, y debe desplegar actitudes desproporcionadas para enfrentar la desmesura de sus percepciones. Se siente limitado y <u>sometido</u> por su <u>forma</u>, que es lo que le da la manera de ser y de <u>percibir</u>. El tacto limita los errores de percepción y los calma.
- La droga, es para obtener lo que no se es, <u>exceder</u> los límites. Quiere ser lo que no es. Presume de sus <u>hazañas</u> en circunstancias excesivamente <u>desproporcionadas</u>, <u>dirige</u> todo, / o siempre todo es <u>demasiado</u>, todo le cuesta. Sus <u>funciones</u> y necesidades <u>biológicas</u> otorgadas por la <u>naturaleza</u> las

considera limitantes. (ST I, Q3, a.2-3) Se rebela contra su forma y su naturaleza humana como su medio de actuar. (GJC- AFADH 9.04)
- El niño se presenta como un adulto. Rechaza la pequeñez humana por el deseo de la dimensión y la fuerza de la divinidad. Se siente débil y pequeño, a1: *"Se ríe por no poderse parar y caminar derecho (Laughed about their not standing and walking straight)"* Hr1 *"Se ríe por sus intentos de pararse y caminar (Laughs at his attempts to stand and walk)"*, se molesta porque tiene que dedicar tiempo para desarrollarse, evolucionar, para volverse grande, de ser obligado a crecer, a convertirse en adulto: estos son obstáculos inmensos para él. Quiere estar en acto ya[5].
- Quiere ser adulto inmediatamente, quiere todo su potencial, no su sabiduría, ya que la verdadera grandeza le parece inaccesible.
- Confundido por el efecto, rechaza el aspecto potencial. Lo hace por la fuerza contando con el aspecto físico, sin aceptar que se lo debe a su estructura como HOMBRE y encontrar la autoridad en busca de la sabiduría. No puede hacer un esfuerzo intelectual, no favorece al cuerpo, por el contrario, sólo al intelecto.
- Aspecto físico campesino, mandíbula prominente. Rechaza la jerarquía y la autoridad como una fuerza a la cual debe someterse. Juguetón. Tirano con los niños, a quienes empuja y golpea. No acepta respetar a un superior, ni a la máxima autoridad (padres), lo que él toma como un poder arbitrario.
- Habla de la guerra y sus hazañas/proezas. Quiere más poder que autoridad. Se encuentra sumiso bajo el control de algo muy pequeño (hongo) o bajo un poder superior. Justo sobre las puertas del infierno, corre el riesgo de caer a través de ellas. Feliz si tiene la impresión de haber cumplido su deber. Besa las manos de la gente y habla con el respeto de un niño para con sus padres cuando se encuentra a su lugar. (AFADH VII.91; MS 5.89)

AGARRAR (ANGUILA, ATRAPAR, ARRINCONAR, ESCAPARSE, TOMAR)

AGARRAR (SOLTAR): - Sueña que numerosos perros pequeños se cuelgan de él: sus niños son los perros. **Lyc.**

AGATHIS AUSTRALIS *** (árbol Yakas Kauri) (Agath-a.): - Pierde una parte = destrucción de la unidad de origen y de sí mismo. No hay identidad fuera del grupo (SGDS 11.2012)

AGENDA (DETALLE, CONTINUIDAD): - Conoce muy bien la agenda, pero no los detalles. **Plan.**

AGILIDAD (HABILIDAD, HAZAÑA): - Quiere brillar por su habilidad. **Calc-s.**

AGITAR (MOVIMIENTO, SOCIEDAD, TRANQUILIDAD, PAZ): - Falla, por estar completamente agitado, apunta al objetivo equivocado. **Ind.**
- Puesta en escena, sólo para descubrir que lo que hace es felicidad. Para que sea duradero debe agitarse y mantenerse ocupado todo el tiempo. **Tarent.**

AGNUS CASTUS (Agn.): - Para ser puro, debe estar solo y sin mezclarse, en el vacío, zen, monje. Cuando está curado acepta lo femenino en él, parte acogedora y receptiva que no lo priva de su pureza. Individualismo vigoroso vivido por alguien que parece abierto y sociable.
- Deseo de poder en sí mismo sin necesidad de ningún objeto sobre el cual aplicarlo, de suministrar el recurso. Dios es poderoso sin obstáculos a vencer u otro que lo deba confirmar, sin necesidad de recursos. La individualidad de Dios, no necesita de ningún otro. Quiere ser el

---

[5] Sólo Dios está en acto, los humanos sólo somos posibilidades. Quien está en acto ya no tiene potencial, todos sus potenciales se están expresando, no hay que progresar, aprender. Estar en acto es ser perfecto.

testigo de su propio poder, o sufre porque su poder pudiera no ser visto. Orgullo espiritual. (AFADH VII.02)
- Perdió su pureza: siente como si no es nadie, que nada existe en torno él, aparte su propio problema, es mejor estar muerto que esta sensación. Duda de su realidad, de las cosas, no de lo que hace. Fatalista.
- Insatisfecho consigo mismo, o habla como un orador cuando es mejor leer el pensamiento de los demás: enseña, predica y no recibe nada. Incapaz de recibir del otro, desearía bastarse a sí mismo.
- Exalta su sexualidad mecánicamente sin pensamientos ni deseos amorosos, como para probar que no necesita de la relación. Quisiera encontrar en sí mismo la perfección personal y de toda relación. Excitación, excentricidad, arrogancia alternando con desprecio de sí mismo, decadencia, se ríe de su triste situación. Odia el vínculo que existe entre las otras personas. Tristeza después del destete y la lactancia. (AFADH II.90)

AGOBIAR (APLASTAR, RESISTIR, DUREZA): - Todo va bien detrás de un aspecto terrible. Aplastado y se endereza como una margarita. **Bell-p.**
- Se siente agobiado, manipulado, lo que le impide desarrollar su personalidad. **Ger-ro.**
- Realidad aplastante. Inercia de la que es reacio a salir: erupción en los pliegues de las articulaciones que le limitan la movilidad. Agobiado por cosas inseparables y de igual valor. Al no poder elegir, la realidad se vuelve aplastante. Debe amortiguar sin dejarse aplastar. **Graph.**
- Si sigo a mis padres y ellos retroceden, me van a aplastar. **Sars.**

AGONÍA (SUFRIMIENTO, MUERTE, ALIVIAR, CUIDADOS)

AGOTAR (FUERZA, RESERVA, DECADENCIA, FATIGA, CANSANCIO, ESFUERZO, FÁCIL): - Inagotable, no por sacrificio pero por su capacidad infinita de dar su sustancia sin sufrir, sin nada que perder ni ser iniciado o restaurado y recuperar fuerzas. **Carb-an.**
- Confunde ser y hacer: muy activo, se agota dispersándose, piensa en todo al mismo tiempo. **Chin.**
- Se vuelve la fuente de su fuente: amamanta a su madre / está tan involucrado con sus padres que se agota y no puede regenerarse, considerando que es de ellos de quien debería recibir. **Menis.**
- NO PUEDE ACABAR, LA PROCREACIÓN NO TIENE ÉXITO, AGOTADO. **Sabin.**
- El agotamiento del poder humano es inaceptable, como el decaimiento de la vejez. **Sel.**
- El alma espiritual no conoce saciedad, puede beber indefinidamente de una fuente inagotable, el cuerpo no. **Squil.**

AGRADABLE (COMODIDAD, PLACER): - La relación no puede ser vivida como un sueño placentero. **Aster.**
- La melancolía estropea lo que sería agradable. **Plat.**

AGRADAR (APRECIO, OPINIÓN, APRECIO, CONVENIENCIA)

AGRADECER (GRATITUD, RECONOCIMIENTO)

AGRAPHIS NUTANS (Jacinthe sauvage) (Agr-n.): - Se siente que está demás, despreciado, engañado, que es inútil. Se aprovechan de su debilidad. Desea un método de comunicación más digno que la palabra, demasiado achacoso para realizar la unidad con el otro. Quiere la felicidad sin la palabra, ya que las pulsiones del cuerpo, que no están sometidas a la razón, traicionan la expresión del amor puro, hacen que la palabra no sea fiable. Es por el cuerpo que la tortura nos hace traicionar. ET: contacto telepático con los muertos, comunicación de alma a alma, sin los instrumentos del cuerpo. (AFDH 7.05)

AGRESIÓN: - Sospecha de todo el mundo, miedo de todas las agresiones. **Cench.**
- Toda fuente de progreso exterior es una agresión, contaminación, corre el riesgo de hacerle perder su personalidad. **Ran-b.**

AGRUPAR (COLECCIÓN, UNIR, GRUPO, PEDAZO): - Quiere poner en orden sus ideas, lo que lleva a rastras, los pedazos esparcidos. **Bapt.**
- Reúne cantidades excesivas de información para hacer un trabajo, tomar una decisión. **Graph.**
- No podemos aspirar, reunir en nosotros, todos los seres. **Manc.**
- Es necesario agruparme /reestructurarme constantemente. **Petr.**

AGUA (DILUVIO, NAVEGAR): - El agua lo agrava, ya que le recuerda la promesa rota[6]. **Am-c.**
- Chapotea en el agua y el fango, acné, bronquios congestionados por agua en lugar de O2. Al rechazar su necesidad vegetativa de O2, se encuentra privado. **Ant-t.**
- Se siente deshidratado si el tiempo no es lo suficientemente húmedo, se descama, se desmorona, se siente estirado. **Stict.**

AGUJAS: (PUNTAS/PUYAS): - Miedo a las inyecciones. **Lac-capr.**
- Miedo a las inyecciones. **Nit-ac.**
- Miedo a las inyecciones. **Pareir.**
- Miedo a las inyecciones. **Phyt.**

AGUJERO - HOYO (VACÍO, CONTINUIDAD): - Para no ser presa, se quema, se retracta, se retira, no dice nada, se encajona. Vuelve a entrar en su caparazón, en su agujero o saca a los demás de sus espacios. **Helx.**

AHOGAMIENTO (OCULTAR, AGUA): - Deseo de ahondarse/perderse/desaparecer en medio de las masas, confundirse y ser despersonalizado. **Form.**

AILANTHUS GLANDULOSA (Ail.): - Problema con la apropiación, la incorporación de recuerdos, de alimentos, de datos leídos, del lugar de los otros. Atrevimiento imprudente, temerario. Quiere ser la memoria de la humanidad, ya que no tiene nada más a recibir. Sabiendo todo del pasado y del futuro, se puede mostrar estoico [*] y desenvuelto. (AFADH 4.06)

AIRE (VIENTO, NAVEGAR, VOLAR): - Sin aire se pudre. **Lem-m.**
- Es aspirado por un torbellino de aire y vuelve a caer amoratado delante de los otros. **Mosch.**

AISLAMIENTO: - Cada evento o experiencia, cada conocimiento está aislado de su contexto, por lo tanto es irreconocible y siempre se repite. **Cedr.**

AJEDREZ (JUEGOS): - Pasión por ajedrez, se pueden corregir haciendo otra jugada, una vez puesto el peón no se puede retirar. **Bar-c.**

AJUSTAR (PEDAZO, MANTENER): - Le gustan los mosaicos, el rompecabezas, por el placer de ajustar las piezas. Un conjunto en el que cada pieza se ajusta. **Bapt.**
- Problema de ajustarse a los límites que lo constriñen. Diplopía (ve doble los objetos) y multiplicación de los objetos. **Phyt.**
- Se ajusta lo mejor posible para garantizar la solidez, la continuidad entre las piezas. **Thuj.**

---

[6] Dios promete nunca más enviar un diluvio (Génesis 8:21, 9:11-15). El diluvio es la consecuencia de la promesa rota entre los hombres y Dios.

ALABANZA (HALAGAR, FELICITAR): - No quiere ofrecerse. No quiere perder nada de él mismo, quiere dar el aroma sin el espíritu de la ofrenda, por lo que no se siente bien. Sólo da para recibir elogios. **Myric.**

- Siempre se tranquiliza con los elogios, aprobaciones y halagos que busca con entusiasmo en sociedad, pero tan pronto se queda solo, corre el riesgo de sentirse completamente agotado. **Pall.**

ALARMA (CENTINELA, SORPRESA): - Todo ruido en la calle se convierte en una alarma de incendio. **Bar-ac.**

ALAS (VOLAR, ALTURA): - Alas que no quieren funcionar. **Apis**

ALBOROTO: - Conveniencias que deben respetarse (persona muy chic), posición que hay que mantener, no hacer alborotos. **Colch.**

ALCANZAR (COMPLETAR, OBJETIVO/META, CONSEGUIR): - Necesita una relación privilegiada guardando su autonomía en la elección de las personas. Espera conseguir de su medio ambiente todo lo que es necesario para vivir. **Abrot.**
- Problema con la convalecencia, ya que no cree alcanzar la ribera de la salud. **All-c.**
- Congelado, paralizado. Se observa a sí mismo, la cara interna de sus facetas, y se encuentra encerrado en un cristal, cataléptico con plena conciencia (A: condición cataléptica con perfecta conciencia), lo que lo atrae es inalcanzable. **Grat.**
- Quiere haber llegado a la perfección, la madurez, estar en el acto. **Petr.**
- Debe dejarse alcanzar por lo que cree que lo hiere, unirse a eso, apropiárselo y verlo como una manera de perfeccionamiento y de transformación. **Ran-b.**
- Los objetos parecen lejos, teme no alcanzar su bien. **Stann.**
- Quiere poseer el objeto sin tener que alcanzarlo. **Stram.**
- Sería necesario que la recompensa, la promesa, represente un atractivo suficiente para que no haya necesidad de estimular el esfuerzo para alcanzarlo. **Verb.**

ALEGRÍA - TRISTEZA (BEATITUD, PLACER, SATISFACCIÓN, DISFRUTE): - Quiere obtener la alegría perfecta que nada se la pueda arrebatar de ninguna parte, la paz celeste. **Arg-met.**
- Niega que no alcanza su objetivo, pretende tener siempre la alegría y el placer del esfuerzo / el esfuerzo siempre aporta algo. **Cadm-s.**
- No encuentra alegría en el bien obtenido. **Cann-s.**
- Repara sin cesar su falta, prohibiéndose cualquier alegría personal si os demás sufren. **Cocc.**
- Exige de los otros una alegría que están en la imposibilidad de proporcionarle. **Croc.**
- Rechaza que el Amor sea la finalidad que ordena todas las alegrías de este mundo. **Cub.**
- No tuvo la alegría de entrar en el proyecto divino, perdió los placeres sensibles. **Dig.**
- Alegría por las cosas fáciles de realizar. **Form.**
- Alegría pueril [*], ríe tontamente en egotrofía, o no merece la alegría, no durará. **Germ-met.**
- Nostálgico por la alegría perdida al ver a los demás felices, no encuentra en la vida este símbolo de la beatitud que es la alegría temporal. **Hell.**
- Alegría con el otro siempre y cuando se sacrifique por él. **Cola**
- El trabajo es mi alegría. **Laur.**
- No siente alegría, aunque canta, pero se alegra ante sus facultades mentales / muy triste por su fracaso por la falta de poder mental. **Lyss.**
- Tuvo que cortar la alegría de la vida. **Mag-p.**
- Quiere encontrar una aparente alegría inmediata en una amistad forzada sin afecto verdadero. Organizador de la alegría, su servicio lo pone sobre un pedestal. **Mag-s.**
- Alegría de no tener ninguna restricción social. **Marb-w.**

- Se aparta de la alegría terrestre por la predestinación. **Nat-s.**
- La alegría no es de este mundo sino del otro, mientras espera debe soportar. **Sel.**

ALEJAR (DISTANCIAR, SEPARAR): - Toda separación lo pone triste. **Ph-ac.**

ALETRIS FARINOSA (Alet.)

ALFOMBRA VOLADORA: - Quisiera elevarse como en una alfombra voladora (*desliza suavemente hacia arriba*) para ver todo desde las alturas y que todo sea hecho por su ser y no por una tarea. **Brass-n-o.**

ALIANZA – ALEACIÓN (VÍNCULO, RELACIÓN): - Rechaza que la nobleza del espíritu se combine obligatoriamente a la inercia y la corruptibilidad del cuerpo. **Benz-ac.**
- Existe sólo en una minoría y en aleación, estabiliza o flexibiliza/ablanda al otro: pierde la identidad al valorizar al otro, camaleón. Resentimiento y sufrimiento por la ruptura de la alianza, del pacto. **Mang.**

ALIAR: - No se quiere combinar/aliar con nada del otro para construirse. **Ran-b.**

ALIENTO - TIEMPO – DESVANECIMIENTO: - Aliento / tiempo / desvanecimiento. **Mosch.**
- Falta de aliento, de caja Torácica. **Stann.**

ALIMENTO (HARTARSE, MATERIAL, NUTRICIÓN, COMIDAS, VEGETATIVO): - Quiere ser auto-difusivo, sin tener que abastecerse de alguien más que de él mismo, pues no tiene residuos. Los excrementos repugnantes le muestran el fracaso en la búsqueda del alimento perfecto. **Diosc.**

ALIMENTOS (COMIDA, NUTRICIÓN)

ALIVIAR (SUFRIMIENTO, CUIDADO): - Cólera contra mi próximo que no logra aliviarme. **Cham.**

ALLIUM CEPA (All-c.): - Angustia que se va a hundir antes de tocar tierra, al final. Está al fondo, debe subir. La distancia pone de manifiesto que yo mismo no voy a llegar a término.
- Ningún bien intermediario me vincula necesariamente al bien final: se ve borroso. (ST Q18, a4: "¿La esperanza de los hombre viajeros es cierta? El hecho de que algunas personas que tienen esperanza no lleguen a poseer la felicidad proviene de la debilidad de su libre albedrío lo que provoca el obstáculo del pecado. El libre albedrío no puede avanzar si solo se apoya en la omnipotencia y la misericordia de Dios").
- Por su libre albedrío, **All-c.** no quiere apoyarse en la misericordia y la omnipotencia de Dios. Sólo quiere contar con sus oportunidades, y encuentra que no tiene muchas. Quiere la certeza de llegar al fin, reemplazar la esperanza por la certeza. (AFADH VII.94)
- HR: *"Dolor en las sienes. < al parpadear."* HR; *"Un brillante resplandor a lo lejos, pero de cerca se ve sin brillo."* La disección nos hace creer que llegamos a comprender todo: pero también lo puede volver todo oscuro. HR: *"Las letras parecen demasiado pequeñas."* HR: *"Bostezar: los objetos cercanos parecen distantes."*
- Los sentidos lo engañan si el espíritu se adormece. HR: *"los sonidos parecen venir de lejos."* El acceso a la verdad de todo no puede ser hecha a través del detalle, del aspecto divisible, ni toda la comprensión obtenerse solamente por los sentidos que sólo se contactan con la superficie: se arranca los ojos para ver más por los sentidos que por el espíritu: HR: *"como si el ojo está*

colgando en una cuerda y se lo van a arrancar.". (ST I, Q85, a8: "Nuestro entendimiento, ¿conoce o no conoce antes lo indivisible que lo divisible?")

- Prefiere aceptar lo atractivo de que hay algo que brilla a lo lejos sin querer estar demasiado cerca, al toque de los dedos, conocerlo completamente, se quiere acercar a la intimidad por las partes aunque la esencia se pierda. No se puede acercar a las partes que le darían sentido al todo, al conjunto.
- Sin respetar la distancia requerida por los sentidos para percibir, condición del conocimiento humano, él se pierde y se difumina en el objeto. A: "Sueños con pozo profundos y dificultad para salir" "(ST I, Q98, a7: "La distancia en el espacio le impide conocer ya que se encuentra con el alma separada") Quiere identificar el objeto inmediatamente a partir de una sola de sus partes o cualidad, apegado al detalle, no distingue la forma organizadora, la que le da a cada parte su función.
- Considera que el bien perfecto está en la criatura, encuentra su fin en ella, se acerca al máximo, y pierde así el verdadero bien. "Ciencia, distancia, lágrimas." (ST II-II, Q9, a4: "¿Qué bienestar corresponde al don de la ciencia?") (GRAPH III.94)

ALLOXANUM (Allox.): - Pierde la lógica del comportamiento. Se hace el pillo [*] como si no tuviera la edad del juicio. No ha adquirido la sabiduría a través del tiempo. No tiene el sentido de las causas: de la causa a la consecuencia, hay un orden cronológico.
- Esto resulta en la imposibilidad de colocar las letras en orden correcto en las palabras, una letra después de la otra para que la palabra se entienda.
- Impaciente, quiere alcanzar su propósito inmediatamente sin tomar el tiempo para la introspección, para reflexionar sobre las causas y sus consecuencias, ni aceptar el tiempo necesario para el desarrollo de las cosas de su causa hasta su fin.
- Se cura cuando se concentra y se recoge, acepta que su propósito es la culminación del curso de las cosas en el tiempo. La perfección es conocer las causas y el fin en sí mismo, ser a la vez la causa y el fin de todo, sin someterse al tiempo, al estudio ni a la experiencia. (ST: No hay distinción entre Dios como causa de todo y Dios como el fin de todo). (AFADH 6.2009)

ALMA (CUERPO, ESPÍRITU): - La palabra no es fiable, quiere la comunicación de alma a alma, después de la pérdida del cuerpo. **Agr-n.**
- "Si permito vivir a mi cuerpo, ensucio mi alma". **Cycl.**
- El cuerpo está hecho para el alma como la materia está hecha para la forma, y los instrumentos para el motor. **Squil.**

ALMOHADA (DESCANSO): - Es su solo y único socio. No puede permitirse poner la cabeza sobre la almohada. **Senec.**

ALOE (Aloe): - Hizo su espacio, vacío alrededor de ella, para proporcionarse la parte más grande. Angustia voraz/ávida, urgencia, nada lo satisface. Quiere saber, no aprender, saber todo de corazón, pero no reflexionar.
- Quiere seguir siendo el líder/jefe, independientemente del tamaño y la fuerza de los otros, sin malicia, y hasta el agotamiento si es necesario.
- Previene antes de actuar, más bien disuasivo que violento. Ayuda y apoya a los débiles, se opone al fuerte si se impone. Consciente de su responsabilidad y de su deber. Cumple su deber sólo si puede consentir en eso libremente. Si se respeta mi libertad, mi responsabilidad, puedo decidir participar plenamente en la obra común. (VMJ, CLH III.96)
- Los otros son un obstáculo, ya que no hacen su trabajo con el mismo fin, sino para estar a solas en su propio éxito. A23 *"fuerte demostración de voluntad; se pelea con quienes lo contradicen; parece que permitiría que lo desgarraran en pedazos antes de abandonar su voluntad"*.

- Sólo tiene relación con ellos si se siente superior. A9 *"Contento con su lugar en la sociedad; parece que involuntariamente en realidad sale mucho mejor que las otras personas."* (ST I, Q131, a1 "¿Es la ambición un pecado?" El hombre no mantiene su propia superioridad. Ella es dada para hacer que los otros se beneficien. ST I, Q96, a4 "En el estado de inocencia, ¿dominaba el hombre al hombre?"
- Domina al otro hombre como si fuera un hombre libre, cuando dirige a éste para su propio bien, o para el bien común. Hace de todo por ser único en su éxito, los otros no deben colmarlo y glorificarlo hasta indigestarlo. (AFADH, MS X .93)
- Se ríe y menosprecia la nulidad y la inferioridad de los otros que él desprecia. Quiere saber todos los conocimientos, atiborrarse. No obstante, nunca está satisfecho, o no lo digiere. Transforma todo en viento inútil. En la nutrición, cambio lo que asimilo, con el pensamiento no, me convierto en cualquier cosa.
- Satisfecho con los conocimientos que ya no digiere más, por lo que se niega a reconocer que hay límites en el conocimiento humano de uno mismo: los otros son la fuente con la que se fraterniza si ellos han cumplido su parte. (MS 93)
- Siente repugnancia, certeza que va a morir. Es indigno, va a fallar, sueña con excrementos (auto-castigo degradante). Así que los otros también son un obstáculo para su éxito, los acusa. Intolerancia al ruido, quiere destruir el objeto de su cólera. Enfermo, se enfurece consigo mismo.
- Perdona y se reconcilia con todo el mundo. Niega que Dios esté en primer lugar y es quien le indica el trabajo a hacer. Se niega a trabajar como segundo. No quiere recibir su trabajo, y rechaza al que se lo da. Quiere ser la fuente del trabajo, para entregarse por completo al trabajo pendiente. Se niega a tener que ponerse en actividad para trabajar la materia. Está curado, se puede sumergir en el trabajo que ha recibido del otro para participar en la creación. (AFADH, VII.93)

ALTERIDAD (ALIENAR, ENAJENAR, DIFERENCIA, OTRO): - Alteridad [*]

ALTERNANCIA (CONTINUIDAD, RITMO): - Rechaza la alternancia entre la actividad y el reposo propio de la naturaleza humana. **Fago.**
- Pasión / razón, alternancia. **Croc.**

ALTITUD (SUBIR/ASCENDER, ALTURA)

ALTRUISTA: - Altruista, no por el intercambio, sino por el trabajo y para recibir su lugar. **Iod.**
- Tan altruista como para tomar el lugar de los otros, ¿o es por temor a que tomen el suyo? Es el deber y se olvida de sí mismo. (J.Prat, CLH 77, V.00) **Kali-i.**

ALTURA (ASCENSIÓN, TAMAÑO, ESPACIO, VISIÓN, DOMINAR, JIRAFA, ESCALERA):
- Después de haber descuidado su tarea, se siente separado de los demás, intolerante a que le tapen la visión, levanta la vista para ver la salida y encontrar señales, buscar el camino. **Brass-n-o.**
- Quiere ser el Altísimo. **Brom.**
- Puede subir más arriba que los demás, sin cansancio, sin tener que alimentarse no corre riesgo de caerse. No puede presentarse en sociedad, ponerse a la altura de los demás. Altura deseada imposible de alcanzar. **Coca**
- Quiere comunicarse en las alturas sublimes con los espirituales. **Ham.**
- Sólo por su trabajo intelectual y frialdad de espíritu, Hyper. tiene la presunción de subir solo al nivel más alto de beatitud. **Hyper.**
- Quiere verlo todo desde lo alto y desde lejos. **Mag-m.**
- Pierde el aprecio por los otros si no están a la altura de su ilusión, o si no se muestran pequeños ante ella. **Plat.**

- Quiere estar en la cumbre, aquí abajo es la catástrofe, ¡hay demasiadas enfermedades, problemas...! **Tax.**
- "Este trabajo no está a mi altura". **Verat.**

ALUMEN (Alumn.): - (alum: sulfato alúmino potásico)

ALUMINA (óxido de aluminio) (Alum.): - Es tomado por otro, ya que su cuerpo no está conforme con lo que él quiere (véase arcilla mejor que hidróxido de aluminio)
- No quiere encarnar en un cuerpo en el que la inmortalidad depende de su obediencia a un superior. No quisiera ser sometido a los informes de obediencia. Si acepto mi condición de herramienta, ¿es que voy a perder mi personalidad, mi individualidad? ¿Y si mi materia es utilizada por la voluntad del otro, de Dios? Ante cualquier directiva, cree dolorosamente que lo van a modelar, se rebela, se seca y se endurece para resistir.
- Afirma su independencia para elegir lo que quiere hacer, sin oírle consejo a nadie. O modela a los otros, dándole los roles y así no trabajar. Hace hincapié en la dependencia de los otros para tranquilizarse. Se rebela contra la manera como está hecho como causa segunda [*]. Se ve a sí mismo como una parte de una máquina. Se siente defectuoso ya que no tiene el poder de la causa primera. (MS V.99).
- No quiere estar de acuerdo sin discutir, rechaza la fe, quiere conocer por sí mismo, y ver más que creer. Se ríe con desdeño de todo, le afecta. Acepta la luz, el pensamiento de los otros le es insoportable, encuentra que el pensamientos de los demás lo penetra, o dice crudamente la verdad. Teme que su pensamiento se vaya al otro, o sufrir por los pensamientos de los otros.
- ¿Quién puede imponer su luz, su verdad al otro, sino aquel que la recibió, un bien superior, que no se puede tener por uno mismo? Si comes de la fruta del árbol del conocimiento, morirás: miedo obsesivo a la separación de sus dos componentes, el alma y el cuerpo, de la labilidad [*] (inestabilidad) de su estructura. (AFADH, VI.97)
- Sensación de una existencia precaria, (sueña con un barco que se hunde) "como si la conciencia está fuera del cuerpo". Su sustancia es animada frágilmente. No hay confianza en la presencia del Espíritu de Dios en la arcilla de su cuerpo. Dice la verdad para demostrar que está seguro de sí, y darse consistencia.
- Necesidad de apegarse a las explicaciones para concretar las ideas abstractas. Pérdida del alma en un cuerpo que se agranda, pérdida del principio unificador: pierde el vínculo entre el cuerpo y el alma. Miedo a la incontinencia. La aguja y las picaduras van a desmaterializarlo, o ideas de suicidio al ver agujas y cuchillos para huir del cuerpo que tanto teme perder.
- Convencido, maleable, inconsistente. Un alma sola, no es un hombre, y busca un cuerpo, se siente perdido y desea que toda la creación material sea su cuerpo (se hace el gran personaje): por no haberse dado cuenta de que la vida no es posible sin el cuerpo, ha querido controlar todo el universo creado, y ni siquiera ha podido controlar su propio cuerpo, de ahí la falta de coordinación y la paresia [*].
- Concepción materialista de la vida en lo que lo más sutil es la sangre. Victorioso, se apropia del cuerpo de los otros, maniobrándolos y manipulándolos por el dinero. Destructivo, huye de su cuerpo. Es sólo en los síntomas genitales (pérdida de fluidos, sudor, prostatorrea [*]) que puede imprimir su alma en un nuevo cuerpo fantasmal, tan ineficientemente y agotándose sin dar vida.
- Complementario de **Bry.** que establece su seguridad sobre la posesión, y antídoto de **Caust.** que no tolera la pérdida ya que es el castigo por su ingratitud.
- Perdió su identidad / dice lo contrario a su interlocutor para afirmarse. (SKR, X.95)
- Durante un sueño alegre, se permitió convertirse en otro (no quiere ser hombre), y actuó incorrectamente ya que no era él mismo. Su falta fue aceptar el perder su cuerpo porque creía que podía convertirse en alguien mejor desencarnado (sin cuerpo).

ALUMINA PHOSPHORICA*** (Alum-p.)

ALUMINA SILICATA (Alum-sil.): - (Arcilla: Si^2O^3, silicato de aluminio)

ALUMNO (PROFETA)

AMABILIDAD (AMIGO, AMOR): - Fue engañado por un traidor amable. **Iod.**

AMARGADO (DECEPCIONADO): - Encuentra insuficiente la alegría y la felicidad humana que existe en la acción que le ha sido asignada, ha perdido el placer del regocijo. **Mag-c.**
- Amargada ante el mal que ve cuando lo que esperaba era el bien. **Ambr.**

AMARILLO (COLOR)

AMAZONA (MLF – movimiento de liberación femenino): - Dura, implacable, sólo acepta al varón que insemina, rechaza el aspecto pasivo y receptivo de la mujer. **Con.**

AMBIENTE (ATMÓSFERA, ARMONÍA): - Refleja el ambiente exageradamente, tanto en la calma como en la violencia. **Carc.**
- Muestra su gratitud, se pone en contacto físico, en relación con el deseo de un ambiente armonioso, de paz. **Olib-sac.**

AMBIENTE (MEDIO, LUGAR): - Fusión del individuo con el ambiente. Los ojos pueden oír, los oídos pueden ver, la boca sentir, todo fusionado en una sopa indiferenciada. **Anh.**
- Vínculo fraternal del grupo. Un ambiente organizado lo mejora. Sentido de misión. Necesidad de sobresalir deportivamente. **Lac-lup.**

AMBRA GRISEA (Ambr.): - Cree tener toda la luz en él, toda la sabiduría por la experiencia. Quiere ser fuerte de espíritu por sí mismo. Hace preguntas sin esperar la respuesta: "No tengo necesidad de la luz de los otros". Explica, ya que sabe cómo dar la lección. (AFADH 7.02)
- Duelo por varias personas cercanas en poco tiempo. Sin poder, demasiado débil para defenderse. Víctima de abusos sexuales, preocupado por su intimidad (miedo a orinar o soltar un gas). Falla/fracasa después de haber sido zarandeado/sacudido… (DD: **Leprom**, **Nat-c**) Preocupación que "no podamos sentirlo". Se perfuma para agradar, para encubrirse. (Caso ZLM 97)
- Parece curioso, pero cuestiona sólo por aparentar sin esperar la respuesta, salta de un tema al otro (pasa de gallo a burro - saute du coq à l'âne), no para de hablar, no escucha a nadie y habla solo, soliloquio, o escucha y atrae las confidencias de desconocidos.
- Avergonzado en sociedad, temblor en la cabeza durante una conversación. No quiere defecar delante de nadie por temor de ser comparado con sus excrementos (ansioso por una necesidad ineficaz – **Caust**).
- Nada puede salir de él. Se siente un desperdicio. No soporta la sonrisa o la risa de los demás, ni la música, estos son signos de una relación, aunque se siente que está fuera del circuito. Quiere enmascarar su decadencia intelectual (por sus preguntas) y su debilidad física.
- "Forzado" a revivir el pasado desagradable. (Kent: **Nat-m**. se deleita). "Sueña que es maltratado y que debido a su debilidad, no se puede defender", no lo juzgan a la altura. Ya no tiene más su lugar, nadie la escucha.
- Mientras que la luz divina permite el trabajo del razonamiento para llegar al conocimiento, Ambr. aspira a que la fuerza de su espíritu sea por su propia luz, y cierra los ojos con fuerza. (STI Q117, "la luz interior del entendimiento es la causa principal de la ciencia, y viene de Dios")
- No puede enseñar más, habiendo perdido su visión aguda, el vigor, la madurez y la sabiduría que debe acompañar la edad. Ya no recibe más el conocimiento, no puede explicar nada a los demás,

ya no tiene la capacidad de comprender o de transmitir (ST Q117a1 "Un hombre, ¿puede o no puede instruir a otro provocando en él la ciencia?").
- Viaja como el ámbar sobre los mares, esperando encontrar una existencia por la revelación del perfume del otro.
- Rechaza la continuidad del universo que hace que nuestro cuerpo sea el resultado de la materia de los otros, la que todo el mundo está hecho. Rechaza la unidad genérica de todos los humanos lo que le haría entrar en un ciclo. (AFADH I.90; MS X.92)
- Después de haber tratado de definir el mundo según su idea, se amarga por sufrir las limitaciones. Admite lo dañado en lo que aparentemente se veía bien, y acusa al objeto. Ya no ve más lo bueno detrás del mal aparente.
- Quiere un mundo donde todo sea bueno, esté acabado completamente, sin potencial, ni perfeccionamiento. Mientras que el mal es la privación de un bien potencial, Ambr. le atribuye a un ser esta falta.
- La imperfección para él es un mal mientras que para ella es una perfección potencial. (ST Q48 a2 "El mal, ¿se encuentra o no se encuentra en las cosas?", Q49 a1 "El sumo bien, Dios, ¿es o no es causa del mal?") (GRAPH X.92)

AMENAZA (ESPADA, RIESGO, SORPRESA, PELIGRO): - Se monta y se encarama alto para no tener a nadie encima que lo amenace. **Lac-capr.**

AMIGO – AMISTAD (AMOR, INTIMIDAD, FAMILIARIDAD, RELACIÓN): - La amistad del animal no traiciona jamás. **Aeth.**
- Muy sensible a la unión y la continuidad. **Anan.**
- Perdió a sus amigos por falta de lealtad, los traicionó. **Aur.**
- Como si un amigo cayera enfermo repentinamente. **Bar-ac.**
- Se siente débil contra el fuerte, y por lo tanto debe tener amigos que no le hagan mal. **Bell-p.**
- Relación con los muertos que no tuvo con los vivos, ya que un muerto no le hace reproches a un amigo. **Calc-sil.**
- Caza amigos que le quieran ayudar. **Cham.**
- Está familiarizado con el médico, es estar en la intimidad con aquel de quien se depende. "No tengo que adorarte, puesto que tú eres mi amigo". - Chloroformiun -. **Chlf.**
- Comanda sus emociones, insensible a las presiones de sus amistades. Quiere crear solo, sin consejos ni amigos. **Cimic.**
- Es justo buscar el conocimiento para mejorar el mundo, pero escuchando lealmente al verdadero amigo y no dejándose enmarañar por consejos de aduladores. **Corv-cor.**
- Pierde a sus viejos amigos por una disputa sobre un detalle. La amistad es un riesgo, ya que los sentimientos pueden desbordar la razón. **Ferr.**
- Su amistad es puramente espiritual, aprisionada, encierra sus sentimientos debido a que todas sus pasiones se ven como malas, no hay contacto con sus sentimientos / muy consciente de sus órganos y del medio ambiente. **Germ-met.**
- Quiere disfrutarlos y poseerlos por el deseo, sin moverse hacia ellos. **Hura**
- Ha sido engañado por un amigo. Rechaza las amistades, y lo apuesta todo en el trabajo. **Iod.**
- Hace esto para alimentar un amigo fuerte, quien dirige y marca el ritmo. **Lac-e.**
- La amistad implica fidelidad. **Mag-s.**
- Ignora a sus amigos o los invita con condescendencia, magnanimidad: pobres humanos, ellos no son de su naturaleza. **Op.**
- Cree poder mantener a su amigo íntimo por su eficiencia más que por su amistad. **Rhus-t.**
- Ha hecho algo mal, triste, pero fueron sus amigos quienes lo han engañado, mal aconsejado, y ya no tiene más confianza en ellos. **Ruta**

AMMONIUM CARBONICUM (Am-c.): - Rechaza que su destino, y el de sus hijos, el cual Dios conoce de antemano, se lo oculten. Teme ser explotado si el bien recibido lo tiene que devolver. Se niega a trabajar para un propósito que sólo Dios conoce y que no se le ha revelado, que además no es lo suyo. ¿Por qué Él lo me lo dio para que se lo devolviera?
- **Am-c.**: Teme que debe pagar lo que es correcto. Disfruta de la felicidad de sus niños pequeños, pero teme que se los lleven. *"Dios no reclama nada al hombre sino el bien mismo, del cual ya ha puesto la semilla en nosotros"* (ST II-II C.62 p4, sol.3) Am-c quiere guardar la semilla y la cosecha para él, como Dios recoge para sí mismo. (AFADH 7.2010)
- Ha pronunciado un secreto que lo vinculaba con Dios (libro de secretos latente: **Am-c., Ars.**) Dice o da lo que no quiere, no puede decir o dar lo que quiere.
- Pierde el libre albedrío, no puede recibir lo que necesita para vivir, los alimentos, o para el conocimiento. Está predestinado a algo que va más allá de su voluntad: quiere conocer el secreto de su predestinación: vive predestinado, privado de su libertad.
- El plan de Dios sobre nosotros no debe ser conocido. Reflexiona sobre un pasado desagradable (sueños históricos) y sobre lo que los otros han hecho para molestarlo, mientras que es por el secreto que ha traicionado que podrían hacerlo caer.
- Pobre, sucio, extraño a su familia. Sabe que va a fracasar, perdió la confianza mutua, la inteligencia: prudente. Agravado por el agua que le recuerda la alianza que rompió. No apto para la navegación (¿diluvio?). Decadencia, suciedad (sueños con piojos, bichos, pobreza). (MS X.91)
- Ha recibido la semilla, quiere guardar la fruta, es castigado con expropiación total. (FA X.92) caso: le gustaría estar a solas con Dios; quiere demostrar que él es el preferido de Dios; no hay discusión que exprese la excelencia de su vida espiritual, muy perturbado por el contacto con los otros.

AMMONIUM MURIATICUM (Am-m.): - No quiere depender de la voluntad de los demás: es como si una espada estuviera suspendida sobre él. Vaga sin guía ni ayuda en su camino.
- Se niega a la necesidad fisiológica de dejarse guiar en el camino de la vida, niega cualquier aspecto infantil que todo hombre tiene: sueña con niños perdidos, pierde a sus niños, su hija cae en el agua. No quiere tomarse de la mano ni que lo ayuden.
- Pierde el afecto al rechazar la mano de su familiares: pena/ disgusto/ desazón/ mortificación. La preocupación de querer subir demasiado alto: sueña que cae, de una escalera que no tiene pasamano, no puede apoyarse. Problema que recibe todo por el ombligo. (MS VI.92; FDR I.94)

AMOLDAR: - Quiere tener siempre la opción de poder amoldarse a cualquier situación. **Bry.**

AMOR (AMIGO, AMABILIDAD): - Amor a los animales. **Aeth.**
- Ha perdido el amor de las personas cercanas, en busca del amor entusiasta por un ser femenino ideal. **Ant-c.**
- Amar debe ser deseado, tanto para sí mismo, como para los miembros de la comunidad. **Arg-n.**
- Cree que el amor no es más que una relación doméstica, una relación reducida a la madre que lo alimenta, que se prolonga más allá de la muerte. **Calc-sil.**
- Amor a los animales. **Carc.**
- No retorna al amor protector. **Caust.**
- "Amor propio" herido. **Cic.**
- Importancia extraordinaria de disfrutar del amor del otro, que debe traer la felicidad perfecta aquí y ahora, sin distancia. **Croc.**
- El amor, es la comunión de pensamientos. **Crot-h.**
- Rechaza que el Amor sea el propósito que ordena todas las alegrías del mundo. **Cub.**
- No ve el amor en el proyecto de que Dios tiene para él. Agua, prepucio, movimiento, bautismo, corazón. **Dig.**
- Traicionó el amor por cobardía. **Elaps.**

- Envidia la libertad total de no ser <u>obligado</u> a amar, porque el amor es <u>gratuito</u>. El amor se vive como un <u>vínculo</u>, un <u>deber</u> inaceptable. Quiere poder amar sin tener obligación hacia el <u>otro</u>. **Fl-ac.**
- Miedo de no poder ser amado si no es <u>perfecto</u>, busca <u>recursos</u> en sí mismo. **Germ-met.**
- Pozo de <u>amor</u> que da y recibe. – Me gusta muy carnal, eso me arranca todo cuando abandono a mis amigos. Me encantaría un amor espiritual que no se termine con la muerte. **Hura**
- El amor no puede ser una elección mutua a cada instante, debe ser adquirido y el otro poseerlo totalmente, poder enajenarse. Y lo pierde al sofocarlo por dominación sin respetar su alteridad [*]. **Hyos.**
- No puede recibir el amor de acuerdo a la idea que él tiene al respecto, ser amado como debe ser, no es más que un fracaso (amar a Dios a través de los hombres). En busca del estado del alma enamorada, vivir del amor y del agua fresca, de ahí el fracaso de su vida. **Ign.**
- "Amor propio" herido. **Ign.**
- Cree que no le pueden amar a causa de sus defectos. **Lac-c.**
- Se vuelve <u>indispensable</u>, sabe que está condenado a no recibir amor / quiere amar a Dios de igual a igual. Quieren que lo amen por <u>admiración</u>. Se <u>merece</u> todo el amor de Dios, de ser llevado a Él, bajo un poder sobrehumano, tanto que se entrega él mismo al amor por parte de Dios. Mi esposo no me amará jamás como yo quiero. (FDR)**Lach.**
- Quiere demostrar su <u>eficacia</u> en la obtención del fruto del amor, y lo expresa a través de su <u>trabajo</u>. **Lil-t.**
- Se debe liberar de su obligación de <u>niño</u> de gustar sin condición. **Mag-c.**
- Es la mirada de Dios sobre lo que hace lo que le da su <u>valor</u>, él es amado de manera única, no por la <u>competencia</u> con los otros. **Mag-m.**
- La necesidad de una <u>relación</u>, su dependencia del <u>vínculo</u> del amor es señal de debilidad. **Nat-m.**
- La <u>verdad</u> y el derecho están antes del amor. **Nit-ac.**
- Amor a los animales. **Nuph.**
- Necesidad ardiente de estar tranquilo en el amor, en la inmortalidad. Responsable de y sensible a la atmósfera que "respiramos". **Olib-sac.**
- Es por amar los unos a los otros, o a Dios mismo que se recibe alegría y felicidad. **Olib-sac.**
- Quiere amar a todos por igual, siempre y completamente, sin discriminación, sin progresión, ¿cómo él mismo quiere ser amado? Se quiere alimentar del amor de los otros. Va a morir si no recibe amor. **Phos.**
- Rechaza que lo <u>midan</u> en el amor. Quiere ser amado infinitamente y por <u>completo</u> por sus semejantes, ¡eso sí! no puede ser querido por lo que él es, en fin, en su lugar y su ser. ¡Los otros son pequeños porque notan que lo que más les falta es ser más amados! Se niega a <u>amar</u> las cosas como son. El amor divino se reduce a la <u>realidad</u> <u>carnal</u>. **Plat.**
- El vínculo en el amor humano no es suficiente para llegar a la inherencia [*] en la unión perfecta que él desea. **Puls.**
- Amor a los animales. **Puls.**
- Todos los objetos de amor se imponen a sus <u>sentidos</u> sin posibilidad de <u>elección</u>, si se niega a tener que conocerlos y juzgarlos por amor. **Raph.**
- Poseerlo todo para no estar en falta de nada, incluso del <u>amor</u> mutuo, permite la división generosa de los bienes. **Rhod.**
- Como expresión de su amor, quiere darle al otro su esencia misma, y no algo de su carne. Envidia la vida perfecta inmanente [*] en cuanto a su transmisión y comunión entre las personas. No quiere sacrificarse. **Sabal.**
- La falta de <u>amor</u> por uno mismo, implica el miedo de no <u>merecer</u> el amor y ser <u>abandonado</u>. **Sacch.**
- No hay amor sin <u>materialización</u> (herencia). **Sars.**
- No acepta amar a Dios aceptando que él no sabe si también es digno de ser amado / cree llegar al amor o amar si lo conoce totalmente, no acepta el <u>misterio</u> del amor. **Sep.**

- El amor desaparece si los cuerpos están separados. **Spong.**
- "Amor propio" herido. **Staph.**
- Quiere amar como él sabe, interiorizando el objeto. **Stram.**
- El amor implica sufrimiento debido a la diferencia. **Tell.**
- Amor a los animales. **Thymu.**
- Quiere encontrar el amor en sí mismo, no ve el amor recibido de sus seres cercanos. **Ustil.**
- Toma la relación de amor con Dios como el derecho a un poder superior sobre los otros. **Verat.**
- Rechaza la pasión efímera que induce un conocimiento imperfecto de lo que es. Quiere ser amado totalmente según lo que sale de él. **Viol-o.**
- El amor implica un movimiento que él rechaza, quiere la felicidad sin el acercamiento. **Zinc.**

AMORTIGUACIÓN (CARTÍLAGO, GOLPE, VIBRAR): - Sensible a los choque de contacto con la realidad, a la tensión, enfrentamientos, ya que no tiene la fuerza para amortiguar los golpes. **Arg-met.**
- El cuerpo ya no tiene más la capacidad de amortiguación; el corazón se puede escuchar a la distancia. **Eupi.**
- No amortigua nada, todo lo sacude, lo hace vibrar. **Sang.**
- Un sufrimiento que surge por sorpresa, debe ser capaz de amortiguar el choque eficazmente. **Spig.**

AMPLITUD: - Es difícil juzgar la amplitud de las emociones que se transmiten en torno sí. **Bov.**

AMPUTAR (PÉRDIDA): - La relación es un don/regalo y le teme a ese regalo, ya que él lo ve como una amputación. **Con.**

AMYLENUM NITROSUM (Aml-n.): - (Aml-n., gas hilarante) Impresión que debe pasarse la vida trabajando y no tiene suficiente placer, se siente envejecer sin haber aprovechado su vida, sin sentido, ni disfrute, sin frutos. Sin el placer inmediato al más alto nivel, la vida no vale la pena ser vivida. Cuanto más cosas se hacen a la fuerza bruta, más se crispa.
- El placer alegra ya que da la conciencia de realizar algo de acuerdo a nuestra naturaleza.
- ¡El placer de Dios no le es ordenado por una sabiduría superior! No está obligado a encontrar la felicidad en la unión con el otro.
- Quiere dilatar exageradamente su alma, su cuerpo va a estallar.
- Hipertensión que no se alivia por una salida normal, vasodilatación en lo alto de la cabeza, constricción en la periferia y la parte inferior del cuerpo: mala distribución de la sangre y calor que se siente en ciertas partes del cuerpo, dejando otras partes congeladas.
- Limitación de la naturaleza humana: el hombre no puede " dilatar " su alma hasta el infinito del placer. (AFADH 6.2011)

ANACARDIUM (Anac.): - Elección imposible, cualquiera que sea, problema con doble lealtad.
- Dificultad para entender que el espíritu sea el amo de las pasiones, ya que no acepta la combinación alma-cuerpo. Desea la autonomía en la elección de lo que lo atrae: quiere decidir qué es lo que lo atrae y no sufrir por la atracción.
- Ruptura con el mundo e indiferencia: cuando se quiere ser el responsable de lo que le atrae, se ve privado de una relación espontánea y recíproca con el exterior.
- Para elegir es necesario referencias y criterios exteriores a uno mismo, en relación con la realidad, que rechace la atracción o la sumisión. Ángel y demonio: sin relación y sumisión a la realidad, el hombre ya no sabe más donde está, quien es él, se vuelve capaz de todo (abusivo, amoral, etc....), al haber perdido su criterio de elección.
- El hombre es sumiso por naturaleza al desear un bien superior a sí mismo, exterior, y que puede no encontrar para él. No es libre a partir de este punto. Esto es lo que Anac. rechaza.

- Rechaza el cuerpo: ya que son nuestros sentidos los que son sensibles a lo bueno, sentidos que deben ser moderados, dirigidos, orientados por el espíritu que busca el bien [*] (LTA-UB 11.06) No puede tener sexualidad con alguien con quien hay intercambios intelectuales (SVP 07)
- Sensación de dos voluntades, una que rechaza lo que la otra quiere: ángel sobre un hombro, diablo sobre el otro. Discrepancia entre el interior y el exterior: el cuerpo es demasiado pequeño para su alma; identifica el cuerpo con el mal, aunque el cuerpo sea necesario para el bien del espíritu. Quiere ser intelecto, alma pura.
- Ya no reconoce más lo suyo, su cuerpo es una trampa. Se ríe de cosas serias, y es serio en temas ridículos. Impetuoso a la menor ofensa. Cabeza separada del cuerpo, son dos: no acepta la condición humana de compuesto sustancial.
- Su castigo es la dolorosa conciencia de estos dos compuestos, que él cree que uno es bueno, el espíritu, y el otro el malo, el cuerpo. Escucha susurros de blasfemias y las desea decir.
- Es difícil mantener la brecha entre el bien y el mal. Inhumanidad cuando él no es más que un cuerpo. Se debate entre opuestos, eligió mal, ya que se negó a elegir el Bien por el Bien sin considerarse a sí mismo, al acto de amor gratuito.
- Le gusta entrar en análisis precisos. Condenado a equivocarse puesto que una voz le dice que lo contrario es justo. Acusa a los demás: odia, crueldad sobre los otros ya que en ellos ve la voluntad de lo que lo hace pecar.
- Perdió la memoria, pero reflexiona bien si duerme sobre el asunto, obedece si no tiene que hacer elecciones. No se atreve a actuar por temor a que le exijan lo que no puede.
- Se inhibe cuando la responsabilidad moral está en juego porque sus deseos son incompatibles con la moral común. No puede seguir lo que viene de él, tener la necesidad de conocer por sus sentidos.
- Tiene deseos falsos, ya que cuando se refiere al bien se está refiriendo a su deseo, y ya no se puede adherir más a lo que viene de él, y no se atreve a actuar porque cree que el hecho de desearlo es falso.
- Confundió diferencia, complementariedad, con oposición: no soy Dios (espíritu, el bien), pues soy malvado (cuerpo, el mal). No puede aceptar que Dios sea bueno y le niegue la "manzana", que su madre sea buena y le prohíba la televisión. ¿La prohibición sería una condición de la libertad? (AFADH XI.88, MS V.89)

ANÁLISIS (COMPRENDER, INTELECTO, INTERPRETAR, LOGICA, REFLEXIONAR): - Le gusta entrar en análisis precisos, funcionar en puro espíritu. **Anac.**
- Debe analizar dividiendo en elementos diversos y múltiples para asimilar y reconstruir en la unidad de una síntesis. **Calc-ar.**
- Sufre porque debe comprender la realidad por sus propios sentidos para conocerla, y no poder hacerlo solamente por el intelecto y la lógica, por su pensamiento analítico. **Colch.**
- Debe analizar sus percepciones para ver la realidad. **Glon.**
- Incapaz de calcular, de lo sutil, del intelecto de análisis, favorece lo denso, lo material. Analiza incansablemente los pro y los contra, no pudiendo valorizar nada. Espíritu analítico y no sintético. **Graph.**
- No se ocupa de los datos sensoriales para analizar antes de decidir, cree tener todo delante de su nariz – intuición. **Merl.**
- Pone el análisis en lugar del discernimiento, rechaza la sabiduría. **Pic-ac.**
- Esfuerzo para hacer el análisis ya que quiere comenzar por la síntesis. **Sil.**
- Precipitación que impide analizar y prever el peligro. **Sul-ac.**

ANANTHERUM MURICATUM (Anan.): - Quiere marcar su huella en los otros (perfume de vetiver). Frecuenta siempre los mismos lugares, de lo contrario se siente desposeída. Necesita la vida de la pandilla y la camaradería.

- El derecho del amor que fusiona todo. Las personas no deben estar solas, siempre deben atraer a los demás. Sufre en una sociedad donde no se puede tener palabra; de no poderse fusionar con el ser amado.
- Remedio posesivo que le tiene medio al agua, se escapa. Problema de unidad con el otro, de continuidad, que la materia no permite. Intolerancia a que la unidad con el otro se ha roto. La unión con el ser amado es un derecho, para hacer un solo espacio. Vuelve absoluto el apoyo material de la comunión personal. Se convierte en el regalo, se da a sí mismo y solo existe para eso.
- Este regalo en sí tiene tal valor que le da derecho a una posesión absoluta del otro, ya que debería llegar a la templanza [*], equilibrio entre el amor y la sabiduría.
- Este es el acondicionamiento que evita la unidad con Dios, ya que con Él no hay fusión, más sí unión sin confusión. La vida se transfunde con el ser amado. El ejercicio de la sexualidad empeora el deseo hasta la locura.
- Hay como una transfusión de vida a través del contacto, y sentir la precariedad de la unión es un sufrimiento que debe aceptar por amor al otro; es por esto que se entrega completamente. (AFADH VII.90)

ANARQUÍA (OBEDECER, REVOLUCIONARIO): - Principal, el único responsable de la ley, rechaza la ley entre otras cosas: anarquista, *rechaza la ley*, individualista: no hay bien común. **Ars.**
- Es anarquista porque perdió la unidad entre sus partes. **Bapt.**
- Anarquista por idealismo. **Caust.**
- La razón ya no controla más las emociones, lo vegetativo. **Cimic.**
- Anarquista para cambiar la creación. **Merc.**
- Pierde la inteligencia y compensa con la fuerza bruta, la violencia, la anarquía. **Plut-n.**

ANCESTROS (ANTEPASADOS, HISTORIA, HERENCIA): - ¿Cómo prosperar, individualizar, basado en la herencia de generaciones los antepasados, y el apoyo del grupo de sus semejantes sin ser impersonal, adoctrinado por la masa? **Smaragd.**
- Tiene que ser sagrado para continuar la obra de los antepasados. **Sars.**

ANCISTRODON CONTORTRIX (Cench.): - *MOKESON (VÉASE CENCHRIS)*

ANCLAJE: - Quiere escaparse de todos los anclajes sociales, culturales, religiosos que lo condicionan. **Pteri-a.**

ANDAMIO (ALTURA, ASCENSIÓN, EQUILIBRIO, ESTABLE)

ANDRAJO (TRAPO, LAMENTABLE, VESTIDOS)

ANDROCTONOS HEBRAEUS (Androc.): - El mundo es hostil, el cual debemos controlar si no se pierde todo el control. No conoce el remordimiento ni la culpabilidad. Visión estrecha, desconectado, se siente de otra especie, diferente de los humanos, extraterrestre, alienígena, aislado de su entorno. (ZLM I.98)
- Quiere ser todopoderoso, dirigir todo con su carisma, y no tener que rendirle cuentas a nadie. Humillado por tener que encarar su responsabilidad delante de los que están más arriba que él: se encuentra en la soledad insoportable de ser jefe. Desea matar a aquellos cuyos actos él debe vigilar, corregir. (MS V.97)

ANDRÓGENO (HERMAFRODITA, MUJER, PEDÓFILO)

ANFIBIO: - Entre el agua y lo seco, como el hombre anfibio entre el espíritu, que no será jamás puro, y la encarnación a la cual quiere elevarse. **Bufo**

ÁNGEL - ANGÉLICAL (BELLEZA): - <u>Ángel</u> y <u>demonio</u>: sin relación y sumisión a la <u>realidad</u>, el hombre ya no sabe más donde está, quien es él, se vuelve capaz de todo (abusivo, amoral, etc....), al haber perdido su criterio de elección entre el <u>cuerpo</u> y el <u>espíritu</u>. **Anac.**
- Se presenta como angelical para huir de la locura de los adultos en la inocencia infantil. **Cic.**

ANGUILA (ANIMAL, HAZAÑA)

ANGUSTURA (Ang.): - Ve claramente los objetos distantes, todo <u>proyecto</u> debe ser realizado. Dormir lo privó de toda posibilidad de realizarlo. El hombre es potencia activa según la creación de su naturaleza, Dios es tal como es. (AFADH III.92)
- Al no encontrar nada real, ningún objeto le satisface, su voluntad le hace elegir el objeto presente como bueno y como fuente de <u>placer</u> para la <u>imaginación</u> y no para el intelecto. La imaginación reemplaza al intelecto.
- La voluntad se complace con este objeto imaginario, todo el resto del acto es erróneo. El final que obtiene no es el verdadero objeto, y no lo disfruta y se siente decepcionado por el choque de la realidad brutal.
- Olvida que su fin está limitado por su condición humana, necesita la ayuda de Dios. Se ha propuesto un <u>objetivo/meta</u> que es inalcanzable sólo con sus fuerzas humanas y decidir que lo real = lo imaginario (MS X.92). Cree estar en posesión del objeto ideal.
- No necesita realizar el <u>proyecto</u> él mismo; el proyecto es <u>imaginario</u>, está casi listo y se deja engañar por el proyecto imaginario. Quiere crear su último propósito él mismo, a través de su <u>inteligencia</u>. (AFADH VII.93)

ANHALONIUM LEWINII (cactus peyotl, lophophora williamsii) (Anh.): - Pierde las <u>fronteras</u> entre lo real y lo imaginario, y entre los sentidos. <u>Distanciamiento</u> emocional, <u>percibe</u> más el mundo energético que el físico.
- Los colores suenan... <u>Fusión</u> del individuo con el <u>medio ambiente</u>. Los ojos pueden oír, las orejas ver, la boca sentir, todo se fusiona en una sopa sin diferenciación. Perfección envidiada: la <u>transcendencia</u> y la <u>inmanencia</u> no se distinguen en Dios. (GEHU 5.03, IIAEH)

ANIDAR: - Quiere encontrar el conocimiento total en un mundo perfecto, en el cual <u>anidar</u>, sin el esfuerzo de enfrentar las dificultades terrenales. **Tax.**

ANIMACIÓN (RESURRECCIÓN): - Desea poder animar a los seres. **Lyss.**

ANIMAL (INSTINTO): - Nuestra <u>naturaleza</u> humana está al servicio de nuestra naturaleza espiritual, lo que hace que seamos <u>superiores</u> a los animales, pero está acompañada de la pérdida de la capacidad de <u>defensa</u> que la naturaleza les ha otorgado. **Peti.**
- Da rienda suelta a las pasiones animales. **Carc.**
- Los <u>animales</u>, los <u>niños</u>, por lo menos ¡no le hacen daño a nadie! **Cic.**
- Desea una evolución trascendente, y sigue siendo primitivo, animal peludo. **Plut-n.**
- Quiere la capacidad animal y el instinto maravilloso del ser natural. Los conoce, comprende y se siente como ellos. **Choco.**
- Resplandece/Irradia por los demás, sin necesidad de los otros. <u>Magnético</u>, siente a la gente, los <u>escucha</u> y siente sus <u>intenciones</u>, como con los <u>animales</u>. **Kalm.**
- Se avergüenza de sus <u>funciones</u> animales, de la sexualidad. **Staph.**

- Todo en sí, como el <u>animal</u> admirado que lo tiene todo por sí mismo, no <u>evoluciona</u>. Envidia a los animales que hablan sin palabras, comunican directamente un <u>sentimiento</u>, toma a los animales como personas. **Urol-h.**
- Se reencarnó en animal por haber deseado la <u>perfección</u> genérica, la del <u>cuerpo</u>. **Sol-t-ae.**
- Se <u>sacrifica</u> por los animales inocentes y los protege. **Hura**
- Quiere que la actividad <u>intelectual</u> sea el sirviente del placer de los sentidos, puramente <u>animal</u>, en el <u>presente</u>. **Nuph.**
- Sueña con piojos, parásitos, bichos. **Am-c.**
- Sueña que entra en una <u>cueva</u> hacia una gran luz. Rechaza el valor humano real, se <u>transforma</u> en animal, y alguien que le hace el amor. **Hell.**
- Admira los animales, ve en ellos la perfección del instinto. Los animales reciben el conocimiento perfecto sin trabajar, por un contacto infalible y no por él. Nada lo llena, la relación nunca está completa, absoluta, excepto con los niños y los animales, ya que ellos comunican su sabiduría de lo estimativo [*] (instinto) sin palabras. **Aeth.**
- **Led.**
  - AMOR por los animales. **Carc., Nuph., Puls., Thymu.**
  - CUALIDADES: Quisiera tener a la vez las cualidades del hombre y del animal. **Choco.**
  - SUFRE por los animales abandonados. **Puls.**
    - Sufre por los animales enfermos y maltratados. **Carc.**
    - Sufre por los animales heridos. **Nuph.**
    - Supera totalmente su condición animal, la eleva a nivel espiritual. **Coca**
  - ABEJA. Sueña con abejas, espíritu que aporta la miel en la tierra prometida. **Sabad.**
    - Sueña con abejas, grupo al cual pertenece. <u>Imagen</u> y <u>ayuda</u> doméstica a los otros. Las caza. **Puls.**
  - ANGUILA: Intenta la <u>hazaña</u> de <u>capturar</u> una anguila pero no lo consigue. **Calc-s.**
  - ARAÑA (CASA, EDAD, TELA) véase. <u>Encerrar, casa</u>. **Carc., Sars.**
  - ARAÑA. Es la tela que lo caza, la araña puede permanecer en el <u>centro</u> sin moverse. **Aran.**
    - Imagen de ser liberado de todo peso terrestre de la naturaleza que ha decaído, gracias a la abstinencia / ascesis [*]. (Ps 38, v12) **Sars., Cinnb.**
  - ASNO-BURRO: Indeciso como un asno-burro. **Ign.**
  - BUEY: Montura de <u>sabiduría</u>, símbolo de <u>bondad</u>, de calma, de <u>fuerza</u> pacífica, su dulzura y desapego evocan la contemplación. (DD: Cinnb.) **Bell.**
  - CABALLO: **Brom., Mag-s.**
    - Caballo salvaje y libre, <u>talento</u> latente, o caballo entrenado, con el freno en la boca y la mandíbula, más revelando sus cualidades. **Lac-e.**
    - Desea sentarse a horcajadas. **Ther.**
    - El caballo es el vidente en la pareja caballo- jinete en la noche. **Crot-c.**
    - Se roba un <u>caballo</u> para tener el mismo movimiento y salir de la <u>inercia</u> y la <u>rutina</u>. **Rumx.**
  - CABRA: Cabra de M. Seguin [*]: miedo de ser tomado por <u>sorpresa</u> en la garganta, de todo lo que <u>apunta</u> y de la máquina de afeitar. **Lac-capr.**
  - CAMALEÓN: Existe solo en la <u>minoría</u> <u>sumisa</u> y en <u>aleación</u>: pérdida de <u>identidad</u> es valorizada por los demás, <u>camaleón</u>. **Mang.**
  - CARACOL: Para no ser presa, se quema, se <u>retracta</u>, se <u>retira</u>, no dice nada, se <u>encajona</u>. Se retrae en su <u>concha</u>, su agujero o saca a los demás de su espacio. **Helx.**
  - CERDO: Los hombres son unos cerdos. **Hyos.**
  - CIERVO: Árbol de la vida, renovación periódica, <u>fecundidad</u>, <u>orden</u> de <u>crecimiento</u>, <u>renacimiento</u>, <u>iluminación</u>, claridad, regreso a la pureza primordial. (DDS) **Canth.**
  - COCODRILO: Sueña que los cocodrilos lo persiguen y los caza al estornudar. **Sedi.**
  - CONEJO: **Stram.**

- Sueña que se olvida de alimentar a sus conejos. **Nicc.**
- DELFÍN: Salvador de hombres. **Caust.**
- ERIZO: Se hace el erizo para protegerse. **Coloc.**
- GALLINA: Mamá gallina que no deja partir a sus niños, quiere impedir que sufran. **Aster.**
- GANADO: El hombre debe aceptar y colaborar con otro para dominar a su ganado interior. **Tarent.**
- GANSO[7]: Quiere concebir sin colaboración. Don = Amputación. **Con.**
- GATO: El gato no se ata/vincula, el perro sí. **Puls.** El gato se ata/vincula al lugar. **Puls.**
    - En la noche, todos los gatos son pardos, yo también, nos parecemos. **Hydr.**
    - Feminidad - sensualidad rechazada: el gato la tiene. Indomesticable. **Daph.**
    - Se siente como el gato que toma lo mejor, "la crema de la nata", juega al gato y el ratón… Noble, seductor y acepta sin obligación y no se dejar llevar… **Marb-w.**
    - Sueña que le rasguñan los ojos. **Lac-f.**
- HIPOPÓTAMO: Se convierte en un hipopótamo gigante, de dimensión enorme. **Cann-i.**
- HORMIGA: Miedo de hormigas que representan una organización perfecta de una multitud de individuos que actúan en concierto en un orden perfecto. **Ars.**
- JIRAFA: La jirafa es su animal preferido ya que ve todo desde las alturas, está por encima de los conflictos. **Mag-m.**
    - Se convierte en una jirafa. **Cann-i.**
- LEÓN (TIGRE): "Está en la guarida de los leones, pero no lo van a morder". Domina su mundo animal. **Crot-c.**
- LEÓN: Sueña con leones, voluntarioso, independiente, libre, no se deja engañar con cuentos, ni se somete a un control superior. **Phys.**
- MONO: Quiere transcender su humanidad por su propia energía, se regresa al estado de homo sapiens (hombre mono), animal primitivo y peludo. **Plut-n.**
- MONSTRUO: Perseguido por monstruos, mucho más diferentes que los animales conocidos. **Hydr.**
- MOSCA: Cualquier restricción o frustración la siente como si fuera una mosca enervante; es como el humano inmaduro, inadaptado. **Oci-sa.**
- MURCIÉLAGO: Idolatría del espíritu. **Ham.**
- OSO:
- OVEJA: Conduce las ovejas dóciles y sin resistencia: el pastor aprende por su vida, sin ninguna experiencia especial. (DD: Cimic.) **Acon.**
- PÁJARO[8]: Gran conciencia de los pájaros, los observa mucho. **Marb-w.**
    - Le arranca las plumas a los pájaros para poseerlos, los priva de la libertad. **Hyos.**
    - Sueña con pájaros., el espíritu vuela del cuerpo. **Sabad.**
    - Ve volar una paloma en la habitación, y corre el riesgo que lo toque. **Kali-c.**
- PALOMA (PÁJARO)
- PARÁSITOS: Sueña con piojos, parásitos. **Am-c.**
- PAVO REAL: dirige a los pavos reales y los hombres son unos cerdos. **Hyos.**
    - Una especie de pavo real que se ha emborrachado con nuez moscada: es el orgulloso ridiculizado, humillado. **Nux-m.**
- PAVO: No puede ser tan bueno como Dios quiere, que puede dar sin peligro ya que es inagotable e impasible, se vuelve el blanco de las bromas. **Carb-an.**

---

[7] El ganso, símbolo de fidelidad conyugal. El don del ganso es la señal del hombre joven que debe hacer caer la resistencia del pudor sexual de la joven muchacha deseada. El ganso es metafóricamente la mujer deseada. (DDS)

[8] **Pájaro:** Guía el alma del difunto, figura del alma que se escapa del cuerpo, símbolo de inteligencia, los pájaros viajeros son almas involucradas en la búsqueda de la iniciación (DDS)

- PERRO (PERRITO FALDERO): Sin el esfuerzo necesario para la socialización, depende de los caprichos personales de su amo: no se puede entonces estar en torno a sí, aceptar y soportar como perritos falderos que obedecen. **Oci-sa.**
- PERRO: - Desea el <u>conocimiento</u> divino, que no necesita enfocarse en la acción, el hecho de caer en la condición <u>animal</u>, de perro, que puede caminar con seguridad en la oscuridad. **Stram.**
    - El <u>gato</u> no se vincula, el <u>perro</u> sí. El amigo del hombre se vuelve negro, condenado, falla en reconocerlo. **Puls.**
    - El perro <u>obedece</u> al amo, incluso contra su propia <u>voluntad</u>. **Lac-c.**
    - Es como un perro sensible, servicial y <u>sumiso</u>. **Nuph.**
    - <u>Guía</u> del hombre en la noche de la muerte (DDS). **Bell., Lyss.**
    - Ladra y muerde como un perro. **Bell., Canth.**
    - Perros atados y con bozal: pierden el habla, están <u>confinados</u>. **Carc.**
    - Quiere ser el único <u>amo</u> a bordo, pierde la autoridad sobre su <u>voluntad</u> en todo, como el <u>perro</u> que en vez de someterse como un buen criado se vuelve en su contra y lo muerde, lo destruye. **Lyss.**
    - Se siente abandonado como un perro, en el dolor. **Meny.**
    - Súper–papá, <u>numerosos</u> cachorros que se aferran a él: esos son sus hijos. **Lyc.**
- PEZ: (ANGUILA)
- PIOJO: Como un piojo sobre el hombro. **Chel.**
- RANA: proceso de humanización, maduración súbita, sin <u>etapa</u>. **Latr-tr.**
- RAPAZ: Codicioso en los negocios, quiere todo, es un tiburón. **Abrot.**
- RATA (véase. RATÓN): <u>Desprotegido</u> e invadido (<u>ratas</u> bajo las coberturas, guerra). **Menis.**
- RATÓN (véase. RATA): Se siente como un <u>gato</u> que tiene lo mejor, la crema de la nata, juega al gato y al <u>ratón</u>… **Marb-w.**
- SERPIENTE: La mordedura de la serpiente es un evento instantáneo que implica la totalidad del pasado y el futuro. **Cedr.**
    - Se agacha y es humilde, atrapo y miro la serpiente que hay en mi/ una mala característica de la que sale algo constructivo. **Tab.**
    - Sensación falsa de querer ser el <u>Trascendente</u>. **Phyt.**
- TERNERO: Los bienes materiales los sustituye por bienes espirituales (DDS). El pan y la ternera son <u>alimentos</u> básicos. **Kali-n.**
- TIBURÓN: Codicioso en los negocios, quiere todo, es un tiburón <u>rapaz</u>. **Abrot.**
- TIGRE (LEÓN): Cualquiera que se me oponga, voy a saltar sobre él. Me siento feroz como un tigre. **Lac-leo.**
- TORO: Miedo a los toros, son animales <u>indomables</u>. Solo se escapa si se <u>encarama</u>. **Coca**
- TOUTOU (PERRO FALDERO): Animal doméstico que debe callarse tan pronto ladra. **Carc.**

ANIMALIDAD (VEGETATIVO, INSTINTO): - Quiere limpiar, hacer brillar las cosas, que los colores sean vibrantes, después de rechazar lo que es malo de verdad porque le es extraño, debe unir las partes que lo componen, la animalidad y la intelectualidad. **Carb-f.**
- La animalidad, imagen de vitalidad se vuelve contra él y pone en peligro su propia vida. **Cench.**
- Pérdida de la dignidad humana que permite el control de lo vegetativo y de los apetitos del espíritu. **Cinnb.**
- Desea ser la medida y la regla increada (no creado), superando toda capacidad humana, súmmum [*], oculta su animalidad, oscilación estéril entre los extremos. **Podo.**

ANIMAR (FUERZA, ENERGÍA): - Quiere una animación física que no sea influenciada por lo psíquico y viceversa. **Ferr-p.**

- Se encuentra habitando en un entorno vacío, como una casa vacía, ya nada anima su carcasa. **Tab.**

ÁNIMO: - Pierde el celo por el trabajo, sus fuerzas de reflexión y combate contra el mal. **Ptel.**

ANIVERSARIOS (EDAD, FECHA, VENCIMIENTO, CICLOS, COSTUMBRES, VEJEZ, CAMBIO): - El aniversario es un plazo/término/vencimiento que angustia. **Arg-n.**
- Alergia a las fechas y a los aniversarios: relación. **Con.**
- No quiere ni pasado, ni presente, ni futuro: intolerancia y llanto en los aniversarios, ya que significan progreso en el desarrollo de las consecuencias de un acto que había juzgado ridículo. **Nux-m.**
- Recurrencia regular de hábitos/costumbres reconfortantes, los aniversarios. **Vip.**

ANOREXIA – BULIMIA (NUTRICIÓN): - Posee la fuente de la vida en sí mismo: anoréxico en plena forma, independiente de todos. **Abrot.**
- Anorexia, bulimia en estudiantes brillantes. **Aeth.**

ANORMAL – ANOMALÍA (NORMAL)

ANTEOJOS (GAFAS, LENTES, OJO, VISIÓN)

ANTES (DESPUÉS, ATRÁS, COMIENZO): - Se encuentra desesperado después del coito por encontrarse como antes. **Aster.**
- Era mejor antes, hay demasiados cambios. **Vip.**

ANTICIPAR: - Se siente vivir en un mundo apocalíptico, que va a reventar, hundirse. **Arg-n.**

ANTIMONIUM CRUDUM (Ant-c.): - Insatisfecho con la manera humana de amar en respuesta a la invitación de darse a sí mismo para completar el valor del ser amado, quiere la manera divina de la creación de todas las partes de valor del otro. (AFADH 7.08)
- "Sueña con muchas peleas con los parientes". Se pelea con seres cercanos y ha perdido aquel amor que todavía siente con exaltación, sentimentalmente y con poesía. Llora por las campanas. Aversión por la vida si no hay amor.
- Atraído por un bien imaginario, se niega a someterse a la atracción de un bien real. No soporta que su voluntad sea subordinada a Dios como bien universal, ni el hecho de desear que marque el carácter secundario de su voluntad.
- Codicia infinita ya que desea la perfección de poder amar y disfrutar de todo sin tener que desearlo, así que él mismo se construye el bien absoluto. No le gusta que su bondad no sea su obra, pero la recibe.
- Quiere crear la bondad de los demás. Se niega a que lo toquen, se blinda [*] (callosidades), rechaza la llamada a darse su valor por amor y enriquecer a los otros. Vive por el bien que él cree crear, se hace Dios dando su bondad a los otros, se niega a amarlos por lo que recibe.
- No puede recibir su bondad como la luna recibe la luz del sol. Siempre está decepcionado de su cónyuge porque no es ideal. Desea un bien inalcanzable. (AFADH XI.9 1; MS VI.92)

ANTIMONIUM TARTARICUM (Ant-t.): - Se niega a animar el cuerpo utilizando su poder nutritivo. Piensa, razona y responde dormido, pero no puede actuar según su pensamiento. Desea el pensamiento lógico = actuarlo, sin necesidad del acto motor, y se encuentra condenado a una actividad motora independiente de su voluntad. Es víctima del reino de la motricidad.
- Nada puede ser causa de la voluntad de Dios, pero Dios mueve la voluntad del hombre, como si fuera un motor universal, hacia el objeto universal de la voluntad, lo que es bueno. Ant-t no se

quiere mover él mismo sin que su inclinación sea llevada por otro, se siente impotente si ve su voluntad subordinada a otro motor: el oxígeno.

- Sueña que chapotea en el agua, se siente ahogado en los pulmones. Moverse a sí mismo no es necesariamente opuesto a ser movido por los otros. (ST Q18 a3 "Dios, ¿vive o no vive?", Q78 a2 "la potencia del alma vegetativa"). (AFADH I.92; MS VI.92)
- Está en la niebla, duerme con apnea en una reunión, incluso si es interesante. Sueña como si estuviera en el agua, y no puede salir. Como reacción, va a bucear, con el efecto psíquico de entumecimiento por falta de O2.
- Se duerme por la tristeza. Chapotea entre el agua y el barro, acné, bronquios congestionados con agua en lugar de O2. Ha rechazado su necesidad pasiva de O2, por lo que se ha privado. Hasta se le corta la respiración porque tose lleno de cólera, no lo dejan que lo toquen. (FDR, FD I.94)

ANTROPOFAGIA: - Sueña que come carne humana. **Sol-t-ae.**

APACIGUAMIENTO (SATISFACCIÓN)

APAGADO (LUZ, RESPLANDOR, RADIACIÓN): - Visión brillante de lejos, sin resplandor de cerca. **All-c.**
- Lo que le parecía brillante y genial le parece ahora mate y sin resplandor. **Chin.**

APARATO (RELOJ): - Hace que los aparatos se estropeen o se averíen, por su electricidad, su magnetismo, su rapidez. **Kalm.**

APARECER (MOSTRARSE, APARIENCIA)

APARICIÓN (ILUMINACIÓN): - "Como si debía observar en torno a él e iba a ver una aparición". **Brom.**

APARIENCIA (ENGAÑAR, IMAGEN, CONVENCIÓN): - Cómo puede reconocerme sólo por mirarme, ¿por el cuerpo? **Alum.**
- Un mal aparente, le hace falta lo perfecto que está por llegar, que puede ser un bien real. **Ambr.**
- Se lava la cara para hacer creer la perfección de su ser. **Asar.**
- Sufre la diferencia entre lo que es y lo que parece ser. **Benz-ac.**
- Quiere aparentar bondad. **Caps.**
- Quiere expresar su mal como algo bueno, es decir, su verdadero ser; y ser amado, apretado entre los brazos por lo que es, no por la apariencia. **Carb-f.**
- Totalmente condicionado por la educación, para guardar las apariencias, se conforma siempre con la opinión de los otros. **Carc.**
- Hace como si sus sentimientos salvajes fueran de mármol. **Marb-w.**
- Trata de manifestar su bondad con su apariencia, sin esperar a que sea fructífero para sí mismo. **Pall.**
- El criterio de normalidad está en parecerlo. **Ptel.**
- Vanidoso en su apariencia a falta de nobleza. **Sulph.**
- Apariencia exterior armoniosa que viene de la bondad del alma. **Tub.**
- Todo lo que aparenta no es en lo que se ha convertido, no se puede conocer. **Verat-v.**

APERTURA: - Necesidad de apertura, de espacio. **Falco-pe.**

APESTAR: - Huele mal y siente que ¡todo apesta! **Psor.**

APETITO (DESEO): - Quisiera que los otros apetitos, como el espiritual, aumentaran hasta el infinito: codicia/lujuria, salud, longevidad. **Cinnb.**
- Inhibido delante de lo que le produce envidia, le atraen las cosas que ha perdido, tanto que tiene apetito por sí mismo. **Grat.**
- La condición fisiológica humana es tener apetitos diversos, intermediarios hacia una determinada felicidad. **Guaj.**
- Quiere juzgar/evaluar la palatabilidad (que tan apetecible) del bien recibido. **Ip.**
- Por la templanza, la razón domina al apetito. Quiere no tener que controlar su apetito sensible por la razón. **Murx.**

APIS (Apis): - Duda de poder encontrar un lugar agradable, interesante, divertido, un buen lugar en la vida. Desprecia la felicidad en la seriedad de la vida, en el trabajo de todos los días, en la ruta que conduce al banquete, con los pequeños momentos de descanso (eutrapelia: hace bromas, afirmaciones irónicas y divertidas) donde al final relaja la tensión. (ST II-II C168 a2 "¿Puede existir alguna virtud que se ocupe del juego?").
- Se distingue en el papel de bufón, no quiere que su papel sea serio. Rechaza que el camino hacia la felicidad sea largo, sucio y no le divierte. La seriedad de la vida es insoportable, quiere la felicidad inmediata en la finalidad [*].
- Pierde la felicidad vinculada a la finalidad, durante el camino y en la llegada, y como cada ocasión significa una finalidad se hace el bufón para compensar la falta de felicidad. (AFADH IX.04).
- Le parece un confinamiento insoportable el tener que aceptar y tener papeles humanos particulares y por etapas que se les han atribuido por naturaleza, Dios… para su florecimiento y el de la comunidad. Lo toma como una comedia nada seria, indigna.
- Quiere darse a sí mismo su misión, participar en la decisión, no se integra como un pequeño elemento del todo cuando hay una finalidad que no puede comprender. Aborta el feto confinado en el útero, quiste funcional del ovario: el óvulo está confinado… Rechaza el papel reproductivo que no ha elegido…
- Confinado a moverse en su espacio, sobre la tierra; su máquina de volar no funciona cuando se quiere escapar. Ya no soporta / busca mantener la estructura, la jerarquía, el orden, la cohesión, el funcionamiento perfecto, la organización de la sociedad, familia… incluso si tiene que obligar/forzar a los demás. (MS⁺ x.03)
- Quiere que la comunidad acepte su originalidad, sin ser contrariado. Exaltar al individuo en relación con la colectividad, rechaza la referencia a la unidad de la que debería depender, a la organización social, perdió su estado primitivo de ciencia, de competencia y de inmortalidad para encontrarse cerca de una muerte inminente.
- Desea la totipotencia [*], se mueve pero sin resultado, desplazarse es difícil sobre estos caminos sucios y fangosos, no puede controlarse, coordinar u orientarse. Le es imposible alcanzar la meta sin esfuerzo, no puede perseverar.
- Desea atribuirse a sí mismo su función, su determinación y no recibirla. Todo se le desliza de las manos en su torpe precipitación, lo que lo hace reírse creyendo que es una comedia.
- Debe apaciguar a un huésped que ya no se puede controlar, quiere volver la sociedad sabia y armoniosa, eficaz, es el mediador que permite la cohabitación en búsqueda de un objetivo común. Podía y ya no puede más "atormentado durante toda la noche soñando con una máquina que debe volar, intenta arreglar las alas, pero en cualquier caso no va a funcionar". Niega la muerte, no está enfermo. Alegría, risas, júbilo fuera de lugar.
- Dios quería que su libertad sea integral a la armonía de Su proyecto. (GRAPH.V.89, AFADH XI. 89) – Pena/dolor por expresarse, se hace tatuajes, aunque tenga que ocultarlos. (FD)
- Vincula su existencia con la perennidad del grupo, se garantiza a sí misma por la organización precisa de las tareas y la predeterminación del papel atribuido a cada quien. (M Brunson CLH, Bélgica)

APLAZAR –RESTABLECER- REPONER: (POSPONER, ENFRENTAR, TARDE): - Pospone el problema. **Berb.**
- Aplaza todo lo que tiene que hacer. **Pic-ac.**
- Prorroga todo, negando su prisa. **Sul-ac.**

APLICARSE (ESFUERZO, VOLUNTAD): - Capturado por la atención espontanea automática, involuntaria, no se puede aplicar para realizar algo. **Mez.**
- No se hace mejor con aplicación que espontáneamente. **Olnd.**

APOGEO (CICLO, CULMINAR): - Después del clímax/apogeo [*] viene la decadencia/declive. No soporta los ciclos ya que significan que se está degradando. **Cadm-s.**

APOYO (AYUDA, COLABORAR, CONSEJO, EQUILIBRIO, GUÍA, ESTABILIDAD, VIBRAR): - Rechaza la ayuda, se encuentra sin apoyo. **Am-c.**
- Rechaza los bastones o el pasamano de la escalera, o que lo acompañen. **Am-m.**
- El centro funciona si está apoyado en los rayos, como el espíritu en el cuerpo. **Aran.**
- Para poder moverse, necesita de algo inmóvil en que apoyarse. El apoyo del hombre es Dios, en Él no puede apoyarse, se hunde como en algodón. **Bapt.**
- Cualquier apoyo lo perturba. **Cimic.**
- Rechaza la necesidad de apoyarse en los otros o en su cuerpo, porque él es puro espíritu. **Kali-c.**
- Quiere un apoyo seguro, ya que la prudencia nos mantiene siempre alertas, nos permite adaptarnos. **Led.**
- Necesita del apoyo de un protector fuerte sin el cual no puede vivir, y niega el apoyo de los hombres ya que es insuficiente. **Nat-m.**
- No tiene estructura propia, se deja llevar. **Nuph.**
- Olvidó que el apoyo es condición de su gloria. **Pareir.**
- Me apoyo en los otros para avanzar. **Phyt.**
- Se apoya para evitar el estremecimiento/el choque. **Sang.**
- El apoyo lo traiciona (siente que retrocede cuando el auto se detiene), se aferra a su soporte: sufre por miedo a que lo que tiene como meta realmente sea para su bien. Miedo a que su apoyo se vuelva en su contra, o el apoyo se ha perdido. **Sars.**
- No sería capaz de apoyarse en sí mismo. **Sil.**

APRECIO (APROBAR, DISFRUTAR, PLACER): - Celoso de no ser el más apreciado. **Calc-s.**
- Todo lo transporta, tanto aprecia como experimenta las cosas. **Cann-i.**
- Inseguridad en la apreciación de lo que es justo o no. **Cham.**
- No puede apreciar este mundo creado. Se consuela soñando con bellezas paradisíacas, en un mundo de ideas y formas. **Coff.**
- Incapaz de apreciar nada, no desea que los otros aprecien o le den valor a ninguna cosa. **Ip.**
- No es apreciado como su actividad lo merecería. **Lil-t.**
- Rechaza el paraíso o ser guiado por el pastor o el gigante, es necesario para progresar sin el peligroso error de la valoración. **Nux-m.**
- Perdió la facultad de apreciar aquello por lo cual él debía iluminar a los demás. **Nux-v.**
- Quiere ser apreciado por su ser. **Pall.**
- Deseo de ser apreciado. **Verat.**

APRENDER (CONOCIMIENTO, ENSEÑAR): - Quiere saber, no aprender, saberlo todo de memoria, pero no reflexionar. **Aloe**
- No quiere aprender de nadie. **Arn.**

- No quiere recibir de los demás <u>información</u> que deba elaborarse antes de poder volverla a dar. **Dulc.**
- Quiere abarcar por el pensamiento sin la <u>percepción</u> sensible, desea un <u>conocimiento</u> inmanente y no <u>aprendido</u>. **Elaps.**
- No quiere aprender de nadie. **Ferr.**
- Perdido en este mundo demasiado vasto en el que ha nacido, y perdido en la <u>inmensidad</u> del conocimiento al estudiar. **Ind.**
- No deberíamos ser <u>obligados</u> a estudiar para convertir un sueño en realidad. **Petr.**

APROBAR (ACEPTAR, APRECIAR, GARANTÍA, FELICITAR, SOSTÉN): - Necesidad de aprobación. **All-c.**
- Necesidad de aprobación. **Caps.**
- Busca siempre la aprobación de aquellos que ama, de la <u>autoridad</u>. **Crot-h.**
- Siempre se <u>tranquiliza</u> con los <u>elogios</u>, <u>aprobaciones</u> y <u>halagos</u> que busca con entusiasmo en <u>sociedad</u>. **Pall.**
- Necesidad de aprobación. **Pall.**

APROPIAR: - Problema de <u>apropiación</u>, de la <u>incorporación</u> de los recuerdos, de los alimentos, de los datos que ha leído, del lugar de los otros. **Ail.**
- Perdió la virtud de la <u>prudencia</u> y no sabe actuar de manera <u>oportuna</u>, incapaz de elegir el comportamiento adecuado de acuerdo a las reglas. **Podo.**

APROXIMARSE (ALCANZAR): - Quiere el beneficio inmediato sin trabajar, digerir, aproximarse, metabolizar, domesticar el objeto. Se encuentra separado del objeto. **Aeth.**
- Quiere acercarse demasiado, <u>conocer</u> totalmente la <u>intimidad</u> de las partes, la esencia se perdió. **All-c.**
- No <u>desea</u> ser como el objeto <u>apetecible</u>, se encuentra privado de los deseos indispensables que satisfacen sus necesidades naturales y de los medios de aproximarse al objeto. **Grat.**
- **Stram.**

ARA MACAO (Ara.): - Se <u>distingue</u> por su atuendo.

ARABESCO: - Abrumado por los arabescos que la mitad de la frase sugerida lleva a la otra mitad antes del final de la primera. **Viol-o.**

ARANEA DIADEMA (Aran.): - El sufrimiento del mundo está <u>acompasado</u> por un <u>reloj</u> que <u>inevitablemente</u> conduce a la muerte. Todo está perfectamente reglamentado y organizado, pero por otro, y por un objetivo que le concierne pero que no conoce. Así como el <u>pensamiento</u> debe ser sostenido por la acción, así mismo el <u>tiempo</u> permite organizar la <u>realidad</u>.
- Debe aceptar que el tiempo es la mejor herramienta para <u>realizarse</u> en este mundo perecedero, con el fin de preparar el mundo intemporal donde encontrará su total plenitud. El movimiento del hombre hacia su objetivo (Dios…) está sometido al tiempo, a un reloj, a un ritmo repetido.
- Es a través de este tiempo que se produce una alquimia misteriosa que nos conduce hacia nuestra realización.
- Conserva las marcas, los acontecimientos a través del curso del tiempo.
- (AFADH VI.01) Rechaza el tiempo, sueños premonitorios para no asombrarse demasiado…
- El centro de gravedad se vacía y la periferia se embala, se infla, convulsiona. "Confusión en la cabeza que se alivia descansando la cabeza sobre una mano", > también por el tabaco, lo que le da clarividencia (DDS). No quiere el cuerpo para acceder al conocimiento, imposible reflexionar sin sostenerse la cabeza, se somete al cuerpo para que el intelecto pueda funcionar.

- Si el espíritu es central y más noble, el cuerpo en sí es indispensable. El <u>centro</u> funciona si las extremidades participan y lo sostienen, si se puede <u>apoyar</u>. El centro de la tela de araña no puede existir sin los <u>rayos</u>.
- Todo movimiento requiere del apoyo de los miembros, como el espíritu accede a los datos necesarios a través de los sentidos. La periodicidad trabaja – descanso pone de manifiesto que las <u>etapas</u> deben seguirse y no se pueden confundir, ningún paso es inferior al otro, incluso si hay jerarquía.
- El abdomen de la araña está adornado con una cruz de tres áreas: "la parte centrípeta, la parte centrifuga, que explican el misterio del centro. La cruz es difusión, emanación, pero también recolección, recapitulación. Emblema de proyección del centro, símbolo de la totalización espacial, unión de los contrarios." (DDS) (GRAPH VI.92)

ARANEA IXOBOLA (Aran--ix.): - *** (CLH 3.2011)

ARAÑA (ANIMAL)

ARBITRARIO (JUSTICIA)

ÁRBOL: - Las hojas están vinculadas a las ramas, vinculadas al tronco, este es un vínculo entre la tierra y el aire. **Puls.**

ARCO, tiro con arco

ARDOR: - Necesidad ardiente de estar tranquilo en el amor, de inmortalidad. Responsable de y sensible a la atmósfera que "respiramos". **Olib-sac.**

ARDUO (FÁCIL, ESFUERZO): - El mundo exterior = sufrimiento, es demasiado <u>difícil</u> buscar <u>obtener</u> lo que sea. **Verb.**

ARGENTUM METALLICUM (Arg-met.): - Desea la conciencia divina de su absoluta <u>perfección</u>. Sólo quiere la felicidad en sí mismo, <u>inmanente</u> [*], no le consigue utilidad a los sentidos, ya que estos lo ponen en contacto con el <u>exterior</u>, lo que demuestra su imperfección. Se sumerge en su <u>paraíso</u> interior y no soporta que le perturben su auto-<u>contemplación</u>.
- Envidia la <u>conciencia</u> inmutable, de belleza permanente. Rechaza que sus <u>sentidos</u> sean los que le den el material para que la inteligencia actúe, porque quiere una alegría <u>intrínseca</u>.
- Sufre si está en movimiento y si está en reposo, los sentidos que lo sacan de su contemplación interior, la conciencia de los fenómenos interiores involuntarios (ruidos en el estómago/tripas, reminiscencias/recuerdos) y de las <u>perturbaciones</u> del medio ambiente. (AFADH 12.08)
- Se adhiere a la objetividad para no enfrentarse a lo <u>emocional</u>, lo que perturbaría su paz. Miedo a todo golpe <u>exterior</u>, <u>intrusión</u> sin amistad. Claridad de ideas = posesión de la verdad = felicidad: argumenta para encontrar explicaciones. (AFADH VII.02)
- Quiere obtener la <u>alegría</u> perfecta que nada se la pueda arrebatar, ni del exterior, ni del interior: la serenidad, la <u>paz</u> celestial. Desea la felicidad sin relacionarla con los <u>actos</u> humanos, se abstrae de todo, se deleita en el recuerdo, para ser colmado sólo por la unión con el conocimiento, la actividad que el intelecto disfruta de lo que ya posee: la inteligencia gira sobre sí misma, sin perturbarse por lo desconocido.
- Se cierra a todo bien exterior en el que necesite ponerse en movimiento para alcanzarlo y quiere poseer la felicidad en sí mismo, por naturaleza. (ST I-II Q5.a4: "¿Puede perderse la bienaventuranza?", Q32.a3: "¿Son la esperanza y la memoria causas de la delectación [*]?) Se fabrica un reposo de cualquier cosa: el menor choque, la menor confrontación con la realidad que muestre que su felicidad no coincide con su alma: ¡por el cuerpo se puede sufrir!

- No soporta ver jugar <u>boliche</u>. Evita la menor perturbación que trastorne su felicidad, sólo se ocupa de lo que se ha acumulado en su intelecto, sus recuerdos, su capital. Quiere conocer las cosas en sí mismas, sin depender del <u>exterior</u>. Descansa en la contemplación. (AFADH X.93)
- Del exterior no viene nada nuevo, la imaginación se vacía, la verdad no enciende el amor. Su intelecto sólo sirve para reproducir un acontecimiento pasado. Debe ser activo en el amor cuando lo recibe. La paz celestial > la situación del cuerpo. La imaginación crea una felicidad falsa, lo que le impide observar lo que ama.
- El contacto con la realidad es como un golpe (cartílagos = amortiguadores). Rechaza la evolución, el desprendimiento que eso implica[9]. Prefiere imaginarse en su lugar de descanso que proseguir las etapas que lo conducirían a su fin.
- Se niega a estar en el <u>poder</u>, no puede recibir su verdadera felicidad. Se limita a <u>recibir</u>, debe ser feliz sin evolucionar/fluir. El hecho de deber conquistar es una precariedad de la <u>felicidad</u>, se niega en lugar de aceptarlo, de recibirlo todo en la conquista. (AFADH VII.91)

ARGENTUM-NITRICUM (Arg-n.): - Ha fracasado en su trabajo, en el crecimiento, en la maduración necesaria para culminar su ser, la edificación del bienestar común día tras día a través de su trabajo.
- Se siente vivir en un mundo apocalíptico, que va a reventar, hundirse.
- Es un extranjero entre los que se reúnen en torno a un bien común. La comida es la forma más fundamental del ser <u>UNO</u>.
- Quiere entrar en el cuerpo de la comunión de las personas de la <u>comunidad</u> pero sin el <u>compromiso</u> personal, disfrutando del <u>festín</u> como un <u>parásito</u> que se introdujo y quiere permanecer oculto. El mundo que se reduce al tiempo y al espacio se vuelve hostil sin el trabajo.
- Hubiera querido que la creación se le dé completa, la felicidad en la satisfacción <u>inmediata</u>. No puede soportar el tiempo entre la decisión y la acción. Intenta retirarse de la sanción, abusa, hace trabajar a los otros, engaña, finge que no puede trabajar.
- Fuga desesperada ante el precio que debe pagar. Su caso empeora cuando se escapa: lo que desea lo agrava: azúcar, queso. "El que no trabaja no debe comer, pero en secreto no quiere conseguir la comida".
- Quién no come no crece, no cambia, niega el tiempo. Quiere todo a pesar que no se lo <u>merece</u>, quiere alimentarse <u>pasivamente</u>, por <u>infusión</u>. Condenado, perseguido, acorralado, repudiado. Se niega a someterse al tiempo, quiere la vida eterna de comunión entre las personas, captar, perpetuar el disfrute individual del bien común de la comunión entre las personas, que sólo existe por la contribución de cada uno.
- Mientras que era inmortal, quiere ser el acto puro y no tener que procesar nada para el acto, niega el tiempo. Debe entender que el amor es querer para sí lo mismo que para cada miembro de su comunidad. ¡Obviamente no se siente acogido!
- Excluido de la sociedad de los que comen juntos. Extraño, abandonado, parásito. Quiere eliminar a la otra persona por temor a no poder disfrutar solo. Quiere ser motor y movilizar para disfrutar el momento del banquete, asegurarse, capturar el don gratuito que es Dios Quien invita al banquete. Perdió la perfección del bien común, de la unidad de la comunidad de las personas. (AFADH III.90)

ARGUMENTO (JUSTIFICAR, EXPLICAR): - Claridad de ideas = posesión de la verdad = bienestar: <u>argumenta</u> para encontrar <u>explicaciones</u>. **Arg-met.**

ARISTÓCRATA (JERARQUÍA, PRIVILEGIO, ALTURA, NOBLE): - Aristócrata (jerarquía, privilegio, altura, noble). **Hyper.**

---

[9] Cuando hay un proceso evolutivo, la persona debe desprenderse de algo viejo para recibir lo nuevo. Evolucionar significa liberarse de algo para ir a un nuevo lugar, posición, otra personalidad (de niño a adolescente), etc. (NdT-GL: notas diálogo traductora con Dr. Loutan)

- Aristócrata, el mejor, el más inteligente, el más valiente, rechaza la vulgaridad. **Hyper.**
- Aristócrata (jerarquía, privilegio, altura, noble) **Lyc., Marb-w., Staph.**

ARMA: - Se siente inferior, humillado por estos animales armados para combatir con cuernos y garras, así que se hace de bravucón. **Peti.**

ARMADURA (PROTEGER, AMORTIGUACIÓN, RESISTIR, BLINDAJE, EJÉRCITO): - Salió el bien del mal, no puede imaginar que esto sea positivo. Se protege como un hombre en armadura. **Sarr.**

ARMAR (EDUCAR)

ARMAZÓN (SOSTÉN, CONSTRUCCIÓN, ESTRUCTURA): - Como si su principio de vida ha abandonado totalmente su armazón. **Tab.**

ARMONÍA (BELLEZA, ACORDE, CANTO, VIBRAR, PROPORCIÓN): - Debe hacer lo mejor posible para ser una parte armoniosa de acuerdo al conjunto. **Act-sp.**
- Aspiración a lo que es estable, ordenado, luminoso, claro, armonioso, preciso, puro. Que esté listo, perfecto, definitivo. **Adam.**
- No hay acuerdo entre la belleza y la bondad. **Ant-c.**
- No puede actuar como una unidad armoniosa ya que es un complejo cuerpo-espíritu, que no tiene la homogeneidad de la naturaleza. **Bell.**
- Quiere ser una forma pura, armonía pura entre el cuerpo y la nobleza del espíritu. Intolerancia a la falta de armonía física. **Benz-ac.**
- Responsable de la armonía y de organizar el universo. **Coff.**
- Si no estoy de acuerdo con el proyecto que recibo y al que he sido obligado, no puedo tener armonía. **Dig.**
- La armonía total consigo y dentro de sí es imposible en este mundo. **Euph.**
- No supo conservar la armonía. **Hep.**
- Un florecimiento/plenitud durable sólo es posible con una buena relación armoniosa con y entre los demás. **Kali-s.**
- Por la música y la danza, puede entrar en la armonía perfecta, pero no con su familia. (FDR) **Lach.**
- Quiere ser el único actor de la reconciliación, de la puesta en orden de otras causas segundas inarmónicas. **Mang.**
- Quiere escapar de las dificultades de la realidad, partir para darle la vuelta al mundo en barco sin la familia, hacer una carrera del canto con un objeto mágico que haga toda la armonización. **Mor-o.**
- Música: medio de asociarse a la vida cósmica en la plenitud y la armonía. Responsable por recrear la armonía. **Nat-c.**
- Hay armonía si las cosas fluyen de una a la otra. Un acontecimiento quebrantó la armonía. **Nicc.**
- Encuentra la armonía a través de su creación imaginaria. **Olnd.**
- Destruyó la armonía al quererla según sus propias leyes. **Stram.**
- La armonía aparente, de la forma, no le hace justicia al alma. **Tub.**

ARNICA (Arn.): - Quiere ser como Dios en la perfección de su actividad: debe ser indispensable para mantener las criaturas en vida, en buen estado. No soporta ser un servidor inútil, o no ser necesario para su amo, esto sería ser "bueno para nada". Es tan indispensable, que hace que nada impida que todo el mundo deba trabajar, que nadie lo "tome con calma".

- Quiere trabajar para garantizar él mismo su <u>invulnerabilidad</u> en vez de recibir y colaborar. El Creador puede perfectamente prescindir de la misión que le asignó al hombre: completar la creación, esto es lo que le molesta a Árnica. (MS - AFADH.II.95)
- Falta a la tarea confiada, se siente inepto, impide (por medios físicos o por otros) de hacer algo muy importante: ser responsable por el futuro del hombre, la preservación de los muertos, armarse para la vida, ser indispensable en su trabajo para mantener las creaturas en buen estado, garantizarles la invulnerabilidad.
- Quiere que el trabajo del hombre sea indispensable, al igual que Dios. Se rebela contra la necesidad fisiológica del hombre de tener que hacer todo un <u>trabajo</u> de razonamiento para la elección de los <u>medios</u>, para volverse inmune sin trabajar, sin perfeccionamiento.
- Se siente acosado por los reproches, miedo de ser golpeado por los que se acercan, o que él mismo sea peligroso para los demás (la abuela que no se atreve a cuidar sola del bebé por miedo a lanzarlo al suelo como si fuera una muñeca y se fuera a romper al caerse) puesto que su fracaso significaría su muerte.
- Si no lo puede hacer su salud se ve afectada (perdió la invulnerabilidad, la <u>inmunidad</u>), se supone bueno para nada y le abruman los reproches: acercar, afectar, golpear; muerte que acepta después del miedo: rechaza los cuidados; puede ser también por orgullo, no puede morir ya que él es el responsable de evitarle la muerte a los otros. <u>Inútil</u> por su incapacidad de <u>proteger</u> a los otros, de <u>preservarles</u> la vida.
- Desea, entonces, estar en <u>paz</u> y no encarar su incompetencia. Por el contrario, no tiene nada que aprender de nadie, da órdenes, todos deben trabajar, es irritable delante de aquellos que lo "toman con calma". Sólo en sueños quiere consejos (convoca un consejo) porque en realidad, le resulta difícil seguirlos.
- La falla de Arn. es de ser envidioso del atributo divino que hace que Dios no tenga la necesidad de <u>reflexionar</u> para elegir el mejor medio. Indispensable "ustedes van a lavar los platos cuando yo me muera", "si yo le falto a mis hijos". Necesita trabajar para ser bueno, útil. No se preocupa por su bienestar "dice que está bien cuando está muy enfermo".
- Se cree titular de la prudencia, análogo humano de la Providencia divina. "Teme por la muerte de los demás y debe cuidar que eso no les suceda". Por otro lado disfruta poder romper, dañar, matar, mantener la integridad de otros o la suya, o retirarla de acuerdo a su voluntad. Ilusión de no tener piel, de estar despellejado. (AFADH, MS X.89) Apostar por un tratamiento con Árnica a un niño de padre/madre Árnica. (?)(FD)

ARQUITECTO (CONSTRUIR, REPARAR, EQUILIBRIO, CASA): - Arquitecto. **Hura**
- Arquitecto epicúreo [*]. Sensible a las formas y los colores, de manera indisociable con lo que hay dentro. **Sarr.**

ARRASTRAR (ACELERACIÓN, VELOCIDAD, TRACTOR)

ARRASTRAR (INMUTABLE, DIRIGIR, CONDUCIR, INVADIR, EJERCICIO, ESFUERZO): - Habría querido ser <u>único</u> en un medio <u>ambiente</u> que no lo alcance, que no lo arrastre. **Brom.**
- Transpiración que le <u>impregna</u> las manos en los bolsillos: una cosa provoca la otra. **Hydr.**
- Hay que entrenarse, ya que por la <u>repetición</u> se logra la infalibilidad. **Ruta**

ARREBATAR: - Quiere <u>arrebatarle</u> la gracia a Dios: sólo por su trabajo, su espíritu frío, su inteligencia, su sobriedad, sus pensamientos puros, y así llegar a ocupar el <u>lugar</u> del preferido, sobre su <u>regazo</u>. **Hyper.**

ARREPENTIMIENTO (PERDÓN, PESAR, RECONCILIAR): - La ley = sentencia y castigo que excluye el arrepentimiento. **Nit-ac.**

ARRIBA LAS MANOS (BRAZOS EN EL AIRE)

ARRIBISTA (AMBICIÓN, COMPETENCIA, SUBIR, LUGAR): - Quiere estar a la <u>altura</u> de lo divino lo más rápido, por sí mismo y sus propios esfuerzos. **Brom.**
- Su valor existe si <u>sube</u>, si se supera, se crea renombre. **Mag-m.**
- Arribista pero por otro, un <u>superior</u>, que valorice el nivel deseado. **Verat.**

ARSENICUM ALBUM (Ars.): - Se siente <u>embarcado</u>, alistado en el mismo barco en el que la humanidad se perdió, se siente <u>impotente</u> a cambiar la situación y su <u>avaricia</u> es una tentativa de salirse de este barco, separarse del destino común de la humanidad. Responsable del desorden del otro e impotente para ejercer esta <u>responsabilidad</u>. "Lo que no puedo hacer en cualquier otro lugar, lo hago bien en casa".
- Al querer ser el único responsable pierde esta capacidad. Se siente impotente para hacer que sus prójimos sean mejores, de acuerdo a su modo de ver. Se identifica con el error del otro, se coloca en su lugar para evitar cometerlo.
- Se desplaza por todas partes, responsable de todo... Sigue la ley del miedo y no del amor. Desorden por <u>irrespeto</u> a la ley le recuerda su incapacidad/impotencia para poder <u>perfeccionar</u> absolutamente las imperfecciones de los otros.
- Se siente condenado si se mantiene activo y se juzga a sí mismo de acuerdo a su ley y su orden, ya que la gracia sería recibir pasivamente el perdón. El gobierno divino conserva los seres (putrefacción), da la ley (orden) y la gracia (impotencia) para cumplir la ley (ST I C47, I.C 103, 104).
- Desea la simultaneidad de la actividad y la contemplación, sin que uno le ordene al otro, se priva de la contemplación y está obligado a la ocupación constante. (ST II-II C 182, a3) (AFADH 8.03)
- Se niega a estar bajo la protección del orden y del poder conservador de Dios, se consume, se disuelve, no se conserva. Rechaza la ley, y se vuelve desproporcionado: quiere la palabra omnipotente. Camina, come más de lo que necesita... Tema de periodicidad, orden, ley, medida, reglas; pulsión [*] hacia un orden excesivo. Ve y le teme a forajidos, asesinos, ladrones, ya que son él mismo.
- La ley son ordenanzas de la razón para el bien común, promulgada por quien está a cargo de la comunidad: sentido de la responsabilidad (el otro hace todo lo que él hace). Principal, único responsable de la ley, rechaza la ley entre otras cosas: <u>anarquista</u>, rechaza la ley, <u>individualista</u>: allí no hay bien común. Debe trabajar en su lugar (en movimiento, agitado, no tiene un lugar fijo) con otros por el bien común. Triste, no puede nada solo. Obedecer la ley ¿por temor al castigo o por amor? (MS V.98)
- "Ve a un hombre colgado que le pide que lo libere; se acerca con mi cuchillo pero no consigue cortar la cuerda; entonces él mismo intenta colgarse". La muerte aparece por lo que hizo (contaminar: deben estar limpios) o no hizo (salva al colgado, sus niños mueren de hambre). Toda la perfección de la humanidad se ha reducido y maltratado a causa de Adam.
- Fue malo al principio, y lo quiere arreglar, reparar la unidad del mundo, dominarlo inmediatamente. El desorden le recuerda su <u>impotencia</u>. Hace cosas fuera de lo común, como Adam que no tenía ombligo, siendo la fuente del género humano.
- Ansioso cuando se espera algo de él, ya que ha cometido una falta. Confusión sobre el <u>culpable</u>: se siente mal porque los otros se sienten mal, los otros hacen como él, él hace como ellos. Experimenta una gran <u>interdependencia</u> de todas las cosas, y que todas nuestras acciones tienen un impacto sobre <u>todo</u>.
- Responsable por su pecado, por todos los pecados y por la maldición de sus hijos. Quiere ser aquel que hace el gobierno [*] divino del mundo, se le escapó el gobierno de las manos, siendo incapaz de cortar el vínculo con los cuales es responsable. Identificación de la conciencia en la que se prefiguraba toda la humanidad.

- Llevó la humanidad al pecado, lo que los hombres hacen de malo es su culpa, quiere el poder de causar el mal y de <u>reconstruirlo</u> todo, <u>reparar</u> solamente las consecuencias de su falta, pero no puede porque su castigo es haber perdido su gobierno sobre el resto de la humanidad.
- Su necesidad de los demás está vinculada a su responsabilidad. Si hubiera permanecido en el buen camino, sería el hombre perfecto. Miedo de las <u>hormigas</u> que representan una organización perfecta de una multitud de individuos que actúan orquestados en un orden perfecto. Es la humanidad misma la que ha heredado lo que ha hecho.
- Su debilidad lo ha obligado a entrar en relación con los otros por Dios, quiere salir, y ya no puede ser responsable por los demás, es la fuente de su propia desdicha, ya que no quiere gobernar siguiendo las leyes de Dios. Los perpetradores y las <u>victimas</u> se <u>identifican</u>.
- Ya no espera salvarse, se ríe de la desgracia ajena, no se siente amado, ya que no quiere <u>recibir</u> de gratis. No puede confiar en sí mismo. Tengo la habilidad de inducir a los otros hacia el bien, y soy culpable si ellos hacen mal a los demás. (MS X.90; AFADH III.91)

ARSENICUM HYDROGENISATUM (Ars-h.): - No <u>termina</u> por temor a tener que comenzar de nuevo. Rechaza que la vida sea una <u>sucesión</u> de actividad y descanso, que sea necesario tener que <u>volver a salir</u> siempre, que no se haya alcanzado nada <u>definitivo</u>. Incluso cuando reza, una vez no es suficiente para alcanzar el descanso del alma.
- Debe someterse a orar todos los días y <u>volver a comenzar</u> cada mañana, mientras que la piedra sólo cambia una vez, encuentra descanso final y no se reiniciará.
- Ars-h. debe aprender la asiduidad [*], la necesidad de la repetición regular de transformaciones inherentes a la vida, a veces dolorosas, ya que el descanso no se logra repentinamente, ni definitivamente. Quiere llegar a su final en un sólo y único movimiento como los ángeles, ya que el hombre lo alcanza por una repetición de actos.
- Fotógrafo para inmortalizar el momento. Sufre cada vez que debe comenzar a perseguir una meta que había creído alcanzar: duplica sus clases, fracasa en los exámenes, pérdida de una situación. (AFADH - FY XI.97)

ARSENICUM IODATUM (Ars-i.): - No puede <u>decidir</u> entre lo que es bueno o no; ese es el problema de aceptar que el <u>error</u> se puede repetir; piensa que la ley para el bien común puede estar equivocada. La <u>ley</u> declara que es lo que está bien, pero no está seguro que eso sea bueno para él, si no lo puede saber, indecisión. Permanece en la no <u>elección</u>. (SVM 98, AFADH 03)

ARSENICUM SULPHURATUM FLAVUM (Ars-s-f.): - Se niega a ordenar la vida, poner en orden los actos de la vida, papel de la prudencia, sabiduría práctica que al final es la que dirige. Perdió la capacidad de organizar, de responder, habiendo negado la respuesta de Dios, por la revelación. La palabra como ley organizadora, el verbo, respuesta. Se <u>organiza</u> para avanzar, aprender… Ahogado en los detalles, no puede ver lo importante para darle <u>prioridad</u>, entra en pánico.
- El hombre debe recibir la Tora para completar la organización. Si el hombre pregunta cómo hacer su tarea para terminar el mundo, Dios responde: por la Tora. Si el hombre la rechaza, no sabe dónde está, ya que sólo Dios actúa sin tener que encontrar en otro lugar los criterios de orden, de organización de su trabajo.
- El hombre debe aceptar continuar el <u>trabajo</u> de la creación con un <u>plan</u> que no viene de él. Problema de la respuesta del hombre a la ley que recibe, inteligencia que sólo se alimenta de ella misma. (Caso FDR -MCB, MS IX.98)

ARTE (CREAR, BELLEZA, ESPONTANEIDAD): - Artista que destruye su trabajo porque no es suficientemente <u>bueno</u>: la perfección suprema no le debe faltar al <u>artista</u> que es sumamente bueno. **Sarr.**
- Búsqueda del equilibrio en el arte. **Tub.**

ARTEMIS: - <u>Numerosos</u> <u>cachorros</u> se <u>aferran</u> a él: son sus niños. **Lyc.**

ARTICULAR: - Dios no es <u>parte</u> de un todo al cual debe adaptar su vocación. Es el <u>mejor,</u> el todo. No tiene que <u>articularse</u> con las otras partes. **Act-sp.**
- No se molesta en articular sus palabras, ya que está convencido de la inutilidad del asunto. **Bothr.**

ARTISTA (ARTE, CREAR, BELLEZA, DIBUJO)

ASAMBLEA (ARQUITECTO, CONSTRUIR, SEPARAR, SOCIEDAD, MANADAS): - Quiere todo ensamblado según su idea. **Hyos.**
- Quiere ensamblar para encontrar armonía, concordar. **Nat-c.**

ASARUM EUROPAEUM (Asar.): - No soporta cuando se rasgan los tejidos, se le pone la carne de gallina. Le encanta que lo toquen, pero no por un contacto rugoso / áspero. Exigente en la elección de las prendas de vestir.
- Cuando habla, siente que es la verdad, quiere pasársela a los demás. Encuentra la videncia para ayudar a los otros. Quiere ser su salvador. Desea ser hechizado, y cree en la reencarnación. Quiere ser un alma separada, los vómitos mejoran el pensamiento. (FDR V.95)
- El pensamiento discursivo destaca su condición de inteligencia vinculada a la materia, así que quiere ser inteligencia pura, puro espíritu, intangible, desencarnado por la inmediatez del conocimiento. Eufórico después de narcosis: ¿pudo ser un momento puro espíritu, ligero y flotando sobre el mundo? Lo han insultado y sueña con culpabilidad.
- Quiere lavarse la cara para hacer creer en la perfección de su ser. El cuerpo muestra que no es espíritu puro, rechaza su materialidad, encuentra sus sentidos vomitando, se vuelve ligero e incorporal para dejar este mundo físico donde el menor ruido, o sensación táctil, lo vuelve incapaz de pensar.
- La idea de algo que lo raspa es señal de su materialidad pero quisiera entender sin tener un intermediario (los cinco sentidos) entre el objeto y la inteligencia. No puede funcionar y pensar simultáneamente al sentir. (GRAPH III.90; MS X.92)

ASCENSIÓN (ARRIBISTA, ESCALERA, ALTURA, LUGAR): - Por el café y el alcohol, eleva su espíritu por encima de este cuerpo que está clavado al <u>suelo</u>, quiere elevar su <u>condición</u> <u>terrestre</u> vigilada que lo sofoca. Quiere <u>acelerar</u> su ascenso hacia la perfección, sin <u>esfuerzo</u>. **Brom.**
- Sensación de tener una <u>escalera</u> delante de sí, algo así como si tuviera que dar un paso hacia abajo y tiene miedo de caer. Sueña que <u>pierde</u> el paso. **Coca**
- Si quiere escapar a un <u>toro</u>, debe montarlo. **Coca**
- Insaciable con los alimentos, ascenso social, ocupación y de movimiento. **Cola**
- Se eleva para <u>comprender</u> lo que está más allá de su alcance. **Hyos.**
- En virtud sólo de su <u>trabajo</u> intelectual y la frialdad de espíritu, tiene la <u>presunción</u> de subir solo al más <u>alto</u> nivel de bienestar. **Hyper.**
- Se monta y se encarama <u>alto</u> para no tener a nadie encima que lo <u>amenace</u>. **Lac-capr.**
- Está montado en una escalera deteriorada, el <u>equilibrio</u> es inestable. **Laur.**
- Sube para luchar contra la gravedad. (Knerr). **Stram.**
- Desea ascender en la sociedad. "Este trabajo no está a mi <u>altura</u>". **Verat.**

ASCLEPIAS TUBEROSA (Asc-t.): - Debilidad / dolor. ET: <u>Brabucón</u> <u>imprudente</u> en la <u>victoria</u> segura sin <u>preparación</u>. ET: Quiere ser impasible, observa el entorno exterior para prever y ganar. (AFADH 7.06) DD: **Peti.** (AFADH 7.06)

ASCO (REPUGNANCIA)

ASEGURARSE (SEGURIDAD): - Se asegura de tener siempre donde "volver". **Bry.**
- En caso de duda, es mejor asegurarse. **Stann.**

ASFIXIAR (OBSTRUIR, ILUMINAR, AIRE)

ASIDUIDAD: - Debe aprender la asiduidad [*], la necesidad de la repetición regular, porque no se alcanza el descanso definitivo de un golpe. **Ars-h.**

ASILO: - Las obligaciones sociales, el asilo, lo mantienen en los organismos sociales. **Thuj.**

ASIMILAR (NUTRICIÓN, CRECIMIENTO, TRANSFORMACIÓN, DIGERIR): - Alimentación obligada, que no pasa, pero sigue pidiendo hasta que se indigesta y vomita, tanto que quisiera poder asimilar sin barrera. **Aeth.**
- En la nutrición, se cambia lo que se asimila, pero en el pensamiento no, se sale todo. **Aloe**
- Debe analizar dividiendo los distintos y múltiples elementos, para asimilar y reconstruir en la unidad de una síntesis. **Calc-ar.**
- Multiplica las experiencias no vinculadas entre sí porque no asimila la experiencia. **Cedr.**
- Todo sale de sí antes de asimilarlo, antes de que una construcción ordenada se lleve a cabo. **Diosc.**
- Pierde la capacidad de asimilar, de fecundidad, la fuerza expulsiva para dar a luz, la capacidad de donación en general, nada se puede expresar, salir de sí, cualquier movimiento <. **Goss.**
- Quiere ser puro espíritu, no quiere digerir y asimilar otra materia para construirse... Quiere asimilar lo orgánico como el conocimiento, respetando la naturaleza del objeto. **Kali-n.**

ASNO DE BURIDÁN (ANIMAL, DECIDIR): - Indeciso como el Asno de Buridán [*] (SVP). **Ign.**

ASOMBRO (SORPRESA)

ASPECTO (APARIENCIA, SUPERFICIE): - Todo va bien detrás de un aspecto terrible. Aplastado y se endereza como una margarita. **Bell-p.**
- Obstinado y testarudo, sin fiebre, cuando él decide que el aspecto que eligió lo es todo, o con fiebre y de buen humor. **Sil.**

ASPEREZA (CONTACTO, FRICCIÓN)

ASPIRAR (CAPTURAR, IMÁN, ATRACCIÓN): - Quiere ser ligero por lo que se deja aspirar por el diablo, dirigir, no puede elegir ni filtrar. No podemos aspirar, reunir en nosotros todos los seres. **Manc.**

ASTERIAS RUBENS (Aster.): - Falta de confianza en la Providencia, que la fuerza se dará en un buen momento para escaparse de la desgracia, o para asumirlo en la adquisición de un grado superior de la humanidad.
- Asterias sufre porque como ser humano, hoy no tiene a su disposición consciente la fuerza de carácter para asumir todo el sufrimiento previsible que va a venir.
- La fuerza de carácter, de moral no es de la dimensión de la fuerza física para asumir todo el sufrimiento probable del futuro. Le preocupa la desdicha, y ante la dificultad lloriquea por la impotencia, sin proporción, se avergüenza, en lugar de afrontarlo o enojarse, no lucha.

- Incapacidad para luchar, no está a la altura, no puede resistir. [a1-7: *Depresión, sensación de desgaste, es como si alguna desgracia está a punto de sucederle, y si eso realmente pasa, lo hará llorar, en vez de prepararlo para enfrentarlo, o hacerlo enojar*].
- Nuestras actividades incluyen sensaciones dolorosas o molestas, en la que sufrimos las sensaciones asociadas al ejercicio, al esfuerzo. Impasible, Dios ejerce su actividad sin ninguna molestia.
- Pierde el control de sí mismo, el disfrute del placer en la relación, porque quiere crear su propio placer, queriendo demostrar que puede encontrar la felicidad por su propio esfuerzo.
- Desesperado porque sus deseos sexuales son insaciables (A1: La acosan deseos sexuales, así que tiene miedo que no va a ser capaz de aguantar estas sensaciones tan dolorosas y los disturbios nerviosos). El camino a la felicidad parece imposible y su medio de vida es insoportable ya que cree que no alcanzará nunca su objetivo. La embriaguez del deseo vuelve insoportable la contingencia [*].
- No cree que la Providencia le traerá la fuerza necesaria para afrontar el dolor en el momento adecuado. Está plenamente comprometido para cambiar lo doloroso en soportable. Perdona todo porque no soporta el conflicto. Niega lo irascible (propenso a la ira), no puede vivir ni conseguir lo concupiscible [*] (lo deseado).
- Quiere suprimir lo que es difícil o doloroso de soportar, para sí o los suyos: como la mamá-gallina que no deja ir a sus hijos. Desea conservar la integridad sin lucha, se acoraza para no sufrir de la biología, nacimiento, emociones, preocupaciones.
- Se enfrenta bien a las grandes dificultades, pero se derrumba fácilmente con nimiedades. Quiere ser aceptado en su enfermedad, ya que no lo toman seriamente por quejarse sólo por tonterías.
- Se niega a la maternidad, no quiere un segundo niño debido a los sufrimientos que eso le va a provocar al primero. (**Verb.**) Miedo al dolor, preocupación de no ser suficientemente fuerte, desea una relación exclusiva con su marido. (AFADH XII.00)
- Quisiera aumentar sus fuerzas para obtener la felicidad, encuentra insuficientes sus medios naturales. Quiere la felicidad en la unión, definitiva, sin luchar, ya que el menor obstáculo señala su falta de unión con su propósito.
- Rechaza el esfuerzo de ir hacia ella, se encuentra agitado, desordenado, convulsivo. Teme no ser capaz de superar la distancia sin contratiempo, sin dolor. Insaciable, nunca está tranquilo ni disfruta del bien obtenido, o es parcial o no dura mucho. (Hr- deseos venéreos, pensamientos eróticos, agitación nerviosa y angustia producida por el deseo venéreo insistente parecido a un poder irresistible, que no alivia el coito, dando lugar a ideas de violencia, desespero, etc.)
- Quisiera que llorar fuera suficiente para merecer la felicidad. Cuando lo tiene, no quiere que se la retiren. Quien quiera la felicidad inmediata sólo se puede desesperar, si quiere experimentar la felicidad perfecta en esta vida, no puede sino reventar de deseo. Desea alcanzar la felicidad sin riesgos ni obstáculos, por lo que no habría necesidad de lo irascible. (MS V.94, AFADH II.94)
- Al .24 "*El dolor de cabeza se detiene con una sensación de explosión que le proporciona ideas más claras*". Miedo de no poder soportar el sufrimiento relacionado con los deseos. (ST I-II Q36, a2: "¿Es la concupiscencia (*En la moral católica, deseo de bienes terrenos y, en especial, apetito desordenado de placeres deshonestos/ codicia*) causa del dolor?" La codicia proviene a causa de la tristeza cuando nos lamentamos por el retraso del bien deseado o de su desaparición).
- No quiere distancia entre su felicidad y su estado actual. No soporta que no dure cuando disfruta, la separación que sigue a la unión: después del coito, desesperado por encontrarse como estaba antes. (AFADH VII.93)
- La relación y el contacto no pueden ser agradables en los sueños. Los sueños se viven como la realidad, pero sin dolor. Se mejora con la menopausia ya que la felicidad absoluta no la puede ofrecer al más pequeño. Busca el tesoro de los demás abriéndolo a la fuerza (estrella de mar).
- Está bajo control extranjero, hay que responder a voces que oye. Rechaza aquello en el medio que le puede hacer daño, herirlo. Llorar le atenúa la tristeza ya que sale de su presunción y se

vuelve humilde al aceptar que no es el único dueño de su propia felicidad o de la de los demás. (GRAPH II.89; AFADH I.91)

ASTILLA (PUNTA): - Astillas: todo debe ser justo, al pelo, al milímetro. La aproximación no basta. **Nit-ac.**

ASTROFÍSICO o, teólogo: - Quiere comprender como todos los elementos forman un conjunto orgánicamente construido, para comprender el orden del universo. **Thuj.**

ATADURA (AUTONOMÍA, DEPENDENCIA, VÍNCULO, SUMISIÓN, ESCLAVO, CADENA, CORREA, DESAPEGO, LAZOS): - Teme perder sus lazos afectivos, su corazón pende de un hilo. **Dig.**
- Intolerancia al compromiso que implica el amor. **Fl-ac.**
- Conexión / desconexión. **Ger-ro., Goss., Kali-bi., Cola**
- Intolerancia a cualquier atadura, correa: escribe maldades a sus amigos. **Lac-c.**
- No se quiere atar, multiplica las reuniones. **Sphing.**

ATAQUE: - Atacado, en guardia por su gran proyecto. El que ES todopoderoso. **Sam-X.**

ATASCADO – TAPÓN (OBSTRUCCIÓN, PASAJE, ABRIR, BLINDAR, MURALLA): - Después de haber descuidado su tarea, se siente separado de los demás, intolerante a que le tapen la visión, levanta la vista para ver la salida y encontrar señales, buscar el camino. **Brass-n-o.**
- Atascado, se espesa, confinado, no puede permanecer abierto, entra y no sale, viscoso, espeso. **Nat-ar.**

ATAVÍO (VESTIDURAS): - Se distingue por su atavío. **Aran.**

ATENCIÓN (VIGILANCIA): - Quiere salir adelante sin tener que aplicar una atención continua sobre lo real. No nos podemos fiar que sólo con el entusiasmo sea suficiente para realizar un proyecto mejor. **Act-sp.**
- Atento al bienestar de los demás. **Cocc.**
- Se siente que ha errado estúpidamente, por falta de atención. **Cycl.**
- Quiere que la atención espontánea sea suficiente. **Eug.**
- Niño abominable que llama la atención, captura su entorno por todos los medios, abusivo, habla muy fuerte, se sale de la cama. **Gal-ac.**
- Quisiera no tener que prestarle atención al objeto que quiere conocer, quiere hacerlo por la intuición. **Mez.**
- Desea ser el bien que los otros buscan, atraer la atención de todos, ser el mayor. **Pall.**
- Piensa por los demás, que le presten atención, forma parte del proyecto de los otros. **Phys.**

ATERRIZAR: - Amor por la humanidad, lo emociona, flota, dificultad para aterrizar, encarnarse… **Hydrog.**

ATMÓSFERA (ARMONÍA): - Necesidad ardiente de estar tranquilo en el amor, en la inmortalidad. Responsable de y sensible a la atmósfera que "respiramos". **Olib-sac.**

ATRACTIVO (MOTOR, CAMPO): - El hombre tiene una fuerza de atracción en un campo limitado, comparado con el campo ilimitado de la fuerza de la Providencia divina que mueve todas las cosas hacia su fin. Quiere atraerlo todo y someterlo al campo de su plan. **M-arct.**

- Quiere ser atraído de manera necesaria, obligado, hacia su fin. Quiere ser <u>atraído</u> automáticamente hacia su fin, negándose a utilizar su inteligencia para determinar su voluntad. Se niega a someterse a la atracción, sufre dolorosamente por su peso. **M-aust.**
- Sería necesario que la recompensa, la promesa, represente un atractivo suficiente para que no haya necesidad de estimular el <u>esfuerzo</u> para <u>alcanzarlo</u>. **Verb.**
- Decepciona cuando la toman por su atractivo: atrae por su olor y segrega lo que anestesia. **Viol-o.**

ATRAER (DESEO, APETITO, IRRADIAR): - No tiene confianza en su atracción hacia el bien, debe alcanzar su fin con mucho esfuerzo y con una fuerte <u>intención,</u> el <u>control</u> que sustituye a la <u>prudencia</u>. **Acon.**
- Desea la <u>autonomía</u> en la elección de lo que lo <u>atrae</u>: quiere decidir qué es lo que lo debe atraer, y no sufrir la atracción. **Anac.**
- Atraído por un bien <u>imaginario</u> ya que rechaza la atracción del bien real. **Ant-c.**
- Siente que no es lo suficientemente bueno para <u>atraer</u>, y debe ocuparse en primer lugar de su bondad. **Bamb.**
- Celoso que el otro sea más atractivo que él. **Calc-s.**
- Atrae desagradablemente a todos los varones, a pesar de ella. (Caso McNJ) **Mosch.**
- No se levanta, imposibilidad de sufrir la atracción del fin, de emprender la conquista. **Nuph.**
- Desea ser el bien que los demás buscan, atraer la atención de todos, ser el mayor. **Pall.**
- No quiere dejarse atraer por el amor sin conocer. **Sep.**
- Confunde atracción con <u>manipulación</u>. **Tarent.**
- <u>Voluntad</u> de dejarse atraer por el bien. **Zinc.**

ATRAPADO (OBSTÁCULO, DEPENDENCIA, SUMISIÓN, CONSTRICCIÓN, LIBERTAD): - Atrapado y debe <u>conciliar</u> <u>incompatibles</u>. **Anac.**
- No quiere ser <u>arrastrado</u> por esta humanidad atrapada en lo <u>cotidiano</u>. **Brom.**
- Terror de estar preso en el <u>sistema</u>. **Camph.**
- Atrapado en las estructuras, quiere el infinito. **Cann-i.**
- Atrapado en sus prejuicios, los horarios, las obligaciones. **Crot-t.**
- Se observa a sí mismo, la cara interna de sus facetas, y se encuentra encerrado en un <u>cristal</u>. **Grat.**
- Como si la piel fuera demasiado pequeña y está atrapado dentro de ella. **Meny.**
- Se siente atrapado por su <u>condicionamiento</u> humano de <u>tiempo</u> y lugar, su ambiente familiar, los <u>vínculos</u> comunitarios y <u>convencionales</u>. **Merc.**
- <u>Desilusión</u> por su proyecto, <u>atrapado</u>. Trabaja, protege y cultiva tu <u>jardín</u> antes de <u>envidiar</u> el del vecino y buscar en otras partes. **Mor-o.**
- Se siente atrapado por un amo que desprecia su trabajo y le molesta su <u>proyecto</u>. **Tarent.**
- Hay que hacer demasiado, ¿cómo debatir para <u>cambiar</u> esta situación que nos <u>aprisiona</u>? **Tub.**

ATRAPAR (TOMAR, ANGUILA, TRAMPA): - Lo que se <u>hunde</u> en un vacio sin fondo, nunca es suficiente. No puede atrapar más de lo que quiere porque sus brazos son demasiado pequeños. **Aeth.**
- Quiere atrapar lo huidizo, la <u>anguila</u>, para tener el honor de su <u>habilidad</u>. **Calc-s.**
- Atrapa todo lo que se cruza en su camino para <u>inmovilizarlo</u> y así <u>conocerlo</u> e <u>identificarlo</u>. **Lyss.**
- Atrapa todo lo que está a su alcance para destruirlo. **Tarent.**

ATRÁS: - No mira hacia atrás, <u>pasa</u> la página y se comienza un nuevo <u>capítulo</u>, otra etapa. **Cast-eq.**

ATREVER (OSAR, CORAJE): - Economiza, no derrocha, le saca partido a todo, conserva para no perder. Lo retienen las ataduras, familia, herencia, no se atreve a hacer su propia vida... sería lo mismo. No se lo permite. **Sars.**

ATREVIMIENTO (DESENVOLTURA): - Atrevimiento imprudente, temerario. Quiere ser la memoria de la humanidad, por lo tanto no tiene nada que recibir. **Ail.**

ATRIBUIR: - Tomado por un confinamiento insoportable el hecho de deber y tener que aceptar los roles humanos particulares por etapas que le corresponden por la naturaleza, Dios... para su expansión y el de la comunidad. **Apis**

ATRIBUTO - ATRIBUIR (RECHAZO, ACCIDENTE): - Le atribuye la culpa al otro, o la toma él erróneamente. **Calc-p.**
- Rechaza el uso común de los bienes según los atributos de cada uno. **Cast.**
- Él mismo quiere asignar la finalidad y la función a lo que no depende de él. **Daph.**
- La acumulación de datos sobre accidentes y atributos de los seres no da acceso a su esencia. **Mor-o.**
- Quiere ser activo para asignarle cualidades al objeto, en lugar de descubrir y recibir activamente la finalidad del objeto, permitiendo quedarse en él, en contacto para enriquecerse. **Sanic.**

AUDACIA (VALOR)

AUGURIO: - Paciente de buenos o malos augurios, una premonición, ve y predice lo que va a pasar y lo que los otros no ven... **Bufo**

AUMENTADO (DIMENSIÓN, TAMAÑO): - El espacio y los cuerpos están aumentados. **Acon.**
- El espacio y los cuerpos están aumentados. **Cann-i.**

AUMENTAR (CRECER)

AURA (MAGNETISMO, ESTÍMULO): - Consciente de las verdades ocultas en sí mismo, entonces ve la luz de las cosas y personas, su aura **Plut-n.**

AURORA BOREAL (LUZ): - Quiere ser una luz que todos quisieran. **Phos.**

AURUM METALLICUM (Aur.): - Lo han desplazado, perdió su lugar, su jerarquía. El los puede ayudar a usted y a los demás con el conocimiento y el afecto. "Cada cosa debe mantener su nivel y lugar determinado para lograr lo que tiene que estar bajo el gobierno de la Providencia" (SCG L. III, c. 78)
- Mantener a cada uno en su lugar adecuado es una fuente de paz y orden entre los hombres. Toma por humillación el hecho de ser un eslabón/enlace dentro del orden de la creación, y no la totalidad. Él culpa a los demás cuando sabe que es su culpa. Quisiera contener el corazón de todos, en lugar de permanecer en el corazón de Dios (MLF - MS X.01)
- No se puede hacer nada específico para establecerse en cualquier lugar. (SVM V.03). No está hecho para este mundo incapaz de darle la felicidad que merece por su verdadero valor, y, por mala suerte, no lo han reconocido. Él quería demostrar su valor de acuerdo a su propia felicidad.
- Pero una vida pequeña y limitada no vale la pena vivir. "Nosotros no vegetamos cuando sufrimos", se suicidan para no sufrir la idea que es un ser inútil por las imperfecciones de su vida, que es la imperfección de su ser. Se aísla, porque los otros son indicativos de su poca eficiencia, de su poco valor.

- Complacido por su suicidio, que va más allá de la pena de su indigna situación, él lo controla todo, sale del sistema. Es la medida de su naturaleza humana, siendo la primera criatura. Así que la naturaleza humana es insoportable, mientras que la vida es una cualidad del ser, y no su medida. No hace nada como debería.
- Los otros son culpables de acusarlo de no tener éxito, de falta de lealtad. Ha perdido el afecto de sus amigos de más confianza en él, porque cree haberlos traicionado. (HN: *"Er ist der Liebe seines Nächsten verlustig gegangen* -él es el amor que otros han perdido") se encuentra abandonado, perseguido, condenado. (AFADH VIII.91)

AURUM MURIATICUM *** (Aur-m.)

AUSENCIA (PRESENCIA)

AUTARQUÍA (AUTONOMÍA, AUTOSUFICIENTE, DEPENDENCIA, AYUDA)

AUTENTICIDAD (HIPÓCRITA, MORAL, VERDAD): - Falta de autenticidad en su angustia por los otros: bosteza cuando hablan. **Caust.**
- Debe tomar la sensación de no estar en casa como un motor hacia su verdadero fin, considerándola como una sabiduría superior a su necesidad de autenticidad. **Valer.**

AUTISTA: - Sólo tiene que empujar/impulsar a todos los demás, crea alegría por sí mismo, en sí mismo, eso es todo: autista. **Rob.**

AUTO CONTEMPLACIÓN: - El se maneja en su paraíso interior y es intolerante a quien perturbe su auto-contemplación. **Arg-met.**
- Auto-contemplación dolorosa, condenado por su rechazo a la trascendencia inmanente absoluta, se identifica con el diablo. **Camph.**

AUTO-CONTROL (CONTROL): - Pierde su propio control, que es su referencia de equilibrio y de estabilidad. **Croc.**

AUTODETERMINACIÓN (DECISIÓN, VOLUNTAD): - Es activo en las cosas pequeñas sin ningún tipo de auto-determinación. **Form.**

AUTÓMATA AUTOMÁTICO (MÁQUINA, INSTINTO, POSESIÓN): - Reloj biológico independiente de la voluntad, piloto automático. **Caul.**
- Se siente un autómata. **Hell.**
- Su automatismo llega a su fin, y se niega a usar su inteligencia para determinar su voluntad. **M-aust.**
- Su automatismo hace fácil la actividad, al punto que la voluntad se debe controlar y dominar cuando esta facilidad se ejecuta sin coordinación. **Pip-m.**
- Horror a los horarios fijos, hacer siempre la misma cosa, el automatismo. **Plan.**
- Quiere volver su acción automática y es un reflejo que garantiza el éxito. Se cree infalible, existe el discernimiento sobrehumano automático, impidiendo equivocarse, llegando siempre a término. **Ruta**

AUTOMÓVIL (COCHE, CARRO): - Observa su cuerpo como un automóvil, un objeto exterior, utilizable, que domina absolutamente. **Murx.**

AUTONOMÍA (AYUDA, DEPENDENCIA. CANCER, AUTOSUFICIENCIA): - Necesidad de una relación privilegiada que conserve su autonomía en la elección de las personas. Espera que

el entorno le proporcione todo para vivir. No soporta la autonomía de los fenómenos que no están bajo el control de su mente. **Abrot.**
- Quiere poder vital en autonomía perfecta. **Abrot.**
- Desea autonomía en la elección de lo que lo atrae: el quiere decidir que lo atrae, y no ser objeto de la atracción. **Anac.**
- Se ajusta siempre con la opinión de los demás, incapaz de aprender nada sobre autonomía. **Carc.**
- No le gusta esta autonomía que lo obliga a participar en el cuidado de la vida. **Cham.**
- Rechaza que el cuerpo sea autónomo en relación al espíritu. **Cinnb.**
- La relación significa la pérdida de la autonomía. **Con.**
- Necesidad de una relación privilegiada que conserve su autonomía en la elección de las personas. Espera que el entorno le proporcione todo para vivir. No soporta la autonomía de los fenómenos que no están bajo el control de su mente. **Helon.**
- Quiere un pensamiento auto-generado, autárquico [*]. **Helon.**
- Lo que es diferente a él le molesta, ya que se manifiesta de manera autónoma, sin tener ninguna relación con él (tema de cáncer). **Hydr.**
- Leucorrea > lo mental: acepta la autonomía de las funciones corporales. **Murx.**
- Recibió la perfección de la autonomía de la vida, pero quiere ser libre de toda contingencia terrenal para vivir. Cree que la dependencia vital lo priva de su autonomía. **Nat-m.**
- Su sufrimiento es que los centros inferiores de control son autónomos en relación a su voluntad, él mismo depende de la voluntad divina a la cual debe rendir cuentas. **Phys.**
- Abandonado, no persevera más porque perdió la fuerza, autonomía imposible. **Pras-X.**
- No puede tomar su autonomía por temor a la venganza de su protector: vender la herencia sería despreciar el trabajo del difunto. **Sars.**
- Necesidad de independencia y autonomía. **Sep.**
- Al no tener nunca lo suficiente, lo ha perdido todo por querer su autonomía. **Spong.**
- Quiere ser autónomo en relación a la acción divina interior de su ser y su actuar. **Tab.**
- Desea autonomía de juicio. **Viol-o.**

AUTOPSIA (CADAVER): - Se opone a las autopsias. **Alum.**
- Se opone a las autopsias ya que el que hace la autopsia lo domina. **Sang.**

AUTOR (FUENTE, ORIGEN): - Quiere ser el autor de su vida, el principio de sus alimentos, para alimentarse a sí mismo. **Sym-r.**

AUTORIDAD (FUERZA, JERARQUÍA, PODER, SUPERIOR): - Intolerante con la autoridad y quiere la autoridad inmediata por la fuerza. **Agar.**
- **Androc.** sano está llamado a ser un líder, aceptando al mismo tiempo que debe rendir cuentas. **Androc.**
- Problema con estar de acuerdo o no desde su punto de vista con el punto de vista de la autoridad. **Crot-h.**
- Es llamado un hombre de autoridad dotado de grandes dotes intelectuales e intuitivas, con la condición de someterse a una voluntad superior, si no, es la catástrofe, que la siente venir claramente. **Lyss.**
- Ha usurpado la autoridad y ha perdido su lugar. **Lyss.**
- Se las arregla para ver el ridículo en todo: se ríe de la autoridad o intolerante al que se burla de la autoridad. **Nux-m.**
- Pierde más que la virtud, pierde la propia autoridad, ya que le debe lealtad a otro: doblar la rodilla. **Pedic.**
- Rechaza la autoridad: < por la presión y al inclinarse. **Ptel.**
- Debe recibir su poder sobre los otros de una autoridad superior. **Verat.**

AUTORIZAR (DERECHO, PERMISO): - Economiza, no derrocha, le saca partido a todo, conserva para no perder. Lo retienen las ataduras, familia, herencia, no se atreve a hacer su propia vida… sería lo mismo. No se lo permite. **Sars.**

AUTOSATISFACCIÓN: - Relación con los otros para su beneficio. **Aloe**
- Autosatisfacción que todo gira en torno a él. **Thuj.**

AUTOSUFICIENTE (AUTONOMÍA): - Desea ser autosuficiente, el centro, sin necesidad de rayos. **Aran.**
- Encuentra la paz y la tranquilidad delante de los obstáculos y dificultades ¿a través de la oración o por sí mismo? **Euph.**

AVAL (ACEPTAR, APROBAR, GARANTÍA, ACUERDO)

AVANZAR (PROGRESO): - Nómada, es necesario saber abandonar para avanzar. **Aesc.**
- Niega la inmanencia [*] humana de lo absoluto, perdió la capacidad de avanzar hacia su final. **Rumx.**

AVARO: - En el mismo barco en el que la humanidad se perdió, se siente impotente cambiarlo, la situación y su avaricia son una tentativa de salirse de ese barco, se separa del destino común. **Ars.**

AVASALLAMIENTO / CONTROL / SOMETIMIENTO (DEPENDENCIA, AUTONOMÍA, SUMISIÓN, ESCLAVO)

AVIDEZ (CODICIA): - Avidez angustiosa, urgencia que siempre está insatisfecha. **Aloe**

AVIÓN (ASCENCIÓN, VOLAR): - Combate de aviones. Temor a la caída y la explosión. **Ind.**
- Accidentes de avión. **Mand.**
- Accidentes de avión. **Mez.**

AVISO (CONSEJO): - Bueno y optimista, apoya a los demás, da su consejo personal sobre cualquier cosa. **Kalm.**

AVIVAR (ENCENDER, ESTÍMULO)

AYUDA (APOYO, AUTONOMIA, COLABORACIÓN, FÁCIL, CONSEJO, ACLARAR/ESCLARECER, DEPENDENCIA, GUÍA, SERVICIO, GRACIA, SOSTÉN): - Ayuda y apoya a los débiles, se opone al fuerte si se impone. **Aloe**
- Rechaza la ayuda porque no quiere que lo guíen, y después se queja de que no lo ayudan. Se niega a que le agarren la mano, que lo guíen. **Am-m.**
- No quiere ayudar a los otros. **Ant-c.**
- No pudo ayudar al otro a no morir, debe morir también. **Ars.**
- Buscar el lugar dónde ayudar a los demás y a sí mismo para llegar a la plenitud. Desplazado, perdió el lugar, la jerarquía, desde donde puede ayudarse a sí mismo, y a los otros, por el conocimiento y el afecto. **Aur.**
- Aceptar ayuda significa estar en el camino. Problema de apoyo de parte de la Providencia en el esfuerzo de perseverar. **Bism.**
- Se siente abandonado si no recibe el apoyo esperado. **Calc.**
- Incapacidad a ser responsable y a ayudar a los vivos: no tiene leche. **Calc-sil.**
- Necesita ayuda para recuperarse. **Calen.**

- Caza <u>amigos</u> que quieran ayudar. **Cham.**
- Quiere ser fuerte sin ayuda. **Clem.**
- Desea capacidades ilimitadas, más allá de toda evaluación; envidia la omnipotencia de Dios que es infinita, sin medida, que no se evalúa, y que, en consecuencia, no necesita de la ayuda de nadie. **Cob.**
- Decide lo que quiere ayudar, no quiere ayudar siendo el segundo. **Con.**
- Placer de la <u>venganza</u> contra los <u>traidores</u> de mi confianza, que no merecen mi <u>ayuda</u>. **Crot-c.**
- Rechaza la necesidad de la existencia de un ser superior que le permita, con su ayuda, superar el sufrimiento de las montañas, los obstáculos. Orar = demandar la ayuda en medio de todos los obstáculos. **Euph.**
- Oculta su <u>vulnerabilidad</u>, rechaza la <u>ayuda</u>. **Falco-pe.**
- La única responsable, no va a colaborar ni a pedir la ayuda a otra persona, solamente en sueños. **Hep.**
- Miedo al médico, y de todo aquel que lo quiera ayudar. **Iod.**
- Perdió el apoyo del espíritu de Dios, sueña que pide ayuda. **Kali-c.**
- No quiere <u>enseñar</u> a los alumnos <u>difíciles</u>. No necesita de la ayuda de los otros para pensar / se queja de que no lo ayudan. Rechaza la ayuda de la familia. **Kali-p.**
- Se sacrifica, placer compulsivo de hacer el bien, <u>ayudar</u>. La virtud es la salud del alma. Se siente mal cuando no puede ayudar a aquél que ve/cree que no se encuentra bien. **Cola**
- Quiere crecer sin restricción, ni ayuda. La pura libertad no puede hacer que el talento sea fructífero. **Lac-e.**
- Quiere ser superior a aquel que lo ayuda. **Limest-b.**
- El mendigo recurre a la piedad y <u>caridad</u> del otro, acepta la ayuda. **Mag-c.**
- Rechaza la ayuda de Dios para recibir la inmortalidad. **Mag-m.**
- <u>Causa</u> principal infalible, necesidad de ayudar y mejorar a los otros. **Mang.**
- No acepta ninguna ayuda, ya que hay un <u>obstáculo</u> a su <u>libertad</u> absoluta. Mejor estar solo con su problema, pero libre. **Meny.**
- Necesidad de depender de alguien más fuerte, pero con la condición de ser <u>valorado</u>. **Nat-m.**
- Ayudo a los otros a <u>cumplir</u> con lo suyo al aceptar estar cara a cara, reflejando su <u>imagen</u>. **Puls.**
- Quiere ayudar a los demás, que su espíritu penetre a los otros, aunque el suyo no anime su cuerpo. Sueños vivos con detalles en los que ayuda a la gente y la vuelve feliz. **Sabad.**
- Siente como la penetración de la ayuda es necesaria en su <u>creación</u>. **Sabin.**
- El <u>apoyo</u> puede volverse en su contra. **Sars.**
- No busca saber cómo, quiere que se lo hagan todo, incluso lo que sabe hacer bien: "necesito que me ayudes". **Sel.**
- No acepta que necesita <u>apoyo</u>. **Sil.**
- Quiere que los otros se <u>sometan</u> a los <u>proyectos</u> que tiene para ellos. **Spong.**
- No se atreve a no pedir ayuda, quiere arreglárselas completamente solo. Reza tímidamente. "Ayúdate a ti mismo, ya que el cielo no te ayudará". **Stann.**
- Quiere extraer el valor de sí mismo pero pierde la fuerza que debería aportar al exterior para llegar a su fin: no pide <u>ayuda</u>. **Tab.**
- Envidia la voluntad de Dios, la cual se realiza sin estímulo ni ayuda exterior y sin esfuerzo. **Verb.**
- Desea una <u>voluntad</u> perfecta que se cumpla sin ningún tipo de <u>estimulación</u>, <u>ayuda</u> exterior ni <u>esfuerzo</u>. Rechaza cualquier ayuda para alcanzar su objetivo. **Verb.**

AZADIRACHTA INDICA (Azadir.): - (margosa, lila india, nim) Quiere ser <u>único</u>, <u>original</u>, mientras que cada ser humano se manifiesta (transpira) en su originalidad entre sus <u>semejantes</u>.
- Se sale del <u>lote</u>, destaca, para probar su originalidad y revelar lo que le <u>distingue</u>, pero ataca al grupo y obstruye su capacidad creativa.

- Se le ve nocivo, pierde todo. Debe distinguir infaliblemente lo nocivo de lo útil para mantener su dignidad, mientras que es amable y alegre. Quisiera tener buenas relaciones familiares.
- Acepta con dolor y pena que no es más que un <u>número</u> sin distinción en el medio de los <u>convidados</u>. Quiere rebajar una persona normalmente original: " ¡deja de hacer observaciones!.. ¿<u>Quién</u> te crees? " Falta de discernimiento, se distingue involuntariamente, o cree que hace el bien y lo lleva hacia lo nocivo. (FSD - AFDH 2007-2009)

AZAFRÁN: - **Croc.**

AZAR (ELECCIÓN, CONTINGENCIA, DESTINO, FATALIDAD, RULETA, SUPERSTICIÓN): - Para Dios, nada no es fortuito. Se hace la <u>Providencia</u> al asumir lo fortuito. **Bry.**
- El azar siempre me sirve / me hace perder todo / no hago nada ya que arriesgo fracasar debido al azar. **Naja**
- La vida es una <u>lotería</u>, no hay <u>elección</u>. La intención de Dios sobre él, es azar. **Nat-s.**

B

BACILLINUM (TUBERCULINUM) (Bac.)

BADIAGA (Bad.): - *(SVM 06)*

BAGATELA: - Utiliza sus <u>manos</u> para bagatelas / tonterías. **Kali-br.**

BAJO: - Quiere estar en la cumbre, aquí abajo es la catástrofe, ¡hay demasiadas enfermedades, problemas...! **Tax.**

BALANCE: - Sufre de <u>desgaste</u> debido al <u>tiempo</u>, ha dejado pasar el <u>tiempo</u> sin tener frutos y se encuentra en el final de la vida con un <u>balance</u> negativo. **Gink-b.**

BALANCEAR (SACUDIR, TRAQUETEAR): - Fracasó después de haber sido sacudido… **Ambr.**

BALANCEO / EQUILIBRIO: - Por fin puede recibir la generosidad del otro y se siente mejor al balancearse. **Carb-an.**

BAMBUSA ARUNDINACEA (Bamb.): - Cree que su <u>voluntad</u> está sometida a fuerzas superiores para su desgracia. Rechaza la <u>sumisión</u> a la voluntad del amor de Dios y cae bajo la voluntad de las criaturas que lo aplastan: " una criatura inmensa " que aplasta el auto.
- Está <u>encerrado</u> en un <u>destino</u> falso. Está descontento con su condición porque rechaza la voluntad de Dios en la raíz de su ser, el proyecto creador de Dios sobre él. Desea la voluntad creadora perfecta que no esté sometida a ninguna otra voluntad más que la suya. (AFADH I.09)
- Siente que no es lo suficientemente bueno para <u>atraer</u> y debe ocuparse en primer lugar de su bondad. Sufre porque está sometido a todo mal, aunque quiere <u>irradiar</u> su <u>bien</u> sobre todos y cada uno.
- Interroga las emociones para ser juez de su razonamiento ya que sus <u>sentimientos</u> son un <u>criterio</u> de exactitud y precisión. *"Lo siento, lo digo" "Siento, por lo tanto lo sé, por lo tanto lo digo".* Decide que lo que siente es bueno y verdadero. Persigue su <u>desarrollo</u> personal para beneficiar automáticamente a los demás, sin necesidad de relación o argumento.

- Cuando cada quien se sienta bien consigo mismo el mundo será mejor. Será verdadero y será bueno, no habrá ni buenos ni malos. Hace a los demás solamente el bien que les beneficia. (Grpe MS, XI 04)

BANAL (COMÚN, TERRENAL, VALOR, ORIGINAL, TRIVIAL, MUNDANO, RUTINA, COTIDIANO, ORDINARIO): - Trivializa una cosa importante. **Ferr.**
- Todo parece banal para su espíritu sublime. **Ham.**
- Un error pequeño en un trabajo simple y banal ha tenido consecuencias terribles para sí y su entorno: ansiedad después del trabajo manual. **Iod.**
- Se siente banal, todo lo encuentra muy banal o ve la originalidad en cada uno. **Plat.**
- Descuida las actividades banales, quiere llegar inmediatamente a la contemplación suprema. **Sel.**
- Encuentra degradante para su espíritu sublime todo lo que le parece demasiado banal. **Ham.**
- Desprecia los actos simples, desea la contemplación inmediata. **Sel.**
- *"Conflicto entre la conciencia elevada de las cosas y la existencia terrenal"*. **Tax.**

BANDA (EQUIPO, SOCIEDAD, AMIGOS)

BANDERA (PATRIOTA): - Amor a la bandera. **Caps.**

BANQUETE (FIESTA): - Desprecia la felicidad en la seriedad de la vida, en el trabajo de todos los días, en el camino que conduce al banquete, con sus pequeños momentos de relajación (eutrapelia: disposición a bromear, con afirmaciones finas, agradables y espirituales) en los que a la final se liberan las tensiones. **Apis**

BAOBAB (ADANSONIA DIGITATA) (Adans-d.): - Estar allí, desconectado pero en presencia de los otros, ¿o actuar? ¿Son estos dos compatibles? Puedo ver la realidad, fuera del tiempo como el ser eterno perfecto. Detenido en una imagen perpetua.
- Pureza de la infancia, homogeneidad, vivencias de instantáneas, sin distinción, ni división. Sin preguntas que desequilibren, o generen discusiones que perturben, sin disputas, ni peligros. Lo sagrado está en sí, sin necesidad de perfeccionamiento interior, de progreso en la armonía del Espíritu.
- ¿Consiste la perfección en estar sin movimiento? Cuando se quiere salir del estado de "ser puro", se debe aceptar ser enseñado o enseñar, confrontarse a algo, ser transformado. Meditación y acción no deben ser cortadas ni sucesivas, permite estar plenamente en la acción, sin perder el contacto con su ser profundo.
- Hay una parte de nosotros que es inmutable, tranquila y una parte móvil para mantener la vida y adquirir las virtudes, lo que exige esfuerzo y lucha.
- Sólo quiere vivir tranquilamente esta parte. Rechaza que el ser del hombre se transforme por la interacción con los otros, a riesgo de que lo hieran, que para llegar a la madurez de la vejez exista un camino obligado para llegar a la sabiduría.
- TdA: Ia, Q 9 a 2: "Una cosa creada puede ser móvil según su realidad accidental, y permanece en lo que es a nivel de su esencia: como el hombre que se descolora o se broncea sigue siendo el mismo hombre"
- Para la creatura, ser, es pasar a ser, devenir, y la inmovilidad absoluta es la muerte.
- Desea la inmutabilidad, la misma del Ser perfecto, en la que el movimiento no es para adquirir nada, ni se modifica debido a su interacción con las criaturas. Debemos conjugar las dos cosas, "ser" y vivir la modificación por el otro. *"El movimiento es perfecto en Dios ya que coincide con su ser."* (AFADH 6.2013)

BAPTISIA TINCTORIA (Bapt.): - Problemática de dispersión: cada una de las diferentes piezas quiere tomar la totalidad, cada pieza quiere su derecho de existencia ante la otra pieza y se separa del conjunto, de ahí la putrefacción.
- ¿Será que el alma no puede juntar las piezas debido a su rebelión? La pieza quiere su propia individualidad. Oposición al agente unificador, quiere triunfar, que lo reconozcan ya que él es "el dueño de la verdad"
- Esfuerzo para armar las piezas (problemas de lenguaje). Unidad. Tema de Nieve esponjosa – ski.
- Tormenta – disolución, desmembramiento, dispersión. Reconciliación – conflictos. La tierra estalla, pedazos por todas partes, como un cristal que estalla. Destrucción. Concordar – discordia. Separación de la comunidad. (AFADH 8.05) Dios es el bien común en el que todo concuerda.
- Estar de acuerdo con todo el mundo es un medio para evitar los desacuerdos, es decir, la posibilidad de ruptura con el otro, romper la unidad. Necesidad de reunir la familia. ST II, Q37: sobre la discordia y la concordia: " *las grandes cosas progresan con la concordia y se disuelven por la discordia, ya que la virtud es más fuerte, por lo que unifica más...*"
- Baptisia desea concordia absoluta entre todos los elementos que forman un conjunto: los elementos de su cuerpo, los elementos de la familia, los cuales quisiera reunir siempre, verlos a todos en buen entendimiento, etc. Rechaza la condición humana que es capaz de la discordia, lo que conduce a debilitar la totalidad del conjunto. (AFADH - StB 6.04)
- Creyente de la perfección de la unidad, pierde la sensación. No percibe que sus piezas, sus componentes, son varias y separadas. Ya no disfruta de la coherencia de sus partes sino que se encuentran dispersas, dislocadas, no hay homogeneidad y están desconectadas.
- Rechaza la relación y el contacto que significan que cada uno forma parte de un rompecabezas, ya que cree que puede existir como un todo y no como una pieza participante en un objetivo más elevado.
- Quiere la perfección única y simple mientras que "la bondad alcanzada por la criatura nunca consiste en una perfección única sino que requiere de muchas" (ST I C3 a7 "Dios, ¿es o no es lo mismo que su esencia o naturaleza? - ¿Está compuesto Dios de alguna manera, o es absolutamente simple?), no encuentra ninguna relación entre sus componentes, es la des-composición.
- Para moverse es necesario algo inmóvil sobre qué apoyarse. No se puede apoyar ni descansar cómodamente ya que sus sensaciones le recuerdan sus partes. Se hunde en algodón, en la nieve suave. (GRAPH V.88; AFADH V.89)

BARCO (AGUA, NAVEGAR, FLOTAR, VIAJE, MOVIMIENTO)

BARRERA (LÍMITE, TERRITORIO, CIRCUNSCRIPCIÓN, PROHIBICIÓN): - Alimentación obligada, que no pasa, pero sigue pidiendo hasta que se indigesta y vomita, es como si quisiera asimilar sin barreras. **Aeth.**
- Disgustado por las barreras sociales y de educación que hacen que se ignore nuestra naturaleza profunda. **Marb-w.**
- Rechaza la continuidad de las generaciones, pone una barrera. **Cast.**

BARYTA ACETICA (Bar-ac.): - *"Ansiedad como si un amigo bien amado cayera mortalmente enfermo repentinamente" "Sospecha que al caminar por la calle los hombres lo critican y lo juzgan mal, ansioso, no se atreve a subir los ojos, transpira". "oscila por mucho tiempo entre resoluciones opuestas" "propone una excursión y en los preparativos se arrepiente" "sueña con cosas caóticas y confusas".*
- Ve los defectos de los demás, juzga por las apariencias, por bagatelas (su falta ¿será que ha juzgado mal a los otros?), debe controlar todo para evitar la ansiedad. Juez formal.

BARYTA CARBONICA (Bar-c.): - Pensamientos oscuros sobre su destino. "Duerme mal, así que pensaba que después del mediodía iba a dormir bien". ¿El sueño le iba a aliviar su miedo al destino? Le tranquiliza la idea de dormir y el sexo. (Caso: cabra que camina sobre las rodillas y se oculta en el envase donde se come / Dr. Vet. P.From)

BARYTA MURIATICA (Bar-m.): - Impresión de caminar sobre sus rodillas con ansiedad opresiva.

BARYTA SULFURICA (Bar-s.): - Tímido que, a pesar de todo, encuentra un truco para que le reconozcan su valor. Yo soy pequeño, pero… (ADK 4.2011)

BASTÓN (AYUDA, APOYO, ESTRUCTURA)

BASURA (COPROFAGÍA, DETRITOS, EXCREMENTO, MIERDA, NADA, DESPERDICIO, BASURERO)

BATERÍA (ENERGÍA, RESERVA): - La energía dedicada a dominarse, controlarse, destruye por completo sus baterías. **Germ-met.**

BAUTISMO (AGUA, PUREZA): - No quiere tener que pasar por el bautismo para renovarse. **Canth.**

BEATO: - Un beato sin alegría no es un devoto. **Myric.**

BEBÉ (NIÑO): - "Big baby", Gran bebé. **Mag-c.**

BELLADONNA ATROPA (Bell.): - Como no hay homogeneidad de naturaleza en el acto del hombre, éste no puede actuar en la unidad, al ser complejo el cuerpo y el espíritu, no puede encontrar la armonía, y tiene miedo de pudrirse vivo.
- Problema del paso del alma hacia la inmortalidad: va montado sobre un buey (en contraste con un caballo) o sobre un barco, símbolos de paz y sabiduría. "Se pasea sumergido en meditaciones profundas" (Hn.).
- Pero en lugar de todo esto, él está condenado. Ropa tendida = fantasma, espectro. Poseído por los demonios, teme que se lo lleven al infierno (perro como símbolo), y pronto va a vivir su castigo.
- Él mismo es un perro, y ¿arrastraría con él el mundo al infierno? ¿Habría condenado a la humanidad? Quiere ser amado como él quiere. La ley le impide amar. Todo su entorno físico se deprecia.
- Puesto que soy materia, soy malo. No quiere que la armonía venga de aquello puede unificar todo por amor, sino armonía que sea de naturaleza homogénea.
- Decidió actuar contra la ley, erigiendo su propia sabiduría contra la de Dios, y se ve a sí mismo precipitado hacia el infierno, ya que es mismísimo pecado del diablo, mientras que es la participación de la propia sabiduría de Dios la que engendra la inmortalidad del alma.
- Cada vez que decide y se alegra de algo, el recuerdo del drama vuelve de nuevo y entra en pánico: *"los acontecimientos que se esperaban con placer le aparecen ahora con un dejo de angustia, espantosos y temibles."*
- Siguió la tentación agradable que volvió a hacerlo todo mal. Heterolítico (HL), impulsos que lo hacen odiar a la gente virtuosa, para demostrarles que no son tan buenos; se sorprende de encontrar a alguien peor que él. Pasión para los juegos de azar: el lado opuesto a sabiduría. (AFADH VIII.89; X90)

BELLEZA (ARMONÍA, DIBUJO, ARTE, PERFECCIÓN): - Fascinado por las piedras preciosas, los diamantes, así como por su amor por el orden y la belleza del universo. **Adam.**
- Crea belleza por sí mismo: poesía, versos, mujer ideal. **Ant-c.**
- El cuerpo con sus deformidades no es adecuado para expresar la nobleza del espíritu. **Benz-ac.**
- Su interior se ve bien, al ser perfecto, quiere irradiar y crear belleza. **Corv-cor.**
- Belleza de la que no se puede beneficiar, que no puede irradiar. **Dig.**
- No ve en la realidad el reflejo de la perfección y la belleza de la divinidad. Ya no ve más el valor a nada. **Hell.**
- Encanto irresistible de una princesa, graciosa, que hace con su mirada y su cuerpo lo que quiere con la gente. Quiere ser reconocida por su belleza. El tiempo destruye la belleza aparente y mejora las cualidades profundas. **Marb-w.**
- Gusto extremo por lo estético. **Nat-c., Olnd.**
- Quiere que la belleza sea suficiente para conocer la verdad. Accede a la belleza por su creación imaginaria, ya que tiene la fuerte impresión que a todo le falta belleza. **Olnd.**
- Quiere manifestar su belleza interior por lo que refleja su exterior, cree que su interior está vacío si el espejo no le refleja su apariencia (los demás son su espejo). **Pall.**
- Es la hermosa, la flor del grupo. Se enferma después de que algo feo irrumpe en su vida. **Phos.**
- Ve su cuerpo demasiado pequeño y marchito, muy feo. **Sabad.**
- Está convencido de ser feo. **Squil.**
- Gusto extremo por lo estético. **Tub.**
- Quiere ser bella por la forma. **Tub.**
- Vive su naturaleza original o acepta su transformación para existir y embellecer por el deseo del otro. **Vanil.**

BELLIS PERENNIS (maya, margarita) (Bell-p.): - Todo va bien detrás de una situación, de un aspecto horrible. Proyecta su hipersensibilidad sobre los demás. Se siente aplastada pero se endereza, como una margarita.
- Pequeños traumas que se repiten, vibraciones, choques mecánicos sobre cavidades viscerales profundas. La enamorada conquistada que le descubre una relación homosexual a su marido con un monje: " Ducha fría en pleno calor amoroso ".
- Choques físicos o psíquicos repetidos, aunque son discretos, no se pueden evitar. Víctima discreta, que siempre levanta la cabeza amablemente sin mostrar su sufrimiento, se muestra poco afectada. Encajonada, ¡a la espera de que el otro cambie! Se siente débil frente al fuerte, y por lo tanto debe tener amigos que no le hagan mal.
- La bondad humana jamás será una manera perfecta para atraer la amistad. Espera de sus amigos una protección perfecta, o se siente omnipotente y quiere garantizarles a sus amigos la protección que sólo Dios puede dar. (AFADH 5.2010)

BENEFACTOR (AYUDA): - Benefactor, ayuda. **Calc-sil.**
- Benefactor, ayuda. **Cocc.**
- Sueño de ayudar a la gente y hacerlos felices. **Sabad.**

BENEFICIO (DISFRUTE, OPORTUNIDAD, PLACER, TRAICIONAR, ABUSO): - Quiere el beneficio inmediato sin trabajar, digerir, aproximarse, metabolizar, domesticar el objeto. Se encuentra separado del objeto. **Aeth.**
- Se siente demás, despreciado, equivocado. Se aprovechan de su debilidad. **Agra.**
- La superioridad se le ha dado para que los otros saquen provecho. **Aloe**
- Impresión que debe pasarse la vida trabajando y no tiene suficiente placer, se siente envejecer sin haber aprovechado su vida, sin sentido, ni disfrute, sin frutos. **Aml-n.**
- Persigue su desarrollo personal para beneficiar automáticamente a los demás. **Bamb.**

- No puede aprovecharse de lo que le ofrecen: lleno y atorado / derrames agotadores, es demasiado lo que sale de él. **Cub.**
- Belleza impedida que no se puede aprovechar, ni irradiar. **Dig.**
- Preocupación de ser descubierto, que lo vean y dejar salir todo de sí involuntariamente…tan gentil que se aprovechan. **Germ-met.**
- Es necesario sacarle provecho antes que se detenga. **Nicc.**
- Tiene todo pero no le saca provecho. Delgado con gran barriga. **Sanic.**

BENZOICUM ACIDUM (Benz-ac.): - Su obsesión es la deformidad más que la fealdad. Quiere la perfección del físico que recibió. El físico puede decepcionar, ser deformado. Quiere drenar sus imperfecciones, que debería saber no ser solamente en forma de hombre.
- Reivindica la perfección divina, la armonía al nivel de su estructura, sin que la unión de los extremos, cuerpos y espíritu, sea necesario; y ve en cada cuerpo humano la anomalía, mientras que lo invisible es más noble que lo visible. El alma espiritual es siempre perfecta, pero no la sensible o la vegetativa.
- Si el alma espiritual llega a un juicio erróneo, es porque recibe la información de otra parte. Quiere que el cuerpo sea el adecuado para decir la verdad profunda de su ser, mientras que sus segmentos, la inercia y la falta de plasticidad de su materia lo vuelven inarmónico. Siente que su visible no corresponde con su invisible, que es infinitamente más noble, esta es la razón por la que es hipersensible a las desventajas objetivas.
- Sufre de la distancia que existe entre lo que es y lo que parece. La realidad siempre apesta en comparación con su idea. (ST I C76 a5 "¿De qué tipo debe ser el cuerpo cuyo principio intelectivo [*] es la forma?") (AFADH V.91) (DD. Sol-t-ac.) Terror del tartamudeo y del retraso escolar de sus hijos: deformidad. Se ve en el espejo para controlar su aspecto. (GR VII.94)

BERBERIS (Berb.): - "*Durante el trabajo mental, el menor hecho exterior, que habitualmente no se observa, lo perturba. Pierde fácilmente el hilo de su pensamiento por la interrupción, se vuelve irritable y debe dejar de trabajar*". Follaje verde que enrojece al sol: las circunstancias exteriores cambian su aspecto.
- Falta de estabilidad emocional, "Al *crepúsculo, ansiedad, los objetos parecen que aumentaran*": *falta de confianza en sí mismo* "cuando el padre se enfada, lo ve más grande".
- Fascinado por la inteligencia, la relación de connivencia [*complicidad, confabulación, pacto*] verbal con los demás. Seducido por los buenos conversadores, ya que sólo tiene relación afectiva si existe el juego y la comunicación por la palabra.
- No le gusta la gente por ellos sino por la calidad de su inteligencia. Atormentado por los métodos de educación ya que no saben cómo relacionarse con el niño. Falta: deseo de ser igual a Dios en la comunicación. Enfrentó con indiferencia un hecho importante que interrumpió ¿no será ahora por esa falta, que cada pequeña cosa lo perturba? Paciente que se enfrenta y luego cae enfermo más adelante. (LTA 85, AFADH V1189)

BESAR: - Besa la mano. **Agar.**
- Beso sádico. **Crot-c.**

BESTIA (ANIMAL, ESTUPIDO): - Quiere ser una persona de autoridad, se convierte en una bestia movida por sus instintos, y los demás deben protegerse. **Lyss.**
- Me ven como a una bestia. **Toxi.**

BIEN [*] (BUENO, MORAL, OBJETIVO): - Un mal aparente puede ocultar un bien real. **Ambr.**
- Sabe que desea mal y no se atreve a no actuar de acuerdo con lo que viene de él. **Anac.**
- Sufre que es sometido al mal de todos, ya que quiere irradiar su bien sobre todos y sobre todo. **Bamb.**

- Los bienes sucesivos parciales no bastan a su felicidad. **Bism.**
- El bien deseado está demasiado distante, por lo que enfoca el objeto real como si fuera el objeto ideal distante que desea. **Croc.**
- Quiere alcanzar el bien al desplazarse en el espacio y el tiempo, pero sin el trabajo de su inteligencia para adquirir la virtud de la ciencia y la prudencia con el riesgo de errar. **Hura**
- Ha sido mal aconsejado. **Iod.**
- Quiere juzgar él mismo la palatabilidad de los bienes que Dios le ofrece, siempre insatisfecho ya que no aprecia nada de la vida, el bien se vuelve insípido. **Ip.**
- Placer compulsivo de hacer el bien, de ayudar. **Cola**
- Consciente de su potencial para el mal. **Lac-c.**
- Envidia que su bienestar sea infalible. Rechaza el trabajo de la razón para el conocimiento del bien. **Led.**
- Se puede existir en el lado del bien o el lado del mal. **Manc.**
- Se enfada con Dios porque no puede saber cómo el mal que le acontece pueda ser una fuente de bien – Puesto que el mal siempre ha existido, no se puede regocijar de ningún bien. **Mang.**
- Consciente de su potencial para el mal. **Nat-s.**
- Desea ser el bien que todos buscan. **Pall.**
- Quiere llegar el bien último inmediatamente, casi sin movimiento y así no toca nada, sólo reacciona. **Plan.**
- Ha sido mal aconsejado. **Ruta**
- Sólo Dios es quien extrae el bien del mal, no puede imaginar que eso sea positivo. Se debe comer bien, todo bien preparado para tener placer. **Sarr.**
- "Siempre tiene un aire de bienestar". (Caso de SVM) **Ustil.**

BIENES HEREDADOS (HERENCIA, ANTEPASADOS): - Apegado a los bienes heredados. **Sars.**

BIENESTAR (FELICIDAD): - La salud aporta un bienestar que no puede seguir siendo un lujo, un fin en sí. **Helon.**

BIOLÓGICO (VEGETATIVO, FISIOLOGÍA): - Sus funciones y necesidades biológicas son consideradas como limitantes. **Agar.**
- Deseo de supervivencia y eternidad en lo biológico. **Calc-sil.**

BISMUTHUM (Bism.): - Hn95: "*Está triste e infeliz con su condición y se queja*".-Hn96 "*Comienza esto una vez, luego comienza aquello, pero sólo persevera poco tiempo en cada cosa*". – Hn93 "*Mal humor impaciente, todo le repugna – a veces se sienta, a veces se acuesta, a veces va para allá y para acá, pero sólo permanece un corto tiempo en una posición, ya que le incomoda inmediatamente*".
- Quiere ser su propia fuente de continuidad, independiente de la Providencia para perseverar en sus acciones.
- Desea, ser la Providencia como fuente de perseverancia, (SCG III, p747: "¿Necesita el hombre el auxilio de la gracia para perseverar?") la condición firme de Dios que no necesita ser sostenido por nadie para tener firmeza.
- Ser eterno, no tiene la limitación del tiempo ni debe perseverar: es acto puro, desde siempre llega al propio fin. Bism. ve como malo algo que es bueno, con el pretexto de que un bien parcial no converge en el bien total.
- Los bienes parciales sucesivos no son suficientes para su felicidad, no está satisfecho con los bienes existentes ya que su orgullo quiere el bien absoluto a cada paso del camino. La voluntad humana es libre respecto a los medios para alcanzar el fin, pero está obligada a perseguir el bien.

- Los bienes parciales sucesivos para alcanzar el bien definitivo son <u>contingentes</u> [*que puede suceder o no*], pero puedo fallar al hacer mi <u>elección</u> por algo de calidad inferior. Puedo errar en mis <u>elecciones</u> parciales sucesivas sobre el bien absoluto (*no quiere hacer una elección paso a paso, porque en cada paso, aparece una situación en la que se puede cometer un error*).
- Me veo obligado a querer el bien, pero puedo elegir los medios intermedios con los cuales puedo equivocarme, elegir o no. Decepcionado de no encontrar el fin último en cada elección sobre el fin parcial, <u>cambia</u> constantemente de actividad, de posición.
- Desea estar en un acto de <u>felicidad</u>, se apodera de ella inmediatamente, no por poder pero por intermedio de pequeños bienes parciales.
- Aceptar ayuda significaría estar en el <u>camino</u>, no lo soporta. (ST C26 a1 La bienaventuranza, ¿le corresponde o no le corresponde a Dios? "La suma de todos los bienes no está en Dios por el método de la composición sino por el método de simplicidad. Ser la recompensa de la virtud es accidental a la bienaventuranza o la felicidad y se encuentra sólo en aquellos que la deben adquirir") (MS-GC.VI.93)

BLANCO o NEGRO (TODO o NADA, LUZ)

BLASFEMIA: - Blasfemia por su rechazo a la naturaleza recibida del <u>compuesto</u> <u>cuerpo</u> – <u>espíritu</u>. **Anac.**

BLINDAJE (AMORTIGUACIÓN, PROTEGER, ABRIR, MURALLA, INTERCEPTAR / TAPAR, SOLIDEZ): - Se protege / <u>blinda</u> contra todo lo que es <u>nuevo</u> y pudiera amenazar su <u>seguridad</u>, y contra la dificultad que esta novedad aporta. Desea conservar la integridad sin lucha: por un blindaje exterior. Se blinda/protege/acoraza para no sufrir de la biología, de los esfuerzos, <u>partos</u>, emociones, preocupaciones. **Aster.**
- Se cierra al mundo exterior, se blinda: <u>engrosamiento</u> de la piel. **Graph.**
- Se blinda, se densifica, acartonado. Imagen de una <u>fortaleza</u> que ensancha sus <u>murallas</u> para defenderse mejor del exterior. **Nat-ar.**
- Se blinda como un hombre en armadura, con una máscara de plomo. **Sarr.**

BLOQUEADO (IMPEDIR): - Le hierve la sangre, <u>bloqueo</u>. Se niega a movilizarse por algo que no sea para su <u>auto-satisfacción</u>. **Act-sp.**
- Sin el grupo y los demás permanece <u>bloqueado</u> dentro de sí mismo. **Smaragd.**
- Psíquicamente bloqueado. **Plb.**

BOFETADA (CACHETADA, DIGNIDAD): - Otitis después de recibir una bofetada sobre la oreja. **Calc-s.**

BOLOS (CHOQUE, JUEGO)

BOMBA (EXPLOSIÓN, PRESIÓN, SORPRESA, RIESGO)

BONDAD [*] – BUENO (APETITO, BELLEZA, SEDUCCIÓN, IDEAL, VALOR): - <u>Amargo</u> del mal recibido en la espera del bien. **Ambr.**
- Eligió mal, se niega a elegir el bien por el bien sin consideración por sí mismo, el acto de amor gratuito. La bondad no significa <u>permitirles</u> todo a todos. **Anac.**
- Capaz de hacer cosas dignas de ser amadas, ideales. **Ant-c.**
- Quiere dar su bondad a los <u>demás</u> y no que la reciban de Dios. **Ant-c.**
- No puede <u>decidir</u> entre lo que es <u>bueno</u> o no; ese es el problema de aceptar que el <u>error</u> se puede repetir. **Ars-i.**

- Siente que no es lo suficientemente bueno para atraer y debe ocuparse en primer lugar de su bondad. **Bamb.**
- Juzga el bien según ella, no soporta que los otros juzguen. **Calad.**
- La perfección ontológica [*] hace su bondad. **Calc.**
- El amor de Dios es causa de la bondad del objeto amado, no el amor humano. No soy la fuente de mi bondad. **Calc-s.**
- Desea la eminente bondad para ser venerado como la divinidad, quiere ser la causa de su bondad que atrae amor y ternura. **Calc-s.**
- Problema de la necesaria intervención de la reflexión para llegar a la certeza de que el objeto es bueno. **Cann-s.**
- Quiere aparentar bondad, quiere la bondad intrínseca que se difunde por sí misma. **Caps.**
- Quiere gobernar sólo aquellas cosas que se mueven hacia su bien. **Caust.**
- Defiende a Dios si recibe la capacidad de ser bueno, de hacer el bien. Se siente profundamente bien, la alegría de ser bueno. **Cere-b.**
- No hace nada bien. **Cham.**
- Mide la bondad de su acción por lo que piensa de sí mismo. **Chel.**
- Gran vocación por hacer el bien en el mundo. **Coff.**
- Se toma por la bondad misma, delante de todos estos villanos. El bien absoluto es su propia bondad. **Dros.**
- No quiere ser como los buenos ya que se mueren primero. **Iod.**
- El bien se volvió insípido. **Ip.**
- Sabe si todo lo que se hace está bien o no, es la referencia de la bondad del acto. **Kali-br.**
- Quiere una bondad pura que no se da, y ve en el otro, que encuentra egoísta, la proyección de su egoísmo: el otro es malo porque no da nada. - El servicio aumenta la bondad del hombre. **Myric.**
- Debe iluminar a los otros sobre el bien, el mal, lo justo, lo injusto, lo pesado, lo ligero. Al ser bueno en su esencia, confunde su ser y su propósito, sus elecciones son justas. **Nux-v.**
- Capaz de hacer cosas dignas de ser amadas, ideales. **Olnd.**
- Intenta manifestar su bondad en su apariencia, sin esperar que sea fecundada en ella misma por el crecimiento espiritual. **Pall.**
- Cree ser bueno sólo si sale bien. **Ptel.**
- Hacer el bien = mantener la salud del cuerpo. **Sabad.**
- Bondad y diplomacia. Busca la armonía de lo creado, de lo que es bueno y lo que quiere ser bueno. **Sarr.**
- Cree que es bueno por el hecho de trabajar. **Sars.**
- La hermosa apariencia no hace la bondad. **Tub.**
- Juez de lo que es bueno, decide cual será su propósito, independientemente de lo que diga un superior. **Viol-o.**

BORAX VENETA (Borx.): - Recuerda con dolor si estuvo ese mismo día o la víspera en ese lugar. Problema del lugar natural, del hogar donde debería estar naturalmente: no se siente satisfecho en ningún lugar. Desea para él un lugar cómodo y lujoso.
- Dificultad por tener que ir a visitar, pero orgulloso de dar la bienvenida en su casa, donde todo está es su lugar, arreglado. Todo lo que no está en su lugar = sufrimiento.
- La felicidad es estar en su lugar, mejor, tener su propio lugar, cualquier movimiento = dejar su lugar. (MS X.92) Se siente obligado a trabajar en un lugar que no eligió.
- Sufre por tener que renunciar, liberar, sufrir, no puede controlar o decidir todo lo que le sucede: Las manifestaciones centrífugas de su cuerpo, la gravitación. Perdió la confianza necesaria para dejarse llevar, la aceptación.
- Hace las cosas como si fueran impuestas: ya que no le ve el objetivo superior. Se siente POSEÍDO, extorsionado, liberado y quiere agarrarse, ser llevado.

- Quiere ser la <u>fuente</u> de la <u>ofrenda</u> (leche), el amo y no el instrumento, el transmisor. Debería aceptar, someterse a las leyes y dejarse llevar en la confianza para poder dar aquello del que es el depositario y no el creador.
- No ve el propósito, se cree obligado, su obra está averiada (leche), y aunque sería una manera de avanzar hacia la felicidad, un instrumento de progreso y no una tarea. (GRAPH I.90-VL.92)

BORRACHO (LOCO): - Los borrachos lo aterrorizan. **Cic.**

BORRAR (CORREGIR)

BOTELLA: - Como un <u>coco</u> o el <u>cuello</u> de una botella, el paso es estrecho y el flujo es difícil. Tiene que quererlo. **Samars.**

BOTHROPS LANCEOLATUS (Bothr.): - Pérdida de la visión diurna, la precisión y la capacidad de expresar sus ideas.
- Exposición de los tejidos. (ST I C86, a6: ¿Adquiere o no el conocimiento inteligible partiendo de los sentidos?: la luz del intelecto es requisito, por medio de la cual conocemos, bajo un método inmutable, las cosas cambiantes y distinguimos la realidad de sus imágenes. Collin: (se puede) comparar nuestra inteligencia con el ojo, que no solamente es diáfano y pasivo sino que, al mismo tiempo, proyecta la luz de tal modo que manifiesta los colores y los vuelve visibles en el acto, "tal como aquellos animales que se dice que ven en la noche porque sus ojos tienen un poder luminoso capaz de iluminar los objetos para ellos")
- Bothrops desprecia la necesidad que tiene la inteligencia de abstraerse a partir de datos que recoge por los sentidos. Hubiera querido que las imágenes por sí solas fueran capaces de modificar el intelecto posible [*]. Rechaza la luz del intelecto agente. La consecuencia a nivel corporal: no distingue las formas, después, disección de los tejidos.
- Hace hincapié en la importancia de los preceptos "que se han concebido bien y son enunciados claramente", exigiendo a los demás lo que él mismo es incapaz de hacer.
- <u>Formal</u>, utiliza un lenguaje preciso y bien articulado para encubrir la confusión de sus ideas. Niega la capacidad de la lengua escrita u oral para traducir con <u>precisión</u> todos los matices del pensamiento. Desprecia el pensamiento abstracto que asocia con la masturbación intelectual.
- Especialista en producciones intelectuales abstrusas [*], oscuras, en las que puede ver lo que nadie más puede ver. Cree tener una mirada "láser" y encuentra inmediatamente el remedio de los pacientes, sólo observándolos atentamente.
- Seduce a los otros para obtener de ellos las ideas claras que le faltan "admiro su precisión, su capacidad de análisis". No se molesta en <u>articular</u> sus palabras, ya que está convencido de la inutilidad de la cosa. Es la imprecisión, la falta de claridad de los demás las que son responsables de su sufrimiento, de su confusión. (SVM, AFADH X.95)

BOVISTA (Bov.): - (Hongo: Pedo de zorra - Bejin plomizo) Quiere ocupar un <u>volumen</u> exagerado. Es difícil juzgar la amplitud de las emociones que se transmiten en torno a sí. Se niega a satisfacerse con el espacio limitado que le han asignado.
- <u>Explota</u> o ve cómo su espacio es invadido por los otros. Dios es <u>infinito</u>, <u>contiene</u> todos los seres, y nadie existe fuera de él. ¿Cómo hacer para no tomar ni demasiado, ni muy poco espacio, volumen? Se debe luchar para realizar el bien, no para obtener una expansión máxima. (AFADH 5.05, 7.2012)
- Está <u>inflado</u> de orgullo y tiene miedo que lo pinchen, ya que está lleno de polvo negro. Quiere ocupar un <u>lugar</u> más grande que el que merece. La compañía lo mejora al darle límites ya que con ellos percibe su verdadera grandeza. Debe encontrar la justa <u>medida</u> de su <u>desarrollo</u>, dar su semilla y luego desaparecer. (GRAPH VI.90; AFADH I.91)

BRASSICA NAPUS OLEIFERA (Brass-n-o.): - Después de haber descuidado su tarea, se siente separado de los demás, intolerante a que le tapen la visión, levanta la vista para ver la salida y encontrar señales, buscar el camino.
- Quisiera montarse en una alfombra voladora (*se desliza suavemente hacia arriba*) para verlo todo desde lo alto y que todo se haga a través de su ser y no a través de la tarea.
- Agradable falta de pensamiento, pero que estorba al trabajo. Desea una visión panorámica, circular, sin tener que subirse, sin obstáculos, ni tener que elevarse, ni avanzar o pensar para que el trabajo se haga.
- Dios es el único Ser que contiene todos los seres, que se esparce en todas las criaturas, no es trabajo hacer sus tareas, se eleva, Su Ser se hace participe en todas las criaturas… (ST I C44 a1 Dios, ¿es o no es causa eficiente de todos los seres?).
- Desea ser un dios alejado y distante que no lleve a cuestas la tarea cotidiana. Castigado por dolores ascendentes. El hombre debe elevarse sin distanciarse de los demás o de su tarea, es en su lealtad/fidelidad que se eleva, incluso en el esfuerzo y con una visión limitada.
- Es justo querer elevarse y tener una visión circular, pero como un humano que remonta su valle. ¡Se arremanga y le mete el pecho al trabajo con ahínco! (MLF-AFADH 6.04)

BRAVUCÓN (PELIGRO): - Se siente inferiorizado, humillado por estos animales armados para combatir con cuernos y garras, así que se hace de bravucón. (DD: **Asc-t.**). **Peti.**

BRILLAR (ADMIRAR, RESPLANDOR, LUJO): - Quiere brillar por su agilidad, su habilidad. **Calc-s.**
- Quiere limpiar, hacer brillar las cosas, que los colores sean vibrantes, después de rechazar lo que es malo de verdad porque le es extraño, debe unir las partes que lo componen, la animalidad y la intelectualidad. **Carb-f.**

BROMA (HUMOR, JUEGO)

BROMIUM (Brom.): - La pesadez del trabajo cotidiano le impide elevarse, necesidad de evasión. (CLH 03)
- Sufre de trastornos de acceso al conocimiento para ascender hacia la perfección, ya que quiere terminar demasiado rápido, sin gestiones humanas, ni evolución. Arribista [*] en su trabajo personal. Aquello que era placentero, en el proceso de evolución sin fin, se convierte en esfuerzo doloroso.
- Quien rechazó la ayuda los observa por encima del hombro. Curado, acepta el planteamiento diario con reconocimiento hacia su elevación, no se rebela más de no estar aún en la cumbre. Ególisis: convencido de la imposibilidad de elevarse, busca descender, la animalización [*]. Heterólisis: reduce al otro porque no puede subir. (MS XI.91)
- Niebla <: ya no puede elegir más, verlo todo, hacerlo todo.
- Sobre su barco, su caballo, quiere escaparse de la contingencia del mundo y de la creación que lo molesta. Por el café y el alcohol eleva su espíritu sobre este cuerpo clavado a la materia al ras del suelo.
- Quiere alcanzar el conocimiento sin ser perturbado por esta humanidad atrapada en las tareas domésticas cotidianas, lejos del camino rocoso y las asperezas dolorosas de esta tierra. Ya ni el entorno ni los otros son fiables.
- Rechazó el medio, todo lo que es del otro y lo que lo pone en manifiesto que no es único pero que, además, está vinculado a un cuerpo, a la sociedad y sus inconvenientes. Hubiera querido encontrar la grandeza del espíritu y el conocimiento fuera del común de los mortales, mientras que este lugar entre los hombres es el trampolín de su progreso.
- Quisiera escaparse de la corriente de este mundo que lo arrastra y lo desestabiliza. (ST I-II C4 a8 "¿Se requiere la compañía de los amigos para la bienaventuranza?") (GRAPH IV.91)

- "Como si debía abandonar su trabajo" "como si al mirar a su alrededor va a ver una <u>aparición</u>" "alguien detrás de él". Peligro al ras del suelo donde espera ver <u>saltar</u> algo (quiere escaparse de la tierra), quiere subir, ser llevado, elevarse, mejora en el mar ya que puede ver a lo lejos (?).
- Quiere escapar al trabajo doméstico, a su profesión, a la cotidianidad terrestre. Critica y censura. Quiere escapar a esta sensación de que lo <u>vigilan</u>, esto lo sofoca. (DD **Tarent**.)

BRUJERÍA (PASTOR, POSEER, MANIPULAR, ZOMBI, FETICHISMO, MAGIA, SUPERSTICIÓN): - Brujería. **Alum.**
- ¡La brujería me hace yo no sé qué! (FDR) **Gels.**
- Brujería. **Lyss.**
- Le teme a las brujas que pueden desnaturalizarlo, <u>transformarlo</u>. **Sol-t-ae.**

BRÚJULA: - No coloca la cabeza sobre la almohada. Actúa como su propia brújula. **Senec-j.**

BRUSQUEDAD (CONTINUIDAD)

BRUTAL: - Suelto mi <u>sentencia</u>, <u>brutalmente</u>, esto se termina, el otro está muerto, acabado, sin <u>recursos</u> posibles delante de mis palabras que le hacen mal. **Lat-h.**

BRYONIA ALBA (Bry.): - Nostálgica por la <u>seguridad</u> del pasado, quiere volver a la casa. Hace todo lo posible, debe encontrarlo por el trabajo, el dinero. "No puedo permitirme el lujo de estar enferma". No se atreve a moverse, para <u>preservar</u> lo poco que tiene, nunca se va a arriesgar para que le <u>falte</u>.
- Quiere <u>precaver</u> para escaparse de cualquier <u>contingencia</u>, contra cualquier <u>peligro</u> <u>futuro</u>, ya que desconfía de la Providencia. Le basta adquirirlo para estar tranquilo. Cree que la <u>Providencia</u> no le dará los <u>bienes</u> para <u>satisfacer</u> su pasión. Asegura que siempre tenga para volver, no toma <u>riesgos</u>, aunque sea <u>progresista</u> en las ideas. Envidia a Dios porque para Él nada es <u>fortuito</u>. (AFADH VII.91)

BUEN ESTADO: - Quiere ser <u>indispensable</u> por su <u>trabajo</u> en el mantenimiento de esto que recibió, y del <u>buen estado</u> de los demás. **Arn.**

BUEN SALVAJE (NATURALEZA, INSTINTO): - El hombre pequeño es perfecto, es la civilización la que lo pervierte. El "salvaje bueno", Tarzán. **Choco.**

BUENA CONCIENCIA: - Siempre debe probarlo. **Dros.**

BUENAS PALABRAS (PALABRA, PROMESA, COMPROMISO): - Fue engañado por las buenas palabras de una amistad <u>traidora</u>. **Iod.**

BUENO PARA NADA (UTILIDAD)

BUEY (ANIMAL)

BUFO BUFO (Bufo): - Bufo: rechaza la vía normal del conocimiento humano: los sentidos externos: egotrofía hipersensibilidad de los sentidos, o quiere conocer sin la mediación de los sentidos.
- Sus síntomas no permiten la <u>iluminación</u> divina para conseguir conocer a los hombres y a los animales. No quiere ser causa segunda de la comunicación. (Calc-p, Elaps…)
- Más que la profecía (reservada a ciertos hombres), es el tema de la iluminación (posible para Dios por sobre todos los hombres) por la cual quiere conocer aquello que no conoce, enseñar es

la más alta misión humana. Quiere que al abrir la boca <u>reciba</u> de golpe lo que aún no es necesario.
- Animales, niños: instinto puro, instintivo: dicen la verdad. Sigue siendo niño: abandona su trabajo de adquisición del conocimiento. Se enfada por tener que explicar, el interlocutor no ha recibido su iluminación. Quiere ser comprendido instantáneamente: eyaculador precoz en la palabra, el primer chorro debería ser suficiente para fecundar el espíritu del otro.
- Castigado por la idiotez, rechaza los mecanismos del intelecto humano, el movimiento abstracto del conocimiento. Paciente pesimista de buen o mal augurio, a la premonición, ve y predice cómo va a ir todo y que los otros no ven… ¿Casandra? Miedo de la luz brillante, que le demuestra que su objetivo está errado. (MS V.03)
- Cree tener algo tan grande para <u>comunicar</u> que la <u>palabra</u> humana es inadecuada para decirlo. Envidia la comunicación de Dios: <u>revelación</u> en la que no hay necesidad de palabras, comunicación <u>intuitiva</u>, espontánea.
- Quisiera <u>comunicar</u> un <u>conocimiento</u> divino a su <u>profeta</u>, y para eso lo trae, al profeta, hasta su nivel, para que lo pueda comprender.
- Lo sabe todo y lo quiere comunicar las cosas de a poquito y se enfada si no lo comprenden, si se tiene que explicar: no los pudo iluminar sin hacer uso del signo sensible de la palabra. Su <u>proyecto</u> es estéril ya que es incomunicable. (AFADH - MS X.92)
- Su misión es la de explicar a los demás el buen uso del instinto. Le da prioridad a la animalidad, mientras que el animal no es más que un instrumento al servicio de los humanos (cólera cuando no lo <u>comprenden</u>, cuando sólo ha pronunciado la mitad de las palabras "no hay ninguna razón de que esté equivocado, entonces yo sería el más pequeño", "desea estar solo para masturbarse").
- Le teme al juicio de los demás y a la muerte cuando no se controla. Se cree que no es <u>igual</u> a los demás. Se siente bien con los <u>niños</u> (comportamiento infantil), ya que con ellos, él es el grande (sueña con viajes, de grandeza). (GRAPH III.92)

BUFÓN (PAYASO, HUMOR, RIDÍCULO, IDENTIDAD, TÍTERE, TEATRO): - Pierde, a la vez, la <u>felicidad</u> vinculada con el objetivo, así como el <u>camino</u> por el que se llega a ese objetivo, y como en cada ocasión se convierte en un objetivo, en cada ocasión, hace de bufón. **Apis**

BULIMIA (ANOREXIA)

BULLICIO – ZUMBIDO (SOCIEDAD): - Se siente mal cuando hay demasiado bullicio, alboroto a su alrededor. **Apis**

BUNGARUS FASCIATUS *** (Bungar.): - Serpiente. Vulnerable y atrapado. Es forzado a hacer cosas por figuras mucho más grandes a las que les teme. Se burlan de él. Se esconde de las personas

BURBUJA: - Permanece en su burbuja para protegerse, <u>inerte</u>, para no sufrir. **Graph.**

BURGUÉS (LUJO, GRANDEZA, CONSERVADOR): - Gustos burgueses, de esplendor y de <u>lujo</u>. **Cur.**

BURLA (MOFA): - Se burla de él con respecto a su <u>falta</u>. **Bar-ac.**
- Se burla de la <u>autoridad</u>. **Nux-m.**

BURLAR (ENGAÑAR): - Pendenciero para no mostrar que es un <u>estúpido</u> al que pueden engañar. **Hyos.**

BUSCAR (CAMINO, ELECCIÓN): - Busca la verdad, por la disección. **Elaps.**

- Quiere que el hombre no tuviera que buscar por su trabajo las respuestas a sus preguntas. **Ph-ac.**
- Ya es bueno buscando, y no solamente si lo encuentra. **Ptel.**

C

CABALLERO: - Se cree el caballero valiente. **Caps.**
- No quiere ser visto por su función. Desea una relación en la cual lo quieran incondicionalmente por lo que es, como el caballero es esperado y amado por su amada cuando está ausente. **Merc.**

CABALLO (ANIMAL)

CABEZA (DIRIGIR, SUPERIOR): - Jefe que mantiene la cabeza fría y sospecha para no ser sorprendido. Todo obedece a las órdenes de su sabiduría. **Cimic.**

CABRA (ANIMAL)

CACHETADA (BOFETADA)

CACTUS GRANDIFLORUS (Cact.): - Vive todo el tiempo en el futuro. Hace las cosas pero es necesario que vengan de sí mismo, porque las quiere hacer, siendo el dueño de su tiempo.
- Quiere actuar libre de sus impulsos, aquí y ahora, en este momento, sin estar determinado por una decisión precedente [*]. Sólo puede encontrar la felicidad en el momento presente si este no está sometido al pasado [*].
- Encuentra la felicidad sólo si es libre de hacer lo que quiere. Rechaza estar obligado por el pasado, quiere tener siempre la libertad de cambiar de idea. Tiene que venir del fondo de sí mismo. Quiere decidir él: *"fui yo quien lo hizo"*.
- Hace deliberadamente lo que emprende, sino, cree que está enjaulado. La obligación es una prisión, se siente atado. No quiere atarse por un compromiso. Le gustan los cumplidos sólo al final, de lo contrario, abandona, también si lo observan.
- Quiere la inmutabilidad en circunstancias cambiantes (ST I-I Q19). Quiere decidir el mismo el cambio. Quiere que su flor se produzca y se abra durante la noche, fuera de las miradas, sin que se integre en el gran proyecto del Otro.
- El alba va a revelar que es una obra de las tinieblas. Miedo de salir por la noche, por el blanco de la noche, la luz, el día que se levanta. No soporta no ver la dirección hacia dónde va, el aspecto oculto o que no se ha realizado de las cosas.
- Rechaza la germinación que es la vida humana. No acepta el carácter limitado de su manifestación, los límites de las posibilidades de mostrar su amor. La oscuridad de la fe es para él una jaula. Teme que le arrebaten su bien y no se lo devuelvan mañana.
- Lo efímero lo vive como si estuviera acorralado, en una prisión. Quiere vivir en un eterno presente. Cualquier cosa que pudiera dilatar su contenido, está enjaulado en una red de hierro. (AFADH II.90, X.03)

CADÁVER: (MUERTO): - Se mete con un cadáver. **Elaps.**

CADENA (ESLABÓN, ATADURA, HILO, ESCLAVO): - Quiere ayudar a la sociedad, hay que trabajar juntos. **Apis**
- Percibe los sentidos como cadenas[10], el gato negro le lame la mano: sensualidad. **Daph.**
- No quiere encadenarse a un lazo afectivo. **Fl-ac.**

---

[10] Cuando siento hambre, no hay nada que hacer, puedo decidir no comer, pero la sensación sigue existiendo, toma mi cuerpo. (NdT)

- Encadenado a los sentidos. Perverso, predicador que insiste en el 6to mandamiento y depravado por la carne de los niños que le son confiados. **Hep.**: Caliza de ostra calcinada con la flor de azufre. **Hep.**
- Desconfía del ser amado que lo retiene encadenado cortándole las alas. **Hyos.**

CADMIUM SULFURICUM (Cadm-s.): - Enfermedades que no se curan completamente: la convalecencia no llega a su destino. Los órganos de los sentidos sufren, están tensos, sensibles… Le falta la fuerza, el gusto por el trabajo, el gusto por la presencia del otro.
- El objetivo de la curación: el bienestar en las sensaciones, el trabajo, la compañía, vive aquí abajo con Dios.
- No puede conocer tanto sin sus sentidos están afectados. Síndrome de deslizamiento: *déjenme morir en paz*: busca la muerte, la paz eterna. Pero esta paz sólo se recibe si hace su oficio de hombre correctamente.
- Debe aceptar la ayuda de Dios que permite la realización de su trabajo hacia la plenitud. Se niega a disfrutar de Dios en la salud, quisiera como Dios disfrutar de sí mismo sin trabajar por ello. (DD. **Verb.** quien no carga con las enfermedades).
- ET1: niega que no alcanza su objetivo, pretende tener siempre la alegría y el placer del esfuerzo / el esfuerzo siempre aporta algo. ET2: no hay necesidad de trabajar, ya alcanzó su objetivo, Nunca se aburre y disfruta perfectamente de todo, goza de plena salud… EL: horror del trabajo que de cualquier manera no aporta nada, así que vamos a morir en paz… HL: le demuestra a todos que jamás alcanzará sus objetivos, fracasará… (MLF-AFADH VI.04)
- No se puede sufrir la alternancia de sol–noche, que es un signo del avance del tiempo, y por lo tanto su capacidad de descomposición, que está sometido a la corrosión. La no continuidad del desarrollo es insoportable.
- La ausencia del ciclo y del ritmo le habría hecho creer en su inmutabilidad. El curso de la vida terrestre tiene un ritmo, y se acaba.
- Después del clímax/apogeo viene la decadencia/declive, envejecimiento. (GRAPH V.90)

CADUCIDAD (DECADENCIA, CORRUPCIÓN, CICLO): - Excitación, excentricidad, arrogancia alternando con menosprecio de sí mismo, caducidad, se ríe de su triste estado. **Agn.**
- Noción de decadencia/caducidad, de ser profanado/manchado por su acción y de transmitir esta mancha a todos sus órganos que se vuelven sucios. **Psor.**
- El agotamiento del poder humano es inaceptable, como la decadencia en la vejez. **Sel.**

CAER (CAÍDA)

CAÍDA (APOYO, EQUILIBRIO, ESTABLE, ASCENCIÓN): - Miedo de dejar caer al bebé. **Arn.**
- Puede subir más alto que los demás, sin fatiga, ni tener que recuperarse, sin riesgo de caída. **Coca**
- Quiere ver mejor, ya que teme caer y que su materia no resista la caída. **Eupi.**
- Se está deslizando en su cama, con la mandíbula colgando, miedo de caer y se agarra. **Gels.**
- Preocupación de caer, de ser expulsada de las rodillas de Dios, y ser repudiada. Teme todo choque, desplazamiento, mancha: caída de la alta jerarquía a la cual había llegado. ¿Cómo no caer cuando ha usurpado este lugar que no merecía? **Hyper.**

CALADIUM (Calad.): - No sabe si hizo realmente lo que debía, se debe convencer, temor de no haberlo hecho. Inseguro en su actuar. Durante un sueño confuso, todo lo que había olvidado cuando estaba despierto le viene a la mente. La sensibilidad se tomó por el final.
- Quiere ser la luz que ve, pesar el actuar humano, iluminar y juzgar todo, la medida de su acción y actuar en sí, rechazando la referencia a nada ni a nadie, ni el vínculo con lo real.
- Miedo de su sombra que señala su materialidad, el paso del tiempo los ciclos del sol. No soporta el más mínimo defecto, todo debe ser perfecto, el pequeño detalle que molesta: juzga a todo el mundo

y no soporta que los otros juzguen, ni sus malos modales, ya que nunca se conocen las verdaderas motivaciones de las personas.
- Sensible a la crítica, dice las cosas en la cara, sin hipocresía. Como en el sol o los grandes espacios del desierto. Quiere la libertad de verlo todo, decir, saber, en plena luz, ver lejos, sentirse omnipresente.
- Quiere hacer en el momento que él quiera: condenado a hacerlo todo a contra tiempo. Problema de la duración entre la excitación y la satisfacción. Miedo de la noche y de la cama donde va a acordarse de lo que no hizo. (AFADH V.90-II.92)

CALCAR (COPIAR, MOLDEAR)

CALCAREA ARSENICOSA (Calc-ar.): - Tema de deber analizar dividiendo en elementos diversos y múltiples para asimilar y reconstruir en la unidad de una síntesis, envidiando a Dios que conoce y percibe todas las cosas en un instante eterno sin análisis ni digestión de sus componentes.
- ET1: no ha perdido la asimilación biológica o intelectual. Analiza todo de manera obsesiva, niega la intuición.
- Sin resultados porque no reconstruye, todo permanece amorfo, no cristaliza, permanece no elaborado. Degeneración grasienta del hígado, "impertinente, grosero, irreverente".
- ET2: Le viene la iluminación de la idea infinitamente más rápida que un relámpago, pero sólo ve la multitud, no la síntesis. *"Ataques repentinos en los que cree que estaba volando o nadando en el aire, como si sus pies no tocaran el suelo; se siente indescriptiblemente bien, como si estuviera en el cielo, las visiones más maravillosas pasan por delante de sus ojos, parecieran que fueran diferentes cosas grandiosas, pero sólo duran un segundo, pasa como un rayo, pero es infinitamente más."* (AFADH 7 06)

CALCAREA FLUORICA (Calc-f.): - Desea la eternidad, quiere escapar al flujo y reflujo vital, signo de adaptabilidad y del pasar del tiempo. Se convierte en conservador (*Sueña que corta a una mujer en piezas, como a un animal para salarlo*). Evita los intercambios, todo factor de cambio. (AFADH 7.08)
- Irresoluto por miedo al fracaso financiero. Se siente pobre, al borde de la bancarrota, incapaz de reaccionar. La idea de empezar algo nuevo le produce sensación de peligro, es el miedo de que esta novedad pueda cesar.
- Quiere que las cosas no cambien, se conserven, lo que cambia le asusta. Con los jóvenes, se siente joven y no está sumiso al tiempo. No desea que lo conozcan. Quiere ser inmutable al detener el ritmo vital interno (depósitos calcáreos). Se calcifica, petrifica los sentidos, vive sin intercambios.
- O cree encontrarse en un lugar agradable, ser un dictador conservador, mientras que en el cambio, podría ser cada vez más una persona y se volvería en alguien con más vida. (AFADH, I.90)

CALCAREA HYPOPHOSPHOROSA (Calc-hp.)

CALCAREA IODATA *** (Calc-i.)

CALCAREA OSTREARUM - CALCAREA CARBÓNICA (Calc.): - Quiere todas las cualidades para prever. Desconfía de la Providencia, quiere saber los peligros que lo amenazan en el futuro para prevenir, clarividencia. Imaginación obstinada de desgracias futuras, presentimientos que conducen a la avaricia.
- Presagios, oscuridad, lo intangible da a rienda suelta a la imaginación. "Estoy estreñido porque controlo lo que sucede". Pasión por los libros médicos, el trabajo, las precauciones: la Providencia es la capacidad de conocer el futuro, no se puede prever sin ella.

- Quiere que su substancia sea su acto, no acepta la dualidad a nivel del ser y la sustancia y del acto que son uno en Dios, solamente acto puro y perfectamente subsistente [*]. Soledad insoportable por falta de protección. El apoyo recibido sigue siendo insuficiente, de ahí la sensación de abandono, el rencor.
- La posición social que debe mantener representa el control de la Providencia para su seguridad ante un futro incierto (para **Verat.** es la inmunidad, el poder contra el mal). Quiere hacer del lugar un absoluto, se cierra sobre sí misma, mientras que el lugar no es vida sin el crisol de la transformación del ser.
- Pone lo absoluto en lo que da-recibe, mientras que lo que da debe hacer brotar la fruta, la perla. La cáscara es un lugar de vida y fecundidad, es, de hecho, una línea de defensa. Debe aceptar que la agresión desencadena la formación de la perla, ya que acoge lo que es ajeno. (AFADH, I.90; MS V.90)

CALCAREA PHOSPHORICA (Calc-p.): - No quiere salir de la cuna, no quiere ir a la escuela. Viaja en egotrofía, pero se niega a desplazarse para recibir y dar el conocimiento. Dios transmite sin desplazarse. (AFADH XI.01)
- Insatisfecho de sí y se auto-reprocha. Se vuelve violento si escucha malas noticias, (a1: *noticias desagradables lo hacen salirse de sí mismo; comienza a sudar; inclinación a indignación y rabia*), le hace reproches al otro: sabe bien, en el fondo, que él es culpable (a1: *una comunicación en la cual a alguien se le reprocha justificadamente sobre su conducta, lo afecta con mucho desagrado, se vuelve violento, y se guarda sus fallas para sí mismo*).
- Debía llevar la buena noticia, transmitir el conocimiento, comunicar la iluminación. Pero quiere el conocimiento intuitivo y no por el planteamiento lógico humano, con desplazamiento, movimiento, al creer iluminar a los demás, transmite un conocimiento falso que lo ha hecho fracasar.
- Cólera por malas noticias hasta la confusión (> por lavarse la cara con agua fría: la cara lavada lo enuncia tal como es, mejora el mensaje).
- Indignación por sueños desagradables. Desea volver a casa, una vez allí, se quiere ir (ansiedad cuando lo sacan de la cuna) no tomó el buen camino para conocer. Remordimiento por haberle atribuido su falta a otro, se atribuye a sí mismo la falta de los otros.
- Desea trabajar después del coito: transmitió, comunicó, conocimiento a alguien. Intolerancia al sombrero, que señala su responsabilidad. Mantiene abierta la fontanela por mucho tiempo para recibir la iluminación. (MS X.90)
- Quiere una transmisión por iluminación, en ET explica todo a fondo / exige a los demás que le muestren sus conocimientos. Enamorada de un albañil a quien le puede explicar la cultura. (SVM XII.96)

CALCAREA SILICATA (Calc-sil.): - El ser perfecto no tiene que trabajar para mantener su vida y la de sus criaturas. Habla y las hace existir, quiere y las mantiene en el ser, sin esfuerzo. (AFADH 4.2013)
- Carnes suaves, elásticas, atónicas, juega tirado en el suelo. Sueña que cuida enfermos, incluso si huye cuando es grave por temor de no hacer lo que es lo correcto: es mejor que no ser capaz de aliviarle.
- Escucha poco, ¡pero es asfixiante para aquellos que lo cuidan! Responsable de la protección y durabilidad de los vínculos familiares. Incapaz de ser responsable y ayudar a los vivos: no tiene leche.
- Siente que tiene una deuda para con los muertos, les habla: la muerte del otro es señal del fracaso de su Providencia. Sueña que sana a los enfermos, su marido muerto no puede ser visto. Ninguna ambición ya que ayudó a los difuntos en vida.
- Le pone a su hijo el nombre de un muerto. Tiene relaciones con los muertos que no tuvo con los vivos, ya que un muerto no le hace reproches a un amigo.

- Su responsabilidad con alguien se termina si está muerto. Cree que el <u>amor</u> no es más que una relación doméstica, una relación reducida a una madre que nos <u>nutre</u>. La relación se reduce al plano vegetativo, <u>material</u>. Deseo de <u>supervivencia</u>, de eternidad en lo <u>biológico</u>.
- Cree que su <u>responsabilidad</u> por el otro implica una acción <u>tangible</u>. Nutre a sus hijos pero sin afecto. Como no hay profundidad en el contacto verdadero, sólo la duración se puede invertir: habla con los muertos, encerrado en la historia de los muertos. (AHADH) (DD: **Sec**. no quiere dar, está seco; **Calc-sil**. da pero falsamente) (CLM - CLH 3 2011)

CALCAREA SULPHURICA (Calc-s.): - Odia a los que no están de acuerdo con él, preocupación porque debe ser apreciado: si se me impugna /refuta/contradice, si los que son próximos a mí ya no están, ¿quién me va a <u>respetar</u> y <u>venerar</u>?
- Celoso de aquellos que son más <u>atractivos</u> que él, lamenta que no <u>aprecien</u> sus <u>hazañas</u>, sus <u>habilidades</u>, sus <u>servicios</u>, la excelencia de sus acciones, por ejemplo al tratar de agarrar la <u>escurridiza anguila</u>. ¿Será que ya no tengo valor? Quiere <u>entregarse</u> para que lo veneren. Quiere ser la causa de su <u>bondad</u>, para despertar reverencia y amor, como la divinidad.
- Lleva el <u>sombrero</u>, símbolo de soberanía que atrae respeto, reverencia, quiere ser <u>reconocido</u>, tener los <u>honores</u>. Hay que decirles a los demás que amen en nosotros la bondad que Dios nos dio, que este amor permite conservar y aumentar nuestra bondad, puesto que nosotros no somos la fuente de nuestra bondad. (MS.V.91; AFADH XI.91)

CALEIDOSCOPIO: - Cada <u>pieza</u> tiene el mismo valor, ya no ve la <u>jerarquía</u> de los valores. **Chin.**

CALENDULA OFFICINALIS (Calen.): - *** Falta o exceso de <u>compromiso</u> y <u>distanciamiento</u>, nada lo alcanza; calor y <u>luz solar</u>, atención, sensibilidad herida, <u>traumas</u> laceradas que tardan en <u>sanar</u>, dolores fuera de <u>proporción</u>. Necesidad de <u>ayuda</u> para <u>repararse</u>. (INHF 10.2010)

CALLOSIDAD (DUREZA, TERNURA)

CALMA (TRANQUILIDAD)

CAMA: - No quiere a nadie más que él en su cama. Quiere un <u>tacto</u> completo, como en el líquido uterino. La <u>alteridad</u> sólo es posible por la <u>distancia</u>. **Sanic.**
- Ilusión de otro en su cama, uno se cura y el otro no. **Sec.**

CAMARADERÍA: (AMIGO, EQUIPO)

CAMBIAR (MOVIMIENTO, MUDANZA, DEVENIR, FLUIR, MUTABILIDAD, PERSEVERAR, PRECARIEDAD, EFÍMERO, CICLO, RITMO, CONTINUIDAD, HÁBITO, NOVEDAD, TRANSFORMAR, RENOVAR, SOLTAR, ETAPA, INCLUSO, CONSERVAR, IGUAL, SEMEJANTE, MISMO): - Sufre por cualquier <u>cambio</u>: de lugar, de físico, de vida. Quiere la <u>satisfacción</u> de que todas sus necesidades estén aseguradas hasta la perpetuidad. **Adam.**
- Siempre está insatisfecho con el objeto presente, cambia constantemente. **Bism.**
- Se niega a ser <u>obligado</u> a estar en el <u>pasado</u>, quiere ser libre de <u>cambiar</u> siempre de <u>idea</u>. **Cact.**
- Avaricia y odio del cambio que obliga a <u>adaptarse</u> indefectiblemente lleva a la muerte. Quiere que todo se <u>conserve</u>. Rechaza el cambio por miedo a lo <u>nuevo</u>. **Calc-f.**
- Siendo el <u>Cristo</u>, llega al <u>infinito</u>, la <u>eternidad</u>, la inmutabilidad. **Cann-i.**
- Se protege del cambio por los prejuicios tradicionales. Todo cambio es un esfuerzo realizado, una lucha contra mis costumbres/hábitos. **Carb-v.**
- No puede cerrar una experiencia para pasar a la otra, el tiempo durante el cual se debe imaginar que un cambio pueda ocurrir. **Cast-eq.**

- Quiere una ciencia que no está sometida al cambio, y pierde la capacidad de <u>integrar</u> la realidad y darle un sentido correcto. **Cedr.**
- Quiere cambiar a los demás por la luz que él cree irradiar. **Hell.**
- Rechaza la transformación que implica el actuar, el recibir consejos, el deber madurar implica aceptar el cambio. **Helon.**
- Sensación de des<u>organización</u> interna: le teme a los cambios cuyas riendas no tiene. **Hydrog.**
- Miedo al cambio sufrido y a lo que vendrá. **Lyss.**
- Sufre con todo lo que cambia, ya que quiere conocer los futuros contingentes [*] por una ciencia inmutable. **Mang.**
- Para Nicc., cambio = <u>división</u>, <u>separación</u>, <u>corte</u>. **Nicc.**
- Todo cambio señala una <u>interrupción</u> en el <u>flujo</u>, una <u>ruptura</u>. Esto evoca <u>precariedad</u>, <u>discontinuidad</u>. **Nicc.**
- Necesidad de despertar su <u>entusiasmo</u> al cambiar siempre de ocupación. **Pip-m.**
- No puede más, <u>aguanta</u> demasiado. Necesidad de un <u>cambio</u> profundo en su vida después de tanta indecisión y división. **Sal-fr.**
- Rechaza el uso de la <u>racionalidad</u> en el sentido que el <u>conocimiento</u> produce un <u>cambio</u>, no quiere escuchar las <u>explicaciones</u>. **Sol-t-ae.**
- Teme perder su identidad por el <u>cambio</u>, porque cuando se cambia es para obtener una manera de ser que no es. Aceptar el cambio, nuevamente es aceptar que no es el creador universal. **Spong.**
- Sufre por todo lo que le recuerda el <u>cambio</u> en el tiempo: movimiento, <u>vibración</u>, trabajo, pensamiento comparativo. **Ther.**
- Opresión, necesidad de cambio para liberarse. **Tub.**
- Debe ser igual, como la primera vez, como al principio. <u>Mudanza</u>, <u>cambio</u> quiere decir que no era <u>perfecto</u> al principio, que se equivocó, que debe mejorarse, <u>evolucionar</u>. Era <u>mejor</u> antes, hay demasiados <u>cambios</u>. Los cambios no pueden ser la fuente del <u>disfrute</u>: no <u>poseo</u> ni <u>conozco</u> más todo, me equivoqué. El cambio señala mi imperfección, mientras que quiero encontrar la <u>felicidad</u> en lo inmutable al poseer todo ya. **Vip.**

CAMELIA SINENSIS (Cam-s.): - (véase: Thea sinensis)

CAMINAR – MARCHAR (IR, SUBIR, PASO, ESFUERZO): - No se atreve a <u>marchar</u> a paso firme ya que no se sentiría en su <u>lugar</u>, no ocupa más lugar que los demás. **Cupr.**
- Marcha para aprender y estudiar. **Ind.**
- <u>Trabaja</u> mucho, lo que le hace mucho bien, ya que debe mantener el mundo en marcha por su trabajo. **Rhus-t.**

CAMINO (BUSCAR, ETAPA, HUELLA, VIAJE): - Rechaza que lo tomen de la mano para ser guiado sobre su camino. Se pierde fácilmente / se siente a gusto en lugares desconocidos. **Am-m.**
- Horror de los caminos sucios y fangosos. **Apis**
- Cree que el camino que lo conduce a la <u>felicidad</u> está en él como un don natural. Como este no es el caso, la vida es insoportable, su camino es triste y desesperante. Rechaza tener algo que desear en el camino. **Aster.**
- Acepta la ayuda que le ofrecen en el camino, rechaza tener que elegir en el camino. **Bism.**
- Después de haber descuidado su <u>tarea</u>, se siente <u>separado</u> de los demás, intolerante a que le <u>tapen</u> la visión, <u>levanta</u> la vista para ver la salida y encontrar <u>señales</u>, buscar el camino. **Brass-n-o.**
- Quiere el <u>desarrollo</u> instantáneo, sin tener que seguir un <u>camino</u>. **Calc-p.**
- Quiere hacer todo el camino solo, está obligado a seguir. **Form.**
- Niño, rey, <u>retirado</u>, <u>desprendido</u> de todo y de todos para seguir su <u>camino</u>. **Ger-ro.**
- No quiere dejar sus huellas (pies ligeros), rechaza el camino humano oscilante[11] que implica la experiencia. **Grat.**

- Rechaza tener que ponerse en camino, quiere que su deseo baste para poseer su bien. **Hura**
- Dificultad para decidirse debido a los posibles obstáculos y peligros desconocidos en el camino. **Lars-arg.**
- Determina el objeto bueno que va a movilizar el apetito de todos, el que le da sentido al camino. **M-arct.**
- Debe aceptar que el camino entre la causa y el efecto sea un camino de evolución. **Merc.**
- Quiere cumplir/realizar su camino de vida, su niño interior. **Ox-ac.**
- No puede encontrar su camino puesto que no sabe cuál es. **Petr.**
- Preocupación de conducir bien (automóvil), pasar entre los obstáculos, dirigir él mismo por su camino. **Rhod.**
- Nuestro camino hacia nuestra identidad debe ser orientado hacia el amor "del que todo el universo adora" (Hahnemann). **Sal-fr.**
- Llega o no a "hacer la travesía". **Stann.**
- Se pone en marcha: indolente, pero eficaz una vez que se lanza en la actividad. **Tarax.**

CAMPHORA (Camph.): - Problema de teocentrismo [*] contra antropocentrismo [*]. Después de haber negado a los otros y al Otro, ya no tiene más a Dios, ni a los otros, y se ha quedado totalmente solo. Soledad en otro mundo que no ha creado pero en el que quiere ser el sol. La compañía no gravita en torno a él.
- ¿Estoy muerto? todo desaparece. Solo en el universo, es el último ser existente. Verse en el espejo es insoportable, ya que descubre su soledad. Mis ideas parecen no haber existido sino en la imaginación.
- Ningún otro sentimiento que el de mi condena sin esperanza y sin final. Condenado a la expiación eterna, privado de toda protección divina. Sin esperanza en un mundo abandonado por Dios.
- Me veo a mi mismo como un espíritu sin materia. Sin calor interno. Imagen del vacío alrededor y dentro de sí, disolución completa y está condenado a la soledad ya que "no quiso dar un poco de si por esta sociedad cambiante", integrarse a cualquier cosa que esté regulada, las limitaciones de los horarios.
- Condenado a girar sobre la órbita del cosmos como una estrella al servicio de un amo ausente e indiferente. (MS II et X.89)

CAMPO (ATRACCIÓN): - Quiere atraer y someter todo al campo de su plan, para alcanzar infaliblemente su propósito. **M-arct.**
- Quiere ser atraído de manera necesario, obligado, hacia su fin. Quiere ser automáticamente atraído hacia su fin, negándose a utilizar su inteligencia para determinar su voluntad. **M-aust.**

CANALIZAR (DIRIGIR): - Debe reprimir, domar su salvajismo, canalizar la energía con tiempo y paciencia. Si no, el arrebato lo amenaza, destruye. **Lac-e.**

CANCER: - Molesto por todo aquello que es diferente a él: eso funciona de manera autónoma, sin estar relacionado con él. **Hydr.**

CANNABIS INDICA (Cann-i.): - Desea la infinidad, la inmutabilidad y la eternidad. Todas las dimensiones son exageradas, como lo grandioso de los sentimientos y las comparaciones. (RF I.95)
- Percibe, puede y es todo o nada. Aumento de las medidas, los espacios, tamaños, distancia, tiempo. El pasado vuelve a su memoria de nuevo muy claramente, no siente su propio peso: Estado de mucha felicidad en el pecho de su madre en el que ocupa todo el espacio. Intolerancia a estar atrapado en las estructuras, al tiempo real.

---

[11] En la bíblia, Jesús camina a la orilla de la playa, entre el agua y la arena, como símbolo de lo que el hombre conoce y no conoce, lo que se permite y no se permite, etc. (NdT)

- A fuerza de querer estar en las dimensiones divinas, no es nada, no tiene más límite: diablos que se burlan de él cuando quiere escaparse de su humanidad sin la maduración prevista.
- Es colocado en una cuna incandescente para escuchar las canciones de cuna del infierno. Se encuentra en el vestíbulo de un paraíso de cobre, del falso oro. Aún distingue bien la verdad de lo falso. No puede alcanzar la verdad y rechaza la falsedad, es propulsado en el cosmos para girar en una falsa eternidad, un tiempo indefinidamente prolongado en un aislamiento infinito y una total incomunicación.
- Su corazón late como un reloj gigante que latirá los años restantes, así como el paso acompasado de un ejército, las edades pasan a la eternidad.
- Comunión difícil con los otros que no pueden saber ni comprender lo que vive. Esfuerzo marcado por estar en la realidad por voluntad, degluta gracias a un análisis detallado de todos los movimientos fisiológicos, y se encuentra sorprendido de lograrlo tan fácilmente. Desea el atributo que dirige a todos los demás atributos: la perfección.
- Tiene una gran sensación de su pequeñez. La dimensión humana es ridícula e inaceptable, la realidad grotesca, aunque la dignidad del hombre se encuentre en la aceptación de su dimensión humana. Cann-i. muestra las vías para llegar a la perfección, pero si las toma para arribar a la perfección divina, se vuelve ridículo.
- El deber de llegar a la perfección es justo, pero la falta está en el deseo de encontrar la perfección divina y no la perfección humana. Debo conocer a Dios y, en lo posible, ser lo más semejante a Él, pero no puedo ser Dios.
- Desea la desmesura de Dios, la infinidad, la no limitación, en calidad como en cantidad, en los tres atributos divinos unidos en la noción de la perfección: infinidad, eternidad, inmutabilidad. Resultado: desaparición de la noción humana del tiempo, del tamaño – espacio, y de la permanencia. (AFADH 87; MS - GC VI.93)

CANNABIS SATIVA (Cann-s.): - *H9: Le parece que las ideas se detienen, mira fijamente delante de él; parece estar sumergido en ideas muy elevadas, pero de las cuales no es consciente. H10: se puede pensar en tal o cual cosa, pero los pensamientos hacen una pausa durante la cual examina por mucho tiempo el objeto del cual debe ocuparse.*
- No acepta la dependencia del intelecto práctico, la necesidad de tener presente el objeto de la beatitud, de elevarlo al trabajo intelectual. La nariz aumentada es un obstáculo para la visión: la exaltación de la intuición es un obstáculo a la lógica humana, ya que el acceso al conocimiento por los sentidos y la razón es más perfecto para el hombre que por la iluminación.
- El camino natural del hombre hacia el conocimiento es por lo sensible, que lo conduce a un conocimiento más preciso que el conocimiento difuso adquirido sólo por el espíritu. Cann-s. quiere la contemplación sin ningún trabajo de comprensión para verificar la intuición. Rechaza el trabajo, la fisiología de la función: problema de la intervención de la reflexión para llegar a la certeza que el objeto es bueno.
- Permanece en la confusión (borroso/oscuridad), no puede llegar al disfrute. Tiene un conocimiento intuitivo que empaña el disfrute de los pensamientos elevados, pero no dispone de los elementos intelectuales para asegurarlos, no los puede confirmar, ni puede reflexionar al respecto, saber si es verdad o no, si es justo o no. Rechaza aceptar la relatividad de la felicidad terrenal, todo el mecanismo necesario para encontrar la felicidad relativa y aceptarla está averiado.
- Al no poder estudiarse a sí mismo como imagen de Dios, sufre de confusión de identidad. (MS VI.93) Quiere tener ideas claras, encontrar las palabras para una filosofía y un espíritu refinado.

CANSARSE (DURAR)

CANTHARIS VESICATORIA (Canth.): - *** SVM 11.2012: Sufre de constancia: cuando quiere pensar en algo, pierde inmediatamente sus pensamientos: imposibilidad de comenzar / muchas ideas de toda clase que no puede expulsar: imposibilidad de terminar "*… muy distraído de mente, y*

muchas ideas de todo tipo de cosas que se le vienen a la mente, y de las cuales no se puede deshacer. [a1] Cuando desea pensar en algo, inmediatamente pierde sus pensamientos: su mirada permanece fija, en silencio, sobre un solo objeto (el cual, sin embargo, apenas nota), tiene problemas para recordar frases con el fin de expresar algunas palabras coherentemente. [a3]."
Aunque la inconstancia es normal, inherente a nuestro ser finito, temporal.

- Estamos constantemente enfrentando el principio y el fin, o a la imposibilidad de comenzar o terminar. Quiere una acción igual a las ideas de Dios, que no tienen duración, ni principio, ni fin, estar constantemente es acto, sin principio ni fin. La carne al ajarse, se descama y se ulcera, esta es la prueba más tangible de nuestra finitud.
- Caso: no se da cuenta de que está embarazada, ¡está dando a luz y no lo ve! Rechaza este aspecto temporal de su ser, allí sufre violentamente del contacto con la realidad. Al desear una perfección sin principio ni fin, no orienta su perfección humana hacia una perfección superior, y todo lo que marca el tiempo, lo que le demuestra su materialidad, lo hace sufrir.
- Acepta ser una encarnación, pero sin estar sometido a estos aspectos de principio y de fin que la materia implica, ¡su sometimiento al tiempo! El cuerpo que se desea erróneamente cuando no es el momento adecuado, sufre la exageración de la temporalidad, y gracias a esta extrema fragilidad y reactividad, casi se quema y se desmorona. (Nancy 10.2012)
- Bajo influencia, poseído, en el fuego, no se puede restaurar. Insatisfecho con todo, quiere que la realidad esté siempre allí para hacerlo crecer y satisfacerlo, ser mimado, que todo sea claro y agradable. Si estuviera en el útero que lo nutre, todo estaría bien.
- En la realidad, no todo es claro y agradable, y eso forma parte de nuestra construcción. El enfrentamiento con la realidad exterior participa en mi construcción. Hay que aceptar el tacto, la fricción, el roce. Si deseo ser un ser perfecto que no necesite ninguna influencia exterior para humanizarme, cualquier realidad va a ser agresiva.
- Lo ideal es seguir siendo un feto que flota en el útero: "sensación de flotar". La persona trasplantada es rechazada por el órgano trasplantado. Desea ser la perfección superior a la cual todos los demás deben ser ordenados según la armonía del universo, se niega a ordenar su perfeccionamiento de acuerdo a una perfección superior. (FclA- AFADH 10.2010)
- Problema moral: desea la creación solamente por el sexo, quiere la pureza (ciervo) sin tener pasar por las etapas de maduración, renovación, renacimiento, bautismo. Sin ser regenerado. Envidia la nobleza de Él que crea e ilumina, el estado de fertilidad y el bienestar intrínseco, la sabiduría creativa eterna. Siente como si se encontrara acorralado, estrangulado por manos de hielo, siente que alguien lo levanta de su cama a punta de golpes.
- Todo lo que brilla, como verse en un espejo, desencadena su furia. Quiere morder y ladrar. Se lastima (rasgar) y se presenta a los otros repulsivo: satírico y obsceno. O glorioso, se ve fresco como un recién nacido, todo es claro y agradable, sensación de fuerza y exaltación de la sexualidad. Se desmorona y cae enfermo durante o después del paso por una situación difícil que ya ha mejorado. (GRAPH II.90)

CANTIDAD: - Quiere un desarrollo cuantitativo que no esté limitado por su condición, sus caracteres específicos individuales precisan sus necesidades. **Squil.**

CANTO (BELLEZA, MÚSICA, ARMONÍA): - Cantar >, para tener presencia. **Calc-s.**
- Canta para tranquilizarse. **Carb-an.**
- Sin poder delante del otro porque a su poder le falta de armonía, excepto cuando siente cólera (sueña con maremoto/tsunami) y cuando canta. **Germ-met.**
- Canta involuntariamente, quiere ser autónomo. **Spong.**

CAOS: - Se agota por ordenar el caos de sus pasiones. **Germ-met.**
- Desea ser la luz que ordena el caos. **Plut-n.**

CAPACIDAD (SABER, HAZAÑA, PODER, ÉXITO/LOGRO): - Capacidad perdida. **Apis**
- Miedo de no poder. **Mag-c.**
- Quiere probar su valor por su conocimiento en la competitividad. **Mag-m.**

CAPITAL (HERENCIA, PROVISIÓN)

CAPITULAR: - Prefiere una vida mediocre, dado los logros de este mundo, antes que una vida en
la que corra riesgos y tenga que capitular. **Yttrb-met.**

CAPÍTULO (LEER, ETAPA)

CAPRICHO: - Sin el esfuerzo necesario para la socialización, depende de los caprichos personales
de su amo: no se puede entonces estar en torno a sí, aceptar y soportar como perritos falderos que
obedecen. **Oci-sa.**

CAPSICUM ANNUUM (Caps.): - Se niega llegar a la plenitud por la adquisición del habitus, por la
repetición. Una vez que llega, no quiere trabajar, no soporta ni crítica ni sugestión. En la rutina de
los hábitos, nostalgia de cuando aún tenía algo por descubrir, aprender. ? (MS X.99)
- Se presenta como una referencia moral. Estrecha la mano de los ministros, le habla a los humildes,
pero no quiere que digan "que quiere ser visto". Magnánimo. Nostálgico por la seguridad de los
grandes y el aprecio de los pequeños.
- Exalta su personalidad por la intolerancia a ser parte de lo común, no soporta la falla de los otros.
Al no estar dotado intelectualmente, enaltece su valor moral, o es agradable.
- Se tranquiliza por las faltas de los demás. Patriota abanderado con mejillas rojas y frías. La
pimienta: perfuma con su presencia, ¡molesta demasiado! Perdió la bondad, su valor propio, su
gusto, su sabor y ya no merece más ser pisoteado. Quiere gustarle a los grandes y comunicar su
sabor a los humildes como la bondad de Dios es difusiva de sí, que sale de Él espontáneamente.
- No soporta que los demás sean buenos: los crítica por ser indulgentes para con los despojados.
Debe lograr exaltar el valor de todos por su presencia, en vez de tratar de utilizarlos para exaltar el
suyo. (MS 86?)

CAPTAR (APIRAR, IMÁN, ATRACCIÓN): - No podemos reunir, aspirar en nosotros todos los
seres, captar todo. **Manc.**

CAPULLO (CASA, SEGURIDAD): - Vuelve a su capullo, su concha. **Calc.**

CARA – HACER FRENTE (ENFRENTAR): - Enfrenta bien las dificultades graves, pero, por otro
lado, se derrumba fácilmente ante las bagatelas. **Aster.**
- Rechaza enfrentar, todo es demasiado difícil, cada proyecto es una montaña. **Verb.**

CARA (en frente, HIPOCRESÍA): - Quiere lavarse la cara para quitarse su imperfección terrestre.
Asar.
- Sensación de condena y mediocridad, como si fuera culpable de alguna acción que los demás
conocen, como si no pudiera mirar a nadie a la cara. **Cob.**
- El rostro es el lugar de expresión máximo del compuesto cuerpo – espíritu. La cara lleva el
nombre, lesiones en la cara = pierde su identidad. **Kali-s.**

CARÁCTER: - Se niega a dejarse forjar por el carácter de los acontecimientos, la vida que nos
forma de esta manera es demasiado dura. **Manc.**

CARBO ANIMALIS* (Carb-an.): - Rechaza el <u>sacrificio</u> como medio de adquirir una <u>perfección</u> superior, ya que ha adquirido una perfección <u>estable</u> que no es susceptible al <u>cambio</u>, es <u>inmutable</u>. (AFADH 12.08)
- Es la angustia y el sufrimiento por el sacrificio: dar o perder algo de su <u>sustancia</u>. Ha dado todo y se encuentra solo y abandonado: infinita tristeza, decepción de haber dado sin el reconocimiento de nadie. Sensible a todos aquellos que se sacrifican y sufren en el mundo.
- Habría querido poder consagrarse <u>enteramente</u>, <u>inagotable</u>, no por sacrificio pero por su capacidad infinita de <u>dar</u> su sustancia sin sufrir, sin nada que <u>perder</u> ni ser iniciado o restaurado y recuperar fuerzas.
- No pudiendo ser el buen Dios que quisiera ser, que puede dar sin peligro ya que es inagotable e impasible, Carb-an. se vuelve el <u>blanco</u> de las bromas. "Los otros son unos ingratos, me he <u>privado</u> por nada". No puede descansar ni recuperarse. (AFADH II.95)
- Cólera por hechos pasados: ha estado abandonado solo en un lugar desierto, lejos de su casa, y el resentimiento le impide olvidar. Fantasmas horribles en la oscuridad.
- Se tranquiliza silbando involuntariamente para crear una presencia, mientras se <u>balancea</u>. Llega a transformarse en otra cosa por el <u>fuego</u>, se quema en pleno aire pero no finaliza el proceso. Es por la carne que puedo sufrir y sufrir al otro, soy <u>impresionable</u>.
- Y se niega a abrirse al otro por los sentidos, y pierde la comunicación y su capacidad receptiva sensible. Se niega a sufrir al otro. (MS, V.90; AFADH III.90)

CARBO FULLERENUM (Carb-f) (Carb-f.): - Quiere expresar su mal como algo bueno, es decir, su verdadero ser; y ser amado, apretado entre los brazos por lo que es, no por la <u>apariencia</u>.
- Quiere <u>limpiar</u>, hacer <u>brillar</u> las cosas, que los <u>colores</u> sean vibrantes, después de rechazar lo que es malo de verdad porque le es extraño, debe unir las partes que lo componen, la <u>animalidad</u> y la <u>intelectualidad</u>.
- Se niega a trabajar en la unidad de su ser por el control de sus <u>pasiones</u>, de someterse al <u>tiempo</u>. Envidia la inteligencia pura, exenta de toda animalidad e independiente de la información material de los sentidos. (AFADH 5.2011)

CARBO VEGETABILIS (Carb-v.): - Cuando se acuesta siente el corazón apretado contra la cama, debe levantarse. Visiones horribles en la oscuridad. Hay una <u>presencia</u>, manos que lo tocan, oye pasos, hay alguien detrás o al lado de él: quiere atraparlo, llevárselo, se aferra.
- Ve su problema en los extraños a los que trata de comprar para que no se lleven nada: hipócrita, adulador para volverse mejor, lograr sin esfuerzo, frívolo, avaro con su familia y generoso con los extraños. Espía todo para ver donde se encuentran.
- No sabe bien si quiere a su esposa o no, si odia a sus enemigos. Mi ser se desvía. Problema de la <u>mutabilidad</u> enfrenta al poder del ser (ST C9 a1 "Dios, ¿es o no completamente inmutable?"; a2 "¿Es o no es propio de Dios ser inmutable? (hjg.com.ar). "Éxtasis por la <u>transpiración</u>", exaltación del sí por un movimiento hacia el exterior, símbolo de la <u>trascendencia</u>, paso del <u>poder</u> al <u>acto</u>, trabajo, estado de cuerpo totalmente en <u>movimiento</u>.
- Niega volverse esencial, <u>retiene</u> su transformación, tiene sus hábitos. Es obligado por otro a convertirse. Desesperado por el dolor, signo de movimiento. En el medio del camino entre el árbol original y la ceniza final, pero ninguno de los dos en la <u>evolución</u>.
- Es el problema del convertirse, de abandonar sus cualidades para adquirir otras. Corta un cadáver y lo sala para conservarlo, quiere mantener el medio ambiente imputrescible [*] y rechaza el salto cualitativo del carbón a la brasa (Salto cualitativo: el carbón si se enciende, deja de ser carbón para convertirse en brasa, no acepta el cambio de carbón a fuego).
- Prejuicios tradicionales para no <u>transformarse</u>, no llegar hasta el <u>final</u>. O hubiera querido transformarse a sí mismo, sin fuego, rechazando el lado pasivo de la transformación.

- Egotrofía, pone en evidencia su ascenso social a partir de nada: cualquier cambio lo consigo con un esfuerzo enorme, ¡si he vencido a la inercia! Quiere conquistar la muerte por métodos esotéricos para salirse él mismo de su cuerpo.
- La presencia indispensable para dejarse transformar, el otro, es el fuego, factor exterior a sí para salir de su estado inconcluso. El carbón vegetal se forma en un medio cerrado, el proceso se detiene en la ausencia de O_2. Situación de frontera, transición, quiere y no puede llegar.
- Miedo y duda de lanzarse en la evolución de una situación a otra mejor. Asfixiado, quiere seguir siendo madera, obtener el estado que se sigue a la muerte, sin perderse, mantenerse en el mismo estado. Como castigo, se encuentra con fantasmas. Envidia la inmutabilidad de Dios, rechazando el cambio como necesidad de logro. (AFADH II.92; MS X.90)

CARBOLICUM ACIDUM (Carbol-ac.): - Los sentidos le provocan cortocircuito a lo vegetativo, confundiendo el alimento intelectual y el alimento sensible. El alimento intelectual introduce en mí las "especies" del objeto y enriquece mi substancia intelectual sin producir cambios sobre el objeto que me alimenta, mientras que el alimento vegetativo introduce el objeto en mí y lo hago mi propia sustancia destruyéndolo.
- Si imagino que mi alimento sensible es recibido de la misma manera que el alimento intelectual, falta la experiencia sensible necesaria para el conocimiento.
- Rechaza la manera humana de alimentarse, que transforma el objeto en su carne, encuentra eso indigno para su humanidad, y sólo desea el método de absorción del alimento intelectual.
- Perfección deseada: Dios conoce sin ingerir ni transformar el objeto en sí mismo, ve y conoce todo porque está en Él, no los tiene que introducir, por su intelecto, uno y simple, conoce lo universal y todos los singulares. (ST I C14, a11 Dios, ¿conoce o no conoce lo singular?) No necesita ninguna otra facultad que su intelecto para conocer los singulares, la mantequilla, el pan. (AFADH 3.2008)
- Miedo al peligro y las enfermedades. Imagina enfermedades, cáncer y ve la muerte llegar. Sueña con cadáveres. Busca en el estudio y la lectura la solución a estos problemas, la inteligencia debe resolver los peligros, las enfermedades y el cáncer.
- El deseo de esfuerzo mental es tan fuerte, que no lo puede conseguir. Perdió lo que deseaba, no puede estudiar, no retiene lo que leyó. ET: el esfuerzo intelectual es posible.
- El concepto despierta los sentidos, la función: *"justo cuando mis ojos se posaban sobre una cosa, podía sentirla, incluso en el extremo más alejado de la mesa"*. A609. A581. *"Sueño con gran actividad mental; se despertó con el intelecto claro; puede trabajar"*. Se alimenta por los sentidos como se alimenta de un objeto intelectual, sin transformarlo por el cuerpo.
- No siente hambre pero un cuerpo que no se ha alimentado pide tragar constantemente (A276, 289). Anorexia, alcoholismo… Quiere que lo vegetativo absorba los nutrientes de manera intelectual.
- Dios por su intelecto, uno y simple, conoce lo universal y todos los singulares, el hombre necesita sentidos diferentes a su intelecto, de varios instrumentos de conocimiento para conocer los singulares, ya que ninguna facultad es suficiente para conocerlo todo. (FDR 3.08 - AFADH 3.08)

CARBONEUM SULPHURATUM (Carbn-s.): - Ya no tiene la prudencia humana que evita los extremos. Busca cosas que están delante de él. No encuentra sus herramientas cuando los necesita. Niega los obstáculos por lo que no se preocupa.
- La relación entre preocupación y el justo medio es la magnanimidad: preocupación justa necesaria a una justa prudencia humana, ¡no más! (*NdT: la preocupación debe estar de acuerdo a la gravedad de la situación*). Elimina las preocupaciones superfluas, vive tranquilo en la confianza. Dios es lo bastante rico para preocuparse de su pueblo sin perder su tranquilidad. (GEMMH, AFADH XII.00)

CARCAJADA: - <u>Alegría</u> pueril, <u>carcajada</u> tonta en egotrofía, o no merece la alegría, no durará. **Germ-met.**

CARCASA (MARCO): - Se encuentra habitando en un entorno <u>vacío</u>, como una casa vacía, ya nada <u>anima</u> su carcasa. **Tab.**

CARCINOSINUM (Carc.): - Quiere una plenitud de vida que es interior al sujeto sin ninguna influencia de ninguna fuerza exterior, la plenitud de vida absolutamente inmanente de Dios, acto de vida perfecto porque está totalmente en acto[12], sin ninguna potencialidad para perfeccionarse aún más por una acción que venga del exterior, o incluso por una relación con el exterior.
- Esta vida perfecta hace que Dios no esté obligado a hacer ningún acto hacia el exterior. Para Dios, el exterior no existe. "Me llevo a mí mismo, sin compartir con nadie".
- Quiere volverse <u>inmanente</u> a todo lo que existe, que todo exista en sí. Se convierte en la fuerza de todo lo que se <u>transforma</u> en sí mismo, no <u>sacrifica</u> nada de su posible desarrollo a la existencia propia del otro, el soporta todo para que todo lo que exista se <u>convierta</u> en él.
- Rechaza la muerte y el sacrificio = rechaza estar <u>sometido</u> a una fuerza que no sea la propia, "abandonado" a otro <u>poder</u> que no sea de él. No quiere <u>depender</u> de ninguna fuerza exterior que lo pueda <u>conducir</u>, armonizarlo con algo distinto a sí mismo, <u>medirlo</u>, el moderador de su <u>expansión</u>. (AFADH 12.08)
- Alardea de un sentido admirable de <u>sacrificio</u>, el eterno sacrificado. Desea en su naturaleza corporal la <u>Fuerza</u> Divina de la <u>inmortalidad</u>, poder <u>dar</u> todo sin nada que <u>perder</u>. Muestra que tiene la fuerza física para <u>soportar</u> hasta el sacrificio, pero no alcanza la alegría que Dios reserva a su fiel obediencia.
- Alegría espiritual que no se apoya en nada, la tengo por la <u>energía</u> que habita en mi, y no tengo que <u>someterme</u> a ninguna regla, rompo todas las barreras, me abro sin <u>límites</u> (como las células cancerígenas que se han vuelto como locas en su mitosis y están fuera de control). Muestra al otro su debilidad, su egoísmo, su desobediencia, su incapacidad de soportar. (AFADH 7.08)
- Totalmente <u>condicionado</u> por la <u>educación</u>, para guardar las <u>apariencias</u>, se <u>conforma</u> siempre con la opinión de los otros, imposibilidad de aprender ni un poquito de <u>autonomía</u>. Rep: *"Mental: enfermedades por, infelicidad, influencia de los otros, debido a"*.
- Problema del <u>derecho</u> de existir por los otros. Pierde sus llaves, no puede desarrollar su personalidad, abrirse al exterior, abrir sus pasiones <u>animales</u>. Quiere decir las cosas que no se dicen.
- Amor por los animales enfermos y maltratados. No tiene el derecho a existir, es un peso para la familia, quiere liberar a los otros de la carga que crea para ellos.
- Autodestrucción purificadora en la que su propia violencia <u>animal</u> se vuelve contra sí mismo. Refleja el ambiente exageradamente, tanto en la calma como en la violencia. (AFADH-Prov; FDR I.00).
- Demasiado unido a su <u>núcleo</u> familiar como para <u>diferenciarse</u>. Infancia de sufrimientos, guardaba todo lo que quería decir sobre el mal sufrido, ya que hay cosas que no se <u>dicen</u>.
- Nunca debe haber problemas. <u>Encerramiento</u>, encarcelamiento en las palabras que no se atreve a pronunciar, en todo lo que experimenta que no puede ser evacuado, liberado. Sólo el dolor lo dice.
- No se rebela y <u>responsabilidad</u> muy precoz. Dependencia afectiva +++, incapaz de establecer la menor <u>relación</u> con el mundo exterior. <u>Macho cabrío</u> – emisario que <u>expía</u> la <u>maldición</u> implacable que pesa sobre la familia. Nací con mala estrella, la suerte se ensaña conmigo, nuestra familia.

---

[12] <u>Estar en acto</u>: Es cuando no está como potencial. El niño potencialmente será un adulto. El adulto es un adulto en acto. El óvulo y el espermatozoide potencialmente serían una persona, cuando la fecundación ocurre, es una persona en acto. Un acto es el resultado de algo potencialmente. En Dios, todo es un acto, no hay potencialidad, si Dios tuviera potencial, tendría tiempo y no sería eterno. Cualquier potencialidad está sometida al tiempo, a la materia y a la realidad humana. (NdT)

- Autodestrucción purificadora: es mejor que la violencia se vuelva contra sí que la vergüenza de infringir las leyes familiares. (CLH IX.91; ZLM II.96)
- Está en mí arreglar este desorden inmenso, con todos mis recursos. (SKR, X.95)
- Agitado, todo le afecta. Afectivo, precoz, inteligente. Efecto ++ de la música. Suda como Calc. más caliente. Se cae de sueño y no quiere dormir. > por pasear y balancearse. Duerme o ha dormido como un musulmán al orar. > en el mar. DD: **Med**. nalgas rojas fácilmente.

CARGA: - Se niega a abandonar su infancia y la no responsabilidad, evita hacerse cargo de su vida y ejercer su prudencia y su sabiduría práctica. **Cic.**

CARICATURA: - Caricatura, detecta la menor anomalía de forma o proporción. **Ham.**

CARICIA (MIMOSO, TERNURA): - Se pone rígido cuando lo quieren mimar/acariciar. **Ang.**
- Palpa ligeramente en señal de su dependencia de los otros. **Chin.**
- Caricias, independencia, deseo de papel, sueña con terremotos. **Lac-f.**

CARITATIVO – CARIDAD [*]: - Todo amor no es caridad. **Hura**
- Caritativo con los débiles que puede manipular fácilmente para su bien. **Lyss.**
- El mendigo acude a la piedad y la caridad del otro, acepta la ayuda. **Mag-c.**
- Desea ser un espíritu superior con el objetivo de la caridad y de sacrificarse por los demás. Acepta el castigo para protegerlos. **Toxi.**

CARNAL (CARNE, INSTINTO, SENTIDOS, CUERPOS, FÍSICO)

CARNE – CARNAL (CUERPOS, VEJEZ, CORRUPCIÓN): - La carne al ajarse, se descama y se ulcera, esta es la prueba más tangible de nuestra finitud. **Canth.**
- Es por la carne que puedo sufrir y padecer al otro, **Carb-an.**
- La fuerza de Dios se exhibe en mi debilidad carnal. **Clem.**
- Sometido dolorosamente al envejecimiento, ya que no admite que su carne no sea como la sustancia divina. **Eupi.**
- Lo que asimilo debe transformarse y convertirse en mi carne. **Kali-n.**
- Su espíritu no asume más su carne biológica que debe ser llevada hasta su término, se pudre. **Kreos.**
- El amor divino se reduce a la realidad carnal. **Plat.**
- Como expresión de su amor, quiere darle al otro su esencia misma, y no algo de su carne. Envidia la vida perfecta inmanente en cuanto a su transmisión y comunión entre las personas. No quiere sacrificarse. **Sabal.**
- No soporta la gente grosera, obscena, este aspecto carnal le indigna, incluyendo la sexualidad. **Staph.**

CARRERA (COMPETENCIA, RETRASO): - Correr le permite tomar posesión de todo lo que está presente en el espacio. **Vip.**

CARTA (LECTURA): - Pierde el mensaje del texto, de la palabra observando la carta demasiado cerca. **All-c.**
- No ve el espíritu de la carta, sino las letras. **Lil-t.**

CARTÍLAGO (AMORTIGUACIÓN): - Amortigua los choques de contacto con la realidad. **Arg-met.**

CASA (CAPULLO, FAMILIA, MEDIO, PATRIOTA, PUEBLO, ARQUITECTO, ARAÑA): -
Después de la mudanza, no siente que esta es su casa. **Borx.**
- Busca su lugar, dolor por tener que abandonar su casa. **Borx.**
- Hogareño por nostalgia. Quiere volver, estar en su casa. **Bry.**
- Hogareño por la ansiedad por el futuro. **Calc.**
- Patriota, nostalgia de la casa familiar. **Caps.**
- *Recorre todas las habitaciones de la casa* para visitar todas las particularidades accidentales, pero tiene la *impresión de no estar allí*, porque Dios, espíritu puro inmaterial trasciende su creación material y Cuya idea está en su esencia. **Coff.**
- No hay puertas ni ventanas, necesidad de salir, de quitar cualquier cerrojo. **Crot-t.**
- Se siente contraído en su casa humana, este cuerpo limitado y rítmico. **Glon.**
- Se cree el creador, en el centro del nido que no construyó, y se vuelve extranjero a todo lo que existe y todos sus esfuerzos por recobrar su nido son en vano. **Lyss.**
- Más libre y claro fuera de su casa. **Meny.**
- Demasiado pequeño: casa, iglesia, cuerpos: querría ser espíritu puro. **Sabad.**
- El hábitat es símbolo de una espiritualidad. **Sarr.**
- Desea mantener su casa familiar por respeto a sus ancestros. **Sars.**

CASANDRA [*] (AUGURIO, PREMINICIÓN): - **Bufo**

CASTANEA VESCA (Cast-v.): - Infla y exagera todo: sus preocupaciones financieras, sus discursos, los defectos de los otros, su situación miserable, sus deseos de moler a palos a otros y defecar sobre las personas.
- Angustia, quiere dinero para mujeres, autos, desarrollarse. No quiere dar, "los otros deben enriquecerlo (Aloe). Venera a un truhán si tiene un lindo auto y dinero". (FDR, 97)

CASTIGO (GRATITUD, LEY, RECOMPENSA)

CASTILLO EN ESPAÑA (IMAGINAR, PLANOS)

CASTO (INMENSO)

CASTOR EQUI (Cast-eq.): - Desapego al presente, a su niño, sus padres… sin la visión de un futuro positivo puede ser tiempos de desesperación, (hr1 – *piquiña interna violenta en los senos, ataques que la llevan al desespero…*) lo que hace necesario que se sueñe con un futuro exuberante, un cuerno de abundancia eterna. (hr1 – *en invierno sueña con fruta fresca colgando en los árboles*).
- En invierno, con el frío y la vida difícil, es necesario pensar con confianza en la renovación de la primavera.
- Todo esto se expresa en un contexto temporal durante el cual se debe imaginar que un cambio pudiera tomar parte. Para un adulto, es normal que su padre se enferme, muera, (a1 – *Sueña en la noche que su madre, que vive en Alemania, estaba enferma, sin haber pensado en ella el día anterior*) pero sería normal pensar en esto con antelación para desapegarse.
- (hr1 – *Pezones rasgados, dolorosos cuando amamanta, excesivamente sensibles/delicados, no soporta el roce de la ropa; incluso en casos extremos, en el que el pezón está casi ulcerado y cuelga de pequeños filamentos*)
- Como si los senos se van a desprender, su madre estaba enferma, las uñas se pulverizan: se caen, envejecen, fin, movimiento, desenlace. (hr1 – *Senos inflamadas, muy dolorosos al descender las escaleras; sensación como si se fueran a caer, se ve forzado a presionar sus manos contra ellos para mejorar esta desagradable sensación*) delante la preocupación por el futuro, se trata de retener lo que va a desprenderse: madre <=> infante.

- El pasado caducado debe asumirse para asegurar la renovación. (hr1 – *Algunas uñas de los pies se desprenden; las nuevas ya se han formado debajo de ellas*.) Cast-eq. rechaza el movimiento delante de la renovación, lo ve como un desgarramiento y se paraliza al encarar el futuro.
- (hr1 – *se le duerme el cuero cabelludo desde la nuca del cuello al vértice; acompañado por sensaciones como si la mitad posterior de la cabeza está sobre hielo. hr1 – sensación como si el occipucio se ha dormido*).
- Desea la fecundidad – maternidad – perfecta, continua mientras esté sumisa a tiempos sucesivos, alternando con el reposo, como las estaciones. En la renovación, siempre hay sorpresas, ya que no se puede saber por adelantado lo que esto va a dar.
- Esta es una sorpresa que da miedo y frena el desprendimiento. La risa insólita a propósito de cosas que no son graciosas evoca esta sorpresa que obliga a reflexionar de modo diferente, mirar desde otra perspectiva. (hr1 – *risa inusual sobre cosas que no son graciosas*).
- La renovación rompe los hábitos, es imprevisible. Cast-eq. tras sufrir la separación debe aprender a aceptar el cambio que va a venir para aceptar la sorpresa, o no sorprenderse demasiado, con el fin de poder salir de esto de manera positiva.
- Sólo Dios posee la fecundidad permanente, y no está vinculado ni al tiempo ni a la materia, no tiene que desprenderse de nada para aceptar la renovación, confundida con la constancia. En ET: mujer que pare sin interrupción, hombre polígamo que engendra constantemente. (BU I.00)

CASTOREUM (Cast.): - Rechaza la generación que exalta la posesión como un valor, con la confusión del derecho de propiedad, ocasión de discordia, de allí la necesidad de dividir el territorio. Rechaza el uso común de los bienes según las atribuciones de cada uno.
- Castoreum-Adam no quiere compartir, ponerse lo común, no quiere ser un comunista. Y por eso rechaza la continuidad de las generaciones, pone una barrera. Sólo Dios posee y dispone de la totalidad de Sí mismo y de la creación entera sin discontinuidad de uso. (AFADH 7.2010)

CATACLISMO: (CONSTRUIR): - Quiere prevenir tanto drama, mantener la paz, la belleza, el orden a toda costa, desencadena los dramas y el cataclismo: mata, incendia cuando acusa a los otros de su fracaso. **Hep.**

CATALIZADOR (ESTÍMULO, CHISPAZO, COMIENZO): - El maestro impulsa al discípulo a alcanzar el objetivo y comprender, pero no crea su conocimiento. **Dulc.**
- Quiere ser él mismo la acción y no solamente el catalizador. **Sulph.**

CATEDRAL: - Quiere grandes catedrales: extender las paredes de su prisión temporal que limita el conocimiento. **Irid-met.**

CAULOPHYLLUM PELTATUM (thalictroides) (Caul.): - Rabia durante las reglas, ilusión de estar embarazada, miedo durante el embarazo, pierde el espíritu durante el aborto.
- Dificultad de expresar su creatividad: Entrando en el movimiento de la vida para prosperar, o ¿se niega a dejarse llevar por la vida para ser llevado a la muerte? Reloj biológico independiente de la voluntad. Piloto automático.
- Secuestros, tormentas, inseguridad en el amor = dejarse llevar por algo que le asuste. Perfección envidiada: Dios es la vida, sin necesidad de entrar en el movimiento de una vida superior a la de Él. (AFADH 2012)

CAUSA [*] (ORIGEN, FUENTE): - La perfección sería conocer las causas y los propósitos en sí mismo, ser a la vez la causa y el fin de todo, sin estar sometido al tiempo, al estudio ni a la experiencia. **Allox.**
- Rebelión contra la manera en la que está hecho como causa segunda. **Alum.**

- No acepta que hay una primera causa a la cual la criatura debe <u>someterse</u>, que el resultado de su vida dependa de querer esta primera causa. **Chlor.**
- Quiere ser <u>reconocido</u>, "ser alguien", imitado, el <u>ejemplo</u> para los otros. Se encuentra burlado, ridículo, confuso. **Lanth-X.**
- No se puede reconciliar con Dios mientras está sometido a causas segundas falibles, que no dependan de él. **Mang.**
- Quiere que las <u>causas</u> segundas sean creadas por él también y se adapten perfectamente en su <u>plan</u>. **Merc.**
- Rechaza una <u>causa</u> final diferente a la de él mismo, que <u>ponga</u> en marcha al hombre por la llamada hacia su perfección última. **Rhod.**
- <u>Parir</u> es ser <u>causa</u> primera, meticulosa por <u>alcanzar</u> la creación. **Sabin.**
- Quiere ser <u>causa</u> de la unidad del mundo, lo que da <u>sentido</u> a cada criatura, en el aspecto de <u>ordenar</u> las cosas al darles un sentido. **Sal-fr.**

CAUSTICUM (Caust.): - Sensible a los otros, llanto de compasión, le da corea cuando ve a un coreico: identificación con el otro. Compasión +++ ya que el otro = yo. Peca contra el amor, rechaza la necesidad de ser defendido, de protección, queriendo protegerse a sí mismo, ya que ser protegido, ¡es ser esclavo! Rechaza ayuda.
- Toma la protección tierna como una humillación, y pierde el amor protector y misericordioso. Quiere conducir a los otros al propósito de ellos, pero no como una criatura, como un intermediario, sino absolutamente. No quiere ser una causa indigente, dependiente del plan divino. Entonces se sustrae de la <u>Providencia</u> y cae en la precariedad más negra. Ingrato, sin <u>reconocimiento</u>.
- Quiere que los demás hagan lo que él hace: acompañarlo, protegerlo, rodearlo de precauciones. Sin protección, no telera las pérdidas: de líquido orgánico, de relaciones, de dinero. Sensación de tener que ocuparse de cosas aún más <u>importantes</u>: él mismo.
- Curado, será causa segunda de la bondad para con los otros. (MS X.89, AFADH VII.91) Quiere salvar a los demás (sueña con delfines), cae enfermo solamente si no encuentra la solución. (FDR, GR VII.94) Sufre porque se <u>identifica</u>. Quemado, escaldado: ¿que más me va a llegar?, con tal que los otros no sufran lo mismo que yo, ¡yo sé lo que es esto! (BSM 3.99)

CAUTIVERIO (SUMISIÓN, ESCLAVO): - Es <u>prisionero</u> en su cristal sin el agua que lo hace vivir (Nat-m. es un cristal que necesita disolverse en el agua; miedo de perder su consistencia). **Nat-m.**

CAVERNA (OCULTAR, VISIBLE, TESORO): - Guarda el tesoro en su caverna – la boca, criticando a los otros sin compartir, sin amarlos. **Iris**
- Su faringe es una caverna. **Phyt.**

CEBAR (MATERIA, NUTRICIÓN): - Alimentación obligada, que no pasa, pero sigue pidiendo hasta que se <u>indigesta</u> y vomita. **Aeth.**

CEDER (ACEPTAR, SOLTAR): - Cede y pierde la patria, el honor, por falta de <u>resistencia</u> a las <u>influencias</u> exteriores. **Mur-ac.**
- Se siente a punto de ceder al mal. **Nat-s.**
- Sólo actúa guardando el <u>rumbo</u>, se mantiene, no cede jamás. **Senec.**

CEDRON (Cedr.): - *"No reconoce sus conocimientos, horror de sus amigos / sueña con conversaciones agradables con mujeres / dolores múltiples, pero en un solo punto a la vez; precisión de reloj en el horario de sus síntomas, dolores en los cartílagos".* (ST I, Q14, a15: *"La ciencia de Dios, ¿es o no es modificable?"*)

- Dios, siendo eterno, no reconoce nada, conoce lo que aún no es, y conoce también lo que ya no es. En este sentido, su ciencia no está sumisa al cambio, ya no hay nada más para conocer o para olvidar.
- El hombre no puede descubrir poco a poco, conectar lo precedente a lo siguiente, proceder por relaciones para aumentar su conocimiento. Al negar esto, Cedron se somete eternamente a comenzar nuevamente sus descubrimientos, ningún precedente le sirve al siguiente: reanuda siempre en el mismo punto.
- Ninguna experiencia le deja huella, cada experiencia vivida permanece aislada. Cedron vive, percibe solamente conforme a la realidad presente, el momento preciso.
- Ve a la persona presente, pero no puede reconocer a su amigo, el horario de los síntomas es exacto y siempre son los mismos. La vista está limitada a la profundidad del campo como el espíritu al tiempo.
- Reconocer implica la experiencia, que a su vez ¡implica tiempo! Cedron no puede utilizar el pasado al servicio del presente como un medio para identificarlo.
- No hay flujo, y "su imagen se detiene", lo que hace que pierda el sentido de los acontecimientos, de los personajes. Habla, orina, sufre, ve gota a gota, sin contexto. Multiplica experiencias sin que se relacionen unas con las otras porque no asimila la experiencia. (GRAPH.9.94, AFADH 10.01)

CELEBRIDAD (RENOMBRE, GRANDEZA, FUERZA, LUJO, COMPETENCIA)

CELO (CUIDADO): - Pierde su celo en el trabajo, de sus fuerzas de reflexión y de combate contra el mal. **Ptel.**

CELOS (DUDA): - Celoso porque no es el más apreciado. **Calc-s.**

CÉLULA (NÚCLEO): - Demasiado unido a su núcleo familiar como para diferenciarse. **Carc.**

CENCHRIS CONTORTRIX (Cench.): - (sinónimo: Ancistrodon mokeson, Ancistrodon contortrix / serpiente cabeza de cobre) Quiere mirar sin ser visto. (AFADH 7.02) Ve lo que normalmente no se ve.
- La inteligencia humana, tiene la posibilidad de conocerse a sí misma, sin embargo es extraída fuera del punto de partida de su conocimiento, ya que no puede conocer sin imagen. (ST, C14, a5: "¿Conoce o no conoce Dios lo distinto a Él? Todas las cosas están al desnudo y al descubierto delante de sus ojos. "Dios ve a los demás en Sí mismo, ya que su esencia tiene en Él la semejanza de todo lo que es distinto a Él).
- Cench. quiere penetrar los secretos de los riñones y los corazones. No es más que un voyeur, y sólo le aparecen la desnudez de los cuerpos, la obscenidad del comportamiento y su bestialidad. La animalidad, imagen de vitalidad, se vuelve contra sí y pone en peligro su propia vida. (AFADH: FDR, MCB IX.94)
- Imposibilidad de entregarse a las tareas habituales, pero agradables, las aplaza. No puede disfrutar de la sexualidad sin o contra su voluntad, por la violación. Sólo tranquiliza el espíritu al caminar: "hago algo, estoy activo". Ilusión de estar en dos lugares a la vez: estar en todas partes para verlo todo.
- Horror de no saber, ver el fondo, lo que la superficie oculta. Hasta capta el pensamiento de los demás. Quiere ver todos los valores y defectos del otro, y juzgar la bondad de sus actos, evaluar su mérito. Niega ignorar el secreto de cada quien. Descubre que lo están viendo desnudo, o se oculta en vestiduras amplias. (MS, AFADH X.94)
- Envidia la visión beatífica [*], se encuentra mirando a los otros a escondidas. No soporta ser visto sin saberlo. "Ha visto demasiadas cosas para sentirse tranquila".

- Quiere verlo todo, encuentra que lo ven cuando no quiere. Cree que siempre lo están viendo. Espía por la cerradura donde descubre ¡un ojo que lo observa! Vimos que quería ver. (GR I.94)
- Serpiente que ataca de improviso. Sospecha de todo el mundo, miedo de todas las agresiones, vive el miedo de lo que sabe que es capaz de hacer: atacar, sorprender, prender fuego. "Su ombligo no es lo bastante grande": símbolo del poder vital que domina las fuerzas del caos (DDS).
- Está allí pero no debería estar: testigo de la desnudez, de la intimidad de los otros, es una mirona/voyeur, ocupada con lo que no le corresponde, tanto de lo que sucede en el exterior como de sí misma. Siente la bestia agazapada en sí y en los otros. No respeta el secreto de los demás, la intimidad, no está protegido contra su posible furia. (AFADH VII.89)

CENTINELA (ALARMA, IMPROVISO, SORPRESA, SUPERVISAR, GUARDIA): - Miedo de no ser un buen centinela para vigilar el futuro. **Gels.**

CENTRIPETO – CENTRIFUGA: - Quiere irse al fondo de sí mismo para encontrar su esencia increada, nada puede salir de sí. Centrípeto erróneo, ya no puede ser más centrífugo. **Op.**

CENTRO (GIRAR, MOLINO): - Desea ser centro autosuficiente que no tiene apoyarse sobre los rayos. El espíritu es el centro, actúa y conoce sin el cuerpo. **Aran.**
- Dios no corre el riesgo de descentrarse por su acción, todo se queda adentro. **Euph.**
- Quiere ser centro, en equilibrio como un giroscopio, en la templanza para cumplir su misión, mantener su dirección y propósito cualesquiera que sean los acontecimientos y accidentes. **Helo.**
- Conoce las historias de todos, hace la unidad de la comunidad, es el centro, el sistema nervioso transmitiendo, poniéndolo al corriente. **Kalm.**
- Quiere ser el centro de las criaturas para hacerle el bien. **Lyss.**
- Recuerda de haber sido el elemento central y de haber perdido su poder como catalizador. **Sulph.**
- Es el centro que coordina y unifica, fuente de toda cohesión, construcción. Egocentrismo muy poderoso, siendo él mismo el punto central alrededor del cual todo debe girar. **Thuj.**
- Quiere ver el centro de las cosas. **Verat-v.**

CEÑIDO (ATRAPADO)

CERCENAR: - Se encuentra cercenado de su ser, de su superficie, de su pensamiento, del tiempo. Pierde su estructura unificada. **Kali-bi.**

CERDO (ANIMAL)

CEREUS BONPLANDII (Cere-b.): - Gran deseo de trabajar y hacer algo útil. Sometido a una influencia poderosa: si recibe de Dios la fuerza, la capacidad de hacer bien, de ser bueno. Es la explotación de Dios por el hombre, adora al Espíritu divino para tener su poder.
- Quiere la plenitud al actuar, la bondad eficaz. Su pecado imperdonable es el de servir a Dios para su propia gloria. .(AFADH VII.90)

CEREUS-SERPENTINUS (Cere-s.): - Espera de Dios una vivencia más agradable

CERIUM-X (Cer-X.): - Fuera de contacto, en una campana de vidrio. Miedo a lo nuevo, lo que prueba que no es el ser absoluto más allá del todo. Sin acción, debe ser el amo/maestro de todo sin práctica.
- No se mezcla con las otras criaturas, ya que es Él el que no se mezcla con los seres creado. Riesgo de error, ya que toda la realidad no está en su cabeza. (MLF 11.2010)

CERRADURA: - No quiere ser fotografiado, que lo observen por el ojo de la cerradura, lo que daría un solo punto de vista. **Crot-h.**

CERRAR (ENTRADA, PUERTA): - Dificultad de cerrar una historia, voltear la página, cambiar de capítulo. **Cast-eq.**
- Quiera las puertas cerradas, para no saber lo que hay que conocer más allá de lo que puede ver. **Vip.**

CERTEZA (SEGURIDAD, INFALIBILIDAD): - Reemplaza la esperanza por la certeza de obtener su fin. **All-c.**
- Dice la verdad para mostrar su certeza, que es firme y consistente. **Alum.**
- Certeza del pensamiento justo, por lo tanto de su palabra y su decisión. **Crot-h.**
- Quiere la certeza interior, no hay "buenas razones para creer". **Irid-met.**
- Percibir algo como bien es un juicio de valoración que puede tener una cualidad, aunque no sea para el hombre una certeza del juicio[13]. **Led.**
- Quiere la misma certeza, tanto en los medios como en el fin. **Naja**
- Está seguro de lo que va a llegar, de no ser sorprendido ni herido. **Spig.**
- Logra su objetivo sin esfuerzo, tiene toda la capacidad de poseer el objeto sin duda alguna. **Verb.**

CESAR (CORTE, CONTINUIDAD, INTERRUPCIÓN): - Sensación de peligro delante la novedad, miedo que pueda cesar. **Calc-f.**

CHAKRA: - Controla lo vegetativo, sus chakras… fachada espiritual. **Cinnb.**

CHAMOMILLA MATRICARIA (Cham.): - Mala evaluación de lo que es correcto hacer. Perdió un mundo ordenado y pacífico. Lo absoluto se transforma en incertidumbre, está inconforme con la naturaleza que le es ofrecida.
- Está insatisfecho con lo que es y no le gusta esta autonomía que lo obliga a participar en el cuidado de su vida. Quiere guardar la tierna protección de Dios y no comprende el modo humano de crear su felicidad, elegir, vivir, y estar abandonado a su propia suerte.
- Su tarea es mantener el orden (pide en su sueño que se quite un obstáculo, se enfada y tira hacia atrás como para evitar un obstáculo). Cae de los brazos de Dios, y este castigo excesivo es una herida a su dignidad, injusta: ser un hombre entre los hombres. No acepta la precariedad inherente a la vida en la que debe actuar, trabajar, encontrar su alimento para avanzar.
- Caprichoso, nada le agrada, rechaza lo que deseaba, como si fuera peligroso. Cólera/ira contra lo que no llega a aliviarlo (CLH, V.01, N°83). Ansioso, no hace nada bien y se vuelve indeciso: inseguro en la apreciación sobre lo que es justo o no. Marcha con los ojos bajos. Perdió el orden y se rebela, se aísla o se vuelve indiferente.
- Se calma sólo cuando acepta su destino. Se agrava por sus funciones fisiológicas que no son acorde, que le recuerdan su condición intolerable de hombre: le falta algo para que sus dientes salgan normalmente, defecar, dar a luz, transpirar normalmente. Su obstáculo es su propio cuerpo, su naturaleza decaída, sus funciones corporales naturales le molestan. (AFADH.III.91)

CHANCHULLO (EQUIVOCARSE, HIPÓCRITA, TRUCOS, SOBORNOS, CORRUPCIÓN)

CHARLATÁN: - Busca una expresión más justa, adecuada, libre de tartamudeo para encontrarla. Sensación de lenguaje estereotipado (langue de bois [*]). **Euphr.**

---

[13] Lo que juzgo como bien, no necesariamente está bien. (NdT)

CHELIDONIUM MAJUS (Chel.): - Trastornos oculares ++, occipucio, último objeto, se
comprende a sí mismo por sí mismo como Dios, mientras que el objetivo de todo nuestro
conocimiento tienden hacia el conocimiento de Dios.
- No puede hablar de sí mismo, o tiene un archi-conocimiento de sí mismo, ¡dice demasiado sobre él!
Enterrado vivo: ya no es más el objeto de conocimiento para nadie. Cólera contra los niños:
inocencia que le recuerda el no conocimiento de sí. (AFADH 5.06)
- Asustado por el menor ruido, como si lo sorprendieran en flagrante delito. Está seguro de haber
cometido un crimen que lo hace merecer que lo entierren vivo, la muerte, la enfermedad
incurable, la locura, la pérdida de su alma para la eternidad: hizo pasar su conciencia delante de
Dios, midió la bondad de su acción por lo que pensaba de sí mismo, no quiso aclarar su
conciencia.
- La sinceridad sustituye la verdad. Cree que no puede pensar. Culpa a los demás de no
reconocerlo en su valor, su personalidad. La cabeza avanza y el occipucio se queda sobre la
almohada: la mirada del alma no sigue al cuerpo: no se hace la integración de la visión.
- No puede hablar de, describir su estado. No puede ser conocido como objeto ya que quiere ser el
último objeto a conocer, comprenderse por sí mismo, y no por la aproximación a Dios o a los
demás. No tiene ningún interés por ellos.
- Gran incertidumbre con respecto a la acción: miedo de todos los actos humanos que lo
comprometen: matrimonio, volverse soldado y morir por los otros. Desea golpear a los niños sin
razón: son la inocencia. Cómo se puede estar de mal humor sin saber porqué. Sueña que tiene un
gran piojo sobre su hombro. Es indigno, no merece recibir nada bueno. (AFADH VII.90; MS
XI.91)

CHINA OFFICINALIS (Chin.): - Las ideas están hechas para ponerlas en práctica
instantáneamente. No se puede dejar de pensar. Dios no piensa, o el pensamiento creativo que
todo lo hace. Vive en el circuito cerrado de su intelecto, en una sensación de ligereza aérea,
como si el cuerpo material no pusiera obstáculos.
- Deseo de hacer lo que quiera, todo lo que él quiere. Una infinidad de posibilidades para sentirse
libre, no puede estar predeterminado.
- Debe encontrar la satisfacción y la alegría a pesar de la finitud del acto y el pensamiento humano,
y no ser visto como un estorbo o un obstáculo en las restricciones de la realidad.
- La dignidad de una acción debe estar de acuerdo con su finalidad, aunque ya esté terminada o sea
temporal. Finalizar le da miedo, por lo que hace un desorden de manera que no termina nada.
Insaciable, toda perdida es nociva/perjudicial. (SVM – AFADH, XI.08)
- Confunde ser y hacer: muy activo, se agota porque se dispersa, piensa de todo al mismo tiempo.
- El hombre no puede reflexionar una sola cosa a la vez, pero como envidia la simultaneidad del
pensamiento y de la creación desprecia el orden jerárquico de los valores, el perdió el
pensamiento lógico, y le da importancia a bagatelas a partir de las cuales desea construir grandes
proyectos. Desea ponerlos en ejecución inmediatamente esa misma noche.
- Como no puede lograr sus planes, él acusa a los otros de su error: ellos son los que impiden, se
oponen a que logre sus planes, su misión recibida. Lo que le parecía brillante y genial ahora le
parece aburrido, indigno y superficial, apagado.
- Pierde el interés por las mejores cosas si debe elegir renunciar a las otras. Su misión era el medio
de convertirse en invulnerable, el debía ser protegido, era la coartada de su deseo de dirigir su
propia vida.
- Se vuelve indeciso y duda de su capacidad de tener éxito/aplomo. Se siente un objeto de lástima
y repugnancia para los otros, las caricias, signo de dependencia, empeoran su mal humor,
rechaza el trabajo, se aísla y lloriquea sin causa exterior por un dolor trivial, por una razón
imaginaria, por ejemplo que él es un desamparado, que va a pasar hambre.

- O hace castillos en el aire, hechos de cosas extrañas y originales para mostrar su capacidad de realizador, puede salir de su cuerpo: "como si es independiente de su cuerpo material, lo que causa una sensación de comodidad en sus movimientos".
- Se niega a colaborar con su cuerpo, y los otros hombres. El magnetismo que impone una realidad a su pensamiento imprudente/desconsiderado lo mejora.(A.FADH VII.89; MS X.90)
- Desprecia la condición humana de no poder pensar en una sola cosa a la vez. Los peces pueden estar en todas partes a la vez, **Chin.** quiere ver y saber todo simultáneamente, al mismo tiempo.
- En su juego crea un mundo imaginario, él es un héroe… "los objetos no parecen atractivos" (CLH 3.99)

CHISME (MENTIRA, NOTICIA, PALABRA, RENOMBRE, COMADREO, COTILLEO, CHISMORREO, NOTICIA, TRANSMITIR): - Cuidado con los chismes, ¡también los pueden decir sobre mí! **Cocc.**
- Chismorrea, conspira, dice una pequeña mentira y eso realmente lo molesta…se quiere redimir. **Corv-cor.**
- Enfermedad de la discreción ya que si le dicen algo sobre alguien, es como poseerlo un poco. **Lyss.**
- Cuenta todos los chismes sobre las desgracias de los demás y esto lo emociona mucho. **Sanic.**

CHISPA (FUSIBLE, TOMA, ESTÍMULO): - Es necesario encontrar mi chispa. **Carb-v.**

CHIVO EXPIATORIO (CABEZA DE TURCO, VÍCTIMA, PAGAR): - Chivo expiatorio (Cabeza de turco [*]) que permite la cohesión de aquellos que lo cazan. **Kali-bi.**

CHLOROFORMIUM (Chlf.): - *"Sensación como si la silla se tambaleara"*. No quiere perder nada del acervo cultural. Quiere ser igual al más importante, con familiaridad.
- Para mostrar su nivel social, es familiar con el médico, en la intimidad con aquel de quien depende. "No tengo que adorarte, puesto que ¡tú eres mi amigo!" Se pierde la dignidad si no se reconoce que se recibe.
- Quiere afirmar la no ruptura de familiaridad con el superior, a pesar de su falta, estar en una silla o trono igual a la del superior.
- Exige como un derecho la intimidad que el Creador le ofrece por generosidad. Es un derecho para Dios ser familiar con sus criaturas, ya que él es la fuente de su ser, mientras que no es un derecho para la criatura tener la intimidad con el Creador. (AFADH 8.94)

CHLORUM (Chlor.): - Desea el poder de determinación sobre su vida, sobre su objetivo, haciendo todo perfectamente bien. Preocupación de proveer para su supervivencia, guarda todo, el dinero, los objetos. Quiere asegurar la perfección de sus actos, o no hace nada. *Hr1 – "un estado mental horrible, miedo que se va a volver loco, teme que no va a poder ganarse la vida"*.
- ¿Cómo satisfacer sus necesidades? Rechaza la predestinación queriendo salvarse a sí mismo. No acepta que hay una causa primera a la cual la criatura está sometida, que el resultado de su vida dependa de querer ser la causa primera, niega la Providencia. (MCB - MS X.01)

CHOCOLAT (Choco.): - La exaltación primitiva de la sensibilidad animal infalible, evita la posibilidad del fracaso de lo humano. (MS V.97)
- Quiere la capacidad animal y el instinto maravilloso de ser natural, que no se perturba por el libre albedrío que pone en juego el intelecto. Exaltación primitiva de la sensibilidad. Envidia lo estimativo de lo animal, y de no tener necesidad de lo cogitativo [*]. - Placer de sentirse en fusión con lo animal, la naturaleza y el medio ambiente intactos. (4: este remedio me hace ver más profundamente en las cosas) (126: fascinación por ciertos objetos o texturas, la madera de las puertas, los colores de los cabellos, los tejidos).

- Desea la espontaneidad, sin tener la obligación de elegir, decidir, tomar una posición, pero gozar de un <u>libre albedrío</u> instintivo, mientras que el pensamiento ocupa un lugar esencial en la evolución del hombre hacia la felicidad.
- El pequeño hombre es perfecto, es la <u>cultura</u>, la <u>civilización</u> lo que lo pervierte. El "salvaje <u>bueno</u>", <u>Tarzán</u> no tiene que <u>evolucionar</u> o <u>reflexionar</u> para tener la solución. Mito de la buena naturaleza. (AFADH - GEMMH XII.96)

CHOQUE (GOLPE, CARTILAGO, AMORTIGUACIÓN): - Se fabrica su reposo de cualquier pieza: el menor choque, el menor enfrentamiento con la <u>realidad</u> le muestra que su <u>felicidad</u> no coincide con su alma: ¡por el cuerpo puede sufrir! Quiere disfrutar de la paz perfecta, tener la beatitud como naturaleza, que nada del exterior lo choque. **Arg-met.**
- Pequeños traumas repetidos, <u>vibraciones</u>, choques mecánicos sobre cavidades viscerales profundas. **Bell-p.**
- Rechaza todo <u>choque</u>, toda <u>operación</u> en él o sobre él. Toda intervención lo <u>penetra</u> y se le queda <u>pegada</u> encima por largo tiempo. **Stront-c.**

CICATRIZ (FORMA, NORMA, PERFECCIÓN)

CICLO: (VIBRAR, APOGEO, DECADENCIA, RITMO, SOL): - Rechaza la <u>continuidad</u> del universo que hace que nuestro <u>cuerpo</u> sea el resultado de la <u>materia</u> de los otros, nos integra en un ciclo. Quiere ser resultado de Dios directamente. **Ambr.**
- Los ciclos de la vida y del <u>tiempo</u> le recuerdan su condición de mortal. **Cadm-s.**

CÍCLOPE **Comocladia**

CICUTA VIROSA (Cic.): - Lejos de casa, todo le parece extraño y terrible. Ve venir un <u>borracho</u> que lo aterroriza hasta hacerlo convulsionar. Menosprecio y aversión a la compañía de los demás, antropofóbico, desconfianza y sospecha.
- Perdió la <u>confianza</u> en esta humanidad "<u>adulta</u>" <u>loca</u> que lo aterroriza. Los <u>animales</u>, los <u>niños</u>, al menos ¡no le hacen <u>mal</u> a nadie! <u>Indignado</u> por causas nobles y generales ridiculizadas por el mundo. Sensible a los grandes principios.
- Demanda <u>noticias</u> del médico para tranquilizarse, o quiere ser amado para no correr el riesgo de sufrir, ya que está lleno de ideas sobre los errores posibles o reales de los demás.
- Delante de este mundo <u>loco</u> al cual no quiere pertenecer, no quiere ser la víctima de los demás, quiere ser puro e inocente, jugar a ser <u>niño</u>, el <u>payaso</u>, bailar en un cementerio, los objetos son tan atractivos como los juguetes.
- Se niega a abandonar la infancia y la no <u>responsabilidad</u>, para evitar tomar las <u>riendas</u> de su vida y tener que ejercer su <u>prudencia</u> y su sabiduría práctica.
- Escapa a su potencialidad al mal y la locura al no querer ser como los <u>otros</u>. Va más allá del tiempo, niega el delito a priori y desea lo maravilloso y el éxtasis, para no sufrir esta solidaridad dolorosa con todos los que sufren. Paciente de presentación <u>angelical</u>. (DD: **Cic.** ve la locura de los hombres, **Dros.** La <u>malicia</u>.) (AFADH 7.89)

CIELO: - Le habla al cielo, de alma a alma. **Agr-n.**

CIÉNAGA (PANTANOS): - <u>Envidioso</u> porque no tiene <u>suerte</u>, no siente <u>vergüenza</u>, nada es su falta, <u>libertinaje</u>, se <u>empantana</u> porque esto le alivia sus <u>tensiones</u> **Cub.**

CIENCIA (CONOCIMIENTO, SABER)

CIERVO (ANIMAL)

CIFRA: - 1: Soy la única referencia. **Hydr.**
- 8: armonía cósmica, piano, música. **Nat-c.**
- 2: El vínculo. **Puls.**
- Vivo por el otro. **Sec., Stict.**

CIMICIFUGA (actea racemosa) (Cimic.): - Quiere <u>crear</u> libre, sin consejo, <u>desconfiando</u> de las
presiones de la <u>amistad</u>. Todo <u>apoyo</u> lo perturba. Se pierde en sí; el espíritu; la iluminación; la
visión clara de las cosas; el <u>comando</u> de la <u>razón</u> sobre los pensamientos, la emoción, lo vegetativo.
- Pierde las ideas si lo interrumpen, ya que quiere <u>probar</u> por su <u>trabajo</u> que dirige toda su economía.
- Querría engendrar solo por una <u>inteligencia</u> (le cráneo se abre hacia arriba) exento de la <u>emoción</u> y
se encuentra castigado por la pérdida del <u>control</u> de la emoción, que arruina todo y perturba su
trabajo natural, lo vegetativo se vuelve anárquico.
- El hombre es un microcosmos, el alma es al cuerpo lo que Dios es al mundo, salvo que no creó el
cuerpo de la nada. El hombre no puede pues comandar todo en su cuerpo.
- Por más que quiera ser <u>sangre</u> fría, no tiene el control de la dentición, de las reglas, del parto o de la
menopausia, porque estas funciones, principio de la vida dependen de Aquel que da la vida.
(GRAPH III.89; AFADH III.92)

CINA MARITIMA (Cina): - Nada ya puede <u>satisfacerlo</u> más, desea tanto la <u>felicidad</u> en el pequeño
<u>disfrute</u> como en los <u>placeres</u> de la concupiscencia. Quiere que todo placer sea óptimo, como la
posesión del fin último.
- Decepcionado de todo lo que le <u>ofrecen</u>. Quiere elevar el <u>cuerpo</u> hasta una perfección casi igual a la
de la naturaleza intelectual, o encuentra la felicidad en sí, sin tener la necesidad de los placeres del
cuerpo. (MS X.93)
- No soporta las bromas, todo lo agrede. Una reprimenda desorganiza todo. Los bienes deseados son
inaccesibles o <u>decepcionantes</u>. Lo que recibe jamás es lo que espera, hay disociación entre su
representación del bien y lo que recibe a nivel sensorial.
- Mira más el disfrute que lo que le gusta. Busca la <u>felicidad</u> plena en las impresiones recibidas, de
allí la decepción. No le gusta el modo humano de ser <u>feliz</u>, que es amar en primer lugar. Sólo ve los
gusanos en la fruta. (AFADH.III.91)

CINISMO: - Cinismo [*]: Se quiere elevar espiritualmente al punto de despreciar las convenciones
sociales. **Cinnb.**

CINNABARIS (Cinnb.): - A1. *"Sentido de elevación (elevación, dignidad, grandeza) al caminar
al aire libre; nunca se ha sentido mejor en su vida; le gusta el efecto del licor"* [a18].
- Se construye a sí mismo, ha llegado física y espiritualmente, sin tener que desprenderse de la
materia y los sentidos, sin privarse de nada. Se siente realizado, en pleno control y plenitud de
vida, toca su fin.
- Rechaza la jerarquización de los apetitos vegetativos y espirituales y el trabajo necesario para su
realización: A1 *"Sensación incomoda de inquietud y presión sobre la los huesos de la nariz
(ossa nasi), que dura aproximadamente una hora, y es la sensación que experimentan la
mayoría de las personas cuando usan lentes/gafas pesadas, si no están acostumbrados a
usarlas."*[a17b] al jerarquizando sus funciones (Collin TIII, a740, p 286) *(hay que poner el
apetito vegetativo al servicio del espiritual NdT)*
- Deberes con respecto al alma: "… los poderes vegetativos y sensibles están subordinados a la
inteligencia y a la voluntad, que deben tener la primacía, ya que sólo estos colocan al hombre por
encima del animal".
- Pero su bienestar no tiene otra finalidad que sí mismo, solo quiere disfrutar de su plenitud
absoluta. A1 *"Sienten deseos de mejorar espiritualmente, pero más bien es desconsolador"*.

[a20] y a pesar de sus esfuerzos, a menudo imposibles, y su apetito intense de plenitud en sí, no es feliz. Quisiera que los otros apetitos, como el espiritual, pudieran elevarlo al infinito: codicia, salud, longevidad.

- Quiere ser instrumento, motor y propósito de su florecimiento, no tiene talento, lo que es estéril y deprimente, mientras que Dios, medio, motor y propósito florece y disfruta en la creación y el resplandor constante. A1 *"Deprimido, melancólico, estado mental cínico"*.
- Se defiende con cinismo, dejando volver de nuevo lo natural, queriendo una elevación espiritual que no se desprenda de la materia y de los sentidos, controlando completamente los niveles inferiores: tantrismo, "new age"… (STI, C98, a2, s3, I-II Q17 a8) (AFADH, VII.98)
- EL: perdió todos los apetitos: natural, sensible, intelectual y no experimenta más el disfrute que puede traer la vida espiritual.
- Encuentra indigno tener que controlar niveles inferiores / de tener niveles inferiores que controlar. Esfuerzo por recuperar lo espiritual que podría controlar la vida sensible, lo vegetativo por lo racional: perdió el control de las pasiones en todos los niveles.
- La vida espiritual hará recuperar la dignidad. Quiso evitar el control de la justa razón sobre el vegetativo. Normalmente el nivel espiritual no controla todo lo que pasa en el cuerpo, hay un control político y no absoluto, donde lo espiritual dirigiría todo sin autonomía de lo vegetativo. Rechaza el cuerpo que tiene, por naturaleza, autónomo en relación al espíritu. (SVM - MS IX.98)

CINTURÓN: - Abdomen > aprieta muy duro el cinturón. **Iod.**

CIRCUITO: - Quiere una relación en circuito cerrado, eliminado el resto del mundo. **Abrot.**

CIRCUNCISIÓN: - "Circuncida por Dios y quita los prepucios de vuestro corazón". **Dig.**

CIRCUNSCRIPCIÓN (TERRITORIO, LÍMITE): - Circunscripción (territorio, límite). **Kali-bi.**

CIRCUNSPECCIÓN (PRUDENCIA): - La circunspección [*] es necesaria para la prudencia. **Nat-ar.**

CIRCUNSTANCIAS (ACCIDENTES, CONTINGENTE): - Quiere decidir él mismo los cambios, la inmutabilidad en las circunstancias cambiantes. **Cact.**
- No toma en cuenta las circunstancias. No quiere ver los obstáculos que tiene que afrontar, sino poder avanzar sin ninguna restricción. **Nat-ar.**
- Problema con las circunstancias que le imponen una limitación. **Phyt.**

CIRIO (VELA): - Benevolencia ausente del cirio que se prende por Dios e incluso no hay necesidad de que se queme y se consuma para que brille y perfume. **Myric.**

CIRUGÍA (REPARAR): - Quiere ser cirujano para reparar a los demás. **Nicc.**

CISTUS CANADENSIS (Cist.): - Rechaza la intrusión, protege su territorio, el derecho legal. Todo debe regularse según la exacta proporción. He cumplido con mi deber, me lo merezco y tengo derecho a la justicia.
- Cree estar en el buen camino por el respeto del derecho, de la forma, y no por amor o por el fondo, si todo es según "ojo por ojo y diente por diente".
- Su derecho, "el Derecho es el Derecho (la ley es la ley)". "Perdoné, tiene derecho a ser perdonado e ir al cielo". Responsabilidad que no puede tomar, rige todo, todo debe pasar por él, ya que lo que él piensa es real y justo. (AFADH. VII.91)
- Planta de terreno pobre: división difícil de recursos limitados. Mi derecho es mi derecho, tengo derecho a mi parte. (BSM, CLH)

CITA (ANIVERSARIO, FECHA, VENCIMIENTO, PROYECTO, TIEMPO, MOMENTO): -
Desea llegar y se asusta, ya que sabe que esta es la causa de su sufrimiento. **Arg-n.**
- Rechaza el ritmo, las citas. Niega la organización del mundo por el tiempo. **Gink-b.**

CITAS BÍBLICAS (PROVERBIOS): - "Dios hace todas las cosas según el designio de su
voluntad" (Efesios 1.11). **Helon.**

CIVILIZACIÓN: - El pequeño hombre es perfecto, es la cultura, la civilización lo que lo pervierte.
Choco.

CLARIVIDENCIA – ADIVINACIÓN (ILUMINAR, INTUICIÓN, VER): - Vidente para ayudar a
los demás, ser su salvador. Quiere conocer el futuro sin pensamiento discursivo (que discurre,
reflexiona, razona), como un espíritu puro. **Asar.**
- Incapaz de razonar, al reemplazar la deliberación por su clarividencia quiere encontrar el enigma de
la creación, encontrando entonces, la certeza de la muerte. **Calc.**
- Por la clarividencia quiere solucionar su necesidad de conocer el futuro para poder prever. Quiere
todos los detalles, lee los libros médicos para prevenir cualquier peligro. **Calc.**
- Habló de lo que creía poder adivinar y no tiene derecho a la palabra, lo que dijo, se lo llevó el
"viento". Cometió el pecado de la adivinación. **Mosch.**
- Quiere la clarividencia de las cosas misteriosas, la inteligencia clarividente que se opone a la
recepción[14]. **Verat-v.**
- Quiere conocer el futuro por su seguridad financiera. **Bry.**
- Adivinador para no ser sorprendido. **Gels.**
- Es adivino para asegurarse el futuro y hacer sus provisiones. **Stann.**
- Domina el espíritu, tiene vergüenza del cuerpo, quiere poder del espíritu sobre el cuerpo. **Staph.**

CLARIVIDENCIA (ILUMINACIÓN): - Quiere comunicar sin el intermediario de señales
sensibles, por iluminación. **Bufo**
- Quiere encontrar y transmitir el conocimiento por la iluminación en lugar del pensamiento lógico
humano. **Calc-p.**
- Hubiera querido la iluminación directa, sin pasar por los sentidos. **Ham.**

CLASIFICACIÓN (SELECCIÓN, ORDEN): - Acumula, sobrecargado, no sabe qué hacer, cómo
clasificar, entonces bota todo. **Calc-ar.**
- Clasificar, es elegir reflexionando con la voluntad de alcanzar el objetivo. **Ran-b.**

CLAUSTROFOBIA: - No deja entrar al otro en su vida.
- Encerrado con sus padres, se niega a abandonar a sus padres, a su padre y a su madre como
debiera para evitar el incesto, y unirse a su mujer para no hacer más que una sola carne, que se
realiza con el niño. **Sars.**

CLAUSURAR (CERRAR, ETAPA)

CLEMATIS ERECTA (Clem.): - Desea que su fuerza moral, sus poderes intelectuales y
voluntarios con vistas a cumplir buenos actos no se agoten, y le permitan mantener el equilibrio,
la estabilidad. (Collin: "La fuerza moral es necesaria para perseverar en los actos buenos,
necesaria para seguir siempre en el camino del deber y alcanzar con seguridad su fin último").

---

[14] Quiere ver las cosas escondidas, pero lo que está escondido, por definición, no lo podemos ver, hay que estar abierto para
que cuando el misterio se ilumine seamos capaces de verlo. La inteligencia clarividente, es la acción que ve la cosa y se
puede comprender, entender.

- Rechaza que la fuerza de Dios se despliegue en su debilidad carnal. "Es mejor contar consigo mismo que depender de los demás". Se niega a tener que recuperar sus fuerzas. Quiere ser fuerte sin ayuda. (ST I-II, C5, a5: "¿Puede el hombre adquirir la bienaventuranza por sus medios naturales?) (AFADH VIII.94; PRMD)
- A3: "*Más nervioso/excitado/tenso de lo normal, humor muy vivo, se establece más fuerte, más dispuesto a leer, a escribir* A15: *Pérdida de la fuerza moral, a punto de derramar las lagrimas*". El objeto de la fuerza es proteger la voluntad del hombre para que no retroceda delante del bien razonable por temor a un mal corporal.
- Desesperación por el dolor físico, mientras que la fuerza moral debería permitirle a su razón que lo soporte. Quiere que su intelecto esté unido al cuerpo como su principio motor, siempre que haya una fuerza que se reciba del más arriba. (AFADH.7.94)

CLIVAJE (TABIQUE, SEPARACIÓN): - La estructura de Dios es homogénea. Rechaza una estructura compleja de diferentes capas que corra el riesgo de fracturarse. Miedo que encuentre su plan de clivaje [*] y que se fragmente. **Sil.**

COACCIÓN (LÍMITAR, FORZAR, OBLIGAR, ESPONTÁNEO, EDUCACIÓN, CONVENIO/CONVENCIÓN, ALZARSE, DOMAR, MAESTRO): - Ya no soporta / busca mantener la estructura, la jerarquía, el orden, la cohesión, el funcionamiento perfecto, la organización de la sociedad, familia... incluso si tiene que obligar/forzar a los demás. **Apis**
- Rechaza estar coaccionado por el pasado. **Cact.**
- Ve como un impedimento y obstáculo las limitaciones/dificultades de la realidad. **Chin.**
- Cualquier restricción o frustración la siente como si fuera una mosca enervante; es como el humano inmaduro, inadaptado. **Oci-sa.**
- Toma la confrontación como una coacción, aunque progresaría hacia su perfección aceptando hacerse uno con la herramienta. **Ran-b.**
- No quiere estar obligado a hacer algo bajo ninguna coacción (física, sicológica, social) sobre su voluntad; sólo quiere hacerlo por pura bondad. **Cob.**
- Malestar por la reflexión obligada, es mejor cuando es de manera espontánea. **Ign.**
- Uno no se sobrepasa completamente solo, hace falta un guía, aceptar ser obligado/forzado para aumentar, desarrollar nuestras cualidades. **Lac-e.**
- Libre de expresarse físicamente sin limitación social ni preocupaciones, ni fundamento. Se niega a brotar de una fuente, apoyarse sobre los rieles, depender de las leyes, de los horarios, de la cortesía y la conveniencia. **Pteri-a.**
- Rechaza la necesidad de presión, de resistencia, de obligación para volverse sólida, crecer. **Stront-c.**
- Las dificultades sociales, el asilo, lo mantienen en los cuerpos sociales. **Thuj.**

COAGULAR (ESTANCARSE, EVOLUCIONAR)

COBALTUM METALLICUM (Cob.): - Dios sigue siendo un misterio. Se encuentra con una intimidad descubierta porque quiso una intimidad impenetrable/insondable, como Dios. Envidia de Dios su misterio, bajo este aspecto de impenetrabilidad está vinculado al infinito y la perfección.
- Sufre de falta de modestia al desear esto. Todo el tiempo se siente sondeado y descubierto. En ET, no necesita modestia, puede exponerlo todo, jamás nadie será capaz de descubrir su misterio. (AFADH 2008)
- Desea capacidades ilimitadas, más allá de toda evaluación; envidia la omnipotencia de Dios que es infinita, inconmensurable, incalculable y que, en consecuencia, no necesita de la ayuda de nadie, dado que si otro nos ayuda, es porque evaluó nuestras capacidades como reducidas y ¡necesitaban socorro!

- No quiere estar <u>obligado</u> a hacer algo bajo ninguna <u>coacción</u> (física, sicológica, social) sobre su <u>voluntad</u>; sólo quiere hacerlo por pura bondad, no hay otro motivo particular en su acción, es el acto <u>gratuito</u>. La <u>subestimación</u> es una justificación hipócrita para no hacer lo que está obligado a hacer ("no soy capaz") (SVM-CM 01)
- (a1: *abatido, piensa muy mal de sí mismo*). Depresión, baja auto<u>estima</u>: los demás son <u>testigos</u> de lo que debería ser y no es. (a1 – *Condenado, malos sentimientos, se siente culpable de algún acto que los otros conocen; como si no pudiera encarar a nadie*).
- Emana maldad. Sensación de <u>condena</u> y <u>mediocridad</u>, como si fuera <u>culpable</u> de alguna acción que los demás conocen, como si no pudiera mirar a nadie a la <u>cara</u>. Toma su <u>imperfección</u> intrínseca de criatura como un <u>crimen</u>. Los otros <u>ven</u> en el <u>fondo</u> de mi alma, y no es bonita...
- Tiene un letrero en la frente que traiciona su <u>intimidad</u>, teme que lo <u>descubra</u>. (a1 – *sensación, cuando abre los párpados, como si pequeños hilos los mantienen justos y se van reventando*). Sus ojos no pueden abrirse.
- Tiene algo bajo los párpados y debe frotarlos, la cima del cráneo va a abrirse a cada paso: hay que buscar, imaginar y mirar algo que los demás saben.
- Un truco que le es prohibido ver, pero que los demás son testigos, que los otros ven. Cree que su <u>realidad</u> <u>íntima</u> es <u>conocida</u> por otros, ¿qué van a hacer ellos? porque sólo Dios nos conoce, e incluso mejor que nosotros mismos, con <u>benevolencia</u> total.
- Siendo un compuesto substancial, nuestro cuerpo <u>traiciona</u> nuestra intimidad. Debemos trabajar para no fermentar/agitar, inflarse/hincharse, ser víctima. Toma su <u>imperfección</u> conocida por los otros como un crimen, ya que aún no es pública, o se graba en su <u>mirada</u> porque es perfecto. (AFADH VI.01)

COBARDÍA (CORAJE)

COBRE: - Oro falso, el más humilde de los metales. **Cupr.**

COCA ERYTHROXYLUM (Coca): - No soporta que su vida esté basada en un alma <u>vegetativa</u>. Esta herramienta insuficiente lo <u>limita</u>. Dios es injusto al obligarnos a vivir a nuestro bajo nivel. Coca quiere ser más poderoso que el poderoso, montar su animal a nivel espiritual. Admira la <u>fuerza</u> y la tenacidad de la pequeña bestia que lucha contra él (A494).
- Quiere un cuerpo adecuado al <u>espíritu</u>, que el espíritu comunique directamente a su <u>cuerpo</u> impasibilidad (calmo entre fieras salvajes e inundaciones), vigor (ninguna necesidad de descanso, ni de comer o <u>recuperarse</u>) y gloria (deseo de estar en lo alto). Coca se desconecta de la sensación animal de <u>dolor</u> que <u>somete/esclaviza</u> al hombre.
- Permite <u>esfuerzos</u> físicos o psíquicos, con <u>resistencia</u>, a pesar de los pocos alimentos: auto-conservación de la <u>energía</u>: subir consume energía y empeora: el cuerpo participa en el mundo físico. No soporta ver un <u>enfermo</u>. "*Sensación de ausencia del pene*": a una supremacía que trasciende, <u>doma</u> totalmente su condición <u>animal</u>. (ST III, C57 a5: ¿Subió el cuerpo de Cristo por encima de toda criatura espiritual?)
- Domina perfectamente la <u>materia</u>, tiene una energía auto renovada, auto nutritiva, <u>infatigable</u>. No quiere estar en relación con lo que está por encima de él, quiere la <u>fuerza</u> sin prepararse.
- Coloca su sustancia por encima de la creación: le da al cuerpo una cualidad que el hombre normalmente no posee, o solamente se relaciona con algo más elevado que él.
- Quiere que su <u>materia</u> sea una sustancia <u>espiritual</u>: timidez. Se <u>lava</u>, miedo al contagio: su sustancia está al nivel de los otros. Miedo de <u>toros</u>, animal indomable. Sólo se escapa de ellos <u>subiéndose</u> a un árbol. (AFADH XII.94)
- Sensación que le falta un peldaño, de tener una acera que descender, no se puede subir. Huye de los otros, se esconde en el bosque, para no sentirse al mismo nivel que los otros.
- Toca notas agudas en el instrumento. Insomnio y palpitaciones a partir de 1000 – 1500 metros de altura. Se lava las manos, no quiere tocar a nadie, lava su ropa es sus sueños. (FDR, GR VII.94)

- <u>Altura</u> imposible de alcanzar. Sensación de tener una <u>escalera</u> delante de sí, algo como un peldaño a <u>descender</u>, y teme caer. Desea estar muy por <u>encima</u> de estas situaciones de este "bajo <u>mundo</u>". Quiere poder actuar muy alto, sin amo, pierde el acto proporcionado a su naturaleza.
- Medita, pero no le viene nada: sin Dios, ¡no puede elevarse! Tema de la altura, inhibido en sociedad, huye de las reuniones mundanas: encuentra que la gente no tiene nada interesante para decir. Sueña que falla un peldaño. Debe descender un peldaño, pero ya no existe: miedo de que le falte = estar en las alturas.
- Coca está en la cumbre y tiene miedo, debe descender. No puede estar en la sociedad, colocarse a la altura de los demás. Castigo por estar en la cima = debe descender un peldaño. Palpitación cefalea y vértigos en la montaña. El inconsciente le dice: "es demasiado alto, desciende de tu peldaño". (GR I.94)

COCCULUS INDICUS (Cocc.): - El entorno es demasiado influyente y puede desestabilizarlo todo. Cocculus quiere vivir en la estabilidad, mientras que el humano debe ponerse en movimiento constantemente y esforzarse en encontrar un equilibrio aunque sea inestable[15]. Cocculus quiere ser estable, aunque lo único que puede es buscar el mejor equilibrio.
- Rechaza a ser obligado al movimiento para recobrar el equilibrio constantemente puesto en peligro por las <u>contingencias</u> de la vida. Se agota por <u>cuidar</u> a los enfermos para asegurarles su mejor estabilidad. (MS-Ncy 12.07)
- Molesto porque lo <u>sostienen</u> mientras él está <u>interesado</u> por los demás / indignación persistente porque no se interesan en él. San Bernardo de las causas perdidas. <u>Voyerismo</u> caritativo sobre la vida y la muerte. Desea leer. Quiere controlar el <u>movimiento</u> de la vida (transporte).
- Sólo logra su desarrollo pleno si está sobre un soporte, sino sobrevivirá retorcido sobre sí mismo[16]. Intuición que alguien va a tener un problema. Anonadado por la trayectoria de la gente, sus enfermedades... Abrumado por el mundo, el ritmo: "¡paren el mundo que me quiero bajar!" (CLH III.99).
- Venera a sus semejantes que saben y hablan, tiene dificultades para reflexionar. No puede hablar mal de nadie, el <u>chismorreo</u> y la mentira firman la traición al corazón, y se puede equivocar sobre los otros como el temor que siente que se equivoquen con ella.
- Se valoriza por todos los <u>servicios</u> que presta, quiere conocer en el acto el <u>destino</u> de cada uno para poder servirlo perfectamente: temor a ser <u>falso</u> ya que siente que lo está siendo.
- Todo insulto pone en entredicho su defensa: fidelidad heroica. No tiene derecho a ser feliz, ya que toda alegría es culpable si hay personas que sufren. Piensa en su dolor para controlarlo. La enfermedad, es en ella donde se juega el porvenir[17] de las personas.
- Quiere <u>conocer</u> lo que el otro o él mismo se convertirá, cual final se va a <u>sufrir</u>. Intolerancia a que el otro no sabe qué hacer de su sufrimiento.
- Quiere ser el <u>prudente</u> perfecto, aquel que ve la finalidad de cada quien para poder llevarla a cabo, aunque esto sólo le concierne a la <u>Providencia</u>. Especie de voyerismo del sufrimiento, caritativo por un paciente, pero no milita para la sociedad. Si tenía el <u>placer</u> en su devoción, ya no sería <u>heroico</u>.
- Por su culpa arrastró a los otros en su desgracia. Se redime sin cesar al salvar a los otros de manera inagotable, para protegerse del castigo, por fidelidad en un momento crucial al responsabilizarse por los demás en las más duras circunstancias: muerte, incurabilidad, por su ansiedad y su <u>devoción</u> por ellos.
- Teme la infidelidad de Dios hacia él ya que sabe que puede ser infiel y descuidar a sus semejantes, que es sólo por Cristo que se es responsable de todos los hombres. . (AFADH IX.90)
- Es un tronco de un árbol sobre un río en furor: problema de <u>seguir</u> el <u>curso</u> de su vida, saber el fin de la historia. (BSM, 3.99)

---

[15] No es posible encontrar el equilibrio estable. La vida siempre es un equilibrio inestable. (NdT)
[16] Crece retorcido sobre sí mismo porque no tiene el soporte para ascender y crecer adecuadamente (dGL-T)
[17] La enfermedad puede cambiar el futuro de las personas. Es una ocasión en la que las personas crecen como seres humanos, se juega su porvenir. Es un punto de cambio en la vida, cambia el camino de las vida.(dGL-T)

COCCUS CACTI (COCCUS CACTI): - Quiere tanto ser una sola sustancia con el <u>otro</u>, su madre, o cualquier cosa que no sea él, que es <u>pegajoso</u>, por lo que luego encuentra perjudicial al experimentar su propia sustancia como <u>extranjera</u>, como si tuviera a otro en sí, no reconoce a su cuerpo como parte de su yo.
- (Coc-c.): - <u>Rechazo</u> o <u>fusión</u> con el exterior.
- Todo lo que está <u>abierto</u> a los demás constituye un riesgo de un <u>cuerpo</u> <u>extraño</u>. (MS 00).
- No encuentra el <u>punto</u> <u>medio</u> en la relación.
- Se <u>adapta</u> a todas las situaciones / Demasiado <u>conservador</u>. (DRP, VI.95)

COCO: - Como un <u>coco</u> o el <u>cuello</u> de una botella, el paso es estrecho y el flujo es difícil. Tiene que quererlo. **Samars.**

CODICIA (DESEO): - Piensa que Dios es el "imbécil" que le está quitando algo de la totalidad de lo que codicia enteramente. **Rhod.**

CÓDIGO (DERECHO, LEY): - Toda relación está limitada a un código que la rige. **Nit-ac.**

CODO (LUGAR): - "dar codazos" "pisar fuerte". **Cupr.**

COEXISTIR (INTIMIDAD, COLABORAR, SIMULTANEIDAD): - Confusión entre síntomas o sentimientos que no deberían coexistir. **Mur-ac.**

COFFEA CRUDA/TOSTA (Coff.): - No está de acuerdo con esta creación <u>imperfecta</u>, mezcla de <u>espíritu</u> y <u>materia</u>, que lo hace sufrir. Tiene en él los <u>modelos</u> de lo que debería ser, una cierta matriz de cosas (sus propias ideas) que no <u>coinciden</u> con la realidad.
- No puede apreciar más este mundo creado. Se consuela soñando con bellezas <u>paradisíacas</u>, el mundo de <u>ideas</u> y de formas, de paisajes perfectos. Pierde su capacidad de apreciar esta creación material.
- Demasiados <u>pensamientos</u>: materialización del pensamiento, o ¿demasiado entusiasmado y huye del cuerpo? *Coffea recorre todas las habitaciones de la <u>casa</u>* para visitar todas las particularidades accidentales [*], pero tiene la *impresión de no pertenecer a este lugar*, porque Dios, espíritu puro inmaterial, trasciende su creación material ya que su idea está en su esencia, no está encerrada[18] en su casa. (SVM-AFADH, 5.2009)

COFFEA CRUDA (Coff.): - Quiere <u>disfrutar</u> siempre de algo mejor.

COFFEA TOSTA (Coff-t.): - No ve o niega la perfección primera de la creación. Quiere <u>hacer</u> el bien, siempre más, siempre <u>mejor</u>.
- Vocación de hacer el bien, ser Dios creador, demiurgo [*], intermediario entre la Sabiduría de Dios que concibe la creación, y la fabricación de esta creación. Quiere organizar la creación según su orden y se siente responsable de rehacer la armonía del universo que quiere admirar, cuyas bellezas le encantarían.
- Sólo puede <u>recibir</u> <u>dando</u>. <u>Venera</u> al Ser Supremo que le da el poder de ser el autor de todo el bien. Quiere ser un <u>modelo</u> a partir del cual quiere <u>crear</u> a los otros, y en consecuencia los puede <u>juzgar</u> conformes o no. Embriagado por su <u>obra</u>, y al salirse de su lugar para completar la creación en la <u>división</u> de las responsabilidades, pierde toda capacidad de <u>creación</u>, pare con dolor y hemorragias.

---

[18] Coffea no puede vivir la casa y sus particularidades accidentales en sí, no se siente en su casa, no la tiene integrada en su ser, como las creaciones de Dios, que están en Él totalmente. (dGL)

- Miedo a la <u>novedad</u>, enfermedades por alegría (pasado en el que había creído poder). Se disculpa por el culto a Dios, haciendo el bien, amando a su familia (su creación) con un encanto exagerado. (AFADH.8.90)

COHABITAR (COEXISTIR, SEGUNDO, COLABORAR, SOCIEDAD): - Debe cohabitar armoniosamente con la sociedad hacia un <u>objetivo común</u>. **Apis**
- Nostalgia de la cohabitación armoniosa <u>cuerpo-espíritu</u> para comprender con la perfección máxima. **Sabad.**

COHERENCIA (ARMONÍA, PEDAZO, ROMPECABEZAS, FAMILIA, AUTÉNTICO, CONSECUENTE): - Ya no soporta / busca mantener la <u>estructura</u>, la jerarquía, el <u>orden</u>, la cohesión, el <u>funcionamiento</u> perfecto, la <u>organización</u> de la <u>sociedad</u>, familia… incluso si tiene que <u>obligar/forzar</u> a los demás. **Apis**
- Perdió la coherencia entre su <u>centro</u> y la <u>periferia</u>. **Aran.**
- Quiere la cohesión, mantener a toda costa a la <u>unión</u>. La coherencia lógica permite la <u>continuidad</u> del pensamiento. Debe mantener la coherencia de las partes. **Nicc.**

COHESIÓN: - Desea que su <u>voluntad</u> sea la que de la <u>cohesión</u> de las partes en un ser vivo particular, y su <u>finalidad</u> en la vida. **Daph.**
- Hila para encontrar la cohesión. **Hyos.**
- <u>Chivo expiatorio</u> que permite la <u>cohesión</u> de aquellos que lo cazan. **Kali-bi.**
- La cohesión del <u>grupo</u> es condición de supervivencia. **Mag-m.**
- Quiere ser agente de cohesión de todo, no soporta lo que se separa. Factor de cohesión por los <u>lazos</u> afectivos. **Nicc.**
- <u>Separación</u> = drama, irreparable. <u>Cohesión</u> del grupo. **Symph.**
- Fuente de toda cohesión, construcción, por su inteligencia. De él todo tiene <u>cohesión</u> y se mueve en la <u>obediencia</u>, es el <u>centro</u> coordinador, unificando a partir del cual todo se <u>construye</u>. **Thuj.**

COINCIDIR: - Tiene en él los <u>modelos</u> como lo que debería ser, una cierta matriz de cosas (sus propias ideas) que no <u>coinciden</u> con la realidad, pero a partir de la cual quiere crear a los otros, y por lo tanto <u>juzga</u> si está conforme o no. **Coff.**
- Sufre que su ser no <u>coincida</u> con su inteligencia, lo que quiere decir que no tiene un conocimiento perfecto de sí mismo, él no es el conocimiento de <u>sí mismo</u>. **Sep.**

COLA / KOLA NITIDA (Cola): - <u>Responsable</u> del mundo que quiere <u>llevar</u>. Invencible, quiere tener la <u>fuerza</u> y el aliento de <u>satisfacer</u> al otro. Sólo puede encontrar el placer con las cosas y la gente al dominarlos por la voluntad y por el conocimiento total, <u>telepático</u> del otro, lo que no deja nada desconocido. Quiere <u>vencer</u>, <u>resistir</u>, enfrentarse, sin descanso.
- <u>Insaciable</u> con la comida, el ascenso social, la ocupación y el movimiento. Búsqueda compulsiva del placer en la acción y el movimiento, por la falta de tenerlo en el descanso. Quiere todas las <u>cualidades</u> para <u>disfrutar</u> de sí mismo. Se <u>sacrifica</u>, placer compulsivo de hacer el <u>bien</u>, de <u>ayudar</u>. La virtud es la salud del alma.
- Se siente mal cuando no puede ayudar a aquel que ve que no está bien. Dios disfruta de sí mismo de todo en Él en la contemplación de sí mismo. Kola se arriesga de caer bajo el poder del otro.
- Unión con el objeto del deseo. <u>Alegría</u> con el otro a condición de sacrificarse por él. El riesgo de la comunión con el otro se antepone al placer del amor. Me sacrifico por la persona que amo, o ¿me siento en <u>comunión</u> sólo si me sacrifico? (AFADH 7.2008)

COLABORAR: (COEXISTIR, AYUDA, COHABITAR, COMUNIDAD, EQUIPO, GRUPO, INDIVIDUO): - No quiere asociarse y colaborar en un propósito <u>común</u>. **Apis**
- Rechaza la colaboración de su cuerpo, de los otros, de los animales. **Chin.**

- No está satisfecho de ser "sólo" el colaborador de la creación, debe <u>dar</u> algo de sí, quiere crear ex nihilo ("que se crea a partir de la nada"). **Con.**
- No quiere colaborar ni la ayuda de nadie. **Hep.**
- Intolerancia a ser el colaborador ya que quiere <u>crear</u> todo <u>solo</u>. **Lil-t.**
- Rechaza la cooperación, quiere ser la única fuente. **Lil-t.**
- Quiere un poder directo sobre los órganos genitales, que su <u>fecundidad</u> no proceda con la colaboración del amor o de la actuación del otro. **Murx.**
- <u>Familiaridad</u> por exceso de <u>comunión</u> de cooperación con los demás. **Ran-b.**
- El don de Dios es la <u>alegría</u> de colaborar en la culminación de la creación, pero sólo ve <u>hacerla</u>. **Sars.**
- No soporta no poder <u>apoyarse</u> sino en sí <u>mismo</u>. **Sil.**
- Si acepta crear en colaboración con Dios, encontraría su <u>dignidad</u>. **Staph.**
- No quiere vivir en <u>relación</u> con su complemento. **Stict.**
- Sufre las funciones <u>vegetativas</u> de su <u>cuerpo</u>, aunque debería verlas como colaboradoras. **Toxi.**
- Quiere ser como Dios que <u>crea</u> solo y sin modificarse, <u>engendrar</u> a partir de su propia interioridad, sin <u>cooperación</u>, ser dependiente o tener <u>sociedad</u>. **Ustil.**
- Sólo se puede colaborar en la <u>sinceridad</u>. **Valer.**

COLCHICUM AUTUMNALE (Colch.): - Sufre por deber comprender la realidad por sus propios <u>sentidos</u> para poder <u>conocerla</u>, y de no poder hacerlo sólo por el <u>intelecto</u> y la <u>lógica</u>, por su pensamiento <u>analítico</u>.
- No soporta la <u>finitud</u> y la limitación del conocimiento por los sentidos. La incongruencia entre sus sensaciones, sus deseos y sus efectos. Toda interrupción a su intelecto es agravante, él quisiera estar más cerca de la verdadera ciencia.
- No soporta las malas <u>maneras</u> (GRAPH XII.88). Conveniencias a respetar, posición que debe mantenerse, no hacer alborotos. (CLH 3.01). Actúa por amor pero quiere ser <u>libre</u> en su <u>momento</u>. Actuará de acuerdo a lo que le gusta antes de expresar su deseo, pero se siente explotado si el otro demanda sus <u>servicios</u>. (GR I.94)

COLECCIÓN (RECUPERAR, TESORO): - Evita la menor perturbación que trastorne su <u>felicidad</u>, sólo se ocupa de lo que se ha acumulado en su <u>intelecto</u>, sus recuerdos, su capital. **Arg-met.**
- Colecciona ya que puede servir, y su valor aumentará solo, sin trabajo. **Vip.**

COLECTIVIDAD (COMUNIDAD, SOCIEDAD, ORGANIZAR, SOCIEDAD, COLABORAR, , COMÚN, EQUIPO): - Necesita de la comunidad para mostrar su <u>originalidad</u>. Exaltación de la <u>individualidad</u> en relación a la colectividad. **Apis**
- No quiere pertenecer a un grupo pero actúa con gloria y honor. **Calc-s.**
- Quiere llegar a la comunidad a través de su <u>compromiso</u>. **Mag-s.**

COLGAR: - Asco a la <u>desnudez</u> y a la <u>vejez</u>, a lo que <u>cuelga</u>, se degrada. **Eupi.**
- Ve la muerte con calma, síntomas de que lo <u>ahorcan</u>. **Zinc.**

COLMAR (SATISFACCIÓN, PLENITUD): - Metamos lo que <u>metamos</u> en el vacío sin fondo, nunca bastará, nunca será colmado. **Aeth.**
- Dios es felicidad ya que su acto <u>intelectual</u> está perfectamente colmado. **Ang.**
- Intolerancia a la <u>falta</u>. Desea el <u>derecho</u> a ser <u>colmado</u> totalmente en todos sus <u>deseos</u>. **Rheum.**

COLOCYNTHIS (Coloc.): - Pierde la fe: la justicia humana exige la igualdad que la religión no puede mantener con Dios, ya que hay sumisión total de parte de la criatura hacia Él. La latría [*] muestra la condición de Dios de ser el Dominador.

- Coloc. ve esto como una tiranía y se rebela, rechazando lo que cree ser una esclavitud: la condición humana de relación con los otros por caridad, y de servidumbre con Dios.
- Quiere dominar para recibir latría, empleando la fuerza. La relación de caridad con los demás no es un regalo sino un elemento de justicia, una relación armoniosa con el prójimo. Habiéndolo rechazado, Coloc. sufre injusticias que ve en los demás.
- No le ofrecemos nada a Dios para su beneficio, sino para su gloria, y ese es nuestro beneficio. Todo encuentra su perfección en su sumisión a lo que le es superior. (MS VI.93)
- Sensible al menosprecio, y siempre indignado que sus derechos o el de los otros no se respeten. Reflexiona por tratar de justificar su elección que sabe que es mala, no se pliega a la voluntad de los demás, eso sería contrario a su dignidad.
- Debe probar y comprender para creer. "Se debe llegar hasta el final de lo que se pretende", "no pesar con balanzas falsas si se va a la misa"; "debe ser claro, ser lo más preciso posible para que lo comprendan bien". Consecuencias del maltrato del cual ha sido víctima, o de otros cuya compasión se tiene.
- Sensible a las reprimendas, a la falta de respeto. Calabaza que ocupa espacio, defiende su espacio en relación con los demás, su individualidad, lo que es los derechos de cada quien. Prisionero víctima de una injusticia. Saca sus espinas, hace como si fuera un erizo.
- Sin conciencia de su deber, sólo ve sus derechos. Se prueba sin dificultad que su ilusión es falsa (estar en otra parte que aquélla dónde realmente se encuentra). (AFADH.VII.91)

COLOR - AMARILLO: - Desborda el marco, no respeta las medidas. **Croc.**
- Lo ve amarillo, color del adulterio, del placer prohibido. **Dig.**
- Es negro o blanco, bipolaridad tajante. **Dulc.**

COLOR – NEGRO: - Negro. **Bov.**

COLOR – PÚRPURA: - Por la templanza la razón que esclaviza el apetito. **Murx.**

COLOR – ROSA: - No acepta que la vida no siempre sea color de rosa. Se esconde. **Op.**

COLOR – VIOLETA: - Color de la templanza, equilibrio entre el amor y la sabiduría, docilidad obediente. **Viol-o.**

COLOR (TEXTURA, TEJIDOS, BELLEZA): - Quiere limpiar, hacer brillar las cosas, que los colores sean vibrantes, después de rechazar lo que es malo de verdad porque le es extraño, debe unir las partes que lo componen, la animalidad y la intelectualidad. **Carb-f.**
- Sensible a las formas y a los colores, pero esto es inseparable de lo que existe en el interior (El aspecto exterior debe mostrar lo mismo que la interioridad. Las formas y colores son equivalentes a lo que está en el interior. Para él, el aspecto y el interior son inseparables, pero para un ser humano puede tener un feo aspecto y tener una hermosa alma, y viceversa. NdT). **Sarr.**

COMANDAR (DIRIGIR, ORGANIZAR, , ESPONTÁNEO, VOLUNTAD, CONTROLAR): - Comanda y no quiere rendirle cuentas a nadie. **Androc.**
- Pierde la cabeza sino puede controlar más, o si lo controlan. **Chel.**
- Pierde el mando de la razón sobre el pensamiento, lo vegetativo. Quiere el control perfecto de la razón sobre los pensamientos y las emociones, que controla todo lo que está en él, como Dios al mundo. Pero el alma no creó el cuerpo de a nada como Dios creó el mundo. **Cimic.**
- No puede crear sobre su voluntad, solamente de manera espontánea: **Olnd.**

COMBATE: - Drama de deber combatir siempre el desgaste, (aceite sobre los dientes) la muerte. **Aesc.**

- Incapacidad de combatir, debilidad, no está a la altura para combatir el peligro, no puede resistir. **Aster.**
- Contra la tiranía del amo por atreverse/osar expresarse. **Carc.**
- No está armado para el combate. **Peti.**
- Fervoroso celo por combatir. **Ptel.**
- Rechaza el combate por nostalgia de la época cuando el combate no era necesario. **Tab.**
- Rechaza que el objeto de la esperanza sea arduo, sea el fruto de un trabajo, del esfuerzo para proporcionar, del combate. **Verb.**

COMEDIA (PAYASO, TEATRO, ROL): - Se ríe de su torpeza precipitada, se cree el payaso. **Apis**
- Toma su rol de humano como una comedia nada seria, indigna. **Apis**

COMENTARIO (OBSERVACIÓN, CRÍTICA, ORIGINAL): - Quiere rebajar una persona normalmente original: "¡deja de hacer observaciones!.. ¿Quién te crees? ". **Azadir.**
- No observes, no es captado por los objetos, el exterior. **M-aust.**
- Hace observaciones tontas, ya que no se tomó el tiempo para reflexionar lo que sus sentidos le indicaban, quiere hacerlo todo por intuición. **Merc.**

COMENZAR: (NO, PRINCIPIO, CATALIZADOR, ESTÍMULO, CHISPA, CAMINO, REPETIR, EMPEZAR): - Se obliga todos los días y comienza de nuevo cada mañana, el descanso definitivo no puede ser alcanzado de una sola vez. **Ars-h.**
- Quisiera no haber tenido principio. **Hydrog.**
- Todo comienzo, nacimiento, entrada es difícil. **Phyt.**
- Comienza y no termina. Inventar no basta para realizar. **Sabin.**
- Es necesario obligarse a rezar todos los días y comenzar de nuevo cada mañana. **Ars-h.**
- Lo que está errado no se puede volver a comenzar. **Gink-b.**
- Mala disposición de la voluntad para comenzar el trabajo. Sufre porque debe hacer el esfuerzo de comenzar a trabajar. **Tarax.**

COMER: - No quiere comer ni dormir. **Jugl-r.**

COMIDA (ALIMENTO, NUTRICIÓN, COMUNIDAD)

COMO (PARECIDO, SEMEJANZA, ORIGINAL, DIFERENTE): - Yo no soy como… **Myric.**
- ¿Por qué no soy como todo el mundo? **Plat.**

COMODIDAD (CONSENTIMIENTO, PLACER, LUJO, FÁCIL, CONFORT, ESFUERZO): - Su lugar y su hogar confortables. **Borx.**
- Es indigno para su alma estar sumergido en este cuerpo que implica incomodidades, condiciones, alimentación y vestiduras para sobrevivir. **Eup-per.**
- Rodeado por un mundo caótico y hostil, imperfecto, incómodo, que odia como su entorno. **Merc.**
- Pierde un hogar seguro, íntimo y cómodo a causa de los otros. **Nat-p.**
- Dificultad para encontrar la felicidad en el equilibrio de una tierna comodidad. **Sterc-se.**

COMPAÑÍA – SOLEDAD (COMUNIDAD, EQUIPO, SOCIEDAD, ABANDONO): - Quiere estar solo con Dios. **Am-c.**
- Gobierna y conduce a los demás con la soledad y el éxito del jefe. **Androc.**
- Quiere la soledad para prosperar sin los otros, sin compartir. **Euph.**
- No existe solo, frágil, inestable, magnetizado por el otro, sólo existe en minoría y en aleación. **Mang.**

- Es mejor estar solo con los problemas que ver su <u>libertad</u> afectada por la <u>ayuda</u> de alguien. **Meny.**
- Quiere compañía para que se reconozca su excelencia. **Pall.**
- Niega la existencia recibida y mantenida de la compañía vital[19]. **Stict.**
- No puede <u>incorporar</u> nada del <u>otro</u>, lo ahoga, le anuda los intestinos, se queda <u>solo</u>. **Ustil.**

COMPARAR (DISCERNIR): - Compara <u>exageradamente</u> cosas de caracteres diferentes: **Cann-i.**
- Se niega a hacer el trabajo de comparación necesario para llegar a un juicio de <u>valor</u> de las cosas. **Graph.**
- No soporta la comparación: eso va a limitar la <u>admiración</u> que busca. **Lach.**

COMPASIÓN (PIEDAD): - Se compadece mucho de todo, pero no hace nada. "Es terrible lo que la <u>carne</u> puede sufrir": **Carb-an.**
- No quiere <u>compasión</u>, ser amado por su <u>debilidad</u>. **Nat-m.**
- Comparte, da, se <u>sacrifica</u>, lleno de <u>compasión</u>. **Rhod.**

COMPATIBLE (INCOMPATIBLE)

COMPENSAR: - Se niega a orientar su voluntad considerando el propósito final [*], el bien se vuelve insípido, pierde el gusto de las cosas, e intenta compensarlo con la multiplicidad. **Ip.**

COMPETENCIA (CAPACIDAD): - Se le confía demasiado, se siente incompetente. **Falco-pe.**

COMPETICIÓN (VELOCIDAD, JERAQUÍA, COMPARACIÓN): - Espíritu de competición, siempre quiere y a cualquier precio, ser el primero. **Agar.**
- Competición de renombre con todos, sino, pierde su valor y se cubre con detritus [*]. **Mag-m.**

COMPLACER: - Dice que no es complacido cuando es decepcionado por una respuesta que él mismo inventó. **Ph-ac.**

COMPLEJIDAD (COMPUESTO, SIMPLE, ROMPECABEZAS)

COMPLEMENTARIO (COMPUESTO, UNIÓN): - La complementariedad entre el <u>cuerpo</u> y el <u>espíritu</u> se confunde con oposición. **Anac.**
- La complementariedad del los sexos y la necesidad de <u>generación</u> es signo de <u>corruptibilidad</u>. **Kreos.**
- Rechaza la necesidad de complementariedad para pro<u>crear</u>. **Lil-t.**
- No tiene necesidad de la <u>complementariedad</u> del otro. Masturbación y caos interior sin <u>diálogo</u> con la <u>realidad</u>. **Pic-ac.**
- Entre dos complementarios, la interface no es dolorosa. **Ran-b.**

COMPLETAR (PERSEVERAR, CONTINUAR, ADULTO, FINAL, META/OBJETIVO, CONSEGUIRLO, REALIZARLO, LOGRO, ABSOLUTO, PERFECCIÓN, ÉXITO): - Aspiración a lo que es <u>estable</u>, ordenado, luminoso, claro, <u>armonioso</u>, preciso, puro. Que se complete, perfecto, definitivo. **Adam.**
- Quiere ser un <u>adulto</u> ya, que todo este inmediatamente terminado, sin tener que crecer. **Agar.**
- Todo proyecto debería poder ser completado. **Ang.**
- Habría querido que la creación hubiera sido completa, sin tener que <u>trabajar</u>. **Arg-n.**

---

[19] Compañía vital: Sticta es un hongo que necesita vivir en simbiosis, con el otro.(dGL)

- No termina nada, permanece poco tiempo en una ocupación, siempre está <u>insatisfecho</u>: decepcionado del bien parcial que ha descubierto. **Bism.**
- Rechaza el <u>esfuerzo</u> para llegar a término; rechaza o pierde el <u>movimiento</u>, el <u>cambio</u> necesario para su realización. **Carb-v.**
- Finalizar, le asusta porque muestra su <u>finitud</u>. Por lo que hace <u>desorden</u> y así no <u>termina</u> nada. **Chin.**
- Pierde la capacidad de tener éxito en sus <u>planes</u>, por pensar que debe seguir el orden jerárquico de los <u>valores</u>. **Chin.**
- Aún no ha acabado la frase que está pronunciando y ya está en el próximo pensamiento, y quiere <u>completar</u> la parte que falta más tarde. **Diosc.**
- *"Sueños que le producen ansiedad, como si hay algo muy importante que ha dejado <u>inconcluso</u>".* **Hyper.**
- Quiere tener todo terminado antes de haber comenzado. **Med.**
- Teme no poder terminar. **Petr.**
- *Obligado a permanecer en la alegría de un <u>placer</u> imaginario.* Permanece en lo que no se ha logrado. **Pic-ac.**
- Impaciente porque todo se termine, desea hacer muchas cosas a la vez y en realidad no hace ninguna. **Plan.**
- El hombre y la mujer se complementan mutuamente siendo cada uno la imagen de un aspecto del otro. **Puls.**
- Infaliblemente va a arribar a término, pero la <u>automatización</u> lo hace en un mal <u>momento</u>. **Ruta**
- Dar a luz debe ser la <u>causa</u> primaria para <u>completar</u> la <u>creación</u>. **Sabin.**
- No se puede <u>completar</u>, la procreación no <u>tiene éxito</u>, está <u>exhausto</u>. <u>Comienza</u> y no termina. <u>Inventar</u> no es suficiente para que se realice. **Sabin.**
- Quisiera lograr la creación mediante su bondad para con él. **Sarr.**
- Se demora, va de una cosa a la otra sin <u>perseverar</u>, teme que no va a tener todo listo a tiempo o que va a descuidar su deber. **Stann.**
- No se puede emprender nada antes que se haya <u>terminado</u>; presionado por el temor de no poder terminar, *cuando se hace lo que se puede.* **Tarent.**
- Aquel que cambia no lo logra. No crece más, o ya está viejo. Dificultad en terminar un acto: no es necesario que se cambie. **Vip.**
- Cree que siempre lo están juzgando, que no conseguirá terminar. **Zinc.**

COMPLETO (TOTAL, PARTE, COMPUESTO): - Ser completo, ¿cuando se vuelve o desde el origen? **Choco.**
- Todavía no ha <u>terminado</u> la frase que está diciendo cuando pronuncia el próximo pensamiento, y quiere <u>completar</u> la parte faltante después. **Diosc.**
- Dios, que no necesita a nadie porque tiene todo en Él, no se completa por ningún <u>otro</u>. **Puls.**
- Por el lado intelectual del hombre, cree que está completo. **Viol-o.**
- <u>Demanda</u> poco ya que quisiera ser completo. **Vip.**

COMPLICIDAD (CONNIVENCIA [*], ACUERDO, JUEGO): - Cómplice involuntario de un crimen que no cometió. **Berb.**

COMPORTAMIENTO: - Pierde la lógica del comportamiento. Se hace el pillo como si no tuviera la edad del juicio. **Allox.**

COMPRENDER (SENTIDO, CONCEPTO): - Con los <u>minusválidos</u>, los <u>animales</u>, la <u>relación</u> es verdadera, se <u>comprende</u>. **Aeth.**
- No quiere comprender o aceptar lo que no le <u>explican</u>. **Alum.**
- Tiene la impresión que no percibe lo que le dicen. **Arg-met.**

- Quiere ser comprendido instantáneamente, incluso con medias palabras: eyaculador precoz en la palabra, el primer chorro debería bastar para fecundar, comunicar por iluminación el espíritu de su interlocutor. **Bufo**
- Soledad, ya que los otros no pueden comprender lo que estoy viviendo. **Cann-i.**
- Quiere la contemplación sin ningún trabajo de la compresión para verificar la intuición. **Cann-s.**
- Quiere comprenderse por sí mismo, no por la aproximación de los otros. **Chel.**
- Comprende los animales y las plantas. **Choco.**
- No puede comprender o creer lo que no se prueba, "debe ser clara, explicar con mucha precisión para que la comprendan bien". **Coloc.**
- "Comprender, tener todos los puntos de vistas". Necesita siempre de una evidencia para avanzar. "Si no comprendo, eso no me interesa". **Crot-c.**
- Quiere comprender sin los sentidos: hambre sin deseo de comer. **Elaps.**
- Quiere comprender sin tener que oír o ver, sin utilizar sus sentidos externos para conocer y comprender a los otros. **Elaps.**
- Preocupación de ser amado tal como es, introvertido que se examina constantemente para descubrir su imperfección, sumergido en sus pensamientos sin llegar a comprenderse. **Germ-met.**
- Quiere comprender rápidamente como piensan los adultos, sus experiencias y como conectarse, adaptarse y comunicarse para cumplir su misión. **Helo.**
- Nadie puede comprender su problema. **Lil-t.**
- Quiere comprender la ley por su propia sabiduría. **Nit-ac.**
- Si estamos dispuestos a no tener que comprender absolutamente todo, podemos aceptar preguntas, y estar más abiertos a las respuestas que no buscamos. **Olnd.**
- Convencido que no comprenderá. **Ptel.**
- Rechaza la condición humana de comprender con el cuerpo. **Sabad.**
- No lo va a comprender, no puede decirse la verdad completamente a través de una palabra demasiado pobre. **Viol-o.**
- Cree que su pensamiento no será comprendido. **Viol-o.**

COMPROMISO (DELIBERAR, VOLVER, PACTO, CONTRATO): - Al cortar el cordón umbilical, o posee todos los recursos personales, o no tiene ninguno. **Abrot.**
- Su compromiso total le da derecho a la unión-fusión total. **Anan.**
- En la comunidad, se encuentra muy comprometido, o por el contrario, produce daños. **Apis**
- Quiere entrar en la comunidad y la comunión de las personas, pero sin ningún compromiso personal. **Arg-n.**
- Se compromete totalmente para cambiar lo doloroso en soportable. **Aster.**
- No quiere estar atado a ningún compromiso. Preocupación del compromiso insostenible si las circunstancias cambian. **Cact.**
- "Es necesario cumplir con sus compromisos". **Caps.**
- Temor a los actos humanos que comprometen: matrimonio, volverse soldado, muerte. **Chel.**
- Quisiera que la inspiración bastara, un supercerebro que funcione únicamente bajo la orden del espíritu, sin la necesidad del cerebro humano normal que compromete al espíritu hasta el final de su acto. **Hydr.**
- Algo le impide comprometerse, incluso si sabe que va a estar bien. **Ign.**
- Conectado a la inagotable fuente divina, agotado ya que no puede aguantarse el comprometerse más. **Menis.**
- Algo le impide comprometerse, incluso si sabe que va a estar bien. **Naja**
- Quiere hacer algo bueno que pueda elegir él mismo. **Plb.**
- Necesidad de una presencia y relación estimulante para comprometerse. **Tarax.**
- Indeciso si se tiene que comprometer, lanzar, ya que le preocupa el fracaso. **Titan.**

COMPROMISO: (TODO o NADA, COMBINADO): - Ningún compromiso con la moral, la conciencia. **Dros.**
- Sin compromiso. **Hep.**
- Sin compromiso. **Nux-v.**

COMPUESTO [*] - COMPOSICIÓN (PEDAZO, PARTE, UNIDAD, SIMPLICIDAD): - Miedo obsesivo a la separación de sus componentes. **Alum.**
- No soporta este cuerpo que le recuerda su dualidad de compuesto sustancial [*] con su espíritu, no quiere ser más que puro espíritu, o puro cuerpo. **Anac.**
- No se puede ser uno y compuesto a la vez. No acepta que su unidad sea hecha compuesta. **Bapt.**
- Niega la composición cuerpo-alma, quiere que el cuerpo no sea más que el soporte del alma, que sería como un pájaro sobre la rama. **Eup-per.**
- Problema de consistencias/firmeza desiguales[20] (constancia que hace persistir firmemente contra la dificultad que proviene de obstáculos exteriores) del compuesto humano, sobre todo entre carne y espíritu. **Ferr-p.**
- Compone una entidad social que pueda ofrecerse sin vergüenza[21]. **Germ-met.**
- Rechaza la naturaleza humana, hecha del complejo cuerpo y espíritu. **Ham.**
- Rechaza su condición de sujeto compuesto. **Kali-s.**
- Quiere la simplicidad (que no es compuesto) para no estar sometido a la diferenciación entre cuerpo-espíritu[22]. **Nicc.**
- Dios ama todo sin que nada de eso introduzca en Él una composición. Ya no vincula las cosas, todo está descompuesto en elementos. **Puls.**
- Cree que la salud no viene de su compuesto sino de su alma. **Sabad.**
- Intolerancia a hacer una composición. **Sil.**
- Rechaza la unidad en una jerarquización de partes, por la simplicidad absoluta de Dios. **Stront-c.**
- Quisiera que el compuesto fuera autónomo e incorruptible. **Thuj.**
- Compuestos sustancial cuerpo-espíritu, es por nuestro componente físico que nuestro espíritu sufre de contactos dolorosos, de enemigos, de esfuerzos. **Tung-met.**
- Rechaza la condición humana de conocer por composición. **Viol-o.**

COMÚN (BANAL, COTIDIANO): - No tuvo la disciplina y el sentido del bien común ni la actitud que permite la cohabitación de los individuos orientados hacia un objetivo común. **Apis**
- Culpable cuanto trata de utilizar el bien común. **Arg-n.**
- Hace cosas fuera de lo común, se siente la fuente de todo el género humano. **Ars.**
- Quiere encontrar la grandeza y el conocimiento saliéndose de la corriente de los mortales comunes. **Brom.**
- Intolerancia a ser parte del común, de la plebe. **Caps.**
- Rechaza el uso común de los bienes según las atribuciones de cada uno. **Cast.**
- Intolerancia a lo que es banal para su espíritu sublime. **Ham.**
- Quiere moverse en la nobleza, la grandeza, se distancia de los de abajo, de los comunes. **Hyper.**

COMUNICAR (RELACIÓN, CONTACTO, ESCRIBIR, CLARIVIDENCIA, INTUICIÓN, EXPLICAR, IMPREGNAR, ENSEÑAR): - Olvida a los adultos y se traslada con los minusválidos, los animales, los bebés con los cuales la relación es verdadera, lo comprenden…y que no se detienen en las palabras, ya que el lenguaje es una fuente de incomprensión. Quiere

---

[20] Puedo ser muy firme/consistente de mente, pero mi cuerpo no lo es.
[21] Germ-met no está muy a gusto consigo mismo, por lo que se arregla, se refina y se comporta muy bien socialmente para ser aceptado.(dGL)
[22] Somos un compuesto sustancial, un humano no puede no tener cuerpo, o no tener espíritu, pero existen los dos aspectos en un ser perfecto y estos aspectos estan todos mezclados y se confunden, forman un compuesto, no son simples. No tolera algo que separe las cosas (dGL)

seguir siendo pequeño para mantener una comunicación <u>directa</u>, de <u>corazón a corazón</u>, de la que siente nostalgia, que no falla jamás. **Aeth.**
- Desea un método de <u>comunicación</u> más digno que la <u>palabra</u>, demasiado achacoso para realizar la <u>unidad</u> con el otro. **Agr-n.**
- Comunica por ecolocación [*], golpeando los objetos. (Cetáceos). **Ambr.**
- Quiere comunicar el <u>conocimiento</u> sin aceptar la luz divina por el trabajo de adquirirlo y <u>comprenderlo</u>. **Ambr.**
- Quiere ser la <u>fuente</u>, el <u>motor</u>, y no <u>sufrir</u>, ser solamente el transmisor. **Borx.**
- Cree tener algo tan grande para comunicar que el lenguaje humano es inadecuado para decirlo. Envidia la comunicación de Dios: la revelación en la que no hay necesidad de palabras. Quiere comunicarse con su profeta elevándolo. Quiere comunicarse por la <u>iluminación</u>. Su discurso es ineficaz, no podemos comunicarnos. **Bufo**
- Tenía que comunicar algo a los demás, pero no estaba iluminado. Quiere recibir el <u>conocimiento</u> a través de la <u>iluminación</u>, en lugar del pensamiento <u>lógico</u> humano. **Calc-p.**
- La incapacidad total para comunicar lo que ha experimentado en otra <u>dimensión</u>. **Cann-i.**
- No hay comunicación con sus similares ya que el cuerpo no se deja <u>impresionar</u> más. **Carb-an.**
- Comunicación <u>fusionada</u> con la <u>naturaleza</u>. **Choco.**
- Comunicación, que se pierde, se agota, pierde su identidad. **Con.**
- Comunión de <u>pensamiento</u> con Dios. **Crot-h.**
- Quiere comunicar sin recibir la <u>realidad</u> <u>tangible/sensible,</u> sin emplear sus sentidos. **Dulc.**
- Quiere <u>comprender</u> <u>rápidamente</u> cómo piensan los adultos, sus sentimientos y cómo se conectan, se adaptan y comunican para cumplir su <u>misión</u>. **Helo.**
- No se puede comunicar con los demás: rechaza que el intelecto lo separe de comunicar cualquier cosa. **Kali-p.**
- Comunicación de igual a <u>igual</u> con Dios a través del amor. **Lach.**
- <u>Aceleración</u> de ideas y asociaciones, tiene el impulso de comunicarse. **Lach.**
- Se trata de comunicar por sus <u>actividades</u>. **Lil-t.**
- El <u>otro</u> no existe mientras que la <u>palabra</u> sea para comunicar. **Paris**
- Quiere escribir la ley, sus propias normas para liberarse, dejar de participar en la <u>escritura</u> automática, movimiento reflejo que no comunica ya nada. **Sphing.**
- Nostalgia por un paraíso de amistad y <u>comunicación</u> intuitiva. **Urol-h.**
- No puede comprender la <u>unidad</u> de la comunicación de una frase. **Viol-o.**
- No soporta que los otros se comuniquen entre sí, ni su conversación. **Zinc.**

COMUNIDAD – COMUNITARIO (COLABORAR, EQUIPO, SOCIEDAD, REBAÑO, MANADA, FAMILIA, FIESTA): - Gran sentido comunitario. **Apis**
- Toma por un <u>confinamiento</u> insoportable el hecho de tener que <u>aceptar</u> y mantener el <u>rol</u> humano que se le <u>atribuye</u> por naturaleza, Dios…para su <u>florecimiento</u> y el de la comunidad. **Apis**
- Quiere captar, <u>perpetuar</u> en el disfrute individual del bien común, esto que es la comunión entre los miembros de la comunidad. **Arg-n.**
- Preocupación de estar excluido de la comunidad / se distingue por su excentricidad. **Form.**
- <u>Custodio</u> de la <u>memoria</u> de la <u>comunidad</u>. Conoce las <u>historias</u> de todos, hace la <u>unidad</u> de la comunidad, es el <u>centro</u>, el sistema <u>nervioso</u> <u>transmitiendo</u>, poniéndolo al <u>corriente</u>. **Kalm.**
- Como si era el <u>único</u> en la especie humana, no acepta la comunidad en el género humano. **Phyt.**

COMUNIÓN (CONJUNTO): - Vuelve absoluto el soporte material [*] en la comunión personal. **Anan.**
- El amor, es la comunión del pensamiento, pero la pierde con el padre, un superior, el patrón. Quiere comulgar por la inteligencia. **Crot-h.**
- Feliz cuando ha podido recuperar la <u>conciencia</u> de sí y de todo en una comunión y una comprensión inmediata con todo el entorno. **Germ-met.**

- Me sacrifico por la persona que amo, o ¿me siento en <u>comunión</u> sólo si me sacrifico? **Cola**
- Quiere estar en comunión con Dios por el amor. **Lach.**
- Quiere entrar en comunión por la obra perfecta que ofrece. **Lil-t.**
- El hombre sólo alcanza lo <u>trascendental</u> por la <u>comunión</u> de las <u>almas</u>, no es posible
  <u>mecánicamente</u> sólo por el proceso fisiológico y psicológico de la actividad sexual. **Pic-ac.**
- <u>Familiaridad</u> por exceso de comunión de <u>cooperación</u> con los demás. **Ran-b.**
- Como expresión de su <u>amor</u>, quiere darle al otro su esencia misma, y no algo de su carne.
  Envidia la vida perfecta inmanente en cuanto a su <u>transmisión</u> y <u>comunión</u> entre las personas. No
  quiere <u>sacrificarse</u>. **Sabal.**

COMUNISTA: - No quiere <u>repartir</u>, compartir, no quiere ser un <u>comunista</u>. **Cast.**

CONCEBIR (GENERAR): - Todo mi placer es la concepción, con todos sus eslabones hasta la
  realización. **Dig.**
- Tema de deber <u>recibir</u> del exterior el bien tanto como para construirse a sí mismo como para
  <u>generar</u>, de <u>concebir</u> un fruto por la recepción del <u>don</u>. **Goss.**
- No soporta la duración entre concepción y <u>creación</u>. **Lil-t.**

CONCENTRACIÓN: - Falla en su <u>deber</u> por falta de <u>atención</u>, falta de concentración. **Cycl.**
- Busca el <u>placer</u> al concentrarse en sí mismo (ombligo, el centro de la rueda de la bicicleta), no se
  abre a los demás. **Diosc.**
- Espíritu vacío cuando quiere concentrarse. **Olnd.**
- No se puede concentrar en los medios, sólo piensa en el objetivo. **Ptel.**

CONCEPTO (COMPRENDER, SENTIDO): - El <u>cuerpo</u> y los sentidos son necesarios para la
  elaboración de conceptos que serán emitidos por la <u>palabra</u>. **Paris**
- El concepto despierta los sentidos, la función: *"Justo cuando mis ojos se posaban sobre una
  cosa, podía sentirla, incluso en el extremo más alejado de la mesa"*. **Carb-ac.**
- Exige que además del concepto que tienen las <u>palabras</u>, el interlocutor reciba toda la <u>emoción</u> que
  hay. **Viol-o.**

CONCERNIR: - Debe encontrar una <u>jerarquía</u> en las cosas y las personas. Debe aceptar que no
  todo le <u>concierne</u> en el tiempo y ni en el espacio. **Stront-c.**

CONCHA: - Para no ser <u>presa</u>, se <u>quema</u>, se <u>retracta</u>, se <u>retira</u>, no dice nada, se <u>encajona</u>. Se retrae
  en su <u>concha</u>, su agujero o saca a los demás de su espacio. **Helx.**

CONCIENCIA (MORAL, BUENO, NARCOSIS): - Miedo de la <u>narcosis</u> y de dormirse: no podrá
  despertarse, va a perder la inteligencia y la <u>conciencia</u>. La condición necesaria para el desarrollo
  de nuestra <u>conciencia</u> es la pérdida del instinto, y Aeth. hubiera querido ¡mantener los dos!
  Querría la perfección del instinto animal y del intelecto consciente humano. **Aeth.**
- Envidia la <u>conciencia</u> inmutable, permanente de su bienestar/beatitud. Rechaza que sus <u>sentidos</u>
  le proporcionen la materia para ejercer su inteligencia, ya que quiere una alegría <u>intrínseca</u>. **Arg-
  met.**
- Conciencia de sus automatismos <u>fisiológicos</u>. **Cann-i.**
- Es la conciencia moral de la sociedad. **Caps.**
- Basa su conciencia sobre lo que ha visto desde su propia ventana. **Chel.**
- Conciencia personal independiente de Dios, conciencia que debe <u>justificar</u> antes que afrontar la
  <u>realidad</u>. **Crot-h.**
- Condición cataléptica, o parálisis con plena conciencia. **Cur.**
- Tiene la conciencia <u>limpia</u> en comparación con los otros <u>villanos</u>. **Dros.**

- Feliz cuando ha podido recuperar la conciencia de sí y de toda cosa en una comunión y una comprensión inmediata con todo el ambiente. **Germ-met.**
- Condición cataléptica, o parálisis con plena conciencia. **Grat.**
- Congelado, paralizado o cataléptico con plena conciencia (A: *condición cataléptica con perfecta conciencia*) lo que atrae es inalcanzable. **Grat.**
- Toma conciencia de que hay algo que hay que formular, como una eclosión [*]. **Hydrog.**
- Perfección, orden, pulcritud, sin arrugas, todo está dominado, consciente, nada se le escapa. **Samars.**
- *"Conflicto entre conciencia elevada de las cosas y la existencia terrestre."* **Tax.**

CONCILIAR (RECONCILIAR, MEDIACIÓN): - Atrapado y debe conciliar incompatibles. **Anac.**

CONCLUSIÓN (TERMINAR): - Quiere reflexionar y ver de prisa los resultados de la acción, ver dónde va, ser eficaz y concluir rápidamente. **Plan.**

CONCORDAR (DE ACUERDO): - Desea concordia absoluta entre todos los elementos que forma un conjunto, elementos de su cuerpo, elementos de la familia, que quisiera reunir siempre, verlos a todos en buen entendimiento. **Bapt.**

CONCRETO – ABSTRACTO (RESULTADO, DESENLACE, FIN, EXPLICAR, IMAGINAR, MATERIAL, ESPECULAR, PRÁCTICA): - Velocidad de abstracción. Rechaza los límites de la razón humana, demasiado lento e incierto para captar la verdad con una simple mirada. **Acon.**
- Debe consolidar lo abstracto[23], la fragilidad de su encarnación, con explicaciones concretas. **Alum.**
- Desprecia la necesidad que tiene la inteligencia de abstraer a partir de datos sensibles. **Bothr.**
- No puede concretizar sus planes porque los otros se lo impiden. **Chin.**
- No puede encontrar placer sin la concretización de sus proyectos. **Dig.**
- Su cuerpo y los cuerpos concretos deben ser estudiados, ya que el pensamiento y el conocimiento no son parte de su substancia. **Kali-c.**
- No es bueno en lo concreto pero si en lo imaginario. **Olnd.**
- No puede reflexionar y pensar a partir de lo que recibe del exterior. Imposibilidad de reflexión abstracta. **Plan.**
- Molesto por tener que ponerse en contacto para conocer, de estar sumiso al conocimiento práctico y no solamente especulativo. **Ran-b.**

CONCUPISCENCIA [*] (DESEO, SENTIDOS)

CONDENAR (RECOMPENSA, JUZGAR): - Sensación de condena y de mediocridad, como culpable de alguna acción conocida por los otros, como si no los pudiera ver a la cara. **Cob.**
- Condenado a no recibir el amor. **Lach.**

CONDICIÓN – ACONDICIONAMIENTO: - Totalmente condicionado por la educación, para guardar las apariencias, siempre se ajusta a la opinión de los demás. **Carc.**
- No acepta su condición humana y sus molestias fisiológicas. **Cham.**
- Quiere llegar a la paz por la organización de las condiciones exteriores. **Euph.**
- Niega su acondicionamiento humano de tiempo y espacio y quisiera ser independiente No quiere ser visto por su función. Desea una relación en la cual lo quieran incondicionalmente por lo que es, como el caballero es esperado y amado por su amada cuando está ausente. **Merc.**
- Quiere escapar a todo anclaje social, cultural, religioso que lo condicione. **Pteri-a.**
- Su existencia está condicionada por la presencia del otro. **Stict.**

---

[23] Tiene inseguridad sobre las cosas que no podemos tocar, que son abstractas. Lo abstracto no se puede tocar, por lo tanto lo considera muy frágil, ya que no tiene consistencia.

- Conocer el misterio de las cosas no es condición sine qua non de vida. **Verat-v.**

CONDUCIR – CONDUCCIÓN (GUÍAR, ORGANIZAR): - Se niega a ser guiado ciega y
   dócilmente por los voltios de luz clara y los que saben lo que es bueno para él, ya que cree que
   va a morir cuando ya no vea más. **Acon.**
- Gobierna la vida de los otros socialmente, moralmente, políticamente. **Ars.**
- Quiere conducir su vida hacia la felicidad con la que sueña. **Aster.**
- Rechaza a depender de cualquier fuerza exterior que pudiera conducirlo, armonizarlo con algo
   distinto de sí mismo, medirlo, frenarlo en su expansión. **Carc.**
- Quiere conducir su vida, se defiende de ser conducido siguiendo sus propios planes y proyectos en
   los cuales se integra teniendo allí una misión. **Chin.**
- El conduce las manadas. **Hyos.**
- Quiere dirigir y no someterse a la danza del placer. **Kreos.**
- Preocupación de conducir bien (automóvil), pasar entre los obstáculos, dirigir él mismo por su
   camino. **Rhod.**
- No tiene la directiva de sus acciones, por lo que no puede darlas a su personal. **Stann.**

CONECTAR (CONTACTO, RELACIÓN, TOMAR): - Es el que conecta a las personas entre sí.
   Kalm.
- Conectado a la inagotable fuente divina, agotado ya que no puede aguantarse el comprometerse
   más. **Menis.**

CONEXIÓN (CONTACTO, DESTELLO, FUSIBLE, ENLAZO, RELACIÓN, ESTÍMULO): -
   Quiere comprender rápidamente cómo piensan los adultos, sus sentimientos y cómo se conectan,
   se adaptan y comunican para cumplir su misión. **Helo.**
- Rechaza que las cosas estén hechas de elementos que se puedan desconectar. Que la obra de la
   inteligencia se haga en conexión con los otros, incluyendo aquella de Dios que mantiene
   sólidamente todas las criaturas juntas. Pecado que lo desconecta de Dios, quiere confesarse, para
   guardar a cualquier precio las conexiones que la menor agresión pudiera **dislocar. Thuj.**

CONFESSION (SECRETO, PECADO): - Confesión involuntaria, bajo coacción. **Am-c.**
- Pecado que lo desconecta de Dios, quiere confesarse. **Thuj.**

CONFIANZA (HIPOCRESÍA, FRAUDE, CHISMORREO, SECRETO, VERDAD): - Se perdió la
   confianza mutua por la traición de un secreto / lo podría extorsionar con su secreto. **Am-c.**
- Falta de confianza en sus movimientos voluntarios para realizar al acto. **Ang.**
- Confianza, su deslealtad hacia un amigo, impostor. **Aur.**
- No se puede dejar llevar por la confianza para poder dar. **Borx.**
- No tiene confianza en la Providencia que es la que debe velar por su seguridad. **Bry.**
- Incapaz de recordar lo que debería haber hecho, miedo de que no lo hizo. No sabe si lo hizo
   realmente o si solamente pensó en hacerlo. **Calad.**
- Elimina preocupaciones innecesarias, vive tranquilo en la confianza de Dios. **Carbn-s.**
- Perdió la confianza en esta humanidad loca que lo aterroriza. **Cic.**
- El fracaso es terrible y el hecho de dudar de la bondad de los medios elegidos, oscila entro los
   extremos. **Croc.**
- "Confía en mí, yo soy uno de ustedes". **Cupr.**
- Desconfía de todo, no puede tener confianza en esa gente malévola. **Dros.**
- Traición de un amigo. **Elaps.**
- Confiamos demasiado en él, se siente incompetente. **Falco-pe.**
- Desconfiado, miedo a que lo desvaloricen, que lo tomen por ingenuo, inocente. **Hyos.**

- "Tú eres la única persona en la que yo confío" / desconfío de todo, especialmente de los <u>médicos</u>. No puedo creer ni en los hombres ni en la Biblia, porque quienes la escribieron fueron hombres cansados. **Iod.**
- Rechaza su condición humana de conocer la Verdad primera por la fe, la <u>confianza</u>. **Irid-met.**
- Poner / pone en duda o quiere hablar y decir cosas que él no conoce respecto a alguien / intolerancia a que pongan en duda su respuesta. No tiene confianza en los otros. **Mosch.**
- Es un error cuando se quiere tener confianza, y le traiciona si se habla de él delante de él. **Ph-ac.**
- Recibe la luz parcial de Dios, que implica la <u>confianza</u> y la obediencia, y quiere prescindir de un <u>superior</u>. **Ptel.**
- Impresión de que fue <u>engañado</u>. Controla todo, que no afecten sus asuntos, <u>verifica</u> que no lo engañen, no confía. Ha estado mal <u>aconsejado</u> por sus <u>amigos</u>. No confía en lo que está previsto que suceda de forma automática en él. **Ruta**
- No se puede fiarse de lo que uno cree, ve o siente, cualquier cosa puede pasar. **Sars.**
- Se atreve a <u>liberarse</u>, a confiar en el apoyo, a <u>volverse a poner</u> en esa situación. **Senec.**
- Basado en los hechos actuales, no confía en el futuro. **Spig.**
- Su imaginación <u>crea</u> otra cosa. Ya no sabe cuál es la realidad, y lo que hizo realmente o experimentó anteriormente. No puede <u>confiar</u> más en lo que ha vivido. **Spong.**
- Miedo constante a que su cuerpo le está jugando una mala pasada, mismo cuando él se siente bien. **Stann.**
- Debe <u>obedecer</u> a la confianza, ya que no puede saberlo todo. **Viol-o.**

CONFIAR (CONFIANZA, RECHAZAR): - No quiere dejarse llevar hacia su lugar, confiarse en el otro. **Borx.**
- ¿Cómo se atreve a <u>liberarse</u>, a <u>confiar</u> en el apoyo, <u>encomendarse</u>? **Senec.**
- No quiere confiarse en el otro, quiere ser su propio <u>estímulo</u> para la <u>acción</u>. **Tarax.**

CONFIDENTE (ESCUCHA) ("SYMPATHETIC" en el repertorio)

CONFINAR: - Tomado por un confinamiento insoportable el hecho de deber y tener que <u>aceptar</u> los <u>roles</u> humanos particulares por etapas que le <u>corresponden</u> por la naturaleza, Dios… para su <u>expansión</u> y el de la <u>comunidad</u>. **Apis**

CONFIRMAR (AVAL, DERECHO, ACUERDO): - El <u>instinto</u> infalible, <u>transmite</u> sin palabra, sin confirmar nada por el <u>razonamiento</u>. **Aeth.**
- Dios ser <u>poderoso</u>, sin obstáculo a superar u otro que deba confirmarlo, sin <u>recurso</u> necesario. **Agn.**
- Rechaza una autonomía que ha sido participada[24], no sabe si participa en la iluminación, necesita confirmación. **Crot-h.**

CONFLICTO: - Perdió el <u>amor</u> debido a un conflicto con sus allegados. **Ant-c.**
- <u>Perdona</u> todo ya que no <u>soporta</u> el conflicto. **Aster.**
- Disputa con sus allegados. **Crot-h.**
- Disputa con sus allegados. **Ferr.**

CONFORMAR (MOLDEAR, ADAPTAR)

CONFRONTACIÓN: - Confrontación = <u>guerra</u>. **Ran-b.**

CONFUNDIR (CONFUSIÓN)

---

[24] Su autonomía depende de algo más que no es de él mismo. Por ejemplo: mi vida la mantiene Dios, así que mi vida está participada ("recibe una parte de algo", rae.es), no depende de mí.

CONFUSIÓN: - Se confunde con el ambiente, los otros, se moldea… **Carc.**
- Cólera si lo confunden, si se equivocan con su nombre. **Spong.**

CONIUM MACULATUM (Con.): - Rechaza al otro que la quiere ayudar, rechaza la intervención, la participación de Dios en el acto creador del hombre. Sensible a la condición pasiva del hombre que recibe la materia.
- Quiere crear de la nada, sin órganos, sin el otro, sin Dios, hacerlo ella misma, ser la patrona y no la obrera, crear a partir de nada, sin tener que llevar el feto en ella.
- Rechaza tener otro ser en sí. Aunque la dignidad máxima del hombre está en la aceptación de su cooperación en la creación. No acepta estar en segundo lugar por temor a perder su sustancia, cuando debería estar dándose a sí mismo. Se negó a colaborar.
- La relación significa perder la autonomía, implica un don que Conium ve como una amputación, la relación es rival de la sustancia (autonomía del ser).
- Mujer marimacha que combate contra el sexo opuesto en vez de complementarlo, amazona que considera al hombre sólo como un inseminador. Alérgica a las fechas y los aniversarios.
- Se agrava por la abstinencia ya que no tiene más el medio para dominar al otro. Para ella, la libertad consiste en dominar, tener el poder de castigar. Quiere atrapar y maltratar a aquellos que están a su alcance. Temor que todo lo que de signifique pérdida de su propia vitalidad. Clarividencia. Al negar la colaboración, se castiga al no poder encontrar ningún valor en ella, ya que pierde lo que rechazó. AFADH, MS.X90)

CONJUNTO (COMUNIÓN, ENSAMBLAR, PEDAZO): - "Comprenderse ", tener un "conjunto de puntos de vistas". **Crot-h.**
- No le gustan las reuniones, huye de los grupos, esa costumbre de vivir todos juntos. **Meli.**
- En un conjunto, cada pieza se ajusta. **Phyt.**
- Asegura la solidez del conjunto. Envidia la inteligencia divina creadora que mantiene sólidamente todos los elementos creados en un conjunto perfecto, lo múltiple en la unidad. **Thuj.**

CONMOCIÓN (VIBRAR, SACUDIDA)

CONNIVENCIA (CONFABULACIÓN, JUEGO, PALABRA): - Sólo el intelecto válido y la sensualidad de la intelectualidad permiten la connivencia. Fascinado por la inteligencia, la relación de connivencia [*] verbal con el otro. **Berb.**

CONOCER (SECRETO, CIENCIA, SABER, SABIDURÍA, CONOCERSE): - Desea el conocimiento para proteger a los otros que son débiles, frágiles, quebradizos, delicados. **Abies-n.**
- "Ciencia, distancia, lágrimas": quiere acercarse demasiado, conocer completamente la intimidad por las partes, la esencia se pierde. **All-c.**
- Quiere conocerlo todo, un número infinito de cosas fuera de él, para ser reconocido, elevarse delante de los demás. **Aloe**
- Quiere conocer todos los conocimientos, atiborrarse [*]. **Aloe**
- Quiere conocer por sí mismo en lugar de creer. **Alum.**
- Quiere el conocimiento para enseñar, sin tener que encontrarlo a través del trabajo del intelecto. Rechaza el conocimiento ya que ilumina. **Ambr.**
- Para conocer, hay que recibir. **Am-c.**
- No puede seguir lo que viene de él, necesitar de sus sentidos, de su cuerpo para conocer. **Anac.**
- Estar colmado sólo por la unión de conocimientos, la actividad del intelecto que disfruta lo que ya posee: la inteligencia gira sobre ella misma, sin ser perturbada por lo desconocido. **Arg-met.**
- Quiere ver y conocer sin intermediario entre el intelecto y el objeto, en espíritu puro. **Asar.**
- El valor de la Providencia, es la capacidad de conocer el futuro, no se puede prever sin eso. **Calc.**

- Quiere conocer y transmitir por la <u>iluminación</u>, sin <u>desplazamiento</u>, por el planteamiento <u>lógico</u>. **Calc-p.**
- Un intelecto perfecto, uno y simple, conoce las <u>universalidades</u> y todos los <u>singulares</u>, el hombre necesita de sentidos diferentes de su intelecto, de varias herramientas del conocimiento para conocer los singulares ya que ninguna facultad es suficiente para conocerlo todo. **Carb-ac.**
- Re-conocimiento implica experiencia, que además implica <u>tiempo</u>. **Cedr.**
- Horror de no saber, de ver el <u>fondo</u> y lo que la <u>superficie</u> oculta. **Cench.**
- Ya no puede conocerse más a sí mismo, pierde su objetivo, ya que él quiere ser el último objeto del conocimiento[25]. **Chel.**
- Conoce lo que sienten las plantas, los animales. **Choco.**
- Cree que su <u>realidad</u> es conocida por los demás, aunque sólo Dios nos conoce, incluso mejor que nosotros mismos. **Cob.**
- Quiere conocer lo que el otro o él mismo se va a llegar a ser, cual fin va a <u>sufrir</u>. **Cocc.**
- Sufre de tener que aprehender la realidad por sus propios <u>sentidos</u> para conocerla, y de no poder hacerlo solamente por el <u>intelecto</u> y la <u>lógica</u>, por su pensamiento <u>analítico</u>. **Colch.**
- Se siente rechazado por su <u>padre</u> por querer tener un conocimiento al cual no tiene derecho, sin tomar como <u>referencia</u> al padre. **Crot-h.**
- Puede <u>transmitir</u>, aportar todo el conocimiento ya que es la fuente, no tiene que recibir nada del exterior. Señor sabelotodo. **Dulc.**
- El <u>maestro</u> empuja al discípulo a alcanzar el objetivo y comprender, pero no crea el conocimiento. Quiere ser la <u>fuente</u> del conocimiento: "tengo todo el conocimiento en mí y lo puedo <u>comunicar</u>, sin necesidad de la <u>realidad</u>". Rechaza el conocimiento ya que no viene de él. **Dulc.**
- Quiere abarcar por el pensamiento sin <u>percepción</u> sensible, Desea dar un conocimiento inmanente y no <u>aprendido</u>. No soporta que se le oculte un conocimiento que es claro para el otro, de recibir el resultado de la <u>elaboración</u> del otro. **Elaps.**
- Quiere ser la fuente de la iluminación por la cual abstrae el conocimiento de lo sensible. Es necesaria mi iluminación, para darse cuenta verdaderamente del objeto, que esté sometido a un criterio de verdad que no sólo sea el mío[26], que la luz que proyecto sobre el objeto no falsifique mi conocimiento. **Euphr.**
- Por su gran memoria, quiere conocer para <u>prever</u> cualquier <u>sorpresa</u>. **Gels.**
- No quiere <u>dar</u> este conocimiento que le permite seguir siendo superior. **Grat.**
- Quiere incorporarse, <u>poseer</u> al otro para conocerlo. **Hyos.**
- Quiere un conocimiento inmediato del valor por el inconsciente, es trastornado por sus pasiones. **Ign.**
- Pierde la razón si quiere estar en acto de conocimiento de todo. **Ind.**
- Quiere adherirse al <u>conocimiento</u> de la primera Verdad sin investigaciones, sin el esfuerzo de la reflexión, es decir, sin movimiento de pensamiento. **Irid-met.**
- Rechaza el conocimiento por los <u>sentidos</u>, quisiera que el conocimiento sea su <u>sustancia</u>, que el <u>cuerpo</u> sea el instrumento del <u>espíritu</u>. **Kali-c.**
- No quiere llegar al conocimiento por el <u>pensamiento</u> <u>discursivo</u>. **Kali-i.**
- Come papel para incorporar el <u>conocimiento</u> a partir del objeto y no por la inteligencia. **Lac-f.**
- El hombre no puede conocer los objetos en sí mismo, por su <u>esencia</u>. **Lac-f.**
- Quiere ser <u>proporcional</u> a Dios en su conocimiento de la verdad. **Lach.**
- El conocimiento es <u>convertirse</u>, <u>cambios</u> por el recuerdo, y las <u>emociones</u> del encuentro no forman parte del dominio del conocimiento. **Lim-b-c.**
- Se <u>identifica</u> con lo que quiere conocer. **Lyss.**
- Quiere el conocimiento <u>inmutable</u>, conocer los <u>contingentes</u> <u>futuros</u>. **Mang.**

---

[25] El mayor, más profundo, el más alto. Por cometer el error del afán, ya no puede conocerse más. Yo soy un instrumento para conocer algo que está fuera de mí, más alto, más profundo. (dGL)

[26] No puedo influir la realidad por mi punto de vista, porque la realidad no depende de mi vista, y aceptar someterme a otra cosa que no sea lo que ve mi vista (dGL)

- No quiere ser <u>atraído</u> sólo por este conocimiento interior que es el éxtasis. **M-aust.**
- Se atiene a las condiciones esenciales iniciales del conocimiento sensible[27]: lo emocionante, la excitación y la sensación. **Murx.**
- Cree poder convertirse en Dios por el conocimiento de Dios, mientras que el conocimiento de algo no significa ser esa cosa. **Olnd.**
- Quiere conocer la <u>respuesta</u> de antemano. **Ph-ac.**
- Envidia la capacidad inmediata de conocer sin tener que comparar, <u>buscar</u>. Intolerancia a que lo conozcan <u>completamente</u> / dice que no está <u>satisfecho</u> si la respuesta que él mismo encontró a su pregunta lo decepciona. Sufre por tener que considerar el futuro sólo por sus causas. Quiere la seguridad conociendo todo en el <u>espacio</u>. **Ph-ac.**
- Alta <u>percepción</u> de sí. (*gemein Gefühl* = sensación/sentimiento común). Hay que <u>conocer</u> para amar. **Phos.**
- El conocimiento de lo que le conviene hacer lo hunde. Envidia una <u>inteligencia</u> perfecta siempre en acto que le dé la <u>vida</u> eterna y perfecta. **Psor.**
- Busca el conocimiento de sí mismo que emerge de su cuerpo. **Pyrus.**
- Todos los objetos del amor se imponen a sus <u>sentidos</u> sin la posibilidad de <u>elección</u> si rechaza tener que conocerlos y juzgarlos para amarlos. **Raph.**
- El alma humana debe estar <u>unida</u> al <u>cuerpo</u> para poder conocer. **Sabad.**
- El ser de Dios es idéntico a su esencia: no tiene que avanzar, ir hacia sí mismo para conocerse. **Sal-fr.**
- El hombre debe tener el valor de aceptar que no se conoce totalmente como Dios, pero debe <u>explorarse</u> constantemente. **Samars.**
- La mala <u>interpretación</u> resulta de lo que no se puede conocer sólo por el <u>roce</u>. **Sanic.**
- La <u>realidad</u> de las cosas no está totalmente en lo que percibo. **Sars.**
- No puede amar perfectamente al otro, ya que quiere que su amor sea idéntico a su conocimiento, los dos (amor y conocimiento) perfectos e infinitos (aseidad [*]). Quiere el conocimiento sin que sea llevado por el amor, y se vuelve incapaz del sentimiento del amor / posee el conocimiento pero no puede utilizarlo ya que quiere conocer lo que no puede / quiere conocer para aceptar amar, no acepta amar a Dios sin Conocerlo / debe aceptar el amor de Dios a pesar de su misterio. Cree amar si lo conoce totalmente. **Sep.**
- Rechaza el uso de la racionalidad en el sentido que el conocimiento produce un cambio, no quiere escuchar explicaciones. **Sol-t-ae.**
- La envidia del conocimiento divino, que no necesita de seguir ningunos pasos para obtenerlo, el hecho de caer en la condición animal, de <u>perro</u>, que puede marchar con confianza en la oscuridad. **Stram.**
- La ciencia infusa no existe, si quiere conocer, trabaje. **Sul-ac.**
- Conoce las cosas <u>misteriosas</u>, ocultas, todo le parece claro. **Verat-v.**
- Sólo quiere correr hacia un bien que ya ha conoce[28]. **Vip.**

CONQUISTA (HAZAÑA): - La felicidad de hombre no es natural, es una <u>conquista</u> difícil al cabo de una travesía de pruebas, de sudor, de <u>desilusión</u> y de responsabilidades. **Mor-o.**
- No se levanta, imposibilidad de sufrir la <u>atracción</u> del final, de emprender su conquista. **Nuph.**

CONSECUENCIA: - Impaciente, quiere alcanzar su propósito inmediatamente sin tomar el tiempo para la introspección, para reflexionar sobre las causas y sus <u>consecuencias</u>, ni aceptar el tiempo necesario para el <u>desarrollo</u> de las cosas de su causa hasta su <u>fin</u>. **Allox.**

---

[27] Bastan sólo los sentidos, no tiene que poner a trabajar la cabeza. El primer acto de conocimiento es el acto de contacto con la cosa a través de los sentidos. (NdT)
[28] No quiere algo nuevo, ya que esto significa que no tiene todo en su posesión, por eso quiere las puertas cerradas, para conocer todo el ambiente como si nada le faltara (dGL)

- No hago nada más, haga lo que haga, corro el riesgo de sufrir o de hacer sufrir las consecuencias a alguien. Se retira y no toma ninguna responsabilidad. **Cupr.**

CONSECUENTE (RESULTADO, AUTÉNTICO): - Hay que ser consecuente, hacer lo que se dice, sin máscara. **Staph.**

CONSEJO [*] (AYUDA, APOYO, DIRECTIVA, ORDEN, ADVERTENCIA, GUÍA): - No quiere consejos, se exige de sí mismo, quiere imponerse. **Agar.**
- No tengo que recibir consejo de nadie, conozco mis responsabilidades. **Aloe**
- Afirma su independencia para elegir lo que quiere hacer, sin oírle consejo a nadie. **Alum.**
- Necesidad de consejos. **Arn.**
- Necesidad de consejos. **Cham.**
- Entre dos mundos… Dios crea sin consejo de nadie, ni tiene elección que hacer entre el buen o el mal consejo. Busca el conocimiento para mejorar el mundo, pero escuchando lealmente al verdadero amigo y no dejándose engañar por aduladores. **Corv-cor.**
- Ofendido, confunde consejos y sugerencias, que orienten su vida hacia otro fin diferente al de él. Insulto que muestra su inmadurez. Dios hace todas las cosas según el designio de su voluntad (Efesios 1.11). **Helon.**
- Mal consejo recibido de un amigo. **Helon.**
- Intolerancia a los consejos. **Helon.**
- Cólera terrible cuando se le da un consejo, un insulto a su infalibilidad. **Iod.**
- Mal consejo recibido de un amigo. **Iod.**
- Ofrece consejos, conoce todo y hace que se relacionen. **Kalm.**
- Rechaza cualquier consejo, para ser libre. **Meny.**
- Mal consejo recibido de un amigo. **Ruta**
- Ha hecho algo mal, triste, pero fueron sus amigos quienes lo han engañado, mal aconsejado, y ya no tiene más confianza en ellos. **Ruta**
- Quiere ayudar a los demás siendo él el punto de referencia, su consejero. **Sabad.**
- Desea la condición de actuar eficazmente sin ningún consejo. **Zinc.**

CONSENSO: - Necesidad de consenso, aprobación de los demás, intolerancia a las opiniones divergentes. "Los puntos de vista". **Crot-h.**

CONSENTIMIENTO (ACUERDO, ACEPTAR): - Hace su deber sólo si puede consentir en eso libremente. **Aloe**
- No quiere estar de acuerdo/consentir sin discutir, rechaza la fe, quiere ver más que creer. **Alum.**
- Es también un acto de su voluntad el aceptar, como responder a una llamada exterior. **Rhod.**

CONSENTIR: (ACUERDO, APROBAR)

CONSERVA (GUARDAR, ECONOMÍA, PROVISIÓN)

CONSERVAR - CONSERVADOR: (GUARDAR, DETERIORAR, CAMBIO, CONVERTIR, MANTENIMIENTO, MOVIMIENTO, PROGRESISTA): - No supo conservar la integridad de sí mismo o la de los otros. **Arn.**
- Rechaza estar bajo la protección del orden y del poder conservador de Dios, se consume, se disgrega, no se conserva. **Ars.**
- Se convierte en conservador (*Sueña que corta a una mujer en piezas, como a un animal para salarlo*). **Calc-f.**
- Quiere conservar la situación, sólo desea aquello que conoce, el cambio. **Calc-f.**
- Se adapta a todas las situaciones / muy conservador. **Coc-c.**

- (Nat-m.): - Rechaza el poder conservador de Dios sobre él. Quiere ser admirado por su capacidad de conservar la vida de los otros.
- Habría querido que su cuerpo fuera conservado, como si fuera más fácil creer en la resurrección final para un cadáver entero conservado en estas condiciones, que para una osamenta disecada. **Helo.**
- Deseo de carne ahumada: como para ganar la conservación de su propia carne. **Kreos.**
- Dictador para conservar la sociedad habitual. **Merc.**
- Quiere conservar la continuidad, la regularidad de todo. **Nicc.**
- Conserva todo lo que puede ser útil más tarde, por coleccionarlo, ya posee todo su bien futuro. **Vip.**

CONSIDERACIÓN (ESTIMAR, CHISMORREO, RESPETO, RENOMBRE, REVERENCIA): - No tiene ninguna consideración por los otros: "no muestra simpatía" ya que al mostrarse duro, no se reduce a las manifestaciones carnales indignas. **Staph.**
- Falta de delicadeza, impúdico, no se adapta a ninguna circunstancia. **Phyt.**
- No se considera una persona humana, y se consuela en la sociedad de los animales. **Urol-h.**

CONSIDERAR (EVALUAR): - No se arriesga a defender su opinión, ya que con esto de arriesga a mostrar que no ha considerado todo: temor a perder la fachada. **Sil.**

CONSIGNA (OBEDECER, COMANDAR): - Obedecer la orden o querer combatir según su propia reflexión personal sin otras consignas [*]. **Ptel.**

CONSISTENCIA (DUREZA, FLEXIBLE, RESISTENCIA): - Pierde su consistencia, es como una gelatina. **Eupi.**

CONSONANCIA (ACORDE, ARMONÍA): - Quiere que todo esté en consonancia. **Nat-c.**

CONSTANCIA (EQUILIBRIO, CAMBIO, MUTABILIDAD, EVOLUCIÓN, SOSTENIDO): - La inconstancia es, inherente a nuestro ser finito, temporal. Estamos constantemente enfrentando el principio y el fin, o a la imposibilidad de comenzar o terminar. **Canth.**
- Dios, no está vinculado ni al tiempo ni a la materia, no tiene que desprenderse de nada para aceptar la renovación, confundida con la constancia. **Cast-eq.**
- Pierde la reflexión constante. El único poder que es constante hasta el fin = el crecimiento. **Sabal.**

CONSTITUCIÓN (FISIOLOGÍA): - Intolerancia a sus límites humanos constitucionales. **Sil.**

CONSTRUIR (ARQUITECTO, ESTABLE, ENSAMBLAR, DIVIDIR, PEDAZO): - Destruido por reconstruir y gobernar el mundo. **Ars.**
- Constructor / se siente destruido, en pedazos, debe reconstruirse. **Bapt.**
- Debe analizar dividiendo en elementos diversos y múltiples para asimilar y reconstruir en la unidad de una síntesis. **Cals-ars.**
- El enfrentamiento con la realidad exterior contribuye a mi construcción, hay que aceptar el tacto, la fricción. **Canth.**
- Primero debe construir su ser antes de irradiarlo. **Diosc.**
- Todo sale de él antes de la asimilación, antes de que una construcción ordenada haya tenido lugar. **Diosc.**
- Quiere ser puro espíritu, no quiere digerir y asimilar otra materia para construirse… **Kali-n.**
- Destruye su entorno, su ambiente, su trabajo. **Merc.**
- Destruye lo que acaba de hacer bello. **Olnd.**

- No tengo que construirme integrando algo del exterior. **Ran-b.**
- Arquitecto epicúreo [*]. **Sarr.**
- Por su inteligencia, construye y arma a partir de elementos dispares. Por él todo tiene cohesión y se mueve en la obediencia, es el centro a partir del cual todo se construye. **Thuj.**
- Sensación de extrañeza, certeza de ser fea en la materia, quisiera dejar este lugar. Tarta de construir otro mundo por la música, las artes. **Tub.**

CONTACTO (VÍNCULO, RELACIÓN, COMUNICACIÓN, INTERCAMBIO, CONVERSACIÓN, CHISMORREO): - Miedo que la comunicación interpersonal fracase, los animales reciben de Dios el conocimiento perfecto sin trabajo, por un contacto infalible, y él no. **Aeth.**
- El lenguaje permite que el cuerpo, debido a las pulsiones, traicione la expresión del amor puro. ET: contacto telepático con los muertos. **Agr-n.**
- Fuera de contacto, en una campana de vidrio. Miedo a lo nuevo, lo que prueba que no es el ser absoluto más allá del todo. **Cer-X.**
- Contacto físico = falta de respeto * (LTA)
- Debe encontrarse, ya que el trabajo le hace perder el contacto interior. **Euph.**
- Su amistad es puramente espiritual, aprisionada, encierra sus sentimientos debido a que todas sus pasiones se ven como malas, no hay contacto con sus sentimientos / muy consciente de sus órganos y del medio ambiente. **Germ-met.**
- Miedo de ser tocado, porque está consciente de su cuerpo. Quiere un verdadero contacto con el exterior, no solamente el que le permiten los sentidos. **Kali-c.**
- Activa los contactos personales, hace que se relacionen. **Kalm.**
- Necesidad de encuentro y contacto significa decadencia de su perfección. **Kreos.**
- Familia numerosa muy unida. **Lem-m.**
- Huye del contacto real. **Mag-s.**
- Desea un contacto profundo con sus allegados. **Nat-c.**
- Muestra su gratitud, se pone en contacto físico, respecto al deseo de un ambiente armonioso, de paz. **Olib-sac.**
- Lo que es otro es fuente de contacto doloroso. Intolerancia a todas las superficies de contacto que le recuerdan su no continuidad con el exterior, su necesidad de conocimiento práctico. **Ran-b.**
- Quiere extraer la energía vital al contacto con aquellos que la tienen. Contradicción entre el deseo de escapar y alejarse de la realidad exterior y la necesidad de contacto físico: estar obligado, agarrarse/aferrarse. **Sang.**
- La mala interpretación resulta de lo que no se puede conocer sólo por el roce. Debe aceptar de tiene que tomar conciencia de sí gracias al contacto con "el otro". **Sanic.**
- Necesita del contacto físico con el ser amado. **Spong.**
- Quiere enriquecer su pensamiento por el lenguaje, pero sin que esto sea a través del contacto con el otro. **Stict.**
- Quiere actuar en relación consigo mismo, sin contacto ni contexto, todos los puntos de contacto entre los tejidos sufren. **Stict.**
- Compuestos sustancial cuerpo-espíritu, es por nuestro componente físico que nuestro espíritu sufre de contactos dolorosos, de enemigos, de esfuerzos. **Tung-met.**
- La diferenciación es secundaria, ya que lo esencial es estar en contacto con objeto. **Urol-h.**

CONTAGIO: - Hablar de la muerte, ver a la muerte = riesgo de ser contaminado. **Lyss.**

CONTAR (ENUMERAR): - Cuenta todo, pero siente que siempre está sobrando, cree que no cuenta, que no forma parte del proyecto de los otros. **Phys.**
- Cuenta los objetos: haberlos contado significa poseerlos. **Vip.**

CONTAR – NARRADOR (HISTORIA): - Gran talento de narrador. **Kalm.**
- Sueña con <u>leones</u>, voluntarioso, independiente, libre, no se deja engañar con cuentos, ni se somete a un control superior. **Phys.**

CONTAR CON (APOYO, AYUDA): - "Es mejor contar consigo mismo, que contar con los demás". **Clem.**
- Egoísta con quien no se puede contar. **Mag-s.**

CONTEMPLAR [*]- (ADMIRAR, VENERAR, YOGA, AUTO CONTEMPLACIÓN): - Durante el yoga controlo el <u>pensamiento</u>, no siento más mi <u>cuerpo</u>. Contemplación vacía. **Ambr.**
- Se conduce su <u>paraíso</u> interior, intolerante a lo que perturba su <u>auto</u>-contemplación. **Arg-met.**
- Privado de contemplación y obligado a la <u>ocupación</u> constante. **Ars.**
- No quiere <u>recibir</u> ninguna perfección del mundo <u>exterior</u>, sólo quiere estar en la <u>contemplación</u> de su propia esencia. **Cycl.**
- Desea la <u>contemplación</u> de sí mismo en su propia <u>iluminación</u> <u>intelectual</u>. **Dendr-pol.**
- No tiene necesidad de la unión, disfruta perfectamente de sí mismo en la <u>auto-contemplación</u> de su propia <u>perfección</u>. **Olib-sac.**
- Contempla su propia <u>creación</u> imaginaria, sin buscar la realidad. **Olnd.**
- Desprecia los actos <u>inferiores</u>, cae en la contemplación vegetativa delante de los árboles y las flores. Intolerancia al <u>sol</u>: le recuerda que hay que crecer para alcanzar la verdadera contemplación humana. **Sel.**

CONTENER (ABRAZAR, CONTROL): - Dios es <u>infinito,</u> <u>contiene</u> todos los seres, y ninguno existe fuera de Él. **Bov.**
- Todo lo que pudiera <u>dilatarse</u> está contenido por una jaula de hierro. **Cact.**
- Desea un <u>cuerpo</u> <u>infinito</u>, le cuesta contenerse. **Glon.**
- Se niega a estar contenido en cualquier lugar que sea: por el amor, los demonios, las pasiones… **Plat.**

CONTEXTO (REFERENCIA): - Debe reflexionar atentamente para realizar su vocación, de <u>acuerdo</u> con el <u>contexto</u>, y alcanzar su éxito dentro de la comunidad, no ser el mejor por ser el mejor. **Act-sp.**
- No hay <u>fluidez</u>, sino una " imagen congelada", lo que le hace perder el sentido de los acontecimientos, de los personajes. Habla, orina, sufre, ve gota a gota, sin contexto. **Cedr.**
- Quiere actuar sin <u>contacto</u> ni contexto. **Stict.**

CONTINGENCIA [*] (CASUALIDAD, ELECCIÓN, DESTINO, FATALIDAD, NECESARIO, ACONTECIMIENTO, ACCIDENTE): - La embriaguez del <u>deseo</u> hace insoportable la contingencia. **Aster.**
- Elimina las contingencias, acumula por el trabajo, <u>previene</u>. **Bry.**
- Elimina las contingencias conociéndolas. **Calc.**
- Rechaza a ser obligado al <u>movimiento</u> para recobrar el <u>equilibrio</u> constantemente puesto en peligro por las <u>contingencias</u> de la vida. **Cocc.**
- Quiere evitar el contingente evitable por su <u>vigilancia</u>. **Gels.**
- Quiere <u>conocer</u> el <u>futuro</u> contingente por un conocimiento <u>inmutable</u>. **Mang.**
- Quisiera eliminar el destino, el azar, la contingencia de su <u>deliberación</u>, que no hubiera ningún riesgo de error en los medios elegidos, ya que debería volver a poner este <u>riesgo</u> en la <u>Providencia</u>. **Naja**
- Soy infalible en la elección de los <u>medios</u> adecuados. **Nat-s.**
- Voy a salir del problema utilizando todos los <u>medios</u> que tenga a mi disposición. **Stann.**

CONTINUAR (INERCIA, IMPULSO): - Una vez lanzado, toma el ritmo, quiere continuar (cólera porque lo interrumpen, si lo perturban, sordera > por el ruido) **Graph.**
- Dios puede descansar, su obra continúa y se lleva a cabo infaliblemente tal como la quería desde el inicio. **Hydr.**
- Confianza Ilusoria que todo va a continuar siempre como ahora. **Nicc.**
- Se adapta a los peores abusos, es mejor continuar con ese horror que enfrentarse con lo desconocido: dúctil, maleable. **Titan.**

CONTINUO (VIOLIN, DURAR, COMPLETAR, CAMBIAR, INTERRUMPIR, MUTABILIDAD, PERSEVERAR, SEGUIR, FLUJO): - Rechaza la continuidad del universo, de ser hecho de la materia de los otros, ser integrado en un ciclo. Quiere ser descendiente de Dios. **Ambr.**
- La materia no permite la continuidad que quisiera. **Anan.**
- Interrumpe la continuidad de su acción, porque no ve el bien en lo que obtiene, ya que no es aún el bien total. Quiere encontrar en él la continuidad, no hacer elecciones parciales. **Bism.**
- El tiempo, los ciclos que alternan, marcan que se degrada. **Cadm-s.**
- Rechaza la continuidad de las generaciones, pone una barrera. **Cast.**
- Quisiera una expansión continua, y no rítmica que lo encierran. **Glon.**
- Sólo una actividad tranquila y continua lo aplaca. **Iris**
- Quiere que todos los bienes provengan de la continuidad natural de su vida terrestre, que fluyan de una fuente sin tener que obedecer una orden. **Lyss.**
- Quiere el conocimiento del espacio y del tiempo en su continuidad, su progreso, es castigado por la precariedad, lo transitorio, el cambio. **Nicc.**
- Le gusta la urgencia y las sucesiones rápidas, de las situaciones transitorias, no la rutina. **Plan.**
- Intolerancia a todas las superficies de contacto ya que le recuerdan que no tiene continuidad con el exterior. **Ran-b.**
- Se ajusta lo mejor posible para garantizar la solidez, la continuidad entre las piezas. **Thuj.**
- Quiere expresar plenamente en una sola palabra, perdió la continuidad del discurso de sus ideas. Ilustración de la continuidad, de las notas, que le hace tanta falta en las palabras, el pensamiento… El violín le recuerda la continuidad que no tiene. **Viol-o.**

CONTORNO (LÍMITE): - Fuerte percepción de todo un mundo interior oculto, encerrado dentro de sí, y siente la urgencia de explorar cada aspecto. **Samars.**

CONTRA LA CORRIENTE (véase CORRIENTE)

CONTRACCIÓN: - Vive como una contracción el hecho de estar en un cuerpo rítmico y no continuo. **Glon.**
- No se puede abrir, recibir ni guardar el aire en sí por contracción, espasmo. **Mosch.**

CONTRACORRIENTE (véase CORRIENTE)

CONTRARIO (ELECCIÓN, FALTA, OPOSICIÓN): - Ha perdido su identidad / o dice lo contrario de su interlocutor para afirmarse. **Alum.**
- Se debate entre dos elecciones contrarias, cree que el cuerpo y el espíritu son opuestos. **Anac.**
- Si se decide por esto, no podrá hacer aquello. **Chin.**
- El corazón se desdobla, inquietante, a los movimientos contradictorios, que tiene razones que la razón no conoce. **Jac-c.**
- Rechaza la dualidad de los contrarios y la distancia que los separa. **Lars-arg.**
- Actúa en el sentido el contrario de lo que sabe que hace falta, o no actúa. **Naja**

CONTRASTE: - La felicidad puede ser percibida sólo por el contraste con las dificultades. **Tarent.**

CONTRATO (DERECHO, LEY, FIRMA, PACTO, COMPROMISO): - Acepta un deber si el contrato le da un derecho. **Kali-bi.**

CONTRIBUCIÓN (ACTO, PARTICIPAR): - Rechaza contribuir con su trabajo a la edificación de sí y de todo lo demás. El bien común sólo existe con la contribución de cada uno. **Arg-n.**

CONTROL (DOMINIO, MANIPULAR, POSEER): - El control debe reemplazar la prudencia. **Acon.**
- Se encuentra bajo el control de una seta/un hongo. **Agar.**
- El mundo es hostil, delante del cual se debe controlar o por el contrario, pierde todo el control. **Androc.**
- La intolerancia a no controlar las leyes, la gravitación, para poder escapárseles. **Borx.**
- No hay más vínculo entre su centro y la periferia que funcione de modo autónomo, ya no controla nada. Yo voy bien, pero mi cuerpo… **Cimic.**
- Controla lo vegetativo, sus chakras… fachada espiritual. **Cinnb.**
- Quiere controlar el movimiento de la vida (transporte). **Cocc.**
- Quiere quedarse con lo superfluo, y por esto se encuentra obligado a expulsarlo en todos los niveles, precipitada e incontrolablemente. **Diosc.**
- No tiene el control de sus lágrimas, emociones, de su cuerpo. **Ferr.**
- Quiere que todo pase por sus manos, controlarlo todo, ordenar, arreglar. **Hyos.**
- Controlado por algo que lo penetra. Quiere ser el único amo a bordo y controlar todo, pierde la autoridad de su voluntad sobre todo. **Lyss.**
- No es el amo de sí, sino que está controlado por algo que lo penetró. **Lyss.**
- Quiere no tener que controlar su apetito sensible por la razón. **Murx.**
- Sueña con leones, voluntarioso, independiente, libre, no se deja engañar con cuentos, ni se somete a un control superior. **Phys.**
- Sus automatismos facilitan la actividad, al punto que la voluntad debe controlarlos y dominarlos[29] cuando esta facilidad se desboque descoordinadamente. **Pip-m.**
- Quiere controlar el funcionamiento que lo tranquiliza, más que el objetivo del funcionamiento y del trabajo. **Rhus-t.**
- Se siente invadido por todo, si no controla o domina. **Rumx.**
- Revelar lo que tiene reprimido permite liberarse, no tener que controlarlo más. **Samars.**
- Controla todo detrás de la señora de la limpieza. **Stann.**
- Es demasiado digno para dejarse llevar por los impulsos de la carne, se controla, pero no se resigna a esta humillación no merecida: pagar por las acciones de los demás. **Staph.**
- Quiere ver todo para controlarlo bien. **Tarent.**

CONVALESCENCIA (SALUD, CURAR): - Enfermedades que no se curan completamente: la convalecencia no llega a su destino. **Cadm-s.**

CONVENCER (CONVICCIÓN, NO): - Cansado de batallar, de persuadir por la zalamería. **Corv-cor.**
- Convencido de antemano que no comprenderá. **Olnd.**
- Convencido de antemano que no lo encontrará. **Ptel.**

---

[29] El opuesto a automatismo es el control. Vip. tiene facilidad con los automatismos, pero en algún momento hay que controlarlos, esa es su paradoja.

CONVENIENCIA: - Conveniencias que deben respetarse (persona muy chic), posición que hay que mantener, no hacer alborotos. **Colch.**
- Libre de expresarse físicamente sin limitación social ni preocupaciones, ni fundamento. Se niega a brotar de una fuente, apoyarse sobre los rieles, depender de las leyes, de los horarios, de la cortesía y la conveniencia. **Pteri-a.**
- Rechaza las transformaciones pasivas que lo llevan hacia su perfección, incluso el deseo de lo que le conviene para eso. **Kreos.**
- El conocimiento de lo que le conviene hacer y no hace lo hunde. **Psor.**

CONVENIO (APARIENCIA, EDUCACIÓN, VAGABUNDO, CÓDIGO, NORMA): - Quiere elevarse espiritualmente al punto de despreciar las convenciones sociales. **Cinnb.**
- Preocupación por respetar las convenciones sociales / ser noble sin educación. **Marb-w.**
- Quiere romper las convenciones sociales, al no verlas como un beneficio para las relaciones humanas. No quiere estar acorralado por las redes o las convenciones sociales, el acondicionamiento humano en el tiempo y el espacio. **Merc.**

CONVERSAR (CONTACTO, MUNDANO, COMUNICAR, PALABRA): - Aprecia una conversación profunda, no soporta la superficialidad. **Chin.**

CONVERSIÓN: - La conversión religiosa me impediría dominarlo todo. **Tarent.**

CONVICCIÓN – CONVENCER (PERSUADIR, VALENTÍA, EXPLICAR): - No lo pueden convencer de nada. **Arn.**
- Convincente, o entra en cólera si no lo comprenden. **Bufo**
- No lo pueden convencer de nada. **Ferr.**
- Debe convencer por la razón o por la fuerza. **Ferr.**
- Debe convencer a los demás de sus hazañas. **Hell.**
- Convincente. **Op.**

CONVIDADO (SOCIEDAD, RECEPCIÓN, ACOGIDA): - Debe tranquilizar a los convidados. **Apis**
- Acepta con dolor y pena que no es más que un número sin distinción en el medio de los convidados. **Azadir.**
- La cortesía, buenos modales en la mesa hace que las relaciones sean más fáciles de manejar, mejor convivencia. **Colch.**

CONVIVENCIA (Fiesta, sociedad, comunidad)

CONVOCAR (LLAMAR)

CÓNYUGE: - Siempre decepcionado con el cónyuge que no es ideal. Desea un bien inalcanzable. **Ant-c.**
- Desea un cónyuge / las personas son distantes. **Vero.**

COOPERAR (AYUDA, COLABORAR COMPLEMENTO, IMPORTANTE, HUMILDAD, SEGUNDO, SOCIEDAD): - Familiaridad fuera de lugar, cree que está en cooperación con el otro, aunque sea indebidamente. **Ran-b.**
- Es el centro de percepción, el observatorio, su único socio. **Senec.**
- Quiere engendrar a partir de su propia interioridad, sin cooperación, ni ser dependiente o tener compañero. **Ustil.**

COORDINAR: - Ya no tiene más la coordinación, el dominio de sí mismo para orientarse hacia un objetivo. **Apis**
- Se niega a estar compuesto de partes, se encuentra descoordinado, dislocado. **Bapt.**

COPAÏVA OFICINALIS (Cop.): - *** (CLH 3.2011) (*Copaifera officinalis, copaiba, aceite de palo*)

COPIAR (ESPONTÁNEO): - No puede copiar, solamente crear. **Plat.**

COPROFAGIA (DETRITUS, EXCREMENTO): - Coprofagia [*]: ritual en el que sustituye a la divinidad (ET), lo que lo hace el encargado de devolverle al hombre sus fuerzas debilitadas. Quiere aportar la redención. **Verat.**

CORAZÓN (CENTRO, AFECTIVO, GIRAR): - "El hombre que no quiere seguir el proyecto de Dios para él, es un duro de corazón."(VTB) **Dig.**
- Quiere forzar su cuerpo con la cabeza, sin escuchar al corazón, desarraiga su pensamiento. **Jac-c.**
- Quiere agradar, muy gentil con todos, se adapta totalmente a lo que la gente espera de él. Buen corazón. **Lepra.**
- Vive sólo por el corazón, de corazón a corazón, los sentidos. Amor de familia, del bienestar de los otros. **Lim-b-c.**
- Cuando todo el mal se ha centrado en el corazón (K). **Naja**
- Quiere ser el corazón de la humanidad y existe sólo en esta condición. **Phos.**

CORAZÓN A CORAZÓN (DIRECTO): - Quiere comunicarse de corazón a corazón, la comunicación directa. **Aeth.**

CORDEL (MANIPULAR, SUMISIÓN, HILO, CADENA): - Se siente esclavo, manipulado por cordeles. **Tarent.**

CORDÓN (HILO, CADENA, ESLABÓN, LAZO, OMBLIGO): - No quiere cortar el cordón umbilical. **Abrot.**
- Quiere ser la causa de la unidad de las cosas, crea cordones con los que rodea, se vuelve pegajoso. **Kali-bi.**

CORDÓN UMBILICAL (OMBLIGO, VÍNCULO, CORDÓN)

CORRAL: - Lo efímero (que no persiste) lo vive como si estuviera acorralado, en una prisión. **Cact.**

CORREA (ATADURA, OBEDECER, LIBERTAD)

CORRECCIÓN (FALTA): - Debe corregir después lo que salió de él de manera precipitada y falsa. **Diosc.**
- ¿Sólo podemos escribir con la condición de poder borrar y corregir? **Graph.**

CORRESPONDER (MOLDEAR, IDENTIDAD, CONFORMAR)

CORRIENTE (FLUIR, MOVIMIENTO, ELECTRICIDAD, NERVIO): - Miedo de ser arrastrado, agarrado, disuelto, ser impedido a ir con la corriente de este mundo. **Brom.**
- Pone a todo el mundo al corriente, narrador, historiador. **Kalm.**
- En contra-corriente. **Oncor-t.**

CORRUPCIÓN (DETERIORAR, CAMBIO, CUERPO, VIEJO): - Toda pérdida de su fuerza hace brotar el espectro de la muerte, de la corrupción de los cuerpos. **Gink-b.**

CORTADO – CORTAR (CONTINUIDAD): - No quiere cortar el cordón umbilical. **Abrot.**
- Sensible a todo lo que evoca corte, interrupción, discontinuidad. **Nicc.**

CORTE (ADMIRAR, AMIGO): - Necesita de su corte de admiradores fieles. **Pall.**

CORTESÍA (MOLESTAR, CONSIDERACIÓN, EXCUSA): - La cortesía, buenos modales en la mesa hace que las relaciones sean más fáciles de manejar, mejor convivencia. **Colch.**
- Teme haber tomado demasiado espacio, se disculpa constantemente con una cortesía extrema. **Glon.**
- Pérdida de la cortesía: circunstancias en las cuales se debe ajustar a los demás. Desea no estar limitado en ninguna medida en lo que se refiere a su relación con los demás, sin circunstancias limitantes: cortesía, pudor, decencia, no toma en cuenta su entorno. **Phyt.**

CORVUS CORAX (Cuervo común) (Corv-cor.): - Es justo buscar el conocimiento para mejorar el mundo, pero escuchando lealmente al verdadero amigo y no dejándose engañar por el consejo de aduladores.
- Su interior se ve bien, siendo perfecto, quiere irradiar y crear belleza. Él quiere ser el salvador ecológico, la tarea es demasiado grande si quiere ser el consejero, la eminencia gris [*] que está detrás del que sabe mejor que él, si quiere que todo repose en él.
- Se miente a sí mismo, pervierte su propio juicio para llegar a lo que consideren como sabio. Entre dos mundos… Dios crea sin consejo de nadie, ni tiene elección que hacer entre el buen o el mal consejo.
- Habiendo actuado mal para que lo halagaran, se arrepiente de su acción luchando para reparar, proteger… Chismorrea, conspira, dice una pequeña mentira y eso realmente lo molesta…se quiere redimir. Cansado de batallar, de persuadir por la zalamería.
- Mejor que demostrarle a los demás que es mejor que su superior, debe ser el mensajero en su justo lugar, sin ponerse en evidencia. (AFADH 6.2012)

COSA: - Siente que debe hacer otra cosa. **Caust.**

COSECHA: - Quiere guardar la semilla y la cosecha para él. Dios mismo cosecha. **Am-c.**
- Quiere los frutos y la cosecha como si vinieran de él, sin tener que recibirlos ni pedirlos. **Mag-c.**

COSTADO: - Se deben reconocer sus dos costados, están vinculadas: el intelecto y lo emocional. **Puls.**

COSTO: - Presume de sus hazañas en circunstancias excesivamente desproporcionadas, dirige todo, / o siempre todo es demasiado, todo le cuesta. **Agar.**

COSTUMBRE (ESFUERZO, INSTINTO, RUTINA, CAMBIO): - La costumbre es una técnica adquirida, el instinto es congénito. **Aeth.**
- Se niega llegar a la plenitud por la adquisición del habitus, por la repetición. **Caps.**
- La renovación rompe la costumbre, es imprevisible. **Cast-eq.**
- Rechaza la necesidad de sentir para conocer, se encuentra sometido a las sensaciones, incapaz de acostumbrarse. **Murx.**
- Las costumbres (facilidad, automatismo, uniformidad) hacen más fácil una acción o una adaptación. Su obra es puramente hábil y práctica, no inteligente. Es un funcionario de las costumbres. **Ruta**

- Las costumbres tranquilizan, nada cambia, tengo todo para mi perfección. Observa las tradiciones: inmovilidad y logro, perfección moral. **Vip.**

COSTUMBRE/ADICCIÓN (HÁBITO)

COSTURA: - Hay que moderarse para resistir a la dificultad, su espalda empeora por la costura. **Iris**

COTIDIANO (COMÚN, RUTINA, SISTEMA, REALISTA , MATERIALISTA , TERRENAL): - La pesadez de lo cotidiano le rompe la espalda. **Bamb.**
- Desea ser un dios lejano y distante que no tiene que llevar a cuestas las tareas cotidianas. **Brass-n-o.**
- La carga de lo cotidiano le impide elevarse, necesidad de evasión, de viajar. Quiere alcanzar el conocimiento sin ser perturbado, arrastrado, amenazado por esta humanidad acorralado por sus ocupaciones terrenales. **Brom.**
- Le falta el entusiasmo. Asfixiado en lo cotidiano, completamente agotado. **Sterc-se.**

COTIDIANO (PROSAICO, BANAL, RUTINA): - Certeza que el paraíso existe, ya que sí existe. Tranquilo delante de los problemas cotidianos. ¿Por qué preocuparse de la realidad? Aunque le teme a la triste realidad, es sólo a partir de ella (ojos abiertos) que puede crear su sueño de beatitud. **Op.**

CREAR [*] - CREATIVIDAD (ART, FUNDAR, INVENTAR): - Quiere dominar la creación de la materia. **Alum.**
- Creador que da su belleza al otro. Dios crea el valor de los seres al amarlos. Rechaza tener que completar el valor de aquellos que ama al darles algo de sí mismo, quiere, como Dios, crear su valor según su ideal. **Ant-c.**
- Quiere la creación sin tener que trabajar. **Arg-n.**
- Desea la voluntad creadora perfecta que no está sometida a ninguna otra voluntad que la suya. **Bamb.**
- Percibe, puede y es todo. **Cann-i.**
- Su creatividad es difícil de expresar. **Caul.**
- Quiere crear como Dios por el aliento y no por la sexualidad (Hipótesis de Masi). **Cench.**
- Desea el pensamiento creativo que todo lo hace. Vive en el circuito cerrado de su intelecto, en una sensación de ligereza aérea, como si el cuerpo material no pusiera obstáculos. **Chin.**
- Envidia el pensamiento creativo que permite hacer un montón de cosas a la vez según su propia idea. **Chin.**
- Quiere crear solo, sin consejo ni amigo. **Cimic.**
- Pierde la facultad de crear / crea en el vacío, la noche. Culto a Dios, quiere a su familia, hace de demiurgo [*] que organiza su creación. **Coff.**
- Dios crea completamente solo y a partir de nada. **Con.**
- Se niega a recibir la semilla, crear en colaboración, siente el feto como un cuerpo extraño. Quiere crear sin su cuerpo, sin Dios, ex nihilo ("que se crea a partir de la nada"). **Con.**
- Pierde su creatividad tan pronto quiere seguir su camino, liberarse, elevarse. **Form.**
- Debo crear, tanto que siento la belleza en mí. **Hell.**
- Quisiera crear todas las cosas por su sola voluntad, junto con la inteligencia que posee de antemano. **Kali-n.**
- Quiere ser el dios encargado de su creación que lo engendra y lo nutre, en comunión de amor para todo el universo. **Lars-arg.**
- Dios crea los seres vivos en una libertad absoluta. El hombre debe abstenerse de crear objetos sin alma, incluso móviles u objetos voladores (maquetas de avión) o de tener niños según la estructura de su naturaleza. **Latr-tr.**

- Quiere ser el único creador, por sí mismo, precipitadamente. **Lil-t.**
- La creación no está conforme a su idea de la perfección para ser feliz. Creador de relaciones sociales. **Merc.**
- Se niega a crear bajo la presión del contingente (hacha), con la intervención exterior necesaria a la creación individual, pero esto también puede ser fuente del error. **Naja**
- Dios crea los seres con el pensamiento. Acepta su sexualidad, pero en vista sólo del placer, eliminando su función primera de procreación. **Nuph.**
- La creación de la belleza por encargo es imposible. **Olnd.**
- Debo crear, tanto que siento la belleza en mí. **Olnd.**
- Crea su mundo ideal. **Op.**
- Quiere el pensamiento creativo. **Ox-ac.**
- Fracaso total en su creatividad. **Phyt.**
- No puede copiar sólo crear. **Plat.**
- Debe aceptar los límites del poder creativo humano. **Plut-n.**
- Soy de la idea que estoy hecho de mí. Toma forma y cree ser lo que se imagina: más que el emperador. Sus ideas le crean su ser, sin ideas ya no es nada. **Rob.**
- Quiere ser quien da a luz (parir), fuerza para completar solo la creación, logro último que solo Dios puede. Meticuloso, nunca puede terminar, todo lo que hace lo aborta…Rechaza ser la causa segunda para completar la creación. **Sabin.**
- Quiere crear algo perfecto al primer intento, sin tener que completar. **Sabin.**
- Reposa en el disfrute de lo que creó. **Sarr.**
- Quisiera trabajar sin dormir ni descansar, tener una creatividad constante. **Sel.**
- Creatividad bloqueada en este presente improductivo, su potencial se realiza sólo en sueños. **Senec.**
- Quiere crear mejor que lo que existe, y desnaturaliza al humano. Desea la sabiduría de poder crear las formas. Siempre quiere hacerlo diferente. **Sol-t-ae.**
- Quiere ser el creador universal, creando cosas que no representan una verdadera alteridad; por lo tanto, tener una manera de ser incluido en su propia universalidad. Su imaginación crea otra cosa. Ya no sabe cuál es la realidad, y lo que realmente hizo o experimentó antes. No puede confiar más en lo que ha vivido. **Spong.**
- Dios crea por la palabra. Le parece que dar la vida por intermedio del cuerpo carece de dignidad, quiere crear como Dios, por la palabra. Pierde a causa de esto su dignidad de hombre. **Staph.**
- Considera la materia indigna, despreciable, rechaza la naturalidad de la creación por el cuerpo. Quiere crear sin colaborar con Dios, como Él, sin el intermediario de la carne. **Staph.**
- Crea su mundo según sus propias leyes. **Stram.**
- Quiere crear a partir de un solo principio, el activo, él, aunque haga falta un principio activo y uno pasivo para crear. **Tarent.**
- Desea crear, a partir de nada, sin sucesión de actos en el tiempo, sin etapas ni movimientos, como Dios, y no generar paso a paso, durante un tiempo **Ther.**
- Quiere ser como Dios que crea solo y sin modificar, engendrar a partir de su propia interioridad, sin cooperación, ser dependiente, ni tener compañero. **Ustil.**
- Envidia las ideas de Dios, las ideas son el origen de la creación. **Verat-v.**
- Quiere recrear todo en su mente, sin tener necesidad de datos previos. **Viol-o.**

CRECIMIENTO (GRANDEZA): - El trabajo de crecimiento del hombre es necesario, no puede saltar las etapas indispensables, por esto: "*sueños ansiosos, como si algo importante se ha dejado sin terminar*". **Hyper.**
- Desea el reposo, el disfrute y la alegría constante en el cumplimiento de su trabajo, en un constante crecimiento exitoso. **Sabal.**
- Rechaza la necesidad de presión, de resistencia, la obligación de volverse sólido, crecer. **Stront-c.**

CREDIBILIDAD (CONFIANZA, ENGAÑO, FRAUDE): - A fuerza de querer decir lo que no puede conocer, ha perdido toda credibilidad. **Mosch.**

CREER – CREENCIA (FE): - No quiere consentir sin discutir y tener una explicación concreta para creer, rechaza la fe. **Alum.**
- Debe tener pruebas para creer. **Coloc.**
- Quiere certezas interiores, no "buenas razones para creer". **Irid-met.**
- No puede creer en nadie. **Nit-ac.**

CRIATURA: - La felicidad debe buscarse en las criaturas, ya que el otro mundo está muy lejano, inaccesible. **Croc.**

CRIMEN (DELITO): - Cómplice involuntario de un crimen que no cometió. **Berb.**
- Toma su imperfección intrínseca de criatura como un crimen. **Cob.**

CRISPAR (AMORTIGUACIÓN, FLEXIBLE): - Se crispa para evitar la sacudida, la vibración. **Sang.**

CRISTAL: - Se observa a sí mismo, la cara interna de sus facetas, y se encuentra encerrado en un cristal (el mineral) en el que las vibraciones son mínimas, helado, paralizado. **Grat.**

CRISTO, imagina ser el (VICTIMA, INOCENCIA): - Siendo el Cristo, llega al infinito, a la eternidad, a la inmutabilidad. **Cann-i.**
- Es el segundo, a la derecha de Dios, con todo el poder. **Verat.**

CRITERIO: - Sus sentimientos son un criterio de precisión/exactitud. **Bamb.**

CRÍTICA (CUMPLIDO, DETERIORAR, DEGRADAR, SUGERENCIA): - Le gusta decir las cosas de frente, no ser hipócrita. **Calad.**
- Una vez que llega, no quiere trabajar, no soporta ni crítica ni sugestión. Critica todo lo que va bien, es indulgente con lo que fracasa. **Caps.**
- Critica lo que los otros aprecian. **Ip.**
- Heredera de la pureza, debe ser transmitida en el amor y no la crítica. **Iris**
- Su excelencia le permite criticar a los demás. **Myric.**
- Soporta mejor la crítica que el elogio. **Olnd.**

CROCUS SATIVUS (Croc.): - Importancia extraordinaria de disfrutar del amor del otro, que debería traer la felicidad perfecta aquí, de inmediato, sin distancia. Exige de los demás una alegría que están en la imposibilidad de proporcionarle.
- Cree que los demás se niegan a darle algo que, según él, pueden darle, exageración de la respuesta afectiva: la menor cosa es vista como una negativa a darle esa felicidad perfecta que espera.
- Soy digno recibir esta alegría, ¿por qué los demás no me la dan? El acto es errado porque se complace con un objeto falso: ama al otro en lugar de Dios (NdT: *Ama una imagen de Dios en el otro, cuando el amor debe referirse a Dios en los objetos y las personas. Si no se ve en el otro una expresión de Dios, se va a crear un amor falso, porque se crea para su deseo, su servicio. Lo correcto es amar al otro como una imagen de Dios)*, porque no ve en ellos la imagen de Dios.
- Crocus, al encontrar el bien deseado demasiado distante, acerca el objeto real como si fuera el objeto ideal lejano que imagina (MS.X.93). Llegar a la alegría por la posesión del objeto amado

hace que todo fracaso sea terrible y que le hace dudar sobre la bondad del medio elegido, oscila entre extremos.
- A28: *"Humor variable, irritable; la causa más pequeña provoca su cólera, lo que lamenta al instante siguiente, lo que sin embargo se reproduce pronto, porque calma su tormenta y le impide exponer sus sentimientos; habitualmente, cambia una palabra dura que tiene en la punta de la lengua por una dulce, pero esta última parece demasiada suave, entonces elige una palabra más dura, que abandona de nuevo por una palabra aún más ligera, y así sucesivamente, en su discurso, su pensamiento, su acción"*.
- Hecho para la fiesta, no para el trabajo; si no se divierte, ¡esto no sirve para nada! (CLH, V.01, N°83) Pasión / razón, alternancia.
- A5: *"Si le llega aunque sea una única nota musical, comienza a cantar involuntariamente, y luego se ve obligada a reírse de sí misma; sin embargo, pronto canta de nuevo, a pesar de su determinación de cesar"*.
- Crocus sufre de una deliberación sin fin sobre la elección de los medios. No puede parar su deliberación: el otro puede darme esta cosa, pero no quiere. ¿Cuál llave puedo usar para que el otro me dé esta alegría perfecta? Se siente humillado si utiliza una palabra suave, pero tiene miedo de desencadenar una reacción negativa por una palabra demasiado firme.
- El amarillo desborda el marco donde debería estar confinado, no respeta la medida. La música es la ciencia de la medida, lo que carece/le falta.
- Creía encontrar lo justo, la estabilidad, el equilibrio por sí mismo y pierde lo poco que tenía: siempre demasiado en todo, inestable, variable, a pesar de sus esfuerzos ineficaces de regular por su intelecto sus pasiones desenfrenadas, tentativas que le impiden amar, tanto que se puede volver impasible [*] (incapaz de padecer o sentir/ indiferente, imperturbable). Ningún auto-control o total impasibilidad.
- Crocus no acepta que el modo humano de participar en la perfección de Dios sea pasar por el hecho de ser movido (NdT: *La búsqueda de la felicidad nos "mueve", no podemos escapar a esta búsqueda. No se puede desear "no ser" feliz, aunque la persona se suicide, es en la búsqueda de su felicidad, escapar al sufrimiento. Todo lo que el hombre hace, lo hace en función de ser más feliz*), de no poder escaparse al atractivo de Él que actúa sobre sí. Rechaza el atractivo de Dios, se encuentra dividido por sus propias pasiones. (GRAPH.86; AFADH.VII.91)

CROTALUS CASCAVELLA ******* (Crot-c.): - Tema del discernimiento entre el bien y el mal, de fidelidad a las reglas, a las prohibiciones, para obtener atención, reconocimiento, confianza y afecto del otro. Hace todo lo que quiere e impone su propia ley a los otros para obtener el respeto, si es necesario, a la fuerza. Placer de la venganza contra los traidores de mi confianza, que no merecen mi ayuda. (AFADH, 2.2004)
- Tema de los ojos: no quiere ser mirado a los ojos (desenmascarado por la mirada del otro), o totalmente ve a la persona en los ojos, comunicación por los ojos. Oscuridad en la cual algo brilla. Abuso sexual: se tumba bajo el poder del otro sobre sí a fuerza de temerle, se lava mucho. Se reprocha de ser pasivo. Tema de león fuerte que se puede defender. (AFADH 7.02)
- No puedo comprender mi finalidad sólo con mi inteligencia. Abre puertas sin saber que busca. (A1: *"Estado hipnótico en el cual no responde a las preguntas, pero oye una voz extraña a su izquierda y detrás de ella; la sigue, se lanza contra las puertas cerradas y las rasga con sus uñas"*). Mide su felicidad sólo con su inteligencia humana.
- Necesita siempre de una evidencia para avanzar. "Es necesario que comprenda, sino eso no me interesa". Se niega a dejarse enseñar sin verlo todo y comprenderlo todo. Toda nuestra capacidad de trabajar con nuestro intelecto, está bajo la dependencia de otro intelecto, el intelecto agente de Dios.
- Sin esto, le falta luz para comprender lo que está estudiando, se encuentra encerrado en sí mismo por haber creído en su propia iluminación. Cae bajo la dependencia del otro para conocer:

hipnosis, con pérdida de su voluntad. Rebelión contra esa sensación de ser un principio pasivo. .
(AFADH - MS, X.94)

CROTALUS HORRIDUS (Crot- h.): - Necesidad de consenso, aprobación de los demás, intolerante
a opiniones divergentes. Le encanta la iluminación. Quiere decirlo todo para asegurarse de estar de
acuerdo con el otro. No quiere ser fotografiado, que lo observen por el ojo de la cerradura, lo que
daría un solo punto de vista. El "punto de vista": tema de los ojos. (AFADH 7.02)
- Culpabilidad si no sigue el pensamiento de los otros. Quiere que todos estén de acuerdo con él.
Quiere la comunión por la inteligencia, condición del amor. Sufre por no tener la certeza del
pensamiento justo, por lo tanto tampoco de su palabra y de su decisión.
- Quiere asegurarse de la exactitud de su punto de vista estando de acuerdo con la de alguien a quien
quiere, del padre, que es digno de confianza: buscando siempre el consentimiento de la autoridad.
- Dios siempre tiene un punto de vista justo y no necesita conocer la opinión de los demás. (ST I C79
a4: "*Es necesario admitir, que por encima del alma intelectual del hombre, hay una inteligencia
superior que nos da la facultad de pensar. Si el alma humana es intelectual, es porque participa en
el poder intelectual. Así pues debe haber una inteligencia más elevada que ayuda al alma humana
a comprender*").
- No quiere ser enseñado por nadie, desea tener un juicio perfecto, la verdad, la iluminación interior,
porque lo ha visto todo. Rechaza esta autonomía participativa, cierra la puerta de su corazón, se
encuentra encerrado con la muerte. Nunca sabe si participa en la luz, necesita que le confirmen.
(MS X.93; AFADH VIII.94, FDR 98).
- Rechazado por su padre y sin comunión con él por haber buscado el conocimiento prohibido, ha
expresado sus puntos de vista sin hacer referencia a él. Teme elegir, malestar si no piensa como
el padre, o si este no está al corriente de todo lo que dice o hace, porque ya no tiene más la
seguridad del punto de vista.
- La muerte y los enemigos están allí, su ojo enucleado [*], la lengua y la garganta unidas. Incapaz
de juzgar o decidir solo, lo debe hacer por él, o se convierte en un dictador, impone su visión de
las cosas por el razonamiento y todos deben pensar como él. Falta de flexibilidad mental: sus
huesos son de madera. (AFADH VIII.89)

CROTON TIGLIUM (Crot-t.): - Si se somete a la regla, sufre, se siente encerrado. Se niega a ver su
límite, si es así lo rompe. Se queja que no lo dejan expresarse. O no se queja, se somete al destino.
Depende del medio, bajo dificultad continua.
- Piensa que no tiene la libertad para hacer todo lo que se propone. (ST I C116, a4: El destino
(hado [*]) "¿está o no está todo sometido al hado? (hjg) "una cosa más que se aleja del
pensamiento primero, pero que está conectado por los vínculos poderosos del destino, ya que
está sometido a las causas segundas")
- Se siente atrapado en las cadenas del destino, no acepta marchar según la orden de la Providencia.
(A1: *No tiene inclinación al trabajo; preferiría bailar que atender su negocio*).
- Los alimentos son la dependencia esencial a otro que no soy yo. La sabiduría de Dios no necesita de
nadie, es soberanamente libre en relación a las leyes que promulga. Quiere ser su propia regla, sin
noción del deber. La ley priva de libertad, limita. Teme al destino, el horario que lo encierra.
Rechaza que le impongan algo que corte su espontaneidad. (DD: Fl-ac)
- Quiere hacer el mismo su destino para no ser encerrado. (AFADH VII.94)

CRUZ (ESTRELLA, ELECCIÓN): - "Explica el misterio del centro. Difusión, emanación, pero
también recolección, recapitulación. Totalización espacial, unión de los contrarios" (DDS). **Aran.**
- La cruz que expulsa al diablo restablece la unidad entre el cielo y la tierra. **Puls.**

CUADRADO (TODO o NADA)

CUADRÚPEDA: - Regresa a la posición cuadrúpeda (hacia abajo) y con ella al reino del inconsciente y de lo irracional. **Sol-t-ae.**

CUAJAR (MADUREZ, DEGRADACIÓN)

CUALIDAD (VALOR): - Quiere todas las cualidades para ejercer su responsabilidad. **Ars.**
- Quiere todas las cualidades para prever. **Calc.**
- Querría a la vez las cualidades del hombre y del animal. **Choco.**
- Quiere todas las cualidades para disfrutar de sí mismo. **Cola**
- Desea proyectar sobre los objetos una luz perfectamente reveladora de sus cualidades. **Euphr.**
- Asco de mí si no tengo todas las cualidades de los otros. **Lac-c.**
- Caballo salvaje y libre, talento latente, o caballo entrenado, con el freno en la boca y la mandíbula, pero revelando sus cualidades. **Lac-e.**
- Debe demostrar su valor y sus cualidades en una competencia permanente. **Mag-m.**
- El hombre se humaniza por la maduración de las cualidades benevolencia, compasión, perdón, sentido del compromiso, escuchar. **Oci-sa.**
- Quiere todas las cualidades para no carecer de ninguna riqueza y compartir su bien con quien quiera cuando quiera. **Sulph.**

CUBEBA (piper cubeba, pimienta de Java) (Cub.): - Hay algo malo en él que lo destruye y debe deshacerse de eso. Teme caer. Envidioso porque no tiene suerte, no siente vergüenza, nada es su falta, libertinaje, se empantana porque esto le alivia sus tensiones. No puede aprovecharse de lo que le ofrecen: lleno y atorado / derrames agotadores, es demasiado lo que sale de él.
- Quiere, como es debido, una oportunidad que lo gratifique con pequeñas felicidades accesorias materiales y físicas de lo accidental más que acceder a lo esencial por la Providencia.
- El don de Dios para el hombre es el Amor, y todo debe tender a este Amor. Rechaza que el Amor sea una finalidad que ordene todas las alegrías de este mundo. Quiere que todos los placeres materiales sean incluidos en su vida espiritual. (ST I C26, a4 ¿está o no incluida en la bienaventuranza de Dios toda la bienaventuranza?) (AFADH 1.2011)

CUBRIR (SECRETO, OCULTAR): - Recubre, obstruye y asfixia/ahoga lo que hay debajo. **Lem-m.**

CUCHILLO – NAVAJA (CONTINUIDAD, CORTAR): - El cuchillo da la forma, instrumento activo en la modificación de la materia pasiva. **Con.**

CUELLO (PASAJE, CAMINO): - Como un coco o el cuello de una botella, el paso es estrecho y el flujo es difícil. Tiene que quererlo. **Samars.**

CUENTA: - Quisiera poder matar y resucitar a su marido todos los días: ser todopoderoso y no tener que rendirle cuenta a nadie. **Androc.**

CUERPO: (AUTOPSIA, ESPÍRITU, FORMA, ENCARNAR, MATERIA, FÍSICO, RESUCITAR, CORRUPCIÓN, VEJEZ, CARNE): - Quiere que su alma espiritual alimente el cuerpo. Rechaza que la vida deba subsistir por la regeneración constante. **Aesc.**
- Favorece el cuerpo solamente, la fuerza física, no pudiendo hacer esfuerzo intelectual. O lo contrario. **Agar.**
- La palabra no es fiable, quiere la comunicación de alma a alma, después de la pérdida del cuerpo. Las pulsiones [*] del cuerpo traicionan la expresión del amor puro, hacen que la palabra no sea fiable, si estas no están sometidas a la razón **Agra.**
- Unir demasiado mi cuerpo al del otro es tener menos o perder mi lugar[30]. **Aloe**

- Tiene un cuerpo a encontrar para su alma / se siente frágilmente encarnado / intolerancia a que la vida sólo sea posible en un cuerpo físico / no tiene confianza en la unión del alma y del cuerpo. No puede imaginar un cuerpo extraño el él (DIU, dispositivo intrauterino). **Alum.**
- Al cerrar los ojos, durante la yoga, domino el pensamiento, no siento más mi cuerpo, sólo mi espíritu. **Ambr.**
- Rechaza el cuerpo, que es como los sentidos, que son sensibles a lo bueno, siente que debe ser moderado, dirigido, orientado por el espíritu que busca el bien. Pierde sus criterios de elección entre el cuerpo y el espíritu. No soporta el deber mantenerse en vida, comer, este cuerpo que le recuerda su dualidad de compuesto sustancial con su espíritu, el cuerpo es demasiado pequeño para el alma, cuerpo = mal. **Anac.**
- Desea concordia absoluta entre todos los elementos que forma un conjunto, elementos de su cuerpo, elementos de la familia, que quisiera reunir siempre, verlos a todos en buen entendimiento. **Bapt.**
- Desea la armonía perfecta de su estructura, que la unión de los extremos, cuerpo y espíritu, no perjudique su simplicidad. Considera su cuerpo deforme para su alma. Su cuerpo deforme no explica la perfección de su ser, la nobleza de su alma. Sufre de que su cuerpo sea inadecuado para decir la verdad de su ser profundo. **Benz-ac.**
- Se alimenta por los sentidos como se alimenta de un objeto intelectual, sin transformarlo por el cuerpo. **Carb-ac.**
- Su obstáculo es su propio cuerpo, su naturaleza decaída. **Cham.**
- No le molesta el cuerpo material. **Chin.**
- "Como independiente de su cuerpo material, lo que causa una sensación de comodidad en sus movimientos" / es dependiente de su cuerpo y del pensamiento lógico humano para que el plan tenga éxito. **Chin.**
- Encuentra en los pequeños placeres de lo concupiscible [*] la felicidad perfecta. **Cina**
- Rechaza que el cuerpo tenga una autonomía con respecto al espíritu. **Cinnb.**
- Siendo compuesto sustancial, nuestro cuerpo traiciona nuestra intimidad. **Cob.**
- Quiere que el espíritu le comunique directamente a su cuerpo impasibilidad [*], vigor y gloria. Quiere que su materia corporal sea una sustancia espiritual, pero que no esté relacionada a algo superior a él. **Coca**
- (Ox-ac.): - Su pensamiento modifica su cuerpo.
- "Si dejo vivir mi cuerpo, ensucio mi alma". **Cycl.**
- El cuerpo se convierte en una prisión: le falta espacio en el tórax, el cerebro en el cráneo, ídem con las prendas de vestir, los zapatos: demasiados apretados. **Eup-per.**
- Quiere que la razón sea la materia de su cuerpo, territorio sobre el cual tiene el poder. **Ferr.**
- Quiere fortalecer su voluntad, aunque deba ser diplomático con su cuerpo. **Ferr-p.**
- Toda pérdida de su fuerza hace brotar el espectro de la muerte, de la corrupción de los cuerpos. **Gink-b.**
- Su cuerpo rítmico y limitado impide su expansión que querría continua e infinita. **Glon.**
- Vive como una dualidad dolorosa la belleza maravillosa del espíritu y la fealdad de los movimientos pasionales del cuerpo. Cree que el cuerpo es degradante para el espíritu, aunque está a su servicio. **Ham.**
- No tiene confianza que este cuerpo reducido al estado de huesos disecados pueda resucitar. **Helo.**
- Desea el conocimiento y el pensamiento sin el intermediario del cuerpo. Quiere que el pensamiento y el conocimiento sean su sustancia, y no el cuerpo. **Kali-c.**
- El cuerpo lo experimenta como obstáculo, ya que le recuerda la sucesión de las etapas. **Kali-i.**
- Debo transformar y asimilar lo ajeno a mí para hacerlo mi carne. **Kali-n.**
- ¿Es la encarnación del espíritu un accidente? **Kali-s.**

---

[30] A Aloe no le gusta colaborar/trabajar muy de cerca con nadie, camina con los brazos juntos para luchar contra el viento, ya que se siente que no es libre. No quiere compartir.

- Miedo y asco por su cuerpo. La determinación inoportuna y <u>limitativa</u> del cuerpo es indispensable para el conocimiento. Los <u>límites</u> del cuerpo lo cortan de la humanidad. No soporta mirar una parte de su <u>cuerpo</u>. **Lac-c.**
- Observa su cuerpo como un automóvil, un objeto exterior, utilizable, que <u>domina</u> absolutamente. **Murx.**
- Miedo de mostrar que tiene un cuerpo, que no es puro espíritu: comer o beber en público <. **Murx.**
- Un cuerpo denso y pesado no puede <u>vibrar</u>. **Nat-c.**
- Habiendo querido <u>dominar</u> totalmente al cuerpo, se encuentra sumiso y tiranizado. **Pareir.**
- El <u>discurso</u> excluye el cuerpo. **Paris**
- Quiere ser solamente <u>espiritual</u>, desinteresado por su <u>cuerpo</u> que no es controlado, ya que lo que hace es estorbar. **Phys.**
- Busca el <u>conocimiento</u> en sí saliendo de su cuerpo. **Pyrus.**
- Rechazo del cuerpo y, sin embargo, conciencia que es necesario para su pensamiento. El cuerpo es inadecuado, demasiado pequeño para sus pensamientos / quiere la felicidad de los demás por el cuidado de sus cuerpos. Quiere que el alma separada del cuerpo sea perfectamente capaz de ocuparse de él. Se ve con el alma al lado del cuerpo, allí, como una marioneta vacía. Sin espíritu, el cuerpo es salvaje. Cuando se da cuenta de su cuerpo por el esfuerzo físico, se siente mejor. **Sabad.**
- Desea la <u>perfección</u> del cuerpo, perdió su humanidad: se <u>transforma</u> en <u>animal</u>. **Sol-t-ae.**
- El <u>cuerpo</u> es visto como una alteridad de su identidad. **Spong.**
- Separación de los cuerpos = pérdida del amor. **Spong.**
- El cuerpo está hecho para el alma como la <u>materia</u> está hecha para la <u>forma</u>, y los <u>instrumentos</u> para el <u>motor</u>. **Squil.**
- Considera la <u>materia</u> como una intermediaria indigna y despreciable de la creación, rechaza la naturaleza de la <u>creación</u> por el cuerpo. **Staph.**
- No mora más en su cuerpo, lo ve como vacio. **Tab.**
- El asilo donde quiere ir, será un nuevo cuerpo que le será dado. **Thuj.**
- Miedo de demostrar que tiene un cuerpo, que no es puro <u>espíritu</u>: comer o beber en público <. Quiere ser santo como Dios es puro, sin <u>cuerpo</u>. Sufre de las funciones <u>vegetativas</u> de su cuerpo, cuando debería verlas como <u>colaboradoras</u>, y no como un obstáculo/desventaja a la <u>santidad</u>. Debe descubrir la posibilidad de ser santo con su cuerpo, y no solamente convirtiéndose en <u>espíritu</u> puro. **Toxi.**
- Miedo de mostrar que tiene un cuerpo, que no es puro espíritu: comer o beber en público <. **Toxi.**
- La <u>belleza</u> del alma no es la del cuerpo. **Tub.**
- Desea una perfección que se vuelva impasible [*] ante el sufrimiento y no necesite de ningún protector en este aspecto material que es el cuerpo. **Tung-met.**

CUERPOS EXTRAÑOS: - Todo lo que está <u>abierto</u> a los demás constituye un riesgo de un <u>cuerpo</u> <u>extraño</u>. **Coc-c.**

CUESTIÓN (PREGUNTA, DUDA, PRUEBA, RESPUESTA): - Empeora si se le repite la pregunta, si se pone en <u>duda</u> su <u>respuesta</u>. **Mosch.**
- Si estamos dispuestos a no tener que <u>comprender</u> absolutamente todo, podemos aceptar <u>preguntas</u>, y estar más abiertos a las respuestas que no buscamos. **Olnd.**
- Sólo cuestionando se puede obtener una <u>respuesta</u>. Se siente <u>traicionado</u> por tener que plantear cuestiones para poder <u>conocer</u>. **Ph-ac.**

CUESTIONAMIENTO (CRÍTICA, DUDA): - El menor cuestionamiento le hace creer que todo era falso. Hace falta el habitus para protegerse del error. **Ruta**

CUIDADO - CUIDAR (AYUDA, MÉDICO, SUFRIMIENTO, SALUD): - Sueña que cuida enfermos, el único <u>trabajo</u> digno con este nombre es el de <u>alimentar</u> y cuidar. **Calc-sil.**

- Se agota por cuidar a los enfermos para asegurarles su mejor estabilidad. **Cocc.**
- Intolerancia a la obligación de prodigarles cuidados a aquellos a quien ama. **Fl-ac.**
- Miedo que el médico pueda equivocarse. **Iod.**
- Es por sus cuidados que los otros pueden ser felices. No está en su alma la capacidad de mantenerlos en salud. Sueña que cuida enfermos y los hace felices. **Sabad.**
- A los pequeños cuidados para sus padres. **Sars.**

CULPABILIDAD (EXCUSA, PERDÓN, ARREPENTIMIENTO): - No conoce ni el remordimiento ni la culpabilidad. **Androc.**
- Confunde al culpable con la víctima. **Ars.**
- Sensación de condena y de mediocridad, como culpable de alguna acción conocida por los otros, como si no los pudiera ver a la cara. **Cob.**
- Siempre culpable a fuerza de desear la perfección. **Cycl.**

CULTO (REZAR): - No tiene necesidad de trabajar, ya alcanzó su objetivo, nunca se aburre y disfruta perfectamente de todo, disfrute y culto de la salud plena… **Cadm-s.**

CULTURA: - El pequeño hombre es perfecto, es la cultura, la civilización lo que lo pervierte. **Choco.**
- Antepone la cultura al amor; la acción, el conocimiento deben hacerle sentir: "me encanta puesto que me caso". **Sep.**

CUMPLIDO (CRÍTICA, RECOMPENSA, GRATITUD, FELICITAR, ELOGIO): - Abandona su trabajo antes de finalizarlo si alguien lo observa o lo felicita, ya que esto lo compromete y lo obliga a tener que hacerlo bien. **Cact.**
- No soporta los cumplidos, ya que la gente no sabe sobre su mediocridad. **Germ-met.**
- Acepta mejor las críticas que los elogios. **Olnd.**
- Busca los cumplidos, ser el más gustado. **Pall.**

CUNA: - No quiere salir de la cuna, no quiere ir a la escuela. Viaja en egotrofía, pero se niega a desplazarse para recibir y dar el conocimiento. **Calc-p.**

CUNDURANGO *** (Cund.): - (A.Messager, Bejuco de sapo / Apocynaceae)

CUPRUM METALLICUM (Cupr.): - ¡Qué horror!, no sé ni qué, ni cómo hacer para que no pueda perjudicar a nadie. Soy demasiado, porque nací, no tengo mi lugar ya que molesto al existir.
- Ya no hago nada más, haga lo que haga, corro el riesgo de sufrir o de hacerle sufrir las consecuencias a alguien. Se retira y no toma ninguna responsabilidad. Me escondo y no quiero ver nadie para no perjudicarlo.
- No tengo nada que hacer, teniendo ya todo hecho, que los otros asuman su responsabilidad y solidaridad de sus actos
- No sirvo para nada y le dejo mi lugar a los que saben vivir sin dañar a los demás.
- Los otros no saben hacer nada que no recaiga sobre el prójimo, son indiferentes al sufrimiento y la falta de solidaridad. La gente sólo sabe perjudicar o dañar.
- Que no de tanta pena, de todas maneras todos van a pagar por lo que nosotros hicimos. Al planeta le iría mejor sin nosotros.
- Dictador, intolerante a las contradicciones, he reflexionado bastante y sé bien lo que hago, ¡obedece! Si cada quien hace como yo, el mundo iría mejor, yo respeto, no perjudico, me quedo en mi sitio.
- No necesito prudencia, tengo sentido de solidaridad y soy responsable de todos mis actos y sus efectos. "Confía en mí, soy tuyo"

- Quiere que sus actos sean tan perfectos que ni él ni los demás reciban ningún perjuicio, lo que vuelve el riesgo nulo y la solidaridad automáticamente infalible. Quiere ser ese de quien todos dependan, sin ocupar espacio, ni perjudicar, ni obstruir a quien quiera que sea. En su lugar y en su papel en todas partes y con todo el mundo, dado que todo depende de él. PROVERBIO: Uno para todos, y todos para uno, en el bien como en el mal. (LTA-UB I.03)
- Sin la humildad de su tarea, pierde la tranquilidad por haber querido convertirse en un gran hombre (sueña con casarse con el rey de Inglaterra), haber querido abandonar su lugar (general que tiene miedo de herirse por "pisar fuerte": es el miedo si abandona su humildad). Pierde su paz por sus altas responsabilidades.
- No está satisfecho con su lugar modesto. Le robó su responsabilidad a Dios y perdió la paz. "Nosotros, somos obreros, debemos mantener su lugar". "La iglesia debe permanecer en el medio del pueblo". Llora al pronunciar un discurso, ya que percibe que está de nuevo en situación de falta tomando este lugar. No quiere molestar, espera decentemente su turno. Para vivir feliz, vive oculto. (MS 88)

CURA (SANAR, REPARAR, SALUD): - Sensibilidad herida, traumas laceradas que tardan en sanar, dolores desproporcionados... **Calen.**

CURARE (Cur.): - Todos sus sentimientos se intensifican a tal punto que debe contener las manifestaciones tanto en el afecto como en la irritabilidad. Al despertar todo le parece sucio y asqueroso: sucio – limpio, mezquindad – elegancia, lujo – modestia, debilidad – fuerza, grandeza – insignificancia, resistencia – sensibilidad.
- Perdió el lujo y la grandeza *"un éxtasis como aquella causada por escuchar una pieza sinfónica"*. La magnificencia del entorno obtenido por su actividad, es el signo de su valor. Sucio, violento, gran necesidad de afecto, intolerancia a la menor frustración, trabaja como loco (*workaholic*) que no puede quedarse tranquilo.
- Quiere que el oropel del ambiente manifieste su gloria. Su castigo es ver que, es sucio y no sabiendo que hacer, el medio puede ser hermoso y bueno sin él; o que su magnificencia no logre teñir el medio. (AFADH II.90)

CURIOSIDAD (BUSCAR): - Curioso para controlarlo todo. **Hyos.**
- Curioso por conocer todo, aprender. **Sep.**
- Exigencia de movimiento por la curiosidad insaciable de conocer. **Tub.**

CURSO (RUMBO): - Es un tronco de un árbol sobre un río en furor: problema de seguir el curso de su vida, saber el fin de la historia. **Cocc.**

CUSTODIO (RESPONSABLE): - Custodio de la memoria de la comunidad. **Kalm.**

CYCLAMEN (Cycl.): - Felicidad por su propio ser: alegría súbita sin causa, que desaparece... alegría por su propia contemplación de su ser, su vida interior. Tiene la felicidad/beatitud en sí al mirar su perfección. Todo está en referencia con su interior, no lo "imprime" el exterior.
- Pena de no tener la perfección en la cual quiere encontrar la felicidad/beatitud. No quiere recibir ninguna perfección del mundo exterior, sólo quiere estar en la contemplación de su propia esencia.
- (ST C26, a1) Mendigo para ser libre, no tener necesidad de nada, fuera de mundo en esta perfección, bienaventurado por sí mismo. (AFADH 7.08; 9.2009)
- "Pan de puerco". Siempre culpable a fuerza de desear la perfección. Consciente y culpable de una falta irreparable que ha olvidado (distraído, sonámbulo), no hizo lo que debía hacer, pero no sabe qué es. Su falta: olvidar su mancha y robar la perfección, para ser la Inmaculada Concepción.
- Se sumerge en la meditación, la soledad, piensa en el destino, o pierde toda facultad, memoria: "incapaz de alegrarse o afligirse, aunque tenga sin cesar el recuerdo de justamente acabar de vivir

un drama conmovedor", inconsciencia por la lectura, sueña y se siente duplicado (está en el sueño – o como un personaje del libro - y aquí al mismo tiempo), faltó a su deber por descuido, falta de concentración (DD Puls. Calor >) "Si permito vivir a mi <u>cuerpo</u>, ensucio mi alma". (AFADH I.90)

CYGNUS Cisne

CYPRIPEDIUM PUBESCENS *** (Cypr.): - (zueco/zapatilla de dama)

D

DAPHNE INDICA (Daph.): - Desea que su <u>voluntad</u> sea la que le de <u>cohesión</u> a las partes en un ser vivo particular, y su <u>finalidad</u> en la vida.
- Desea la simplicidad, que sólo su pensamiento oriente su organismo, los pierde (cabeza pesada), la unidad y la finalidad, así como la luz.
- La voluntad del hombre debe subordinarse a su pensamiento que le muestra el verdadero camino de su vida. Quiere que su propia voluntad unifique todas las partes de su ser, incluyendo sus pensamientos, por lo tanto, cuando la voluntad precede sobre su pensamiento, pierde el buen funcionamiento de su pensamiento (a1-11: "*Daño al cerebro por el esfuerzo mental*, a1-35: *Dolor de dientes por el coito").*
- Masticar, reflexión y coito = <u>vaivén</u> de ideas, del cuerpo. Camina para arriba y para abajo sin pensar, el pie se volvió más grande que el <u>cuerpo</u>. El pensamiento debe darle la finalidad al resto, no se puede dejar que sea lo biológico. El objetivo de los dos = alimento, unión de las partes, conocimiento. A1-77: *Persona creída vacía.*
- Quiere que el miembro utilizado no tenga existencia propia: resultado = el pie se vuelve tan grande como todo el cuerpo. No pudiendo orientar su <u>sensualidad</u>, la combate: "<u>gato</u> negro" = rechazo de la sexualidad, en lugar de encontrar su <u>finalidad</u> al penetrar su sexualidad con el espíritu (NdT: *Para que la sexualidad sea positiva debe ser penetrada por el espíritu, no sólo material*). Quiere <u>atribuirle</u> él mismo finalidad y <u>función</u> a algo que es independiente de él. (C1:"Mientras monta un caballo, sensación como si los brazos se han separado del cuerpo, más sin embargo los tiene completamente bajo el control de su voluntad."). Pero si sólo depende de su espíritu, pierde la cabeza.
- Tiene una lucha perdida contra sus <u>pasiones</u>, en lugar de <u>orientarlas</u> hacia su finalidad. La luz (ayuda del pastor, espíritu, Dios, amor, y que hay que aceptar) al final de la vida (*No es posible saber por uno mismo la finalidad de la vida, hay que aprender, leer, aceptar consejos, y así es posible saber la finalidad pero con referencias, no se puede buscar sin referencias (GL-NM))*, simplemente se debe aceptar. Dios es UNO absolutamente ya que su voluntad es idéntica a su ser. Quiere domesticar a una ardilla: escurridiza. Quiere hacer la unidad de su ser por su propia voluntad, y así cree que puede ser libre, sólo obedeciendo a sí mismo, mientras que la libertad humana es la de obedecer y entregarse a sí mismo (NdT: *Yo mismo no puedo ser la fuente de mi unidad, y él quiere ser la fuente de su unidad para estar libre de consejos, influencias, sólo obedeciendo a sí mismo, pero la libertad humana es la de obedecer a algo más alto, entregándose a algo, y para saber a qué debo darme hay que recibir luces que me orientan en la vida, no puedo existir yo solo por mí mismo).*
- Rechaza lo <u>femenino</u>, lo femenino se abalanza sobre él y lo <u>encadena</u>. "Gato negro que se ensaña contra él" = son sus instintos: rechaza dejarse entrenar, no está atado a nadie, susceptible, rechaza cualquier alimento contaminado.
- Sensual, prolífico, amor por su pequeños, juegos de noche (hechicero/brujo). Mirada inflexible, activo durante la noche, membrana delante de los ojos, es más nocturno que diurno, cómodo tanto en las tinieblas del inconsciente como en la claridad consiente. Le gusta consultar clarividentes (NdT: *Porque cree que el humano puede tener la luz por sí mismo, porque ellos le*

parecen que tienen todo con su posibilidad personal, sin influencia externa). Encantador y exasperante por su obstinación. Muerde, agarra la mano: agresivo = rechazo de la sensualidad.
- Ideal espiritual desviado. Negro = diablo, separador, brujería diabólica. Con el fuego de San Juan (sueños con fuego) se queman los animales que se comparan con el diablo. Ve el mal en su instinto (todo lo que sea instintivo es malo, apetito, sexualidad, etc., cualquier pasión instintiva): lo quema, quiere separarse de su cuerpo, de su instinto animal (el alma no tiene instinto, el instinto es una posibilidad para sobrevivir la realidad material). Gato – fuego – cabeza separada: procura quemar lo diabólico en él. (DD Anacardium)
- El hombre debe hacer la unidad en él, reunir las partes separadas, unificar cielo y tierra. Pérdida de la capacidad de reflexionar, de recibir por los sentidos, la visión. (AFADH-Prov 1.99, AFADH I.00)

DAPHNE INFLATA (Daph-i.): - Es su voluntad, se identifica con su voluntad. (MLF 5.06)

DEBER (OBLIGACIÓN, MÉRITO): - Feliz si tiene la impresión de haber cumplido su deber. **Agar.**
- Después de haber descuidado su tarea, se siente separado de los demás, intolerante a que le tapen la visión, levanta la vista para ver la salida y encontrar señales, buscar el camino. **Brass-n-o.**
- El otro es quien lo obliga a cumplir su deber, no puede ponerse en acción por sí mismo. **Carb-v.**
- "Si he cumplido con mi deber, tengo derecho". **Cist.**
- Ser su propia norma, sin noción del deber. **Crot-t.**
- Falló en su deber por estar distraído. **Cycl.**
- Fuerte sentido del deber para tener una conciencia tranquila. **Dros.**
- Problema de deber hacia lo que me gusta. Se casó con alguien que no le corresponde en lo absoluto. Quiere romper con esta obligación. **Fl-ac.**
- Rechaza que el educador lo ilumine desde el exterior, con las normas y el deber que lo hacen madurar. **Ger-ro.**
- Deber (obligación, mérito). **Ign.**
- Aceptar un deber, da un derecho. **Kali-bi.**
- Guardián de la reputación de todos, los trae de vuelta a su deber. **Kali-br.**
- Sentimiento constante de tener un deber imperioso por cumplir. **Lil-t.**
- No puede hacer aquello que sabe que debe hacer / empujado a no hacerlo o a hacer lo contrario de aquello que sabe que debe hacer. **Naja**
- El deber es insoportable. **Op.**
- Descuidó su deber hacia el prójimo: ser la imagen del otro y la persona que los nombra. **Puls.**

DEBILIDAD (AUTORIDAD, FUERZA, PODER, SUMISIÓN, FRAGILIDAD, SOLIDEZ): - Quiere el conocimiento para proteger a los otros que son débiles, frágiles, quebradizos, delicados. **Abies-n.**
- Debilidad que lo vuelve dependiente de un vínculo de seguridad contra el cual se rebela, maltratando a sus prójimos. **Kali-c.**
- No quiere compasión, ni ser amado por su debilidad. **Nat-m.**

DECADENCIA (CORRUPCIÓN, CICLO): - Sensación de decadencia, después de un fracaso científico o literario, y de deshonra. **Lyc.**

DECENCIA: - Desea no estar limitado en ninguna medida en lo que se refiere a su relación con los demás: cortesía, pudor, decencia, no toma en cuenta su entorno. **Phyt.**

DECEPCIÓN (IDEAL, ESPERA): - Decepcionado de sí mismo, duda si va a tener éxito, incluso en lo más insignificante. **Act-sp.**

- Todo proyecto debería ser <u>completado</u>. Decepcionado de la <u>realidad</u> después de haber perseguido lo <u>imaginario</u>. **Ang.**
- Cada etapa del proyecto lo decepciona: ¡¿todavía no es pues el bien total?! **Bism.**
- Toda elección lo decepciona, ya que no puede buscar el fin supremo, sino que va de un <u>bien</u> parcial a otro. **Bism.**
- ¿Qué hacer en este mundo de adultos en el que todos han traicionado la ética? **Cic.**
- Decepcionado de todo lo que <u>recibe</u>; de las impresiones recibidas cuya <u>felicidad</u> esperaba. **Cina**
- Encuentra insuficiente la alegría y felicidad humana en el trabajo que le es asignado, perdió el placer y el regocijo. **Mag-c.**
- Decepcionado de todo lo que organiza para los demás que no le aporta ningún afecto verdadero. **Mag-s.**
- La facilidad es un <u>señuelo</u>. <u>Desilusión</u> en su proyecto, arrinconado. **Mor-o.**
- Creyó que podía conocer el futuro como Dios, y se encuentra decepcionado con lo que encontró. **Ph-ac.**
- se decepciona cuando lo toman por su <u>atractivo</u>. **Viol-o.**

DECIDIR (ELEGIR, DELIBERADAMENTE, DETERMINAR, OBEDECER, VOLUNTAD): -
Desea la <u>autonomía</u> en la elección de lo que lo <u>atrae</u>: quiere <u>decidir</u> qué es lo que lo atrae y no <u>sufrir</u> por la atracción. **Anac.**
- Se debate en una decisión entre <u>contrarios</u>. **Anac.**
- Dolor de tener que tomar la decisión de pasar al acto, ¡la imaginación ya es una realidad! **Ang.**
- No puede soportar el <u>tiempo</u> entre la decisión y la acción. **Arg-n.**
- No puede <u>decidir</u> entre lo que es bueno o no; ese es el problema de aceptar que el <u>error</u> se puede repetir. **Ars-i.**
- Vuelve de nuevo sobre sus decisiones. **Bar-c.**
- Quiere poder decidir todo lo que le pasa. **Borx.**
- No puede actuar con decisión ni imponerse. **Bufo**
- Quiere decidir él mismo qué hacer. Quiere ser actor (de su vida) y <u>libre</u> aquí y ahora, ya mismo, sin estar determinado por una decisión anterior (no quiere tener planes). **Cact.**
- Suerte de fracaso por sus fantasías, pero carece de control sobre tanta <u>imaginación</u>, no puede decidir. **Chin.**
- No ha decidido en la <u>verdad del padre</u>. **Crot-h.**
- Quiere decidir, ser el brazo y el hacha. **Ferr.**
- No le gusta decidir, prefiere <u>seguir</u> a los demás. **Form.**
- Está en los otros que decidan, después se puede criticar. Miedo de mostrar su falibilidad [*]. **Graph.**
- Como acosado, no puede decidir… **Grat.**
- Preocupación de decidir debido a la <u>irreversibilidad</u> de la elección. **Ign.**
- Presionado, pero no puede decidirse a actuar. **Kali-s.**
- Dificultad para decidirse debido a los posibles obstáculos y peligros desconocidos en el camino. **Lars-arg.**
- Quiere la decisión sin <u>riesgo</u> por el conocimiento instintivo del <u>futuro</u>. **M-arct.**
- Inconstante por la incapacidad de decidir. **Mosch.**
- No te atrevas a decidir más, porque esto va a <u>fallar</u>. **Naja**
- Aquél que ES ¡es inmutable en sus <u>decisiones</u>! **Pras-X.**
- Claridad y facilidad en el trabajo por su decisión. **Ran-b.**
- Rechaza la forma recibida porque quiere <u>decidir</u> por sí mismo, entonces la pierde. **Rob.**
- ¿Un plan preestablecido sobre su <u>destino</u>? Sensación que otro dentro de él <u>decide</u> en su lugar lo contrario a lo que él mismo decidió. **Sep.**

DECIR (CUENTO, PALABRA, COMUNICAR, CONTAR): - Quisiera poder decir las cosas que no se dicen. **Carc.**
- Introspección sobre lo que se dice y el valor de su ser. **Germ-met.**

DECREPITUD (CORRUPCIÓN)

DEDO: - Mantiene los dedos separados por asco de sí mismo. **Lac-c.**
- Dedos cortados, símbolo de la adivinación y la palabra (ya no puede adivinar más porque le cortaron los dedos). **Mosch.**
- Vamos a cortarle los dedos del pie. **Nat-s.**
- Dedos = instrumentos de creación, sueña que se los corta a alguien para evitar que lo inmovilicen, ser interrumpido por el otro. **Nicc.**
- El gran **Plat.** no puede bajar su pulgar lesionado por despreciar a los demás. **Plat.**

DEDOS DEL PIE (DEDOS)

DEFECAR (EXCREMENTOS, COPROFAGÍA): - Miedo a la segregación, quiere una perfección que venga de sí mismo, sin tener que persistir en recibir, eliminar, defecar… **Mag-m.**

DEFECTO (FALTA, PERFECCIÓN): - Se siente defectuoso ya que no tiene el poder de la causa primera. **Alum.**
- Olvida su falta por creerse sin mancha. **Cycl.**

DEFENSA (PRECARIEDAD, PROTECCIÓN, VULNERABILIDAD): - Sin poder, demasiado débil para defenderse cuando lo maltratan. Víctima de maltratos sexuales. **Ambr.**
- Fortachón sensible que llora y no se defiende. **Aster.**
- Perdona toda, ya que no soporta el conflicto. **Aster.**
- Defiende a quien lo critica, ya que sabe lo que significa ser falsamente acusado. **Calc-p.**
- Defiende la patria, la familia, los pequeños y los débiles, el paraíso. **Caps.**
- Defiende su territorio, sacrifica una parte para salvar el resto. **Kali-bi.**
- Nuestra naturaleza humana está al servicio de nuestra naturaleza espiritual, lo que hace que seamos superiores a los animales, pero está acompañada de la pérdida de la capacidad de defensa que la naturaleza les ha otorgado. **Peti.**

DEFINIDO: - Para refugiarse del peligro y tener confianza es necesario ¿tener puntos de referencia y aferrarse a unos orígenes bien definidos? **Mor-o.**

DEFINITIVO (ETERNO, INFINITO, ESTABLE, CAMBIO): - Aspiración a lo que es estable, ordenado, luminoso, claro, armonioso, preciso, puro. Que se complete, perfecto, definitivo. **Adam.**
- Rechaza que la vida sea una sucesión de actividad y descanso, que sea necesario tener que volver a salir siempre, que no se haya alcanzado nada definitivo. **Ars-h.**
- No quiere una forma definitiva que pueda ser el fundamento que permita forjar otros, evolucionar. **Manc.**
- La obligación del aprendizaje señala que hay un devenir [*], y definitivamente, éste no es el mejor lugar. **Nux-m.**

DEFORMAR - DEFORMIDAD (BELLEZA, NORMAL, FORMA)

DEFORME (ANOMALÍA, NORMA, FORMA, ENORME): - Deforme (anomalía, norma, forma, enorme) **Benz-ac.**

- Deforme (anomalía, norma, forma, enorme) **Cimic.**
- **Stann.**

DEGRADAR (CADUCIDAD, CRÍTICA, CONSERVAR, CARNE, TRANSFORMAR, EFÍMERO, CAMBIAR, DESARREGLAR): - Se degrada por sus excrementos cuando no se llega a llenar por los otros. **Aloe**
- Miedo de pudrirse vivo. **Bell.**
- El alma incorpórea no debería estar unida a un cuerpo corruptible. **Benz-ac.**
- El ciclo del tiempo le recuerda que se somete a la corrosión, que es degradable, efímero. **Cadm-s.**
- Asco a la desnudez y a la vejez, a lo que cuelga, se degrada. Se ve a sí mismo hecho de materia gelatinosa, indiferenciada, en vías de putrefacción. **Eupi.**
- Su espíritu no asume su carne biológica, la cual debe ser llevada a su fin, se pudre. Vive la unión sexual y la unión con los complementarios como signo de su corruptibilidad. **Kreos.**
- La materia prueba imperfección, está sometida a la degradación, desea que la conexión sea sólo a través de sus sentidos, sin la intervención de la materia. (Aeth., Choco.). **Lim-b-c.**
- El agotamiento del poder humano es inaceptable, como el decaimiento/descomposición de la vejez. **Sel.**
- Quisiera que el compuesto autónomo [*] fuera incorruptible. **Thuj.**
- La corrupción señala el cambio, cambio = corrupción. **Vip.**

DEJARSE LLEVAR (NEGLIGENCIA, RESPETO): - No quiere dejarse llevar, confiar. **Borx.**
- Mejora al bostezar, ya que se deja llevar. **Bry.**
- Indignado por dejarse llevar por la gente. **Dros.**

DELANTE (DETRÁS, SOBREPASAR)

DELEGAR: - No puede delegar para descargarse. **Arn.**
- No puede delegar para descargarse. **Stann.**
- No quiere confiarse en el otro, quiere ser su propio estímulo a la acción. **Tarax.**
- Quiere un poder que le sea delegado por un superior. **Verat.**

DELEITAR: - Se deleita de manera flemática [*] de su inteligencia, de su crimen. **Thea**

DELFÍN (ANIMAL)

DELIBERADAMENTE (DECISIÓN, VOLUNTAD): - Hace deliberadamente lo que emprende, sino cree estar enjaulado. **Cact.**

DELIBERAR (REFLEXIÓN): - Quiere ser librado de la obligación de deliberar, de juzgar. **Ign.**

DELICADEZA (CONSIDERACIÓN, DELICADO): - Desea el conocimiento para proteger a los otros que son débiles, frágiles, quebradizos, delicados. **Abies-n.**
- Falta de delicadeza, impúdico, no se adapta a ninguna circunstancia. **Phyt.**

DEMANDA (DUDA, RIESGO, CUESTIÓN, RESPUESTA): - Rechaza la realidad humana, la distancia, el espacio, el tiempo, deber pedir y tener que encontrar respuestas. **Ph-ac.**
- Disfruta de no demandar, y para no demandar hay que negar el sufrimiento, lo que lo hace creer que puede disfrutar sin demandar. **Rheum.**
- Demanda poco ya que quisiera estar completo. **Vip.**

DEMASIADO (MEDIDO, SUPERFLUO, INÚTIL): - Presume de sus hazañas en circunstancias excesivamente desproporcionadas, dirige todo, / o siempre todo es demasiado, todo le cuesta. **Agar.**
- Se siente demás, despreciado, equivocado. Se aprovechan de su debilidad. **Agra.**
- ¿Cómo hacer para no tomar ni demasiado, ni muy poco espacio, volumen? **Bov.**
- Se ríe demasiado fuerte, se enfurece demasiado, va demasiado lejos, es demasiado tranquilo, no puede apuntar a lo justo bajo la influencia de sus pasiones. **Croc.**
- No le gusta que hayan demasiados muebles en la habitación, que no haya nada superfluo. (AFADH XII.96) **Phys.**
- Se siente de más en este mundo, debido a su grandeza y su excelencia. **Plat.**

DEMIURGO: - Quiere ser el demiurgo [*] que organiza la creación. **Coff.**

DEMONIO: (MAL, DIABLO): - Ángel y demonio: sin relación y sumisión a la realidad, el hombre ya no sabe más donde está, quien es él, se vuelve capaz de todo (abusivo, amoral, etc....), al haber perdido su criterio de elección. Se siente que es malo de naturaleza, un demonio. **Anac.**

DENDROASPIS POLYLEPSIS (mamba negra) (Dendr-pol.): - Abandonado, por su negativa a escuchar el punto de vista de los demás, de la relación. Desea la contemplación de sí mismo en su propia iluminación intelectual. No se ocupa de su ser interior, lo reprime para no permitir que aparezca en la superficie (feliz en la superficie), en lugar de acoger las áreas oscuras desconocidas de las profundidades de su alma para traerlas a la luz. (AFADH 11.2010)

DENIGRAR (CRÍTICO, MINIMIZAR, DESPRECIAR, PEQUEÑO): - Denigra lo que los demás aprecian. **Ip.**
- Denigra aquello de lo cual ya no se beneficia. **Verat.**

DENSIDAD (MATERIA): - Faneras [*]: condensación, densificación, materialización. **Graph.**

DENSIDAD (PESO): - Se convierte en una palabra desencarnada, y se siente ligero, agita los miembros *"como si fuera a volar"*. Rechaza la densidad, se castiga por la densidad, la obstrucción, el peso y la sequía. **Stict.**

DEPENDENCIA (ESCLAVO, SUMISIÓN, ATADURA, AUTONOMÍA)

DEPENDER (AUTONOMÍA, AYUDA, LIBERTAD, VÍNCULO): - Posee la fuente de la vida en sí: Anoréxico en plena forma, independiente de todos. **Abrot.**
- No quiere estar sometido a una relación de obediencia. **Alum.**
- No quiere depender de la voluntad de los demás: es como si una espada estuviera suspendida sobre él. **Am-m.**
- Necesidad del otro para su elección. **Anac.**
- Dice que se siente bien cuando está enferma, rechaza la leche materna para no ser dependiente. **Apis**
- Rechaza un porcentaje de dependencia de la Providencia y perdió la seguridad que esta confianza da. **Bry.**
- Dependiente +++ de aquel que él ama/que lo ama. **Carc.**
- "Como si es independiente de su cuerpo material, lo que causa una sensación de comodidad en sus movimientos". **Chin.**
- Bajo la dependencia del otro para conocer: hipnosis con pérdida de su voluntad. **Crot-c.**

- La independencia de pensamiento es un riesgo a ser rechazado. Quiere elegir sin hacer referencia al punto de vista del padre. **Crot-h.**
- Quiere ser ese de quien todos dependan, sin tomar ningún lugar ni molestar/estorbar o perjudicar a nadie. En su lugar y su papel en todas partes y con todos, dado que todo depende de él. **Cupr.**
- Necesidad de la dependencia del amor pero teme estar atrapado. **Elaps.**
- Dios espíritu puro actúa sobre el mundo material sin estar encerrado allí, sumergido en Él y sin depender de Él. **Eup-per.**
- Quiere la independencia del amor con ataduras. No acepta la dependencia natural con su creador, de estar vinculado a través del amor con alguien superior. **Fl-ac.**
- Quiere la independencia de pensamiento = > no tiene la iniciativa de salirse del camino que los otros han trazado. **Form.**
- Quiere la identidad de forma y acción en la simplicidad de su naturaleza. En Dios no hay dependencia de una cosa en relación a la otra. **Helo.**
- Intolerancia a lo que es independiente de él. **Hyos.**
- Debilidad que lo vuelve dependiente a un vínculo de seguridad contra el cual se rebela, maltratando a sus seres cercanos. **Kali-c.**
- Se rebela contra su dependencia de tener que conocer el objeto a través de: los sentidos, de su cuerpo y del exterior. Se rebela contra la dependencia de los sentidos para poder conocer. **Kali-c.**
- No necesita de ayuda ni estar bajo la dependencia de los demás para pensar. **Kali-p.**
- Caricias, independencia, deseo de papel, terremoto. **Lac-f.**
- Aquellos de quienes depende, no hacen nada. **Lat-h.**
- Quiere la independencia de la colaboración para crear completamente solo / necesidad de otro para su elección. **Lil-t.**
- Feliz si se depende de él, si posee al otro. Intolerancia a la independencia que significa llegar a ser. **Nat-c.**
- Rechaza la interdependencia, quiere la independencia de la necesidad de las relaciones armoniosas. **Nat-c.**
- Rechaza la dependencia y el ser sometido contra su voluntad, esto sería ser esclavo. La dependencia de sus necesidades vitales la vive como un impedimento a su autonomía / Necesidad de depender de alguien más fuerte, pero con la condición de ser valorizado. Quiere ser independiente del apoyo creativo de Dios, capaz de vivir solo, sin protección, independiente del poder conservador de Dios para existir. **Nat-m.**
- Sufre de la obligación de someterse a la elección del medio para el propósito. Evita ser obligado a la relación que ve como una dependencia. Quiere manifestar su diferencia en relación a la persona de quien depende. **Nat-p.**
- Quiere ser independiente de la Providencia para tener éxito. **Nat-s.**
- Se siente bien consigo mismo, más allá de las dependencias básicas. **Neon**
- Quiere la independencia del cuerpo del control superior. **Phys.**
- Libre de expresarse físicamente sin imposición social ni preocupación o fundamento. Rechaza brotar de una fuente, apoyarse sobre los rieles, depender de las leyes, de los horarios, de la cortesía y las conveniencias. **Pteri-a.**
- Rechaza la llamada del otro, miedo a ser invadido, que le impongan algo (imponer = colocar dentro), riesgo a depender de los demás, de perder su tranquilidad, de ser obligado a salir de sí mismo, de su casa, de su entorno. **Rhod.**
- No puede vivir pasivamente aquello que viene del exterior, quiere encontrar su propio ritmo, sin depender. **Sang.**
- Temor que aquel de quien dependo, me "caiga encima". **Sars.**
- Quiere ser independiente de la filiación. **Sec.**
- Niega el amor que atrae, quiere la independencia espiritual. **Sep.**
- Intolerancia a la dependencia, lo que significa tener necesidad del otro. **Sil.**

- Su creación imaginaria no depende más de sus funciones orgánicas ni del mundo exterior, pero sí expresa infaliblemente la realidad de las percepciones pasadas y presentes. **Spong.**
- Todo depende de su capacidad para organizar los medios. **Stann.**
- Necesidad del otro para superar su inercia y ponerse en movimiento. **Tarax.**
- Quiere engendrar a partir de su propia interioridad, sin cooperación, ni ser dependiente o tener compañero. **Ustil.**

DEPORTAR (SITIO, LUGAR): - Se siente desplazado, deportado, desubicado contra su voluntad. Esta realidad es insuficiente, quiere el cielo empíreo [*]. **Nux-m.**

DEPORTE (COMPETICIÓN, FUERZA, MOVIMIENTO): - Sueña con codearse con estrellas deportivas. **Agar.**

DEPREDADOR - VÍCTIMA (CAZAR, ATRAPAR): - Relación hombre-mujer tomada como relación depredador – víctima. **Calad.**

DERECHO (CÓDIGO, JUSTICIA, LEY, ORDEN, PODER, NORMA, VERDAD): - Problema de derecho a la existencia por los demás (*puede existir sólo por los demás, o no deja existir a nadie). **Carc.**
- Es un derecho para Dios estar familiarizado con sus criaturas, ya que Él es la fuente de su ser, mientras que no es un derecho para la criatura la intimidad con el creador. **Chlf.**
- Legal: "Por el derecho ya que ¡es el derecho!" (el derecho no hay que interpretarlo, no se puede discutir, el derecho es el derecho). **Cist.**
- Indignación constante, ya que su derecho o el de los demás no es respetado. No es consciente de sus deberes, pero sí de sus derechos que constantemente son violados. **Coloc.**
- Quiere guardar sus prerrogativas [*], el privilegio, el derecho a decidir, pensar, sentir, elegir él mismo. **Helon.**
- Si acepta un deber, exige un derecho, por contrato. **Kali-bi.**
- El don gratuito se reduce al "tener" y al "derecho a". Todo debe ir/estar "derecho". **Nit-ac.**
- El derecho debe ser respetado porque él es el custodio de este bien, derecho moral por su finalidad (por la justicia). **Nux-v.**
- Desea el derecho a ser colmado totalmente en todos sus deseos, que su vida sea intelecto puro, que lo concupiscible lo satisfaga completamente. **Rheum.**
- Tomó la relación de amor con Dios como el derecho a un poder superior al de los demás. **Verat.**

DERECHO (VERTICAL)

DERRAME (FLUIR, VERTER, CAMBIO, MOVIMIENTO, CORRIENTE, DEVENIR)

DERROCHAR (ECONOMÍA, PROVISIÓN, UTILIDAD, GUARDAR): - ¡La naturaleza no derrocha, se pierde tanta energía cuando se es humano! **Choco.**
- Economiza, no derrocha, le saca partido a todo, conserva para no perder. Lo retienen las ataduras, familia, herencia, no se atreve a hacer su propia vida… sería lo mismo. No se lo permite. **Sars.**

DERROCHE (EXCESO, LIBERTINAJE, PLACER, SATISFACCIÓN, REGOCIJO): - Envidioso porque no tiene suerte, no siente vergüenza, nada es su falta, libertinaje, se empantana porque esto le alivia sus tensiones. **Cub.**
- No solo impedimento sino también insatisfacción: la fiesta está arruinada, el viaje que ya comenzó no se puede continuar. **Mag-c.**
- Melancolía que hace que se pierda lo que sería agradable. **Plat.**

DESAFINADO (ARMONÍA, ANOMALÍA, FORMA)

DESAFÍO (ENFRENTAMIENTO, FUERZA, RIESGO): - Va hasta los extremos y su intuición siente cuando llega al límite. Solo para decidir lo que hace y lo que quiere. Desmesura, desafío, extremo, situaciones límites… **Rhod.**

DESAJUSTE (INADECUADO, INCONGRUENTE, DESENTONAR, ORIGINAL)

DESALIENTO (VALOR, DECEPCIÓN)

DESAPARICIÓN: - El deseo desaparece tan pronto intenta realizarlo. **Calc-s.**

DESAPEGO (HÁBITO, CAMBIAR, RENOVAR, SEPARAR): - Estar allí, desconectado pero en presencia de los otros, ¿o actuar? ¿Son estos dos compatibles? **Adans-d.**
- Falta o exceso de estar implicado o desapego, nada lo afecta. **Calen.**
- Para un adulto, es normal que su padre se enferme, muera, pero sería normal pensar en esto con antelación para desapegarse. **Cast-eq.**
- Es necesario querer el desapego para florecer. **Fl-ac.**
- Niño rey [*], retirado, desapegado de todo y de todos para seguir su camino. **Ger-ro.**
- No se puede desapegar a nada, guarda todo. **Vip.**

DESARRAIGO (RAÍZ): - Desarraigo (raíz). **Borx.**
- Desarraigo (raíz). **Spong.**

DESARROLLARSE – PROGRESO: - Impaciente, quiere alcanzar su propósito inmediatamente sin tomar el tiempo para la introspección, para reflexionar sobre las causas y sus consecuencias, ni aceptar el tiempo necesario para el desarrollo de las cosas de su causa hasta su fin. **Allox.**
- Tronco de árbol sobre un río en furor: problema de seguir el curso de su vida, saber el final de la historia. **Cocc.**
- Quiere el conocimiento del espacio y el tiempo en su continuidad, su desarrollo, es castigado por la precariedad, lo transitorio, el cambio. **Nicc.**

DESARROLLO (CRECIMIENTO, MADURACIÓN, ETAPA, CONVERTIR): - Hr1 "Se ríe de sus tentativas de levantarse y caminar", se molesta por tener que tomar tiempo para desarrollarse, evolucionar para convertirse en adulto (quiere ponerse los zapatos del padre). Quiere estar en acto ya. **Agar.**
- Persigue su desarrollo personal primero, así automáticamente los demás se beneficiarán. **Bamb.**
- Quiere un desarrollo instantáneo, sin evolución. **Calc-p.**
- Quiere desarrollarse sin restricción, ni ayuda. La libertad por sí sola no puede hacer fructificar los talentos. **Lac-e.**
- No quiere tener que desarrollar su energía. **Pip-m.**

DESASTRE (DESTINO)

DESBOCADO (ENERGÍA): - Debe reprimir, domesticar su salvajismo, canalizar la energía con tiempo y paciencia. Si no, el entusiasmo amenaza con destruirlo. **Lac-e.**
- Si el grupo se descontrola, el desenfreno amenaza y, el riesgo de chocar contra la pared es mayor y más peligroso que cuando se está solo. **Smaragd.**
- Su automatismo hace fácil la actividad, al punto que la voluntad se debe controlar y dominar cuando esta facilidad se ejecuta sin coordinación. **Pip-m.**

DESBORDAMIENTO (SUMERGIR, INVADIR)

DESCANSO (ABURRIMIENTO, REPARAR, MOVIMIENTO, ACTO): - La piedra se mueve
una vez, encuentra su descanso definitivo y no se mueve más. **Ars-h.**
- No tiene descanso debido a los dolores en los puntos de apoyo de sus partes. **Bapt.**
- Abnegado, sólo ve el don de sí mismo, sin descansar jamás. **Carb-an.**
- Descanso y trabajo, recuperación y productividad no pueden coincidir en nosotros. **Fago.**
- Inmovilidad = consecuencia de tener la perfección: es envidiada ya que da reposo y felicidad.
  Guaj.
- Dios puede descansar, su obra continúa y se lleva a cabo infaliblemente tal como la quería desde
  el inicio, aunque vuelva a su contemplación, su beatitud, que es la finalidad última (*esta frase es
  incompatible con Dios, ya que Él no tiene inicio o fin, ni descanso o trabajo*) . **Hydr.**
- Quiere vencer, resistir, enfrentar, así sea sin descansar. **Cola**
- La voluntad sólo descansa absolutamente cuando es el fin, ya que mientras se espere algo, no hay
  descanso. **Olib-sac.**
- Para el hombre, languidez agradable y placer del descanso no pueden coincidir con trabajo
  vigoroso. **Pip-m.**
- Quiere ser el primer motor sin ser movido ni reposar, o mover todo en la cómoda inmovilidad.
  Rhus-t.
- Quisiera trabajar sin dormir ni descanso, tener una creatividad constante. **Sel.**
- Quisiera poder apoyarse sólo en sí mismo. **Sil.**
- El descanso sólo es posible en sueños. **Stann.**

DESCARADO (PUDOR, CONSIDERACIÓN, FAMILIARIDAD): - Falta de delicadeza,
  impúdico, no se adapta a ninguna circunstancia. **Phyt.**
- Descarado / familiaridad. **Ictod.**

DESCARGAR: - Emotivo que se calma en cuanto puede descargarse, confiarse, despejarse.
  Graph.
- Quiere descargar en los demás sus tareas. **Lil-t.**
- Quiere descargar su cólera. **Zinc.**

DESCENDENCIA (ENGENDRAR, HIJOS, PADRE): - No quiere a sus descendientes, lo que
  procede de él. **Ox-ac.**

DESCENDER (ASCENDER, CAÍDA, ESCALERA, ALTURA): - Descender: perder su lugar,
  ¿dónde va a aterrizar? **Borx.**
- Procura ir dentro de sí mismo y allí no hay nada bueno. **Germ-met.**
- No puede descender de su silla o por las escaleras ya que son demasiadas altas. **Laur.**

DESCOMPOSICIÓN: (COMPUESTO, CORRUPCIÓN, DECREPITUD, DESPERDICIOS,
  PEDAZO, SIMPLICIDAD): - No acepta que está compuesto de partes, sufre la descomposición.
  Bapt.
- Debe analizar dividiendo los distintos y múltiples elementos, para asimilar y reconstruir en la
  unidad de una síntesis. **Calc-ar.**

DESCONECTADO (SEPARADO): - Visión estrecha, desconectado, se siente de otra especie,
  diferente de los humanos, extraterrestre, alienígena, aislado de su entorno. **Androc.**

DESCONFIANZA (CONFIANZA, DUDA): - Desconfía de su juicio, ya que falló a pesar de sus
  esfuerzos. **Ign.**

DESCONOCIDO: - Se adapta a los peores abusos, es mejor continuar con ese horror que enfrentarse con lo desconocido: dúctil, maleable. **Titan.**

DESCRIPCIÓN: - No puede describir su estado. **Chel.**

DESCUBRIR (ENCONTRAR, CONSEGUIR, CONOCER): - Todo el tiempo siente que lo están sondeando y lo descubren, que todos conocen su crimen. **Cob.**
- Preocupación que descubran que no tiene valor, incluso detrás de los elogios. **Germ-met.**
- Cree que no se puede descubrir a Dios a través de las cosas creadas. **Hell.**
- Cree que un sacerdote ha descubierto su crimen. **Nat-s.**
- No soporta ser descubierto. **Ph-ac.**

DESENLACE (ESCAPE, SALIDA, RESULTADO)

DESENMASCARAR (LUZ, SECRETO)

DESENTONAR (DIFERENCIA, GUSTO): - Actitudes incongruentes, tanto se debate que no puede regular sus pasiones. **Croc.**
- Todo lo que desentona en relación a su referencia es rechazado. **Hydr.**

DESENVOLTURA (HABILIDAD, INGENIO, AYUDA, CREATIVIDAD): - Siempre es necesario tener que "volver". **Bry.**
- Es necesario desenvolverse solo. **Stann.**
- Me puedo desenvolver completamente solo, no quiero ayuda. **Tarent.**

DESEO (CONCUPISCIBLE [*], VOTO, DESEO, NECESIDAD, PLACER): - Cree que el hecho de desear es falso, porque se ha referido a sus deseos como si fueran el bien[31] / sus deseos son incompatibles con la moral común. **Anac.**
- Codicia infinita ya que quiere como propósito el amor y el disfrute de todo sin tener que desear. No soporta el hecho de desear, ya que esto señala el carácter segundo de su voluntad. **Ant-c.**
- La embriaguez del deseo vuelve insoportable la contingencia. Miedo de no soportar el sufrimiento vinculado al deseo, rechaza tener que desear algo en el camino. **Aster.**
- No soporta la duración entre el deseo y su satisfacción. **Calad.**
- No desea más que aquello que conoce, ya que esto evita el cambio. **Calc-f.**
- El deseo desaparece cuando comienza a realizarlo. **Calc-s.**
- Quiere la beatitud perfecta en el placer de lo concupiscible[32], que exalta sin relacionarlo a la inteligencia. **Cina**
- El entorno se vuelve inaccesible, aburrido, soso, blanco, ya nada es deseable. **Grat.**
- Rechaza tener que moverse para seguir el camino, quiere que su deseo bastase para poseer el bien y que lo satisfaga. **Hura**
- Debilidad de voluntad, no domina sus deseos, desfallecimiento. **Murx.**
- Preocupación de que las cosas no salgan bien cuando tiene muchos deseos por algo. **Nat-s.**
- El placer no le pone término al deseo. **Pic-ac.**

---

[31] Anacardium ha deseado algo y ha fracasado, por lo que cada vez que desea algo, teme que sea falso, por eso desea lo contrario a lo que quiere. Cree que el hecho de desear es falso, porque se ha referido a sus deseos como el bien. Si ha deseado algo que salió mal, piensa que el hecho de desear es malo, desear está bien, pero hay que reflexionar sobre lo que deseamos. Luego por esto tiene malos deseos, o tiene deseos incompatibles con la moral común. (GL-NM)
[32] Separa el intelecto de lo concupiscible (lo deseable, una pasión que se debe arreglar con el intelecto). Hay diferencia entre el amor concupiscible (deseo posesivo) y el amor de amistad (amor por el bien del otro), pero si quiero la beatitud en lo concupiscible, no tengo inteligencia para orientar mis deseos. No hay colaboración entre los dos.

- Todo es deseable, desde el momento en el que mis sentidos lo encuentran bueno[33] / prohibición de amar por miedo a que las impresiones afectivas se desborden (sean demasiadas), las cuales él debe reprimir, domar. **Raph.**
- Desea el derecho a ser colmado totalmente en todos sus deseos, que su vida sea intelecto puro, que el concupiscible [*] lo satisfaga completamente. **Rheum.**
- Rechaza el objeto próximo y desea el objeto ausente. **Rheum.**
- Exageración de las sensaciones desagradables cuando el deseo no está satisfecho: esa molestia se convierte en sufrimiento. **Sarr.**
- Envidia la felicidad de aquellos que se hacen ilusiones. **Tarax.**

DESFASADO: - Desfasado en el tiempo cuando hace las cosas. **Calad.**
- Desfasado en el tiempo: recobra durante la noche lo que se olvidó durante el día, sueños históricos y de personas lejanas: desfasado/brecha entre excitación y placer. **Sel.**

DESFIGURAR (NORMA, FORMA, BELLEZA): - Temor a ser desfigurado. **Benz-ac.**

DESFILE – PAVONEARSE: - Tomó los dones recibidos para pavonearse. **Plat.**

DESFILE (PATRIOTA, BANDERA)

DESGARRAR (RUPTURA, PEDAZO): - Desgarrado por el hecho de tener que elegir. **Anac.**
- Desgarrado por el hecho de tener que elegir. **Chin.**
- Al ser separado de Dios pone de manifiesto que es necesario reconstruir esa relación, rezar/orar, volver de nuevo a Dios. **Euph.**
- Desgarrado por el hecho de tener que elegir. Su corazón y su estómago están desgarrados en pedazos. **Hyos.**
- Desgarrado por el hecho de tener que elegir. **Ign.**

DESGASTE (MANTENIMIENTO, CANSANCIO, TIEMPO): - Drama de deber combatir siempre el desgaste, (aceite sobre los dientes) la muerte. **Aesc.**
- Sufre de desgaste debido al tiempo, ha dejado pasar el tiempo sin tener frutos y se encuentra en el final de la vida con un balance negativo. **Gink-b.**

DESHONRA (DIGNIDAD, RESPETO)

DESIERTO (ESPACIO, VACÍO)

DESIGNACIÓN (ELECCIÓN, VALOR): - Quiere ser el designado de Dios, el único, y que eso se sepa, ser elegido y estimado, y vivir a la imagen de su relación con Dios. **Plat.**

DESILUSIÓN (DECEPCIÓN)

DESINTERESADO (GRATUITO)

DESISTIR (RENUNCIAR)

DESMATERIALIZAR, DESENCARNAR (CUERPO, ENCARNAR, MATERIA): - La aguja y las picadas lo van a desmaterializar. **Alum.**

---

[33] Si mi instinto dice que algo está bueno, es porque está bueno, tal como los animales, pero esto no es cierto para el ser humano, ya que su juicio está basado en sus sentidos, no en la inteligencia. (GL-NM)

- Idealiza su pensamiento, el espíritu que idolatra, quiere desmaterializarse. Mejora cuando sangra. (Sublimación: transición de sólido a gaseoso). **Ham.**

DESMAYARSE (DESAPARECER): - Desmayo – Aliento/Soplo – Tiempo. **Mosch.**

DESMESURA (GRANDEZA, MEDIDA, SOBREPASAR): - Desmesura (grandeza, medida, sobrepasar). **Ars.**
- Va hasta los <u>extremos</u> y su <u>intuición</u> siente cuando llega al <u>límite</u>. Solo para decidir lo que hace y lo que quiere. <u>Desmesura</u>, <u>desafío</u>, <u>extremo</u>, situaciones límites… **Rhod.**

DESNUDEZ (ANIMAL, APARIENCIA, INTIMIDAD, ROPA, INOCENCIA, LUZ): - Sus tejidos están al <u>descubierto</u>, como quisiera que su mirada evitara el <u>pensamiento</u> <u>abstracto</u>, quiere que su mirada viera sin pensar/reflexionar, sin filtro, así como sus músculos se ven sin la piel. **Bothr.**
- Ojos que me desnudan. **Cench.**
- Aversión a la desnudez y la <u>vejez</u>, de lo que <u>cuelga</u>, se <u>degrada</u>/deteriora. **Eupi.**

DESOBEDECER (OBEDECER)

DESOLLAR (RUGOSO): - Sueño espantoso de un hombre desollado [*]. **Arn.**
- Se siente un desollado vivo. **Chin.**

DESORDEN (ORDEN)

DESPEJAR (LIBERAR, QUITAR): - Algo malvado en él que lo <u>destruye</u> y que se lo debe <u>quitar</u>. **Cub.**

DESPERDICIO (CORRUPCIÓN, DEGRADADO, DETERIORAR, EXCREMENTO, MIERDA, BASURA, CORRUPCIÓN, EXCREMENTO, DETRITUS [*]): - Es un desperdicio, ya no tiene nada más que <u>comunicar</u>; idiota que quiere la luz por sí mismo (pregunta mucho pero no escucha la respuesta). **Ambr.**
- Dios es <u>difusivo</u> de sí mismo, sin tener que <u>alimentarse</u> de ningún otro bien más que de sí mismo, pues no genera desperdicios. **Diosc.**
- Es basura, se le puede derribar como a una bestia, todo el mundo sólo piensa en eso. **Germ-met.**
- Después de haber <u>fracasado</u> por una bagatela, se lanza en la inmundicia: nada en el agua, camina sobre el barro, en las ruinas, en los <u>excrementos</u> y se ensucia a sí mismo, su hija cae en un pantano. **Iod.**
- Su cuerpo es un bote de basura, almacena todo lo que quiere eliminar. **Kali-bi.**
- Rechaza los desperdicios, por lo tanto también rechaza sus movimientos intestinales o momentos de fracaso en la vida. Se siente cubierto de basura, <u>pasado de moda</u>. **Mag-m.**

DESPLAZADO (INCONGRUENTE, ORIGINAL, SITIO)

DESPLAZAMIENTO (MOVIMIENTO)

DESPRECIARSE a sí mismo (CRÍTICA, DENIGRAR, CUMPLIDO, DEGRADAR, DETERIORAR)

DESPUÉS (ANTES, TIEMPO): - Se enfrenta pero después la enfermedad lo tumba. **Berb.**
- Se enfrenta pero después la enfermedad lo tumba. **Canth.**

DESTETE (NUTRICIÓN, PADRES, MAMAR): - Tristeza después del destete. **Agn.**

DESTIEMPO (DESFASE, DESAJUSTE, MOMENTO): - Hace todo a destiempo. **Calad.**

DESTINO [*] (ELECCIÓN, CONTINGENCIA, SUERTE, CASUALIDAD, LOTERÍA,
FATALISTA, MALDICIÓN, PLAN, PROYECTO): - Más vale no ser, que sufrir esta desdicha.
Agn.
- Rechaza que el destino sea un secreto, quisiera saber qué es lo que le está predestinado, perdió su
libre albedrío. **Am-c.**
- Cae bajo la voluntad de las criaturas que lo aplastan: "una criatura inmensa " que aplasta el auto.
Está encerrado en un destino falso. **Bamb.**
- Ideas sombrías sobre su destino. **Bar-c.**
- Pasión por los juegos de azar, opuesto a la sabiduría. **Bell.**
- ¿Por qué me llega esto a mí? **Bry.**
- La suerte se ensaña contra mí y mi familia. **Carc.**
- Calma y resignación, sumisión tranquila y reconciliación con lo que siente profundamente ser su
destino. **Cham.**
- No tiene suerte. **Chin.**
- Sufre de su ignorancia sobre el destino que Dios le reserva. **Cocc.**
- Teme que el destino lo va a encerrar. **Crot-t.**
- En el mismo barco en el que la humanidad se perdió, se siente impotente cambiarlo, la situación
y su avaricia son una tentativa de salirse de ese barco, se separa del destino común. **Ars.**
- Todo está predestinado, no sirve de nada hacer proyectos, no encuentra placer. **Dig.**
- Fatalista, convicción de estar sometido a un destino implacable, predestinado e
irremediablemente condenado. **Lach.**
- Rencoroso que rechaza que el destino sea la ordenanza de las causas segundas, aunque sean
efectos preparados por la Providencia de Dios (providencia – prudencia – destino [*]). Quiere ser
el amo del destino, tener en él la ordenanza divina del encuentro. (Sueño de reconciliación, sueña
que se encuentra al bien y lo toca). **Mang.**
- Nunca está contento con su suerte. **Mur-ac.**
- Teme que el destino va a hacer fracasar su obra. "De todos modos algo va a llegar que hará que
todo se pierda". Víctima de la mala o buena suerte, niega la participación del contingente en su
éxito. **Naja**
- El número del destino que sacó en la lotería justifica su desgracia. **Nat-s.**
- ¿Un plan preestablecido sobre su destino? Sensación que otro dentro de él decide en su lugar lo
contrario a lo que él mismo decidió. **Sep.**
- Sustituye a la ley, pierde su capacidad para recibirla, ahora bien, el destino emana de la
Providencia que ordena todas las cosas. **Sphing.**
- Teme que el destino va a herirlo. **Spig.**
- Quiere imponerle a los demás su destino. **Spong.**
- Quiere ser dueño del destino organizando el futuro. **Stann.**
- Escapa de su triste suerte huyendo y bailando, por la elección de su proyecto personal. **Tarent.**

DESTITUCIÓN (LUGAR): - Preocupación porque los otros lo destituirán o le harán caer, le
jugarán una mala pasada, ya que no le dan su lugar, por lo que quiere conquistarlo. **Hyper.**

DESTRUCCIÓN (CONSTRUCCIÓN, ARQUITECTO): - Auto-destrucción purificadora: más
vale devolver contra sí la violencia que infringir las leyes familiares. **Carc.**
- Quiere que su acto sea independiente del paso del tiempo, y el tiempo destruye sus capacidades.
Gink-b.
- Algo malo en él que lo destruye y de lo cual debe desembarazarse. **Cub.**

DESVESTIRSE (PUDOR, EXHIBICIONISMO, ROPA): - Se desviste. **Hell.**
- Se desviste. **Hyos.**

DETALLE (PARTE, PRECISIÓN): - Quiere identificar todo el objeto inmediatamente a partir de
una sola de sus partes o cualidades, atraído por el detalle, ya no ve más la forma organizadora,
que es la que da a cada parte su función. El acceso a la verdad de todo no se puede hacer a través
del detalle. **All-c.**
- Un detalle corporal, insignificante y casi invisible, justifica una consulta. **Benz-ac.**
- El menor detalle, el más mínimo defecto le molesta. **Calad.**
- Sueña con viajes con todos sus detalles. **Chel.**
- Perdido, no sabe cuál valor darle a los detalles. **Graph.**
- Conoce muy bien la agenda, pero no los detalles. **Plan.**
- Agotado, no se puede ocupar de todo, falta de escala de valores para estimar las cosas y los
eventos, los detalles de lo importante. **Stront-c.**

DETERMINAR (PREDESTINAR, FINALIDAD, VOLUNTAD, DECISIÓN, DESEO,
LIBERTAD, HORARIO, ORIENTAR): - Quiere elegir él mismo su determinación y no
recibirla. **Apis**
- El viento actúa libre de sus impulsos, aquí y ahora, ya, sin ser determinado por una decisión
anterior. **Cact.**
- Debe comprender que su determinación es el lugar de su vida que debe convertirse en lugar de
fecundidad y debe dejar una perla. **Calc.**
- Deseo de hacer lo que quiera, todo lo que él quiere. Una infinidad de posibilidades para sentirse
libre, no puede ser predeterminada. **Chin.**
- Desea el poder de decisión sobre su vida, sobre su objetivo/propósito, haciendo todo
perfectamente bien. **Chlor.**
- Ella canta de nuevo, a pesar de su determinación de cesar. **Croc.**
- Piensa que no tiene la libertad para hacer todo lo que se propone. **Crot-t.**
- Dios no está determinado por un orden fijo de las cosas, de modo que no puede hacer un orden
diferente. **Latr-tr.**

DETONANTE (ESTÍMULO, COMIENZO): - Perdió la iniciativa para poner en práctica las
costumbres, las que hace en un mal momento. **Ruta**

DETONAR (EXPLOSIÓN): - Una sensación de detonación le corta el dolor de cabeza y le aclara
el espíritu. **Aster.**

DEUDA – DEUDOR (DEBER, GRATITUD, DINERO, DEUDOR,RECONOCIMIENTO,
GRATUITO): - Siente que tiene una deuda para con los muertos. **Calc-sil.**
- Está en deuda con aquellos a quienes les ha prometido algo. **Ign.**

DEVALUAR (CRÍTICA, CONSTRUCCIÓN, VALOR): - Terrible depreciación de sí mismo,
desvalorización, no merece ser feliz. **Germ-met.**
- Desvaloriza todo lo que otros aprecian. **Ip.**

DEVENIR [*] (CRECIMIENTO, DESARROLLO, MOVIMIENTO, OBJETIVO, FLUIR,
MUTABILIDAD, LLEGAR A SER, CONVERTIRSE): - Una perfección en el devenir, de lo
que va a acaecer, puede parecer malo por lo que carece. **Ambr.**
- Rechaza el devenir y la no posesión que eso implica. **Arg-met.**

- Responsable por el destino/futuro de los demás (en lo que se van a convertir), conducirlos a la dignidad, de preservarlos de la muerte. **Arn.**
- No quiere vivir ningún proceso en el que se convertiría en algo, que llegaría a ser algo. **Calc.**
- Desea la eternidad, quiere escapar al flujo y reflujo vital, señal de adaptabilidad y de devenir en el tiempo. Sufre del riesgo de la novedad, del cambio. **Calc-f.**
- Rechaza el devenir ya que es todo: tiempo, espacio. **Cann-i.**
- Se convierte en la fuerza de todo lo que se transforma en sí mismo, no sacrifica nada de su posible desarrollo a la existencia propia del otro, el soporta todo para que todo lo que exista se convierta en él. **Carc.**
- Ansioso ante cualquier situación de evolución, ya que es el otro quien lo obliga a convertirse. **Cocc.**
- Desea el conocimiento para mirar en lo que los demás o él mismo se va a convertir (va a llegar a ser). **Cocc.**
- Quiere captar el secreto de lo que cada quien se va a volver. **Cocc.**
- El conocimiento es llegar a ser, convertirse, cambiar por la memoria (recuerdo), y las emociones del encuentro no son del dominio del conocimiento. **Lim-b-c.**
- Quiere fijar todo lo que signifique convertirse/llegar a ser, movimiento. **Lyss.**
- No hay pasado, ni futuro, ni devenir: el embarazo, expresión de un proceso del devenir = > miedo y tristeza. La obligación del aprendizaje es señal que debe haber una transformación, que este lugar no es el mejor para ser el definitivo. **Nux-m.**
- Cree poder dominar su ser al dominar el patrimonio, la herencia, el lugar de nacimiento, soportes momentáneos y accidentales [*] de su devenir, pero que no son el fundamento necesario de su ser: Dios inmutable. **Sars.**
- Todo fluye, nada permanece, todo es sólo apariencia y volverse algo diferente, convertirse, por lo que no podemos conocer nada. **Verat-v.**

DEVOCIÓN (AYUDA, SACRIFICIO, FIDELIDAD, DEBER, SERVICIO): - Ve sólo sus propios talentos/dones, nunca descansa. **Carb-an.**
- Fidelidad absoluta al responsabilizarse por los demás en los momentos más duros: muerte, incurabilidad, por su ansiedad y su dedicación para con ellos. **Cocc.**

DEVOLVER (RESTITUIR)

DEVOTO: - Un beato sin alegría no es un devoto. **Myric.**

DÍA (ILUMINACIÓN): - "De la noche a la mañana" (CONTINUIDAD, SORPRESA) Actividad física durante el día, ninguna durante la noche. **Form.**

DIABLO [*]: - Quiere ser ligero: entonces se deja aspirar/dirigir por el diablo, no puede elegir ni filtrar. **Manc.**
- Los otros son unos diablos. **Plat.**

DIÁLOGO (LENGUAJE, PALABRA): - Es el diálogo que me permite existir frente a los demás. Dios no tiene necesidad de estar frente afrente para personificarse en el diálogo. **Stict.**

DIBUJO (ARTE, CREAR, BELLEZA, ESPONTÁNEO): - Aversión por el dibujo, ¿riesgo de fracasar? **Aloe**

DICTADOR (ORGANIZAR): - Dictador para probar que es útil y eficaz. **Arn.**
- Dictador para probar que es noble. **Caps.**
- Le parece que su sumisión hacia Dios es una tiranía. **Coloc.**

- Dictador para probar que siempre tiene la razón. **Ferr.**
- Dictador para probar que es grande, paternal, fecundo. **Lyc.**

DIENTES: - Los dientes muerden por defecto, no pueden elegir. **Chin.**

DIFERENCIA (OTRO, DISTINGUIR, IDENTIFICAR, SEPARAR): - La diferencia y la
   complementariedad son tomadas como oposición. **Anac.**
- Visión estrecha, desconectado, se siente de otra especie, diferente de los humanos, extraterrestre,
   alienígena, aislado de su entorno. **Androc.**
- Sufre por la diferencia entre lo que es y lo que parece. **Benz-ac.**
- Demasiado unido a su núcleo familiar como para diferenciarse. Se diferencia mal del medio, del
   ambiente, de lo que es imaginario o de la realidad, de sí y de los demás… **Carc.**
- Se siente un ser separado porque tiene una buena conciencia. **Dros.**
- Se cree diferente porque puede darle la luz a los demás. En todas partes, lo que yo digo es
   diferente a lo de los demás. **Hell.**
- Malévolo, desea desairar a cualquiera que difiera de él en cualquier cosa. **Hydr.**
- La percepción de la diferencia con el otro es intolerable. **Lyss.**
- Sentimientos o funciones de planos totalmente diferentes que coexisten de manera inoportuna.
   Mur-ac.
- Quiere manifestar su diferencia en relación con la persona de la cual depende. **Nat-p.**
- Él mismo quiere ser la fuente de su diferencia con el vecino. **Petr.**
- Soy diferente a los demás. Es, o se siente, marginal. **Plat.**
- Quiere crear y hacer todo diferente. **Sol-t-ae.**
- La diferenciación es secundaria, puesto que lo esencial es estar en contacto con el objeto. **Urol-h.**

DIFERIR (DESAIRAR, REPELER, ENFRENTAR)

DIFICULTAD (AYUDA, FACILITA, CARGA, CAPACIDAD, ESFUERZO): - Se protege/blinda
   contra todo lo que es nuevo y pudiera amenazar su seguridad, y contra la dificultad que esta
   novedad aporta. **Aster.**

DIFUNDIR (IRRADIAR): - Quiere difundir su sabor. **Caps.**
- Quisiera ser difusivo de sí sin tener que alimentarse de nadie sino de sí mismo, sin generar
   desperdicios. **Diosc.**
- Desea irradiar, difundir, la palabra como simple emanación, exhalación de sí mismo… que lo
   noten por sus palabras y sus movimientos. **Stict.**

DIGERIR (ASIMILAR): - Alimento que no se digiere sino que vuelve a pedir más, hasta que
   causa indigestión y vómitos. Quiere el beneficio inmediato sin trabajar, digerir, aproximarse,
   metabolizar, domesticar el objeto. Se encuentra separado del objeto. **Aeth.**
- Dios conoce y percibe todas las cosas en un instante eterno sin análisis ni digestión de sus
   componentes. **Calc-ar.**
- Quiere ser puro espíritu, no quiere digerir y asimilar otra materia para construirse… **Kali-n.**

DIGITALIS (Dig.): - Melancolía, música <; suspiros y llantos >. Rabia, miedo de perder la razón.
   Debilidad: pulso de base lento. Fiebre reumática (por estreptococo).
- La sensualidad y la belleza son intocables ya que son peligrosas. Crece sola, separada de los
   demás, ornamenta. Trabajo intenso sin placer ya que no tiene ningún vínculo.
- Su proyecto de placer para hacer él mismo su propia felicidad es obstaculizado (Chin.= proyectos
   de empresas). No puede hacer nada con el proyecto, incluso si desafiara lo prohibido.

- Belleza de la que no se puede aprovechar, no la irradia. Intolerancia a cualquier plan que falle. (BSM, III.99).
- Tuvo un placer prohibido, en la desobediencia, es decir, privado de su final: coma o muerto, convulsiones por el placer. Perdió el placer y la alegría de entrar en el proyecto divino, es demasiado pequeño para él.
- Pierde la alegría del pensamiento, de la contemplación, y sufre lo equivalente en lo vegetativo: alimentos y sexualidad ya no le dan más placer.
- Si quiere, no puede, si puede, sufre. El placer sin el vínculo del amor o la fecundidad tiene como castigo el aislamiento del corazón (separado de todos sus lazos, pende de un hilo).
- Rechaza el amor de Dios en Su proyecto sobre él, pierde el corazón y el proyecto aborta. Miedo de perder sus lazos afectivos (los rasgos de sus amigos parecen nublarse, se vuelven confusos/indistinguibles).
- Ve amarillo, color del adulterio. Teme un castigo después de todo el placer, o advierte a los demás contra los estragos del placer. Quiere gozar de todas las frutas del paraíso.
- Cree que su pecado es mortal por el acto sensual, pero en realidad es pecado por su desobediencia. Envidia que Dios sea su propia beatitud, que Su Ser no está sometido al proyecto de nadie, así como él no está sometido por amor al proyecto que Dios tiene sobre él.
- No está de acuerdo, y por lo tanto no siente placer en la armonía del proyecto de amor de Dios sobre él. Rechaza la disposición de la voluntad hacia un fin impuesto por los demás. No concibe el fracaso, debe concebir y realizar. Amor - corazón - proyecto - muerte - circuncisión - bautismo - agua. (AFADH VI.90; MS XI.91) (DD. **Ustil**)

DIGNIDAD [*] (MENOSPRECIO, GLORIA, HONOR, GRANDEZA, LUGAR): - Toma su rol humano como una comedia nada seria, indigna. **Apis**
- Quiere mantenerse digno siendo amistoso y jovial. **Azadir.**
- La dignidad del hombre está en el reconocimiento de su dimensión humana, sino se vuelve ridículo. **Cann-i.**
- La dignidad de una acción depende de su acuerdo con su finalidad, incluso si es finita[34], o es temporal. **Chin.**
- Uno pierde su dignidad si no se reconoce que es recibida. **Chlf.**
- Rechaza esta indignidad en la que el cuerpo es autónomo en relación con el espíritu. **Cinnb.**
- Por dignidad no se doblega ante la voluntad de los demás, no quiere responder. **Coloc.**
- Sentido del honor. **Ign.**
- Adoptado por Dios, recibió Su dignidad pero quiere ser semejante a Él al mismo nivel del "yo" de Dios, confundiendo el "yo" y el "mi"[35]. **Lac-c.**
- La dignidad del padre se ha perdido. **Lyc.**
- Quiere la dignidad real sin tener que educarse. **Marb-w.**
- Quiere ser el único, el único digno de adoración, por su altura, por su grandeza que debe ser reconocido por los demás, quienes deben reconocerse pequeños ante él. **Plat.**
- Injusticia sufrida contra su dignidad, tener un cuerpo, en la que la sexualidad lo puede desbordar. **Staph.**
- **Sulph.**
- El humano sale de la animalidad y se vuelve dignamente humano sólo por el encuentro con los otros (Otro). **Urol-h.**

DILATAR (ESTALLAR, EXPANSIÓN, EXPLOSIÓN): - Quiere dilatar exageradamente su alma, su cuerpo va a estallar. **Aml-n.**

DILUVIO (AGUA, HUMEDAD): - Diluvio (agua, humedad): **Am-c.**

---

[34] La finalidad de Dios es infinita, pero la finalidad humana siempre está limitada.
[35] "Yo" es el sujeto, "mi" es el ser.(GL-NM)

- Diluvio (agua, humedad). **Elaps.**

DIMENSIÓN (TAMAÑO): - Quiere dimensiones ilimitadas, ya que la dimensión humana le es ridícula e inaceptable. **Cann-i.**
- Quiere ocupar todo el espacio. **Glon.**

DINAMIZAR (ENTUSIASMO, FUERZA, MAGIA, POSEER): - Miedo a las altas dinamizaciones homeopáticas = ¿magia? **Calc.**

DINERO (RETRIBUIR, RIQUEZA, POBREZA): - Problemas con el dinero. **Bry.**
- Necesita del trabajo y del dinero para encontrar la seguridad del hogar. **Bry.**
- Problemas con el dinero. **Calc., Calc-f., Cast-v., Psor., Stann.**
- Necesita el dinero para asegurarse contra catástrofes imaginarias. **Calc.**
- Quiere dinero para las mujeres, los autos, para florecer. "Los demás deben enriquecerlo (Aloe). **Cast-v.**
- Preocupación de velar por su supervivencia, de ganarse la vida, guarda todo, el dinero, los objetos. **Chlor.**
- Pecó por rechazar trabajar, está obligado a robar, perdiendo así su reputación. **Kali-br.**
- No quiere oír hablar de dinero, símbolo de una relación utilitaria/materialista/interesada. **Merc.**
- Siempre exagera el déficit, siempre va a carecer de reservas. **Stann.**

DIOS: - Feliz de reunirse con su redentor, ya que él es el elegido de Dios. **Plat.**

DIOSCOREA VILLOSA (Diosc.): - Debe, en primer lugar, construir su ser antes de brillar. La sexualidad funciona si no tiene una relación sentimental profunda, sino => indiferencia sexual. (*a1: Emisiones mientras duerme, sueños vívidos sobre mujeres toda la noche, rodillas débiles, genitales fríos, gran desaliento*).
- Ataca a una mujer sublime y se vuelve impotente. No le gusta la mujer sino su propio vigor sexual (Síntesis: *Sueña con mujeres/aversión a mujeres*).
- Busca el placer concentrándose en sí mismo (ombligo, el centro de la rueda de la bicicleta), no se abre a los demás. Mejora por la extensión, la apertura. Dios es difusivo de sí mismo, sin tener que alimentarse de ningún otro bien más que de sí mismo, pues no genera desperdicios. Las heces son el signo de la imperfección de lo que recibe. (AFADH VII.00)
- Quiere quedarse con lo superfluo, y por ello se encuentra luego obligado a expulsarlo en todos los niveles, precipitada e incontrolablemente. (A811: *llama las cosas por un nombre errado, cuando quiero decir pierna o brazo izquierdo, escribo pierna o brazo derecho, y lo debo cambiar, en la noche*).
- Habla muy rápido, aún no ha acabado la frase que está pronunciando y ya está en el próximo pensamiento, y quiere completar la parte que falta más tarde. (Keller) Debe corregir después lo que salió de él de manera precipitada y falsa.
- En primer lugar debe pensar su palabra antes de hablar lo que está pensando (Collin §416). Todo sale de sí antes de asimilarlo, antes de que una construcción ordenada se lleve a cabo: palabra, gases, saliva.
- En lugar de irradiar, hay estallido. ("*Tenía la impresión de estar mirando a través de los rayos de una rueda de bicicleta y al mismo tiempo se mantenía sobre los otros rayos, el medio estaba exactamente a nivel del ombligo* (Keller)") (MS - K.Weiss - AFADH X.95)

DIOSPYROS KAKI: *** (Diosp-k.): - Guerra. Muerte. Fuego. Cambios en el ADN. Excretar desechos. Blanco-Negro. Prisión con tortura, violación, incesto.

DIRECCIÓN (OBJETIVO, CONDUCIR, JEFE, COMANDAR, JERARQUÍA, ORGANIZAR, ORIENTAR, RUMBO, TRAYECTORIA, IMPULSO): - Quiere comprender rápidamente como piensan los adultos, sus experiencias y como conectarse, adaptarse y comunicarse para cumplir su misión, descubrir y guardar su dirección y finalidad cualesquiera que sean los acontecimientos y accidentes **Helo.**
- Determina el objeto bueno que va a movilizar el apetito de todos, va a dar el sentido (polo norte). **M-arct.**
- Pérdida del sentido y la dirección de la relación, del trayecto, rupturas, desorientación de la vida, de sus actos, desaparición de los proyectos. **Sal-fr.**

DIRECTIVA (ORDEN, CONSEJO): - Ante cualquier directiva, cree dolorosamente que lo quieren modelar. **Alum.**

DIRECTO (INMEDIATO, DE CORAZÓN A CORAZÓN): - . Quiere seguir siendo pequeño para mantener una comunicación directa, de corazón a corazón, como con los animales, los niños… **Aeth.**

DIRECTOR (ESCENÓGRAFO, PAYASO, TEATRO): - Posee los personajes, los dirige, los anima, mueve los hilos. **Lyss.**
- Puesta en escena, sólo para descubrir que lo que hace es felicidad. Para que sea duradero debe agitarse y mantenerse ocupado todo el tiempo. **Tarent.**

DIRIGIR (COMANDAR, JEFE, CONDUCIR): - Presume de sus hazañas en circunstancias excesivamente desproporcionadas, dirige todo, / o siempre todo es demasiado, todo le cuesta. **Agar.**

DISCERNIR (COMPARAR): - Debe discernir lo perjudicial de lo útil para elegir bien y guardar su dignidad. **Azadir.**
- Discernimiento entre el bien y el mal, por la fidelidad a las reglas, a las prohibiciones, para obtener atención, reconocimiento, confianza y afecto del otro. **Crot-c.**
- Problema para expresarse con un margen de error así que titubea, investiga, lo que sea que necesite para ejercer cierto juicio, discernimiento, en el que el resultado conste de cierto desajuste entre el pensamiento y las palabras que expresan el pensamiento. **Euphr.**
- Cómo atribuirle su valor a las cosas, discernir lo esencial de lo que es accesorio. **Graph.**
- Tener el discernimiento perfecto que le dé el poder sobre el mal. **Ptel.**

DISCIPLINA (PROHIBICIÓN, OBEDIENCIA, SUMISIÓN): - Rechaza la disciplina, quiere probar que no tiene que obedecer. **Camph.**

DISCRECIÓN (SECRETO, REVELAR, VOYEURISMO, FISGONEAR, CHISMORREO, FAMA, RENOMBRE)

DISCRIMINAR (DISTINGUIR)

DISCURSIVO [*] (ANÁLISIS, RAZÓN, REFLEXIÓN, LÓGICA): - La obligación del pensamiento discursivo señala su estado de inteligencia vinculado a la materia. **Asar.**
- Quiere un conocimiento infalible, sin tener juicio de valor ni pensamiento discursivo. **Ign.**
- Rechaza el pensamiento discursivo para adquirir el conocimiento. **Kali-i.**

DISCURSO (PALABRA): - Discurso separado del pensamiento, de la cual, sin embargo se deleita: habla sin tener nada que decir, sin pensar. **Paris**

- Quiere <u>expresar</u> plenamente en una sola <u>palabra</u>, perdió la <u>continuidad</u> del <u>discurso</u> de sus ideas. **Viol-o.**

DISCUTIR (PRUEBA, CREER): - No quiere <u>consentir</u> sin discutir, rechaza la <u>fe</u>, quiere ver para <u>creer</u>. **Alum.**

DISECAR (AGUA)

DISECCIÓN: - Disección de los tejidos, quiere, con sus <u>sentidos</u> y su mirada, diseccionar las cosas para extraer lo que quiere. **Bothr.**
- Busca la <u>verdad</u> profunda disecando, <u>analizando</u>, excavando. No escucha el final de la frase, ya que cree encontrar el todo sólo en una <u>parte</u>. **Elaps.**
- Se despierta sobresaltado por un sueño sobre la disección de un cadáver. **Iris**

DISFRAZ: (VESTIDO, PAYASO, MARIONETA, TEATRO)

DISFRUTAR (GOZAR, APRECIAR, PLACER, OPORTUNIDAD, VOLUPTUOSIDAD): - Impresión que debe pasarse la vida <u>trabajando</u> y no tiene suficiente <u>placer</u>, se siente <u>envejecer</u> sin haber <u>aprovechado</u> su vida, <u>sin</u> <u>sentido</u>, ni disfrute, sin <u>frutos</u>. **Aml-n.**
- Rechaza que debe <u>desear</u> antes de disfrutar. **Ant-c.**
- Está colmado sólo por la unión de <u>conocimientos</u>, la actividad del intelecto que disfruta lo que ya posee: la inteligencia gira sobre ella misma, sin ser perturbada por lo desconocido. **Arg-met.**
- No puede disfrutar de sus <u>relaciones</u>. No soporta que el <u>disfrute</u> tarde. No puede disfrutar de lo que tiene porque es una felicidad parcial. **Aster.**
- Quiere disfrutar siempre y de inmediato, eliminar la contingencia. **Bry.**
- Se niega a <u>disfrutar</u> de Dios en la salud, quisiera como Dios disfrutar de sí mismo sin trabajar por ello. (DD. **Verb.** quien no carga con las enfermedades). **Cadm-s.**
- Disfruta de pensamientos elevados, espirituales, pero no dispone de elementos para asegurarlos, confirmarlos, son borrosos. **Cann-s.**
- No puede <u>disfrutar</u> nada en su totalidad. **Caps.**
- No puede disfrutar de la sexualidad sin o contra su voluntad, por la <u>violación</u>. **Cench.**
- Busca la alegría más que el ser amado. **Cina**
- Ningún fin aparte de él <u>mismo</u>, sólo quiere disfrutar de todos sus <u>apetitos</u> para su <u>desarrollo</u> absoluto. **Cinnb.**
- Quiere <u>disfrutar</u> de un bien cada vez mejor. **Coff.**
- Quiere todas las <u>cualidades</u> para <u>disfrutar</u> de sí mismo. **Cola**
- No acepta que no pueda disfrutar de todas las frutas del paraíso. **Dig.**
- No puede disfrutar más de sus <u>funciones</u>. **Iris**
- Dios disfruta de Sí-mismo y de todas las cosas en Él, en la contemplación y la posesión de Sí mismo. **Cola**
- Rechaza disfrutar de las cosas agradables de la <u>pasividad</u>. **Kreos.**
- Quiere disfrutar <u>simultánea</u> y íntegramente de todas sus sensaciones y funciones. **Mur-ac.**
- Envidia la <u>libertad</u> <u>animal</u> de disfrutar, sin control de la <u>razón</u>. **Nuph.**
- Es por amar los unos a los otros, o a Dios mismo que se recibe alegría y felicidad. **Olib-sac.**
- Coraje <u>regocijante</u>, la vida es un <u>juego</u>. **Op.**
- Niega su sufrimiento en relación al disfrute no <u>pidiendo</u> nada. **Rheum.**
- Descansa en el disfrute de lo que <u>creó</u>. **Sarr.**
- Quiere disfrutar infinitamente de la materia, de ahí la sensación de estar inflado. **Squil.**
- Disfruta por el intelecto, hasta de lo que es horrible. **Thea**

DISLOCAR (REPARAR, COMPONER, PARTES, COHESIÓN): - Rechaza estar compuesto de partes, se encuentra descoordinado, dislocado. **Bapt.**
- Teme que la menor agresión disloque sus conexiones interiores. **Thuj.**

DISMINUÍDO (estar por debajo, HUMILDAD, SUPERIORIDAD, SUMISIÓN, ARISTÓCRATA, ALTURA): - Siempre me reduzco ante los ojos de los demás. **Calc-s.**
- El vínculo de amor es visto como una humillación, el riesgo a una obligación hacia el otro. **Fl-ac.**

DISOLUCIÓN (DIVORCIO, INTIMIDAD, VÍNCULO): - Grandes cosas progresan con la concordia y se disuelven por la discordia, ya que la virtud se hace más fuerte cuanto más se unifica. **Bapt.**
- Rechaza la última transformación por la muerte, la disolución de su materia. **Eupi.**
- Impresión que debe romper su compromiso, divorciarse, disolver su matrimonio, expulsar a sus hijos de su casa, despedir a sus criados, o bien, salir de su propia casa. **Fl-ac.**
- No puede desarrollar su identidad ya que le teme a la separación que lo disuelve. **Neon**

DISPENSADOR (DIFUSOR, FUENTE): - Quiere alimentarse por sí mismo. Ser quien dispensa los alimentos. Pierde la capacidad de recibir los dones que lo nutren. **Sym-r.**

DISPERSIÓN (PARCELAMIENTO, VÍNCULO, ROMPECABEZA, UNIÓN, EXPLOSIÓN): - Se encuentra disperso ya que no acepta ser un todo compuesto. **Bapt.**
- Ha dispersado palabras falsas sobre alguien. **Mosch.**
- Se encuentra disperso por que le fue infiel a las leyes de la armonía. **Stram.**

DISPOSICIÓN (DECISIÓN, DESEO, ORDEN): - Quiere ser libre de todas las tendencias naturales que obstaculicen al juicio o a la libre razón. **Meny.**
- Mala disposición de la voluntad para comenzar un trabajo. **Tarax.**

DISPOSICIÓN (POSEER): - Sólo Dios posee y dispone de la totalidad de Sí mismo y de la creación entera sin discontinuidad de uso. **Cast.**
- Vuelve absoluto lo que está a su disposición, vive en eso toda su voluptuosidad, niega la no posesión. **Nuph.**

DISPUTA (CONFLICTO)

DISTANCIA (ESPACIO, RETROCESO, SEPARAR, TIEMPO, TRAYECTO, CAMINO): - La distancia pone de manifiesto que yo mismo no voy a llegar a término. Ningún bien intermediario me vincula necesariamente al bien final: se ve borroso. Sin la distancia necesaria para que los sentidos puedan percibir, condición del conocimiento humano, se pierde y se ahoga en el objeto. "Ciencia, distancia, lágrimas". **All-c.**
- No quiere distancia entre su beatitud y su estado actual. **Aster.**
- El hombre debe elevarse sin distanciarse de los demás o de su tarea, es en su lealtad/fidelidad que se eleva, incluso en el esfuerzo y con una visión limitada. **Brass-n-o.**
- Todas las dimensiones son exageradas, como lo grandioso de los sentimientos y de las comparaciones. **Cann-s.**
- Importancia extraordinaria de disfrutar del amor del otro, lo que debería traer la beatitud perfecta aquí, de inmediato, sin distancia. La beatitud debe buscarse en las criaturas, ya que la del otro mundo está demasiado lejos, inaccesible. **Croc.**
- No hay distancia entre su difunto y ella: lo ve. **Hura**
- Rechaza la dualidad origen-objetivo y la distancia que los separa, deber pasar por la experiencia como el niño que debe nacer. **Lars-arg.**

- No tiene distancia en relación a las cosas. **Lyss.**
- Niega la situación humana donde la distancia, el espacio y el tiempo separan la pregunta de la respuesta. **Ph-ac.**
- La alteridad sólo es posible cuando existe distancia (la distancia permite ver lo que es mío y lo que es tuyo), y gracias a ella se construye la identidad. **Sanic.**
- Desea un cónyuge / las personas son distantes. **Vero.**

DISTANCIA (SEPARACIÓN, DIVERGENCIA, DIFERENCIA, DESESTIMAR, INTERVALO, DIFERENCIA): - Dificultad para mantener la distancia entre el bien y el mal / al concebir su complementariedad (*del bien en referencia al mal, sin conocer la oscuridad no se conocería la luz*). **Anac.**
- Se ha mantenido a distancia de la alegría. **Nat-s.**

DISTINTO - DISTINGUIR (OTRO, DIFERENCIA, IDENTIDAD, NORMA, LUGAR): - Se distingue en su papel de bufón. **Apis**
- Se distingue por su atavío. **Ara.**
- Se sale del lote para probar su originalidad, revelar lo que lo distingue, pero agrede y obstruye la capacidad creativa del grupo. **Azadir.**
- Falsa humildad de no distinguirse. **Form.**
- Se distingue por el hecho de que no está en el movimiento general. **Granit-m.**
- Intolerancia a todo lo se distingue del él. **Lyss.**
- Quiere la inmovilidad para no tener que distinguir o elegir. **M-aust.**
- Distingue claramente lo que está bien, lo que está mal, lo bueno, lo malo, lo justo, lo injusto: es su responsabilidad iluminar a los demás y protegerlos. **Nux-v.**
- Quiere amar a todo el mundo siempre y totalmente, sin discriminación, sin progresión, como quisiera que lo amaran a él. **Phos.**

DISTRACCIÓN: - Falto a su deber por descuido, falta de concentración. **Cycl.**

DISTRACCIÓN (FALTA DE ATENCIÓN)

DISTRIBUCIÓN – DISTRIBUTIVO: - Sensible a la justicia distributiva. **Kali-bi.**

DISUADIR: - Previene antes de actuar, disuasivo más que violento. **Aloe**

DIVERSIDAD: - Quiere ser el único organizador con el fin de contribuir en el orden de la diversidad de las cosas. **Kali-bi.**

DIVERTIR (FIESTA, ALEGRÍA, JUEGO, RECREAR, INTERRUPCIÓN, PLACER): - Duda de poder encontrar un lugar agradable, interesante, divertido, un buen lugar en la vida. **Apis**
- Hecho para la fiesta, no para el trabajo; si no se divierte entonces ¡eso no sirve para nada! **Croc.**
- Quiere que el trabajo constante no opaque el placer, la perfección no tiene que interrumpir el trabajo por la diversión. **Pip-m.**

DIVISIÓN (DON, COMPOSICIÓN, PEDAZO, PIEZA, EQUILIBRIO, MEZCLA): - No quiere compartir, no quiere ser comunista. **Cast.**
- Problema de compartir algo que es poco. Mi derecho es mi derecho, tengo derecho a mi parte. **Cist.**
- Debía completar la creación con la división de las responsabilidades con todas las demás criaturas. **Coff.**
- Quiere la soledad para prosperar sin los otros, sin compartir. **Euph.**

- Guarda el <u>tesoro</u> en su caverna – la <u>boca</u>, criticando a los otros sin compartir, sin amarlos. **Iris**
- Quiere compartir su autonomía con todos. AQUÉL que hace participar toda cosa en su ser. **Prometh.**
- Quiere la <u>abundancia</u> de la vida, que para él sea eterna, como la que goza el feto que recibe la sangre del útero, o el niño al mamar del pecho, y así poder <u>compartir</u> los frutos de esta abundancia. **Rhod.**
- Compartir se toma por <u>parasitismo</u>. **Sec.**

DIVISIÒN (SEPARACIÓN, CLIVAGE, CONSTRUCCIÓN, VÍNCULO, LAZO): - Los temblores irradian y se difunden por todas partes, no hay división entre los órganos. **Eupi.**

DIVORCIO (DISOLUCIÓN, INTIMIDAD, VÍNCULO, LAZO, UNIÓN, PEDAZO): - ¡Por las parejas que se van a divorciar! Fractura familiar. **Symph.**

DOCILIDAD [*] (OBEDIENCIA): - Conduce las <u>ovejas</u> <u>dóciles</u> y sin resistencia: el pastor aprende por su vida, sin ninguna experiencia especial. **Acon.**
- Debe aprender del otro, sin creer que la sugerencia sea una constatación de su inmadurez. **Helon.**

DOLOR (PASIÓN, SUFRIMIENTO, ENFERMEDAD)

DOMAR (DOMINAR, DOMESTICAR, CRIAR, SALVAJE, CONTROLAR, EDUCAR, ALZARSE, FORZAR): - Doma su <u>animal</u>, domina perfectamente la <u>materia</u>, tiene energía auto-renovable, auto-<u>nutritiva</u>. **Coca**
- Debe <u>someterse</u>, domar su salvajismo, <u>canalizar</u> la energía con tiempo y paciencia. Si no, este <u>entusiasmo</u> lo amenaza con destruirlo. **Lac-e.**

DOMESTICAR (DOMAR): - Se desprecia a sí mismo por dejarse <u>domesticar</u>, por haber perdido su personalidad. **Lac-c.**

DOMINAR (MAESTRÍA, DIRIGIR, CONDUCIR, JEFE, DEPENDENCIA, JERARQUÍA, DIRECCIÓN, ORDEN, ORGANIZAR, SUMISIÓN): - Domina al <u>otro</u> hombre como si fuera un hombre libre, cuando dirige a éste para su propio bien, o para el bien <u>común</u>. **Aloe**
- Ve la dominación de Dios como una tiranía, aunque toda cosa encuentra su perfección en su <u>sumisión</u> a lo que le es superior. Quiere dominar para recibir <u>latría</u>. **Coloc.**
- La <u>libertad</u>, es dominar, tener el derecho a castigar, quiere, él mismo, crear la libertad. **Con.**
- La energía consagrada a dominarse, controlarse, desgasta completamente sus <u>baterías</u>. **Germ-met.**
- Cree que está allí para dominar y <u>poseer</u> todo. **Hyos.**
- Ve su <u>límite</u> ante del <u>peligro</u>, porque percibe que no domina todo por su intelecto. **Ind.**
- Domina al otro siendo el otro. **Lyss.**
- Al haber querido dominar el cuerpo, se encuentra tiranizado por él, prosternado [*]. **Pareir.**
- Toma la <u>cooperación</u> vital por una dominación insoportable. **Stict.**
- La <u>conversión</u> religiosa le impediría dominar todo. **Tarent.**
- Alegría porque domina sus fuerzas psíquicas en vez de orientar su ser hacia su objetivo (el dominar su mente le basta, sin tomar en cuenta el proyecto en sí). **Valer.**

DON - REGALO (GRATUITO, AMPUTAR, PERDER): - Hace regalos. **Agar.**
- Cree no poder dar si no está pleno. **Aloe**
- Una donación de sangre o de órgano es inimaginable, se afectaría su <u>cuerpo</u>. **Alum.**
- Él es el <u>lugar</u> de donde surge el don, y se siente que existe solamente cuando puede dar algo. "Los regalos, es su manera de dar su <u>perfume</u>". **Anan.**

- No puede <u>recibir</u> el pequeño toque de amor de Dios para poder elevar la <u>belleza</u> de los <u>demás</u> por el amor que sientan hacia Él. **Ant-c.**
- Quiere ser el amo y la <u>fuente</u> del don y no el transmisor. **Borx.**
- Pone lo absoluto en dar-recibir, aunque de lo que se da debe surgir un fruto. **Calc.**
- Quiere dar para que lo veneren. **Calc-s.**
- Inagotable, no por sacrificio sino por su capacidad infinita de dar su sustancia a fondo perdido, sin sufrir, sin nada que perder ni ser iniciado o tener que restaurarse ni reanudar fuerzas. **Carb-an.**
- Desea en su naturaleza corporal la <u>Fuerza</u> Divina de la <u>inmortalidad</u>, poder <u>dar</u> todo sin nada que <u>perder</u>. **Carc.**
- Angustia, quiere dinero para mujeres, autos, desarrollarse. No quiere dar, "los otros deben enriquecerlo". **Cast-v.**
- Sólo Dios puede dar sin nada que <u>perder</u>. **Caust.**
- Quisiera que todo el <u>placer</u> fuera óptimo, se decepciona de todo lo que le ofrecen. **Cina**
- Hace de los regalos un signo de su <u>fidelidad</u>. **Cocc.**
- Solo puede <u>recibir</u> cuando da. **Coff.**
- Miedo a que todo lo que da signifique una <u>pérdida</u> de su propia <u>vitalidad</u>, la relación es un don y tiene miedo de este don, ya que lo ve como una <u>amputación</u>. **Con.**
- Cree que los demás se niegan a <u>darle</u> algo que, según él, pueden darle, exageración de la respuesta afectiva: la menor cosa es vista como una <u>negativa</u> a darle esa felicidad perfecta que espera. **Croc.**
- Tema de deber <u>recibir</u> tanto del exterior para construirse a sí mismo como para <u>generar</u>, <u>concebir</u> un fruto por la recepción de un <u>don</u>. **Goss.**
- El amor le parece un proceso de <u>donación</u> sin <u>retorno</u>, una fuente de dolor. **Granit-m.**
- No quiere dar este <u>conocimiento</u> que le permite seguir siendo <u>superior</u>. **Grat.**
- Quiere dar su vida por los demás. **Hura**
- Da todo para mostrar su bondad interior. **Lil-t.**
- No puede dar, arrancarse sus secreciones pegajosas. **Myric.**
- No comprende la <u>gratuidad</u> del don. **Nit-ac.**
- Hace regalos para ser apreciado. **Pall.**
- Tomó los dones de Dios para presumir. **Plat.**

DORMIR (DESCANSO): - Solo quiere <u>comer</u> y dormir. **Jugl-r**

DOS (UNIÓN): - Estar en dos lugares a la vez: estar en <u>todas partes</u> para que todos lo vean. **Cench.**
- Sólo cuando son dos es que se está completo. **Stict.**

DROGA: - "Con la droga se saltan <u>etapas</u>". **Hell.**

DROSERA (Dros.): - <u>Guarda</u> sus capacidades, algo le impide que se <u>realice</u>. Falta de confianza en sí mismo, como si debiera tratar con personas deshonestas entre ellos y para con él, a lo que es muy sensible. Desconfianza.
- Debe <u>demostrar</u> su <u>buena conciencia</u>, ser perfecto en su imagen <u>moral</u>, la <u>referencia</u> sin <u>compromiso</u> entre estas personas <u>malévolas</u>. Es <u>feliz</u> y no le teme a ningún mal cuando está consciente de haber actuado bien.
- Quiere ser la <u>bondad</u> misma. Sentido del <u>deber</u> e indignación por la <u>negligencia</u> de los demás. "No puedo concebir que se pueda nacer malévolo", y además "envidian mi <u>valor</u>". (MS V.90; GRAPH XI.93)

DUALIDAD: - Rechaza la dualidad origen-objetivo y la distancia que los separa, y la experiencia indispensable. **Lars-arg.**

DUCHA: - "Ducha fría en pleno calor amoroso". **Bell-p.**

DUDA (ELECCIÓN, CONFIANZA, PREGUNTA, CREDIBILIDAD, PROBAR, DESCONFIANZA): - Desconfía de su juicio. **Ign.**
- Duda de lo que creía conocer (ortografía, lo que va a decir), duda de su acción. **Irid-met.**
- Escrúpulos de conciencia, le pica la duda. **Led.**

DULCAMARA (Dulc.): - Puede transmitir, aportar todo el conocimiento puesto que es la fuente, no tiene nada que recibir del exterior por los sentidos. Sr. *Sabelotodo*. Sólo Dios puede dar la ciencia a partir de Él, puesto que lo es. (AFADH 7.02)
- Quiere ultrapasar la etapa sensorial de la percepción humana. La única comunicación recibida en egotrofía no es real. Esto explica el delirio, ya que si Dulc. ultrapasa la percepción natural sensible, no puede formar una imagen coherente de la realidad. En sufrimiento Dulc. Expresa la pérdida de la palabra y de la percepción de la realidad, quiere comunicar sin recibir la realidad sensible: desea omitir la comunicación sensible: quiere recibir por sí mismo.
- Tema de la irradiación desde el interior hacia el exterior, a partir de sí puesto que tiene todo en él. ¡Se impone con su verdad y se siente incomprendido rechazado cuando el entorno se muestra ingrato!
- Rechaza lo que le ofrecen, ya que lo real no es lo que quiere. (SCG: "El hombre no puede conocer lo que no ve por sí mismo, sino lo ha recibido del otro"). Dulc. envidia la perfección de comunicarse sin necesidad de recibir el conocimiento, ni del medio, ni por los sentidos. Quiere el conocimiento como su esencia.
- No encuentra la salida por falta de atención. Más que el deseo de comunicar sin necesidad de recibir, es el de ser la fuente del conocimiento, lo que tiene cerca: "tengo todo el conocimiento y puedo comunicarlo, sin necesidad de la realidad" (ST I, C117, a1: "Un hombre, ¿puede o no puede enseñar a otro provocando en él la ciencia?") Dulc. rechaza el conocimiento que viene de los demás (fracaso escolar), desea enseñar la ciencia a los demás a partir de sí mismo, en lugar de revelarles a ellos lo que llevan dentro de sí (falsa actitud de la enseñanza).
- El amo de la humanidad no le puede dar la ciencia a los demás, solamente despertar lo que está en su discípulos, ya que la ciencia está fuera del amo y delante de él, no puede sino ser el catalizador en la toma de la conciencia de su alumno. Dios puede dar la ciencia a partir de Sí, ya que es el conocimiento. (MS - GC VI.93)
- Se despierta temprano como si lo hubieran llamado, ve un fantasma crecer delante de él hasta desaparecer en las alturas. Quiere atrapar los objetos en el aire. Sueño de esfuerzo mental. Cree que se hunde en su cama. Es él quien se equivoca acerca de quién llama, lo irreal, esta es la razón por la que cuando quiere a los otros, los critica y los acusa, ni siquiera está enojado.
- ¿Un falso yo me ha llamado a mí mismo? ¿Podría creer que fue llamado a crecer más de prisa? (llora de impaciencia, y frente a sus ilusiones). Gruñón que no se avergüenza, sin pudor, cuando entra en cólera. No se le pasa la cólera, pone todo en orden. (GRAPH X.86)

DURACIÓN (TIEMPO, PERSISTENCIA, CONTINUO, FLUIDO): - Insaciable, jamás de apacigua ni disfruta del bien obtenido, ya que o es parcial o no dura. **Aster.**
- Quisiera una acción igual a las ideas de Dios que no tienen duración, ni principio ni fin. **Canth.**
- Desea crear, a partir de nada, sin sucesión de actos en el tiempo, sin etapas ni movimientos, como Dios, y no generar paso a paso, durante un tiempo. **Ther.**
- Quiere ser amado por un amor duradero, poder describirse totalmente, pero la palabra es demasiado pobre para eso. **Viol-o.**

DUREZA (INMUTABLE, FLEXIBLE, RESISTENCIA): - Se siente débil contra el fuerte, y por lo tanto debe tener amigos que no le hagan mal. **Bell-p.**
- El nacimiento le hace entrar en un modo demasiado duro, que va a formarlo, forjarlo. **Manc.**
- Se siente endeble, los alimentos son demasiado duros. **Sarr.**
- Se muestra duro, obstinado, a pesar de su falta, ¡pero es una dureza falsa! Quiere aparentar una imagen de dureza, miedo que encuentre su plan de clivaje y que se fragmente. **Sil.**
- Duro de corazón, ya que no cede indignamente a las emociones, al cuerpo. **Staph.**

DYSPROSIUM-X (MLF 11.2010) (Dyspr-X.): - ***

E

ECLOSIÓN (NACIMIENTO, HUEVO, SALIDA): - Quiere salir de sí estallando, le da golpes a los muebles, como el polluelo que golpea la cáscara para salir (la eclosión). **Hydrog.**

ECOLOCACIÓN: - Comunica por ecolocación [*], golpeando los objetos. (Cetáceos). **Ambr.**

ECOLOGÍA (MUNDO, MEDIO AMBIENTE): - Él quiere ser el salvador ecológico, la tarea es demasiado grande si quiere ser el consejero, la eminencia gris que está detrás del que sabe mejor que él, si quiere que todo repose en él. **Corv-cor.**

ECONOMÍAS (DINERO, GUARDAR, RESERVA, SEGURIDAD, PROVISIÓN): - ¡La naturaleza no derrocha, se pierde tanta energía cuando se es humano! **Choco.**
- Economiza, no derrocha, le saca partido a todo, conserva para no perder. Lo retienen las ataduras, familia, herencia, no se atreve a hacer su propia vida... sería lo mismo. No se lo permite. **Sars.**
- Meta de latas de conservas. **Stann.**
- Economiza, no soporta desprenderse de sus bienes, guarda todo. **Vip.**

EDAD (VEJEZ)

EDIFICAR (CONSTRUIR)

EDUCAR (ENSEÑAR, ARMA, EXPLICAR, CULTURA, CIVILIZACIÓN): - Vigilante y precipitado, sufre de su inexperiencia, no fue educado para estar preparado... **Acon.**
- Responsable de equipar a sus niños para la vida. **Arn.**
- Atormentado por los métodos de educación ya que no saben cómo relacionarse con el niño. **Berb.**
- Totalmente condicionado por la educación, para salvar las apariencias, siempre ajustándose a la opinión de los demás. **Carc.**
- Preceptos de educación mal asimilados: se ríe de las amonestaciones. **Graph.**
- Duda de su capacidad de ser padre, de educar sus niños, a su prójimo, de poder engendrar. **Lyc.**
- Quiere ser reconocido como noble sin tener que pasar por el pulimiento de la educación. **Marb-w.**
- La educación, la moral, todo lo que modifica las tendencias naturales pone trabas a su libertad. **Meny.**
- Por su tela, amarra a sus pequeños sobre su abdomen: educación = esclavitud. **Tarent.**
- No acepta ser educado. **Viol-o.**
- Envidia la perfección inmutable del ser y del haber (es perfecto y nada le falta), aunque sin necesidad del perfeccionamiento por la educación, sin pasar por los procesos de maduración necesarios, el trabajo. **Vip.**

EFECTO (OBJETIVO, EFICACIA, RESULTADO): - No soporta la inseguridad debido al hecho de no dominar los efectos inesperados de sus actos. **M-arct.**
- La voluntad es un principio activo no determinado de una única manera, pero abierta a varios efectos (la voluntad cambia dependiendo de lo que pase alrededor mío). **M-aust.**
- Obedecer a alguien y ser tocado, es ser el efecto de alguien. **Merc.**

EFICACIA: - Debe ser eficaz ya que debe ser útil. **Arn.**
- Su discurso es ineficaz, no puede comunicar. **Bufo**
- Envidia la eficacia. **Chin., Kalm.**
- Cree que por su eficacia se escapa a la necesidad de ser fecundado. **Lil-t.**
- Quiere reflexionar y ver rápidamente el resultado de la acción, ver dónde va, quiere la eficacia inmediata, la conclusión rápida. **Plan.**
- Eficacia no iguala fecundidad. **Sars.**
- Su acción debe ser eficaz, llegar a un resultado concreto. **Sep.**
- Sólo puede ser eficaz si se ha puesto en acción por el otro (no puede dar el primer paso por sí mismo). **Tarax.**
- Desea la condición de actuar eficazmente sin ningún consejo. **Zinc.**

EFICIENCIA: - Cree poder mantener a su amigo íntimo por su eficiencia [*] más que por su amistad. **Rhus-t.**

EFÍMERO (CAMBIO, CORRUPCIÓN, PRECARIEDAD): - Lo efímero (lo que no persiste) lo vive como si estuviera acorralado, en una prisión. **Cact.**

EGO: - El ego sólo existe en relación a los demás, al exterior. **Lac-h.**
- El ser perfecto, Dios, no tiene que dominar al ego para permitirle a su vida relaciones, ni necesidad de sociedad para madurar y llegar a ser Él mismo. **Oci-sa.**

EGOCENTRISMO (EGOÍSMO)

EGOÍSMO (MI, NIÑO MIMADO): - Egolatría que le impide ser verdadero frente a los demás. **Lac-c.**
- Egoísta con quien no se puede contar. **Mag-s.**
- Recibir al otro y el intercambio son excluidos, reserva todo para su ego. **Paris**
- Egocentrismo todopoderoso, él mismo es el punto central alrededor del cual todo gira. **Thuj.**

EICHHORNIA CRASSIPES *** (camalote o jacinto de agua) (Eich-c.): - Digiere cualquier cosa. Diarrea crónica (atención cuando hay pancreatitis: almidón y grasas en las heces. Conferir con **Iris)** (SHDS 11.2012)

EJE: (GIROSCOPIO, CENTRO)

EJEMPLO: - Quiere ser reconocido, "ser alguien", imitado, ser el ejemplo para los demás. Se encuentra burlado, ridículo, confuso. **Lanth-X.**

EJÉRCITO (AUTORIDAD, FUERZA, JERARQUÍA, LEY, PODER, SOLDADO, ESTRUCTURA, SISTEMA, OBEDECER, RESISTIR)

ÉL: - Se siente traicionado si se habla de él delante de él. **Ph-ac.**

ELABORAR: - Repugnancia del trabajo de elaboración que le permite llegar a una conclusión. Lo quiere acelerar. **Elaps.**

ELAPS CORALLINUS (Elaps.): - Investigador, quiere saber la verdad, hace preguntas, quiere comprender todo. Tiene todo el conocimiento oculto en sí mismo sin haberlo recibido ni haber sido instruido. Ya sabe lo que el otro piensa, ya lo comprendió, no hay necesidad de la digestión lenta del pensamiento del otro que lo enerva. (AFADH 7.02)
- No acepta que para él sea oculto y por lo tanto deba recibir el conocimiento que es claro para el otro, de deber recibir el resultado de la digestión del otro quien ya lo ha elaborado: se niega a comer a pesar de tener hambre. Debe explicar mejor que ellos lo que los otros quisieron decir, elaborando aún más el pensamiento de ellos.
- No escucha la respuesta a su pregunta, el final del discurso del otro, eso sería admitir su necesidad de una marcha progresiva hacia el conocimiento. Posee la ciencia de la interpretación, sabe lo que el otro va a decir antes de que haya terminado de expresarse. (A1.18: *Escucha lo que dicen sin entenderlo*) Quiere tanto comprender que se bloquea sobre una cosa, no escucha lo que sigue. (FDR, XII.95)
- El hombre es un intelecto incluido en un cuerpo, no es inteligencia pura y por lo tanto debe adquirir los datos por el cuerpo, incluso si puede elaborarlos por el espíritu, sin órganos. Por no comprender a los vivos, escudriña dentro de los muertos. Problema de comunicación con los demás: quiere comprender por sí mismo, sin tener que oír o ver, sin utilizar sus sentidos externos para conocer y comprender a los otros. Quiere abarcar todo por el pensamiento sin emplear la percepción sensible, ("Escudriña en las heridas de un muerto con un cuchillo" MR277, "abraza a los muertos" MR264). Desea un conocimiento inmanente y sin haberlo aprendido. Busca en el aislamiento sensorial en el sótano o en un rincón: no quiere aprender nada, o deseo irresistible de gritar: "¡yo lo sé todo!". Quiere hacerse conocer sólo por su intelecto. (SVM, IV.95, MS V.95)
- Después de haber profanado un cadáver al enterrarle un cuchillo, está condenado y acosado. Hurga en los muertos, no escucha a los vivos. Espera el castigo ineluctable [*], aterrorizado por la lluvia. Desea ser amado, se arrepiente abrazando al cadáver, pero teme ser atrapado, de que lo agarren por los pies, se aferra a los otros.
- Necesidad de la dependencia del amor pero temor que esto no sea verdad. Le reprocha a sus allegados que no lo ayudan a escapar de esta amenaza, y desea irse al campo, viajar, jugar en la hierba. ¿Elaps. habría traicionado un amor por cobardía?

ELÁSTICO (GOMA, CICLO, FLEXIBLE, VIBRAR): - Siente elásticos en su cuerpo. **Benz-ac.**
- Rechaza la expansión rítmica y no continúa, es castigado perdiendo su elasticidad (hay rigidez). **Glon.**

ELATERIUM OFFICINARUM (Elat.): - (cohombrillo amargo, pepinillo del diablo, elaterio)

ELECCIÓN (CAMINO, DESTINO, DECIDIR, DUDA, EXCLUSIVO, LOTERÍA, RENUNCIAR, LIBRE ALBEDRÍO): - Necesidad de relación privilegiada al cuidar su autonomía en la elección de las personas. Espera de su entorno todo para vivir. **Abrot.**
- Reemplaza la elección por la rapidez, está en pánico. **Acon.**
- Elección imposible cualquiera que sea, problema de doble lealtad. Para elegir es necesario referencias y criterios exteriores a uno mismo, en relación con la realidad, que rechaza la atracción o la sumisión. Elección imposible ya que cree siempre que lo contrario es justo debe aceptar el cuerpo Y el espíritu, no debe elegir lo uno o lo otro oponiéndolos. **Anac.**
- No puede decidir entre lo que es bueno o no; el problema está en aceptar que la falla se puede reproducir. **Ars-i.**
- Ahogado en los detalles, no puede ver lo importante que es darle prioridad sin una ley que guíe. **Ars-s-f.**

- Rechaza que su voluntad sea orientada hacia la felicidad por Dios hasta Dios mismo, siendo de cierto modo obligada (voluntas ut natura) luego de elecciones libres sucesivas[36]. **Bamb.**
- Los <u>bienes</u> parciales sucesivos para alcanzar el bien definitivo son <u>contingentes</u> [que puede suceder o no], pero puedo <u>fallar</u> al hacer mi elección. No es justo que deba elegir entre bienes parciales y no llegar inmediatamente al bien total. **Bism.**
- Quiere tener la libertad de elegir siempre, ser <u>libre</u> de poder <u>regresar</u> siempre. **Cact.**
- La elección implica <u>responsabilidad</u> (LTA9053). **Calc-p.**
- Pierde el interés por la mejor cosa si es necesario elegir y <u>renunciar</u> a alguna. **Chin.**
- Desea la <u>espontaneidad</u>, sin tener la obligación de elegir, decidir, pronunciarse, pero disfrutar del <u>libre albedrío</u> <u>instintivo</u>, animal. **Choco.**
- No está seguro desde su <u>punto de vista</u> para decidir y elegir solo: se debe estar al corriente o que lo hagan por él. **Crot-h.**
- Ya no sabe elegir más, hay que <u>guiarlo</u>. **Cur.**
- Elige más para evitar la <u>sorpresa</u> que por un objetivo preciso. **Gels.**
- Mina de lápiz: pasa a la historia por la escritura, momento de elección entre lo que tiene que retener y transmitir y lo que tiene que olvidar: no pudiendo elegir, la realidad se vuelve <u>aplastante</u>. **Graph.**
- Es <u>injusto</u> que la elección del amor acabe en el <u>fracaso</u>, en el sufrimiento. **Ign.**
- <u>Caballo</u> salvaje y libre, con <u>talentos</u> latentes, o caballo amaestrado, con freno y bozal, pero que revela las <u>cualidades</u>. **Lac-e.**
- Quiere mantener la <u>energía</u> de la <u>juventud</u>, que le permite hacerlo todo sin <u>elección</u>, en una <u>libertad</u> absoluta. **Latr-tr.**
- No puede elegir entre la dignidad real y la <u>libertad</u> del <u>salvaje</u> sin <u>educación</u>. **Marb-w.**
- No tiene movimiento que venga de sí, que su <u>voluntad</u> sea movida por la naturaleza de manera <u>necesaria</u>. Quiere la <u>inmovilidad</u> para no tener que <u>distinguir</u> ni elegir. **M-aust.**
- Aceptar la ayuda no es una traba para mi <u>libre albedrío</u>. **Meny.**
- Debe deliberar por la elección de los <u>medios</u>, ya que está sometida a la <u>contingencia</u>. **Naja**
- La vida es una <u>lotería</u>, no hay elecciones. **Nat-s.**
- Niega el paraíso recibido como insuficiente y vive allí como en un lugar impuesto, no elegido, mientras que Dios tiene un lugar mejor. **Nux-m.**
- Quiere hacer algo bueno que pueda <u>elegir</u> él mismo. **Plb.**
- No puede abrirse a un <u>fin</u> que no <u>eligió</u>, una voluntad <u>impuesta</u>. Clasificar, es <u>elegir</u> reflexionando con la voluntad de alcanzar el objetivo. La elección personal hace el trabajo <u>fácil</u>. **Ran-b.**
- Debe aceptar reflexionar para completar la impresión afectiva y <u>elegir</u> lo que es bueno o no. **Raph.**

ELÉCTRICO (CORRIENTE, NERVIO): - Hace la unidad de la comunidad, es el <u>centro</u>, el sistema nervioso <u>transmitiendo</u>, eléctrico y <u>rápido</u>, poniéndolo al <u>corriente</u>. **Kalm.**

ELECTRÓN: - Electrón <u>libre</u> fuera de la comunidad. **Ran-b.**

ELEGANCIA (GUSTO, CONSONANCIA, ROPAS, ARMONÍA)

ELEMENTO (PEDAZO, PIEZA, PARTE): - Desea <u>concordia</u> absoluta entre todos los <u>elementos</u> que forma un conjunto, elementos de su cuerpo, elementos de la familia, que quisiera <u>reunir</u> siempre, verlos a todos en buen <u>entendimiento</u>. **Bapt.**

---

[36] Mi voluntad no tiene otra opción que buscar la felicidad, aunque robe o mate a alguien, es porque estoy en busca de mi felicidad. Todos mis pasos los determina Dios. Santo Tomás de Aquino dice que hay una libertad que el hombre no tiene y que es la búsqueda de la felicidad (NdT)

- Codicia ser la causa de la unidad de los diversos <u>elementos</u> de cualquier estructura, tal como se presenta el universo creado, "sujeto a un orden único" el de Dios. **Kali-bi.**
- Rechaza que las cosas sean hechas de elementos que se puedan desconectar. Que la obra de la inteligencia se haga en <u>conexión</u> con los otros, que es Dios Quien <u>mantiene</u> sólidamente todas las criaturas juntas. Envidia la inteligencia divina creadora que <u>mantiene</u> sólidamente todos los <u>elementos</u> creados en un <u>conjunto</u> perfecto, lo <u>múltiple</u> en la <u>unidad</u>. **Thuj.**

ELEVAR (ASCENCIÓN, EDUCAR, ALTURA, LUGAR, ÉXITO): - El hombre debe <u>elevarse</u> sin <u>distanciarse</u> de los demás o de su tarea, es en su lealtad/fidelidad que se eleva, incluso en el esfuerzo y con una <u>visión limitada</u>. **Brass-n-o.**
- La pesadez del trabajo <u>cotidiano</u> le impide <u>elevarse</u>, necesidad de <u>evasión</u>. **Brom.**
- Quisiera <u>comunicar</u> un <u>conocimiento</u> divino a su <u>profeta</u>, y para eso lo trae, al profeta, hasta su nivel, para que lo pueda comprender. **Bufo**
- Quiere elevarse <u>espiritualmente</u> al punto de despreciar las <u>convenciones</u> sociales. **Cinnb.**
- Medita, pero no le viene nada: sin Dios, ¡no puede <u>elevarse</u>! **Coca**
- Mientras que el hombre, por naturaleza, persigue su elevación con cosas bajas, se siente culpable de ser afectado por ideas impuras como el resto de los mortales. **Hyper.**

ELIMINAR (CUARDAR, DETRITOS, BASURERO): - Elimina a todo el mundo para estar solo, malvada alegría al vampirizar. **Abrot.**
- Miedo a la <u>segregación</u>, quiere una perfección que venga de sí mismo, sin tener que persistir en recibir, eliminar, defecar... **Mag-m.**
- Dificultad para botar las cosas viejas, para que todo siga como <u>antes</u>, como al <u>principio</u>. **Vip.**

ELOCUENCIA (PALABRA): - Quiere gobernar las asambleas por su elocuencia y su sabiduría: "habla de un tema que ignora como si lo conociera perfectamente". **Hyos.**

ELOGIOS (APROBAR, CUMPLIDO, CRÍTICA)

EMANAR (DIFUNDIR): - Desea irradiar, <u>difundir</u>, la palabra como simple <u>emanación</u>, exhalación de sí mismo... que lo noten por sus palabras y sus movimientos. **Stict.**

EMBARAZO: - Embarazo = expresión de lo que pudiera ocurrir / devenir. **Nux-m.**
- El embarazo > ya que lleva el fruto, revela su valor. **Pall.**
- Sueña que está embarazada a pesar de que la idea del <u>matrimonio</u> le es insoportable. **Pic-ac.**
- "Durante mi embarazo las personas me ofrecían su lugar" (LTA c.8591). **Verat.**
- Durante el embarazo somos un objeto precioso, y después no somos <u>nada</u>. **Viol-o.**

EMBARCADO (RECLUTADO, ENROLADO): - Se siente embarcado, <u>reclutado</u> en el mismo barco en el que la humanidad se perdió, se siente <u>impotente</u> para cambiar la situación. **Ars.**

EMOCIÓN (PASIÓN, SENTIMIENTO): - Se adhiere a la <u>objetividad</u> para no ser golpeado por lo <u>emocional</u> que perturbaría su paz. **Arg-met.**
- ¡Es difícil juzgar la <u>amplitud</u> de las <u>emociones</u> que él transmite alrededor de sí! **Bov.**
- Quiere una <u>inteligencia</u> exenta/liberada de la emoción. Mis emociones me enferman, me <u>impiden</u> que haga lo que debo hacer. **Cimic.**
- **Hyper.**
- Emotivo a todo lo que toca su cuerda <u>sensible</u>, música o indiferente, paquidermo que lo sabe todo, ¡no hay nada que aprender! **Kreos.**
- El hombre, por la inmediatez de los <u>sentidos</u>, no conoce todavía; la <u>emoción</u> no es del conocimiento. **Lim-b-c.**

- Recursos insuficientes para asumir la emoción del objeto que viene a él inopinadamente [*]/repentinamente. **Sarr.**
- Exige una palabra íntegra, que además lleve el concepto por las palabras, el interlocutor recibe toda la emoción que se ha puesto allí. **Viol-o.**

EMPAPAR (IMPREGNAR, EMBEBER): - Se empapa de todo, no hace análisis. Sin ninguna elaboración intelectual. **Urol-h.**

EMPEZAR (ARRANQUE, PRINCIPIO): - Cree haber perdido la capacidad de actuar de frente a la felicidad, por eso no puede empezar nada. **Tarax.**

EMPÍREO: - Desea lo empíreo [*], el lugar de Dios, que le pertenezca eternamente, hacia el cual no tenga que subir (sueña con lugares elevados, de escalar la montaña, vértigo al levantarse). **Tax.**

EMPLEADO (PERSONAL, OBEDIENCIA, ESCLAVO, SUMISIÓN): - Relación paternal con los niños, los empleados. **Lyc.**

EN OTRO LUGAR: - Problema ante la realidad, estar allí, encima, en otro lugar. **Neon**

EN SI: - Lo que conozco es accidental, no vive en mí mismo. Quiere que las cosas conocidas se identifiquen con su ser, por lo tanto, que estén vivas en él. **Eupr.**

ENAJENAR/ALIENAR (OTRO): - No quiere alienar su libertad por estar obligado a amar los unos a los otros. **Fl-ac.**
- Quiere enajenar al otro para amarlo en el conocimiento. **Hyos.**
- Quiere alienar a los otros siendo el otro. **Lyss.**
- No se quiere enajenar al someterse a las obligaciones de su mantenimiento. **Nat-m.**
- No cree que el padre pueda dirigir a su niño para ayudarle a llegar a su objetivo, sino para controlarlo. **Tarent.**

ENANO (GRANDE, ALTURA, INFANTE, FORMA, NORMA, PEQUEÑO): - Trata a los demás como "enanos". **Agar.**

ENCADENADO (CADENA)

ENCAJAR (LÇOGICA, ORDEN, VACÍO, PARTE): - Ve su familia como muñecas rusas (matrioskas). **Kali-c.**

ENCAJONADO (AMORTIZACIÓN, BLINDAR, CARTÍLAGO): - Encajonado, en espera que ¡el otro cambie! **Bell-p.**
- Para no ser presa, se quema, se retracta, se retira, no dice nada, se encajona. Vuelve a entrar en su caparazón, en su agujero o saca a los demás de sus espacios. **Helx.**

ENCANTAMIENTO (EXAGERADO, ADMIRAR): - Encantamiento exagerado por la belleza de la creación. **Coff.**

ENCANTO (BELLEZA): - Por el lado de sus relaciones, toma mucho lugar ser encantador, el cónyuge luce pálido. **Kalm.**
- Encanto irresistible de una princesa, graciosa que hace lo que quiere a la gente por su mirada y su cuerpo. **Marb-w.**

ENCARCELAR (ENCERRAR, PRISIÓN): - <u>Encerramiento</u>, encarcelamiento en las palabras que no se atreve a pronunciar, en todo lo que experimenta que no puede ser evacuado, liberado. Sólo las dolencias hablan. **Carc.**

ENCARNAR (CARNE, CUERPO, MATERIA): - No quiere ser encarnado en un cuerpo en el que la inmortalidad dependa de la <u>obediencia</u> a un superior. Se siente encarnado frágilmente, este <u>cuerpo</u> significa riesgo de muerte. **Alum.**
- El pensamiento <u>discursivo</u> es señal del estado de la inteligencia ligado a la <u>materia</u>, pero lo que quería ser era <u>espíritu</u> puro. **Asar.**
- La encarnación lo reduce a su <u>dimensión</u> humana, no quiere pasar por la encarnación. **Cann-i.**
- Amor por la <u>humanidad</u>, lo emociona, flota, dificultad para <u>aterrizar</u>, <u>encarnarse</u>… **Hydrog.**
- Dificultad para encarnarse. **Kali-c.**
- Falta de <u>encarnación</u>: los pacientes no están conscientes de su <u>identidad</u>, tiene dificultad al tomar consciencia de sus <u>límites/fronteras</u>. **Lac-h.**
- Dificultad para encarnarse. **Petr.**
- Se convierte en una palabra <u>desencarnada</u>, y se siente ligero, agita los miembros *"como si fuera a volar"*. Rechaza la densidad, se castiga por la densidad, la obstrucción, el peso y la sequía. **Stict.**

ENCENDER (FUEGO, LUZ, APAGAR, ESTÍMULO): - Me apago y una chispa me reaviva. **Carb-v.**

ENCERRADO (ATRAPADO, CONFINAMIENTO, ESPACIO, EVASIÓN, LIBERTAD, SALIDA, BLOQUEADO): - Cae bajo la voluntad de las criaturas que lo atropellan: "una criatura inmensa" que aplasta el auto. Está <u>encerrado</u> en un destino falso. **Bamb.**
- Cualquier sensación la encierra, de tal forma que no pueda ser evacuada, liberada. **Carc.**
- Se somete a las normas = sufrimiento, encerramiento, bloqueo, válvula cerrada. **Crot-t.**
- Se encuentra encerrado en sí mismo por haber creído en su propia <u>iluminación</u>. **Crot-c.**
- Encerrado en sus prejuicios. **Crot-t.**
- Dios espíritu puro actúa sobre el mundo <u>material</u> sin ser <u>atrapado</u>, inmerso en él y sin <u>depender</u> de él. **Eup-per.**
- <u>Amistades</u> puramente espirituales, lo aprisionan tanto, encierra sus sentimientos por el hecho de que todas sus <u>pasiones</u> son vistas como malas, sin <u>contacto</u> con sus <u>sentimientos</u> / muy consciente de sus órganos y del medio ambiente. **Germ-met.**
- Está encerrado y no hay <u>expansión</u> por los límites de su <u>cuerpo</u>. **Glon.**
- Cierra la puerta a sus amigos, preocupación por su casa, está encerrado en su <u>condición</u> terrestre que lo priva de su <u>libertad</u>. **Nat-p.**
- Opresión, necesidad de <u>cambio</u> para liberarse. **Tub.**
- Encerrado en la materia, en este cuerpo feo. **Tub.**

ENCIMA (ALTURA): - Desea estar muy por encima de las situaciones de este "bajo mundo". **Coca**

ENCONTRAR (BUSCAR, CONSEGUIR, DESCUBRIR): - Miedo de <u>buscar</u>, convencido que no encontrará / cree ser bueno si lo encuentra. **Ptel.**
- Debe <u>encontrarse</u>, ya que el <u>trabajo</u> le hace perder el <u>contacto</u> interior. **Euph.**
- Contento cuando encuentra cosas olvidadas desde hace mucho tiempo. **Gels.**

ENCUENTRO (CONTACTO, RELACIÓN, HOMOSEXUAL, RECONCILIAR): - Huye de reuniones mundanas: encuentra que la gente no tiene nada <u>interesante</u> para decir. **Coca**
- Quiere todo en sí, no puede <u>encontrar</u> al otro. **Ind.**

- Rechaza el encuentro con el otro en la <u>unión</u> de una <u>carne</u> <u>putrescible</u>. La complementariedad de los sexos participa en la <u>perfección</u> humana, ya que permite el encuentro y la posibilidad de convertirse en <u>fuente</u>. **Kreos.**
- Quiere ser el amo de su <u>destino</u>, tener en sí la ordenanza divina del <u>encuentro</u>. **Mang.**
- El hombre mejora en su encuentro con algo más alto. **Myric.**
- Quiere el <u>conocimiento</u> sin encuentro ni <u>contacto</u> con el objeto. **Ran-b.**
- No quiere ligarse, hacer siempre nuevos encuentros. Cuida sus buenos <u>recuerdos</u>. **Sphing.**
- El <u>encuentro</u> con la alteridad no es necesario para su <u>perfeccionamiento</u>. **Urol-h.**
- Rechaza su función <u>progenitora</u> en <u>sinergia</u> con los demás. Quiere crear un ser semejante a Dios por la palabra y el aliento, por sí y para sí, negándose a <u>encontrarse</u> con el <u>otro</u>. **Ustil.**

ENEMIGO (MALÉVOLO, OTRO): - Mi primer enemigo soy yo. **Aloe**
- No es espontáneamente que el hombre pueda amar a su <u>prójimo</u>, a todo el mundo, hace falta un trabajo intelectual para amar a su enemigo y no percibirlo como integralmente malo: debe ser amado por el bien que se encuentra en él y porque él es amado por Dios. **Hura**

ENERGÍA (FUERZA, VOLUNTAD, ABURRIMIENTO, ENTUSIASTA, PRIMER PASO, FUERZA, VELOCIDAD): - Toma su energía de los demás, los <u>vampiriza</u>. O se conecta a la energía universal, es un canal de energía para el otro. **Abrot.**
- Sensación de <u>transferencia</u> de <u>energía</u> entre él y los demás / miedo de tomar algo que no le corresponde, de buscar la <u>fuerza</u> fuera de sí **Abrot.**
- <u>Distanciamiento</u> emocional, <u>percibe</u> más el mundo energético que el físico. **Anh.**
- La energía vuelve tan pronto trabaja. **Brass-n-o.**
- Alegría espiritual que no se apoya en nada, la tengo por la <u>energía</u> que habita en mí, y no tengo que <u>someterme</u> a ninguna regla, rompo todas las barreras, me abro sin <u>límites</u>. **Carc.**
- ¡La naturaleza no <u>derrocha</u>, se pierde tanta <u>energía</u> cuando se es humano! **Choco.**
- Auto-conservación de la <u>energía</u>: subir consume energía y < ya que el cuerpo participa en el mundo físico. **Coca**
- Sufre porque va a perder su <u>vitalidad</u> <u>envejeciendo</u>, de no tener más la <u>energía</u> de la juventud, de no ser capaz de dar la vida, de romperse en el impulso y de avanzar hacia la muerte del cuerpo. **Gink-b.**
- Irradia su energía y se agrava por el sol. **Kalm.**
- Quiere mantener la <u>energía</u> de la <u>juventud</u>, que le permite hacerlo todo sin <u>elección</u>, en una <u>libertad</u> absoluta. **Latr-tr.**
- La energía permite la actividad, por lo tanto la felicidad. **Laur.**
- Rechaza los estados de <u>transición</u>, quiso ser acto puro bajo el aspecto de la <u>plenitud</u> de la energía, con un matiz de rechazo por la <u>progresividad</u> que implica el pasaje hacia… No quiere tener que <u>desarrollar</u> su energía. **Pip-m.**
- Quiere que el <u>trabajo</u> constante no embote el <u>placer</u> o la energía. Necesidad de la energía que el cónyuge le proporciona. **Pip-m.**
- Al querer <u>transcender</u> su humanidad por su propia energía, retrocede al estado del hombre <u>mono</u>, <u>animal</u> primitivo y peludo, con el temor de agotar sus <u>recursos</u> internos. **Plut-n.**
- Quiere extraer la energía vital al contacto con los que la tienen. **Sang.**
- La energía vuelve tan pronto trabaja. **Tarax.**

ENFERMO (SALUD, CUIDADO, ANOMALÍA): - Debe ser aceptado como enfermo, tanto que no se le toma más en serio a fuerza de quejarse por bagatelas. **Aster.**

ENFOCAR (OBJETIVO): - Músculos sueltos de los huesos: necesidad por el acto humano de enfocar la <u>atención</u> por la <u>voluntad</u> de manera que la acción sobrepase en eficacia la <u>espontaneidad</u>, instintiva y vegetativa. **Eug.**

- El conocimiento debe pasar de una cosa a la otra, no puede estar en acto sobre todo a la vez, debe enfocarse sólo en una cosa para adaptarse, olvidando por un momento las demás. **Ind.**

ENFRENTAR (LUCHA, RECHAZAR, CARA, DAR LA CARA): - Prefiere partir en vez de enfrentar al otro que es más fuerte que él. **Nat-m.**

ENGANCHARSE (AGARRARSE)

ENGENDRAR (GENERAR, FILIACIÓN, NIÑO, PADRES): - El pensamiento engendra. **Ox-ac.**
- Quiere ser como Dios, que crea sin modificarse y solo, engendrar [*] a partir de su propia interioridad, sin ser dependiente ni tener ningún compañero. **Ustil.**

ENIGMA (PRUEBA, CUESTIÓN, RESPUESTA, ESFINGE)

ENJAMBRE (COMÚN, SOCIEDAD, MANADA, REBAÑO, MUCHEDUMBRE, MULTITUD)

ENLACE (LAZO, RELACIÓN, INTERMEDIARIO): - Coordinador. **Kalm.**

ENORMIDAD (DIMENSIÓN, DEFORMIDAD, ANOMALÍA): - Pierde la cabeza, enloquece y se agita, el esfuerzo intelectual hace que se encuentre perdido en lo que se ha vuelto enorme, una montaña **Ind.**

ENSAMBLAR: - Por su inteligencia, construye y arma a partir de elementos dispares. **Thuj.**

ENSEGUIDA (INMEDIATAMENTE): - Importancia extraordinaria de disfrutar del amor del otro, que debería conducir a la felicidad perfecta aquí, de inmediato, sin distancia. La felicidad debe buscarse en las criaturas, ya que el otro mundo está muy lejano, inaccesible. **Croc.**

ENSEÑAR (COMUNICAR, EXPLICAR): - Quiere enseñar y predicar sin recibir nada del otro. **Agn.**
- Al querer tener en sí mismo la luz y el conocimiento y no tener que recibir la ciencia, cierra los ojos con fuerza, lo que lo hace torpe y ya no pueda enseñar más. **Ambr.**
- Quiere iluminar a los otros. **Calc-p.**
- Rechaza dejarse enseñar, quiere ver y comprender todo, ser su propia iluminación. **Crot-c.**
- No ser enseñado por nadie, tener el juicio perfecto porque lo ha visto todo. **Crot-h.**
- Quiere ser la fuente del conocimiento en lugar de incentivar al otro a descubrir. **Dulc.**
- Quiere encontrar él mismo lo que va a enseñar, explicar. **Elaps.**
- Quiere compartir, enseñar su autonomía a todos. **Prometh.**

ENTENDIMIENTO (FAMILIA, COMPRENSIÓN, RECONCILIAR, RELACIÓN, SOCIEDAD):
- Desea concordia absoluta entre todos los elementos que forma un conjunto, elementos de su cuerpo, elementos de la familia, que quisiera reunir siempre, verlos a todos en buen entendimiento. **Bapt.**
- Quiere que haya buen entendimiento entre sus padres. **Lyc.**

ENTERO (DOS, UNIÓN, PEDAZO, COMPOSICIÓN, MITAD)

ENTIERRO: (MUERTE, CORRUPCIÓN): - Procesión, continúa, y piensa en el muerto, hay menos brazos para trabajar. **Form.**
- Va a todos los entierros: finalmente el flujo, demasiado rápido de la vida, cesa. **Verat-v.**

ENTRADA (COMENZAR, SALIDA)

ENTUMECIDO (ESFUERZO, SUFRIMIENTO, FUERZA): - La fuerza de carácter, la moral no es de la dimensión de la fuerza física, rechaza el entumecimiento. **Aster.**

ENTUSIAMO [*] (DIVERSIÓN, ALEGRÍA, ENERGÍA): - Quiere salir adelante sin tener que aplicar una atención continua sobre lo real. No nos podemos fiar que sólo con el entusiasmo sea suficiente para realizar un proyecto mejor. **Act-sp.**
- Desea que todas las actividades se lleven a cabo con entusiasmo. **Pip-m.**
- Carece de frenesí. Sofocado porque lo cotidiano es demasiado insípido. **Sterc-se.**

EPICUREÍSMO (PLACER, CONCUPISCENCIA, SENTIDO): - Encuentra en los placeres del cuerpo la beatitud perfecta. **Cina**
- Arquitecto epicúreo [*]. **Sarr.**

EQUILIBRIO (ESTABLE, MITAD, MEDIDA, MOVIMIENTO): - La fuerza moral permite mantener el equilibrio en cualquier circunstancia. **Clem.**
- Quiere vivir en la estabilidad, mientras que el humano debe ponerse en movimiento constante y esforzarse por encontrar un equilibrio en lo inestable. **Cocc.**
- Pierde su equilibrio al creerse la referencia. **Croc.**
- Equilibrio absoluto en sí, alcanzó la perfección, nada le puede desestabilizar su serenidad. **Eur-x.**
- Quiere ser centro, en equilibrio como un giroscopio, en la templanza. **Helo.**
- Equilibrio mal asegurado. **Laur.**
- Pierde su equilibrio al creerse la referencia. **Sabad.**
- Desea ser soberanamente bueno, rechaza recibir del otro su principio que lo individualiza, cree que ha perdido la estructura y la forma, la proporción y el equilibrio. **Sarr.**
- Dificultad para encontrar la felicidad en el equilibrio de una tierna comodidad. **Sterc-se.**
- Busca el equilibrio en el arte. **Tub.**
- Favorable hacia el equilibrio del medio, de la familia. Veneración por las personas mayores, los viejos, el padre… **Urt-u.**

EQUIPO (GRUPO, DEPENDENCIA, COLABORAR, INTEGRAR, LIBERTAD, SOCIEDAD): - Prospera en equipos donde es el jefe, en el amor fusionado con aquellos que siempre ha deseado. **Anan.**

EQUISETUM HYMENALE ******* (Equis.)

EQUITACIÓN (CABALLO, ALTURA, BUEY, ASCENSIÓN, DOMINAR, DOMESTICADO)

EQUIVOCACIÓN – MISTIFICAR - ESTAFAR (FALTA, HIPOCRESÍA, COMBINAR, TRAICIONAR, VERDAD, INFALIBLE, CULPA): - Pendenciero para no mostrar que es un estúpido al que pueden timar, engañar. **Hyos.**
- Desconfiado de que lo quieran engañar debido a su ingenuidad. Quiere demostrar que no podrán. **Hyos.**
- Ha sido engañado por una amabilidad traidora. Demasiado sensible a la idea de equivocarse; cree equivocarse aunque no sea el caso. **Iod.**
- Si todo es mentira, ¿por qué perseverar? **Lac-c.**
- Se oculta de los demás si vienen a recordarle que estaba engañado al mostrarle la realidad auténtica. **Op.**
- Se siente engañado viendo que no ha recibido el conocimiento del futuro, por lo tanto, no responde. Lo engañan aunque quisiera confiar. **Ph-ac.**

- Impresión que lo han engañado. Controla todo, no toquen sus asuntos, verifica para no ser engañado, no tiene confianza. Ha sido engañado por un amigo. **Ruta**
- Los otros se equivocan sobre su valor, él es un impostor. **Aur.**
- Quiere organizar infaliblemente los reencuentros y el destino de los demás (sueños premonitorios), dominarlos / controlarlos: necesidad de ayudar y mejorar a los demás, que no se equivoquen. **Mang.**
- El que se equivoca es intrínsecamente malo. **Nit-ac.**

ERBIUM-X : - (MLF 11.2010). **Erb-X.**

ERIZO (ANIMAL)

ERRAR (NULIDAD, ÉXITO, FRACASO): - Sueña que le falta un escalón. Debe descender. **Coca**
- Lo que está errado no se puede volver a comenzar. **Gink-b.**
- Se siente un fracaso. **Naja**

ERROR (FALTA, FALLA, INFALIBLE, ÉXITO, CORRECCIÓN): - Dios podría, por la iluminación, transmitirme y darme toda la sabiduría sin que deba razonar arriesgándome a cometer un error. **Aeth.**
- No puede decidir entre lo que es bueno o no; el problema está en aceptar que la falla se puede reproducir. **Ars-i.**
- Le teme a los pasos en falso tanto morales como físicos, envidia la infalibilidad. **Led.**
- Percibir algo como bien es un juicio de valoración que puede tener una cualidad, aunque no sea para el hombre una certeza del juicio[37]. **Led.**
- Error de localización, escribiendo, retraso en el lenguaje, todo es ridículo, tonto y borroso. Quiere su propia lucidez, y no depender del pastor cuando se equivocó. **Nux-m.**

ESCALA (ESTABLE, ANDAMIO)

ESCALADA (ASCENSIÓN, ACANTILADO, LUGAR, ESFUERZO)

ESCALERAS (ASCENSO): - Subir las escaleras sin pasamano: le falta la mano de un amigo. **Am-m.**
- Sensación de tener una escalera delante de sí, como si tuviera que descender, y teme caer. **Coca**
- La escalera desemboca en un hueco negro, la ignorancia. **Crot-h.**
- La escalera sólida es el cuerpo vigoroso que apoya la ascensión del espíritu. **Laur.**
- Escaleras tan altas que no las puede subir, el cuerpo es demasiado pesado. **Sabad.**
- Sube las escaleras muy rápido, quiere tomar atajos en las etapas de la transformación. **Sol-t-ae.**

ESCAPAR: - Montado en su barco, en su caballo, quiere escapar de la corriente de este mundo amenazador. **Brom.**
- Teme que el carácter finito y no continuo de lo físico sólo sea un límite a su expansión espiritual, no tenga escapatoria. **Glon.**
- Quiere encontrar lo mejor y cae en lo difícil. La facilidad es un señuelo. **Mor-o.**
- Quisiera gobernar totalmente sus apetitos naturales, su vida vegetativa. No soporta cuando algo se le escapa. **Murx.**
- Quiere escaparse de su condición, de su medio, de la pesadez para encontrar la libertad. **Nat-p.**
- No tiene escapatoria, ya que o es culpable o inocente. **Nit-ac.**
- Su espíritu se escapa permanentemente. **Petr.**

---

[37] Lo que juzgo como bien, no necesariamente está bien.

- Debe <u>explorar</u> constantemente para que nada se le escape. **Samars.**

ESCARBAR (DISECCIÓN, EXPLORAR, CURIOSO): - Quiere registrar/escarbar, para <u>conocer</u>, por la <u>disección</u>. **Elaps.**

ESCLAVO (SUMISIÓN, DEPENDENCIA, OBEDECER): - Rechaza la <u>dependencia</u> y de ser <u>sometido</u> en contra de su voluntad, esto sería ser <u>esclavo</u>. **Nat-m.**

ESCOGER (ELEGIR, REFINADO): - Debe sentirse elegido y <u>estimado</u>, y vivir en la imagen de su relación con Dios. **Plat.**

ESCOMBROS (RUINAS, PEDAZO): - Cuando me libero, esto estalla, sólo quedan <u>ruinas</u>, nada va a volver a crecer, hace falta destruir al otro completamente. **Lat-h.**

ESCONDER (OCULTAR, CAVERNA, TAPAR)

ESCORPIÓN (Androctonos): - Escorpión. **Androc.**

ESCRIBIR (COMUNICAR, PALABRA, SENTIDO, CARTA): - Dificultad en expresarse por escrito. **Bufo**
- Cuerpo de la <u>palabra</u>: olvida las palabras cuando escribe, no tienen cuerpo. **Sabad.**
- Escribe la ley, sus propias normas para liberarse, dejar de participar en la <u>escritura</u> automática, movimiento reflejo que no <u>comunica</u> ya nada. **Sphing.**

ESCRÚPULO (DUDA): - Tiene demasiados escrúpulos. **Thuj.**

ESCUCHAR (CONTACTO, RECIBIR, PALABRA): - <u>Ideal</u> elevado, independientemente de la <u>vocación</u> previa, la cual debió haber <u>escuchado</u>. **Act-sp.**
- Nadie lo escucha, ya no tiene su lugar. Escuchando se valoriza al permitirles existir. No escucha, tiene todo el conocimiento en él. **Ambr.**
- <u>Abandonado</u>, por que se niega a <u>escuchar</u> el <u>punto de vista</u> de los otros, de la <u>relación</u>. **Dendr-pol.**
- No escucha el final del discurso del otro, sería admitir su necesidad de una marcha progresiva hacia el conocimiento. Posee la ciencia de la <u>interpretación</u>. **Elaps.**
- Irradia hasta por los demás, sin necesidad de los otros. <u>Magnético</u>, siente a la gente, los <u>escucha</u> y siente sus <u>intenciones</u>, como con los <u>animales</u>. **Kalm.**
- A fuerza de querer <u>dispersar</u> y difundir las nociones que no podía saber, perdió la <u>credibilidad</u>, la escucha y la <u>confianza</u> de los demás. **Mosch.**
- Se cierra si no lo escuchan, aislamiento. **Pall.**

ESCUELA: - No soporta la escuela: aceptar recibir. **Elaps.**
- (Calc-p.): - No quiere salir de la <u>cuna</u>, no quiere ir a la <u>escuela</u>. <u>Viaja</u> en egotrofía, pero se niega a desplazarse para recibir y dar el conocimiento.

ESENCIA (SER): - Desea convertirse en la esencia de Dios, el fin de la <u>beatitud</u>. **Hydrog.**
- Quiere alcanzar la <u>esencia</u> del objeto que se le ofrece a su conocimiento sólo al hacer funcionar sus sentidos. **Lim-b-c.**
- Errores de <u>percepción</u>, en lo que concierne al conocimiento de lo que es profundamente el otro, la persona u objeto, su <u>esencia</u>. **Mor-o.**
- Sólo en Dios la <u>idea</u> es la <u>forma</u>, es decir, idéntica a su <u>esencia</u>. **Rob.**

- Como expresión de su <u>amor</u>, quiere darle al otro su esencia misma, y no algo de su carne. Envidia la vida perfecta inmanente en cuanto a su <u>transmisión</u> y <u>comunión</u> entre las personas. No quiere <u>sacrificarse</u>. **Sabal.**

ESENCIAL (ELECCIÓN): - Discernir lo esencial de lo accesorio es <u>abrumador</u>, como lo es para la mina del lápiz al escribir. **Graph.**

ESFERA DE INFLUENCIA (VERTER, CORRIENTE, IMPLICAR, ARRASTRAR, PROVOCAR, FLUJO): - Debería elevarse entre y gracias a sus semejantes y no temer que la esfera de influencia lo afecte. **Brom.**

ESFINGE (PRUEBA, PREGUNTA, RESPUESTA)

ESFUERZO (FACILIDAD, RESULTADOS, POSIBILIDAD, MÉRITO, FUERZA, PERSEVERANCIA, TRABAJO, DIFICULTAD, HÁBITO/COSTUMBRE, FUERZA): - No acepta el esfuerzo necesario para <u>construir</u> el mundo. **Arg-n.**
- Se <u>ciega</u> para no sufrir de la <u>biología</u>, de los esfuerzos, el <u>parto</u>, las emociones, las preocupaciones... Pierde el control de sí mismo, el disfrute del <u>placer</u> en la <u>relación</u>, ya que quiere crear para su propio placer, y quiere demostrar que puede encontrar el placer con su propio esfuerzo. **Aster.**
- Quiere demostrar que puede encontrar la <u>felicidad</u> por su propio esfuerzo. **Aster.**
- Quiere que se <u>termine</u>, alcanzar la <u>cima</u> sin trabajo ni esfuerzo, ni progreso. **Brom.**
- Niega que no alcanzó su <u>objetivo</u>, pretende tener siempre la <u>alegría</u> y el <u>placer</u> del esfuerzo / el esfuerzo siempre aporta algo. **Cadm-s.**
- <u>Esfuerzos</u> físicos y síquicos con <u>resistencia</u> a pesar de la falta de alimentos. **Coca**
- Quiere vivir en la <u>estabilidad</u> puesto que el humano debe ponerse en <u>movimiento</u> constante y se <u>esfuerza</u> para encontrar un <u>equilibrio</u> inestable. **Cocc.**
- El mundo es lleno de obstáculos, y sin ayuda, yo solo no puedo hacer nada, excepto si es con esfuerzo y sufrimiento. **Euph.**
- El que se compromete por amor debería ser recompensado por sus esfuerzos. **Ign.**
- Tiene que hacer un esfuerzo para <u>resistirse</u>, para elevarse aún más, hasta agotarse. Se <u>obliga</u> a conseguir una <u>solución</u>, incluso si pierde la razón. **Ind.**
- Quiere conocer solamente por los <u>sentidos</u>, sin <u>trabajo</u> ni <u>esfuerzo</u> en el ámbito <u>material</u>. **Lim-b-c.**
- Quiere la decisión sin riesgo del conocimiento del <u>futuro</u>, someterlo todo al campo de su <u>proyecto</u> o de su voluntad para llegar <u>infaliblemente</u> al objetivo, pero sin <u>esfuerzo</u>. (Magnetis Polus Arcticus). **M-arct.**
- Quisiera trabajar sin esfuerzo y sin poner en peligro la atención voluntaria. **Mez.**
- Incluso con esfuerzo, no pierde nada de sí al desarrollar sus capacidades sociales. **Oci-sa.**
- Quiere ver y extraer <u>instantáneamente</u> lo inteligible, comprender todo sin esfuerzo ni <u>perseverancia</u>, satisfaciendo sólo sus <u>sentidos</u> (vista, audición), los cuales no bastan para conocer la <u>verdad</u> de lo inteligible. **Olnd.**
- El esfuerzo es inútil para obtener un buen resultado, que sólo se puede obtener de manera <u>espontánea</u>. **Olnd.**
- Quiere obtener la <u>felicidad</u> sin esfuerzo. **Op.**
- La <u>elección</u> hace el trabajo <u>fácil</u>, la voluntad no se puede aplicar sobre un objeto definido, sólo puede superar la inercia de la fatiga si se hace la elección con precisión. **Ran-b.**
- Intolerancia al esfuerzo. **Rumx.**
- A través del esfuerzo y el <u>trabajo</u> duro, quiere que su acción sea <u>automática</u> y por reflejo, para garantizar el <u>éxito</u>. **Ruta**
- Angustia de desagradar a los muertos por haber despreciado el esfuerzo de ellos. **Sars.**

- Es la voluntad de Dios que se realiza sin <u>estimulación</u> ni <u>ayuda</u> exterior y sin esfuerzo. Todo <u>esfuerzo</u>, toda esperanza son estériles, inútiles. **Verb.**
- Sería necesario que la recompensa, la promesa, sea lo suficientemente atractiva para que no haya necesidad de ser estimulado a hacer un esfuerzo para <u>lograrlo</u>. **Verb.**
- Niega que el objeto de la <u>esperanza</u> sea difícil, el fruto del <u>trabajo</u>, que para proporcionar algo haya un esfuerzo, un <u>combate</u> "¡Esto no vale la pena!". **Verb.**

ESLABÓN (ENLACE, CADENA, INTEGRAR, GENERAR, LUGAR): - Toma por humillación el hecho de ser un eslabón/enlace dentro del <u>orden</u> de la creación, y no la totalidad. **Aur.**
- Quiere ser la <u>causa</u> exterior que hace que todos los eslabones de la cadena sean buenos. **Mang.**
- No acepta ser un eslabón en la especie, quiere ser la especie por sí solo. **Sec.**

ESPACIO (DIMENSIÓN, LÍMITE): - Confinado a moverse en su espacio, sobre la tierra; su máquina de volar no <u>funciona</u> cuando se quiere escapar. **Apis**
- Quiere ocupar un <u>volumen</u> exagerado. Rechaza contentarse con los espacios limitados que le asignaron. **Bov.**
- Necesidad de espacio, de <u>iluminación</u>, como en el <u>desierto</u>, donde se puede ver a lo lejos. **Calad.**
- Solo en este espacio helado (oscuro y frío). **Camph.**
- Necesidad de espacio. **Cann-i.**
- Quiere aumentar su espacio vital. **Kali-bi.**
- Necesidad de espacio. **Lac-c.**
- "Se come mi espacio, estoy <u>invadida</u>". **Lyss.**
- Necesidad de espacio, no ser limitado por su medio ambiente. **Nat-p.**
- Cree que debe ser <u>grande</u> en este mundo para ser feliz, y abrirse a grandes posibilidades. **Oxyg.**
- Rechaza que las circunstancias le impongan limitaciones. **Phyt.**

ESPADA (RIESGO): - Espada amenazadora suspendida del techo. **Am-m.**

ESPARCIMIENTO (DISPERSO, PEDAZO): - Cada pedazo quiere ser tomado como si fuera la <u>pieza completa</u>, quiere su derecho a existencia frente al otro pedazo, y se separa de <u>todo</u>, de ahí la <u>putrefacción</u>. **Bapt.**

ESPECIE (RAZA, GENERAR, PADRE): - Visión <u>estrecha</u>, <u>desconectado</u>, se siente de otra <u>especie</u>, <u>diferente</u> de los humanos, <u>extraterrestre</u>, alienígena, aislado de su <u>entorno</u>. **Androc.**
- Quiere ser la especie por sí solo. **Sec.**

ESPECÍFICO: - No se puede hacer nada <u>específico</u> para establecerse en cualquier <u>lugar</u>. **Aur.**

ESPECTÁCULO (TEATRO, MIMO, HAZAÑA): - Ama lo espectacular. **Carc.**

ESPECULAR (ABSTRACTO, CONCRETO, TEORÍA)

ESPEJO (FORME, BELLEZA): - Controla su espejo, así no hay ninguna <u>deformidad</u>. **Benz-ac.**

ESPELEOLOGÍA (ASCENSIÓN, CAVERNA)

ESPERA (DECEPCIÓN): - Se niega a esperar la llegada de la <u>felicidad</u> absoluta; quiere hoy la alegría perfecta. **Croc.**
- Espera pasivamente la <u>felicidad</u>. <u>Potencialidad</u> paralizada en la espera. **Senec.**
- La violeta <u>decepcionada</u>, atrae pero no responde a lo que se espera de ella. **Viol-o.**

ESPERANZA (CORAJE, FUTURO, OBJETIVO): - Quiere alcanzar su objetivo sustituyendo la esperanza por la certeza. **All-c.**
- Todo esfuerzo, toda esperanza, son estériles, inútiles. Quiere alcanzar la recompensa sin esfuerzo, fácilmente. Rechaza que el objeto de la esperanza se obtenga arduamente, que venga del fruto del trabajo, de un esfuerzo para proporcionarlo, de un combate. **Verb.**

ESPÍA: - ¡Espía por la cerradura donde descubre un ojo que ya lo mira! **Cench.**

ESPIRITISMO (SUPERSTICIÓN, CLARIVIDENCIA): - Espiritismo / superstición, clarividencia. **Lach.**

ESPÍRITU (CUERPO, SENTIDO, HUMOR, INTELECTO, PENSAMIENTO, ESPIRITUAL): -
No tiene confianza en la unión del alma y el cuerpo. **Alum.**
- No soporta este cuerpo que le recuerda su dualidad de compuesto sustancial con su espíritu. Elige entre el cuerpo y el espíritu. **Anac.**
- El espíritu es lo más noble, el centro, pero no puede actuar y conocer sin el cuerpo. **Aran.**
- Quiere conocer es espíritu puro, ser puro espíritu. Queriendo ser un alma separada, los vómitos mejoran el pensamiento. **Asar.**
- Desea un alma separada. **Asar.**
- El alma es incorruptible, único, no debería estar unida al cuerpo corruptible, compuesto, deformable. **Benz-ac.**
- Se encuentra espíritu sin materia. **Camph.**
- Rechaza esta indignidad que el cuerpo tenga una autonomía en relación a su espíritu. **Cinnb.**
- Quiere que el espíritu comunique directamente a su cuerpo impasibilidad, vigor y gloria. **Coca**
- No está de acuerdo con esta creación imperfecta en la cual está sumergido, mezcla de espíritu y materia, que lo hace sufrir de todas las maneras posibles. **Coff.**
- Necesidad de un momento de silencio y de calma para recuperar su espíritu. **Euph.**
- La inteligencia y nuestra manera de pensar te hace libre. Aquel que ES es espíritu puro. **Eur-X.**
- El espíritu sigue al cuerpo. **Ferr.**
- Problemas de firmezas desiguales (constancia que lo hace persistir firmemente contra la dificultad que proviene de obstáculos exteriores) del compuesto humano, sobre todo entre la carne y el espíritu. **Ferr-p.**
- Pone todo sobre el espíritu, quiere liberarse del cuerpo, para brillar mejor, ser espiritual / detenido en su evolución ascendente: fracaso del espíritu. Desea escuchar palabras sublimes para convertirse en espíritu puro. **Ham.**
- Quisiera que la inspiración bastara, un supercerebro que funcione únicamente bajo la orden del espíritu, sin la necesidad del cerebro humano normal que compromete al espíritu hasta el final de su acto. **Hydr.**
- Su espíritu se va, nadie puede ayudarlo. Cree que la carne y los sentidos son un obstáculo para el espíritu. **Kali-c.**
- Desea un alma separada. **Kali-i.**
- La cara es el lugar de exposición cuerpo-espíritu que expresa lo humano. **Kali-s.**
- No ve el espíritu de la carta, sino las letras. **Lil-t.**
- Desea un alma separada. **Sabad.**
- Le envidia al espíritu puro la perfección del conocimiento sin cuerpo, sin los objetos sensibles. **Sabad.**
- Desea las palabras sublimes para encontrar un poder de sanación sobre los demás, aplicar la sabiduría creadora que escuchó. **Sang.**
- Quiere tener confianza y deleitarse con el lado brillante de su espíritu. **Thea**
- Miedo de mostrar que tiene un cuerpo, que no es puro espíritu: comer o beber en público < . **Toxi.**

- Sufre de no ser aceptado bajo su imagen de espíritu <u>puro</u>. Debe descubrir la posibilidad de ser un santo que también tiene cuerpo. **Toxi.**

ESPIRITUAL (ESPÍRITU, HUMOR): - Controla lo vegetativo, sus chakras… fachada <u>espiritual</u>. Quiere elevarse espiritualmente al punto de despreciar las <u>convenciones</u> sociales. **Cinnb.**
- Quiere que su <u>materia</u> sea una sustancia <u>espiritual</u>. **Coca**
- Debe pararse para mirar hacia lo alto, lo <u>espiritual</u>, que es lo que ordena la acción y le permite volverle a poner corazón en su trabajo. **Fago.**
- Se quiere comunicar en las alturas sublimes con los espirituales. **Ham.**
- Quiere ser solamente <u>espiritual</u>, desinteresado por su <u>cuerpo</u> que no es controlado, ya que lo que hace es estorbar. **Phys.**
- Quiere un <u>intercambio</u> puramente <u>espiritual</u>, como los ángeles, sin <u>materia</u>. **Sabal.**
- Quiere dejar la animalidad temporal por una conciencia elevada, purificada, no estar sometido a la colaboración natural entra su <u>espiritualidad</u> y la temporalidad, lo vertical y lo horizontal propio del compuesto sustancial del hombre. **Tax.**

ESPLENDOR (GRANDEZA, FASTUOSO, ADMIRAR, LUJO): - Admirativo, quiere <u>esplendor</u> y belleza, grandes <u>catedrales</u>: ampliar los muros de su prisión temporal que le limitan el <u>conocimiento</u>. **Irid-met.**
- Quiere alcanzar los esplendores terrestres. **Stann.**

ESPONTÁNEO (IMAGINAR, VOLUNTAD, EDUCACIÓN, CONVENIO, RESTRICCIÓN, LIMITACIÓN, CULTURA, SALVAJE): - Se siente atrapado por un <u>programa</u> que lo ha obligado a algo en el futuro. **Cact.**
- Quiere ayudar espontáneamente, pero se siente <u>explotado</u> si se lo piden. **Colch.**
- Teme al <u>destino</u>, el <u>horario</u> que lo <u>encierra</u>. Rechaza que le <u>impongan</u> algo que corte su espontaneidad. **Crot-t.**
- Todo es alegría y claridad en la espontaneidad / pierde su espontaneidad, no puede seguirla, ni fiarse de ella. **Eug.**
- Las <u>convenciones</u> sociales preservan la <u>apariencia</u> y destruyen (pulverizan) el verdadero ser profundo de la persona. **Marb-w.**
- Es mejor hecho espontáneamente que aplicándose y con <u>voluntad</u>. **Olnd.**
- Servicial espontáneamente pero no si se lo solicitan. **Viol-o.**

ESPOSO/A (MATRIMONIO)

ESTABLE (APOYO, MUTABILIDAD, CAMBIO, FLEXIBLE, EQUILIBRIO, REFERENCIA, SÓLIDO, DEFINITIVO, LUGAR): - Aspiración a lo que es estable, ordenado, luminoso, claro, <u>armonioso</u>, preciso, puro. Que esté <u>completo</u>, <u>perfecto</u>, definitivo. **Adam.**
- Quiere vivir en la <u>estabilidad</u>, mientras que el humano debe ponerse en <u>movimiento</u> constantemente y <u>esforzarse</u> en encontrar un <u>equilibrio</u> inestable. **Cocc.**
- Estabilidad perdida al haber querido tomarse como punto de <u>referencia</u>. **Croc.**
- Sufre de <u>inestabilidad</u>, falta de <u>firmeza</u>, > por la presión. **Eupi.**
- <u>Equilibrio</u> absoluto en sí, perfección alcanzada, nada puede <u>desestabilizar</u> su <u>serenidad</u>. **Eur-X.**
- Se debate entre su interés por ser útil, su <u>valor</u> y su deseo de estabilidad. El trabajo no lo equilibra. **Graph.**
- Se siente en una posición inestable, una escalera inestable, insegura, esto se va a soltar. **Laur.**
- Necesidad de un ambiente estable para existir, sino, se infiltra, se pierde, ya no puede poner orden nada, pierde su consistencia. **Petr.**
- Necesidad de un punto estable para aferrarse. **Sabad.**
- Busca la <u>estabilidad</u> en la unión, no se despega, no hay derecho a equivocarse. **Symph.**

ESTADO (CAMBIO, ETAPA, EVOLUCIÓN, SER): - Se ríe de su triste estado. **Agn.**
- Rechaza el <u>movimiento</u>, el <u>cambio</u> de estado. <u>Inercia</u>. **Carb-v.**
- Rechaza la necesidad de <u>pasar</u> de un estado al otro, del <u>poder</u> del acto. **Petr.**

ESTALLAR (EXPLOSIÓN): - Quiere <u>dilatar</u> exageradamente su alma, su cuerpo va a estallar. **Aml-n.**
- <u>Estalla</u> o ve su espacio ser invadido por los demás. **Bov.**
- Quiere salir de si <u>estallando</u>, le da golpes a los muebles, como el polluelo que golpea la cáscara para salir (la <u>eclosión</u>). **Hydrog.**
- Estallar. **Pic-ac., Phos, Glon.**

ESTANCAR (ESTABLE): - Ideas <u>estancadas</u>, que no se alimentan del exterior. **Rumx.**

ESTATUA (DUREZA, FLEXIBLE, PIEDRA): - Se hace estatua de piedra. **Cann-i.**
- Se hace estatua de piedra. **Cham.**

ESTELA (CAMINO, RASTRO): - Hace todo sobre la estela de los que le precedieron. **Form.**

ESTÉTICA (BELLEZA, FORMA, ARMONÍA, NORMA)

ESTIMAR (ANTICIPO): - El enfoque espiritual de un bien presente provee un horizonte infinito en el que el bien presente no es más que una <u>estimación</u>. **Ip.**

ESTIMAR (APROBAR, AVAL/FIADOR, CONSIDERAR, OPINIÓN, VALOR): - Muestra aprecio por los más pequeños, pero necesita a los más grandes. **Caps.**
- Subestimarse es una justificación hipócrita para no hacer lo que está obligado a hacer ("yo no soy capaz"). Baja autoestima, los otros <u>conocen</u> su <u>culpabilidad</u>, no puede mirar a los otros a la cara. **Cob.**
- Debe ser <u>elegido</u> y <u>estimado/considerado</u>, y vivir a la imagen de su relación con Dios. **Plat.**
- Quiere recuperar el aprecio perdido con el otro a través de la mansedumbre y la gentileza. **Puls.**
- Agotado, no puede ocuparse de <u>todo</u>, falta de escala de valores al <u>considerar</u> las cosas y los eventos, los <u>detalles</u> de lo importante. **Stront-c.**

ESTIMULAR (CAMBIAR, EXCITAR, DIVERTIR, AYUDA, CATALIZADOR, COMENZAR, CHISPA, MOTOR, APOYO, SOSTÉN): - La sugerencia, como el asombro, activa mi pensamiento, y no soporto que un pensamiento se insinúe en mí, que sea capaz de ponerme en marcha, sacarme de mi inercia cómoda, mi <u>lujo</u>... **Helon.**
- No quiere <u>confiarse</u> en el otro, sino ser su propio estímulo a la acción. **Tarax.**
- Envidia la voluntad de Dios que se realiza sin <u>estímulo</u> ni ayuda exterior y sin <u>esfuerzo</u>. ¡Es demasiado <u>arduo</u> procurar <u>obtener</u> cualquier cosa! No quiere ser estimulado por nadie para llegar al <u>resultado</u>, al placer, a la <u>recompensa</u>. **Verb.**

ESTÍMULO (ALENTAR, CORAJE, VALOR)

ESTIRAR: - Caso HR1 27-12: *"Sofocado... salta sobre la cama en la punta de los dedos, estirando su cuerpo y elevando los <u>brazos</u> al <u>aire</u> durante su angustia...".* **Squil.**

ESTOICO (PLACER, DESEO, RESISTIR, SENTIDO): - Encuentra la <u>beatitud</u> en sí, sin tener necesidad de los <u>placeres</u> del cuerpo. **Cina**

ESTORBAR (ATIBORRADO, MOLESTAR, LUGAR): - Quiere ser solamente espiritual, desinteresado por su cuerpo que no es controlado, ya que lo que hace es estorbar. **Phys.**

ESTRECHO: - Visión estrecha, desconectado, se siente de otra especie, diferente de los humanos, extraterrestre, alienígena, aislado de su entorno. **Androc.**
- Estrecho de espíritu. **Crot-t.**
- Todo es demasiado estrecho: presión súbita / sufre una presión, compresión que va a modificarlo a través de una fuerza que va a actuar modificando su estado anterior. **Guaj.**

ESTRECHO (GRANDEZA): - Encontraba todos los libros espirituales pequeños, estrechos, sin mensajes importantes. Su alma es demasiada grande para este cuerpo tan pequeño: la Iglesia (cuerpo de Cristo), demasiado pequeña, como los libros (el cuerpo de la palabra). **Sabad.**

ESTRECHO (SUFRIR, ESCLAVO, SUMISIÓN): - Estrecho. **Cact.**
- Familia numerosa muy unida. **Lem-m.**

ESTRELLA (CENTRO, CRUZ, RAYO): - Desea ser un alma desencarnada, las estrellas en fuego le caen encima. **Alum.**
- Estrella. **Aster.**
- Nacido bajo una mala estrella. **Carc.**

ESTROPEAR (ARRUINAR, PLACER, SATISFACCIÓN)

ESTRUCTURA (LIBERTAD, SISTEMA, LEY, CONSISTENCIA, APOYO): - Ya no soporta / busca mantener la estructura, la jerarquía, el orden, la cohesión, el funcionamiento perfecto, la organización de la sociedad, familia... incluso si tiene que obligar/forzar a los demás. **Apis**
- Esta es la estructura que da la forma y las proporciones. **Benz-ac.**
- Miedo de perder el aspecto estructurante al lanzarse hacia su fin. **Calc.**
- Se siente atrapado en las estructuras. **Cann-i.**
- Se encuentra cercenado de su ser, de su superficie, de su pensamiento, del tiempo. Pierde su estructura unificada. **Kali-bi.**
- Fragilidad, falta de estructura frente a sus pulsiones primitivas. Escapa en lo irreal y la religión (fanatismo). **Manc.**
- La estructura ayuda a comprender y controlar todo. **Mur-ac.**
- No tiene estructura propia, se deja llevar. **Nuph.**
- Sólo existe por la estructura del mundo exterior que lo contiene. **Petr.**
- Demasiado abierto, penetrado y en simbiosis, se siente manipulado como una cosa aunque el contacto es fuente de estructura; o demasiado cerrado y bloqueado. **Sanic.**
- Sensible a todo lo que pudiera amenazar su estructura, su situación. **Sil.**
- Falta de estructura, de lazos. **Stram.**
- Falta de estructura, fragilidad, se refugia en la cama de su madre, los medicamentos. **Stront-c.**

ESTUDIO (APRENDER, ENSEÑAR, ATIBORRAR): - Caducidad de los conocimientos adquiridos por indigestar el espíritu atiborrándolo al momento del examen. "Burn out" (agotamiento total) de los estudiantes brillantes. (Collin TII, ch 236-37). **Aeth.**

ESTUPIDEZ (LOCURA): - Piensa que todo este mundo de adultos es estúpido y loco y que él, el niño, va a sufrir. **Cic.**
- Aire estúpido de no ver lo que tiene delante de las narices a fuerza de no buscar más que el objetivo. **Ptel.**

ETAPA (CAMINO, PASAJE, PASO, EVOLUCIÓN, CRECIMIENTO): - Incluso si hay jerarquía, cada etapa tiene el mismo valor y debe seguir a la otra. **Aran.**
- Quiere estar en posesión de la beatitud, llegar a su fin sin recorrer las etapas que lo llevan allí. **Arg-met.**
- Cada etapa del proyecto lo decepciona: ¡¿todavía no es pues el bien total?! **Bism.**
- Quiere subir al nivel divino sin etapa ni trabajo. **Brom.**
- Problema de cambiar de etapa, de volver la página, cambiar de capítulo. **Cast-eq.**
- El trabajo de crecimiento del hombre es necesario, no puede saltar las etapas indispensables, por esto: "*sueños ansiosos, como si algo importante se ha dejado sin terminar*". **Hyper.**
- La inteligencia procede por etapas de manera discursiva, ya que está vinculada al cuerpo. **Kali-i.**
- Rechaza las transformaciones sucesivas de las etapas de la vida. **Kreos.**
- RANA: Rana: proceso de humanización, maduración súbita, sin etapa. **Latr-tr.**
- Cada etapa que lo aleja de la infancia <, es una prueba. **Mag-c.**
- Rechaza la progresividad del siguiente paso, quiere dar el siguiente paso, la transición a toda velocidad, como si esta etapa intermedia no existiera. **Pip-m.**
- Debe aceptar dejar el pasado, la historia familiar que lo retiene. Si sigo a mis padres y ellos retroceden, me van a aplastar. **Sars.**
- Desea crear, a partir de nada, sin sucesión de actos en el tiempo, sin etapas ni movimientos, como Dios, y no generar paso a paso, durante un tiempo. **Ther.**

ETERNIDAD (TIEMPO): - Al desear la eternidad, pierde la inmortalidad (principio de la existencia) la cual desprecia. **Arg-n.**
- Desea la eternidad, quiere escapar al flujo y reflujo vital, signo de adaptabilidad y del pasar del tiempo. **Calc-f.**
- Deseo de supervivencia y de eternidad en lo biológico. **Calc-sil.**
- Vaga en la eternidad de un mundo muerto y vacío de Dios. **Camph.**
- La noción del tiempo no existe, ni principio, ni fin. Siendo el Cristo, llega al infinito, la eternidad, la inmutabilidad. **Cann-i.**

ETERNO (MUERTE, INFINITO, DEFINITIVO, ABSOLUTO)

ÉTICA (BONDAD, MORAL, VERDAD)

ETIQUETA (JUZGAR, CLASIFICAR, A PRIORI): - Tiene una etiqueta sobre el frente que traiciona su intimidad, teme ser revelado. **Cob.**

EUGENIA JAMBOSA (Eug.): - Vive dolorosamente la necesidad humana de aplicar su voluntad de enfocar su atención y superar así la eficacia de la atención espontanea. (a1 – *Se vuelve oscuro ante sus ojos y todo parece doble; al mirar atentamente, desparece la visión doble*). Pierde la eficacia de la atención espontánea.
- Lo que debería funcionar espontáneamente, no funciona. Quiere expresar su naturaleza espontáneamente, todo es alegría y claridad en la espontaneidad (a1 – *Después de orinar, repentinamente todo se vuelve brillante ante sus ojos*) / pierde su espontaneidad, no puede seguirla. Quiere que con la espontaneidad bastase. Acné en la cara. Los músculos separados del hueso ilustran la necesidad del acto humano de focalizar la atención por la voluntad de manera que la acción sea eficaz, sobrepasa la acción instintiva y vegetativa. (GRAPH. XI.00, AFADH XII.00)

EUPATORIUM PERFOLIATUM (Eup-per.): - Niega la composición cuerpo-alma, quiere que el cuerpo no sea más que el soporte del alma, que sería como un pájaro sobre la rama. El cuerpo se convierte en una prisión: le falta espacio en el tórax, el cerebro en el cráneo, ídem con las prendas de vestir, los zapatos: demasiados apretados. Es indigno para su alma estar <u>sumergido</u> en este cuerpo que implica <u>incomodidades</u>, condiciones, alimentación y vestiduras para sobrevivir, prendas de vestir para calentarse, zapatos para caminar. Dios espíritu puro actúa sobre el mundo <u>material</u> sin estar <u>encerrado</u> allí, sumergido en él y sin <u>depender</u> se él. (AFADH 3.08)

EUPHORBIUM OFFICINARUM (Euph.): - Necesidad de un tiempo de silencio y calma para recuperar su <u>espíritu</u>. *Hr1: "Ataques temporales de locura, insiste en decir sus oraciones en la cola de su caballo; conoce sus monstruos y quiere estar solo y en silencio"*: interrumpe su actividad para <u>rezar</u> en la cola de su caballo, no para huir del <u>trabajo</u>, sino para mejorarlo o hacerlo de nuevo. El trabajo le hace perder el <u>contacto</u> con su interior, así que es necesario que lo jalen, lo ayuden, para <u>recobrarse</u> y salir de esa situación que no puede sostener. Si nadie le avisa, y lo pone al tanto, se pierde en el trabajo, no distingue su yo de su trabajo.
- Dios no corre el riesgo de <u>descentrarse</u> por su acción, todo en Él es en su interior. No necesita la <u>ayuda</u> de un superior para superar los <u>obstáculos</u>. Desea la <u>inmanencia</u> perfecta en cuanto el <u>actuar</u>: patología locomotora y digestiva: nada del <u>exterior</u> debe penetrar y actuar sobre su ser para modificarlo. (ST II II, C29, a1, 2, la Paz.) *h1 : Callado, introvertido, busca la tranquilidad, más sin embargo tiene el deseo de trabajar. (h1: Still, in sich gekehrt, sucht er Beruhigung, doch dabei Arbeitslust).*
- Quisiera trabajar en la paz y la tranquilidad, pero la <u>paz</u> en este mundo no la puedo encontrar sólo conmigo, necesito del otro también. El trabajo sólo puede hacerse en la <u>tranquilidad</u> si es constante. Quiere la <u>soledad</u> para <u>prosperar</u> sin los demás, sin compartir. Demasiado trabajo, sin tiempo para <u>orar</u> / multiplica los tiempos para su interioridad / ET: puedo encontrar el camino de la paz y la tranquilidad por mí mismo. ¡El mayor obstáculo lo puedo superar, si doy un paso lo suficientemente alto! No necesita más de momentos de <u>interioridad</u>, la puedo conservar perfectamente, ya que su trabajo es una plegaria y es suficiente / acepta las consecuencias de la pérdida de toda la interioridad, todo lo abruma…(AFADH - FY II.00, MS V.00)
- "Cree que ha ingerido veneno. Ve caminar a la misma persona detrás de aquella que está observando (es una ilusión, ve dos veces a la persona). Todo parece multicolor, todo es muy grande, al punto que tiene que levantar muy alto las piernas, como si tuviera que pasar una montaña". (AFADH.XII.92)

EUPHRASIA (Euphr.): - Lo que conozco es accidental, no vivo en mí mismo. Quiere que las cosas conocidas sean identificadas con su ser, por lo tanto, vivas <u>en sí</u>. Rechaza el trabajo de abstracción necesario para conocer lo <u>inteligible</u> de las cosas. La <u>abstracción</u> percibe el objeto con nuestro intelecto agente, que, como ser humano, será forzosamente imperfecto, así que rechaza trabajar ya que le teme a la pobreza, la contingencia y la <u>deformación</u> que da la abstracción humana. (ST I, C85 a1 al 4) Rechaza que esta abstracción deforme los objetos so pretexto que este <u>enfoque</u> humano sea forzosamente imperfecto y no mostrará toda la realidad.
- ¡Es indigno tener una percepción tan mala de la realidad! Perfección deseada: Dios proyecta sobre los objetos una luz perfectamente <u>reveladora</u> de sus <u>cualidades</u>. Hace falta que mi <u>enfoque</u>, para apreciar verdaderamente el objeto, esté sujeto a un criterio de <u>verdad</u> que no sea únicamente el mío, que la luz que proyecto sobre el objeto no falsifique el <u>conocimiento</u>. (MS V.02, AFADH 7.2008)
- Como no puedo ver la perfección con mis ojos (sensible) nada atrapa mi <u>interés</u>. La <u>percepción</u> que proyecto por mi abstracción deforma, y con el pretexto de que nada es perfecto, entonces lo rechazo. Rechaza la contingencia, la parcialidad de la capacidad humana de <u>abstracción</u>, cree que deforma la realidad bajo el pretexto de sólo conocerla <u>parcialmente</u>, y el objeto se le vuelve indiferente, pierde los medios para abstraer, comprender, conocer.
- Busca una <u>expresión</u> más justa, adecuada, incluso si tartamudea para encontrarla. Sensación de lenguaje estereotipado (langue de bois). Problema para expresarse con un margen de error así que <u>titubea</u>, investiga, lo que sea que necesite para ejercer cierto juicio, <u>discernimiento</u>, en el que

el resultado conste de cierto desajuste entre el pensamiento y las palabras que expresan el pensamiento. Quiere ser una luz para los demás, iluminar perfectamente e instantáneamente la inteligencia del otro, ser la fuente de la inteligencia del otro. *Lo que se concibe bien se enuncia claramente y las palabras para decirlo llegan fácilmente.* (DRP 2000 - AFADH 02)

EUPIONUM (Eupi.): - Sufre de inestabilidad, falta de firmeza, > por la presión, como si pudiera estabilizar sus ideas. Quiere ver mejor, ya que tiene miedo de caer y que su materia no resista la caída. Necesidad de guía. (A272: *Sueña con cosas repugnantes: hombres desnudos y mujeres viejas alrededor de ella*). Rechaza que el cuerpo deba envejecer y regresar a la tierra a podrirse.
- Los dolores, el prurito, los temblores irradian y se difunden por todas partes, no hay división entre los órganos. Desea la gloria de la substancia divina. Quiere conservarse joven y bello, dinámico y en forma. Se ve a sí mismo hecho de materia gelatinosa, indiferenciada, en vías de putrefacción. Odio a los viejos, que no se pueden sostener y son hediondos, o a aquellos que supieron mantenerse jóvenes. (AFADH XII.95)
- Tiembla como si estuviera en gelatina. Pierde su consistencia; se siente diluido ante cualquier cambio de estado. Su corazón se escucha en la distancia: ¿Será que el cuerpo ya no tiene más la capacidad de amortiguación? Sometido dolorosamente al envejecimiento, ya que no admite que su carne no sea como la substancia divina. (AFADH. I.91)

EUROPIUM-X (Eur-x.): - La inteligencia y nuestra manera de pensar te hacen libre. Aquel que ES, es espíritu puro. (MLF, 11.2010)

EUTANASIA: - Milita por la eutanasia ya que no soporta imponerle el espíritu a un cuerpo corrupto, deforme. **Benz-ac.**

EVACUAR (ELIMINAR, DAR): - No quiere/puede evacuar, dar cualquier cosa que sea de él. **Grat.**

EVALUAR (JUEZ, REFERENCIA): - Evaluar (juez, referencia). **Chin.**
- Desea capacidades ilimitadas, más allá de toda evaluación; envidia la omnipotencia de Dios que es infinita, sin medida, no se puede evaluar y que, en consecuencia, no necesita ayuda. **Cob.**
- Evaluar (juez, referencia). **Nux-v.**

EVAPORAR (AGUA)

EVASIÓN (DISTRAER, INTERRUPCIÓN, ENCERRADO, CONFINADO, IMPEDIMENTO, JUEGO): - La carga del trabajo cotidiano le impide elevarse, necesidad de evadir este mundo en el que corre el riesgo de ser arrastrado. **Brom.**
- Quiere evadir todo lo cotidiano que lo encierra. **Petr.**

EVIDENCIA (PRUEBA, EXPLICAR): - Necesidad de una evidencia para avanzar. "Es necesario que comprenda, sino, esto no me interesa". **Crot-h.**
- La evidencia no puede ser vista cuando se quiere descubrir lo que está oculto. **Ptel.**

EVITAR (DEFINITIVO, IRREVERSIBLE): - Inerte ante todos estos peligros que son imposibles de evitar. A fuerza de querer evitarle todo a los demás, no ve el bien que debe emprenderse: permanece inerte. **Gels.**
- Preocupación de decidir debido a la irreversibilidad de la elección. **Ign.**
- Debe hacer las cosas fáciles o descubrir que son fáciles, evita la dificultad, confía en sus niños… **Mor-o.**
- Rechaza procrear para evitar lo peor a los niños. **Senec.**

EVOLUCIONAR (CRECER, CAMBIO, CULTURA, ETAPA, GRANDE, PREJUICIO, PROGRESO, ESTANCAR, RENOVAR): - No acepta tener que evolucionar. **Agar.**
- Quisiera acelerar, haber finalizado su evolución, su ascensión, sin esfuerzo. **Brom.**
- A medio camino de su evolución, miedo de la siguiente etapa. **Carb-v.**
- El "buen salvaje", Tarzán no tiene que evolucionar. **Choco.**
- Hay una regresión en la especie, la evolución. Evoluciona en sentido contrario. **Cupr.**
- Está detenido en su evolución ascendente, es un fracasado de espíritu, al haberlo idolatrado. **Ham.**
- Hay una regresión en la especie, la evolución. Evoluciona en sentido contrario. **Hell.**
- Quiere ser lo que es y sentir lo que siente, el instante eterno, sin evolución. **Lim-b-c.**
- Debe aceptar que el camino entre la cause y el efecto es un camino de evolución. **Merc.**
- Desea una evolución trascendente por su propia iluminación y sus propias fuerzas, y se vuelve primitivo, animal... **Plut-n.**
- El hombre debe progresar no por su forma sino por su espíritu. **Sol-t-ae.**
- Tiene todo en sí, como el animal admirado que tiene todo para ser, que no evoluciona. **Urol-h.**
- Cambiar quiere decir que esto no era perfecto desde el principio, que se equivocó, que hay lugar para perfeccionarse, evolucionar. Perfecto y no le hace falta nada, no tiene necesidad de cambiar, de evolucionar. **Vip.**

EXACTITUD (PRECISIÓN): - ¿Fecha, que, quien, dónde? **Cedr.**

EXAGERAR (DIMENSIÓN): - Exageración de la apreciación de las cosas, las comparaciones. **Cann-i.**
- Infla y exagera todo: sus preocupaciones financieras, sus discursos, los defectos de los otros, su situación miserable, sus deseos de moler a palos a otros y defecar sobre las personas. **Cast-v.**

EXALTAR: - Quiere exaltar el valor de los demás. **Caps.**

EXAMEN (PRUEBA, CUESTIÓN, ESFINGE): - Caducidad de los conocimientos adquiridos por indigestar el espíritu atiborrándolo al momento del examen. **Aeth.**

EXCELENCIA (HAZAÑA, EXTRAORDINARIO, BONDAD, SUPERIORIDAD, VALOR, ADMIRAR): - La excelencia de sus acciones lo vuelve venerable. **Calc-s.**
- Orgullo: apetito desordenado por su propia excelencia. No ve ya más la excelencia de nada. **Grat.**
- No tiene necesidad de nadie para mejorar su excelencia, encuentra que es muy poco para él servir en este mundo tan bajo. Su excelencia le permite criticar a los demás. **Myric.**
- Su excelencia sin fundamento se consolida por lo que se ve, lo físico, por lo que quiere probar su santidad, su convicción de ser el elegido de Dios. **Plat.**

EXCÉNTRICO (EXCESIVO, DIFERENCIA, OTRO, CENTRO, COSTUMBRE, COMÚN, ORIGINAL, EXTREMO)

EXCESIVO (EXCÉNTRICO, DEMASIADO): - Castigo excesivo en relación a la falta. **Cham.**

EXCLUSIÓN (REVERSIBILIDAD, CORRECCIÓN, FALTA): - Quisiera una relación privilegiada con el ser amado, exclusiva. **Abrot.**
- Sólo elige según el cuerpo o el espíritu, el excluye su complementariedad. **Anac.**
- Elección imposible ya que lo uno es exclusivo de todo lo demás. **Chin.**
- Temor a ser excluido de la comunidad. **Form.**

- Elección imposible ya que lo uno es exclusivo de todo lo demás. **Ign.**

EXCREMENTOS (COPROFAGIA, SALIDA, AFIRMAR, DETRITOS, NADA,
   DETERIORAR): - Se cree la "gran cagada" (lo máximo), pero es "una cagada" con los demás
   (los intima). Auto-castigo <u>degradante</u> por sus excrementos (se hace pupú en los pantalones).
   Aloe
- Quiere defecar sobre los que le incumplen. **Cast-v.**
- Prefiere ser una "mierda" que uno de los buenos, ya que los buenos mueren primero. **Iod.**
- Esta hasta la "mierda". **Psor.**
- <u>Coprófago</u>, es un símbolo de su papel de <u>redentor</u> (recuperar la vida desde la muerte). **Verat.**
- Sueña que está cubierto por excrementos. **Zinc.**

EXCUSA (CULPABILIDAD, PERDÓN, ARREPENTIR, MOTIVAR): - Se excusa por todo. **Ars.**
- Hacen falta buenas <u>razones</u> para excusar las cosas y las personas, sino la seguridad está en juego.
   Calc.
- Se excusa todo el tiempo, no quiere ocupar demasiado <u>espacio</u>. **Glon.**
- Si tengo la razón, no me excuso. **Nit-ac.**

EXÉGESIS [*] (INTÉRPRETE)

EXHIBICIONISMO (INTIMIDAD, VOYEUR, MIRÓN): - Se muestra para probar su <u>inocencia</u>,
   niega el <u>pudor</u>. **Hyos.**

EXIGENCIA (REIVINDICAR, NECESIDAD, DESEO)

EXILIO: - Criminal y responsable de su exilio. **Merc.**

EXISTENCIA - EXISTIR (SER, EXTINGUIR): - Sensación como si <u>nada</u> existiera, el no es
   nadie, mejor morir. **Agn.**
- Habla y hace <u>existir</u> a las criaturas, quiere y las <u>mantiene</u> en el ser, sin <u>esfuerzo</u>. **Calc-sil.**
- Problema de derecho a la <u>existencia</u> por los demás (*puede existir sólo por los demás, o no deja
   existir a nadie*). **Carc**
- Disperso, descartado, dividido… ¿Existo? ¿Varón o hembra? **Hydrog**
- Quiere que el otro exista por él. **Lyss.**
- Rechaza a Dios en el hecho que le debe el ser <u>mantenido</u> en existencia. **Nat-m.**
- Su existencia no depende del otro, es su propio <u>fin</u> y sus actos son <u>buenos</u> según su <u>ser</u>. **Nux-v.**
- Al límite de no existir más, desconectado de todo y de sí mismo. **Thuj.**

ÉXITO (ACABAR, FALTA, MEJOR, PERFECCIÓN, TERMINAR): - Los otros son un
   obstáculo, ya que no hacen su <u>trabajo</u> con el mismo fin, sino para estar a solas en su propio <u>éxito</u>.
   Sólo puede <u>fraternizar</u> si se siente <u>superior</u>, debe mantener su <u>lugar</u>. **Aloe**
- <u>Abandona</u> su trabajo antes de <u>finalizarlo</u> si alguien lo observa o lo felicita, ya que esto lo
   <u>compromete</u> y lo <u>obliga</u> a tener que hacerlo <u>bien</u>. **Cact.**
- Aborta todos sus proyectos. / Siempre tengo el deseo de ganar, no cree en el fracaso. **Dig.**
- Decepcionado de sí, duda de <u>salir bien</u>, incluso en lo más insignificante. **Act-sp.**
- Recuerdo nublado de una <u>prueba</u> que hizo y que falló, de ahí su miedo a cualquier situación de
   prueba. **Gels.**
- Fracaso en su <u>sacrificio</u> por amor a los otros. **Hura**
- El fracaso es injusto si hubo esfuerzo y <u>buena</u> voluntad. **Ign.**
- En contra de todos aquellos que tuvieron un éxito mayor al de él; el éxito le da la ilusión del
   valor personal. **Mag-m.**

- Niega el éxito, si lo es, incluso en parte, debido al <u>contingente</u>, convencido que hace todo mal; o rechaza la posibilidad del fracaso. **Naja**
- Su voluntad debe garantizar el <u>éxito</u>, como la de Dios que siempre se <u>cumple</u>. **Nat-s.**
- Exageración imaginaria de su <u>predestinación</u> al fracaso. Intolerancia a que su éxito dependa también de la <u>casualidad</u>, de la <u>Providencia</u>. Niño nacido después del fracaso de un aborto: rechaza el fracaso de su vida. **Nat-s.**
- Ve su valor en lo que ha hecho con éxito. **Ptel.**
- Sus espinillas, una pequeña deformidad le hace creer que toda su obra es un <u>fracaso</u>. **Sarr.**
- Infaliblemente su <u>creación</u> le sale bien, sin riesgo a tropezarse con <u>obstáculos</u> imprevistos. **Spong.**
- Cree que lo juzgan porque no tendrá éxito, llegar hasta el <u>fin</u>. **Zinc.**
- Su voluntad debe garantizar el <u>éxito</u>, como la de Dios que siempre se <u>cumple</u>. **Nat-s.**
- El <u>tesoro</u> que busca es el secreto de los mártires, la vida interior que les permite <u>soportar</u> el despojo, la separación, el menosprecio, las torturas, por la cual, como un truco, podía ser como <u>invulnerable</u>, obtener el <u>éxito</u>. **Rhod.**
- Quiere volver su acción automática y es un <u>reflejo</u> que garantiza el éxito. **Ruta**

EX-NIHILO: (NADA, FUENTE): - Quiere poder crear <u>ex-nihilo</u> ("crear a partir de la nada"). **Con.**

EXPANSIÓN (FLORECIMIENTO, PROGRESO, EXPLOSIÓN, CRECIMIENTO, LUGAR): - No quiere <u>depender</u> de una <u>fuerza</u> exterior que lo pueda <u>conducir</u>, armonizar con otra cosa que no sea él, que lo mida, que lo frene de su <u>expansión</u>. **Carc.**
- El modo de expansión <u>rítmica</u> humana lo traba. Cree que la falta de expansión de su ser físico va a limitar la expansión de su espíritu, ya que Dios, Él, no está limitado por su templo. **Glon.**
- Se queda sin aire, se ahoga, incapaz de expansión física = > del <u>florecimiento</u> psíquico. **Mosch.**

EXPERIENCIA (CAMINO, OBSTÁCULO): - <u>Vigilante</u> y <u>precipitado</u>, sufre de su inexperiencia, no ha sido <u>educado</u> para estar listo… **Acon.**
- Ninguna <u>experiencia</u> le deja <u>huella</u>, cada experiencia vivida permanece aislada. No guarda nada en la <u>memoria</u>, debe siempre comenzar todo de nuevo. **Cedr.**
- No quiere dejar sus huellas (*pies ligeros*), rechaza el camino humano oscilante de la <u>experiencia</u>. **Grat.**
- Quiere zambullirse en el objetivo como el planeador que vuela sin <u>obstáculos</u>, sin frenos, independiente, por <u>sí</u> <u>mismo</u>, sin tener que pasar por la <u>experiencia</u>, como el niño que debe nacer. **Lars-arg.**
- Debemos reflexionar sobre el mérito de nuestras acciones para evitar el <u>peligro</u>, también tomar en cuenta nuestras experiencias, no olvidar nada. **Mill.**
- Rechaza las <u>experiencias</u> nuevas, lo <u>prohibido</u>. Guarda todo. **Vip.**

EXPIAR (PAGAR, CHIVO EXPIATORIO, VÍCTIMA, PERDÓN): - Su familia está maldita, debe expiar por las cosas que no se <u>dicen</u>. **Carc.**
- Debe expiar por su <u>prójimo</u>. **Lil-t.**

EXPLICAR (CONCRETO, COMPRENDER, PRUEBA, INTELECTO): - Quiere enseñar y <u>predicar</u> sin <u>recibir</u> nada del otro. **Agn.**
- Necesidad de explicaciones para <u>concretizar</u>, <u>encarnar</u> para poder comprender lo que es <u>abstracto</u>. **Alum.**
- Quiere el poder de explicar y del conocimiento, sin recibirlos de ninguna parte. **Ambr.**
- Claridad de ideas = posesión de la verdad = beatitud: <u>argumenta</u> para encontrar <u>explicaciones</u>. **Arg-met.**

- Enfadado de tener que explicar, ¡el interlocutor no recibió pues su iluminación! Quiere ser comprendido instantáneamente: eyaculador precoz en el habla, debería ser fecundo en la primera palabra. **Bufo**
- Quiere una transmisión por la iluminación, en su egotrofía explica todo a fondo. **Calc-p.**
- El rencor/resentimiento cae tan pronto encuentra la verdad, el porqué, la explicación. **Nit-ac.**
- Para aquellos que quieren explicar todo, la religión no puede existir, ya que ello implica el misterio. Le gusta investigar, las clases difíciles. **Ph-ac.**
- Quiere explicar para iluminar a los demás. **Psor.**
- Rechaza el uso de la racionalidad en el sentido que el conocimiento produce un cambio, no quiere escuchar las explicaciones. **Sol-t-ae.**
- Inventa explicaciones ya que le encantan las teorías. **Sulph.**

EXPLORAR (DESCUBRIR, BUSCAR): - El hombre debe tener el valor de aceptar que no se conoce totalmente como Dios, sino que debe explorarse constantemente. **Samars.**

EXPLOSIÓN (LUGAR, BOMBA, GRANDEZA, EXTENSIÓN): - En lugar de irradiar, se estalla. **Diosc.**
- Explota a fuerza de querer ser ilimitado. **Glon.**
- Explosión (lugar, bomba, grandeza, extensión). Los **Kali**. **Kali.**
- Quisiera ser acto puro omnipotente y no deber pasar de la potencia al acto. **Petr.**
- Explosivo, instantáneo: conocimiento inmediato de sí mismo. **Pic-ac.**

EXPLOTAR (SUMISIÓN): - Se siente explotado si el otro le pide algún servicio. **Colch.**

EXPONER: - No necesita de modestia, puede exponerlo todo, nunca nadie será capaz de descubrir su misterio. **Cob.**
- Falta de delicadeza, impúdico, no se adapta a ninguna circunstancia. **Phyt.**

EXPRESAR - EXPRESIÓN (PALABRA, PROVERBIOS): - Se queja que no lo dejan expresar. **Crot-t.**
- Busca una expresión más justa, adecuada, libre de tartamudeo para encontrarla. Sensación de lenguaje estereotipado (langue de bois). **Euphr.**
- Pierde la capacidad de asimilar, de fecundidad, la fuerza expulsiva para dar a luz, la capacidad de donación en general, nada se puede expresar, salir de sí, cualquier movimiento <. **Goss.**
- Quiere expresarse totalmente en una sola palabra, al perderla continuidad del discurso, de sus ideas. **Viol-o.**

ÉXTASIS: - Éxtasis por la visión beatífica [*]. **Cench.**
- Éxtasis por la comunión de pensamiento con el padre. **Crot-h.**
- Necesidad de lujo y grandeza, de éxtasis como cuando se escucha una pieza sinfónica. **Cur.**
- Por el éxtasis se pone en comunicación con Dios, teniendo el mismo valor que Él. **Lach.**
- Sólo quiere ser atraído por este conocimiento interior que es el éxtasis. **M-aust.**

EXTERIOR - EXTERNO (APARIENCIA): - Quisiera existir y actuar sin necesidad del exterior. **Aran.**
- Quiere la felicidad que está en sí mismo, inmanente, no puede buscarla por el uso de sus sentidos, ya que éstos lo ponen en contacto con el exterior. Miedo de cualquier golpe del exterior, intrusión sin amistad. **Arg-met.**
- Quiere gozar la paz perfecta, tener la beatitud como naturaleza, que nada del exterior hiera, conocer las cosas en sí, sin depender del exterior. Descansa en la contemplación. **Arg-met.**

- Quiere una plenitud de vida que es interior al sujeto sin ninguna influencia de cualquier fuerza exterior, la plenitud de vida absolutamente inmanente de Dios, acto de vida perfecta porque está totalmente en acto, sin ninguna potencialidad que todavía tenga que perfeccionarse por una acción que venga del exterior. **Carc.**
- Quiere ver el interior de los demás, la parte secreta. **Cench.**
- No quiere recibir ninguna perfección del mundo exterior, sólo quiere estar en la contemplación de su propia esencia. **Cycl.**
- Nada del exterior debe penetrarlo ni actuar para modificarlo, lo saca de su centro. Llegar a una paz interior por la organización de las condiciones exteriores. **Euph.**
- Se encuentra solo en el exterior, débil, inerte. **Granit-m.**
- Se cierra, se rodea de callosidades que impiden que el exterior penetre. **Graph.**
- Lo que viene del exterior y pone en marcha su pensamiento es insoportable. **Helon.**
- Quiere manifestar su belleza interior por lo que refleja su exterior, cree que su interior está vacío si el espejo no le refleja su apariencia (los demás son su espejo). **Pall.**
- Ensueño interior, no puede asociar su espíritu a ningún objeto exterior. **Plan.**
- Intolerancia a todas las superficies de contacto que le recuerdan su no continuidad con el exterior. **Ran-b.**
- Fuerte percepción de todo un mundo interior oculto, encerrado en sí mismo, y siente la urgencia de explorar cada aspecto. **Samars.**
- Todo lo que viene del exterior = nocivo, sufrimiento que surge por sorpresa. **Spig.**
- Su creación imaginaria no depende más de sus funciones orgánicas ni del mundo exterior, pero expresa infaliblemente la realidad de las percepciones pasadas y presentes. **Spong.**

EXTINCIÓN (SOFOCAMIENTO, AHOGO, ASFIXIA) : - Extinción. **Phos.**

EXTINGUIR (APAGAR, SOFOCAR, ENCENDER): - Sin aire, me apago. **Carb-v.**

EXTRACCIÓN / DESGARRAMIENTO: - Está desbordado por todo lo que le llega, que es demasiado difícil, es desgarrado por cualquier estímulo físico. **Graph.**
- Todo lo que se separa de lo esencial empeora = extracción. **Lac-d.**
- Extracción / desgarramiento. **Spong.**

EXTRANJERO (RACISTA): - Experimentar su propia sustancia como extranjera, como si tuviera a otro en sí, no reconoce a su cuerpo como parte de su yo. **Coc-c.**
- No quiere transformar la sustancia extraña en su propia carne. **Kali-n.**

EXTRAORDINARIO (HAZAÑA): - Quiere ser apreciado siendo extraordinario. **Calc-s.**

EXTRATERRESTRE (EXTRANJERO): - Visión estrecha, desconectado, se siente de otra especie, diferente de los humanos, extraterrestre, alienígena, aislado de su entorno. **Androc.**

EXTREMO (NORMA, MEDIO): - Desea la armonía perfecta de su estructura, que la unión de los extremos, cuerpo y espíritu, no perjudique su simplicidad. Su cuerpo deforme no explica la perfección de su ser, la nobleza de su alma. Sufre de que su cuerpo sea inadecuado para decir la verdad de su ser profundo. **Benz-ac.**
- Ya no tiene más la prudencia humana que evita los extremos. **Carbn-s.**
- Quiere ser el mejor, desea los extremos: independencia, entrenamiento, hazañas, acrobacias, velocidad, fuerza de voluntad. **Falco-pe.**
- Desea ser la medida y la regla increada (no creado), superando toda capacidad humana, súmmum [*], oculta su animalidad, oscilación estéril entre los extremos. **Podo.**

- Va hasta el <u>final</u> y su <u>intuición</u> siente cuando es el <u>límite</u>. Sólo para decidir qué hacer y qué quiere. <u>Desmesura</u>, exceso, <u>desafío</u>, <u>extremo</u>, situaciones límites... **Rhod.**
- A dos, se pueden enfrentar los extremos. **Stict.**

EYACULAR: - Quiere ser <u>comprendido</u> instantáneamente: eyaculador precoz en palabra, el primer chorro debería bastar para <u>fecundar, iluminar</u> el espíritu de su interlocutor (SVM) **Bufo**

EYECCION (EXPULSION): - Preocupación de ser <u>expulsado</u> del seno de Dios, y de ser <u>repudiado</u>. **Hyper.**

F

FACHADA (APARIENCIA, SUPERFICIE): - <u>Pregunta sólo</u> por aparentar, no espera la <u>respuesta</u>. **Ambr.**

FÁCIL (MÉRITO, VIRTUOSIDAD, DIFICULTAD, ESFUERZO, AYUDA): - No tiene la fuerza moral para <u>soportar</u> sus sensaciones, emociones desagradables. Se <u>enfrenta</u> bien a las grandes <u>dificultades</u>, pero se derrumba fácilmente con nimiedades. **Aster.**
- "Como si se encontrara <u>independiente</u> de su <u>cuerpo material</u>, lo que causa una sensación de comodidad en sus <u>movimientos</u>". **Chin.**
- Desesperado por el dolor físico, porque la fuerza moral le debería permitir a su razón tolerarla. **Clem.**
- <u>Alegría</u> cuando todo parece fácil de cumplir, hace las <u>pequeñas</u> cosas fáciles. **Form.**
- Descubre que las cosas son <u>fáciles</u> o las convierte en fáciles, <u>evita</u> la dificultad, confía en sus niños... Quiere encontrar lo <u>mejor</u> y encuentra que es <u>difícil</u>. La facilidad es un <u>señuelo</u>. **Mor-o.**
- Busca la <u>felicidad</u> y su <u>inmediación</u> en la facilidad: cree poder obtenerla sin <u>participación</u>. **Op.**
- Desea el pensamiento <u>creativo</u>, la creación y el movimiento fácil. **Ox-ac.**
- Su automatismo hace <u>fácil</u> la actividad, al punto que la <u>voluntad</u> se debe <u>controlar</u> cuando esta facilidad se <u>ejecuta</u> sin coordinación. **Pip-m.**
- La <u>elección</u> facilita el trabajo. **Ran-b.**
- Quiere hacer todo fácil y <u>automáticamente</u>, lo hace por <u>costumbre</u> en el mal <u>momento</u>. **Ruta**
- Intolerancia a lo que es difícil de combatir, por el objetivo que hay que <u>alcanzar</u>. Ni siquiera he sido capaz de... es una <u>carga</u>... Quiere alcanzar el objeto de su <u>esperanza</u> sin <u>esfuerzo</u>, fácilmente. **Verb.**

FACULTAD: - Dios no necesita ninguna otra <u>facultad</u> que su intelecto para conocer los singulares, la mantequilla, el pan... **Carb-ac.**
- No siente <u>alegría</u>, aunque canta, pero se alegra ante sus <u>facultades</u> mentales / muy triste por su fracaso por la falta de <u>poder</u> mental. **Lyss.**

FAGOPYRUM ESCULENTUM (sarraceno/ alforfón) (Fago.): - <u>Descanso</u> y <u>trabajo</u>, <u>recuperación</u> y <u>productividad</u> no pueden coincidir en nosotros. Desea una actividad incesante incluso durante el descanso, como el sistema cardio-vascular. Se mejora cuando <u>habla</u>, actividad inmóvil casi divina que le permite disfrutar de sí mismo.
- Rechaza la <u>alternancia</u> entre la actividad y el reposo, propia de la naturaleza humana. No hay placer en la actividad, cuando está en reposo, le molesta el corazón ya que no está vinculado con el bien deseado. Debe pararse para mirar hacia lo alto, lo <u>espiritual</u>, que es lo que ordena la acción y le permite volverle a poner corazón en su trabajo. Quiere descanso, alegría y actividad en sí. (GRAPH XI.01, AFADH 2005)

FALCO PEREGRINUS (Falco-pe.): - Necesidad de apertura. Confiamos demasiado en él, se siente incompetente. Oculta su vulnerabilidad, rechaza la ayuda. Trabajo difícil, y a cambio se siente mal pagado. Quiere ser el mejor, deseos extremos: independencia, preparación, hazaña/proeza, acrobacia, velocidad, poder de la voluntad. (CSM)

FALTA (FALLA, ÉXITO, INFALIBLE, JUSTICIA, PECADO, CORRECCIÓN): - Se ríe de sus fracasos y sus errores. **Aloe**
- No puede decidir entre lo que es bueno y lo que no; allí está es el problema, aceptar que la falta se pueda reproducir. **Ars-i.**
- Puedo errar en mis elecciones parciales sucesivas sobre el bien absoluto. **Bism.**
- Intolerante a que hablen mal de los demás, ya que también pueden equivocarse sobre ella, sabe que también puede ser falsa. **Cocc.**
- Se siente que ha errado estúpidamente, por falta de atención. **Cycl.**
- Tengo la razón por mi razonamiento. **Ferr.**
- Tengo la razón ya que el resultado lo demuestra. **Iod.**
- Impresión de estar en falta, que lo van a regañar o le van a pegar. **Kali-c.**
- Quiere la infalibilidad del resultado, eliminar toda contingencia, todo riesgo de error en su elección. La fuerza lo obliga siempre a actuar contrariamente a lo que sabe que sin embargo debe hacer. **Naja**
- Es totalmente malo, aquel que se equivoca. **Nit-ac.**
- El menor cuestionamiento le hace creer que todo es falso. Hace falta el habitus para protegerse del error. **Ruta**
- Miedo de ser atrapado cometiendo una falta, que vean sus fallas, que su visión sea sólo un fragmento. **Sil.**
- Cometió una falta. **Sulph.**
- Excesivo sentimiento de culpa, de pecado, hasta por las trivialidades. **Thuj.**

FALTA (FRUSTRACIÓN, VACÍO, CARENCIA): - Mujer que desea un pene, que no le falte nada para su perfección. **Cycl.**
- Intolerancia a la falta. Desea el derecho a ser colmado totalmente en todos sus deseos. Ve la falta como un agujero abierto. **Rheum.**
- La perfección sería la superabundancia de la vida sin que le falte nada. **Rhod.**
- Sin descanso, siempre insatisfecho, le teme a la carencia. **Stann.**
- Quiere todas las cualidades para no carecer de ninguna riqueza y compartir su bien con quien quiera cuando quiera. **Sulph.**
- Envidia la perfección inmutable del ser y del haber (es perfecto aquel al que no le falta nada), por lo tanto no hay necesidad del perfeccionamiento por la educación. **Vip.**

FAMILIA (CASA, CAPULLO, GRUPO, GENERAR): - Desea concordia absoluta entre todos los elementos que forma un conjunto, elementos de su cuerpo, elementos de la familia, que quisiera reunir siempre, verlos a todos en buen entendimiento. **Bapt.**
- Responsable de la protección y durabilidad del vínculo familiar. **Calc-sil.**
- Demasiado ligado a su rígido núcleo familiar para diferenciarse. En contra de su familia; no se atreve a decirles todo lo que le molestó, lo que sufrió en ese yugo educativo. **Carc.**
- Culto a Dios, quiere a su familia, su creación. **Coff.**
- Familia numerosa muy unida. **Lem-m.**
- Responsable por el buen funcionamiento de la familia, del buen acuerdo entre los padres. **Lyc.**
- Vergüenza de la gente simple de su familia. **Plat.**
- Aceptar dejar el pasado, la historia familiar que lo retiene. **Sars.**
- Indiferente para con su familia y así evitar la sensación de abandono. **Sep.**

FAMILIAR (AMIGO, SERIEDAD, NIVEL, INTIMIDAD, LUGAR, SEDE): - Está <u>familiarizado</u> con el médico, es estar en la <u>intimidad</u> con aquel de quien se depende. Familiar con el Dr. para manifestar su nivel cultural. "No tengo que adorarte, puesto que tu eres mi amigo". Dios, fuente del ser de cada criatura, tiene derecho a la intimidad con todas ellas. **Chlf.**
- <u>Familiaridad</u> fuera de lugar, cree que está en <u>cooperación</u> con el otro, aunque sea indebidamente. **Ran-b.**
- Familiaridad por exceso de <u>comunión</u> de <u>cooperación</u> con el otro. **Ran-b.**

FANATISMO: - Fanático de proteger a los demás. **Caust.**
- Fanático de la inflexibilidad y miedo a errar. **Thuj.**

FANFARRIA (BANDERA, PATRIOTA, MÚSICA)

FANFARRÓN: - Impasible, rechaza el tener que <u>prever</u>, ser prudente para garantizar la victoria. **Asc-t.**
- Rechaza la necesidad de emplear su razón y su mano para compensar <u>inferioridades</u> aparentes que lo ponen en <u>peligro</u> delante del medio exterior. **Peti.**

FANTASMA (RESUCITADO, ESPÍRITU): - Dolores fantasmas del miembro amputado: no perdió nada. **Hyper.**
- Miedo de los espíritus y de los <u>antepasados</u> si no respeta el fruto del trabajo de ellos. **Sars.**

FARDO (CARGA, PESO, DIFICULTAD): - Quiere ser solamente <u>espiritual</u>, desinteresado por su <u>cuerpo</u> que no es controlado, ya que lo que hace es estorbar. **Phys.**
- No fui <u>capaz</u> de… esto es una carga… **Verb.**

FASCINACIÓN: - Fascinación por ciertos objetos o <u>texturas</u>, la madera de las puertas, los colores de los cabellos, los tejidos. **Choco.**

FASE (ETAPA, CICLO, CAMINO)

FASTIDIAR (RUTINA, DISTRAER, IMPROVISO, OCUPAR): - No necesita <u>trabajar</u>, ya ha conseguido su objetivo, nada lo fastidia y disfruta e todo perfectamente, goza de plena <u>salud</u>… **Cadm-s.**
- Trabaja para no fastidiarse, o lo hace por la juerga. **Ip.**
- Satisfecho de ser incomprendido, así nadie lo fastidiará. **Yttrb-met.**

FASTUOSIDAD (LUJO, GRANDEZA): - Admirativo, quiere <u>esplendor</u> y belleza, grandes <u>catedrales</u>: ampliar los muros de su prisión temporal que le limitan el conocimiento. **Irid-met.**

FATALIDAD (DESTINO, CONTINGENCIA, ELECCIÓN, CASUALIDAD)

FATIGA (ESFUERZO, FUERZA, TRABAJO, CANSANCIO): - Domina perfectamente la <u>materia</u>, es una energía auto-renovable, auto-<u>nutritiva</u>, <u>infatigable</u>. **Coca**

FE [*] (CREER): - No quiere consentir sin discutir, niega la fe, quiere ver para creer. **Alum.**
- Rechaza la imperfección de la <u>fe</u> que encuentra sus motivos de <u>creer</u> en algo fuera de sí, que necesita escuchar o leer algo. **Irid-met.**

FEALDAD (BELLEZA)

FECHAS: (VENCIMIENTO, TIEMPO): - Las fechas señalan el tiempo, y los plazos de vencimiento le dan miedo. **Arg-n.**
- Alérgico s las fechas y los aniversarios: relación. **Con.**

FECUNDAR (FERTILIZAR, CREAR, ÉXITO, GENERAR): - Pierde la fecundidad de su proyecto ya que lo vuelve incomunicable. Quiere ser comprendido instantáneamente: eyaculador precoz en la palabra, la primera palabra debería ser suficiente para fecundar, iluminar a su interlocutor. **Bufo**
- Desea una fecundidad – maternidad – perfecta, continua, aunque se vea sometida a los tiempos sucesivos, alternando con el reposo, como las estaciones. **Cast-eq.**
- Pierde la capacidad de asimilar, de fecundidad, la fuerza expulsiva para dar a luz, la capacidad de donación en general, nada se puede expresar, salir de sí, cualquier movimiento <. **Goss.**
- Cree que por su eficacia puede escapar a la necesidad de ser fecundado. **Lil-t.**
- Disfrutaría de la auto-fecundación, ser fecundado por sí mismo. Sólo ve la relación si es fructífera. **Lil-t.**
- Desea la fecundidad perfecta del padre, la capacidad de engendrar, educar. **Lyc.**
- Quiere un poder directo sobre los órganos genitales, que su fecundidad no proceda de la colaboración, del amor o de la actuación del otro. **Murx.**
- Auto-fecundación: sin vínculos normales con el exterior: la idea del matrimonio es insoportable. **Pic-ac.**
- Eficacia no significa fecundidad. El trabajo domina sobre la fecundidad. **Sars.**
- Quiere la eficacia más que la fecundidad. **Viol-o.**

FELICIDAD – BEATITUD / BIENESTAR (FIESTA, ALEGRÍA, FELIZ, PLACER, DICHA, BIENAVENTURANZA): - Bienaventurados lo que lloran: lágrimas que brotan de la visión espiritual tan pronto reconoce que está encadenado a los males que busca como bienes. **All-c.**
- Es injusto que el destino pueda quitarnos la felicidad recibida, que nos haga pagar el fruto de nuestro trabajo. **Am-c.**
- Quiere la felicidad obteniendo lo que imagina. Dios es felicidad porque su acto intelectual es perfectamente pleno. **Ang.**
- Rechaza el tener que desear la felicidad antes de disfrutarla. **Ant-c.**
- Desprecia la felicidad en la seriedad de la vida, en el trabajo de todos los días, en la ruta que conduce al banquete, con los pequeños momentos de descanso (eutrapelia: hace bromas, afirmaciones irónicas y divertidas) donde al final relaja la tensión. **Apis**
- Desea el bienestar en sí mismo, inmanente, no se puede obtener a través del uso de los sentidos, ya que éstos lo ponen en contacto con el mundo exterior. Quiere alcanzar su beatitud sin pasar por las etapas. Conquistar el bienestar significa convertirse, admitir, precariedad. Quiere una beatitud sin relación con los actos humanos, se abstrae de todo, se deleita en los recuerdos. Se inventa intelectualmente su tranquilidad, pero el menor choque, la menor confrontación con lo real pone de manifiesto que su beatitud no coincide con su alma: ¡por el cuerpo puede sufrir! **Arg-met.**
- No acepta que la felicidad tenga que ser edificada día a día a través de su trabajo. **Arg-n.**
- Busca la felicidad en la unión. En su embriaguez se imagina ser el artesano de su felicidad. Sufre de la distancia entre su felicidad y su estado actual. **Aster.**
- Se niega llegar a la felicidad de los pequeños bienes parciales intermediarios. Desea estar en acto de beatitud, agarrarla inmediatamente, no adquirirla por elecciones sucesivas. **Bism.**
- Quiere encontrar su lugar ideal dentro de sí mismo, y es allí donde quiere encontrar su felicidad. **Borx.**
- Quiere la felicidad en sí, sin reflexionar ni buscar lo que es bueno. Rechaza el trabajo de la inteligencia para llegar a la felicidad. **Cann-s.**
- Quiere la felicidad perfecta en el deleite de lo concupiscible [*]. **Cina**

- Busca la felicidad plena en las impresiones que recibe, mientras que está en el amor, de ahí la decepción. **Cina**
- Importancia extraordinaria de disfrutar del <u>amor</u> del otro, que debería conducir a la <u>felicidad</u> perfecta aquí, de <u>inmediato</u>, sin <u>distancia</u>. La felicidad debe buscarse en las <u>criaturas</u> ya que el otro mundo está muy lejano, <u>inaccesible</u>. **Croc.**
- Quiere encontrar la felicidad apropiándose de la manera de <u>pensar</u> del padre. **Crot-h.**
- Desea la felicidad en sí <u>mismo</u>. **Cycl.**
- Quiere que su felicidad no sea el resultado el proyecto del <u>otro</u>. Quiere ser su propia felicidad. **Dig.**
- La <u>perfección</u> permite la felicidad en el <u>reposo</u>. **Guaj.**
- No ve en la vida el equivalente a la felicidad, que es el gozo temporal. **Hell.**
- Para él la <u>salud</u> no es una condición de la felicidad sino su propósito. **Helon.**
- Quiere encontrar la felicidad a través de un bien inferior, los <u>sentidos</u>, y no por la sumisión de su intelecto. Piensa que es impuro y que merece el fuego. **Hep.**
- Desea convertirse en la <u>esencia</u> de Dios, el propósito de la felicidad. **Hydrog.**
- Entusiasmo, forma, actividad = felicidad. **Laur.**
- Quiere un juicio <u>moral</u> espontáneo, sin tener que reflexionar y trabajar sobre la bondad de la cosa. **Led.**
- Trabajo < = > Felicidad. **Mag-c.**
- ¡Las pequeñas desgracias qué cortan la felicidad del momento, lo desarticulan! **Mag-m.**
- Envidia la <u>felicidad</u> que Dios posee y <u>disfruta</u> infinitamente de Sí mismo. **Olib-sac.**
- Rechaza la <u>felicidad</u> que sólo <u>participa</u> en la felicidad absoluta, quiere la felicidad divina (la felicidad de la Esencia increada) que la <u>razón</u> de la sustancia espiritual creada no puede proporcionar. Busca la felicidad y la <u>inmediatez</u> en la <u>facilidad</u>: cree poder obtenerla sin participación. Hace su propia felicidad. Estado de felicidad total que la razón no podría proporcionar. Tranquila indiferencia hacia todas las cosas <u>terrenales</u>, sabe que el <u>paraíso</u> existe. **Op.**
- Espera pasivamente la <u>felicidad</u>. <u>Potencialidad</u> paralizada en la <u>espera</u>. **Senec.**
- Quiere alcanzar su felicidad por sus propias reservas. **Stann.**
- Sensible porque su hábito no es parte de su esencia, pero debe adquirir la disposición de su voluntad por el <u>mérito</u> y el <u>trabajo</u>. Necesidad de <u>hablar</u>, en <u>testimonio</u> de su felicidad y con <u>parloteo</u> / la felicidad es imposible en esta situación. **Tarax.**
- <u>Director</u>, es el único que sabe qué hacer para su <u>felicidad</u>. Para que esto sea duradero debe agitarse y ocuparse todo el tiempo. **Tarent.**
- Quiere tener todos los elementos de la felicidad en sí mismo y no en el exterior. Incapacidad para <u>recibir</u> felicidad de los demás. Karma: la oportunidad de ser portador o no de la felicidad intrínseca, tener o no de que compadecerse. **Ustil.**
- Desea la felicidad en sí <u>mismo</u>. **Ustil.**
- Felicidad por la clarividencia de las cosas misteriosas. **Verat-v.**
- No soporta que la felicidad, a pesar de sus mejores <u>esfuerzos</u>, no se pueda alcanzar sin la gracia. **Verb.**
- Quiere encontrar la felicidad en lo <u>inmutable</u>. **Vip.**
- Quiere alcanzar su felicidad por su propio poder. **Zinc.**
- Feliz si ha cumplido su <u>deber</u>. **Agar.**
- No le gusta el modo humano de ser <u>feliz</u>, que es amar en primer lugar. **Cina**
- Para vivir feliz vivo <u>oculto</u>. **Cupr.**
- Mendigo para ser <u>libre</u>, no tener <u>necesidad</u> de nada, fuera de mundo en esta perfección, <u>bienaventurado</u> por sí mismo. **Cycl.**
- No teme a ningún mal cuando está <u>consciente</u> de haber actuado <u>bien</u>. **Dros.**
- Feliz de unirse a Dios en su muerte. **Plat.**

- Sueño detallado donde ayuda a los demás y los hace felices / necesidad de hacerlos felices. **Sabad.**

FELICITAR (CUMPLIDOS)

FEMENINO (MASCULINO, SEXO, SEXUALIDAD): - Acepta lo femenino en él, parte acogedora y receptiva que no lo priva de su pureza. **Agn.**
- Rechaza lo femenino, el cuerpo y la sensualidad se abalanzan sobre él y lo encadenan. **Daph.**

FERMENTACIÓN (DEGRADACIÓN, CORTAR): - Cambio, maduración, contrario de inmovilidad, inercia. **Helon.**

FEROZ (FIERA): - Quien quiera que se me oponga, le salto encima. Me siento feroz como un tigre. **Lac-leo.**
- Animales feroces muertos: él alma está a un lado. **Sabad.**

FERRUM METALLICUM (Ferr.): - Se encuentra en un territorio vasto donde tiene miedo a la multitud, los lugares públicos: corre el riesgo de descubrir que su racionalidad no le permite evitar el drama; de caer al atravesar un puente en esta agua libre, sin ley, como los sentimientos que no quiere seguir.
- Encuentra las leyes en sí mismo si reflexiona, por referencias racionales. (*si no sabe dónde se encuentra en su proyecto, y busca referencias racionales, podrá encontrar en sí mismo las leyes que hay que seguir en ese proyecto* - NdT) "El raciocinio es justo, por lo tanto ¡tengo la razón!". El otro es un riesgo de presión sobre mí. Ha sido despreciado al darle importancia a una bagatela, o al considerar como despreciable una cosa importante, por un falso juicio de valor.
- Sueña con sus padres, con viejos amigos, quienes han muerto hace mucho tiempo, ¿los perdió por su error? Culpable, se siente perseguido en la oscuridad: el hombre participa en aquello que produce, pero no es la causa primera.
- Cree reparar su falta teniendo siempre la razón, jamás equivocándose, mostrándose dogmático, dictatorial, intolerante a la contradicción, al menor ruido: es el hierro del hacha que también quiere ser brazo. Su necesidad de orden se manifiesta al querer ser él mismo, el dueño de la obra y a la vez la herramienta, no quiere ser templado (agua) para endurecerse. "¡Es necesario saber dónde se va!".
- Preocupado de su debilidad por lo que se aferra a su intelecto. La cabeza cae a la derecha, del lado de la razón. Quisiera dominar su cuerpo, territorio sobre el cual tiene poder. Aversión a los amigos, imposibilidad de disfrute: el sentimiento es prohibido y peligroso. (AFADH I.89, MS V.90, V.02)

FERRUM PHOSPHORICUM (Ferr-p.): - Quiere una animación física que no esté influenciada por lo psíquico y vice-versa. La parte *Ferr.* es necesaria para apoyar el pensamiento, la parte *Phos.* para no ahogarla: HR: "*No puede ver al inclinarse; sensación como si toda la sangre se le sube a los ojos*".
- Quiere una unidad dinámica paralela e instantánea entre el cuerpo y el espíritu, de tal manera que jamás existiera retraso del uno sobre el otro. *Ferr-p.* evoca el problema de las firmezas desiguales (constancia: lo que permite persistir firmemente contra la dificultad que proviene de los obstáculos exteriores) del compuesto humano, sobre todo entra la carne y el espíritu.
- Rechaza que las inclinaciones naturales lo puedan desviar de su primera elección. TFA3: "*Durante la noche se siente impetuoso, aunque los obstáculos crean contrariedad y duda, los detalles parecen montañas, nunca soporta un impedimento o una contrariedad*".
- Quiere que, similar al espíritu, el cuerpo (la carne) no tenga que enfrentar, soportar, sufrir y tenga que desviarse por los obstáculos. El cuerpo es débil a pesar del imperium (poder

absoluto/supremo) del espíritu, el acto de voluntad no es muy poderoso sobre el compuesto humano.
- La única manera de estar seguro de su espíritu es no tener a nadie frente a sí. TFA1: "*Pasearse por una zona tranquila de la ciudad después de caer la noche, tiene un efecto agradable*". Perdió la resolución y la concentración del espíritu debido al entorno, el medio, a las impresiones a las cuales el cuerpo es sensible, disminuye su concentración y su libertad de seguir el rumbo elegido por el espíritu. La carne provoca inercia ante la prontitud del espíritu.
- Quiere fortalecer su voluntad, (TFA8: "*Aumento significativo en la resolución y la concentración del espíritu; menos sensación de agotamiento, cuando se enfrenta a una oposición o la vergüenza, menos a la que tenía previamente; menos intolerancia al mismo tiempo*") aunque es necesario ser diplomático con su cuerpo. Eritrofobia (miedo a ruborizarse), situación por excelencia donde el espíritu es traicionado por el cuerpo y la carne se enciende. (GRAPH VIII.96; AFADH IX.96)

FESTÍN (BANQUETE, FIESTA, LUJO): - Se introdujo en el festín y quiere beneficiarse como un parásito. **Arg-n.**

FETICHISMO (MAGIA, MANIPULAR, POSEÍDO): - Espíritus y brujería lo ponen en peligro de no ser más él mismo físicamente. **Alum.**
- Espíritus y brujería lo ponen en peligro de no ser más él mismo psíquicamente. **Lyss.**

FIABILIDAD (CONFIANZA, SEGURIDAD, SOLIDEZ): - Los impulsos del cuerpo traicionan la expresión del amor puro, la palabra deja de ser fiable, si no se someten a la razón. **Agra.**

FIDELIDAD (DEPENDENCIA, OBSTÁCULO, VÍNCULO): - Servidor fiel y prudente que Dios puso sobre su familia. Fiel en un momento crucial responsabilizándose por los demás en los momentos más duros: muerte, incurabilidad, por su ansiedad y su devoción por ellos. **Cocc.**
- Intolerancia a la fidelidad ya que es una atadura. **Fl-ac.**
- Intolerancia a la fidelidad que implica la amistad. **Mag-s.**
- Aquellos que son fieles tienen el poder. **Verat.**

FIESTA (BANQUETE, FESTÍN, LUJO, ALEGRÍA, DIVERTIR, JUEGO): - Hecho para la fiesta, no para el trabajo, ¡si no se divierte eso no sirve para nada! **Croc.**
- Quiere organizar las fiestas. **Mag-s.**

FIJO (ESTABLE, APOYO, MOVIMIENTO, FLUJO, CAMBIO): - Se fija, se petrifica para evitar adaptarse, lo nuevo. **Calc-f.**
- Estancado en el error por su idea fija. **Iod.**
- Idea fija, a la imagen de su negativa de movimiento de pensamiento para alcanzar el conocimiento. **Kali-i.**
- Dios no está determinado por un orden fijo de las cosas, de modo que no puede hacer un orden diferente. **Latr-tr.**
- Necesidad de fijar lo que cambia, lo que fluye, lo que se convierte en otro, lo que escapa y es independiente de él. **Lyss.**
- Necesidad de un punto fijo para situarse. **Sabad.**
- Contra un estremecimiento que viene del exterior, busca mantenerse fijo por una presión (*como cuando en una calle accidentada, el niño le pide a la madre que lo apriete contra ella para sentirse seguro*). **Sang.**

FILIACIÓN (GENERAR, FECUNDIDAD, NIÑO, PADRE, HISTORIA): - Regresa a su casa presentándose, no como el hijo, sino como el <u>esclavo</u> del <u>padre</u>. Si el hijo quiere convertirse en padre, uno de los dos deberá partir. **Ph-ac.**
- La filiación es vista como <u>sometimiento</u>, <u>parasitismo</u>. **Sec.**
- La filiación sólo se experimenta a medida que se recibe un <u>poder</u> <u>delegado</u> (*me siento hijo de mi padre, cuando mi padre me da poder*). **Verat.**

FILOSOFÍA (CONCRETO, INTELECTO, IMAGINAR, EXPLICAR, TEORÍA, COMPRENSIÓN): - Querer tener ideas claras, encontrar las <u>palabras</u> por una filosofía y un espíritu refinado. **Cann-s.**
- Trata de encontrar el <u>valor</u> dedicándose al fin más elevado del pensamiento humano: la <u>filosofía</u>. **Sulph.**

FILTRAR (ESCOGER, CLASIFICAR, ELECCIÓN): - Desea dejarlo todo entrar sin <u>filtrar</u> sus sensaciones, todo lo <u>penetra</u>, sin <u>retroceder</u> delante de lo que lo alcanza, lo que siente/experimenta. **Manc.**

FIN - FINALIDAD (OBJETIVO, EJECUCIÓN, EXTREMO, PROYECTO): - Quiere llegar al <u>final</u>, sin obstáculo o dificultad, se <u>precipita</u> hacia su objetivo, independientemente de los obstáculos del camino. **Acon.**
- Pierde, a la vez, la <u>felicidad</u> vinculada con el objetivo, así como el camino por el que se llega a ese objetivo, y como cada ocasión se convierte en un objetivo, en cada ocasión, hace de <u>bufón</u>. **Apis**
- Quisiera una acción igual a las ideas de Dios que no tienen <u>duración</u>, ni <u>principio</u> ni <u>fin</u>. **Canth.**
- Desea que su <u>voluntad</u> sea la que de la <u>cohesión</u> de las partes en un ser vivo particular, y su <u>finalidad</u> en la vida. **Daph.**
- Quiere <u>comprender</u> <u>rápidamente</u> cómo piensan los adultos, sus sentimientos y cómo se conectan, se adaptan y comunican para cumplir su <u>misión</u>, descubrir y cultivar su <u>dirección</u> y finalidad cualesquiera que sean los acontecimientos y accidentes **Helo.**
- Sólo Dios puede disfrutar de un bienestar del cual Él mismo es la finalidad. El hombre disfruta verdaderamente una finalidad que está fuera de él. **Helon.**
- No puede abrirse ante una <u>finalidad</u> que no eligió, a una voluntad <u>impuesta</u>. **Ran-b.**

FINAL (COMPLETAR, ALCANZAR, REALIZAR): - No se atreve ir hasta el fin, ya que vivió un <u>fracaso</u> mientras trataba de hacer algo que lo <u>regocijaba</u>. **Bell.**
- No llega hasta el final con sus ideas, si eso representa un <u>riesgo</u> para él. **Bry.**
- No puede <u>disfrutar</u> nada en su totalidad. **Caps.**
- No quiere llegar hasta el final en su necesidad de <u>transformación</u>. **Carb-v.**
- Prueba su <u>fidelidad</u> acompañando al <u>enfermo</u> hasta el final. **Cocc.**
- Se debe llegar hasta el final de lo que se pretende. **Coloc.**
- Quiere llegar hasta el final cualesquiera que sean las circunstancias. **Ferr-p.**
- Querría que la <u>inspiración</u> bastara, un súper-cerebro que funcione completamente sólo bajo las órdenes del <u>espíritu</u> sin tener la necesidad de un cerebro humano normal que compromete el espíritu hasta el <u>final</u> de su acto. **Hydr.**
- Quiere agarrarlo todo para <u>inmovilizarlo</u> y conocerlo mediante su <u>identificación</u>. **Lyss.**
- Va hasta los <u>extremos</u> y su <u>intuición</u> siente cuando llega al <u>límite</u>. Solo para decidir lo que hace y lo que quiere. <u>Desmesura</u>, <u>desafío</u>, <u>extremo</u>, situaciones límites… **Rhod.**
- El trabajo se ha hecho hasta el <u>final</u>, en la cumbre de la satisfacción. Una erección fuerte es suficiente, sin flujo. **Sabal.**
- No quiere delegar, dejar <u>terminar</u> a los otros lo que <u>comenzó</u>, quiere llegar hasta el <u>final</u>. **Sabin.**

FINALIDAD (FIN, OBJETIVO): - Quiere darse a sí mismo su misión, participar en la decisión, no se integra como un elemento pequeño del todo por una finalidad que no puede comprender. **Apis**

FINITUD (FIN, TERMINACIÓN, LÍMITE): - Soledad absoluta en un espacio glacial de final del mundo. **Camph.**
- La carne al ajarse, se descama y se ulcera, esta es la prueba más tangible de nuestra finitud. **Canth.**
- Debe encontrar la satisfacción y la alegría a pesar de la finitud del acto y el pensamiento humano. **Chin.**
- El carácter finito de su cuerpo rítmico impide sus potencialidades espirituales infinitas y continuas. **Glon.**
- Habría querido terminar antes de comenzar. **Med.**

FIRMA (TRAZO): - Firma todo lo que hace. **Sphing.**

FIRMEZA (DUREZA, ESTABLE, EQUILIBRIO, SOLIDEZ): - Desea la firmeza de Dios que no necesita ser respaldada por nadie para perseverar. **Bism.**
- Sufre de inestabilidad, de falta de firmeza, > por la presión. **Eupi.**
- Problema de firmezas desiguales (constancia que lo hace persistir firmemente contra la dificultad que proviene de obstáculos exteriores) del compuesto humano, sobre todo entre la carne y el espíritu. **Ferr-p.**

FISGÓN (CURIOSO, ESCARBAR)

FÍSICA (CUERPO, ESPÍRITU, FUERZA, PERSONIFICAR, ENCARNAR, MATERIA): - Confunde la fuerza física con la autoridad. **Agar.**
- No puede perder nada de su cuerpo, las reglas, donar su sangre, un órgano. **Alum.**
- Se vuelve ligero e incorpóreo para dejar este mundo físico. **Asar.**
- Fuerza física desproporcionada a su fuerza moral. **Aster.**
- Quiere la perfección del físico recibido. **Benz-ac.**
- Proporciona cuidados alimenticios por falta de afecto. **Calc-sil.**
- El pensamiento se vuelve real, lo modifica físicamente. **Ox-ac.**
- Proporciona cuidados físicos a los demás para su felicidad. **Sabad.**
- Necesidad de contacto físico. **Sang.**

FISIOLOGÍA [*] (CUERPO, VEGETATIVO): - Quiere comprender la fisiología. **Alum.**
- La voluntad activa sus funciones fisiológicas, se sorprende de la facilidad con que lo logra. **Cann-i.**
- Entra en el movimiento de la vida para realizarse, o rechaza de dejarse llevar por la vida ¿para llegar a la muerte? **Caul.**
- Agravado por todas sus funciones fisiológicas. **Cham.**

FLEXIBILIDAD - DOBLAR (ABLANDAR, INMUTABLE, INVADIR, ACARREAR, ENTRENAR, INFLUENCIA, DUREZA, ÁGILIDAD, RESISTIR, ARRASTRAR): - Rigidez que quiere atraer respeto y amor. **Calc-s.**
- Problema que algo vibra, de ser sacudido por alguien. **Sang.**

FLORECER [*] (DESARROLLO, PROGRESO, PROSPERAR, REALIZACIÓN, EXPANSIÓN): - Toma como si fuera un confinamiento insoportable el hecho de deber aceptar y tener el papel humano que le es corresponde por la naturaleza, Dios…para su propio desarrollo/florecimiento y el de la comunidad. **Apis**

- Debe aceptar que el tiempo es la mejor herramienta para realizarse en este mundo perecedero, con miras a la preparación hacia un mundo intemporal donde encontrará su pleno desarrollo. **Aran.**
- Buscar el lugar dónde ayudar a los demás y a sí mismo para llegar a la plenitud. **Aur.**
- ¿Dónde aterrizar para poder florecer e irradiar lo mejor posible? **Borx.**
- Rechaza tener que llegar a su expansión/ desarrollo /florecimiento por la adquisición del habitus, por la repetición. **Caps.**
- **Caps.**
- Siente realizado, en pleno dominio y plenitud de vida, le toca su fin. **Cinnb.**
- Quiere la soledad para prosperar/desarrollarse sin los demás, sin compartir. **Euph.**
- Se siente como aplastado/aniquilado, manipulado, impidiendo el desarrollo/expansión de su personalidad. **Ger-ro.**
- Un florecimiento sostenible sólo es posible cuando hay una buena relación y armonía con y entre los demás. **Kali-s.**
- ¿Cómo florecer, individualizarse, basándose en la herencia de generaciones de antepasados, y el apoyo del grupo de sus semejantes sin ser despersonalizado, adoctrinado/influenciado por las masas? **Smaragd.**
- Incapacidad de expansión física -- > de desarrollo psíquico. **Mosch.**

FLORES (BELLEZA): - Le gusta regar las flores, o puede sentirse triste con su olor (FDR). **Phos.**

FLOTAR (VELA, AIRE, LIGEREZA, PASIVIDAD, NAVEGAR): - Residuos que flotan a merced de las olas. **Ambr.**
- Sin comprender su pasado, su camino, flota sobre su experiencia sin poder afianzarse para un nuevo impulso. **Samars.**

FLUIDO (véase. VIOLÍN, CONTINUO)

FLUIR (CAMBIAR, CORRIENTE, SOLTAR): - No hay fluidez, sino una " imagen congelada", lo que le hace perder el sentido de los acontecimientos, de los personajes. Habla, orina, sufre, ve gota a gota, sin contexto. **Cedr.**
- Su diarrea le dice *déjalo fluir, no retengas nada.* **Grat.**
- Quiere que todos los bienes provengan de la continuidad natural de su vida terrestre, que fluyan de una fuente sin tener que obedecer una orden. Intolerancia a lo que fluye porque eso escapa de él, quiere fijar todo. **Lyss.**
- Se niega a avanzar en la vida sin tener una visión clara de todo el desarrollo, que sólo le dé un sentido a cada momento particular, incluso los dolorosos. **Mag-m.**
- Está bien cuando todo fluye y sigue armoniosamente. "Le gusta que eso fluya": **Nicc.**
- Nada es lo que aparenta, se escurre, ya que se va a convertir en algo diferente, nada permanece. **Verat-v.**

FLUJO (DEVENIR, CONVERTIRSE, CONTINUO, MOVIMIENTO, AGUA): - Rechaza que la vida debe subsistir por la renovación, la regeneración, en un flujo constante: lubricar, ingerir, digerir, eliminar … **Aesc.**
- Desea la eternidad, quiere escapar del flujo y reflujo vital, señal de adaptabilidad y del devenir en el tiempo. **Calc-f.**
- Busca una seguridad, una certeza contra el flujo del devenir, así que tratar de penetrar dentro de las cosas, quiere ver el interior de las cosas, porque el núcleo de la cosa no cambia, no fluye. **Verat-v.**

FLUORICUM ACIDUM (Fl-ac.): - Intolerancia a una relación que implique vínculos estrechos, íntimos: esposa, hijos, criados. Impresión que debe romper sus noviazgo, divorciarse, disolver su

matrimonio, expulsar a los hijos de la casa, despedir a los empleados domésticos, o si no salir de su casa.
- No soporta estar <u>obligado</u> o <u>responsabilizarse</u> por aquellos a quien ama o que lo aman. En su ausencia, se llena de odio hacia ellos, pero que desaparece tan pronto los ve, no por hipocresía, sino por un cambio brusco de opinión: es que se da cuenta que no tienen nada que ver con su sufrimiento.
- Sueña con la muerte de sus hijos, de los miembros de su familia, se siente culpable y llora amargamente al despertar. Como si fuera la causa de todo, piensa, entonces, en todas las cosas terribles que le podrían pasar, castigo, muerte, pero serenamente, sin angustia.
- Para recobrar la alegría debe olvidar en primer lugar y volverse indiferente: he aquí el alegre, optimista y que persigue una conversación animada. Alegría durante las reglas: ¡mi relación íntima afortunadamente no tuvo éxito! Libertina, ninfómana, mujer marimacha y hombres que cambian frecuentemente de amantes, se vincula y rompe sus relaciones a voluntad para evitar situaciones demasiado restrictivas. Fl-ac. no acepta la dependencia natural con su creador, de estar atado por amor con alguien superior.
- Experimenta la conexión como un obstáculo, un descenso, que lo coloca en un puesto de inferioridad. Envidia la libertad de Dios de no estar obligado a amar, ya que el amor es gratuito. "El ateo en mi es quien me impide vivir una adhesión real" (MS V.89) DD: **Sep.**: aversión o indiferencia hacia su familia para sufrir menos de la sensación de abandono; **Fl-ac.** para volver inofensivo su lazo con estas personas.

FONDO (SUPERFICIE, INTENSO): - Es necesario aquello que viene del <u>fondo</u> de sí <u>mismo</u>. **Cact.**
- Los <u>otros</u> <u>ven</u> el fondo de mi alma, y no es nada bonita… **Cob.**
- Armonía y trabajo es posible juntarlos para Moringa curado, que acepta colaborar y abordar la realidad sin <u>conocer</u> el <u>fondo</u> más profundo de la identidad de las personas y de las cosas. **Mor-o.**
- Imposible hacer cosas simples, pero se dedica eficazmente en las investigaciones <u>metafísicas</u>. **Phys.**

FONDOS PERDIDOS (DINERO, PLATA, RENDIMIENTO, RESERVA, GRATUIDAD): - Ser <u>inagotable</u>, no por sacrificio pero por su capacidad infinita de <u>dar</u> su sustancia sin sufrir, sin nada que <u>perder</u> ni ser iniciado o restaurado y recuperar fuerzas. **Carb-an.**

FORJAR (FORMA): - No deja <u>forjar</u> su <u>carácter</u> por los acontecimientos, de esta manera, la vida es demasiado dura. La situación humana implica <u>pruebas</u> que, a fuerza de <u>martillazos</u>, nos <u>forjan</u>, nos dan nuestra <u>forma</u> consumada, única. **Manc.**

FORMA [*] (ASPECTO, MUSCULACIÓN, MOLDEAR, SER): - Estamos <u>limitados</u> y <u>sometidos</u> por nuestra forma, que nos da nuestra manera de ser y de <u>percibir</u>. **Agar.**
- Sin la forma, el detalle pierde su sentido. **All-c.**
- No concibe poder ser reconocido solamente por su cuerpo (LTA.c, 8761). **Alum.**
- Necesita al <u>otro</u> para recibir el alma (*el alma no está bien integrada en la forma material, problema de alma-cuerpo*). **Alum.**
- Quiere ser <u>armonía</u> pura. Ineptitud de la <u>materia</u> de expresar la <u>perfección</u> de la forma. **Benz-ac.**
- Necesita al <u>otro</u> para tomar forma (la estatua necesita un escultor). **Calc-s.**
- Respeta el <u>derecho</u> por principio. **Cist.**
- Quiere conservarse <u>joven</u> y bello, dinámico y en forma. **Eupi.**
- <u>Caricatura</u>, detecta la menor anomalía de forma o proporción. **Ham.**

- Quiere la identidad de forma y acción en la simplicidad de su naturaleza. En Dios no hay dependencia de una cosa en relación con la otra. Deforma su cuerpo para volverlo apto para otras funciones. **Helo.**
- No quiere una forma definitiva que pueda ser un fundamento que permita forjar a los demás, evolucionar. La situación humana implica pruebas que, a fuerza de martillazos, nos forjan, nos dan nuestra forma consumada, única. **Manc.**
- Toma forma y cree ser lo que se imagina: más que el emperador. Sus ideas le crean su ser, sin idea no es nada. **Rob.**
- El alma informa al cuerpo. **Sabad.**
- El hombre puede crear, pero como segundo, debe progresar no por su forma pero sí por su espíritu. Quiere la facultad mágica de crear formas. **Sol-t-ae.**
- El cuerpo está hecho para el alma, como la materia está hecha para la forma, y los instrumentos para el motor. **Squil.**
- La forma hace al ser / belleza de la forma tomada por belleza interior. **Tub.**
- Quiere conocer la forma de las cosas para alcanzar a Dios. **Verat-v.**

FORMALISMO - FORMALIDAD SOCIAL (CONVENCIÓN): - Formalidad. **Bar-ac.**
- Formalista que utiliza un lenguaje preciso y bien articulado para enmascarar la confusión de sus ideas. **Bothr.**

FORMICA RUFA (Form.): - Hiperactivo. Quiere la independencia del pensamiento, se vuelve gregario, no se puede liberar del pensamiento del otro, ni hacer su camino completamente solo. Falsa humildad, obediencia perfecta para no distinguirse. O, quiere ser original y único por sí mismo, aunque sólo sea por su fin (*somos únicos porque cada uno tiene su propia finalidad*), recibido de Dios.
- De hecho, no hace más que seguir a los demás, lo que siempre hacen o piensan, la rutina, los rituales. Alegría en las cosas pequeñas, fáciles, sin iniciativa. Quiere decidir según lo que ve desde su única ventana, someter su libre albedrío a la Providencia. Está perdido ante lo imprevisto. (AFADH. I.92)

FORTALEZA (BLINDAR, MURALLA, ESCONDER, GUERRA): - Imagen de una fortaleza que engrosa sus murallas para defenderse mejor del exterior. **Nat-ar.**

FORTUITO (CONTINGENCIA, CASUALIDAD, AZAR, DESTINO)

FORZADO – OBLIGADO: - Forzado, impresión de pasar su vida trabajando y de no disfrutar del placer lo suficiente. **Aml-n.**

FORZUDO (RECIO, FUERZA)

FOTO: - Fotógrafo para perpetuar el instante. **Ars-h.**
- No quiere ser fotografiado, que lo observen por el ojo de la cerradura, lo que daría un punto de vista. **Crot-h.**

FOTOGRAFÍA: - Intolerancia a ser fotografiado, esto sería ser embrujado, poseído. **Lyss.**

FRACASO (FALTA, FALLA, CORRECCIÓN, PROYECTO, INFALIBILIDAD, ÉXITO, VICTORIA): - Falla/fracasa después de haber sido zarandeado/sacudido… **Ambr.**
- No se atreve ir hasta el fin, ya que vivió un fracaso mientras trataba de hacer algo que lo regocijaba. **Bell.**
- Intolerancia a cualquier plan que falle. **Dig.**

- Indeciso, puesto que a pesar de su decisión y sus esfuerzos el fracaso llega. **Ign.**
- Falla, por estar agitado al apuntar, se equivoca de dar en el blanco. **Ind.**
- Siempre quiere llegar al éxito sin aceptar el porcentaje de azar, que es el nombre humano de la Providencia. **Nat-s.**
- Indeciso si se tiene que comprometer, lanzar, ya que le preocupa el fracaso. **Titan.**
- Condenado al fracaso, el tiempo siempre tiene la razón aunque tarde mucho. **Zinc.**

FRACTURA (PEDAZO): - Ruptura, desgarro, rotura, fragmento, fractura: la vida se volcó. Gente magullada y reducida a migajas. **Symph.**

FRAGILIDAD (SOLIDEZ, PRECARIEDAD, REPARAR, PEDAZO): - Quiere el conocimiento para proteger a los otros que son débiles, frágiles, quebradizos, delicados. **Abies-n.**
- El cuerpo que se desea erróneamente cuando no es el momento adecuado, sufre la exageración de la temporalidad, y gracias a esta extrema fragilidad y reactividad, casi se quema y se desmorona. **Canth.**
- Falta de estructura, fragilidad, se refugia en la cama de su madre, los medicamentos. **Stront-c.**
- Temor a romperse, quebrarse. ET: ustedes son frágiles, debo protegerlos siendo el centro, como Dios. **Thuj.**

FRAGMENTO: - Miedo que le sorprendan en su defecto, que se vea su falla, que su visión sea sólo un fragmento. No soporta la percepción fragmentada de la realidad. **Sil.**

FRANQUICIA (VERDAD, HIPOCRESÍA, SUPERFICIE, FONDO, SINCERIDAD, FRAUDE)

FRATERNIDAD (PADRE): - Sólo puede fraternizar si se siente superior, seguro de su lugar social, el cual debe mantener. **Aloe**
- Vínculo fraternal del grupo. Un ambiente organizado lo mejora. Sentido de misión. Necesidad de sobresalir deportivamente. **Lac-lup.**
- Fraternidad perdida, está sentado demasiado alto sobre su silla. **Phos.**
- Resultado de querer una fraternidad y una seguridad como los animales en una manada: pérdida intelectual, violación o deseo sexual exacerbado. **Urol-h.**

FRAUDE (COMBINADO, FRAUDE, HIPOCRESÍA): - Se niega a hacer nada fraudulento, y al mismo tiempo intenta transgredir lo que es prohibido. **Plb.**

FRENESÍ (ENTUSIASMO)

FRENTE (CARA, LUCHAR, RECHAZAR): - Llora en lugar de enfrentarse. **Aster.**
- Se enfrenta pero luego se derrumba / hunde después de haber pasado por una situación difícil a una mejor. **Canth.**
- Debe presionar la frente sobre el suelo para orinar. (*no se enfrenta al enemigo, se somete*) **Pareir.**

FRENTE A FRENTE (SOCIO, COMPAÑERO, OTRO)

FRICCIÓN (CONTACTO): - Le encanta que lo toquen, pero que no sea un contacto áspero/rugoso. **Asar.**
- Todo contacto no significa fricción dolorosa. Interpreta contacto como algo desagradable porque significa dualidad. **Ran-b.**

FRÍO (HIBERNAR): - Comprometido, se mantiene frío, sin emociones, cueste lo que cueste, no se retracta bajo ningún pretexto (es un lagarto, hiberna: frío, huevo; la vida no se ha desencadenado en el huevo, hay que calentarlo). **Helo.**

FRONTERA (LÍMITE): - Pierde los límites entre lo real y lo imaginario. Distanciamiento emocional, percepción del mundo energético más que del físico. **Anh.**
- Falta de encarnación: los pacientes no están conscientes de su identidad, tiene dificultad al tomar consciencia de sus límites/fronteras. **Lac-h.**

FRUCTIFERO (DAR FRUTOS, RESULTADO, LOGROS): - Tengo talentos y debo hacer algo, hacerlos dar frutos, con dominio/control. **Lac-e.**

FRUSTRAR: - Cualquier restricción o frustración la siente como si fuera una mosca enervante; es como el humano inmaduro, inadaptado. **Oci-sa.**
- Frustrado ante todo lo que es prohibido. **Plb.**

FRUTA (COSECHA, FECUNDIDAD, RESULTADO): - Impresión que debe pasarse la vida trabajando y no tiene suficiente placer, se siente envejecer sin haber aprovechado su vida, sin sentido, ni disfrute, sin frutos. **Aml-n.**

FUEGO (QUEMAR): - Bajo influencia, poseído, en fuego, no puede restaurarse. Insatisfecho de todo, quiere que la realidad esté constantemente allí para hacerlo crecer y satisfacerlo. **Canth.**

FUENTE: - Desea la vida, la fuente de la vida en sí. Cordón umbilical cortado, posee todos o ningún recurso personal. Unión total con el cosmos, fuente de todo. Al querer ser la única fuente de vida, se encuentra separado de su fuente. **Abrot.**
- Quiere ser la fuente de los dones, y no transmitirlos, su leche es mala. **Borx.**
- Quiere ser la fuente del conocimiento de los demás, así como de su esencia, en lugar de activar al otro a descubrir. **Dulc.**
- Quiere ser el origen de la luz, por la cual abstrae el conocimiento de la sensibilidad. **Euphr.**
- La complementariedad de los sexos le permite al hombre volverse la fuente. **Kreos.**
- Quiere ser la única fuente de lo que hace, lo que excluye la colaboración. **Lil-t.**
- Se vuelve la fuente de su fuente: amamanta a su madre / está tan involucrado con sus padres que se agota y no puede regenerarse, considerando que es de ellos de quien debería recibir. **Menis.**
- Humillado de no ser su propia fuente de su ser. **Nat-m.**
- Toda fuente de progreso exterior es una agresión, contaminación, corre el riesgo de hacerle perder su personalidad. **Ran-b.**
- Quiere ser la fuente del valor de las cosas, según lo que sienta. Si controla lo que percibe como su fuente, tendrá la impresión de asegurar su ser, ya que será el maestro de su fuente (cuando mis sentidos perciben algo que me parece bien, entonces ¡debe estar bien!). **Sars.**
- El hombre no puede, sólo por sus fuerzas naturales, querer y hacer el bien proporcional a su naturaleza, necesita el socorro divino. **Tab.**
- Quiere ser fuente de su vida, fundamento de su acto voluntario. **Tab.**
- Quiere tener la fuente de placer en él mismo. **Ustil.**
- Necesidad de un poder que sólo debe serle transmitido desde una fuente superior. **Verat.**

FUERZA – DEBILIDAD (FACILIDAD, ESFUERZO, AUTORIDAD, PODER, SUMISIÓN, VIOLENCIA, DECADENCIA, ENTUSIASMO, ENERGÍA): - Toma la fuerza fuera sí, vampiriza a la gente, hasta la crueldad. **Abrot.**
- Sensación de transferencia de energía entre él y los demás / miedo de tomar algo que no le corresponde, de buscar la fuerza fuera de sí, vampiriza. **Abrot.**

- Cree solamente en la fuerza física, confunde la fuerza con la autoridad, rechaza el tiempo de maduración para volverse grande y fuerte. **Agar.**
- Miedo obsesivo a la separación de sus componentes, el alma y el cuerpo, de la labilidad [*] de su estructura. **Alum.**
- Sin poder, demasiado débil para defenderse. Víctima de abusos sexuales. **Ambr.**
- Exaltación de las fuerzas naturales ante la persecución de un objetivo imaginario inalcanzable. **Ang.**
- Quisiera aumentar sus fuerzas para obtener la felicidad, encuentra insuficientes sus medios naturales. La fuerza de carácter, la moral, no es de la dimensión de la fuerza física, rechaza el entumecimiento. Fortachón sensible que llora y no se defiende. **Aster.**
- Poder darse sin tener que restaurarse ni recuperar sus fuerzas. **Carb-an.**
- Desea en su naturaleza corporal la Fuerza Divina de la inmortalidad, sin ninguna ayuda o influencia del exterior. **Carc.**
- Fuerza. **Clem.**
- El objeto de la fuerza es proteger la voluntad del hombre con el fin de no retroceder ante un bien razonable por temor a un mal corporal. **Clem.**
- Puede subir más alto que los demás, sin fatiga, ni tener que recuperarse, sin riesgo de caída. **Coca**
- Hace todo lo que quiere e impone su propia ley a los demás para obtener el respeto por la fuerza. **Crot-c.**
- Fuerzas decuplicada [*]. **Cur.**
- Toda pérdida de su fuerza hace brotar el espectro de la muerte, de la corrupción de los cuerpos. **Gink-b.**
- Confunde su capacidad por la beatitud con la obtención por sus propias fuerzas de la beatitud (ser feliz = obtener felicidad). **Hyper.**
- Es un esfuerzo continuo tener que resistir, para elevarse aún más, se agota. Hace un esfuerzo para llegar a la solución. **Ind.**
- Invencible, quisiera tener la fuerza y el aliento para satisfacer a los demás. **Cola**
- La fuerza del grupo compensa la timidez de hacer algo por sí mismo. **Smaragd.**
- Se repliega ante una influencia exterior. **Mur-ac.**
- Prefiere partir en vez de enfrentar al otro que es más fuerte que él. Al aceptar la obligación de alimentarse y hacer intercambios para que la vida en su perfección le permita autonomía, su impresión de debilidad desaparece, y puede a su vez, ser fuente de vida, como la sal en solución. **Nat-m.**
- Disfruta de su vigor juvenil en el ejercicio de sus facultades. **Pip-m.**
- Pierde la inteligencia y compensa con la fuerza bruta, la violencia, la anarquía. **Plut-n.**
- Abandonado, no persevera más porque perdió la fuerza, autonomía imposible. **Pras-X.**
- Pierde su celo en el trabajo, de sus fuerzas de reflexión y de combate contra el mal. **Ptel.**
- Desea la imposibilidad de la decadencia, el vigor de la juventud. **Sel.**
- La fuerza y la templanza, que son las dos virtudes que mantienen la voluntad en la rectitud de la razón. **Squil.**
- Quiere extraer su coraje de sí mismo y pierde la fuerza. Envidia la fuerza de Dios que no necesita coraje ya que no le teme a nada. Quiere ser la fuente de la vida, se encuentra vacío de fuerza. **Tab.**
- La debilidad del Niño Jesús es insoportable, que debió haber recibido el poder de un Dios poderoso. La necesidad de la existencia de Dios para recibir la fuerza. **Verat.**
- Rechaza enfrentar cualquier cosa, todo es demasiado difícil, cada proyecto es una montaña. **Verb.**
- Por amor, iría hasta el fin, hasta con menos fuerza. Sufre de impotencia, de no poder llegar hasta su objetivo, quiere alcanzar la beatitud por sus propios medios. **Zinc.**

FUGAZ (EFÍMERO): - Consciencia de lo fugaz de la vida que va demasiado rápida. **Verat-v.**

FUNCIÓN (BIOLOGÍA): - Sus funciones y necesidades biológicas son consideradas como limitantes. **Agar.**
- Ya no soporta / busca mantener la estructura, la jerarquía, el orden, la cohesión, el funcionamiento perfecto, la organización de la sociedad, familia… incluso si tiene que obligar/forzar a los demás. **Apis**

FUNCIONARIO: - Su obra es puramente hábil y práctica, no inteligente. Es un funcionario de la costumbre. **Ruta**

FUNCIONES: - Quisiera ser todas las funciones y no estar determinado por el otro. **Apis**
- El concepto despierta los sentidos, la función: *"Justo cuando mis ojos se posaban sobre una cosa, podía sentirla, incluso en el extremo más alejado de la mesa"*. **Carb-ac.**
- Sus funciones fisiológicas lo agravan. **Cham.**
- Sólo es visto por su función, aunque lo que quisiera es una relación en la cual lo amaran incondicionalmente por lo que es, como el caballero es esperado y amado por su amada cuando está ausente. **Merc.**
- Es controlar el funcionamiento lo que lo tranquiliza, más que la finalidad del funcionamiento y del trabajo. **Rhus-t.**
- El disfrute de la función es suficiente, sin necesidad de su finalidad. **Sabal.**

FUNDAMENTO (LEY): - No acepta respetar los fundamentos de la creación. **Arg-n.**
- Cree poder dominar su ser al dominar el patrimonio, la herencia, el lugar de nacimiento, soportes momentáneos y accidentales de su devenir, pero que no son el fundamento necesario de su ser: Dios inmutable. **Sars.**

FUNDIRSE (DERRETIRSE, CONSISTENCIA, ANEGAR, SUMERGIR)

FUSIBLE (CHISPA, ESTÍMULO)

FUSIÓN (UNO): - El derecho del amor que fusiona todo. Las personas no deben estar solas, siempre deben atraer a los demás. **Anan.**
- Con Dios no hay fusión sino unión sin confusión. El cuerpo impide la fusión con lo amado. **Anan.**
- Fusión del individuo con el medio ambiente. Los ojos pueden oír, las orejas ver, la boca sentir, todo se fusiona en una sopa sin diferenciación. **Anh.**
- Placer de sentirse en fusión con lo animal, la naturaleza y el medio ambiente intactos. **Choco.**
- Rechazo o fusión con el exterior. **Coc-c.**
- La relación que fusiona y que reúne lo mejora. **Lac-d.**
- Quiere la fusión con aquello que ama, no tener que alcanzarlo. **Stram.**

FUTURO – PORVENIR (MAÑANA, DEVENIR, PREVISIÓN, PROYECTO): - Vive en el futuro: "¿cuándo seré?" **Cact.**
- Piensa que el valor de la Providencia es la capacidad de prever conociendo el futuro. **Calc.**
- Vi el futuro pero le tengo miedo. **Carb-v.**
- El futuro debe ser asumido para asegurar la renovación desprendiéndose del presente. **Cast-eq.**
- Sorprendido y con una expectativa atenta ante lo que le prepara el futuro, para no ser sorprendido. **Gels.**
- Quiere el conocimiento inmutable, conocer los contingentes futuros. **Mang.**
- Quiere la decisión sin riesgo por el conocimiento instintivo del futuro. **M-arct.**
- Quiere tener acceso a un futuro que no debe conocer. **Nux-m.**

- Quiere establecerse en un futro bien conocido, garantizarlo, anticiparlo como si tuviera la Providencia divina. **Ph-ac.**
- Dios conoce todas las contingencias futuras y no necesita ser circunspecto. Quiere ver venir las cosas de lejos para poder estar calmo y sereno. **Spig.**
- Prepara y se asegura del futuro por la gestión, el trabajo, la economía, la organización. **Stann.**
- Acumula todo, ya que siempre puede servir en el futuro. **Vip.**

G

GADOLINIUM-X (Gado-X.): - Equilibrio absoluto en sí, perfección alcanzada, nada puede desestabilizar su serenidad. (MLF, 11.2010)

GALLICUM ACIDUM (Gal-ac.): - Niño abominable que llama la atención, captura su entorno por todos los medios, abusivo, habla muy fuerte, se sale de la cama.

GANADO (ANIMAL)

GANAR (DINERO, TIBURÓN, FUERZA, ÉXITO, SOMETER, SATISFACER, PROPORCIONAR): - Preocupación de no poder ganarse la vida. **Chlor.**

GANAS (DESEO): - Envidioso porque no tiene suerte, no siente vergüenza, nada es su falta, libertinaje, se empantana porque esto le alivia sus tensiones. **Cub.**
- Trabaja, protege y cultiva tu jardín antes de envidiar el del vecino y buscar en otra parte. **Mor-o.**
- Si lo desea no funciona, si no lo desea, funciona. **Sel.**

GANSO (ANIMAL): - Ganso. **Con.**

GARANTE (ACUERDO, AVAL, FIANZA): - Necesidad de un superior que garantice su poder. **Verat.**

GARANTÍA (APROBAR, SOSTÉN): - Necesidad de garantía por parte de los grandes. **Caps.**

GARGANTA: - Cabra de Mr. Seguin [*]: miedo de ser tomada por la garganta por sorpresa, de todo lo que lo apunta y de la navaja de afeitar. **Lac-capr.**

GASTO (DINERO): - Si se come menos, se gasta menos. **Stann.**

GATO (ANIMAL)

GELATINA (CONSISTENCIA, FLEXIBILIDAD, DUREZA)

GELSEMIUM SEMPERVIRENS (Gels.): - Recuerdo nublado de que lo han puesto a prueba por sorpresa y ha fracasado, de ahí su miedo a que todo lo que teme no lo pueda superar, y corre el riesgo de no ser un buen centinela al dejarse sorprender, así que debería eludir el contingente evitable.
- Confusión y molestia de ver llegar algo mientras preveía otra cosa: asombrado/sorprendido. Exageración de la capacidad humana de estar a la expectativa y de prepararse para lo que va a pasar. Preocupación de la reacción del público, porque no la puede prever.
- Se mueve cuando tiene dolor en el corazón (*contrario a Dig*.) para no ser sorprendido por la muerte. El niño se remonta al momento del parto ya que no sabe lo que va a encontrar al nacer. Perdió la existencia y se resbala en su cama, tiene la mandíbula colgando (*está atónico*), miedo a

caer y se asegura a la cama. Alegría cuando encuentra cosas olvidadas desde hace tiempo, a veces tiene la sensación de saber todo lo que está pasando, situación opuesta a tener la cabeza vacía: tiene la cabeza grande.

- Egotrofía: negocia para llegar a aquello que cree debe tener éxito, evita la sorpresa que señalaría su incapacidad de conocer el porvenir. Su castigo es la imposibilidad de ser vigilante. Aunque Dios le pida ser un buen centinela pero de una manera humana, le confía el resto a Su Providencia. Quisiera prever todo en relación a un posible peligro. (MS V.90) Cae enfermo por la enfermedad de su hijo, por la mala sorpresa.

GEMELO: - ¿A cuál amar? **Anac.**

GENEALOGÍA (GENERAR, FILIACIÓN, HISTORIA, ANTEPASADOS, LUGAR)

GENERAL (ARISTOCRACIA, PRÍNCIPE, IMPORTANCIA)

GENERAR (NIÑO, PADRE, GENERACIÓN [*]): - Está viviendo como un desperdicio, le da asco engendrar o ser engendrado. **Ambr.**
- Rechaza la generación ya que implica una comunidad de posesión con confusión sobre el derecho de propiedad, ocasión de discordia, de ahí la necesidad de dividir el territorio, las posesiones. **Cast.**
- Tema de deber recibir del exterior el bien tanto como para construirse a sí mismo como para generar, de concebir un fruto por la recepción del don. **Goss.**
- La necesidad de nutrición y generación es señal su corruptibilidad. **Kreos.**
- La flor de lis es el símbolo de la generación. Quisiera engendrar por el pensamiento. **Lil-t.**
- Duda de su paternidad, de su capacidad de engendrar por el intelecto, la palabra, el cuerpo. **Lyc.**
- No quiere ser engendrado ni engendrar, ya que eso es parasitismo, lo que confunde con generación (*si voy a generar hay algo en mí, pero quiere ser el único de su especie*). **Sec.**
- Desea crear, a partir de nada, sin sucesión de actos en el tiempo, sin etapas ni movimientos, como Dios, y no generar paso a paso, durante un tiempo **Ther.**
- Rechaza su función progenitora en sinergia con los demás. Quiere crear un ser semejante a Dios por la palabra y el aliento, por sí y para sí, negándose a encontrarse con el otro. **Ustil.**

GENÉRICO [*] (MATERIA)

GENEROSIDAD (DON)

GERANIUM ROBERTIANUM (Ger-ro.): - Quiere la plenitud de Dios sin reglas ni etapa de maduración, sin recibir nada de los demás. Rechaza que el educador lo ilumine desde el exterior, con las normas y el deber que lo hacen madurar. Se siente agobiado, manipulado, lo que le impide desarrollar su personalidad.
- Agotado por el contacto. Niño, rey, retirado, desprendido de todo y de todos para seguir su camino. Quiere planear de manera autosuficiente (*como el planeador que no necesita motor, se sostiene por sí mismo*). **EL**: se deja atropellar/aplastar/agobiar. **ET**: sigue perfectamente lo que le conviene, se conforma y conoce las reglas para su plenitud total.
- **ET2**: perfectamente libre, quiere disfrutar y progresar sin limitaciones sociales, ni reglas para prosperar, sólo si son las suyas. No le importa nada, se corta de sus afectos al cortarse el glande serenamente, sin angustia: no habrá ninguna relación. (NDA, AFADH 7.06)

GERMANIUM METALLICUM (Germ-met): - Trípode mínimo: 1) *introspección sobre el qué dirán y el valor de su ser, 2) necesidad de contactos y del amor de los demás, 3) problemas de comunicación por el lenguaje.*

- Quiere el conocimiento de sí en acto: atrapar la esencia de su ser al instante y no por sus actos sucesivos (*no tendría nada que descubrir en mí, si tengo el conocimiento de mi ser en acto – lo que es lo mismo que conocer mi esencia, la cual no puedo conocer, no tendría nada que descubrir en mí - NdT*). Meticuloso al querer mostrar su esencia perfecta. Compulsión de buscar la perfección de sí en él.
- Mala conciencia de la unidad de su yo, al punto de no reconocerse como una persona. Terrible depreciación de sí, se desvaloriza, no merece ser feliz.
- Alegría pueril, carcajada tonta en egotrofía, o, no merece la alegría, no durará. Preocupación de ser amado tal como es, introvertido que se examina constantemente para descubrir su imperfección, inmerso en sus pensamientos sin poder comprenderse a sí mismo.
- Se compone un yo social que se ofrece sin vergüenza. Drama de la personalidad de jamás poder dominarse totalmente, aunque pueda unificar y concentrar en sí la infinita variedad del universo. (Collin § 420) No le gusta ser él y quiere alejarse de sí. Depende de lo que la gente piensa de él.
- Preocupación de ser descubierto, visto, de dejar salir todo de sí involuntariamente… tan gentil que se aprovechan. Amistades puramente espirituales, tanto que lo vuelve prisionero, encierra sus sentimientos por el hecho de que todas sus pasiones indomables son vistas como malas. No tiene contacto con sus sentimientos / demasiado consciente de sus órganos y de lo que lo rodea.
- Sin poder delante del otro porque a su poder le falta de armonía, excepto cuando siente cólera (sueña con maremoto/tsunami) y cuando canta. Se agota al ordenar el caos de sus pasiones. La energía que dedica para dominarse, controlarse, desgasta completamente sus baterías. Se oculta de los otros, se esconde de sí mismo => deseo de contacto, de mimos… Es feliz cuando ha podido recuperar la conciencia de sí y de toda cosa en una comunión y una comprensión inmediata con todo el entorno (AFADH I.01)

GERMINAR (COMIENZO, ETAPAS, CRECIMIENTO, DEVENIR, MADURACIÓN)

GESTIÓN (ORGANIZAR)

GIGANTE (GRANDE, DIMENSIÓN)

GINKGO BILOBA (Gink-b.): - Invierte las letras, tartamudea: reflejo de un desorden en la sucesión de las letras, de las sílabas. Ha tomado la decisión demasiado tarde, no ha hecho lo que hacía falta en el momento adecuado.
- Perdió el momento adecuado para renovarse. Rechaza el ritmo, las citas. Niega la organización del mundo por el tiempo. El tiempo transcurrió, la vida pasó, se siente envejecido y en el punto justo para los gusanos. Sufre del desgaste debido al tiempo.
- Dejó pasar el tiempo y no obtuvo frutos y se encuentra al final de la vida con un balance negativo. Quiere que su acto sea independiente del paso del tiempo, y el tiempo destruye sus capacidades; con una piedra (símbolo de dureza) se rompe la cabeza, en señal de la confianza que le tiene a Dios. (AFADH 3.05)
- Sufre porque va a perder su vitalidad al envejecer, de no tener más la energía de la juventud, de no ser capaz de dar vida, de romperse en el impulso y encaminarse hacia la muerte del cuerpo. Cualquier pérdida de su fuerza hace brotar el espectro de la muerte, de la corrupción del cuerpo. (SDF xi.05)

GIRAR (CENTRO, RAYO, MOVIMIENTO, RUEDA, ESTRELLA, CRUZ): - Está condenado a la soledad ya que "no quiso dar un poco de si por esta sociedad cambiante", integrarse a cualquier cosa que esté regulada, las limitaciones de los horarios. **Camph.**
- Dificultad de cerrar una historia, pasar la página, cambiar de capítulo. **Cast-eq.**
- Todo el mundo se vuelve hacia él como las flores hacia el sol. **Kalm.**
- Dios hace girar la rueda de la lotería, del destino, estamos sometidos. **Nat-s.**

- Egocentrismo muy poderoso, siendo él mismo el punto central alrededor del cual todo debe girar. **Thuj.**

GIROSCOPIO (MISIÓN, RUMBO): - Quiere estar centrado, en equilibrio como un giroscopio [*], en la templanza para cumplir su misión, guardar su dirección y propósito cualesquiera que sean los acontecimientos y los accidentes. **Helo.**

GLOBAL: - Desea la visión global de la realidad y del tiempo. **Sil.**

GLONOINUM (Glon.): - Al envidiar el hecho de que un ser perfecto no está limitado por su templo, el cuerpo, cree que las restricciones del ritmo fisiológico se aplican también al espíritu, y teme que el carácter finito y no continuo de lo físico limite su expansión espiritual, no tiene escapatoria.
- Vive como si fuera una contracción el hecho de estar en un cuerpo. Parece que se inflara y se desinflara, y por la preocupación de estar ocupando demasiado lugar, se excusa todo el tiempo con una cortesía extrema, o hace un vacío alrededor de sí para invadir el infinito (*cuando hay un vacío tiene mucho lugar para sí – NdT*).
- Dios no tiene límites, en la naturaleza hay presente muchas cosas, un árbol aquí, un animal allá, un lago…se siente limitado en la naturaleza ya que no se puede expandir. Se tranquiliza en la ciudad porque el hombre puede invadir el espacio. Analiza sus percepciones para ver la realidad; gracias a su voluntad se acuerda de todo. (AFADH VII.91)

GLORIA (ORGULLO, DIGNIDAD, RENOMBRE, COMPETENCIA): - Se sirve de una referencia superior para su propia gloria. **Cere-b.**
- Le hace falta el brillo que manifieste su gloria. **Cur.**
- Admira el éxito por el trabajo encarnizado, el valor y el virtuosismo. **Ruta**

GLOTÓN (TEMPLANZA): - Después de una larga negativa a dejarse llevar, el disfrute por fin es permitido, la glotonería también. **Kreos.**
- Insaciable si está bueno. **Squil.**

GOBIERNO (CONDUCIR): - Gobierna y conduce a los demás con la soledad y el éxito del jefe. **Androc.**
- El gobierno divino conserva los seres (putrefacción), da la ley (orden) y la gracia (impotencia) para cumplir la ley. Quiere gobernar como Dios, inmediatamente, aunque es como yo sirva a mi creador que gobierno la creación. Gobernador de todo y todos para no ser responsable de los errores de los demás. **Ars.**

GOLPE (AMORTIGUACIÓN, CARTÍLAGO): - No soporta las tensiones, los choques/ enfrentamientos, ya que no tiene la fuerza para amortiguar los golpes. El menor choque o confrontación con lo real pone de manifiesto que su felicidad no coincide con su alma. **Arg-met.**
- Miedo a recibir golpes. Pierde el filtro de sus sensaciones al desear toda la perfección de las criaturas sensibles. La formación (martilleo) amorosa de su ser por Dios le demuestra su imperfección, lo vive dolorosamente como golpes. **Manc.**
- Para no herir a las personas, es necesario perseverancia y sentimientos. **Sarr.**

GOSSYPIUM HERBACEUM (algodón) (Goss.): - Tema de deber recibir del exterior tanto como para construirse a sí mismo como para generar, de concebir un fruto por la recepción y el don. Desea la inmanencia en el acto creativo, como el fruto que Dios engendra solo y que permanece en Su interior. De ahí la pérdida de la asimilación, de la fecundidad, y de la fuerza expulsiva para dar a luz, del don en general, nada se puede expresar, salir de sí, y el castigo por cualquier movimiento. (AFADH 10.05)

GOTA a GOTA: - No hay flujo, y "su imagen se detiene", lo que hace que pierda el sentido de los acontecimientos, de los personajes. Habla, orina, sufre, ve gota a gota, sin contexto. **Cedr.**
- Se cuela gota a gota, como en el techo de una casa vieja. **Sel.**

GRACIA [*] (MÉRITO, INSPIRACIÓN, AUXILIO, AYUDA): - Llega a la paz y la tranquilidad por la oración, la gracia. **Euph.**
- Necesita el auxilio divino, la gracia, para actuar bien. Si no, *el mundo entero reposará sobre él.* **Tab.**
- No soporta la beatitud, a pesar de todos sus esfuerzos, no es posible alcanzarla sin la gracia. **Verb.**

GRACIOSO (ENCANTO)

GRADO (ETAPA)

GRANDE (ACABAR, ADULTO, CÉLEBRE, CRECIMIENTO, EVOLUCIONAR, LUJO, PEQUEÑO): - Grandeza física se confunde con la grandeza del HOMBRE, rechaza el tiempo de maduración para volverse grande y fuerte. Se molesta por tener que tomar tiempo para desarrollarse, evolucionar, convertirse en adulto, de ser obligado a crecer. **Agar.**
- Necesidad de la garantía de los grandes y los frecuenta. **Caps.**
- Al querer convertirse en un gran hombre, perdió la paz y la tranquilidad. **Cupr.**
- Necesidad de lujo y grandeza, de éxtasis, como cuando se escucha una pieza sinfónica. **Cur.**
- Creyó que había sido llamado a crecer rápidamente (llanto por impaciencia, y por sus ilusiones). **Dulc.**
- Tiene las manos demasiado grandes, quiere ocuparse de todo el mundo, todo lo quiere para él, estar sin límites en sus posibilidades de crear y dirigir. **Hyos.**
- Desea ser grande; encuentra su grandeza exigiendo lo mismo de los demás que de sí mismo. **Lyc.**
- Encuentra que no hay más espacio en este mundo para su grandeza. **Plat.**
- Atacado, en guardia por su gran proyecto. Aquél que ES (el ser perfecto) es todopoderoso. **Sam-X.**
- Quiere acercarse a los grandes para recibir el poder. **Verat.**
- Sueña con algo que se vuelve pequeño. **Zinc.**

GRANDILOQUENCIA (EXAGERAR, PALABRA): - Discurso grandioso, exageración de las sensaciones, de las comparaciones. **Cann-i.**

GRANDIOSO (LUJO, GRANDEZA): - Todas las dimensiones son exageradas, como lo grandioso de sus sentimientos y de las comparaciones. **Cann-i.**

GRANITUM MURVEY (Connemara) (Granit-m.): - El amor le parece un proceso de dar sin recibir, una fuente de dolor. Rechaza el amor que lo pone en movimiento. No quiere ser invadido, ni seguir el movimiento general. Arrogante y despectivo, se considera superior a todas las pequeñas criaturas cambiantes, insignificantes, mezquinas y carentes de cualidades.
- Se distingue por el hecho que no está en el movimiento general. Se encuentra solo en el exterior, aislado, débil, inerte. Perfección deseada: Dios en su aislamiento espléndido, observador inmutable y grandioso de todo el cosmos en movimiento. (STB-AFADH 4.2011) (DD : **Plat.**)

GRAPHITES (Graph.): - El ser humano debe hacer un trabajo de comparación para llegar a un juicio sobre el valor de las cosas (SVM V.06)

- Retiene fluidos fisiológicos, que crean patologías. No puede dejar salir o entrar cualquier cosa que lo modifique. Se cierra al mundo exterior, se blinda: engrosamiento de la piel. Incapaz de calcular, de lo sutil, del intelecto, de análisis, favorece lo denso, lo material. Faneras [*]: condensación, densificación, materialización.
- Realidad aplastante. Inercia de la que es reacio a salir: erupción en los pliegues de las articulaciones que le limitan la movilidad. Una vez que se ha puesto en marcha, llevando el ritmo, quiere continuar (cólera si lo interrumpen, si lo molestan, sordera > por el ruido). Se debate entre su interés por ser útil, su valor y su deseo de estabilidad.
- El trabajo no lo equilibra. La mina del lápiz: pasa a la historia por la escritura, momento para elegir entre lo que tiene que retener y transmitir y lo que tiene que olvidar. ¿Cómo atribuirle su valor a la cosa, discernir lo que es esencial de lo que es accesorio? Es abrumador, como lo es para la mina del lápiz al escribir (NdT: *como la presión que se ejerce sobre la mina al escribir, y el desgaste que ello incurre*). ¿O sólo se puede escribir con la condición de poder borrar, corregir? Incómodo por pequeñeces, ahogado en detalles, poca capacidad de síntesis.
- Preceptos educativos mal asimilados: se ríe cuando lo amonestan. Emotivo que se calma tan pronto pueda descargarse, confiarse, despejarse. O no se plantea más preguntas, se cierra, se rodea de callosidades que impiden que penetre nada del exterior. (BSN III.96)
- Conmovido por el misterio de la igualdad ante el amor de Dios. Quiere subir alto para ver mejor, escapar a la contingencia. Quiere ser capaz de encontrar todo con los ojos cerrados. El deber de observar es una carga: sumergido, abrumado por todo lo que llega y que es demasiado difícil, es "desgarrado" ante cualquier estímulo físico.
- Al no poder elegir, la realidad se vuelve aplastante. Es la institución quien da la respuesta. Sólo cuando lo presionan es que puede cumplir su misión: dejar huellas, ser un testigo. El problema más pequeño es demasiado grande y supera sus fuerzas, los otros son los que deben decidir.
- Reflexiona o se siente presionado según lo que considere falible o no. Se siente útil si deja rastros. El órgano que lo hace llorar es un instrumento de elección múltiple.
- Temor a cambiar de estado, defensa por la inercia, permanece en su burbuja. Ser feliz, eso sería no sufrir. No logra atribuirle su justo valor a los objetos, y no se atreve a decidir. Le da un gran valor a algo que no lo tiene.
- Al haber deseado la infalibilidad, duda constantemente sobre su capacidad de discernimiento, no puede pasar de la potencialidad al acto. No se atreve a arriesgar en la decisión, ya que todo puede esconder un valor inesperado. (AFADH, VIII.89; MS X.90)

GRATIOLA OFFICINALIS (Grat.): - No quiere dar este conocimiento que le permite mantenerse en un lugar superior. El discípulo podría superar al maestro (A18: *Pérdida del pensamiento; no parece saber lo que va a responder cuando se le plantea una pregunta, se ve obligado a reflexionar por largo tiempo en primer lugar...*) Su diarrea le dice "déjalo fluir", no retengas nada. Su camino de curación será el de compartir, dejar salir algo. Pérdida del pensamiento, del perdón, de la perseverancia en el bien. Detenido, juzgado, agarrado por la nuca o el cuello (HR1: *sensación como si le agarraran el cuello con las manos*) por la negativa a responder. (AFADH - MS. V96; FDR 4.97)
- Congelado o cataléptico con plena conciencia (TFA: *una condición cataléptica con una conciencia perfecta*), lo que atrae es inalcanzable. Sólo se mira a sí mismo, la cara interna de sus facetas, se encuentra encerrado en un cristal con mínimas vibraciones, tempano, paralizado, y ya no participa más en la vida que le requiere colaboración, apertura, intercambio.
- Inhibido delante de lo que le produce envidia, le atraen las cosas que ha perdido, tanto que tiene apetito por sí mismo. (HR: *problemas mentales por orgullo arrogante*). Orgullo: apetito desordenado por su propia excelencia. Ya no ve más la excelencia en nada. El entorno se vuelve inaccesible, insípido, vacío, ya nada es deseable. (Collin II,a347,p323)

- El valor de los objetos existe para atraerme naturalmente por instinto o por conocimiento, su objetivo es conservarme y desarrollarme. Si tengo todo el valor en mí y me considero totalmente desarrollado, no necesito nada más, ningún valor exterior será atractivo.
- No quiere vibrar al son de lo que cree que es más elevado que él, perdió el sentido humano que reconoce las vibraciones más elevadas: ve todo blanco. (TFA: *como si alguien soltara un resorte de acero rígido que ha estado muy tenso, y el cual ha resonado y vibrado por algún tiempo, y esto hace que la audición y la visión desaparezcan, pero la conciencia no la ha perdido*).
- No quiere dejar sus huellas (pies ligeros), rechaza el camino humano oscilante que implica la experiencia. Sólo se desea a sí mismo como objeto apetecible, se encuentra privado de sus deseos indispensables de saciar sus necesidades naturales y de los medios para conseguirlos. (GRAPH, IV.96)

GRATITUD (FELICITACIÓN, CUMPLIDOS): - Decepción, ha dado todo sin tener ningún reconocimiento, se encuentra solo y abandonado: infinita tristeza. **Carb-an.**
- Ingratitud hacia el amor recibido que no retribuyó. **Caust.**
- Necesidad de ser reconocido como el buen padre que es (A1: *estado de ánimo extremadamente sensible, llora cuando le agradecen algo*). **Lyc.**
- Demuestra su gratitud, se pone en contacto físico, en relación con el deseo de un ambiente armonioso, de paz. **Olib-sac.**

GRATUITO (DERECHO, DON, ESFUERZO, MÉRITO, GRATITUD, GENEROSIDAD, LOTERÍA, DINERO, CONTRABANDO): - Eligió mal, ya que rechaza elegir el Bien por el Bien sin considerarse a sí mismo, el acto de amor gratuito. **Anac.**
- Rechaza la necesidad de trabajar para merecer y avanzar. Quiere asegurar, captar el don gratuito de Dios que nos invita al festín. **Arg-n.**
- Por no querer recibir nada gratuitamente, entonces no puede ser amado. **Ars.**
- Sólo quiere hacerlo por pura bondad, no existe ningún otro motivo en particular en su actuar, esto es un acto gratuito. **Cob.**
- Envidia/Desea la libertad absoluta, de no estar obligado a amar, ya que el amor es gratuito. No soporta se amado gratuitamente por el otro y después sentirse obligado, sentir el deber de tener que amarlo a cambio. **Fl-ac.**
- Debo ser sumiso para recibir cuidados y afecto como un niño, gratuitamente. **Mag-c.**
- Rechaza el poder conservador gratuito de su naturaleza. **Nat-m.**
- Incomprensión de la gratuidad de las relaciones, de los regalos. **Nit-ac.**
- El placer más grande es el fruto del amor desinteresado. **Olib-sac.**

GRAVEDAD - PESAR (PESO, GRAVITACIÓN, MASA, LIGEREZA, ELECCIÓN, JUEZ)

GRAVITACIÓN (MASA): - Molesto por tener que sufrir la gravitación y no poder controlar lo que le llega. **Borx.**

GREGARIO (COLECTIVIDAD, SEGUIR, GRUPO, COMÚN, SOCIEDAD, MASA): - Intolerancia a seguir a la muchedumbre. Debe estar por encima. **Brom.**
- Hiperactivo, gregario, alegría en las cosas pequeñas, fáciles. **Form.**

GROSERO: - Sensible a la vulgaridad. **Cic.**
- Aristócrata, el mejor, el más inteligente, el más valiente, que rechaza lo vulgar. **Hyper.**
- Sensible a la vulgaridad. **Staph.**
- Se queja de la grosería de los demás (exaltación de las funciones corporales, las que no soporta, como la obscenidad), aspecto carnal indigno. **Staph.**

GRUPO (FAMILIA, COLECTIVIDAD, SOCIEDAD, SEGUIR, MASAS): - Perder un pedazo = destrucción de la unidad original y de sí mismo. No tiene identidad fuera del grupo. **Agath-a.**
- Vínculo fraternal del grupo. Un ambiente organizado lo mejora. Sentido de misión. Necesidad de sobresalir deportivamente. **Lac-lup.**
- ¿Cómo florecer, individualizarse, basándose en la herencia de generaciones de antepasados, y el apoyo del grupo de sus semejantes sin ser despersonalizado, adoctrinado/influenciado por las masas? La fuerza del grupo compensa la timidez de proponerse hacer algo por sí mismo. **Smaragd.**
- La cohesión del grupo es condición de supervivencia. **Mag-m.**
- No le gustan las reuniones, evita los grupos, esa costumbre de vivir siempre juntos. **Meli.**
- No quiere pertenecer a ningún grupo. Impresión de ser excluido de la sociedad, lo es a veces, ya que es muy particular. **Yttrb-met.**

GRUTA (CAVERNA, TESORO, ESCONDITE, SECRETO)

GUAJACUM (Guaj.): - Inmovilidad = consecuencia de tener la perfección: es deseada ya que da reposo y felicidad. Desea la condición de descansar en su propia perfección. (*Hn. Flojo para el trabajo. Hn. – Flojo y no le gusta el movimiento. Hn. – disposición taciturna, habla poco*) entonces ¿por qué considerar lo que no es importante para él, todo se vuelve despreciable? (*Hn. – Gran malhumor, disposición despectiva*). Consecuencia la quietud de sus deseos.
- Rechaza la condición fisiológica humana de tener apetitos diversos, intermediarios hacia una determinada felicidad. Rechaza la necesidad de realizar cualquier proyecto, de deber acercarse, de movilizarse hacia cualquier fin. Así que abandona esta fuerza sin objetivo.
- No quiere la realización del proyecto, del camino que hay que recorrer hacia el fin deja su fuerza sin dirección, por lo tanto se vuelve nociva. Párpados demasiado cortos: no puede cerrar los ojos, obligado a conocer. Todo es estrecho: obligado a sufrir una modificación a la fuerza.

GUARDAR (CENTINELA, RESERVA, ELIMINAR, MANTENER, SALIR de sí, EXPRESAR, PROVISIÓN): - Perdió la facultad de retener lo que debería asimilar, a fuerza de querer guardarlo todo. **Aloe**
- Quiere guardar la semilla y la cosecha para sí. Dios recoge para Sí Mismo. Habiendo guardado la fruta de una semilla recibida, cae en la expropiación / desposesión total. No puede guardar lo que quiere, retiene lo que no quiere. **Am-c.**
- Guarda su energía para más tarde. **Carb-v.**
- Preocupación de tener que proporcionar para su supervivencia, guarda todo, el dinero, los objetos. **Chlor.**
- Guarda sus capacidades, algo le impide que se realice. **Dros.**
- No pudo mantener a sus padres unidos. **Lyc.**
- Rozar/tocar/contacto: todo pasa ya que no hace nada, incluso los alimentos, no guarda nada. **Sanic.**

GUARDAR (ORDENAR): - Acumula, no sabe qué hacer, elegir, entonces bota todo. **Calc-ar.**

GUARDERÍA: - Problema del niño para ir a la guardería (jardín de infantes, kínder. **Mag-c.**

GUARDIA (véase. VIGILANTE)

GUERRA: - Consecuencia de un trauma. **Acon., Stram., Op.**
- Confrontación = guerra. **Ran-b.**

GUÍA (AYUDA, PASTOR, CAMINO, ORIENTAR, ORGANIZAR, CONDUCTA, CONSEJO, INFALIBLE): - Rechaza ser agarrada de la mano para ser guiada. **Am-m.**
- No puede elegir y debe ser guiado en lo que debe hacer. **Cur.**
- Rechaza dejarse guiar a ciegas. ("Con los ojos vendados en un tren") Obligado a elegir su ruta completamente solo, se equivoca, llora por culpabilidad. **Cycl.**
- Miedo que su materia no resista la caída. Necesidad de guía. **Eupi.**
- Uno no se sobrepasa completamente solo, hace falta un guía, aceptar ser obligado/forzado para aumentar, desarrollar nuestras cualidades. **Lac-e.**
- Rechaza el paraíso donde ser guiado por el pastor o el gigante es necesario para progresar sin el error peligroso de apreciación. **Nux-m.**
- Su buen gusto es su guía. **Sarr.**

GUN POWDER (Gun): - *** (clh 3 012)

GURÚ (RESPUESTA): - Quiere las respuestas absolutas a las preguntas. Va a ver su gurú que sabe lo absoluto. **Ph-ac.**

GUSANO: - Putrefacción, falsedad: está lleno de un discurso que no comunica nada. **Paris**

GUSTO (PLACER, SATISFACCIÓN, REFERENCIA, REFINAMIENTO): - Quiere imponer su gusto a todo lo que lo ha perdido (*el gusto*). Se siente responsable de dar todo su sabor. **Caps.**
- Se niega a orientar su voluntad por la consideración del fin último, pierde el gusto por todo, y trata de compensarlo por la multiplicidad de las cosas: glotonería, se va de juerga, etc.; no soporta el más mínimo desacuerdo, El bien se vuelve insípido. **Ip.**
- Debe comprender que si nada es perfecto en este mundo, un aspecto de lo divino, de la perfección, está dentro de nosotros para darle gusto a cualquier cosa que sea pasajera y limitada. **Ip.**
- Su guía es su buen gusto. **Sarr.**

H

HABILIDAD (DIRECCIÓN, HAZAÑA, ÉXITO, FACILIDAD, AGILIDAD)

HABITAR (POSEER, PARÁSITO, CASA)

HACER (MOTOR, ACTO): - Incapaz de recordar lo que debería haber hecho, miedo de que no lo hizo. No sabe si lo hizo realmente o si solamente pensó en hacerlo. **Calad.**
- Acumula, no sabe qué hacer, clasifica, pero termina botándolo todo. **Calc-ar.**
- No ve o niega la perfección primera de la creación. Quiere hacer el bien, siempre más, siempre mejor. **Coff-t.**
- Admira la experiencia y lo hace saber. La relación le da vida. **Kalm.**
- No está hecho para este mundo tan estrecho. **Plat.**
- Quiere imitar a Dios al hacerlo, el hecho de hacerlo es suficiente (sin ningún fin específico), lo vuelve absoluto. **Sars.**
- No busca la experiencia de hacer las cosas por sí mismo, es necesario que le hagan todo. **Sel.**
- Se siente que está hecho para "eso", o no. **Spong.**
- Actividad obsesiva sin objetivo específico, por el solo hecho de hacer. **Ther.**

HACHA: - Instrumento de la diferenciación, separación, creación. **Naja**

HADA (PRÍNCIPE, MAGIA, BRUJA): - Quiere encontrar un hada y vivir en sus sueños, <u>digna</u>, <u>bella</u>, sin naturaleza, sin necesidad de preceptor (persona que enseña). **Marb-w.**

HALAGO (ADULACIÓN, CUMPLIDO, ELOGIO, FELICITAR): - Al actuar por la <u>adulación</u>, se arrepiente de su acción luchando por reparar, <u>proteger</u>. **Corv-cor.**
- Siempre se <u>tranquiliza</u> con los <u>elogios</u>, <u>aprobaciones</u> y <u>halagos</u> que busca con entusiasmo en <u>sociedad</u>, pero tan pronto se queda solo, corre el riesgo de sentirse completamente agotado. **Pall.**
- Halaga para ser halagado. **Plat.**

HAMAMELIS VIRGINICA (Ham.): - Se quiere comunicar en las alturas sublimes con los espirituales. <u>Caricatura</u>, detecta la menor anomalía de <u>forma</u> o <u>proporción</u>. Rechaza la naturaleza corporal, y vive como dualidad dolorosa la belleza maravillosa del espíritu y la fealdad de los movimientos pasionales del cuerpo.
- *Hemorragia sin ansiedad particular* / al1 – *Después de hemorragia por hemorroides, postración fuera de toda proporción con respecto a la cantidad de sangre perdida.* Cree que la condición humana le impide ser espíritu puro, aunque esta sea la mejor disposición en vista de nuestra finalidad espiritual. (GEMMH VI 98)
- No quiere aprehender la realidad por sus cinco sentidos, sino por el sexto. Quiere la iluminación directa, venera (y quiere ser venerado) a aquel cuyas sublimes palabras recibe, se siente totalmente indispuesto para hablar. Idealiza su pensamiento, el espíritu que idolatra, quisiera "desencarnarse": mejora cuando sangra.
- Necesita la certeza de tener un espíritu, él no puede ser lo que es si no es a través del espíritu, y por eso, él se deleita. Experimenta tristeza en los placeres sensibles o instintivos, el trabajo lo empeora. (Sublimación: paso del sólido al gaseoso).
- Ha sido sublime pero ha decaído al punto que le parece un loco a su servidumbre. No quiere quedarse más en su puesto si no recibe las reverencias deseadas, es espíritu puro. Si no es espíritu puro, venera al otro, y se satisface con las conclusiones espirituales de su trabajo. ¿No percibió la importancia de venerar al otro en lugar de venerarse a sí mismo?
- Sufre ser un animal terrestre y no poder volar, o entonces vuela mal: sueña con <u>murciélago</u>: "animal impuro símbolo de idolatría, de ateísmo: ser detenido finalmente en su <u>evolución</u> ascendente, ha fracasado en el desarrollo de su <u>espíritu</u>" (*quien tiene un espíritu desarrollado, expresa bien sus ideas, habla adecuadamente, es una persona agradable, y tiene facilidad. NdT*). Rechaza la naturaleza humana, la cual es un <u>complejo</u> cuerpo-espíritu. Cree que el <u>cuerpo</u> es degradante para el espíritu, aunque esté al servicio del espíritu. (GRAPH VII.86, AFADH I.88)

HARAPO (LAMENTABLE)

HARTAR (SACIEDAD, SATISFACCIÓN, NUTRICIÓN)

HAZAÑA (CAPACIDAD, DIRECCIÓN, RENDIMIENTO, PODER, CORAJE): - Presume de sus <u>hazañas</u> en circunstancias excesivamente <u>desproporcionadas</u>, <u>dirige</u> todo, / o siempre todo es <u>demasiado</u>, todo le cuesta, **Agar.**
- Quiere atrapar lo <u>inasequible</u>, una <u>anguila</u>. Cree que debe realizar hazañas para ser amado. **Calc-s.**
- Quiere ser el mejor, desea los <u>extremos</u>: independencia, entrenamiento, <u>hazañas</u>, <u>acrobacias</u>, <u>velocidad</u>, <u>fuerza</u> de voluntad. **Falco-pe.**
- Se siente capaz de grandes hazañas y es capaz convencer a los demás; se <u>desviste</u> o se viste de manera extraña: trata de <u>irradiar</u> de sí, de su <u>iluminación</u>, la época <u>paradisíaca</u>. **Hell.**

HECES: - Las heces repugnantes le muestra el fracaso en la búsqueda del <u>alimento</u> perfecto. **Diosc.**

HECHIZO (MAGIA, DOMINAR, ÉXTASIS, POSEER, SUERTE): - Preocupación de ser hechizado, y cree en la reencarnación. **Asar.**
- Temor a ser hechizado. **Lyss.**
- Zombi, hipnotizado que trabaja para un brujo, se aleja de su casa, para que su familia no lo encuentre, incapaz de reconocer a los suyos porque está como embrujado. **Meli.**

HELIX TOSTA (Helx.): - Para no ser presa, se quema, se retracta, se retira, no dice nada, se encajona. Vuelve a entrar en su caparazón, en su agujero o saca a los demás de sus espacios. (FDR-AFADH 12.07)

HELLEBORUS NIGER (Hell.): - Camina separado de los demás, él está en la luz, los demás están en la oscuridad. *"Vanitas vanitatum omnia vanitas"* (vanidad de vanidades, todo es vanidad): todo es superficial y sin valor, no ve ni oye lo que le rodea en el mundo, ¡no es un reflejo de la belleza divina! Intelecto desconectado y sin interés por el cuerpo, olvida que es una criatura, bello instrumento de percepción de la realidad sensible. "Como no eres de este mundo, no soy de este mundo". Comerciante deshonesto: no ve a las personas, sino el dinero que puede ganar.
- Aspecto liso, sin contacto con el corazón, no es cariñoso, nos juzga y solamente nos utiliza: inalcanzable. Indiferente a lo que dicen de él. La inmanencia no es un objetivo en sí, sino un trampolín hacia la trascendencia. Quiere ser el ser que subsiste por sí mismo donde su valor o bondad sean parte integral de sí, y sean consistentes por ellas mismas. (AFADH I.97)
- Quiere tener todos los valores dentro de sí. No ve el valor de la realidad, de lo creado, viene de su naturaleza del reflejo de la belleza absoluta. No ve pues el significado ni el valor de nada, y se desespera de la falta de valor de todo. Ya ni siquiera puede encontrar ningún valor en sí mismo. Pierde el interés por sí mismo. Se siente un autómata, indiferente a todo placer, como en una pesadilla. Todo le parece superficial y nada le interesa.
- Todo es vanidad en comparación con el objetivo trascendente: la contemplación de la divinidad. Está pues, obligado en la vida temporal solamente a una alegría de reflejos. Estupefacto. No dice nada, o lo dice muy lentamente, repite las preguntas. Decaído como un animal, es una regresión en su especie: habla mal o gruñe, coordina mal sus movimientos, pierde sus relaciones sociales. Sueña que avanza en una gruta hacia una gran luz. Rechaza el valor real humano, se transforma en animal y alguien le hace el amor.
- Nostálgico por la alegría perdida cuando ve a los demás felices, se priva de lo que le motiva la alegría legítima. Sufre a posteriori de su comportamiento grotesco en estado de ebriedad. Se siente abandonado y se defiende siendo indiferente. Egotrofia: le da valor a todo y a sí mismo: se siente capaz de grandes hazañas y es capaz convencer a los demás; se desviste o se viste de manera extraña: trata de irradiar de sí, de su iluminación, la época paradisíaca. La luz debe pasar a través de sí para irradiar sobre los demás.
- Maníaco. Triste cuando ve felices a los demás, celoso de los que se ríen: ¡en que se me he convertido, a lo que he llegado! Helleborus: flor blanca de semilla negra que florece en el invierno en medio de la soledad y la indiferencia: se cree una divinidad, sólo se adora a sí misma, es su propio sol. Creyó que podía apropiarse de la luz (a veces por las drogas: "cuando se toma L.S.D. ¡se queman las etapas!") antes de que se la transmitieran libremente por amor: se encuentra privado de amor. Quisiera tener el valor independientemente de su entorno. (AFADH 85; MS X.89)

HELODERMA HORRIDUS (Helo.): - Quiere la identidad de forma y acción en la simplicidad de su naturaleza. En Dios no hay dependencia de una cosa en relación a la otra. Hace caso omiso de todo, no se somete a ninguna regla social ni fisiológica. Le gusta encontrar el equilibrio en el último momento. (AFADH 2006)

- Quiere comprender rápidamente cómo piensan los adultos, sus sentimientos y cómo conectarse a ellos, adaptarse y comunicar. Quiere estar centrado, en equilibrio como un giroscopio, en la templanza para cumplir su misión, guardar su dirección y propósito cualesquiera que sean los acontecimientos y los accidentes. (AFADH IV.03)
- No tiene confianza en que un cuerpo reducido a un estado de osamentas disecadas pueda resucitar (timbre del despacho, aplausos, grito de niños). Envidia que se pueda hibernar en vez de morir, de que lo despierten por una llamada externa. Comprometido, permanece frío cueste lo que cueste, no se retracta bajo ningún pretexto.
- Quisiera que su cuerpo fuera conservado, como si fuera más fácil creer en la Resurrección final para un cadáver entero conservado en estas condiciones, que para unas osamentas disecadas. Resultado: su cuerpo se siente como si realmente estuviera congelado pero esto no impide su muerte. Su rechazo a la condición humana, es: "polvo eres y en polvo te convertirás". Envidia la inmortalidad por naturaleza y no por gracia. Terco, concienzudo, con sentido del honor. (AFADH III 02, MS X.02)

HELONIAS DIOÏCA (Helon.): - Quiere mantener sus prerrogativas [*], el privilegio, el derecho a decidir, pensar, sentir, elegir él mismo. Trastornado, confunde consejos y sugerencias, que orientan su vida hacia un fin distinto del de sí mismo, provocan un cambio. Recibir un consejo equivale a ser tomado por un estúpido, un inmaduro, o perturbar su cómoda inercia… Debe aprender por otro, sin creer que la sugerencia es un cuerpo extraño, una comprobación de su inmadurez. Aborta, ya que toma al feto como una sugerencia intolerable, un injerto, que le hace sufrir un cambio.
- No soporta la autonomía de fenómenos que no estén bajo la dependencia de su pensamiento. Para Helon. la salud no es una condición para la felicidad sino su finalidad. Nostalgia de una salud perfecta que lo hizo vivir en lujo. Los ricos no tienen necesidad de pensar, de trabajar, buscar para encontrar el bienestar, ni adquirir (consejo, sugerencia) para solucionar un problema. La finalidad de la razón y la voluntad sólo consiste en la conservación de su bienestar.
- El hombre sólo goza verdaderamente de la salud para una finalidad que hay que buscar fuera de él: todos los bienes del cuerpo tienen al final los bienes del alma (ST II-I, a5 ¿Consiste la beatitud en algún bien del cuerpo?). Si el bienestar está solamente enfocado hacia la vida, se encuentra con una vida amputada. Sólo el ser perfecto puede disfrutar de un bienestar en el que él mismo es la finalidad, operar cualquier cosa sobre el (único) consejo de su voluntad". (Eph 1.11). (AFADH - SVM - MS V.00)
- La sugerencia, como el asombro, que viene del exterior y pone en marcha su pensamiento, es insoportable. (A1.4 "*Quiere estar solo y no recibir ninguna sugerencia, reservándose para sí la prerrogativa de descubrir algo para criticar en todo lo que lo rodea*"). Quiere la percepción a voluntad (A1.17), un pensamiento auto-generado, autárquico.
- Quiere pensar y juzgar sin el motor del asombro, del otro, de la luz que viene de afuera. (A1.19: "*Aunque un poco dilatadas, es como si las pupilas dejaran pasar demasiada luz*"). Paciente demasiado sugestionable, o molesto por la menor sugerencia: no soporta que un pensamiento insinúe sacarlo de su cómoda inercia.
- Quiere mantener sus prerrogativas, el privilegio, el derecho a decidir, pensar, sentir, elegir él mismo. (a1.4… *la conversación fue desagradable, y lo que más deseaba era que me dejaran tranquilo, reservándome el privilegio de encontrar defectos en todo lo que está a mi alrededor*). En cuanto tiene todo, se encuentra en una vida de lujo y bienestar. Pierde la vista moviendo la cabeza: rechazando el conocimiento del exterior, a pesar de que lo quiere, no puede recibirlo (A1.17: "*Puede liberar, o reproducir sus dolores a su manera de acuerdo a cómo concentra su atención*"). (AFADH - SVM - GEMMH, I.98)

HEMORRAGIA (TRAUMA, HERIDA, SANGRE): - Razonar para ejecutar la buena acción y así evitar el peligro, la hemorragia, (rojo vivo, átono e indoloro, sin angustia): si no hay reflexión, te hieres, y sangras. **Mill.**

HEPAR SULFURIS CALCAREA (Hep.): - En lugar de buscar la verdad por sí misma, busca el placer en el ejercicio del pensamiento, entonces pensamientos desagradables se apoderan de él. Incapaz de sentir el placer en el acto intelectual. Quiere la pureza de la beatitud intelectual, sin voluptuosidad [*], mientras que se necesiten de los sentidos sobre el camino de la perfección. La carne lo traiciona, a fuerza de querer una pureza sin los sentidos (negar una parte, hace que fallemos en la otra, NdT). (AFADH VII.02)
- Se siente bajo el imperio de una amenaza: incendio en su casa, enfermedades, enjambres, homicidios, pobreza, tiros, peligro, fracaso. Intolerancia al ruido, al tacto, al frío, a los olores. El que la amenaza se vuelva realidad depende de él: es consciente y precavido por él y su familia, avaro. Malhumorado desde que se levanta: hay tantas medidas que tomar contra estas amenazas.
- Indiferente al placer, nunca ríe ni juega: eso es pura pérdida de tiempo. Nunca ha hecho suficiente, o lo ha hecho mal. Incapaz de experimentar placer, él y los demás son impuros y merecen el fuego. Se oponen a lo que le dicen, y se enferma cuando le amonestan o si hay algún desacuerdo. Al querer prevenir tanto drama, mantener la paz, la belleza, la pureza y el orden a toda costa, desencadena el drama y el cataclismo: mata e incendia al acusar a los demás de su fracaso.
- Es el único responsable, no quiere colaborar y no pide ayuda a nadie, o solamente en sueños: es todo o nada, sin compromiso. Debe hacer reinar la pureza a su alrededor. Rechaza subordinarse en el deleite de un bien superior, ya que los bienes inferiores, sólo son el producto intermedio hacia la beatitud. Creyó que la beatitud era la voluptuosidad, que la obtendría por el acto intelectual, sin la participación de los sentidos. Es castigado al no poder encontrar determinados placeres que se conectan con los sentidos (ST C3 a3 ¿La bienaventuranza es una operación del entendimiento especulativo (parte sensitiva del alma) o del práctico (parte intelectual a nivel humano)?)" Perverso, predicador que insiste en el 6to mandamiento [*] y depravado por la carne de los niños que le son confiados. Hepar.: Caliza de ostra calcinada con la flor de azufre. (MS V.92)

HERENCIA (DINERO, DON, BIENES, CASA, RECIBIR, ANCESTROS): - Rechaza a ser coheredero, quiere poseer todo el infinito. **Cast.**
- Ser digno de sus padres conservando la herencia. Cree poder dominar su ser al dominar el patrimonio, la herencia, el lugar de nacimiento, soportes momentáneos y accidentales de su devenir, pero que no son el fundamento necesario de su ser: Dios inmutable. No puede tomar su autonomía por temor a la venganza de su protector: vender una herencia sería despreciar el trabajo del difunto. **Sars.**

HERIDA (LLAGA): - Cierra rápidamente, previene la penetración. **Lyss.**

HERIR - HERIDA: - Se niega a utilizar su lucidez en este medio. **Arn.**
- Se niega a que el medio lo pueda hacer sufrir, herirlo. **Aster.**
- Debe estar lúcido en un paraíso que lo puede herir. **Nux-m.**
- Debe dejarse alcanzar por aquello que cree que lo va a herir, unirse, integrarse a eso y verlo como un medio de perfeccionamiento y transformación. **Ran-b.**

HERMAFRODITA (SEXO, GENERAR): - Desea crear por sí mismo como un hermafrodita [*]. **Lil-t.**

HEROÍSMO (HABILIDAD, HAZAÑA, RENOMBRE): - Tener placer no le haría sentir más el heroísmo de su abnegación/dedicación y fidelidad hacia los otros. **Cocc.**
- Se sacrifica por la felicidad de la gente, salvarles la vida, pero todo fracasa. **Hura**
- Héroe que se jacta de su valor. **Mag-m.**

HERRAMIENTA: - Si acepto mi condición de herramienta, ¿es que voy a perder mi personalidad, mi individualidad? **Alum.**
- Un intelecto perfecto, uno y simple, conoce lo universal y todos los singulares, el hombre necesita de los diferentes sentidos de su intelecto, de varias herramientas de conocimiento para conocer los singulares ya que ninguna facultad es suficiente para conocer todo. **Carb-ac.**
- Quiere ser instrumento por sí mismo, la herramienta que decide cual mueble será hecho, sin el brazo del artesano. **Ferr.**
- Toma la confrontación, el contacto como una restricción, aunque progresaría hacia su perfección aceptando hacerlo sólo con la herramienta. **Ran-b.**

HIBERNAR (FRÍO, MUERTO): - Envidia que se pueda hibernar en vez de morir, de que lo despierten por una llamada externa. **Helo.**

HIGIENE: - Está preocupado por las enfermedades por mala higiene, mala alimentación/nutrición. **Nat-m.**

HILAR: - Hila para encontrar la cohesión. **Hyosc.**

HINCHADO (INFLADO): - Está inflado de orgullo y teme que lo pinchen, ya que está lleno de polvo negro. **Bov.**
- Reprime su deseo de ocupar su lugar, siente que se infla y se desinfla. **Glon.**
- Lujuria para demostrarse que su idea de sí mismo se cumple, sexualidad, intolerancia furiosa, hinchazón, gases, tumores. **Rob.**

HIPER: - Hipersensible, hiperactivo, incontrolable si lo sueltan, enérgico, luego agotado. **Olib-sac.**

HIPNOSIS (VOLUNTAD): - Cae bajo la dependencia del otro para poder saber: hipnosis con pérdida de su voluntad. **Crot-c.**

HIPOCRESÍA: (FRANQUEZA, VERDAD, MANIPULAR CHANCHULLOS, SOBORNOS, ENFRENTAR): - Horror a la hipocresía, le gusta ver y decir cara a cara las cosas. **Calad.**
- Sensible a los chanchullos verdaderos o falsos que lo privarían de los honores. **Calc-s.**
- Intolerancia a la hipocresía de los demás. **Coloc.**
- (Dros.): - Intolerancia a la hipocresía de los demás.
- Dice la verdad crudamente, puede estar al desnudo, no tiene nada que esconder, **Hyos.**

HISTORIA (ANTEPASADOS, NARRADOR, GENEALOGÍA): - Sabiduría, pasado, infancia: ningún interés por la historia. **Agar.**
- Sueños con la historia, de cuando habría debido tener la prudencia para el futuro. **Caust.**
- Valor por todo lo que está guardado, sea transmitido o no. **Graph.**
- Custodio y transmisor de la historia. **Kalm.**
- Interés por la historia, la genealogía, los ancestros. **Sars.**

HITO (LÍMITE, DERECHO, LEY): - Los límites deben ser respetados porque es lo correcto. **Cist.**

HOGAR (CAPULLO, CASA)

HOGAREÑO (CASA)

HOLMIUM-X (Holm-X.): - *(MLF, 11.2010)*

HOLOCAUSTO (SACRIFICIO)

HOMBRE (SEXO, CUERPO): - Ser hombre, con los riesgos humanos de la fisiología. **Cham.**

HOMOGENEIDAD: - Pureza de la infancia, homogeneidad, vivencias de instantáneas, sin
   distinción, ni división. Sin preguntas que desequilibren, o generen discusiones que perturben, sin
   disputas, ni peligros. **Adans-d.**
- No concibe que sea un todo, considerando, incluso, que pudiera ser un ente no homogéneo. **Bapt.**
- No puede actuar como una unidad en la armonía puesto que es el complejo cuerpo-espíritu, sin
   tener la homogeneidad de la naturaleza. **Bell.**
- La estructura de Dios es homogénea. Rechaza una estructura compleja de diferentes capas que
   corra el riesgo de fracturarse. Rechaza ser un compuesto. **Sil.**

HOMÓNIMO (NOMBRE)

HOMOSEXUAL (OTRO, HERMAFRODITA, PARTENOGENESIS [*], SEXO, IDENTIDAD,
   FÉRTIL): - Al querer todo en sí, no puede encontrar al otro. No quiere detenerse objeto por
   objeto: el acto homosexual fracasa, al no querer detenerse en un objeto, se diluye en todos,
   entonces, por la agitación de querer apuntar todo, se equivoca de blanco, su elección está en un
   blanco falso. **Ind.**
- Homosexual para no ser poseído por el otro sexo. **Lyss.**
- Homosexual para probar la independencia. **Nat-m.**

HONOR (DIGNIDAD, RESPETO, ORGULLOSO): - Avergonzado de ser visto con tal persona.
   Cench.
- Vergüenza de sus padres, del aspecto y la condición de modestia, de las personas simples de su
   familia. **Plat.**
- Se siente tan orgulloso del concepto que ha creado, que esto en sí ya es un honor, no es necesario
   realizarlo. **Rob.**
- Desea los honores que lo elevan al nivel de la divinidad. **Sulph.**

HONRADEZ (HIPOCRESÍA, MALDAD, MORAL, VERDAD)

HORA (TIEMPO, VENCIMIENTO): - Despertarse como si fuera la hora de levantarse. **Ruta**

HORARIO (LIBERTAD, CICLO, FECHA, PERIODICIDAD, RITMO): - Quiere escapar al
   tiempo y a los horarios, los relojes… **Aran.**
- Reconocer implica la experiencia, que a su vez implica tiempo. **Cedr.**
- Piensa que no tiene la libertad para hacer todo lo que se propone. **Crot-t.**
- Horror a los horarios fijos, hacer siempre la misma cosa, el automatismo. **Plan.**
- Libre de expresarse físicamente, sin limitación social, ni preocupación, ni fundamento. Se niega a
   brotar de una fuente, apoyarse sobre los rieles, depender de las leyes, de los horarios, de la cortesía
   y la conveniencia. **Pteri-a.**

HORIZONTE: - Necesita de espacio y del horizonte, horror a los valles creados por los montes, no
   le permiten ver el horizonte. **Cann-i.**

HORMIGA (ANIMAL)

HOSTIL: - El mundo es hostil, delante del cual se debe controlar, o se pierde todo el control. **Androc.**

HUECO (VACÍO): - Un cuerpo hueco, rechaza el cuerpo como sustrato [*] para el pensamiento y el conocimiento. **Kali-c.**

HUÉRFANO: - Preocupación de ser huérfano, de no vivir más como un niño. **Mag-c.**

HUESO: - Rasgado en el interior como con un cuchillo, no hay más vida. **Sabad.**

HUEVO (AVE, SORPRESA, NUTRICIÓN, UNIDAD): - Frío y huevos (tener agallas). **Helo.**
- El huevo contiene el germen la multiplicidad de los seres. Contiene todo, puede pasarle todo a lo que será el otro. **Hydr.**
- Cambio, estallido, necesidad de eclosión y sobrepasar sus límites como el pollito al salir de un huevo. **Hydrog.**

HUIR (Mor-o.): - Para refugiarse del peligro y tener confianza es necesario ¿tener puntos de referencia y aferrarse a unos orígenes bien definidos, huir?

HUMANO: - Amor por la humanidad, lo emociona, flota, dificultad para aterrizar, encarnarse... **Hydrog.**
- El humano saca la animalidad y se vuelve dignamente humano sólo por el encuentro con el otro (Otro). **Urol-h.**

HUMEDAD (AGUA, DILUVIO)

HUMILDAD (GRANDE, TIERRA, SEGUNDO): - Orgulloso, a quien le gustan los humildes y esto hace que ellos también lo estimen por esto. **Caps.**
- Falló en su humilde tarea de querer convertirse en un general. **Cupr.**
- Recupera sus capacidades cuando se vuelve humilde (confusión al agacharse >). **Verat.**

HUMO: - Desea la carne ahumada: ¿como para ganar la conservación de su propia carne? **Kreos.**

HUMOR (JUEGO, BROMA)

HUNDIDO (SUPERFICIE, AFONDARSE, ABSORBER): - Lo que se hunde en un vació sin fondo, jamás será suficiente. Ya no puede atrapar más lo que quiere. **Aeth.**
- Se hunde en el algodón, en el cual no se puede apoyar. **Bapt.**

HUNDIMIENTO (COLAPSO, DERRUMBAMIENTO, SOLIDEZ): - Se derrumba en vez de afrontar. **Aster.**

HURA BRASILIENSIS (Hura): - *"Disposición a querer a todo el mundo".* No es el hombre que espontáneamente puede amar a su prójimo, a todo el mundo, es necesario el trabajo intelectual para amar al enemigo y no verlo como íntegramente malo: debe ser amado por el bien que se encuentra en él y porque él es amado por Dios. (ST II-II, C27, a7 *¿Qué es mejor: amar al amigo o al enemigo?*).

- El hombre se debe perfeccionar amando, ya que no puede amar todo lo que hay en sí, debe ir hacia el objeto y descubrir a veces detrás de un mal aparente un bien a amar. Caso: "mi inteligencia se altera cuando veo que el amor en este mundo no es el vencedor"(FY, MS VI.94)
- Le encantaría tener un amor espiritual que no termine con la muerte, incluso la suya que no le asusta. No hay distancia entre su difunto y ella: ella lo ve y lo siente. Restituye su bien presente por el imaginario. Quiere saciarse del bien en cuanto lo desea, queda harto tan pronto comienza a comer, apoderarse del bien inteligible tan pronto comienza a pensar.
- Quiere hacer grandes obras según su gran corazón, el cual quiere el bienestar de todos. La razón sólo comprende después que el intelecto hace su movimiento, el cual toma tiempo. (A1.703:"Sueña con animales salvajes devorando la carne del carnicero.") Alcanzar el bien desplazándose en el tiempo y en el espacio, pero sin el trabajo de su inteligencia para adquirir las virtudes de la ciencia y la prudencia con sus riesgos de error.
- Quiere poseer la beatitud por el puro hecho de desearla, que esto baste para apoderarse de ella, sin reflexionar sobre qué dirección debe tomarse. Para alcanzar el final que se quiere, es necesario saber dónde se quiere ir, cuando es oportuno, lo que implica un trabajo de inteligencia.
- Hura rechaza y desprecia la actividad racional por la cual el hombre alcanza su final trascendente. Dice "es suficiente con amar", o "ama y ¡haz lo que quieras!" mientras que el amor no sirve para dormir sino para poner todo en movimiento. La inteligencia debe someterse al realismo del objeto amado, estar orientada por el amor. Desea que como en Dios, amor e inteligencia, puedan ser uno, que estén liberados de cualquier condición de tiempo y espacio. (AFADH I.94)
- Héroe que quiere crear la unidad de los hombres a través grandes acciones. Pero todo se desmorona, a pesar de su deseo de darle felicidad a su prójimo por la justicia, la paz, su compromiso hace venir la discordia que hace que todo falle. Quiere darle felicidad de su prójimo evitando la injusticia y la discordia.
- Vaga en medio de las ruinas y la desolación después de la revolución. El fracaso parece oponerse a todo amor, y teme las responsabilidades, de ser causa de mal para los demás a pesar de su buena voluntad, de no tener las capacidades intelectuales, o que éstas sean desbordadas por las emociones. Se siente mejor cuando se ofrece como instrumento del proyecto de salvación de Dios, cuando no se hace el valiente al reírse delante del dolor (mejor viviendo la realidad, que haciendo el teatro, NdT). Se sacrifica para defender un animal inocente al que lo han hecho sufrir. (AFADH VII.91)

HYDRASTIS CANADENSIS (Hydr.): - Quiere soltar el trabajo y no preocuparse más, poder estar feliz, contento, confiado, afectuoso, refrescado…
- Pierde la capacidad de mantener su acción mediante el compromiso del espíritu. Quisiera que la inspiración bastara, un supe cerebro que funcione únicamente bajo la orden del espíritu, sin la necesidad del cerebro humano normal que compromete al espíritu hasta el final de su acto.
- Dios puede descansar, su obra continúa y se realiza infaliblemente tal como la quiso al comienzo. (AFADH 9.97)**Hydr.**
- (Hydr.): - "A17- Malévolo (malintencionado), disposición colérica, con deseos de hacer desaires (despreciar) a quienquiera que sea que difiera lo que sea de mí". Todo lo que desentone en relación a su referencia es rechazado. Actor que reprende al público cuando ha hecho una mala interpretación. El intercambio sólo puede tener lugar entre diferentes.
- Se encuentra perseguido por monstruos, muy diferentes a los animales conocidos. No acepta la diferencia natural de los seres, confronta las diferencias sobrenaturales. Esto es lo no humano que lo persigue: el salvajismo, la monstruosidad, incluso la suya. La criatura siempre es similar con algún aspecto del creador. **Hydr.** quiere esto para él: que todo sea similar a él. Si no se sufre de no ser creativo, la referencia (ST I-II C27, a3: "¿Es la semejanza causa del amor?").
- Las criaturas son amadas por Dios siempre y cuando sean sus semejantes. Quisiera amar a los demás sólo si son semejantes a él, y si no son semejantes, ellos, también como él, en este

aspecto, son criaturas de Dios, esto me hace amarlos también. (MpT TII, p424, a856: "Dios puede amar a otros seres, no a causa de alguna perfección infinita, sino porque participan imperfectamente en su perfección infinita: para Dios, este amor a las criaturas consiste, pues, en comunicar a éstas sus perfecciones, en hacerles el bien").
- Hydr. quisiera permanecer <u>uno</u> en todo (desea huevo), como Dios que sólo es uno con sus creaturas, ya que todas se asemejan en un aspecto de Él. El tema de máquinas evoca la autonomía de algo que gira y funciona, todas las piezas están vinculadas las unas a las otras como engranajes integrales.
- Transpiración que le <u>impregna</u> las manos en los bolsillos: una cosa <u>provoca</u> la otra. Lo que es diferente a él le molesta, ya que se manifiesta de manera <u>autónoma</u>, sin tener ninguna relación con él (tema importante en el <u>cáncer</u>). ¡Quien se asemeja a mí se junta a mí! ¡Lo que no se asemeja no existe! En la noche, todos los gatos son pardos, ¡no hay diferencia! (GRAPH, VIII.95)

HYDROGENIUM (Hydrog.): - Amor por la <u>humanidad</u>, lo emociona, flota, dificultad para <u>aterrizar</u>, <u>encarnarse</u>... ¡Se juntan o se dejan! Disperso, aislado, dividido... ¿Existo? ¿Varón o hembra?
- Cambio, sobrepasó los <u>límites</u>. Música. Quiere salir de si <u>estallando</u>, le da golpes a los muebles, como el polluelo que golpea la cáscara para salir (la eclosión). Quisiera no tener <u>principio</u>. Debe ponerlo fin a un modo de existencia: huevo - eclosión, embarazo – parto, muerte - resurrección, pensamiento – palabra. Toma <u>consciencia</u> de algo que se debe formular, pero no sabe cómo. Rechaza la <u>metamorfosis</u> que debe dirigirlo a una perfección trascendente, el <u>mismo</u> quiere dirigir esta <u>transformación</u>.
- Pierde la capacidad de <u>iniciativa</u> de los actos banales/triviales de la vida. Quiere ser perfecto sin necesidad de una metamorfosis <u>pasiva</u> a partir de un estado previo inconcluso, temporal. Sensación de desorganización interna: le teme a los cambios cuyas riendas no tiene. Quiere convertirse en la esencia de Dios, el fin de la beatitud. (MS X.97, AFADH. I.97)

HYOSCIAMUS NIGER (Hyos.): - Trata de convertirse en Dios quien reina para poner orden en sus rebaños, sobre las asambleas, por su elocuencia y su sabiduría: "habla de un tema que ignora como si lo conociera perfectamente", "utiliza un lenguaje muy escogido para alguien tranquilo y patoso [*]". Es grande, los demás son pequeños y los hombres son unos cerdos: "dispone los dibujos en las paredes en hileras, como si los objetos fueran animales y él los conduce".
- Todo lo que ve despierta su <u>codicia</u> y la necesidad de apropiárselo. Avaro con su familia pero muy pródigo consigo mismo: agarra con avidez todo lo que le ofrecen. Sólo puede amar en la <u>posesión</u> inmediata del otro, incorporando a los demás para <u>conocerlos</u> y garantizar el orden. Tiene las manos demasiado <u>grandes</u>.
- Priva a los demás de su libertad: agarra los fantasmas, le arranca las plumas de las <u>aves</u> para no ser engañado por las apariencias, espanta o caza los <u>pavos</u> <u>reales</u>: domestica los símbolos de la libertad y <u>humilla</u> a los orgullosos, o compra a los demás con su generosidad si no creen en su superioridad, sino los mata.
- Insaciable de amor e ignora o rechaza a su madre: odio por su creador ante quien se siente <u>estúpido</u>, dependiente, si sigue siendo <u>inocente</u>, <u>ingenuo</u>. Pendenciero para no mostrar que es un <u>estúpido</u> que pueden <u>engañar</u>. En su dificultad de conocer al otro, quiere elevar sus valores y no ocultarlos. Si Dios me retira su amor, caigo en la inseguridad total.
- Teme que le amputen su gran necesidad de <u>libertad</u> (Crot-t), quiere escaparse, <u>desvestirse</u> para negar el <u>pudor</u>, o su inocencia en una especie de desafío exhibicionista, actúa en contra de la corriente. Por su desnudez, retira los obstáculos para conocer, ya no está el intermediario entre el objeto y él mismo. Insulta a sus padres como odia a su creador.
- Cólera cuando lo engañan, se burlan de él, lo toman por un imbécil. Es injusto que el que tiene el poderlo lo utilice para sí, sobre aquellos que consideran sin valor. Utiliza su poder por la rapidez

y el espíritu de su discurso, que es refinado, negando al mismo tiempo este poder, falsa humildad. Preocupación de ser burlado, que crean que es estúpido, que lo engañen o lo traicionen. Furioso frente al agua que no puede manipular, no le puede dar forma, intolerancia a la luz y a todo lo que brilla: ¿celoso/envidioso? No se siente que está en el primer lugar en el amor de Dios, fue expulsado, quiere reemplazar la confianza por el conocimiento.
- Rechaza conocer a Dios por la gracia y no por la razón. El conocimiento de Dios no permite comprenderlo. "Su corazón está desgarrado": está lejos de sí, debe regresar. Cuando rompió con Dios, rompió con los hombres "temiendo haber ofendido a las personas" al haber "dicho la verdad crudamente". Ruptura consigo mismo también: "es un arlequín", bufón o vengador, que "teje" para encontrar la cohesión, la unidad; es como si tuviera un "velo delante de los ojos", "el corazón y el pecho se rasgan en pedazos". (MS IX.92) Niño curado de fimosis [*] "ordenaría a las personas que leyeran lo que yo elijo, y controlaría si lo leyeron bien".
- Control por falta de confianza en los demás. Retoño en el borde, el lindero: marginal. Niños maltratados, despreciados/ostentación, exhibicionismo… Decepcionado de aquel que quien él depende. Se relaja cuando le ha hecho perder el control a los otros: se calma por la zurra que finalmente le han dado (*esto lo obliga a formarse y obedecer*). Colecciona. Celoso grosero.

HYPERICUM PERFORATUM (Hyper.): - Aristócrata, el mejor, el más inteligente, el más valiente, que rechaza la vulgaridad. Quiere moverse en la nobleza, la grandeza, se distancia de los bajos fondos, de lo común. El hombre puede ser afectado por cosas sin valor, Dios no. Hyper. quiere alcanzar la bondad máxima, se cansa si se ocupa en cosas bajas y comunes.
- Mientras el hombre persigue esta elevación a través de cosas bajas, se siente culpable de ser tocado por ideas impuras como el común de los mortales. Teme cualquier choque, desplazamiento, mancha: es caer de la alta jerarquía a la que había llegado. Desea permanecer sentado en el regazo de Dios y despreciar a los demás, ser inmutable en su perfección, mientras que constantemente corremos el peligro de perderla por nuestra naturaleza. Dolores fantasmas en el miembro amputado: no ha perdido nada. (MS IV.98)
- Sólo por su trabajo intelectual y la frialdad de espíritu, Hyper. tiene la presunción de subir solo al más alto nivel de beatitud: (TFA: "*El espíritu es firme y contempla todo con una fría consideración*"; TFA: "*El espíritu se encuentra descansando en los pensamientos más elevados*") (ST II-II C21, a1: La presunción, "¿se funda en Dios o en el valor personal?" "¿Sobre qué objeto se basa la presunción?" la presunción está permitida por el hecho de que el hombre tiene como objetivo, en proporción a sus fuerzas, un bien que sobrepasa su poder). Dios ya no está más por encima de él (A: "*¿Por qué temer, Dios está alrededor y en mí?*").
- La inteligencia humana está hecha para encontrar la beatitud perfecta en la contemplación de Dios, ("*pensamientos religiosos, llenos de esperanza*") pero, sólo por sus esfuerzos, es incapaz por su naturaleza humana. Esto es lo que realiza con angustia ("no puede organizar sus ideas, ejecutar sus intenciones") quiere arrebatarle la gracia a Dios: sólo por su trabajo, su espíritu frío, su inteligencia, su sobriedad, sus pensamientos puros, y así llegar a ocupar el lugar del preferido, sobre su regazo.
- Sueños de combates muestran que debe ¡defender su lugar de honor! Su deseo de usurpar un lugar (quiere un lugar que no le pertenece, que no es de acuerdo a su jerarquía personal), lo percibe, pero es falso, no tiene apoyo, está en el aire, es su idea lo que lo hace elevarse, no su esfuerzo: "*Sensación como si lo levantaran alto en el aire; atormentado por la ansiedad que al menor contacto o movimiento lo puedan hacerlo caer de esta altura*". Una posición falsa se experimenta como inestable.
- Siempre la caída es una amenaza, bajo el efecto de los demás ("*Gran temor al movimiento, no quiere caminar, y gritaba fuerte si alguien le propone llevarlo de un lugar a otro, insiste todo el tiempo que lo tengan sobre el regazo*" – tiene temor a caer y quiere que lo sostengan) o de aquel a quien quería acercarse, las personas a quien quiero acercarme me pueden hacer caer ("*Terribles*

sueños horribles, como que Dios está lejos de mí y me repudia"). Una simple broma lo desestabiliza ("*después de haber sido asustado por una broma, se puso muy pálida e histérica*").
- El trabajo de crecimiento del hombre es necesario, no puede saltar las etapas indispensables, por esto: "*sueños ansiosos, como si algo importante se ha dejado sin terminar*". Resultado, la realidad que quiso evitar lo hizo caer, (no vio la realidad de frente) contusión en el coxis, y bien clavado en el suelo ("*como si reposara muy pesadamente en la cama*").
- El error: confundir su capacidad para ser feliz con la obtención de la misma por su propio esfuerzo (*mi capacidad para ser feliz no es lo mismo que obtenerla por mis fuerzas NdT*). Ha querido atribuirse la precedencia sobre el regazo "paternal" por sus propios esfuerzos físicos (subida agotadora, sueños activos) e intelectuales (poder intelectual, nivel energético +++), dominando también su afectividad (fría consideración, esfuerzo por suprimir el llanto) y su moral (pensamientos puros, elevados).
- Quiso cambiar su naturaleza para tener las cualidades necesarias que le permitan conseguir una precedencia casi divina sobre los demás. Este lugar elevado no le corresponde por derecho al hombre por simplemente ser hombre, quien no tiene otra naturaleza que no sea su naturaleza humana.
- Su preocupación porque lo destituyeron o le hicieron caer, o le jugaron una mala pasada, es pues lógica, ya que no recibe su lugar, pero aún así quiere conquistarlo. Envidia la estabilidad de su lugar por los logros y la perfección de su ser. (GRAPH. VII.95, AFADH VII.95)

I

ÍCARO (ASCENSIÓN, ALTURA, SOL): - Ícaro. **Apis**

IDEA [*] (PENSAMIENTO): - Quiere tener ideas claras, encontrar las palabras por una filosofía y un espíritu refinado. **Cann-s.**
- Ideas preconcebidas para ponerlas en práctica instantáneamente. No puede dejar de pensar. **Chin.**
- No puede apreciar más este mundo creado. Se consuela soñando con bellezas paradisíacas, en un mundo de ideas y de formas. **Coff.**
- Incoherencia y dificultad de razonar por la incapacidad de abandonar su idea fija. **Kali-i.**
- Intolerancia al tiempo que pasa entre la idea y su realización. **Lil-t.**
- La idea la percibe como realidad (orina con el sonido del agua). **Lyss.**
- Soy según la idea que me hago de mí. Toma forma y cree ser lo que se imagina: más que el emperador. Sus ideas le crean su ser, sin idea no es nada. **Rob.**
- Ideas estancadas, que no se alimentan del exterior. **Rumx.**
- Quiere conocer las ideas, el origen de lo creado. **Verat-v.**

IDEAL (BONDAD, PERFECCIÓN): - Quiere un ideal elevado sin tomar en cuenta la vocación previa a la cual debería estar escuchando. **Act-sp.**
- Porque trabajar si ya estoy en posesión del objeto ideal. **Ang.**
- Sueño y amor para un cónyuge ideal. **Ant-c.**
- Idealista revolucionario. **Bapt.**
- Cree en el salvaje bueno, el instinto ideal que regula todo. **Choco.**
- Idealista revolucionario. **Merc.**
- Ideal que debe alcanzarse sin esfuerzo, ni sufrimiento. **Op.**
- Busca las formas ideales, la esencia de las cosas y no la apariencia. **Verat-v.**

IDENTIDAD - IDENTIFICAR (OTRO, INDIVIDUO, POSEER, YO, EGO): - Perder un pedazo = destrucción de la unidad original y de sí mismo. Sin identidad fuera del grupo. **Agath-a.**
- Mi nombre es "nadie", duda de la realidad, de sí... debe tocar las cosas. **Agn.**
- Perdió su identidad / o dice lo contrario de su interlocutor para afirmarse. **Alum.**

- Se identifica con el error del otro, quisiera colocarse en su lugar para evitarlo. Se identifica con el crimen de la humanidad. Identidad entre culpable y **víctima**. **Ars.**
- Olvida, pierde su identidad. No se atreve a expresar su identidad en una familia tan rígida. **Carc.**
- Sufre porque se identifica. Quemado, escaldado: ¿que más me va a llegar?, con tal que los otros no sufran lo mismo que yo, ¡yo sé lo que es esto! **Caust.**
- Se identifica con el que sufre, con el otro, muy compasivo. **Caust.**
- Pierde su identidad, homosexualidad. **Fl-ac., Anh.**
- Disperso, descartado, dividido… ¿Existo? ¿Masculino o femenino? **Hydrog.**
- Sueña con accidentes, que se golpea en la cara, ya no lleva su nombre: sueña con perder sus papeles de identidad. **Kali-s.**
- Pierde sus papeles de identidad, confusión entre su naturaleza y su persona: quiere que su naturaleza sea su esencia, ser toda la naturaleza humana, única. **Lac-c.**
- No se encarna: los pacientes no son conscientes de su identidad, tiene dificultad para tomar conciencia de sus fronteras. **Lac-h.**
- Se identifica para conocer. **Lyss.**
- Magnetizado por el otro, sólo existe en una minoría sumisa y en aleación: pérdida de la identidad por valorizar al otro. **Mang.**
- Los límites traspasados son la consecuencia de querer conocer la identidad-esencia, objetivo que no se puede alcanzar únicamente con los sentidos. **Mor-o.**
- No puede desarrollar su identidad por miedo a la separación que lo disuelve. **Neon**
- No alcanza su identidad, pierde la compresión del otro, la concordia con los demás. **Sal-fr.**
- La alteridad sólo es posible si hay distancia, que es constructiva de la identidad. **Sanic.**
- Desea que su identidad sea la del Ser absoluto que crea seres contingentes. **Spong.**

IDENTIDAD SEXUAL: - Identidad sexual (GGD ,CGH 9 .00) **Ind.**

IDEÓLOGO: - Leader, los miembros de su secta forman parte de él. **Thuj.**

IDOLATRÍA (CARNERO): - Murciélago: animal impuro símbolo de idolatría y de ateísmo / idolatra al espíritu. **Ham.**

IGLESIA (DIOS, RELIGIÓN): - La iglesia debe quedar en el medio del pueblo. **Cupr.**

IGNATIA AMARA (Ign.): - Indeciso, puesto que el fracaso llega a pesar de su decisión y sus esfuerzos. Quiere ser liberado de la obligación de deliberar, de juzgar. Quisiera un conocimiento infalible sin tener juicio de valor, ni pensamiento discursivo. Quiere un conocimiento inmediato del valor por el inconsciente, sus pasiones lo perturban. Desconfía de su juicio. (MS V.99)
- Sentimiento de haber descuidado su deber, de no haber respetado sus votos, de romper sus compromisos, con preocupación de ser criticado. Sueña con deliberaciones, con sus fracasos, frustraciones y humillación: es incapaz de decidir, lo que fue la causa del fracaso.
- El éxito de su elección era un deber. El hecho de elegir es una situación desgarradora y se bloquea frente al problema: ideas fijas, sueños sobre el mismo tema. Está en deuda con aquel a quien le hizo una promesa.
- Es un esfuerzo que se vuelve un fracaso injusto, es deshonrado. Es injusto que el hombre se vea obligado a elegir con el riesgo de equivocarse, mientras que Dios sabe lo que sería justo y podría ayudarlo.
- En los sueños, se siente incapaz de conseguir el éxito a pesar de sus esfuerzos. Soledad ante el peso de la decisión, y siente resentimiento contra aquellos que no lo ayudan o que son un impedimento. La duda le hace oscilar entra actitudes opuestas y variables. Su problema es creer que ir en un sentido es ¿excluyente del otro?

- Construyendo según su idea sobre lo que es amar, confundiendo amor con estado de alma enamorada, y por trabajar sólo en el amor, descuidó su deber en la vida. Tiene vergüenza que la elección del amor lo conduzca al <u>fracaso</u> y que los que se comprometen por amor no reciban el pago por su esfuerzo. (AFADH IV.91)

IGNORANCIA (CONOCER, SABER): - "Habla de un tema que ignora como si lo conociera perfectamente". **Hyos.**

IGUAL (COLABORAR, HUMILDAD, SEGUNDO, ADMIRAR, FAMILIARIDAD, NIVEL, CAMBIAR, SIMILAR, PARECIDO): - Cree que no es igual. **Bufo**
- Quiere ser <u>igual</u> al más importante, con <u>familiaridad</u>. **Chlf.**
- La <u>justicia</u> debe ser <u>igual</u> para todos. **Cist.**
- Conmovido por el misterio de la igualdad delante del amor de Dios. **Graph.**
- Quiere tratar de igual a igual al nivel de <u>derecho</u>, de <u>contratos</u> y de <u>deberes</u>. **Kali-bi.**
- Quiere la <u>comunicación</u> de igual a igual con Dios por el amor. **Lach.**
- Creyó que Dios quería mantenerlo como un <u>esclavo</u>, y no tenerlo como un igual. **Tarent.**
- Hace falta que esto sea parejo, como la primera vez, como al principio. **Vip.**

ILUMINAR (AYUDA, DIRIGIR, GUÍA, EXPLICAR, LUZ): - Para darse cuenta verdaderamente del objeto, es necesario que mi punto de vista sea sometido a un criterio de <u>verdad</u> que no sea sólo el mío, que la luz que proyecto sobre el objeto no falsifique el <u>conocimiento</u>. **Eupr.**
- Rechaza que el educador lo <u>ilumine</u> desde el exterior, con las normas y el <u>deber</u> que lo hacen madurar. **Ger-ro.**
- <u>Responsable</u> de iluminar a los demás por su noción del bien-mal, justo-errado, pesado-ligero. **Nux-v.**

ILUMINAR (CLARIVIDENCIA, ESPÍRITU, CONOCIMIENTO, INTUICIÓN): - Se niega a dejarse <u>enseñar</u> quiere verlo todo y comprenderlo todo, su propia iluminación. **Crot-c.**

ILUSIÓN (CREAR, IMAGINAR): - Envidia / desea la <u>felicidad</u> de aquellos que se hacen ilusiones. **Tarax.**

IMAGEN (FOTOGRAFÍA, FORMA, POSEER): - Hubiera querido que con sólo las imágenes ser capaz de modificar el intelecto <u>sensible</u>. **Bothr.**
- Al no poder estudiarse a sí mismo como imagen de Dios, sufre de confusión de identidad. **Cann-s.**
- Dios no necesita de una imagen para conocer la <u>verdad</u> y pensar, el hombre si. **Olnd.**
- Muestra una buena imagen de sí para ser <u>elogiado</u>. **Pall.**
- Quiere poner de manifiesto que mantiene una conversación con el <u>Único</u>, guarda y muestra la bella imagen de sí mismo. **Plat.**
- Problema de ser la imagen de… y de <u>pertenecer</u> a alguien. **Puls.**

IMAGINAR (ABSTRACTO, CONCRETO, INTANGIBLE, REALIDAD): - Cualquier <u>proyecto</u> imaginado debe ser realizable. Se complace al desear el objeto que ve como bueno por la imaginación y no por el intelecto. Decepcionado de lo que encuentra realmente. Al no encontrar en lo <u>real</u> ningún objeto satisfactorio, se deleita con el objeto imaginario que la voluntad le presenta. No hay necesidad de realizar el proyecto en sí; el proyecto en su <u>imaginación</u>, ya está casi <u>realizado</u>. **Ang.**
- Pierde los <u>límites</u> entre lo <u>real</u> y lo <u>imaginario</u>. <u>Distanciamiento</u> emocional, <u>percepción</u> del mundo <u>energético</u> más que del físico. **Anh.**

- En su juego crea un mundo <u>imaginario</u>, él es un héroe... "*los objetos no parecen atractivos*" Suerte de fracaso por sus fantasías, pero carece de control sobre tanta <u>imaginación</u>, no puede decidir. **Chin.**
- Demasiada imaginación. **Coff.**
- Su imaginación está colmada, y lo conduce al máximo <u>placer</u>. **Nuph.**
- Crea por su imaginación y no por la <u>lógica</u> y la <u>voluntad</u> / contempla su propia <u>creación</u> imaginaria. **Olnd.**
- Sabe que es una idea de su imaginación pero no puede librarse de eso. **Sabad.**

IMAGO: - Rechaza la materia, el tiempo, instrumento del pensamiento por ser la consecuencia del imago [*] terminado, perfecto. **Lim-b-c.**

IMBECILIDAD (LOCURA): - La imbecilidad de los demás es insoportable. **Cic.**

IMITAR (COPIA, PAYASO, TEATRO): - Quiere ser <u>reconocido</u>, "ser alguien", <u>imitado</u>, el <u>ejemplo</u> para los demás. **Lanth-X.**

IMPACTO (RESULTADO, HUELLA, CHOQUE)

IMPASIBLE (MUTABILIDAD, INQUEBRANTABLE, SUFRIMIENTO, PASIÓN): - Quiere ser <u>impasible</u>, observa el entorno exterior para <u>prever</u> y ganar. **Asc-t.**
- Impasible porque esta <u>blindado</u>, el <u>medio</u> no puede hacerle <u>daño</u>. **Aster.**
- Desea una perfección que lo vuelva impasible ante el sufrimiento y no necesitar a ningún protector de este aspecto material. **Tung-met.**

IMPEDIMIENTO (LÍMITE, OBSTÁCULO, DESORDENAR, PROHIBIDO, BLOQUEO): - Impedido de hacer una cosa muy <u>importante</u>. No hace falta que se lo impidan, todo el mundo debe trabajar, no lo deben "<u>tomar con calma</u>". **Arn.**
- Si quiero poseer la beatitud aquí abajo, el primer obstáculo señala mi no unión con mi fin. **Aster.**
- Ve como un <u>impedimento</u> y un <u>obstáculo</u> las <u>limitaciones</u> de la realidad. Como fracasa al perseguir sus planes geniales frente a bagatelas, acusa a los <u>otros</u>, son un <u>obstáculo</u> a su trabajo. **Chin.**
- Mis emociones me enferman, me <u>impiden</u> que haga lo que debo hacer. **Cimic.**
- <u>Belleza</u> impedida de aprovecharse, de irradiarla. **Dig.**
- No lo puedo impedir, abstenerme de llorar. **Ferr.**
- Ve/vive el <u>vínculo</u> del <u>amor</u> como una traba/obstáculo. **Fl-ac.**
- La expansión humana rítmica y no continua no es suficiente. **Glon.**
- No solo impedimento sino también <u>insatisfacción</u>: la fiesta está <u>arruinada</u>, el viaje que ya comenzó no se puede continuar. **Mag-c.**
- Aquellas cosas que le deben gustar por necesidad (respirar, comer) lo obstaculizan, y se siente privado de su <u>libre</u> albedrío ya que, para esto, depende de la ayuda de Dios. **Meny.**
- Intolerancia a los que son un obstáculo a su trabajo. **Merc.**
- Incapaz de cumplir con su deber, de hacer lo que sabe que debe hacer, o hace lo contrario. Desea la perfección de su obra, está impedido por estar convencido que lo hace mal. **Naja**
- No soporta la prohibición. **Plb.**
- <u>Justifica</u> su falta de coraje de proponerse hacer algo por el <u>otro</u> que lo impide. **Sel.**
- No comprende que la <u>relación</u> no significa un obstáculo en su <u>proyecto</u>. Miedo que le impida alcanzar su objetivo. **Tarent.**
- La preocupación le impide considerar <u>todo</u>. **Tell.**

IMPENSABLE: - Esto que llegó era impensable. **Naja**

IMPERDONABLE (DERECHO, JUSTICIA, PERDÓN)

IMPERIOSO (IMPORTANTE, URGENCIA, OBLIGAR): - Deber imperioso por cumplir. **Caust.**
- Deber imperioso por cumplir. **Lil-t.**

IMPLACABLE (ENCARNIZADO): - Implacable hacia aquello que está haciendo problema.
  Elaps.

IMPLICAR: - Falta o exceso de compromiso y distanciamiento, nada lo alcanza. **Calen.**
- No podemos implicarnos totalmente al menor llamado, a la menor estimulación. **Mur-ac.**

IMPONER (MOLDEAR):- Hace todo lo que quiere e impone su propia ley a los demás para
  obtener el respeto por la fuerza. **Crot-c.**
- Ayuda y apoya a los débiles, se opone al fuerte si se impone. **Aloe**
- Niega el paraíso recibido como insuficiente y vive allí como un lugar impuesto, no elegido,
  mientras que Dios tiene un lugar mejor. **Nux-m.**
- No puede abrirse ante una finalidad que no eligió, a una voluntad impuesta. **Ran-b.**
- Rechaza la llamada del otro, miedo a ser invadido, que le impongan algo (imponer = colocar
  dentro), riesgo a depender de los demás, de perder su tranquilidad, de ser obligado a salir de sí
  mismo, de su casa, de su entorno. **Rhod.**

IMPORTANCIA (IMPERIOSO, OBLIGAR, HUMILDE, SEGUNDO): - Impedido de hacer algo
  importante y no tiene ningún deseo de trabajar. **Arn.**
- Ilusión que tiene algo importante que hacer y no puede dormir. **Bell.**
- Siente que debe ocuparse de cosas aún más importantes. **Caust.**
- Le da importancia a bagatelas. **Chin.**
- La menos importante de todos, camina despacio. **Cupr.**
- Le da importancia a bagatelas. **Ferr.**
- Trivializó algo importante. **Ferr.**
- Le da importancia a bagatelas. **Graph.**
- Demasiado sensible a la importancia de su persona. **Lac-c.**
- Siente cierta importancia. **Lyss.**
- "Da lo mismo": no es nada ser cornudo, con tal de tener el alimento diario. **Nuph.**
- Ser importante para los demás, que puedan contar conmigo… **Phys.**
- Más importante que todos los demás. **Plat.**

IMPOSTOR (TRAIDOR)

IMPOTENCIA (FORMA, CORRUPTIBLE, MINUSVÁLIDO, DECADENCIA)

IMPOTENCIA (FUERZA, PODER): - Se siente embarcado, alistado en el mismo barco en el que
  la humanidad se perdió, se siente impotente a cambiar la situación. **Ars.**
- Ante la dificultad lloriquea por la impotencia, sin proporción, se avergüenza. **Aster.**

IMPREGNAR (COMUNICAR, INFLUENCIA)
- Transpiración que le impregna las manos en los bolsillos: una cosa provoca la otra. **Hydr.**
- (Sanic.): - Quiere toda la acción al más pequeño contacto (heces cuadradas), se encuentra
  empapado: al *"El olor de las heces lo persigue a pesar de haberse bañado"*.

IMPRESIÓN (COMPASIÓN): - No quiere dejarse impresionar por el otro para no sufrir. **Carb-an.**

- Perdió la resolución y la concentración del espíritu debido al entorno, el medio, a las impresiones a las cuales el cuerpo es sensible, disminuye su concentración y su libertad de seguir el rumbo elegido por el espíritu. **Ferr-p.**
- Las primeras impresiones son las mejores. **Ptel.**

IMPRESIÓN (HUELLA, RASTRO)

IMPREVISTO (SORPRESA, INESPERADO, VIGILANCIA): - Le gusta lo imprevisto (LTA 896). **Plan.**

IMPROVISO (SORPRESA, VIGILANCIA)

IMPULSO (VIBRAR, MOVIMIENTO, COMIENZO, PRINCIPIO): - Quiere actuar libre de sus impulsos, aquí y ahora, en este momento, sin estar determinado por una decisión precedente. **Cact.**
- Quiere probar que es quien le da impulso a todo lo que es / todo lo que hace. Todo impulso que viene del exterior es una violencia. **Sang.**
- Se interrumpe el impulso. **Clem.**
- El impulso del amor puede conducir a la catástrofe si no hay prudencia ni trabajo de inteligencia. **Hura**
- Afectado en el sistema locomotor, que le hace cambiar de trayectoria. Quiere el impulso perfecto, la inmutabilidad. **Ruta**
- Desea la inmutabilidad, que nada del exterior le haga cambiar su trayectoria, soy el impulso perfecto, inmóvil. **Ruta**
- Sin comprender su pasado, su camino, flota sobre su experiencia sin poder afincar su pie para tener un nuevo impulso. **Samars.**

INAGOTABLE (AGOTAR, RESERVAS, PROVISIÓN)

INALTERABILIDAD (DETERIORAR, INMUTABILIDAD): - La inalterabilidad (níquel) implica simplicidad e inmutabilidad. **Nicc.**

INANIMADO (OBJETO, ANIMAR, MATERIA)

INCAPACIDAD: - Incapaz de actuar de acuerdo a lo que cree saber o ya sabe. **Sep.**

INCESTO: - "Encerrado" en casa de sus padres, se niega a separarse como debería para evitar el incesto. **Sars.**

INCLINARSE (ARRODILLARSE, EXAMINAR, REFLEXIÓN)

INCLUIR (ABRAZAR): - Rechaza ser incluido en lo que sea, quiere abarcarlo todo, incluirlo en sí, amar o ser amado sin límites. **Plat.**

INCLUSO – SIMILAR (DIFERENCIA, COMPARACIÓN, TRANSFORMAR, CAMBIAR): - La música y la religión, es la misma cosa. **Cann-i.**
- No se puede encontrar la paz por sí solo. **Euph.**
- Desde de cambié ya no soy más el mismo, en la vida hay que cambiar. **Helon.**
- El sueño se repite durante toda la noche. **Kali-c.**

INCOMPATIBLE: - Atrapado y debe conciliar incompatibles. Se droga y pierde el amor del padre / ¿renunciar y mantener el amor? **Anac.**

- Sexualidad / sentimientos amorosos. **Diosc.**

INCOMPRENDIDO: - Se impone y se siente <u>incomprendido</u>, <u>rechazado</u>, cuando el ambiente se ¡muestra ingrato! **Dulc.**

INCONDICIONAL (CONDICIÓN)

INCONGRUENTE (ADAPTAR, DESENTONAR, DESPLAZADO)

INCONSCIENTE: - Regresa a la posición <u>cuadrúpeda</u> (hacia abajo) y con ella al reino del <u>inconsciente</u> y de lo <u>irracional</u>. **Sol-t-ae.**

INCONSECUENCIA: - Con todo rigor = encadenamiento y gravedad. **Sphing.**

INCONSTANCIA (CONSTANCIA)

INCORPORAR (ENCARNAR, INTEGRAR, CUERPO, POSEER, ASIMILAR): - Problema con la <u>apropiación</u>, la <u>incorporación</u> de los recuerdos, los alimentos, los datos leídos, el lugar de los demás. **Ail.**
- Quiere incorporarse al <u>otro</u> para volverse una unidad, no depender, ser uno con el otro. **Puls.**
- Quiere incorporarse al objeto codiciado, sin <u>desplazarse</u> ni <u>trabajar</u>. **Stram.**
- No puede <u>incorporar</u> nada del <u>otro</u>, se ahoga, se le anudan los intestinos, permanece <u>solo</u>. **Ustil.**

INCUMPLIDO (TERMINAR, PERFECCIÓN, FIN): - Nada se cumple, hay demasiados <u>obstáculos</u> para alcanzar la <u>libertad</u>. **Nat-p.**

INDEMNIZACIÓN: - Acepta todo <u>deber</u> si es indemnizado. **Kali-bi.**

INDEPENDENCIA (DEPENDENCIA, COMPROMISO, AUTONOMÍA, OTRO, LIBERTAD, VÍNCULO)

ÍNDICE: - Dedo que simboliza el dominio de sí, el silencio. **Mosch.**

INDIFERENCIA (PREVISIÓN, SENSIBILIDAD): - Nostalgia del estado de la <u>infancia</u> de <u>placer</u> y de despreocupación. **Mag-c.**
- Búsqueda del <u>placer</u> general inmediato, hecho "para el placer", sensual, físico, y no sólo sexual, incluso con la ausencia de libido, por la diversión. <u>Despreocupado</u>, sin ningún remordimiento. **Morpho.**

INDIGESTIÓN (DIGERIR, CEBAR, ESTUDIOS)

INDIGNACIÓN: - Indignado porque las causas nobles y generales son ridiculizadas por el mund0. Sensible por los grandes <u>principios</u>. **Cic.**

INDIGO (Indg.): - Pierde de su capacidad de unirse a y asimilar lo que le es <u>extraño</u>: alimentos, gente. Se convierte en lo extraño no asimilado. <u>Racista</u>. Para Dios, nada es extraño, todo se <u>apoya</u> en Él.

INDISPENSABLE (NECESARIO, ÚTIL, CONTINGENCIA): - <u>Útil</u> para garantizar la invulnerabilidad, quiere que su obra sea indispensable para mantener a las criaturas en vida, en buen estado. **Arn.**

INDIUM METALLICUM (Ind.): - Ve su límite ante el peligro, ya que no domina todo por una inteligencia infinita. Molesto que la sabiduría divina le enseñe prudencia. (A3: Se siente casi como un loco tratando de estudiar). Pierde la cabeza, enloquece y se agita, el esfuerzo intelectual hace que se encuentre perdido en lo que se ha vuelto enorme, una montaña: la adquisición de todos los conocimientos no bastan para prevenir todos los peligros que él ve como enormes.
- Se aprende de memoria todos sus cursos caminando. Cuando el evento se acerca, ve que no tiene toda la inteligencia para resolverlo, entonces, hace un esfuerzo para poder resistir, y adquirir todos los conocimientos para llegar a superar el peligro (a1 225), para elevarse aún más, se agota/ se rinde. Hace un esfuerzo para llegar inmediatamente a la solución.
- Antes de la llegada del peligro, cree poseer todo para encontrar la solución en el momento oportuno. No se atreve a reposar, su poder debe permanecer en acto siempre. (A203: *se siente como si fuera dos veces más grande de lo normal durante la fiebre*). La agitación es como la embriaguez de estar tocando algo infinito que cubre todo: Ind. debe recomenzar el trabajo, ya que esto no es verdad. (ST I C86 a2: ¿conoce o no conoce lo infinito?)
- El conocimiento debe pasar de una cosa a la otra, no puede estar en acto sobre todo a la vez, debe enfocarse en una para adaptarse, olvidando por un momento las demás. Dios no necesita esta focalización. Ind. debe correr para llegar a la conquista de todo, lo intenta con el movimiento (a1 – Menos fatiga y debilidad de lo habitual al ser obligado a caminar a primera hora de la mañana) y la fuerza física, o se pierde ante la inmensidad del conocimiento a adquirir si no quiere detenerse objeto por objeto: el acto homosexual fracasa, al no querer detenerse en un objeto, se diluye en todos, entonces, por la agitación de querer apuntar todo, se equivoca de blanco, su elección está en un blanco falso.
- Al no poder estudiar, ya no tiene más la inspiración que lo pueda iluminar. Pierde la razón si quiere estar en acto del conocimiento de todo. Perdido al nacer en este mundo demasiado vasto, y perdido al estudiar en el conocimiento demasiado vasto. (AFADH I.96, MS V.00)

INDIVIDUALISMO (MI): - Principal, el único responsable de la ley, rechaza la ley entre otras cosas: anarquista, *rechaza la ley*, individualista: *no hay bien común.* **Ars.**
- Masturbador individualista, agobiado por su instinto, él que quiso ser fértil sin colaboración, por el espíritu. **Murx.**

INDIVIDUO - INDIVIDUAL (YO, IDENTIDAD, MÍ, PERSONA): - Individualismo vigoroso vivido por alguien que parece abierto y sociable. La individualidad de Dios no necesita al otro. **Agn.**
- Exalta lo individual en relación a lo colectivo. **Apis**
- Su cuerpo, que lo individualiza, lo pone por debajo de toda la humanidad. Rechaza su materia tanto como ella lo individualiza. **Lac-c.**

INELUCTABLE (INEVITABLE, EVITAR, DEFINITIVO, ESCAPAR)

INERCIA (ACTO, PASIVIDAD): - La inercia y la corruptibilidad de la materia es indigna de recibir mi espíritu. **Benz-ac.**
- Inercia por negarse a la necesidad de movimiento, o pérdida de la capacidad de movimiento. **Carb-v.**
- La carne le provoca inercia a la prontitud del espíritu. **Ferr-p.**
- Inerte ante todos estos peligros imposibles de evitar. Sueña con agua en la cual no puede avanzar, inmóvil ante un acontecimiento que lo sorprende. **Gels.**
- Realidad aplastante. Inercia de la que es reacio a salir: erupción en los pliegues de las articulaciones que le limitan la movilidad. "Mi gran fuerza, ¡es la inercia!" **Graph.**

- Recibir un <u>consejo</u> lo recibe como el equivalente a un <u>aborto</u>, o molestar su inercia confortable…siempre abatido, pero se pone vivamente en camino tan pronto se le propone una actividad (MCB). **Helon.**
- Roba un <u>caballo</u> para tener, a pesar de todo, cualquier movimiento y salir de la inercia y la <u>rutina</u>. **Rumx.**
- Necesidad del otro para vencer su inercia y ponerse en movimiento. **Tarax.**

INESTABLE (ESTABLE, EQUILIBRIO, ESCALERA)

INEXORABLE: - Mi papel humano particular está inexorablemente [*] fijo. **Apis**

INFALIBLE (FALTA, ÉXITO, VICTORIA, HAZAÑA/PROEZA/ÉXITO, PERFECCIÓN, AYUDA, CONSEJO, GUÍA): - Los animales reciben el <u>conocimiento</u> perfecto sin <u>trabajar</u>, por un <u>contacto</u> infalible, y no por él. **Aeth.**
- Debe tener la razón a toda costa para sentirse <u>útil</u>. **Arn.**
- Exaltación primitiva de la sensibilidad <u>animal</u> infalible, evitar la posibilidad del fracaso humano. **Choco.**
- Quiere que sus actos sean tan perfectos que ni él ni los demás reciban ningún <u>perjuicio</u>, lo que vuelve el <u>riesgo</u> nulo y la solidaridad automáticamente <u>infalible</u>. **Cupr.**
- Se cree infalible si no se fía de lo <u>emocional</u>, debe hacerlo sólo del <u>intelecto</u>, debe tener razón. **Ferr.**
- Desea la infalibilidad y no puede juzgar más el <u>valor</u> de las cosas. Sobre<u>valora</u> los <u>detalles</u>. **Graph.**
- Obsesionado por sus <u>fracasos</u> verdaderos o falsos, quiere la <u>certeza</u>, la infalibilidad. **Iod.**
- Le teme a los pasos en <u>falso</u> tanto morales como físicos, envidia la <u>infalibilidad</u>. Rechaza el trabajo de la razón por el conocimiento del <u>bien</u>. **Led.**
- Busca la infalibilidad en el resultado. Para llegar a la obra perfecta sin posibilidad de error, hay que eliminar el azar. **Naja**
- Rechaza dejarse llevar por fuerzas exteriores a sí mismo, exhibe el <u>éxito</u> de su infalibilidad. **Nat-s.**
- Si tengo <u>razón</u> no me excuso. **Nit-ac.**
- Quiere ser infalible para no temer más cuando <u>peca</u>. **Thuj.**

INFERIORIDAD (AYUDA, SEGUNDO, SUPERIORIDAD, SUMISIÓN)

INFIERNO (PARAÍSO)

INFINITO (DIMENSIÓN): - Dios es <u>infinito</u>, <u>contiene</u> todos los seres, y nadie existe fuera de él. **Bov.**
- Siendo el <u>Cristo</u>, llega al <u>infinito</u>, la <u>eternidad</u>, la inmutabilidad. **Cann-i.**

INFLEXIBLE (DUREZA, RIGIDEZ, MUTABILIDAD, INEXORABLE): - No perdona. **Nit-ac.**

INFLUENCIA (SUGERIR, MAGIA, DOMINIO, MUTABILIDAD, POSEER, ENCANTO, MODELAR, MOLDE, TENDENCIA, SOMETER): - Quiere ser libre de todas las <u>tendencias naturales</u> que obstaculicen al juicio o influencien a la libre razón. **Alum.**
- Bajo <u>influencia</u>, <u>poseído</u>, en <u>fuego</u>, no puede <u>restaurarse</u>. Insatisfecho de todo, quiere que la realidad esté constantemente allí para hacerlo crecer y <u>satisfacerlo</u>. **Canth.**
- Quiere una <u>plenitud</u> de vida que es interior al sujeto sin ninguna <u>influencia</u> de ninguna fuerza exterior, la plenitud de vida absolutamente inmanente de Dios, acto de vida perfecto porque está

totalmente en acto, sin ninguna potencialidad para perfeccionarse aún más por una acción que venga del exterior. **Carc.**
- Quiere una animación física que no esté influenciada por lo psíquico y vice-versa. **Ferr-p.**
- Sometido a una influencia poderosa. **Lach.**
- Quiere ser libre de todas las tendencias naturales que obstaculicen al juicio o influencien a la libre razón. **Meny.**
- Cada función molesta a la otra, un órgano cede ante la acción del otro, pierde su lugar. **Mur-ac.**
- Envidia la vida inmanente, su ritmo no puede ser influenciado por nada, ni por su biología ni por algo exterior. **Sang.**

INFORMAR (FORMAR): - No quiere recibir de los demás información que deba elaborarse antes de poder volverla a dar. **Dulc.**
- Quiere abarcar por el pensamiento sin percepción sensible, desea dar un conocimiento inmanente y no aprendido. Es indigno recibir una información elaborada por el otro. ¿Es que no es capaz? **Elaps.**
- Rechaza que el alma le deba informar [*] al cuerpo. **Sabad.**

INFORMÁTICA: - La Informática permite prever, tener el orden. **Tarent.**

INFUSIÓN (PASIVAMENTE): - Quiere ser alimentado por infusión, pasivamente. **Arg-n.**

INGENUIDAD (INOCENCIA)
- Ingenuidad (inocencia). **Hyos.**

INGERIR (ABSORBER, ALIMENTO): - Dios conoce sin ingerir ni transformar el objeto en sí mismo, ve y conoce todo porque está en Él, no los tiene que introducir. **Carb-ac.**

INHESIÓN (INCORPORAR, APEGO, UNIDAD)

INHIBICIÓN (ESPONTÁNEO, IMPEDIMENTO)

INICIATIVA (COMENZAR, INERCIA): - Sin ninguna iniciativa personal, sigue y hace lo que le enseñaron. **Form.**
- Pierde la capacidad de iniciativa de los actos banales de la vida, quiere tener las riendas de sus transformaciones. **Hydrog.**
- No quiere que su voluntad sea impulsada por una llamada del exterior. **Rhod.**
- Quiere ser el iniciador del movimiento, sin él mismo recibirlo de la nada. **Rhus-t.**
- Perdió la iniciativa para poner en práctica las costumbres, las que hace en un mal momento. **Ruta**

INMACULADO (DEFECTO, MANCHA, PUREZA, FALTA): - Quiere ser la inmaculada concepción robando la perfección en lugar de buscarla. **Cycl.**

INMANENCIA [*]: - Trascendencia e inmanencia no se distinguen en Dios. **Anh.**
- Condenado a la inmanencia absoluta por rechazar la trascendencia. **Camph.**
- Desea la inmanencia perfecta, cuando se refiere al actuar. **Euph.**
- Desea la inmanencia en el acto creativo, como el fruto que Dios engendra solo y que permanece en Su interior. **Goss.**
- Rechaza la inmanencia humana para tener lo absoluto, pierde la capacidad de avanzar hacia su fin. **Rumx.**
- Desea la inmanencia perdida, perfecta, cuando se refiere a la vida. **Sang.**

INMANENTE: - Quiere la felicidad en sí mismo, inmanente, no le consigue utilidad a los sentidos, ya que estos lo ponen en contacto con el exterior. **Arg-met.**
- Quiere una plenitud de vida que es interior al sujeto sin ninguna influencia de ninguna fuerza exterior, la plenitud de vida absolutamente inmanente de Dios, acto de vida perfecto porque está totalmente en acto, sin ninguna potencialidad para perfeccionarse aún más por una acción que venga del exterior. **Carc.**
- La inmanencia no es un objetivo en sí sino un trampolín hacia la transcendencia. **Hell.**
- Envidia la vida inmanente, su ritmo no puede ser influenciado por nada, ni por su biología ni por algo exterior. **Sang.**

INMEDIATO – DIRECTO (ENSEGUIDA): - Quiere gobernar inmediatamente [*]. **Ars.**
- Quiere conocer de manera directa, no humana: la revelación. **Ph-ac.**
- Inmediatez. **Croc.**

INMEDIATO, todo de (CONTINUACIÓN, ACELERAR, VELOCIDAD, RECHAZAR, ¡YA!): - Quiere ser fuerte y grande enseguida sin tener que evolucionar. Quiere ser adulto inmediatamente. **Agar.**
- Quiere el disfrute instantáneo de una creación acabada, en la que no sea necesario trabajar. **Arg-n.**
- Desea estar en acto de beatitud, instantáneamente y no por elecciones sucesivas de bienes parciales. **Bism.**
- Quiere la satisfacción instantánea después de la emoción. **Calad.**
- Quiere el desarrollo instantáneo, sin tener que seguir un camino. **Calc-p.**
- Importancia extraordinaria de disfrutar del amor del otro, que debería traer la felicidad perfecta aquí, de inmediato, sin distancia. La beatitud debe buscarse en las criaturas, ya que la del otro mundo está demasiado lejos, inaccesible. **Croc.**
- Hace todos los esfuerzos para lograr adquirir todos los conocimientos y así superar el peligro, se agota. Hace un esfuerzo para llegar instantáneamente a la solución. **Ind.**
- Quiere la alegría instantánea en una amistad forzada, sin afecto. **Mag-c.**
- Quiere la felicidad instantáneamente. **Op.**
- Quiere tocar el bien último instantáneamente, no hace más que reaccionar. **Plan.**
- Organiza todo lo mejor posible para asegurar el futuro, pero las cosas no salen. **Stann.**
- Quiere el conocimiento instantáneo sin tener que aproximarse, sin tener que alcanzarlo. **Stram.**

INMENSIDAD (DIMENSIÓN): - Todo es inmenso, las visiones, la belleza, las dimensiones, él mismo. **Cann-i.**
- Perdido en este mundo demasiado vasto en el que ha nacido, y perdido en la inmensidad del conocimiento al estudiar. **Ind.**

INMERSIÓN: - Es indigno para su alma estar sumergido en este cuerpo que implica incomodidades, condiciones, alimentación y vestiduras para sobrevivir. **Eup-per.**

INMORTALIDAD (ETERNIDAD, RESURRECCIÓN, MUERTE, VIDA): - Desea en su naturaleza corporal la Fuerza Divina de la inmortalidad. **Carc.**

INMOVILIDAD (CONSERVAR, PROGRESO, CAMBIO, MUTABILIDAD, MOVIMIENTO, MOTOR, INERCIA)

INMUNIDAD (SOLIDEZ, PRECARIEDAD, PROTECCIÓN): - Inmunidad perdida aunque debía trabajar para conservarla, se encuentra despellejado, sin su superficie de protección. **Arn.**
- Al querer la invulnerabilidad corporal y biológica, se encuentra disperso, descompuesto. **Bapt.**

INMUTABILIDAD (CAMBIAR): - Hay una parte de nosotros que es inmutable, tranquila y una parte móvil para mantener la vida y adquirir las virtudes, lo que exige esfuerzo y lucha. **Adans-d.**
- Quiere que su actuar no lo modifique. **Helon.**

INMUTABLE (MUTABILIDAD, CAMBIAR, CICLO, CONTINUO, FLUJO, EFÍMERO, TRANSFORMAR, TRANSITORIO)

INOCENCIA (ENGAÑO, TRAMPA, TRAIDOR): - La inocencia de la naturaleza es atractiva. **Choco.**
- Quiere proteger a los animales y a los inocentes de un sufrimiento injusto, los defiende. **Hura**
- Preocupación que lo engañen por su inocencia. Quiere probar que no es inocente. **Hyos.**
- Permanece en una etapa infantil de inocencia en la cual se cree que se sabe por la fe en lo que los padres le dicen. **Irid-met.**

INQUEBRANTABLE (ESTABLE, IMPASIBLE)

INSACIABLE (NUTRICIÓN, SATISFECHO)

INSISTENCIA: - Pierde el espíritu si se insiste con una pregunta. **Mosch.**

INSPIRACIÓN: - Al no poder estudiar, lo único que queda es la inspiración que lo pueda iluminar. **Ind.**
- No del exterior, quiere ser inspirado directamente desde las alturas. **Rumx.**

INSPIRAR (ESPONTÁNEO, VOLUNTAD, INTUICIÓN, PENSAMIENTO, INSTINTO): - Quisiera que la inspiración bastara, un supercerebro que funcione únicamente bajo la orden del espíritu, sin la necesidad del cerebro humano normal que compromete al espíritu hasta el final de su acto. **Hydr.**
- Quisiera ser inspirado directamente desde las alturas, que el pensamiento no fuera causado por las cosas, sino que él mismo fuera la causa. **Rumx.**

INSTANTE (INSTANTÁNEO, ENSEGUIDA): - Ideas preconcebidas listas para ser puestas en práctica instantáneamente. No se puede parar de pensar. **Chin.**
- Desea la instantaneidad de la eficacia divina, en el que las idea, el comando y la realización es instantánea. **Kalm.**
- Quiere ver y extraer instantáneamente lo inteligible, comprender todo sin esfuerzo ni perseverancia, satisfaciendo sólo sus sentidos (vista, audición), los cuales no bastan para conocer la verdad de lo inteligible. **Olnd.**
- Deseos de crear, actuar eficazmente al instante, a partir de nada, sin sucesiones. **Ther.**

INSTINTO (COSTUMBRE, AUTÓMATA, MÁQUINA, VEGETATIVO, FISIOLOGÍA, AFECTIVO): - Admira los animales, ve en ellos la perfección del instinto, cree que el instinto ciego ¡es sabiduría! **Aeth.**
- Quiere la capacidad animal y el instinto maravilloso del ser natural. Al volverse hombre, se pierde algo del instinto. **Choco.**
- Ve el mal en su instinto: lo quema, quiere separarse de su cuerpo, de su instinto animal. **Daph.**
- Quiere ser una persona con autoridad, se vuelve una bestia movida por sus instintos, y los demás ¡que se protejan! Sensibilidad, magnetismo, reflejo instintivo de atrapar. **Lyss.**

- Los dos apetitos, el sensorial y el intelectual, combaten entre sí: está bajo la tiranía del objeto instintivo. **M-ambo.**
- Se deja llevar por sus instintos, se complace en el empobrecimiento y la suciedad. **Marb-w.**
- Quiere la decisión sin riesgo por el conocimiento instintivo del futuro. **M-arct.**
- Liberación del instinto en relación a los niveles superiores. No concibe que el instinto justo sea una ayuda al ejercicio de nuestro libre albedrío. Lo ve como un obstáculo/traba a su libertad. Rechaza ser sumiso, de seguir a los demás, de adaptarse. **Meny.**
- Si el pensamiento no se transforma en acto para juzgar lo afectivo, el instinto se hace cargo. **Raph.**

INSTITUCIÓN: - Es la institución quien da la respuesta que él no puede elegir. **Graph.**

INSTRUCCIÓN (ENSEÑAR, EXPLICAR): - Todo el conocimiento escondido, en sí mismo, sin recibirlo ni tener que ser instruido. Ya lo sabe. **Elaps.**

INSTRUMENTO (HERRAMIENTA): - El cuerpo está hecho para el alma como la materia está hecha para la forma, y los instrumentos para el motor. **Squil.**

INSULTO: - Toma la menor crítica como un insulto. **Olnd.**

INTACTO (INTEGRIDAD): - Placer de sentirse en fusión con lo animal, la naturaleza y un medio ambiente intacto. **Choco.**

INTANGIBLE (IMAGINAR, MAGIA, REALIDAD): - Lo intangible favorece todo tipo de imaginaciones horribles. **Calc.**

INTEGRAL (SIMULTÁNEO): - La simultaneidad y la integralidad de las funciones y sensaciones sin que cada una perturbe a la otra no es posible para el hombre. **Mur-ac.**
- Exige la palabra integral, que además del concepto que tienen las palabras, el interlocutor reciba toda la emoción que hay: no se va a comprender. **Viol-o.**

INTEGRAR (AYUDA, COLABORAR, COMPRENSIÓN, PARTICIPAR): - No se integra, como un elemento pequeño del todo, para esa finalidad que no puede comprender. **Apis**
- Rechaza integrarse en la organización general. **Apis**
- Quiere abrir su flor escondido de las miradas, sin integrarse en el gran proyecto. **Cact.**
- Está condenado a la soledad ya que "no quiso dar un poco de si por esta sociedad cambiante", integrarse a cualquier cosa que esté regulada, las limitaciones de los horarios. **Camph.**
- Al haber deseado una ciencia no sumisa al cambio, pierde la capacidad de integrar la realidad y darle un sentido correcto. **Cedr.**
- Los extranjeros no se integran, son como un cuerpo extraño. **Helon.**
- Puede de nuevo sentirse íntegro, que pertenece a la sociedad, la creación. **Puls.**
- Pierde su capacidad de integrarse, y de unificarse, de hacerse uno con el otro. También pierde el sentido de la vida y de la acción. **Sal-fr.**
- No puede integrarse a un proyecto más extenso que el suyo. **Tarent.**

INTEGRIDAD (DETERIORAR, INMUNIDAD): - Era su deber proveer y mantener a los seres en su integridad, no supo conservarla por el trabajo útil. **Arn.**
- Quiere que su integridad sea intocable por el medio. **Aster.**
- Su integridad es traicionada por su propio cuerpo. **Cham.**

INTELECTO (ANÁLISIS, ESPÍRITU, INTUICIÓN, ILUMINAR, REFLEXIÓN): - No puede tener sexualidad con alguien con quien hay intercambios intelectuales. **Anac.**
- Lo imaginario reemplaza al intelecto. Dios es felicidad ya que su acto intelectual está perfectamente colmado. **Ang.**
- Quiere la actividad que el intelecto disfruta de lo que ya posee: la inteligencia gira sobre sí misma, en perfecta paz. **Arg-met.**
- Sólo el intelecto válido y la sensualidad de la intelectualidad permiten la connivencia. **Berb.**
- Rechaza el trabajo de la inteligencia para llegar a la felicidad. **Cann-s.**
- Se alimenta por los sentidos como se alimenta de un objeto intelectual, sin transformarlo por el cuerpo. Falta de la experiencia sensible necesaria para el conocimiento **Carb-ac.**
- Quiere limpiar, hacer brillar las cosas, que los colores sean vibrantes, después de rechazar lo que es malo de verdad porque le es extraño, debe unir las partes que lo componen, la animalidad y la intelectualidad. **Carb-f.**
- Desea el pensamiento creativo que todo lo hace. Vive en el circuito cerrado de su intelecto, en una sensación de ligereza aérea, como si el cuerpo material no pusiera obstáculos. **Chin.**
- ¡Instinto maravilloso del ser natural, no perturbado por el libre albedrío que pone en juego el intelecto! **Choco.**
- Aparición de síntomas al ejercicio intelectual. **Cimic.**
- Quiere que su intelecto esté unido al cuerpo como su principio motor, siempre que haya una fuerza que se reciba del más arriba. **Clem.**
- Sufre por deber comprender la realidad por sus propios sentidos para poder conocerla, y de no poder hacerlo sólo por el intelecto y la lógica, por su pensamiento analítico. **Colch.**
- Domina sus pasiones por el intelecto para no dejarlas desbordar, no puede amar más. **Croc.**
- Desea la contemplación de sí mismo en su propia iluminación intelectual. **Dendr-pol.**
- El intelecto humano está incluido en un cuerpo, no es inteligencia pura y por lo tanto debe adquirir los datos a través del cuerpo. **Elaps.**
- En el hombre sólo la actividad intelectual es inmanente, en Dios, toda actividad lo es. **Euph.**
- Incapaz de calcular, de lo sutil, del intelecto, de análisis, favorece lo denso, lo material. **Graph.**
- Incapacidad de sentir el placer en el acto intelectual. Quiere la pureza en la beatitud intelectual, sin voluptuosidad, aunque se necesiten los sentidos sobre el camino hacia la perfección. La carne lo traiciona a fuerza de querer una pureza sin los sentidos. **Hep.**
- Quiere la beatitud por un acto intelectual desencarnado, sin los sentidos, se encuentra encadenado a los sentidos como el único medio de tener placer. **Hep.**
- La inteligencia debe someterse al realismo del objeto amado, estar orientada por el amor. Inhibición del intelecto por las emociones. **Hura**
- Al querer ser intelecto subsistente (que existe con todas las condiciones propias de su ser y de su naturaleza – NdT / rae.es), no puede ser amado. **Kali-c.**
- Desea el intelecto agente [*]. **Kali-p.**
- Quiere la satisfacción de los sentidos por sus pensamientos, la actividad de su intelecto. **Nuph.**
- Cree poder volverse aquello que conoce intelectualmente. **Olnd.**
- Desea el derecho a ser colmado totalmente en todos sus deseos, al no poder ser intelecto puro, exige que lo concupiscible lo satisfaga totalmente. **Rheum.**
- Encuentra su placer por el enfoque intelectual de la relación amorosa. **Thea**
- El intelecto domina su mente y ocupa demasiado espacio. **Valer.**
- Por el intelecto domina lo emocional, de lo contrario, corre el riesgo de dejarse llevar, es por esto que no le gusta la música. **Viol-o.**
- Afirma y recrea todo intelectualmente. Quiere superar sus límites funcionando intelectualmente más que afectivamente. **Viol-o.**

INTELIGENCIA [*] (ILUMINACIÓN): - Quiere crear su fin último por su propia inteligencia. **Ang.**

- Inmediatez del conocimiento: el cuerpo lo ve como vergonzoso. Sueño de volar. **Asar.**
- Fascinado por la inteligencia, la relación de convivencia verbal con el otro. **Berb.**
- La inteligencia debe resolver los peligros, las enfermedades y el cáncer. **Carb-ac.**
- Quiere una inteligencia exenta de toda emoción, pierde pues el control de la emoción. **Cimic.**
- La inteligencia artificial permite la creación pura. **Coff.**
- Para ser libre, el cuerpo se debe percibir como si estuviera encadenado (sino, el cuerpo decide todo). **Daph.**
- Quiere ser una luz para los demás, iluminar perfectamente e instantáneamente la inteligencia del otro, ser la fuente de la inteligencia del otro. **Euphr.**
- La inteligencia y nuestra manera de pensar te hacen libre. Aquel que ES es espíritu puro. **Eur-X.**
- Pierdo mi inteligencia por la congestión de mi cabeza. **Glon.**
- Ser espíritu puro para llegar a la verdad, el cuerpo es degradante para el espíritu. **Ham.**
- La inteligencia debe ser nutrida por el corazón, no hay que separar la cabeza del corazón, sino iluminarlo. **Jac-c.**
- Es porque está vinculada al cuerpo que la inteligencia es discursiva. **Kali-i.**
- Rechaza la inteligencia cerebral sometida al tiempo, por la inteligencia del corazón intemporal. **Lim-b-c.**
- Su inteligencia todopoderosa, siempre en acto manteniendo la vida, debe hacer lo que sea para evitar la muerte. **Psor.**
- Desea una inteligencia perfecta siempre en acto que le dé una vida eterna y perfecta. Prudente que no quiere que pase nada. **Psor.**
- Conocimiento sin sentidos: es como si el cuerpo estuviera muerto. **Sabad.**
- Es capaz hasta de matar al otro para exaltar su placer en la inteligencia. **Thea**
- Quiere la inteligencia creativa que mantiene lo múltiple en la unidad. Sufre ay que la obra de la inteligencia humana se hace en conexión con la inteligencia de los otros. **Thuj.**
- Seducido por la inteligencia más que por la persecución de su fin. **Valer.**

INTELIGIBLE: - Rechaza el trabajo de abstracción necesaria para conocer lo inteligible de las cosas. **Euphr.**
- Quiere que la belleza sea suficiente para conocer la verdad. Quiere ver y extraer instantáneamente lo inteligible, comprender todo sin esfuerzo ni perseverancia, satisfaciendo sólo sus sentidos (vista, audición), los cuales no bastan para conocer la verdad de lo inteligible. **Olnd.**

INTENCIÓN [*] (OBJETIVO): - Por su intención quiere alcanzar su objetivo, en lugar de dejarse atraer. **Acon.**
- Juzga por la intención. **Cham.**
- Resplandece/Irradia por los demás, sin necesidad de los otros. Magnético, siente a la gente, los escucha y siente sus intenciones, como con los animales. **Kalm.**
- Inclinación irresistible a actuar contrariamente a su intención. **Naja**

INTENSIDAD (FUERZA, SENTIMIENTO): - Debe abstenerse de manifestar su afecto o su irritabilidad, si sus sentimientos son intensos. **Cur.**

INTERACCIÓN: - Rechaza que el ser del hombre se transforme por la interacción con los otros, a riesgo de que lo hieran, que para llegar a la madurez de la vejez exista un camino obligado para llegar a la sabiduría. **Adans-d.**

INTERCAMBIO (CONTACTO, RELACIÓN, COMUNICAR): - Evita los intercambios, cualquier factor de cambio. Se le calcifican los sentidos (*rigidez en sus sentidos, ganglios endurecidos*). **Calc-f.**

- El intercambio sólo puede tener lugar entre diferentes. **Hydr.**
- Altruista [*] para recibir su lugar, existe por el trabajo y no por el intercambio. **Iod.**
- Miedo de dejar de existir durante el intercambio aunque esta ilusión da sabor y permite la vida /
  Sólo puede disfrutar la alegría de la autonomía de la vida a través de los intercambios
  indispensables. **Nat-m.**
- Recibir al otro y el intercambio son exclusivos, reserva todo para/por su ego. **Paris**
- Quiere un intercambio puramente espiritual, como los ángeles, sin materia. **Sabal.**

INTERCESIÓN (RECONCILIAR): - Intercede entre los dignatarios y los débiles. **Caps.**

INTERDEPENDENCIA (DEPENDENCIA, RELACIÓN, VÍNCULO): - Todas las cosas son
  interdependientes, y todas nuestras acciones tienen un impacto sobre todo. **Ars.**

INTERÉS (RENOMBRE, ATENTO, LUGAR): - No le intereso a nadie, soy una basura. **Ambr.**
- Lo que le parecía brillante y genial ya no le interesa más. **Chin.**
- Tema de la altura, inhibido en sociedad, huye de las reuniones mundanas: encuentra que la gente
  no tiene nada interesante para decir. **Coca**
- Molesto porque lo sostienen mientras él está interesado por los demás / indignación persistente
  porque no se interesan en él. **Cocc.**
- "Es necesario que comprenda, sino eso no me interesa". **Crot-c.**
- Como no puedo ver la perfección con mis ojos (sensible) nada atrapa mi interés. **Euphr.**
- No concibe que un servicio pueda ser retribuido, y por lo tanto interesado. **Merc.**
- Quiere reflejar que es interesante, mostrar que no es de la misma naturaleza de los demás. **Plat.**

INTERESANTE (APASIONANTE, EXCITANTE, CHISPA, ESTÍMULO, TIEMPO, DESEO,
  ENTUSIASMO): - Entre lo interesante y la satisfacción, problema de no aceptar el paso del
  tiempo. **Calad.**
- Se atiene a las condiciones esenciales iniciales del conocimiento sensible: lo interesante, la
  excitación y la sensación. **Murx.**
- Nada es lo bastante interesante para entusiasmarlo. **Pip-m.**
- Desfase entre excitación y placer. **Sel.**

INTERIOR (EXTERIOR, INTIMIDAD, SECRETO): - Vida interior que me hace bien. **Cycl.**
- No se ocupa de su ser interior, lo reprime para no permitir que aparezca en la superficie (feliz en
  la superficie), en lugar de acoger las áreas oscuras desconocidas de las profundidades de su alma
  para traerlas a la luz. **Dendr-pol.**

INTERIORIDAD (MEDITACIÓN, REZAR): - El trabajo le hace perder el contacto con su
  interior. Interioridad: ¿finalidad? cuando se hace es como "retroceder para saltar mejor",
  franquear las montañas, retirarse en sí. **Euph.**
- Felicidad que la razón no puede obtener, retira su alma de la percepción sensorial para ser un
  todo en su interioridad. **Op.**

INTERMEDIARIO (INTERCESIÓN, RECONCILIAR, CONEXIÓN, ANÁLISIS, PAZ,
  SOCIEDAD, ETAPA): - Es el mediador de la sociedad. **Apis**
- Se cree el intermediario entre la sabiduría de Dios, que concibe la creación, y la fabricación de
  ésta. **Coff.**
- Rechaza la progresividad del siguiente paso, quiere dar el siguiente paso, la transición a toda
  velocidad, como si la etapa intermedia no existiera. **Pip-m.**

INTERPONERSE (INTERMEDIARIO, CONTACTO, RELACIÓN – dos cosas que no deben tocarse): - Sirve de intermediario para favorecer la armonía. **Nat-c.**
- Conciliador de disputas, culpable si es responsable de la desunión. Se interpone, es mediador, intermediario. **Symph.**

INTERPRETAR: - Debe explicar lo que los otros quisieron decir, mejor que ellos, elaborando aún más su pensamiento. No escucha el final del discurso del otro, sería admitir su necesidad de una marcha progresiva hacia el conocimiento. Posee la ciencia de la interpretación. **Elaps.**
- No se puede conocer algo sólo por el roce, de allí la mala interpretación, es necesario mirar, manipular, reflexionar... **Sanic.**

INTERRUPCIÓN (CONTINUIDAD, CORTAR, DIVERSIÓN): - Quiere que el trabajo constante no agote el placer o la energía, quiere seguir y seguir sin pausa, la perfección no tiene que interrumpir el trabajo por la diversión... **Pip-m.**

INTIMIDAD (UNIÓN, EXTERIOR, EXHIBICIONISMO, VOYEURISMO, FAMILIARIDAD): - Quiere acercarse a la intimidad por las partes, y la esencia se pierde. **All-c.**
- Víctima de abusos sexuales, preocupado por su intimidad (miedo a orinar o soltar un gas). **Ambr.**
- No soporta la separación que sigue a la unión, quiere prolongar la intimidad. **Aster.**
- **Cench.**
- Voyerismo de la intimidad del otro. **Cench.**
- Está familiarizado con el médico, es estar en la intimidad con aquel de quien se depende. "No tengo que adorarte, puesto que tu eres mi amigo". **Chlf.**
- Se encuentra con su intimidad descubierta porque quiso una intimidad insondable, divina. **Cob.**
- Cree que su realidad íntima es conocida por los demás, ¿qué van a hacerle? La quisiera insondable. Tiene un letrero en su frente, un cuerpo, que traiciona su intimidad. **Cob.**
- Momentos de felicidad en mi vida interior que me hacen tanto bien. **Cycl.**
- Intolerancia a las personas con quien tiene los vínculos más estrechos, íntimos: esposa, niños, criados. **Fl-ac.**
- Toma la intimidad por promiscuidad. **Kali-bi.**
- Perdió dentro de sí su ser íntimo y cómodo a causa de los demás. **Nat-p.**
- Quiere aislarse / separarse de sus sentidos y del movimiento para estar en intimidad consigo mismo, y al mismo tiempo estar presente en todo, en todas las criaturas. **Op.**
- Percibe los vínculos de filiación como un parasitismo. **Sec.**

INTOCABLE (CONTACTO): - No puede hacer nada con el proyecto, incluso si desafiara lo prohibido. **Dig.**

INTRÍNSECO: - Rechaza que sus sentidos sean los que le den el material para que la inteligencia actúe, porque quiere una alegría intrínseca. **Arg-met.**

INTROVERTIDO (MEDITACIÓN, INTERIORIDAD): - Preocupación de ser amado tal como es, introvertido que se examina constantemente para descubrir su imperfección, sumergido en sus pensamientos sin llegar a comprenderse. **Germ-met.**

INTRUSIÓN (INTIMIDAD, SECRETO): - Miedo de cualquier golpe del exterior, intrusión sin amistad. **Arg-met.**
- Rechaza la intrusión en su territorio. **Cist.**
- Los demás, los muebles, todos son intrusos que le impiden ser libre. **Nat-p.**

INTUICIÓN [*] - INSPIRACIÓN (CLARIVIDENCIA, NARIZ, REVELAR): - No hay necesidad de reflexionar, soy muy intuitivo, puro espíritu. **Ang.**
- Bueno con los niños, comunicación intuitiva más próxima a la iluminación sin el intermediario de los signos sensibles, del lenguaje. **Bufo**
- Quisiera el conocimiento intuitivo. **Calc-p.**
- La exaltación de la intuición crea un obstáculo a la lógica. La compresión no puede verificar la intuición. **Cann-s.**
- Quiere por el conocimiento la certeza de la intuición del ángel, o del animal, o la certeza lograda por el razonamiento, del razonamiento científico. **Irid-met.**
- Busca la exaltación de la intuición. **Lach.**
- No se tomo el tiempo para examinar el tema, cree totalmente en su poderosa intuición. **Merl.**
- Quisiera no tener que prestarle atención al objeto que quiere conocer, quiere hacerlo por la intuición. **Mez.**
- Va hasta el final y su intuición siente cuando es el límite. Sólo para decidir qué hacer y qué quiere. Desmesura, exceso, desafío, extremo, situaciones límites… **Rhod.**

INVADIR (PENETRAR, SUMERGIR, IRRADIAR, DIFUNDIR): - Se queja de sufrir de todo, después de haberse apoderado de todo, de haberlo invadido todo. **Carc.**
- Desborda el marco donde debería estar confinado, no respeta la medida. **Croc.**
- No quiere ser invadido, sigue el movimiento general. Arrogante y despectivo, se considera superior a todos. **Granit-m.**
- Fuera de sus límites. **Kali-bi.**
- Invade a los demás para ser el amo. **Lyss.**
- Cada función u órgano es invadido por el otro. **Mur-ac.**
- Invasivo, le falta mesura, tacto. **Phyt.**
- Rechaza la llamada del otro, temor a ser invadido, que le impongan algo (imponer = colocar en el interior), de correr el riesgo de depender del otro, de perder su tranquilidad, ser obligado a salir de sí mismo, de su casa, de su ambiente. **Rhod.**
- Se siente invadido por todo, si no controla o domina. **Rumx.**
- No soporta que invadan su vida: lo extranjero, lo animal, la vacuna, **Thuj.**

INVASIÓN (INVADIR): - Invasión. **Kali-bi.**

INVENTAR: - Comienza y no termina. Inventar no es suficiente para realizar. **Sabin.**

INVERTIR (TROCAR, CAMBIAR): - Invierte día/noche: con apetito y despierto durante la noche. **Abies-n.**

INVESTIGACIÓN: - Le encanta investigar, las lecturas difíciles, detesta los fenómenos que no tienen explicación. **Ph-ac.**

INVESTIGAR: - Investigador, quiere saber la verdad, plantea cuestiones, quiere comprender todo. **Elaps.**

INVISIBLE (VISTA, APARICIÓN)

INVITAR: - Invita a que lo visiten en su lugar más que ir a visitar. **Borx.**
- (Chlf.): - Invita al doctor.

INVULNERABLE - VULNERABLE (SOLIDEZ, SUFRIMIENTO, MUTABILIDAD): - El tesoro que busca es el secreto de los mártires, la vida interior que les permite soportar el despojo, la separación, el menosprecio, las torturas, como si fuera un truco por el cual pueden ser como invulnerables, obtener el éxito. **Rhod.**

IODIUM (Iod.): - Obsesionado por culpas verdaderas o imaginarias. Una pequeña falta en un trabajo simple tuvo terribles consecuencias para él y su entorno: ansiedad después del trabajo manual. Aterrorizado por su médico, que corre el riesgo de equivocarse, como él.
- Tiene miedo de perder sus fuerzas, pero niega la amistad y el reposo cuando es amado, debe precipitarse en el activismo y rechaza a todos aquellos que lo pueden ayudar, insulto a su infalibilidad: impulso irresistible que de matar a una mujer que le mostró su camino.
- Rechaza a sus amigos íntimos, al médico, dice que está bien cuando está muy enfermo, miedo que lo toquen, llora cuando le hablan amablemente: ¡fue engañado por palabras buenas, por una amabilidad traidora! Sueña que nada: el pez es y actúa en el agua como el alma es y actúa en Dios. Olvidó algo y no sabe qué debe pensar algo y no sabe qué: para no faltar habría debido acordarse lo que sabía y que podía, y no dejarse convencer para cometer la falta al dejarse influenciar por un "amigo".
- Después de este fracaso por una bagatela, quiere la certeza, o se precipita en la basura: nada en el agua, camina en el barro, por las ruinas, en los excrementos y se ensucia a sí mismo, hasta su hija cae en el pantano. No le perdona a sus semejantes que se beneficien de la generosidad divina o de ser incapaz de hacerles encontrar el camino de la contemplación perdida.
- No quiere juzgar, ya que es lo mismo que correr el riesgo a equivocarse. El hombre necesita a su semejante para alcanzar la felicidad, Iodium lo sustituye por la actividad, no quiere recibir nada, sobre todo si es del más débil. Olvida una cosa: el segundo elemento que permite el juicio, obsesionado por esta idea fija que enmascara todo. Busca, actúa para encontrar la verdad, salir de la certeza de estar en el error. El resultado demuestra si se tiene la razón. (AFADH II.89; MS XI.91)

IPECACUANHA (Ip.): - Rechaza orientar su voluntad por la consideración del fin último, pierde el gusto por las cosas, y trata de compensar por la multiplicidad. Quiere juzgar él mismo si el bien que Dios le ofrece es apetecible, siempre está insatisfecho y no aprecia nada de la vida, el bien se vuelve insípido.
- Se va de juerga, hace bromas, se droga. Vacía su propia vida: vómitos, diarrea…No soporta que los demás aprecien algo. Una buena cólera le da la sensación de revivir, esto lo vuelve tranquilo y sereno. El enfoque espiritual de un bien presente le da un horizonte infinito cuyo bien presente no es más que una estimación (con mi espíritu puede ver un bien presente mucho más allá que lo que sólo percibo con mis sentidos). (AFADH 90)
- Rechazado, abandonado, quisiera ser tomado por los brazos, que lo mezan. Sospecha y sufre al sentirse despreciado, se defiende despreciando a los demás. Infeliz, desdichado, incapaz de apreciar nada, no desea que los demás tampoco aprecien o le den valor a nada. No tiene derecho al placer. Trabaja para no aburrirse o para irse de juerga.
- Rechaza lo que deseó, una vez que constató que no era lo que deseaba. Dice bromas para desvalorizar el bien. Debe comprender que si nada es perfecto en este mundo, el Reino está en él para darle gusto a toda cosa incluso si es pasajera y limitada. (AFADH 7.90) No soporta la contradicción.

IRASCIBLE (CÓLERA): - Quiere no necesitar lo irascible [*] para ganar. **Aster.**

IRIDIUM METALLICUM (Irid-met.): - No se contenta ni con la luz de la razón, ni con la luz de la fe. Rechaza la imperfección de la fe que encuentra sus motivos de creer en algo fuera de sí, que necesita escuchar o leer algo. Quiere adherirse al conocimiento de la Verdad primera sin buscar, sin el esfuerzo de la reflexión, es decir, sin movimiento del pensamiento.

- Quiere por el conocimiento la certeza de la <u>intuición</u> del ángel, o del animal (*Quiero ser pre-verbal como el gato. Las palabras requieren demasiado esfuerzo*), o la certeza lograda por el razonamiento, del razonamiento científico. Quiere <u>certezas</u> interiores, y no las "buenas razones para <u>creer</u>".
- Sólo quiere confiar en sí mismo, pierde la <u>seguridad</u> en su intuición así como en su raciocinio a partir de lo que sus sentidos le muestran, pierde todas sus certezas personales. <u>Duda</u> de lo que creía conocer (ortografía, lo que va a decir), duda de su acción. Quiere grandes <u>catedrales</u>: ampliar los muros de su prisión temporal que limita el conocimiento.
- Desea, indebidamente, la certeza de la iluminación total, la cual es inaccesible en su trayectoria temporal. Pierde la Sabiduría que el hombre encuentra en esta vida por la/una fe, por su enfoque espiritual. Se encuentra como un debutante, un niño en la vida espiritual. Rechaza su condición humana de conocer la Verdad primera por la fe, la <u>confianza</u>.
- La perfección sería conocerme a mí mismo en mi propia luz porque mi ciencia sería idéntica a mi esencia. (MLF 3.2013) Permanece en una etapa infantil de <u>inocencia</u> en la cual se cree y se sabe por la fe que los padres le enseñaron. Descubre luego que lo que creía/sabía puede ser falso, puesto que esto viene de criaturas imperfectas, nuestros padres. (LTA 3. 3013)

IRIS VERSICOLOR (Iris): - Preocupado de caer enfermo, la actividad física o mental le es nociva. Sólo una actividad tranquila y <u>continua</u> lo apacigua. Dolores de cabeza por la <u>risa</u>, el miedo por las enfermedades vuelve después de haber tratado de reírse.
- Todo lo que sale de él es malo, lo quema, incluso su respiración, y sólo se refresca por la respiración de aire fresco. Encuentra en los demás todos los defectos, se despierta asustado por la disección de un cadáver, sueña con la tumba en la fosa que cava para enterrar a alguien.
- Hay que lidiar con lo que le molesta en vez de cambiar lo que le rodea, así que debe moderarse. Triunfan más sus disgustos que su ambiente, y resiste a la dificultad sólo <u>moderándose</u>, a él que coser le hace doler la espalda. Perdió el <u>disfrute</u> sin sufrimiento de sus funciones físicas y mentales, la capacidad de disfrutar de los demás al ver sus cualidades, disfrutar un dulce, de la sexualidad, de las estaciones. Perdió la <u>adaptabilidad</u>.
- Creyó disfrutar del <u>tesoro</u> que le permitiría orientar a los demás hacia el bien y la <u>pureza</u>. Guarda el <u>tesoro</u> en su caverna – la <u>boca</u>, criticando a los otros sin compartir, sin amarlos. Se cree el depositario de la pureza sin haberla compartido, difundirla, se encuentra impuro y emana la impureza. Entonces es quemado por su tesoro no compartido.
- Quiere poseer un pedazo de pureza, que le fuera dada para irradiar. Si se siente heredero de la pureza, debe ser transmitida en el amor y no en la <u>crítica</u>. (GRAPH X.88)

IRRADIAR (ATRAER): - Sufre por estar sometido al mal de todo, aunque quiere <u>irradiar</u> su <u>bien</u> sobre todos y cada uno. **Bamb.**

IRRADIAR (RESPLANDECER)

IRREALIDAD (REALIDAD): - Fragilidad, falta de estructura frente a sus impulsos primitivos. Se escapa en lo <u>irreal</u> y la <u>religión</u> (fanatismo). **Manc.**
- Todo le parece <u>irreal</u>, como si hubiera perdido el punto de <u>referencia</u> de sí mismo y de su identidad, ya que si acepta la realidad de los <u>otros</u>, acepta que los otros tienen una forma de ser que no es, prueba de que él no es el creador universal. **Spong.**

IRRESOLUCIÓN (ELECCIÓN, DECISIÓN)

IRRESPONSABLE (RESPONSABLE)

IRREVERSIBILIDAD (EXCLUSIVIDAD): - Preocupación por decidir debido a la irreversibilidad de la elección. **Ign.**

J

JACARANDA CAROBA (Jac-c.): - Quiere forzar su cuerpo con la cabeza, sin escuchar su corazón, desarraiga [*] su pensamiento. El corazón se desdobla, inquietante, a los movimientos contradictorios, que tiene razones que la razón no conoce.
- Rechaza el <u>pensamiento</u> humano que toma su impulso en el corazón profundo, complejo, a veces desdoblado o contradictorio, irracional, que condiciona la persona.
- Desearía poder actuar sólo por un pensamiento que estuviera desligado a lo <u>afectivo</u>, el cual no es lo suficientemente glorioso, por lo que lo combate constantemente con la cabeza, con el intelecto. La inteligencia debe ser nutrida por el <u>corazón</u>, no hay que separar la cabeza del corazón, sino que sea un instrumento para iluminar al corazón. (FY I.99)

JACTANCIA (VANAGLORIA, HAZAÑA, RENOMBRE): - Declara sus <u>hazañas</u>. **Hura**
- No deja de jactarse: se vuelve "<u>apestoso</u>". **Myric.**
- Jactancioso por el gesto y la actitud. **Plat.**

JACTARSE (PALABRA, VENERAR): - Se alaba a sí mismo de su <u>excelencia</u>. **Myric.**

JARDÍN: - Trabaja, protege y cultiva tu <u>jardín</u> antes de <u>envidiar</u> el del vecino y buscar en otra parte. **Mor-o.**

JAULA (LIBERTAD, ENCERRAMIENTO, IMPEDIMENTO): - Hace <u>deliberadamente</u> lo que emprende, sino, cree que está <u>enjaulado</u>. **Cact.**

JEFE (AUTORIDAD, SOMBRERO, COMANDAR, RESPONSABLE, TIRANO): - Quiere permanecer siendo el líder, sin importar el tamaño y la fuerza de los demás, sin maldad, y hasta el agotamiento si es necesario. **Aloe**
- <u>Gobierna</u> y conduce a los demás con la <u>soledad</u> y el éxito del jefe. **Androc.**
- Yo sería un jefe cercano a mis hombres. **Caps.**
- Buen rey preocupado por el bienestar de su pueblo o <u>tirano</u> que perdió el poder por haberlo <u>usurpado</u>. **Pedic.**

JERARQUÍA (AYUDA, VALOR, ELECCIÓN, COMPETENCIA, DOMINAR, HUMILDAD, PEDIR, LUGAR, SEGUNDO, TÍTULO): - Rechaza la jerarquía y la <u>autoridad</u> como una <u>fuerza</u> a la cual debe <u>someterse</u>. Se encuentra sometido a uno más pequeño: un hongo/ una seta. **Agar.**
- Ya no soporta / busca mantener la <u>estructura</u>, la jerarquía, el <u>orden</u>, la <u>cohesión</u>, el <u>funcionamiento</u> perfecto, la <u>organización</u> de la <u>sociedad</u>, familia… incluso si tiene que <u>obligar/forzar</u> a los demás. **Apis**
- Incluso si hay jerarquía entre el centro y la periferia, entre las etapas de una acción, cada una debe estar en su lugar, seguir a la otra, tener su valor. **Aran.**
- Ya no ve más la jerarquía de los <u>valores</u>. **Chin.**
- Rechaza la jerarquización de los apetitos vegetativos y espirituales y el trabajo necesario para su <u>realización</u>. **Cinnb.**
- Le teme a cualquier choque, desplazamiento, mancha: <u>caída</u> de la alta jerarquía a la que había llegado. **Hyper.**
- No soporta la jerarquía. **Lyc.**
- Perdió la <u>separación</u> y la jerarquía de las <u>funciones</u> y <u>sensaciones</u> en el tiempo y el espacio. **Mur-ac.**

- Sueña con leones, voluntarioso, independiente, libre, no se deja engañar con cuentos, ni se somete a un control superior. **Phys.**
- Debe encontrar una jerarquía en las cosas y las personas. Debe aceptar que no todo le concierne en el tiempo y ni en el espacio. **Stront-c.**

JET (ELIMINAR, RECHAZO, VACÍO)

JIRAFA (ANIMAL)

JOYAS (BELLEZA, LUJO): - Es necesario estar bien para llevarlas. **Sabad.**

JUEGO – JUGAR – JUGUETE (DIVERSIÓN, DISTRACCIÓN, BOLOS): - Los animales, los niños, con sus juguetes, ¡al menos no le hacen daño a nadie! **Cic.**
- Muerte – juego : **Croc.**
- En los juegos, utiliza medios falsos, hace trampa, para ver si la respuesta es justa a pesar de todo. **Nat-s.**
- Coraje regocijante, la vida es un juego. **Op.**
- Adulto que adora jugar, los juguetes. **Ph-ac.**
- Juega, para demostrar que puede prever el flujo de las cosas. **Verat-v.**

JUEGO DE PALABRAS: - La realidad no se percibe de manera fiable. Produce un juego de palabras en su imaginación mediante la lectura. **Spong.**

JUSTICIA [*] (LEY, ARBITRARIO, CÓDIGO, FALSO, DERECHO, BUENO, INFALIBLE): - Vive la autoridad como un poder arbitrario. **Agar.**
- Sus actos totalmente caprichosos, sin referencia de nada ni de nadie, son siempre justos. Pese al actuar humano, ya que conoce las verdaderas motivaciones de las personas. **Calad.**
- Es injusto ser castigado tanto, incluso si lo merece, y de ser sumiso a sus limitaciones fisiológicas. **Cham.**
- Lo que piensa es justo. Es injusto no castigar a los culpables. **Cist.**
- La justicia humana exige una igualdad que la religión no puede mantener hacia Dios. **Coloc.**
- Es injusto que se ataque a un inocente. **Hura**
- Es injusto aprovecharse del poder que se tiene para desvalorizar y engañar a alguien. **Hyos.**
- Es injusto que el hombre se vea obligado a elegir con riesgo a equivocarse, mientras que Dios sabe lo que sería justo y lo que podría ayudarle / fracasar a pesar del esfuerzo realizado. Es injusto que la elección del amor acabe en el fracaso. **Ign.**
- Sensible a la justicia distributiva. **Kali-bi.**
- Víctima de la venganza divina de manera totalmente arbitraria. **Kali-br.**
- Justicia sin misericordia = crueldad. Debe encontrar el justo medio obedeciendo la ley de un ente superior por la reflexión, para ser justo. No se perdona si no es completamente justo con alguien. **Nit-ac.**
- Se compadece de un enfermo ya que es injusto estar enfermo, con un pobre ya que es injusto ser pobre, así como la muerte del ser amado es injusta / noción que debe compartir con los demás protegiéndolos. Soy bueno, por lo tanto mis elecciones son justas. **Nux-v.**
- Cree sufrir una injusticia contra su dignidad, al sufrir la grosería de los demás. **Staph.**

JUSTIFICAR (EXCUSA, PRUEBA, ELECCIÓN, DECISIÓN): - Trata de justificar su mala elección. **Coloc.**
- Conciencia personal independiente de Dios, conciencia que debe justificar antes que afrontar la realidad y discutir. **Crot-h.**
- El disfrute en lo horrible es justificado por un falso intelectualismo. **Thea**

- Quiere que se justifiquen las órdenes para saber intelectualmente porqué <u>obedecer</u>. **Viol-o.**

JUSTO (VERDAD, PRECISO, PRUEBA): - Busca siempre la <u>palabra</u> justa. **Alum.**
- Sus sentimientos son un criterio de precisión, de exactitud, de justicia. **Bamb.**
- Busca siempre la <u>palabra</u> justa. **Bothr.**
- No encuentra el <u>punto</u> <u>medio</u> en la <u>relación</u>. **Coc-c.**

JUVENTUD - VEJEZ (EDAD, CAMBIO, DEGRADAR, ANIVERSARIO, FECHA, VENCIMIENTO, TIEMPO, FORMA, DECADENCIA): - Odio a los viejos, que no se pueden sostener y son hediondos, o a aquellos que supieron mantenerse jóvenes. **Eupi.**
- Quiere mantener la <u>energía</u> de la <u>juventud</u>, que le permite hacerlo todo sin <u>elección</u>, en una <u>libertad</u> absoluta. **Latr-tr.**
- Durante la vejez, al verse privado de actividades, se corre el riesgo de verse privado de su <u>beatitud</u>. **Laur.**
- Envidia la imposibilidad de la <u>decadencia</u>, el <u>vigor</u> de la juventud. **Sel.**

JUZGAR (JUSTICIA, APRECIARSE, DETENER, CONDENAR, SENTENCIA): - Juzgar mal / le teme al juicio de los demás. **Bar-ac.**
- <u>Luz</u> que juzga y desenmascara, censura y critica, aunque no soporta ningún juicio sobre él o sobre los demás de parte de los otros. **Calad.**
- Quiere ver todos los valores y defectos de los demás, y juzgar la bondad de sus actos, evaluar sus <u>méritos</u>. **Cench.**
- Es el <u>modelo</u> a partir del cual quiere crear a los demás, y por lo tanto, los puede juzgar si están conformes o no. **Coff.**
- Se miente a sí mismo, pervierte su propio <u>juicio</u> para hacer que lo consideren <u>sabio</u>. **Corv-cor.**
- Juicio perfecciona porque ha visto todo, la <u>verdad</u>. **Crot-h.**
- La ocasión de <u>probar</u> su amor es vivida como un <u>riesgo</u> de juicio. **Gels.**
- Lo observan para juzgarlo, lo atrapan por el cuello. **Grat.**
- Quiere un conocimiento infalible sin tener juicio de valor. **Ign.**
- Juzgar = riesgo a equivocarse. **Iod.**
- Quiere <u>juzgar</u> él mismo la palatabilidad de los <u>bienes</u> que Dios le ofrece, siempre insatisfecho ya que no aprecia nada de la vida, el bien se vuelve insípido. **Ip.**
- Intolerancia a saltar de un juicio al otro sobre una misma cosa. **Nit-ac.**
- Miedo de ser <u>observado</u>, juzgado, que me vean tal como soy. **Toxi.**
- Debe aceptar al otro sin juzgarlo por lo que es o lo que vive, corriendo el riesgo de ser desposeído momentáneamente de su <u>verdad</u> interior y por lo tanto de su <u>referencia</u>. **Valer.**
- Quiere <u>autonomía</u> de juicio. **Viol-o.**

K

KALIUM ARSENICOSUM (Kali-ar.)

KALIUM BICHROMICUM (Kali-bi.): - Quiere ser la causa de la <u>unidad</u> de las cosas, crea cordones con los que rodea, se vuelve <u>pegajoso</u>. Quiere ser el único <u>organizador</u>, el que presente el orden de la diversidad de las cosas. Se encuentra <u>cortado</u> de su ser, su superficie, su pensamiento, el tiempo. Pierde su <u>estructura</u> unificada.
- Encuentra la unidad al aislar una patología local (las lesiones de Kali-bi están muy bien delimitadas, así salva su unidad, al delimitar el problema, y así no invade al cuerpo), la cual no puede integrar, haciendo que el cuerpo extraño sea imposible de asimilar. Chivo expiatorio que permite la cohesión de aquellos que lo cazan. Herido por los otros, deprimido por la menor contrariedad con aquellos que se niegan a una unión perfecta con él. Se refugia en la

indiferencia, el aislamiento, la misantropía [*]. Acusa al otro de querer perjudicar la cohesión del grupo. (AFADH 4.2011)
- Lesiones bien delimitadas: sacrifica una parte para salvar el resto. Defiende su territorio y nada puede escaparse a eso. Pone barreras nítidas, circunscribe [*] lo que se puede perder o no. El CROMO es una barrera de protección contra la herrumbre. (CLH XII.93)
- Apatía e indiferencia después de una vejación. No quiere manifestar nada para no perder nada de su dignidad. Habla consigo mismo, indiferente al mundo exterior, interpreta la intimidad como una promiscuidad. Miedo a revelarse ya que el compromiso afectivo lo debilita. Repite siempre las mismas palabras, adhesión mental imposible de despegar. Fuerte sentido del orden y las relaciones entra las personas, las cosas, según su naturaleza o según el derecho. Sensible a la justicia distributiva. Acepta cualquier cosa si lo indemniza. El deber implica un derecho por un contrato, esa es su moral. No quiere pagar por los otros, no soporta el principio del chivo expiatorio. Quisiera tratar a Dios de igual a igual a nivel de derechos y de deberes, de quien cree tiene deberes hacia él. (AFADH I.91)
- Defiende el derecho a su territorio, su espacio vital está en juego, quiere más. Conflicto con el otro sobre el espacio atribuido a cada uno. Ulcera con un límite nítido, aunque quisiera invadir al aumentar de volumen (cerveza)

KALIUM BROMATUM (Kali-br.): - Cree tener dólares cosidos en su abrigo, se siente perseguido por la policía: ha robado, incluso a sus amigos, su familia. Sufre la venganza divina de una manera totalmente arbitraria.
- Sus manos hurgan en sus bolsillos y se agitan constantemente en pequeñas actividades banales sin objetivo lógico, puras bagatelas. El hombre es débil, pero está dotado de espíritu y de manos: puede trabajar con su cuerpo y su espíritu para perfeccionarse, desarrollarse y solucionar los problemas.
- Dios, Él, no tiene necesidad de actuar, es perfección, acto puro, y aumenta su perfección y el de la creación sin trabajar ni reflexionar. Esto es lo que Kali-br. desea. Peca por negarse a trabajar, se ha visto obligado a robar, perdiendo así su reputación. (MS V.91)
- Perseguido por el género humano y objeto de la maldición divina. Ilusión de algo ya vivido. La vida es amenazada por los pecados de la familia: su madre pecó contra la moral (mujeres impúdicas en la casa, hermano que cae al agua delante de sus ojos).
- Se rebela contra el pecado original "solamente a nosotros nos pasa". No reaccionó y no reconoce a su propio niño muerto. No supo salvaguardar la ética. No sabe más si su acto es bueno, o decide sobre la bondad de las acciones de los demás al actuar como guardián.
- Él es la referencia, la medida del buen comportamiento para toda la casa. Su único castigo es el de no tener certeza de la bondad de su acto, de allí la necesidad de regular su vida de acuerdo a la ley divina. (AFADH.I.91)

KALIUM CARBONICUM (Kali-c.): - Debilidad que lo vuelve dependiente de un vínculo de seguridad contra el cual se rebela, maltratando a sus seres cercanos.
- Su cuerpo se siente hueco, incorpóreo, sin sustancia, no tiene más carne, o se siente lleno de aire o de agua, no humano, vacío. Deseó la incorporeidad. Este es su castigo por haber querido que su sustancia, su esencia sea como Dios, el pensamiento y el conocimiento (ST, I, C14 a4 "El entender de Dios, ¿es o no es su sustancia?"). El pensamiento participa en la conservación de lo vegetativo, del cuerpo, previendo.
- Se niega a conocer por los sentidos, lo sensible y lo concreto. Y el cuerpo del hombre, reflejo de la perfección divina, es lo más importante de los objetos sensibles, también se tiene que estudiar, es necesario para el conocimiento y posee todos los instrumentos para este objetivo, Kali-c. rechaza este aspecto del cuerpo, medio y objeto que permite el conocimiento. Se encuentra castigado por los sentidos, que se vuelven dolorosos al menor contacto por el conocimiento del objeto. (MS V.91)

- Al querer ser espíritu puro y al rechazar el apoyo sobre los demás o sobre el cuerpo, perdió el apoyo del espíritu de Dios, sueño en el que pide ayuda (ve una paloma volar y se asusta, quiere agarrarla). Su espíritu se va, nadie puede ayudarlo. Se siente abandonado cuando tiene que contar con los demás pero que no pueden hacerlo, entonces, él los maltrata. Necesidad de los otros e intolerante a sus observaciones.

KALIUM IODATUM (Kali-i.): - Incoherencia y dificultad de <u>razonar</u> por la incapacidad de abandonar su <u>idea fija</u>. Censura el modo humano <u>discursivo</u> y lógico de <u>pensar</u>, de proceder por etapas, paso a paso. (ST, I, C14, a7 "La ciencia de Dios, ¿es o no es discursiva?") La <u>inteligencia</u> al ser discursiva ya que está vinculada al mundo sensible y al cuerpo, desprecia lo que le puede aportar al cuerpo: la fecundidad. Rechaza el <u>movimiento</u> de una cosa a la otra, el crepúsculo y el alba, y pierde la capacidad de conocer y escuchar: ignora/desconoce a sus hijos. El <u>niño</u> es la imagen de todas las posibilidades, con la condición de ir paso a <u>paso</u>. (AFADH I.91, MS V.91) (DD: Merl.) Pesca para verificar si sabe <u>intuitivamente</u> donde está el pescado (FDR)

KALIUM NITRICUM (NITRUM) (Kali-n.): - El cuerpo estorba, quisiera ser espíritu puro. Quiere <u>conocer</u> todas las cosas por su <u>esencia</u> y <u>crear</u> sólo por su voluntad, junto a la inteligencia que tiene de antemano. El pan y la <u>ternera</u>, que no soporta, son alimentos básicos. Se niega a mezclarse, <u>transformarse</u> en una cosa <u>extranjera</u>, el exterior, con su <u>propia</u> <u>sustancia</u>. Hubiera querido ser capaz de existir tanto de la <u>nutrición</u> como del intelecto, en el <u>respeto</u> de la cosa <u>asimilada</u>, el respeto de la naturaleza de la cosa conocida. Que lo que traga no se convierta en su <u>carne</u>. Lleva en sí el conocimiento de los seres, el hecho al evolucionar según su pensamiento, lo protege. (MS V.91, AFADH X.91)

KALIUM PHOSPHORICUM (Kali-p.): - Debilidad intelectual y falta de resistencia del cuerpo. Quiere poseer el <u>intelecto</u> agente divino, y en consecuencia no necesita <u>ayuda</u> para pensar, no está bajo la <u>dependencia</u> del conocimiento de los otros. Sensible a las malas noticias, a todo lo que no está previamente establecido en su intelecto. Imposibilidad de <u>comunicar</u> su <u>pensamiento</u>, o con los demás ya que no acepta que un intelecto separado le comunique cualquier cosa (ST, I, C79, a5 "El entendimiento (intelecto) agente, ¿es o no es uno en todos?"). (MS V.91)

KALIUM SULPHURICUM (K2SO4) (Kali-s.): - Un <u>desarrollo</u> sostenible sólo es posible en una buena <u>relación</u> y <u>armonía</u> con y entre los otros. (CLH 3.2013)
- Presionado pero no se puede <u>decidir</u> a actuar. Sueña que es la víctima de un accidente en el que casi se mata: la entrada de su <u>espíritu</u> en el <u>cuerpo</u> ¿es un accidente mortal? Pudor excesivo. Rechaza la condición de sujeto tanto como la de <u>compuesto</u>. Quisiera que su alma espiritual fuera el único sujeto de todas sus <u>acciones</u>, por lo que ya no puede actuar más.
- La cara es el lugar donde el cuerpo y el alma se integran más para expresar lo humano. Rechaza el compuesto (cuerpo y alma) por ser poco noble. El menos noble me lleva, la operación biológica es rival de la operación intelectual. (ST, I, C77, a5 "Todas las potencias del alma, ¿están o no están en el alma como en su sujeto?") (AFADH II.92)

KALMIA (Kalm.): - <u>Irradia</u> sobre y por los demás, sin necesidad de ellos. <u>Magnético</u>, siente a las personas, <u>escucha</u> a los otros y siente sus <u>intenciones</u>, como con los <u>animales</u>. Los conoce a todos, hace la unidad de la comunidad, es el <u>centro</u>, el sistema nervioso <u>transmitiendo</u>, eléctrico y rápido, poniéndolo al <u>corriente</u>.
- Quiere conservar la memoria, la historia, la tradición y transmitirla. <u>Custodio</u> de la historia y de la <u>memoria</u> de la <u>comunidad</u>, debe transmitirla. Desea la instantaneidad de la <u>eficacia</u> divina, en el que las idea, el comando y la <u>realización</u> es instantánea, detiene el tiempo, ¡como su reloj!

- Bueno y optimista, les da apoyo a los demás, da su opinión personal sobre todo. Por su parte en cuanto relaciones, toma mucho espacio de manera encantadora, tanto ¡que su cónyuge parece pálido! Admira la experiencia y lo hace saber. La relación le da vida. (AFADH X.02)
- Claridad de las ideas cuando está acostado, ceguera al ponerse de pie: no puede poner su energía simultáneamente en el movimiento y en el pensamiento. Dolores que aumentan y disminuyen con el sol. El paciente irradia, da la energía, y sufre con el sol, da consejos, conoce todo y los pone en contacto. El mundo se vuelve hacia él como hacia el sol. Es el que conecta a las personas los unos a los otros.
- Es quien vincula, un cuentista. No puede levantarse cuando el sol se pone. Lleno de electricidad, energía exaltada. Quisiera que el movimiento de su cuerpo, de su pensamiento y de su corazón tuvieran la rapidez del relámpago, que los demás no pudieran vivir sin él, es castigado al verse privado de toda energía, o al ser víctima de neuralgias. Envidió la eficacia divina. (AFADH II-III.91)

KARMA (DESTINO, SUERTE): - La oportunidad de ser el portador o no de la felicidad intrínseca, tener o no de que quejarse. **Ustil.**

KOLA (Cola): - (véase COLA)

KREOSOTUM (Kreos.): - Quiere dirigir la danza del placer. Rechaza recibir el disfrute de las cosas agradables en la pasividad. Híper-emotivo por todo lo que le toca su cuerda sensible, música, o indiferente, paquidermo que todo lo sabe, no tiene nada que aprender, ¡nada lo conmueve! empeora por la presión, pero la presión de la mano lo mejora, necesidad de amor pero negativa a modificar su carne. Obstinado que se niega a ser modificado por nada.
- Quiere la perfección del placer sin ser sacudido de antemano pasivamente por el deseo. (ST, I-II, C31, al "¿Es la delectación una pasión?") Le gusta el placer pero teme entregarse pasivamente, a sufrirlo. Después de una larga negativa de dejarse llevar, por fin le es permitido disfrutar, y la glotonería también.
- Rechaza las transformaciones pasivas que lo lleven hacia su perfección, incluso el deseo de lo que le conviene para eso. Su espíritu no asume que su carne biológica deba ser conducida a su conclusión, Kreos. se pudre.
- Dios disfruta de la última beatitud sin tener que sufrir en su ser ninguna modificación previa, ya que Él disfruta de Sí Mismo. Desea carne ahumada: como para lograr ¿la conservación de su propia carne? (AFADH, FY XI.95)
- La condición humana al ser corruptible, hace que la generación por la unión a una carne putrescible en un encuentro se vuelva indispensable, como el hecho de alimentarse: rechaza la necesidad de contacto, como si fuera una disminución de su perfección.
- Niega su cuerpo en su aspecto relacional ya que la complementariedad de los sexos, no indispensable para la unión de los corazones, para él es decadencia, aunque esto le permita expresarse en la perfección humana del amor, y también la ocasión de convertirse en la fuente. Lo ve como un castigo, una disminución. (AFADH X.91)

L

LABERINTO (TRAMPA): - Preocupación de estar en un laberinto del que no puede salir. En el laberinto de la duda de lo que va a llegar, quiere la certeza. **All-c.**
- En el laberinto de la imposibilidad de describirse, conocerse, percibirse. **Chel.**
- En el laberinto de los pensamientos y de los proyectos entre los cuales no puede elegir. **Chin.**

LABILIDAD [*] (DEBILIDAD)

LAC ASINUM (Lac-as.): - Pobre <u>diablo</u> que <u>soporta</u> sin <u>refunfuñar</u>. (FDR 3.08)

LAC CANINUM (Lac-c.): - "Tiene la nariz del otro" (ilusión que su nariz no le pertenece): está al servicio de… más o menos contra su voluntad. Se desprecia a sí mismo por dejarse <u>domesticar</u>, por haber perdido su personalidad. No soporta mirar una parte de su <u>cuerpo</u>. El perro <u>obedece</u> al amo incluso en contra de su propia <u>voluntad</u>. Cree que no lo pueden <u>amar</u> a causa de sus defectos. (BSM / RBH n°2,6.95)
- Impresión que todo lo que dice es una <u>mentira</u>, es la encarnación. Miedo que lo imaginario se vuelva real. Se siente despreciado por todos, separado de los demás, observado de manera despectiva, se siente pequeño, caer en pedazos, sucio y se lava las manos, inmundo, asqueroso, mantiene los <u>dedos</u> separados para que no se toquen entre sí.
- No tener las cualidades de todo justifica su asco y desprecio de sí. Subjetividad tal que está <u>ausente</u> de lo que hace. Rechaza su <u>materia</u> en tanto lo individualiza y <u>limita</u>. El que me <u>adopte</u> me da su dignidad pero no soy él. Quiere ser similar a Dios de Quien cuya <u>dignidad</u> ha recibido, incluso al nivel de su "<u>Yo</u>", de una manera muy íntima, se encuentra señalado y decaído, despreciado, rodeado por serpientes, temor de colocar los pies sobre las serpientes, le salen serpientes de las espinillas durante las reglas, también en su vientre, cree que las va a ver en la luz y no en la oscuridad.
- Caer en pedazos = castigo por la negativa a la individuación. No acepta la determinación del cuerpo como limitativa, aunque sea indispensable para el conocimiento. Se desprecia por creer que no podrá cumplir su deber, se siente culpable: ¡debo haber hecho algo para ser tan despreciable! No puedo creer en nada. Es nulo ya que quiso ver todo por su inteligencia. Contradicción consigo mismo y no puede decidirse debido a la imagen falsa que tiene de sí mismo.
- Con esta incapacidad de separar su "yo" de su "<u>mi</u>" en la afectividad, se entregar totalmente a todos, muy buena con todo el mundo para esconder su incapacidad con el "yo" personal. Listo para prestar un <u>servicio</u> pero de manera falsa, ya que su gran mentira es la de gustarse a sí misma cuando le gusta el otro. No puede vivir si no es subjetivamente. Su <u>individuación</u> y particularización, lo ponen bajo toda la humanidad, se convierte en materia pura, potencial indeterminado. (AFADH III.92) Sueña que tiene <u>ojos</u> delante y detrás, el cuerpo no limita su acceso a nada.
- Si todo es mentira, ¿por qué <u>perseverar</u>? Los límites del cuerpo lo cortan de la humanidad. Rechaza los límites de la materia, ve <u>muros</u> por todas partes. (FDR VI.95)

LAC CAPRINUM (Lac-capr.): - Cabra de M. Seguin [*]: miedo de ser tomado por <u>sorpresa</u> en la garganta, de todo lo que <u>apunta</u> y de la máquina de afeitar. Se camufla, miente, se vale de ardides o se retira, y a pesar de su miedo de caer, se monta y se encarama alto para no tener a nadie por encima de él que lo amenace. (AFADH XII.96)

LAC DEFLORATUM (leche descremada) (Lac-d.): - Todo lo que se <u>separa</u> de lo esencial empeora = <u>desgarrado</u>. No puede sobrevivir la pérdida de los seres queridos. La relación de <u>fusión</u> y lo que <u>reúne</u> lo mejora. Un <u>todo</u> que pierde una <u>parte</u> ya no existe más, está <u>vacío</u>. El ser perfecto no puede perder nada. (FCL 11.2009)

LAC DELPHINUM *** (Lac-del.)

LAC EQUAE (LAC EQUAE): - Los <u>talentos</u> recibidos, es necesario hacerlos <u>fructíferos</u>, con maestría. Pero previamente, hay que <u>domarlos</u>, <u>amansar</u> su salvajismo, <u>canalizar</u> la energía con tiempo y paciencia. De lo contrario, el <u>entusiasmo</u> lo amenaza con destruirlo. Para esto hace falta un <u>amigo</u> fuerte, que lo dirija y lo acompañe. Elección entre el caballo salvaje y libre, con talentos latentes, y el caballo domado, con las riendas y el estribo en la boca, pero con sus cualidades reveladas.

- (Lac-e.): - Caballo, juventud, impetuosidad… Quiere desarrollarse sin restricción, ni ayuda. Sólo con la libertad no se puede hacer fructificar los talentos, es necesario controlar, canalizar los impulsos. Indignado por tener que controlar esta energía. Los jóvenes deben poder resistir, rechazar, defenderse si se encuentran acorralados (NdT: el joven debe sentir que está atrapado para crear una respuesta ante su indignación, demostrar esfuerzo para liberarse, porque cuando te liberas sin combatir, la libertad no tiene valor). No se sobrepasa a solas, hace falta una guía, aceptar ser obligado a crecer, desarrollar nuestras cualidades. (AFADH - GEMMH VII.99)

LAC HUMANUM / MATERNUM (Lac-h.): - *** (PIJ-CLH 3.2011) Falta de encarnación: falta de conciencia sobre su identidad, sus fronteras y límites (piel). El ego sólo existe en relación a los demás, al exterior. Niños no deseados o niños prematuros grandes colocados en incubadoras, o después de la separación y/o no poder alimentarlos a través de la lactancia materna (DylS, STT)

LAC LEONINUM (Lac-leo.): - Se siente agresivo, como una gran fiera, envidia/deseo de devorarse a todo el mundo. No soporta ser molestado. Cualquiera que se me oponga, voy a saltar sobre él. Me siento feroz como un tigre. Desea probar la sangre. Me siento fuerte como un rey, todo el mundo debe apartarse de mi camino. No te metas en mis asuntos. (SKR, in AFADH II.97)

LAC FELINUM (Lac-f.): - Come papel para incorporar el conocimiento a partir del objeto y no por la inteligencia. (AFADH 5.06)
- Caricias, independencia, terremoto.
- Sueña que pierde o rompe sus anteojos, camina sobre una playa y pone el pie sobre una jeringa, miedo de contraer SIDA. Miedo que los objetos punzantes le toquen el ojo. Las escaleras se vuelven obscuras, miedo de caer. Cefaleas durante la lectura. Necesidad de luz, Lac-f. la rechaza, rechaza estar en las tinieblas o decide que no necesita luz para avanzar y conocer. Sin luz, objetos puntiagudos lo van ¡a pinchar! Guarda en su memoria la picadura de serpiente. (FDR, GR VII.94)
- Nuestro conocimiento intelectual viene completamente a través de los sentidos que reciben primero la similitud de los objetos, en consecuencia, sólo se recibe información por la esencia. Lac-f. quiere conocer los objetos en sí mismo, como Dios, en el que bajo ningún aspecto existe distinción real entre el conocedor y lo conocido. Quiere que todas las cosas estuvieran al desnudo y al descubierto delante de sus ojos, aunque el hombre sólo debe recibir la similitud del objeto por los sentidos luego de extraer la calidad abstracta universal (luego de reconocer intelectualmente el objeto y así se puede conocer más que a través de los sentidos). (AFADH III.92)

LACHESIS MUTUS (Surucucu, serpiente cascabel muda) (Lach.): - El amor normal del hombre por Dios es admirable, ya que no hay proporcionalidad entre el hombre y Dios. Lach. quisiera admirarse a sí mismo, nunca se siente lo suficientemente admirado, o hace de todo por serlo. Un amor proporcional nunca será suficiente. (MS X.94)
- Atormentado por la idea que a pesar de sus principios, pudiera venir un deseo irresistible de suicidio. Fatalista, convicción de estar sometido a un destino implacable, predestinado maldito e irremediablemente condenado. Se siente bajo una influencia poderosa. Momento difícil al despertar cuando debe enfrentarse al mundo.
- Desea regresar a su casa, acercarse a los demás por el servicio, la solidaridad, aunque nadie se lo pida, busca soluciones a sus problemas, necesidad irresistible que los demás tengan necesidad de

él. O cree que su casa está llena de gente. Les hace experimentar a todos cómo él sufre, cómo es infeliz y cómo necesita <u>amor</u>, que lo merece, busca afecto sin ocultarlo.
- Celoso y envidioso de aquellos que reciben. <u>Aceleración</u> de ideas y de asociaciones, impulso que hay que <u>comunicar</u>, cambia de tema fácilmente. Contento de esta actividad casi caótica. Por el <u>éxtasis,</u> la visión <u>intuitiva</u> y el trance, se pone en comunicación con Dios. Esta es la patología del misticismo. Procura <u>reducir</u> la ascensión hacia Dios, acercar el momento de la <u>contemplación</u> y del amor, rechaza el proceso normal.
- Quiere conocer todo de Dios para amarlo aunque no pueda acercársele sino solo un poco y debe pues admirarlo, ya que no hay proporción entre Él y el hombre. Lach. quiere la comunión del amor que sea proporcional al otro, amar sin admirar ascendiendo a un nivel más alto. Se entrega al amor dejándose llevar, entregándose completamente al otro. Quiere ser proporcional a Dios en Su conocimiento de la verdad. Se pasa por Dios, quiere ser amado con admiración, y a su vez se encuentra despreciado. (MS X.89)

LACTUCA VIROSA (CLH 3.09) (Lact.)

LÁGRIMA (LLANTO)

LANTHANUM-X (LANTHANUM-X): - Quiere ser <u>reconocido</u>, ser "alguien", <u>imitar</u>, el <u>ejemplo</u> para los otros. Se encuentra burlado, ridículo, confuso. Quiere ser <u>subsistente</u> en <u>sí</u>, <u>causa</u> ejemplar de todos los seres. Control de sí / cae en la droga. (MLF 11.2010)

LAPIN (ANIMAL): - Lapín. **Stram.**

LAPIS ALBUS (LAPIS ALBUS): - *(Calcarea- fluorico- silicata) (CLH 3.01)*

LARUS ARGENTATUS (Lars-arg.): - Quiere zambullirse en el objetivo como el planeador que vuela sin <u>obstáculos</u>, sin frenos, independiente, por <u>sí</u> <u>mismo</u>, sin tener que pasar por la <u>experiencia</u>, como el niño que debe nacer. "Voluntad mórbida de alcanzar su objetivo". Rechaza la <u>dualidad</u> que los <u>contrarios</u> <u>originan</u> / objetivo y <u>distancia</u> que los separa.
- Dificultad de <u>decidirse</u> a causa de los posibles obstáculos y peligros desconocidos en el <u>camino</u>. Quiere saberlo todo para aceptar el recorrido sin ayuda, valiente, atento (¿Quiere a toda costa un GPS en su coche?), o niega el camino por el riesgo que representa cualquiera de sus polos: conocimiento/ignorancia; juventud/vejez…
- Quiere ser el dios que está por encima de su creación, que la engendra y la nutra, quiere ser la fuente (a la creación; jerárquicamente, el creador está por encima de la creación), en comunión de amor con todo el universo. Quiere el <u>lugar</u> por encima de todo, ser el origen de las cosas, o permanecer en el <u>algodón</u> cósmico cómodo o maternal. El diálogo con los demás es necesario para nuestro trayecto. (DD: Stann., Sabad., Cocc., Hydrog.) (AFADH I.04)

LÁSER: - Cree poseer una mirada "<u>láser</u>" y encontrar inmediatamente el remedio de los pacientes, sólo observándolos atentamente. **Bothr.**

LATRÍA [*] (ADORAR, ADMIRAR, EGOISMO, RELIGIÓN): - Cometió la injusticia de ver la latría de Dios como una tiranía, y la deseó para él. **Coloc.**

LATRODECTUS HASELTI (Lat-h.): - Cuando me libero, esto estalla, sólo quedan <u>ruinas,</u> nada va a volver a crecer, hace falta destruir al otro completamente. Aquellos de quienes depende, no hacen nada. No me queda huella del otro sobre mí, ¡pero el otro tiene rastros de mí!
- Lanzaron mi <u>sentencia,</u> <u>brutal</u>, es el fin, el otro está muerto, acabado, sin posibles recursos delante de mis palabras que hacen daño. Prevengo ya que ejerzo todo mi <u>poder</u>. No cambio el

nombre al casarme, rechaza la trampa, que lo sofoquen, conserva su libertad. La toma con las personas, va y se las traga, le encanta jugar con los demás, hacerles mal, no quiere que lo tomen conmigo. (SRW 1.2011)

LATRODECTUS TREDECIMGUTTATUS (Latr-tr.): - Dios crea los seres vivos en una libertad absoluta. El hombre debe abstenerse de crear objetos sin alma, incluso móviles u objetos voladores (maquetas de avión) o de tener niños según la estructura de su naturaleza. ¡Dios puede hacer lo que no hace, el humano puede hacer sólo lo que puede, debe limitar sus proyectos! (AFADH 1.07)
- Rechaza la condición humana de trabajar de acuerdo a su propia naturaleza, quiere ser como Dios, quien tiene el poder de actuar por su voluntad absoluta, y no por necesidad natural, y de hacer lo que no hace. (IAEH)
- Dios no está determinado por un orden fijo de las cosas, de modo que no puede hacer un orden diferente. (AFADH)

LAUROCERASUS (Laur.): - Quiere que la fuente de su alegría y de su fuerza física esté en su actividad. Pero el trabajo no puede ser siempre feliz, no es en sí fuente de nuestra alegría. Siempre quiere demostrar su entusiasmo, que es muy activo y esto le proporciona felicidad. No soporta la disminución de su forma, una actividad menor, la jubilación, ya que la vejez al privarlo de su actividad lo privará de su beatitud.
- Alegría - actividad - equilibrio – pesadez (en el equilibrio hay que jugar con el peso). (AFADH VII.92) Escalera (el cuerpo que sostiene al espíritu que se eleva), subida, vejez, sabiduría. Anciano sin sabiduría = deterioro. Si el cuerpo está deteriorado, ¿cómo se va a elevar el espíritu? Actividad y ocupación = Señal de que el cuerpo todavía es una buena escalera para ¡la elevación del espíritu! (GR VII.94)

LAVADO (AGUA, PURIFICAR, BAUTISMO): - Se lava, miedo a contagiarse: su sustancia está al nivel de los otros. **Coca**

LEALTAD (LEY, ENGAÑO, TRAICIÓN): - Elección imposible cualquiera que sea, problema de lealtad. **Anac.**
- Le falta lealtad hacia sus amigos. **Aur.**

LECTURA (CAPÍTULO, ETAPA, ESCRIBIR, CARTA): - Le gusta investigar, las lecturas difíciles, detesta los fenómenos inexplicables. **Ph-ac.**

LEDUM PALUSTRE (Led.): - Miedo que un error de juicio de que una cosa sea buena o mala le haga caer en la degradación y la vergüenza. Teme el paso en falso moral o físico, desea la infalibilidad.
- El bienestar es un juicio de apreciación que puede ser una cualidad, pero esto no significa que sea una certeza. Ledum desea tener el olfato de un sabueso, que no se equivoca, el bienestar infalible. Rechaza el trabajo de la razón por el conocimiento del bien. Sueños con escrúpulos de conciencia, le pica la duda. (FDR 97)
- Se jacta de tener éxito en un trabajo en el cual persiste a pesar de los obstáculos. Quiere demostrar que tiene los medios, las aptitudes, los talentos y el dominio por la razón de todas las situaciones vulnerables posibles. (A784: *visiones al cerrar los ojos*) Tranquilo y seguro de sí, salvo cuando su vulnerabilidad es picada en su amor propio: pierde la integridad y la paz.
- La prudencia no me deja reposar sobre un apoyo seguro, pero me mantiene siempre alerta, para adaptarme a las situaciones, se adquiere durante la vida, se refuerza por el ejercicio, y no es natural al hombre. (ST, II-II, C47, a15 "La prudencia en sí misma, ¿es innata en el hombre?") Hace falta un crecimiento en esta adquisición de la sabiduría práctica.

- Este es el trabajo que Ledum rechaza, deseando una prudencia natural en sí mismo. Quiere creer poseer la prudencia, pero sabe, sin embargo, que su cuerpo está a merced del medio exterior traumatizante. (AFADH, MCB,X.95)
- Quiere un juicio moral espontáneo, sin tener que reflexionar y trabajar en la bondad de algo.

LEGALISTA (CÓDIGO, DERECHO, LEY, CARTA, ORDEN): - Legalista (código, derecho, ley, carta, orden). **Cist.**

LEMNA MINOR (Lem-m.): - Familia numerosa muy <u>unida</u>. Lo que nos cae desde arriba (lluvia fuerte) nos <u>separa</u>. Algo <u>recubre</u>, <u>bloquea</u>, obstruye/<u>asfixia</u> lo que hay abajo. Olor <u>pútrido</u> por falta de aire. (EHHDS 6.012, caso P. Daubie)

LENGUA (TRAICIONAR, SECRETO): - Se siente como si se le hubiera soltado la lengua, dijo el secreto, prendió la mecha. **Marb-w.**

LENGUAJE (COMUNICAR, PALABRA, VOZ, LLEVAR, DIÁLOGO): - Quiere una <u>comunicación</u> interpersonal absoluta, que no falle nunca, una <u>puerta</u> siempre abierta hacia los demás, rechaza las convenciones del lenguaje humano. **Aeth.**
- El <u>lenguaje</u> permite que el cuerpo, debido a las pulsiones, traicione la expresión del amor puro. ET: <u>contacto</u> <u>telepático</u> con los muertos. **Agr-n.**
- Quiere <u>enriquecer</u> su pensamiento por el lenguaje, pero sin que esto sea el contacto con el <u>otro</u>. **Stict.**

LENTITUD: - <u>Lento</u> porque <u>verifica</u> todo innumerables veces. **Titan.**

LEÓN (ANIMAL)

LEPROMINUM (Lepra.): - Preocupación de ser rechazado, quiere agradar, muy gentil y simpático con todos, se amolda a lo que la gente espera de él. De buen corazón. (FY - AFADH. I.97) DD: **Nat-c.**; **Ambr**.

LETRERO (ETIQUETA)

LEUCANTHEMUM VULGARE (margarita) (Leuc-v.): - Cuando Silícea no funcione (MLF 4.06)

LEVANTAR: - <u>Víctima</u> discreta, que siempre <u>levanta la cabeza</u> amablemente sin mostrar su sufrimiento, se muestra poco afectada. **Bell-p.**

LEY (DERECHO, JUSTICIA, CÓDIGO, ORDEN, REGLA): - El desorden por la falta de respeto a la ley le recuerda su impotencia. Ve y le teme a aquellos que están <u>fuera de la ley</u>, asesinos, ladrones, incluso si él fuera uno de ellos (proyecta en los demás lo que se siente). La ley es una ordenanza de la razón en vistas al bien común, <u>promulgada</u> por aquel que está a cargo de la comunidad: sentido de responsabilidad. **Ars.**
- La <u>ley</u> declara que algo está bien, pero no está seguro que eso sea bueno para él. **Ars-i.**
- Problema de la respuesta del hombre a la ley que recibe. **Ars-s-f.**
- "La ley es la ley", y es la misma para <u>todos</u>. **Cist.**
- La <u>sabiduría</u> de Dios no necesita de nadie, es soberanamente <u>libre</u> en relación a las leyes que Él promulga. **Crot-t.**
- Incierto sobre la <u>bondad</u> de su <u>acto</u>, debe referirse a la ley divina. **Kali-br.**

- Rechaza respetar una <u>ley</u> que especifique el <u>modo de empleo</u>. Quiere estructurarse él mismo. **Mand.**
- La ley es absoluta, las relaciones sólo existen por la ley y el derecho, no son <u>gratuitas</u>. Debe ser <u>justo</u> obedeciendo a la ley de un <u>superior</u>, y no haciendo su ley él mismo. **Nit-ac.**
- Quiere decidir él mismo hacer el <u>bien</u>, pero no debido a una ley que lo <u>limite</u>. **Plb.**
- <u>Libre</u> de expresarse físicamente sin <u>limitación</u> social ni preocupaciones, ni fundamento. Se niega a brotar de una fuente, apoyarse sobre los rieles, <u>depender</u> de las <u>leyes</u>, de los <u>horarios</u>, de la cortesía y la <u>conveniencia</u>. **Pteri-a.**
- La <u>dependencia</u> a la ley la ve como un <u>sometimiento</u> y una pesadez <u>exigente</u>. La ley le impide vivir. **Sphing.**
- Al querer hacer la ley del mundo, no respeta la ley y pierde sus <u>vínculos</u>, sus <u>estructuras</u>, se encuentra todo <u>disperso</u>. **Stram.**

LIANA: - Liana. **Clem.**
- Liana. **Pareir.**

LIBERARSE (CONTROL, ACEPTAR, DEJAR, DESCUIDAR, ESTABLE, FLEXIBLE): - Cuando me libero, esto estalla, sólo quedan <u>ruinas</u>, nada va a volver a crecer, hace falta destruir al otro completamente. **Lat-h.**
- ¿Cómo se atreve a <u>liberarse</u>, a <u>confiar</u> en el apoyo, a <u>recuperarse</u> de eso? (lo opuesto es esperar, tener confianza en lo que va a suceder, sin tener que combatir) **Senec.**

LIBERTAD [*] (AUTONOMÍA, LIBRE ALBEDRÍO, EQUIPO, IMPEDIR, ATAR, MARGINAL, DEPENDER, ESTRUCTURA, DEJAR, RUTINA, ABURRIMIENTO, APEGADO): - La libertad implica aceptar lo <u>prohibido</u>. **Anac.**
- Desea la libertad de volar y del pájaro. **Apis**
- Dios quería para él la libertad personal en armonía y en comunión con Su <u>proyecto</u> (en el ser humano nuestra libertad no puede ser separada del proyecto de armonía de la sociedad). **Apis**
- Rechaza que su voluntad sea <u>orientada</u> hacia la felicidad por Dios hasta Dios mismo, siendo de cierto modo obligada (voluntas ut natura) luego de <u>elecciones libres</u> sucesivas. **Bamb.**
- Quiere decidir él mismo qué hacer. Quiere ser actor (de su vida) y <u>libre</u> aquí y ahora, ya mismo, sin estar determinado por una decisión anterior (no quiere tener planes). **Cact.**
- Sensación de libertad cuando la <u>luz</u> le permite ver a lo lejos. **Calad.**
- Desea la libertad del animal, apasionada, sensible, sin amo, sin tener que escuchar. Se encuentra encerrado, amordazado. Sueño de ayudar a la gente a liberarse. **Carc.**
- Deseo de hacer lo que quiera, todo lo que él quiere. Una infinidad de <u>posibilidades</u> para sentirse <u>libre</u>, no puede ser <u>predeterminada</u>. **Chin.**
- Desea la libertad de la <u>naturaleza</u>. **Choco.**
- Actúa por amor pero quiere ser libre con su <u>tiempo</u>. **Colch.**
- La libertad, es <u>dominar</u>, tener el derecho a <u>castigar</u>, quiere la libertad <u>crear</u> él mismo. **Con.**
- La <u>sabiduría</u> de Dios es soberanamente <u>libre</u> en relación a las <u>leyes</u> que promulga. **Crot-c.**
- Piensa que no tiene la libertad para hacer todo lo que se propone. **Crot-t.**
- Mendigo para ser <u>libre</u>, no tener <u>necesidad</u> de nada, fuera de mundo en esta perfección, <u>bienaventurado</u> por sí mismo. **Cycl.**
- Quiere hacer la <u>unidad</u> de su ser por su voluntad para ser libre, sólo obedeciendo a sí mismo. **Daph.**
- Rechaza la dependencia en el amor. **Elaps.**
- La <u>inteligencia</u> y nuestra manera de <u>pensar</u> te hacen <u>libre</u>. Aquel que ES, es <u>espíritu</u> puro. **Eur-X.**
- Desea la libertad de no ser <u>obligado</u> a <u>amar</u> a quien lo ama. **Fl-ac.**
- No quiere enajenar su libertad. **Fl-ac.**
- Castigado cuando se libera, bien cuando sigue una <u>rutina</u>. **Form.**

- Perfectamente libre, quiere disfrutar y progresar sin limitaciones sociales, ni reglas para prosperar, sólo si son las suyas. **Ger-ro.**
- Todo lo que disfruta de la libertad es insoportable: agua, pájaros, gente: siente que eso no está hecho para él. **Hyos.**
- Quiere desarrollarse sin restricción, ni ayuda. La libertad por sí sola no puede hacer fructificar los talentos. **Lac-e.**
- No cambia su nombre al casarse, rechaza la trampa, la asfixia, guarda su libertad. **Lat-h.**
- Dios crea los seres vivos en una libertad absoluta. El hombre debe abstenerse de crear objetos sin alma, incluso móviles u objetos voladores (maquetas de avión) o de tener niños según la estructura de su naturaleza. **Latr-tr.**
- Dolor por liberarse, desligarse de las relaciones tóxicas. **Manc.**
- Aceptar la tiranía de Dios nos da la libertad. Más libre y claro fuera de su casa: enfermedades en la piel, demasiado pequeño. La educación, la moral, todo lo que modifique las tendencias naturales es un obstáculo a su libertad. **Meny.**
- Quiere llevar su vida como él piensa, sin ser acorralado por el dinero, la sociedad. **Merc.**
- El esfuerzo le parece una pérdida de la libertad. **Mez.**
- Rechaza la dependencia del otro para existir. Su libertad es enajenada si depende de alguien para ser. La sal debe estar en el agua para poder dar su sabor. No quiere enajenar su libertad. **Nat-m.**
- El entorno humano y su condición son una traba a su libertad de escapar este mundo el cual no siente como el lugar de la Providencia para su liberación. **Nat-p.**
- Espíritu libre para pensar, juzgar, actuar. **Phos.**
- Provocado en su libertad ante la visión de lo prohibido, lo prohibido me hace hacerlo. **Plb.**
- Libre de expresarse físicamente sin limitación social ni preocupaciones, ni fundamento. Se niega a brotar de una fuente, apoyarse sobre los rieles, depender de las leyes, de los horarios, de la cortesía y la conveniencia. **Pteri-a.**
- Electrón libre fuera de la comunidad. **Ran-b.**
- Esto no es perder su libertad, el de perseguir un fin al cual ha sido llamado transcendentalmente. **Rhod.**
- No es libre de vender los bienes de sus antepasados, se vengarían. **Sars.**
- Rechaza que la inteligencia de Dios se haya formado libremente, y sin pedirle su opinión, un plan preestablecido sobre su destino. **Sep.**
- Necesidad absoluta de sentirse libre al proseguir sus proyectos. **Tarent.**
- Quiere ser libre. Marginal independiente, lleva a cabo sus propios proyectos, que no son comunes a los mortales. **Yttrb-met.**

LIBRE ALBEDRÍO (ELECCIÓN, LIBERTAD): - El razonamiento humano es falible pero hace que nuestra dignidad, por el libre albedrío, no permita el instinto. **Aeth.**
- No habría libre albedrío con causas segundas infalibles. (NdT: *si quiero hacer una mesa con madera, yo soy la causa primaria de trabajo y la madera es la causa secundaria, si la madera ya tuviera su fin definitivo no pudiera ser una mesa, así la madera no es una causa segunda definitiva, es solo un recibidor de la causa primaria que soy yo*). **Mang.**
- Lo que le gusta por naturaleza es una traba a su libre albedrío. Quiere ser como Dios que no ama nada por necesidad. No quiere que lo ayuden a disminuir las trabas naturales en el ejercicio de su libre albedrío. **Meny.**
- Incluye en su destino sus propias decisiones, no tiene libre albedrío. **Sep.**

LICUEFACCIÓN (CAMBIO, CONSISTENCIA, RESISTENCIA): - Licuefacción (cambio, consistencia, resistencia). **Eupi.**

LIGERO (PESO, PLUMA, PESAR): - Se convierte en una palabra <u>desencarnada</u>, y se siente ligero, agita los miembros *"como si fuera a volar"*. Rechaza la <u>densidad</u>, se castiga por la densidad, la obstrucción, el <u>peso</u> y la sequía **Stict.**
- El espesor de las secreciones es lo contrario a la ligereza. **Stict.**

LILIUM TIGRINUM (Lil-t.): - No acepta el <u>intervalo</u> entre la idea y la <u>creación</u> (sensación de obligación y de <u>deber</u> imperioso de cumplir) y el <u>acto</u>. A fuerza de querer todo enseguida, no tiene nada. Rechaza el <u>complemento</u> masculino – femenino, quiere ser <u>fértil</u> por sí <u>mismo</u>, se lo demuestra a sí mismo por su <u>eficacia</u>, y por el <u>trabajo</u>, el cual él es el <u>único</u> capaz de hacer, por lo que ese trabajo ya no es más una carga para los demás, le quita el trabajo a los otros. Toda <u>palabra</u> o principio se vuelve <u>regla</u> con la cual quiere <u>probar</u> su <u>amor</u>.
- No ve el espíritu de la ley, sino las <u>palabras</u>, las frases, las sigue al pie de la <u>letra</u>, no ve el simbolismo de la historia escrita. <u>Activismo</u> más <u>productor</u> que <u>fecundo</u> (la industria produce cosas, el artista las crea; hace muchas cosas, pero no es muy creativo). Se siente solo a pesar de querer forzar la <u>relación</u>, la <u>comunicación</u>.
- Nadie puede comprenderlo porque su sufrimiento es inexplicable. Se siente separado de los demás, por quien él debe <u>expiar</u>. Perdió la coherencia física – psíquica (síntomas que se alternan). La flor de lis es el símbolo de <u>generación</u>, y de abandono a la <u>Providencia</u>. Su error: creer que era más amado por el fruto que ha producido sola que por el que ha hecho en <u>colaboración</u>. (GRAPH II.87; AFADH VII.91)

LIMENITIS BREDOWII (Lim-b-c) (Lim-b-c.): - Deseo de libertad, recibir respuestas de los adultos, comunicar. Sin protección, despreocupado y temeroso como un <u>niño</u>. Vida maravillosa sin pensar, lo <u>mental</u> es superficial y limitado. Los sentidos hacen todo, bastan, tienen el valor de todo. La muerte no tiene importancia, la vida es transformación, <u>metamorfosis</u>, la forma y la materia vulgar, cambian, mientras que la esencia persiste…
- No quiere tener este cuerpo temporal necesario, para sus metamorfosis y etapas normales, en la elevación del espíritu. Percibe sólo por el corazón, los sentidos. Amor de la familia, del bienestar de los demás. Rechaza la materia, el tiempo, instrumento del pensamiento por ser la consecuencia del imago terminado, perfecto. Quiere ser lo que es y sentir lo que siente, el instante eterno, sin <u>evolución</u>.
- La materia prueba imperfección, está sometida a la <u>degradación</u>, desea que la conexión sea sólo a través de sus sentidos, sin la intervención de la materia. (Aeth, Choco). Rechaza la inteligencia cerebral sometida al tiempo, por la inteligencia del corazón intemporal. Quiere conocer solamente por los <u>sentidos</u>, sin <u>trabajo</u> ni <u>esfuerzo</u> en el ámbito <u>material</u>. <u>Sexualidad</u> ++, acción rara que afecta la integridad de los cinco sentidos.
- <u>Mira</u> a los demás intensamente, desde su interior hasta el fondo de los ojos de los demás. El hombre por la inmediatez de los sentidos todavía no conoce, la <u>emoción</u> no es el conocimiento. Quiere alcanzar la <u>esencia</u> del objeto que se ofrece a su conocimiento sólo a través del uso de sus sentidos. El conocimiento es <u>cambio</u>, y las <u>emociones</u> de la ocasión no son de su dominio. Vivacidad visceral, sin enervarse por deber <u>pensar</u>. (AFADH 6.2012)

LIMIPEZA (CASA, FAMILIA): - Rehace todo detrás de la persona de la limpieza ya que no es capaz de dar <u>directivas</u> claras. **Stann.**

LÍMITE (DIMENSIÓN, ENTREDICHO, TERRITORIO, TRANSGRESIÓN): - La droga, es para obtener lo que no se es, <u>sobrepasar</u> los <u>límites</u> que le impone su <u>forma</u>. **Agar.**
- Harto de <u>conocimientos</u> que ya no digiere, pues se negó a reconocer que de por sí existen <u>límites</u> en el conocimiento humano. **Aloe**
- El hombre debe <u>elevarse</u> sin <u>distanciarse</u> de los demás o de su tarea, es en su lealtad/fidelidad que se eleva, incluso en el esfuerzo y con una <u>visión limitada</u>. **Brass-n-o.**

- No acepta el carácter limitado de su manifestación de amor. **Cact.**
- Ya no existen lo límites, están en el infinito; también pierde sus propios límites que se salen de sus dimensiones ridículamente. **Cann-i.**
- Alegría espiritual que no se apoya en nada, la tengo por la energía que habita en mí, y no tengo que someterme a ninguna regla, rompo todas las barreras, me abro sin límites. **Carc.**
- El derecho regula los límites del territorio de cada uno. **Cist.**
- Desea capacidades ilimitadas, más allá de toda evaluación; envidia la omnipotencia de Dios que es infinita, inconmensurable, incalculable y que, en consecuencia, no necesita de ayuda. **Cob.**
- Las bases de su vida se posan sobre un alma vegetativa = herramienta insuficiente que lo limita. **Coca**
- Rechaza ver su límite, si lo ve, lo rompe. **Crot-t.**
- Sentimiento de contracción en este cuerpo rítmico y limitado por lo que desea una expansión continua. **Glon.**
- Ve su límite delante del peligro, ya que se da cuenta que no domina todo con su intelecto. **Ind.**
- Quiere salir de sus límites. **Kali-bi.**
- Rechaza su materia así como la individualiza y limita sus cualidades, ve muros por todas partes. **Lac-c.**
- Falta de encarnación: los pacientes no están conscientes de su identidad, tiene dificultad al tomar consciencia de sus límites/fronteras. **Lac-h.**
- ¡Dios puede hacer lo que no hace, el humano puede hacer sólo lo que puede, debe limitar sus proyectos! **Latr-tr.**
- Viola / es violada, sin referencia, rechaza amar o ser amada porque el miedo o el amor limitan nuestra libertad de conocer al otro. **Mand.**
- Quiere sobrepasar los límites de su medio ambiente. **Nat-p.**
- Problema con las circunstancias que le imponen una limitación. **Phyt.**
- Desea no estar limitado en ninguna medida en lo que se refiere a su relación con los demás, sin circunstancias limitantes: cortesía, pudor, decencia, no toma en cuenta su entorno. **Phyt.**
- Rechaza ser incluido en lo que sea, quiere abarcarlo todo, incluirlo en sí, amar o ser amado sin límites. **Plat.**
- Se siente en el deber de traspasar cualquier límite que se presente, infringir la ley, lo prohibido. **Plb.**
- Todo lo que es límite representa una fricción dolorosa / El humano, para actuar, debe limitarse a una elección que le sea accesible a sus medios. Dios no tiene que limitar su voluntad a una elección para que su acto salga bien. **Ran-b.**
- Va hasta el final y su intuición siente cuando es el límite. Sólo para decidir qué hacer y qué quiere. Desmesura, exceso, desafío, extremo, situaciones límites… **Rhod.**
- El virtuoso sólo puede interpretar verdaderamente un pedazo si la técnica no lo limita. **Ruta**
- No aceptó sus límites humanos constitucionales. **Sil.**

LIMPIAR (PROPIO, SUCIEDAD): - Su propósito es limpiar, hacer brillar las cosas, que los colores sean vibrantes, después de rechazar lo que es malo de verdad porque le es extraño, debe unir las partes que lo componen, la animalidad y la intelectualidad. **Carb-f.**

LIMPIEZA (VULNERABILIDAD, CUIDADO): - Intolerante a la suciedad, a la falta de oropel, de lujo. **Cur.**
- Quiere ser tan intachable que niega su cuerpo / o, es tan repugnante que no puede encontrar al otro. **Cycl.**
- Cualquiera, se complace en el empobrecimiento y la suciedad. **Marb-w.**
- El soporte de la palabra debe ser inmaculado, intachable. El soporte del mensaje no puede ser manchado. **Prun.**

- Concepto de estar manchado por su acción y de transmitir esta mancha a todos sus órganos que se vuelven sucios. Está manchado por todas partes. **Psor.**
- Dios inmutable es el propietario de todo y puede usarlo según su mejor placer en el mismo, ¡sin dejar su lugar de <u>origen</u> para ir a crear en otro lugar! **Sars.**
- Miedo de ser manchado por los otros. **Zinc.**

LINAJE: - Es <u>buena</u> por el hecho de trabajar, debe garantizar la <u>tradición</u>, el <u>linaje</u> familiar. **Sars.**

LISONJA (HALAGAR, MIMAR): - Cansado de luchar, de persuadir por la lisonja. **Corv-cor.**

LISTO (COMENZAR): - Estar listo para lo que sea que vaya a pasar que sea diferente a lo que pensó. Prudencia por el futuro y el presente. **Acon.**

LITERATURA: - La obra literaria le permite animar y mantener las acciones y sentimientos de los personajes, es por ellos que su vida <u>transcurre</u>. **Nicc.**

LLAMADA (AYUDA): - Rechaza la llamada a dar lo que hay de bueno en él, ni de valorar a los demás, el amor de la amistad. <u>Idealiza</u> lo que es inaccesible. No quiere ser llamado ni convocado, o que lo toquen. **Ant-c.**
- Envidia que se pueda hibernar en vez de <u>morir</u>, de que lo despierten por una llamada externa. **Helo.**
- Zumbido en los oídos: no responde la llamada de un amigo. **Myric.**
- Rechaza la llamada del otro, miedo a ser invadido, que le impongan algo (imponer = colocar dentro), riesgo de depender de los demás, de perder su tranquilidad, de ser obligado a salir de sí mismo, de su casa, de su entorno. Quiere ser acto, no puede distinguir acto y ser. **Rhod.**

LLANTO: - "Ciencia, distancia, lágrimas". **All-c.**
- <u>Lloriqueo</u> irrelevante por que no tiene una moral para <u>soportar</u>, está avergonzado. **Aster.**
- Quisiera que llorar fuera suficiente para <u>merecer</u> la felicidad. Llorar en vez de <u>enfrentar</u>, sale de su presunción y recobra la humildad, y esto lo mejora. **Aster.**

LLAVE: - Pierde sus llaves, permanece <u>encerrado</u>, tanto mejor, ya que tiene miedo del <u>futuro</u>. **Calc.**
- Pierde sus llaves, no puede desarrollar su propia personalidad, abrirse al exterior, abrir sus pasiones <u>animales</u>. **Carc.**
- Debe encontrar sus llaves que abren el frasco tapado bajo <u>presión</u> de su inconsciente. **Samars.**
- Pierde sus llaves, no se necesitan, tiene <u>todo</u> en sí. **Vip.**

LLEGAR (OBJETIVO, TÉRMINO, ACONTECER): - El que "llegó" no <u>carece</u> de nada, está <u>completo</u>, perfecto, <u>posee</u> todo. **Vip.**

LLEVAR (APOYO, LIGEREZA, MASA, ARRASTRAR, ACARREAR, VIENTO, CONDUCIR, DIRIGIR, ORGANIZAR, DIRIGIR): - Miedo que lo <u>suelten</u>, de sufrir la <u>gravitación</u>. **Borx.**
- Responsable del mundo que quiere llevar. **Cola**
- Entra en el movimiento de la vida para realizarse, o rechaza de dejarse llevar por la vida ¿para llegar a la muerte? **Caul.**
- Preocupación de <u>conducir</u> bien (automóvil), pasar entre los obstáculos, <u>tomar</u> el mismo su camino. **Rhod.**

LOCALIZAR (LUGAR, SITIO, MEDIO): - Se siente <u>desplazado</u>, <u>deportado</u>, relocalizado en contra de su voluntad. Esta realidad es insuficiente, quiere el cielo empíreo. **Nux-m.**

LOCO: - Perdido en este mundo de locos que lo aterrorizan. **Cic.**

LOCURA (ESTUPIDEZ): - Pierde la cabeza, enloquece y se agita, el esfuerzo intelectual hace que se encuentre perdido en lo que se ha vuelto enorme, una montaña. **Ind.**

LODO (PANTANOS)

LÓGICA (ANÁLISIS, COMPRENSIÓN, INTELECTO): - Pierde la lógica del comportamiento. Se hace el pillo [*] como si no tuviera la edad del juicio. **Allox.**
- Quiere la iluminación para conocer (o poder transmitir a los demás por la iluminación) y no proceder humanamente por el pensamiento lógico. **Calc-p.**
- La exaltación de la intuición es un obstáculo a la lógica. **Cann-s.**
- Pierde la imaginación reflexiva, sólo hace castillos en el aire, sin resultados, ya que no se controla por el pensamiento lógico indispensable para poder concretizar. **Chin.**
- Sufre por deber comprender la realidad por sus propios sentidos para poder conocerla, y de no poder hacerlo sólo por el intelecto y la lógica, por su pensamiento analítico. **Colch.**
- Rechaza el método humano lógico y discursivo de pensar. **Kali-i.**
- Crea por la imaginación y no por la lógica. **Olnd.**
- La imaginación se pone en movimiento completamente sola, sin control del pensamiento lógico, ni referencia con la realidad. **Spong.**

LOGRAR (PLENITUD, FRUCTIFERO, LOGRO, TÉRMINO, ÉXITO): - Se niega a trabajar lo necesario para completarlo. **Cinnb.**
- Cola de caballo: muestra que el hombre debe orar para facilitar el trabajo, la puerta hacia su trabajo, lo que lo ayuda a enfrentar los obstáculos que nuestros propios recursos no pueden superar. Caballo, herramienta, apoyo, Dios… **Euph.**
- Dios puede descansar, su obra continúa y se lleva a cabo infaliblemente, tal como la quería desde el inicio. **Hydr.**
- Su voluntad debe asegurar el éxito como el de Dios, que siempre se cumple. **Nat-s.**
- Desea el descanso, el disfrute y la alegría constante en la realización de su trabajo, que logre tener un crecimiento constante. **Sabal.**

LONGEVIDAD (VIDA): - Gana en longevidad pero pierde en alegría. **Plut-n.**

LOTE: - Se sale del lote para probar su originalidad, revelar lo que lo distingue, pero agrede y obstruye la capacidad creativa del grupo (O LA CAPACIDAD DE EL MISMO). **Azadir.**

LOTERÍA (ELECCIÓN, DESTINO, CASUALIDAD, JUEGO, RULETA)

LUBRICANDO (ENGRASAR, DESGASTE, MANTENIMIENTO): - Quiere que su alma espiritual (indestructible/eterna) alimente su cuerpo y lo vuelva eterno y que sea capaz de engrasarse a sí mismo. **Aesc.**

LUCHA (COMPETENCIA, COMBATE): - No lucha ni se enfrenta, prefiere llorar. **Aster.**
- Sólo quiere mantener su vida y la de los demás por su propia fuerza, luchando contra una resistencia enorme que debe vencer. **Sec.**

LUCIDEZ: - Rechaza este lugar del paraíso, no por ser impuesto, sino porque no parece perfecto, ya que se debe reflexionar, estar lúcido, para estar bien, ¡con su perfección y sus peligros! **Nux-m.**

LUGAR (AMBIENTE, ESPACIO, MEDIO, SITIO): - Frecuenta siempre los mismos lugares; si se le quita su lugar lo desposeemos. **Anan.**
- Buscar el lugar dónde ayudar a los demás y a sí mismo para llegar a la plenitud. Desplazado, perdió el lugar, la jerarquía, desde donde puede ayudarse a sí mismo y a los otros, por el conocimiento y el afecto. No se puede hacer nada específico para establecerse en cualquier lugar. **Aur.**
- Busca / no quiere dejar su lugar. **Borx.**
- Su lugar es un absoluto, quiere cerrarlo sobre sí mismo. **Calc.**
- Niega el paraíso recibido como insuficiente y vive allí como un lugar impuesto, no elegido, mientras que Dios tiene un lugar mejor. **Nux-m.**
- Quiere ser amado infinitamente y por completo por sus semejantes, aunque no puede ser amado por lo que él es, finito, en su lugar y su ser. **Plat.**
- Cree poder dominar su ser al dominar el patrimonio, la herencia, el lugar de nacimiento, soportes momentáneos y accidentales de su devenir, pero que no son el fundamento necesario de su ser: Dios inmutable. **Sars.**

LUGAR (HUMILDAD, ESLABÓN, ENLACE, MEDIDA, MEDIO, TÍTULO, LUGAR): - Quiere tomar su lugar de grande sin tener que madurar para llegar allá. **Agar.**
- Contento con su lugar en la sociedad; en realidad parece que involuntariamente sale mucho mejor que las otras personas. Sólo puede fraternizar si se siente superior, seguro de su lugar social, el cual debe mantener. Alta opinión de sí, la debe recibir de los otros para completarse. Hizo su espacio, vacío alrededor de ella, para proporcionarse una parte más grande. **Aloe**
- No tiene ya más su lugar, nadie lo escucha. **Ambr.**
- Desplazado que ha perdido su lugar y lo está buscando, jerárquico, desde donde puede ayudarse a sí mismo y a los demás, por el conocimiento y el afecto, para llegar hasta su florecimiento. **Aur.**
- Cada cosa en su lugar, en su lugar natural. ¡POR FAVOR! **Borx.**
- Quiere ocupar un lugar, un volumen más grande de lo que es o que tiene derecho. **Bov.**
- Conveniencias que deben respetarse (persona muy chic), posición que hay que mantener, no hacer alborotos. **Colch.**
- Quiere que se respete su lugar y sus derechos y el de los demás en relación al de los otros. **Coloc.**
- Mejor que probarle a los demás que es mejor que su superior, debe ser el mensajero en su justo lugar, sin ponerse en evidencia. **Corv-cor.**
- Soy demasiado, porque nací, no tengo mi lugar ya que molesto al existir. Deja su lugar humilde por el poder. "Nosotros, al ser obreros, debemos permanecer en nuestro lugar". **Cupr.**
- Permanece en su lugar en las cosas pequeñas y fáciles, rutinarias, no se atreve a distinguirse. **Form.**
- Desea un cuerpo infinito, se excusa por expandirse, por ocupar demasiado espacio. **Glon.**
- Mi lugar es cerca de los más pobres, de los más desafortunados. **Hura**
- No se siente que está en el primer lugar en el amor de Dios. **Hyos.**
- Sueños de combates muestran que debe ¡defender su lugar en el sol! **Hyper.**
- Altruista [*] para recibir su lugar, existe por el trabajo, no por el intercambio. **Iod.**
- Por el lado de sus relaciones, toma mucho lugar ser encantador, el cónyuge luce pálido. **Kalm.**
- Quiere el lugar por encima de todo y crear el universo. **Lars-arg.**
- Deja su lugar de humildad por el espíritu, la ciencia, la intuición, el brillo. Tomó el lugar de alguien que no tiene valor. **Lyss.**
- Dificultad para adaptarse a la situación, de encontrar su lugar. **Meny.**
- Cada órgano tiene su lugar y su tiempo en el orden que permite la buena marcha de todo. **Mur-ac.**
- Se siente desplazado, deportado, relocalizado en contra de su voluntad. Esta realidad es insuficiente, quiere el cielo empíreo. **Nux-m.**

- Pierde el aprecio de la gente si no está a la <u>altura</u> de su ilusión. Encuentra que no hay más <u>espacio</u> en este mundo para su grandeza. **Plat.**
- Debe encontrar su lugar al <u>integrarse</u>, haciendo <u>unidad</u> con su entorno. **Puls.**
- Se encuentra en un lugar para el cual no se siente que fue hecho. **Spong.**
- Confía en Dios, reclama su lugar sin tener la disposición requerida y la voluntad del corazón. **Tarax.**
- "Durante mi embarazo, las personas me ofrecían su lugar". **Verat.**

LUJO (GRANDEZA): - Quiere probar su <u>valor</u> rodeándose de <u>lujo</u> y de magnificencia por su trabajo. Necesidad de lujo, <u>grandeza</u> y <u>éxtasis</u> como cuando se escucha una pieza sinfónica. Si no encuentra la prueba de su oropel en el medio, lo rechaza. Desea algo que manifieste su <u>gloria</u>. **Cur.**
- Los ricos no tienen necesidad de <u>pensar</u>, de <u>trabajar</u>, buscar para encontrar el bienestar, ni adquirir (<u>consejo</u>, <u>sugerencia</u>) para solucionar un problema. No soporta que un pensamiento se insinúe y pueda sacarlo de su cómoda inercia. Cuando tiene <u>todo</u>, se encuentra en una vida de lujo y de bienestar. **Helon.**
- " Me pago el lujo de..." **Plat.**
- <u>Lujuria</u> para demostrarse que su idea de sí mismo se <u>cumple</u>, sexualidad, intolerancia furiosa, <u>hinchazón</u>, gases, tumores. **Rob.**

LUTÉTIUM-X: - (MLF 11.2010) **Lute-X**

LUTO (MUERTE, DUELO): - Duelos de varios allegados en poco tiempo. **Ambr.**
- En el <u>luto</u>, no hay más <u>reciprocidad</u> en el <u>amor</u> del muerto. **Hura**
- Secuelas del duelo por una persona de quien se <u>dependía</u>. **Sars.**

LUZ (INTELIGENCIA, SOL): - Gran necesidad de luz. **Acon.**
- No necesito de su iluminación: cierra los ojos cuando le hablan, siempre le pide al otro algo. **Ambr.**
- Iluminación = fuente, enseñanza. "No tengo necesidad de la luz de los otros". **Ambr.**
- Rechaza la iluminación del intelecto agente. **Bothr.**
- Quiere florecer en su luz, solo, en la oscuridad, sin que nadie lo vea. **Cact.**
- Es la luz que <u>juzga</u> y <u>desenmascara</u>. Quiere vivir en la luz, sin <u>sombra</u>, ver a lo lejos. **Calad.**
- Calor y luz del sol >. **Calen.**
- Le falta luz para <u>comprender</u> lo que está estudiando. **Crot-c.**
- No se ocupa de su ser <u>interior</u>, lo reprime para no permitir que aparezca en la superficie (feliz en la superficie), en lugar de <u>acoger</u> las áreas oscuras desconocidas de las profundidades de su alma para traerlas a la luz. **Dendr-pol.**
- Quiere ser una <u>luz</u> para los demás, <u>iluminar</u> perfectamente e instantáneamente la <u>inteligencia</u> del otro, ser la fuente de la inteligencia del otro. **Euphr.**
- Quiere encontrar la luz por sí <u>mismo</u>, pierde la transparencia para recibirla. Sueña que avanza en una <u>gruta</u> hacia una gran luz. Rechaza el valor humano real y se <u>transforma</u> en animal, alguien hace el amor con ella. **Hell.**
- Intolerancia a la luz y a todo lo que brilla ya que está celoso. **Hyos.**
- No se contenta ni con la <u>luz</u> de la razón, ni con la luz de la fe. **Irid-met.**
- Luz que alimenta y que se <u>admira</u>, rechaza ser el reflejo de la luz, quiere ser la propia luz. Luz = vida. **Phos.**
- Desea ser la luz <u>ordenadora</u> del <u>caos</u>. **Plut-n.**
- Metal de alta resistencia en la oscuridad, cuya conductividad aumenta con la intensidad de la luz. **Sel.**

LYCOPODIUM (Lyc.): - Encarna la calidad perfecta, la dignidad del padre, a quien le está agradecido, llora cuando le agradecen. Idealiza al patrón, su papel ante los empleados, niños, enfermos. Padre = generación, educación. Anti-padre: huye de sus niños, flojo en sus responsabilidades. Autoridad / padre ausente cuyo papel repite / jefe - responsabilidad / niños.
- Miedo de la soledad e impresión de presencia, cree que hay alguien cuando no logra abrir una puerta. Se pelea mentalmente con las personas ausentes, y tendencia a pelearse cuando está ansioso.
- La angustia le provoca risa, y la tristeza el mal humor. Desea la condición de Dios como padre, de ahí la patología en el área de la fecundidad, de la relación con los niños, los empleados, pero también de la palabra y de la voluntad, ya que la perfecta fecundidad de Dios consiste en su capacidad inmanente de engendrar por su intelecto, su palabra y su voluntad.
- Sueña que numerosos perros pequeños se cuelgan él, por enjambres, multitudes: se parece a la diosa Artemis con sus numerosos pezones; sus niños son los perros. Duda de la posibilidad de ser padre en todos los sentidos de la palabra: generación, educación de sus niños y del prójimo. Debe esconderse porque alguien lo quiere matar: escribe un mensaje de despedida. Ideas que se le imponen durante una conversación ardiente.
- Habla bien de temas apasionantes, sea que sean abstractos o confusamente sobre cosas cotidianas. Sensación de decadencia, después de un fracaso científico o literario, y de deshonra, compensa por la dictadura y un tono de mando, menosprecia. Culpabilidad religiosa y en relación al deber descuidado: impresión de haber actuado mal.
- Perdió la dignidad después de haber ocupado un lugar importante: la paternidad o el matriarcado. Ya no es capaz de infundir el espíritu por el amor, el valor o la energía de alguien, ya no es más nada del todo, vulnerable a los demás, en su salud, una nulidad que trata de esconder. (NBJ X.89, MS V.90)

LYSSINUM (Hydrophobinum) *** (Lyss.): - Quiere que todos los bienes provengan de la continuidad natural de su vida terrestre, que fluyan de una fuente sin tener que obedecer una orden. Aunque la prudencia más grande es la de obedecer y así realizar bien el destino que se recibió. Autoridad / prudencia / vida: quiere que su vida animal fluya en él por su propia naturaleza biológica. Se siente abrumado por eso, desorden de las pasiones animales, se cree un perro y muerde.
- No siente alegría, aunque canta, pero se alegra ante sus facultades mentales / muy triste por su fracaso por la falta de poder mental. Desea el poder total de la voluntad sobre la inteligencia, los sentimientos y el cuerpo para tener una acción óptima, y la autoridad sobre los demás.
- Rechaza el ejercicio natural de la voluntad humana, desea el funcionamiento de una voluntad absoluta, autoridad suprema sobre todas las cosas. Quiere ser el único amo a bordo y controlar todo, pierde la autoridad sobre su voluntad y sobre todo lo que es, sobre el perro que en vez de someterse como buen criado se da la vuelta contra él para morderlo, destruirlo. Quiere ser una persona de autoridad, se convierte en una bestia movida por sus instintos, y los demás deben protegerse. (AFADH XI.04)
- Quiere estar en el corazón de las criaturas por su ser corporal, tomar el lugar en el nido, usurpa la autoridad y tiene pues miedo de ser sometido a prueba. Intolerancia a lo que es diferente y se le escapa, a lo que expresa movimiento (miedo del agua), la distancia: el agua le causa necesidad de orinar, trata de atrapar e inmovilizar todo lo que esté a su alcance, agarrarlo todo para inmovilizarlo y conocerlo al identificarse con eso.
- La percepción de lo diferente es intolerable. Miedo de ser penetrado por lo que es otro, que lo manipulen desde el interior, de no ser el único amo a bordo, de que cualquier persona famosa tenga poderes mágicos. Se incorpora a la realidad. La idea es vista como la realidad, piensa en el poder adecuado solo con quererlo: resucita al débil habitándolo con su caridad (NdT: es como, después de ser mordido por un perro rabioso, en el que la rabia te habita, se instala en el cuerpo.

Lyss. ama tanto que quisiera habitar al otro para darle energía, la penetración íntima de su poder, lo que quiere es acto, y así el otro se somete a él, si habita al otro lo hace hacer lo que quiere).
- Piensa dominar siendo el otro. Clarividencia y percepción aguda a través de todos los 5 sentidos sobre las cosas inmediatas. Se cree el creador, que puede penetrar al otro, importante, de autoridad, de inteligencia ágil, en el centro del nido que no construyó, y se vuelve extranjero a todo lo que existe y todos sus esfuerzos por recobrar su nido son en vano.
- ¿Pudiera rechazar su femineidad debido a la limitación que esto pueda representar? Quiere ser un hombre o un homosexual en el papel del varón para dominar. Intolerancia a la resurrección de los cuerpos ya que esto es debido a Dios (GRAPH VIII.86, AFADH VI.88) Intolerancia a los ruidos de la garganta, de deglución…

M

MADERA: - La materia prima no logra su objetivo si no participa[38]. **Rhus-t.**

MADUREZ - MADURACIÓN (CRECIMIENTO, DESARROLLO, ETAPAS): - Rechaza el tiempo de maduración para volverse grande y fuerte. **Agar.**
- Quisiera escapar de los estados de maduración necesarios hacia la sabiduría. **Canth.**
- Quiere la plenitud perfecta sin normas ni etapas de maduración, sin recibir nada de los demás. **Ger-ro.**
- Recibir un consejo equivale a ser tomado como un inmaduro, un aborto… **Helon.**
- RANA: Rana: proceso de humanización, maduración súbita, sin etapa. **Latr-tr.**
- El hombre se humaniza por la maduración de las cualidades de benevolencia, compasión, perdón, sentido de compromiso, escuchar… **Oci-sa.**
- Se queja de la inmadurez de las personas, de sí, querría estar ya en acto. **Petr.**
- Quiere la perfección del ser sin tener que pasar por las fases de maduración necesarias, la educación, el trabajo. **Vip.**

MAESTRO – AMO (CONTROL, DIRIGIR, ORDEN, SUPERIOR, DOMINAR, DUEÑO): - Quiere controlar lo que va a llegar, que eso no lo sorprenda repentinamente. **Acon.**
- Dificultad para entender que el espíritu sea el amo de las pasiones porque no aceptó el compuesto alma-cuerpo. **Anac.**
- Perdió el control de sí para coordinar y perseverar hacia un fin común. **Apis**
- Quiere actuar y ser el amo de su tiempo. **Cact.**
- Quiere saber y ser preciso para dominar lo que le va a llegar. Mejorado con estreñimiento ya que domina lo que llega. **Calc.**
- Justo medio = dominio de sí. **Carbn-s.**
- Gran dominio de las pasiones, de lo vegetativo. **Cimic.**
- Siente realizado, en pleno dominio y plenitud de vida, le toca su fin. Encuentra indigno tener niveles inferiores que debe dominar. **Cinnb.**
- Piensa que no tiene la libertad para hacer todo lo que se propone **Crot-t.**
- El maestro impulsa al discípulo a alcanzar el objetivo y comprender, pero no crea su conocimiento. **Dulc.**
- Quiere ser el amo y no solamente la herramienta. Quiere que la razón domine su cuerpo, territorio sobre el cual tiene el poder. **Ferr.**
- Atención, el discípulo podría superar al maestro. **Grat.**
- Dominando también su afectividad (fría consideración, esfuerzo por suprimir el llanto) y su moral (pensamientos puros, elevados). **Hyper.**

---

[38] La madera, como la piedra, es una materia prima sin mensaje cuando no se transforma. Tiene que ser transformada/trabajada para expresar algo, y esta transformación hace que la madera sea más expresiva. La madera es participativa del trabajo que hace el escultor con ella misma.

- Debe <u>someterse</u>, <u>domar</u> su salvajismo, <u>canalizar</u> la energía con tiempo y paciencia. Si no, este <u>entusiasmo</u> lo amenaza… **Lac-e.**
- Quiere demostrar que tiene los <u>medios</u>, las aptitudes, los talentos y el <u>dominio</u>, la <u>prudencia</u> natural. **Led.**
- Quiere ser el único <u>amo</u> a bordo, pierde la autoridad sobre su <u>voluntad</u> en todo, como el <u>perro</u> que en vez de someterse como un buen criado se vuelve en su contra y lo muerde, lo destruye. No es más el único amo en sí / quiere ser el único amo a bordo de su <u>cuerpo</u>. **Lyss.**
- Quiere ser <u>libre</u> de todas las <u>tendencias</u> naturales que puedan ser un obstáculo al juicio o a la razón libre. **Meny.**
- No controla su palabra, tiene los <u>dedos</u> cortados, símbolo de <u>adivinación</u> y <u>palabra</u>. Índice: control de sí. **Mosch.**
- Observa su <u>cuerpo</u> como un automóvil, un objeto exterior, utilizable, que <u>domina</u> absolutamente. **Murx.**
- Quiere el dominio del flujo <u>continuo</u> de las cosas. **Nicc.**
- Se vuelve un maestro por su <u>justa</u> noción de lo correcto y de lo incorrecto. **Nux-v.**
- Todo es deseable, desde el momento en el que los sentidos lo encuentran bueno / prohibición de amar por miedo a ser <u>desbordado</u> por las impresiones afectivas que debe <u>dominar</u>. **Raph.**
- Se siente <u>invadido</u> por todo, si no <u>controla</u> o <u>domina</u>. **Rumx.**
- Quiere ser el amo de su proyecto y se <u>desune</u> de un contacto vital. **Spong.**
- Rechaza ser humanamente el amo del mundo sin tener que ocuparse de <u>todo</u>. **Stront-c.**
- Necesidad de controlar la situación para realizar su <u>proyecto</u>. **Tarent.**

MAGIA (FETICHISMO, INFLUENCIA, CONTROLAR, DOMINAR, HECHICERO, BRUJO, SUPERSTICIÓN): - Miedo a todo aquello que pueda tener un efecto mágico sobre él- **Lyss.**

MAGNANIMIDAD: - La relación entre preocupación y el justo medio es la <u>magnanimidad</u>. **Carbn-s.**

MAGNESIA CARBONICA (Mag-c.): - Amargado, insatisfecho y decepcionado de la felicidad que proporciona el trabajo cotidiano, el trabajo se vuelve duro. Quiere la felicidad sin trabajar. (MS X.01)
- Debo ser sumiso, contener la violencia para recibir gratuitamente cuidado y afecto como un niño. Dilema entre hacerse respetar o amar. Se debe liberar de su obligación de <u>niño</u> de gustar sin condición. (CLH 3.01).
- Perdido en su casa, su acción no está <u>orientada</u> hacia aquello que esperan de él: ¿qué es lo que Dios quiere que yo haga? La respuesta debe <u>regocijarnos</u> e incitarnos a buscar lo que sea necesario, los instrumentos y medios, para poder hacerlo. Encuentra insuficiente la alegría y la felicidad humana al encontrar la acción que le ha sido asignada, perdió el placer y el regocijo.
- Para recibir lo que Dios quiere darle a los hombres, debe ser tan receptivo como los mendigos, Mag-c. encuentra esto inaceptable, riñe con un mendigo. Quiere los frutos y la cosecha como si vinieran de él, sin tener que recibirlos ni pedirlos. Mala disposición a recibir la gracia que permite ponerse en movimiento para realizar acciones virtuosas. (AFADH I.95)
- Se siente huérfano cuando debe comenzar la guardería. Nostalgia del estado infantil de placer y despreocupación (sueña con dinero y con la lotería, con danza y diversión, recogiendo frutas en un jardín, con familia y pesca).
- Se pierde en su casa, este medio donde lo quieren forzar y obligarlo a hacer cosas en contra de su corazón: sueña que se debe casar con alguien a quien no ama, y se defiende (llora durante el embarazo).
- El niño que quiere ser no puede hacer lo que debe: confeccionar una prenda que no tiene ganas de hacer: conseguir estar listo a la hora para ir al baile, o si llega no baila: no solamente impedido sino también insatisfecho: la fiesta está arruinada, el viaje que ya comenzó no se puede

continuar, quiere hablar y no puede. Se encuentra en peligro: fuego, que lo van a meter preso, que se está quemando, una crecida inunda el lugar, un niño se baña en agua hirviendo.
- Él mismo está en peligro de enfermedad, de perder su cabello, de perder su familia (sueña que su madre lo ofende) o que su familia muere, que debe prepararse a ser lanzado en una tumba. También debe proteger su dinero porque alguien se lo puede llevar, se pelea con un mendigo, disimula algo obtenido por contrabando encerrándolo con llave, debe pelearse contra ladrones que quieren entrar y matarlo. Pierde el conocimiento de lo que debe hacer para escapar de su suerte: no se va a curar, se prepara para ser enterrado

MAGNESIA MURIATICA (Mag-m.): - Nostalgia de la cohesión del grupo familiar. Bien con los niños y los animales: no hay riesgo de traición: puericultora (CLH 3.01) (MS X.97)
- Miedo a la desagregación [*], quiere una perfección que tenga todo en sí, para persistir sin recibir, ni eliminar, ni defecar... Mocos, matrimonio, baile: cohesión, asociación. (MS X.97)
- El placer no dura, el sufrimiento siempre llega después. Avanzar hacia la felicidad que se busca, es también acercarse a desdichas desconocida. Lee deprisa para llegar antes al final de la historia. "En el momento que percibo que el día va a ser agradable, acepto el resto." Va de una felicidad momentánea a otra.
- Necesidad de robarle a la vida pedazos pequeños de felicidad. Pierde la unidad de los diferentes momentos de la vida, agradables y desagradables. Se niega a avanzar en la vida sin tener una visión clara de todo su desarrollo, que sólo le dan sentido a todos los momentos particulares, incluso los dolorosos.
- No quiere recortar los momentos agradables. Dios tiene una visión de eternidad que le permite ver en un solo instante todo el paso del tiempo, Él está por encima de este desarrollo. Esto se debe a que estamos sometidos al tiempo que ya es obsoleto / pasado de moda. (FY XII.96)
- Se siente que compite cuando lee, no debe retrasarse. Tiene dientes largos: celebridad, alegría, jovialidad, posesión. Horror a que alguien se le adelante, ya que si lo sobrepasan, disgustado consigo mismo como si estuviera cubierto de basura. Siempre obligado a superar, a mostrar y probar sus cualidades, sus capacidades.
- Su valor existe si sube, si sobrepasa, crea su fama, su renombre. Se vende delante de los demás: no recibió nada, se ha hecho a sí mismo (self-made), es tan excelente como lleno de destrezas y conocimientos.
- Preocupación por su carrera y su fama, su renombre. Se jacta de haberse hecho a sí mismo. Ve mejor cuando mira desde la distancia y su animal preferido es la JIRAFA porque ve por encima de los conflictos de los demás.
- No se considera digno de ser amado de manera especial, sin tener que competir con los demás. Es la mirada de Dios sobre él y no la de los otros la que le da su valor. (AFADH VII.89)

MAGNESIA-SULPHURICA (Mag-s.): - Cólera y violencia = riesgo de no ser amado. (CLH 3.01) Confunde responsabilidad con el hecho de ocuparse de las personas: la responsabilidad moral implica fidelidad / lealtad. Perdió la capacidad de amar y de relacionarse con el otro en una amistad profunda verdadera / real, está decepcionado por el compromiso material de la amistad, lo que le arrancan, a través de sus servicios, para llegar a la fama (NdT: trabaja y da mucho en la amistad, buscando ganar la amistad y la fama con estos servicios).
- Cree que el amor puede hacerse solo: la voluptuosidad [*] continúa aún después del sueño. Sus servicios no brotan por la alegría de ser amado, sino por el deseo de ser amado. Durante los sueños, ansiedad poblada de familiares, soledad de una realidad donde ya no tiene ningún lazo, ni recibe el reconocimiento y la estima de lo que para él es valioso. Evita el verdadero contacto y sólo en sueños siente placer en las relaciones sociales: al ir a ver a su hermana (banquetes, bailes, fiestas, encuentros, voluptuosidad).
- Busca la relación por su compromiso material, sus servicios, sin verdadera afectividad. Podrá engañar llevando una vida social muy intensa para encontrar una alegría aparente inmediata en

una amistad forzada sin verdadero afecto "soy el más <u>sociable</u>, organizo todos los bailes y <u>fiestas</u>", se cree indispensable en la obra creadora al soplar él mismo el aliento de la vida sobre las criaturas; "el interés <u>colectivo</u> de mi trabajo tiene una influencia concreta sobre la gente. Estar en <u>relación</u> con los demás, para que realmente se encuentren <u>satisfechos</u>" (FE); o curado encontrará la amistad cuando haya aprendido a apreciar y amar la particularidad del otro.
- El otro apreciará sus servicios cuando se sienta amado por aquello que le es único y diferente, así el otro estará dispuesto a reconocerlo, en lo que tiene de esencial, de único. (AFADH VIII.89)

MAGNETIS POLUS AMBO (M-ambo.): - (Magneto / imponderables) *H383: Se agita para hacer ciertas cosas y las cumple todas contra sus <u>previsiones</u> y contra su propia <u>voluntad</u>. H392 Firmeza, resolución, fuerza de espíritu y de cuerpo.* <u>Apetito</u> que quiere ser determinado por él mismo sin depender del objeto conocido.
- Querría que todo estuviera subordinado a su apetito intelectual, mis fibras están dirigidas por el apetito sensible. Los dos apetitos, el sensible y el intelectual, se hacen la guerra: puedo estar bajo la tiranía del objeto <u>instintivo</u> (si el apetito sensible/instintivo es demasiado fuerte, el apetito intelectual se va a subordinar, la educación y la filosofía tienen que modelar el apetito sensible, el apetito superior debe ganarle al inferior).
- <u>Rechaza el estatuto pasivo del apetito: (ST I C80, a1: El apetito, ¿es o no es alguna potencia especial del alma? / el objeto deseable mueve el apetito ya que es conocido). Rechaza que su apetito suscite su acción por un objeto exterior a sí.</u>
- El movimiento sale de él en lugar de ser generado por el objeto. Castigado cuando hay sacudidas, frenazos, y la pérdida del conocimiento que vienen como consecuencia. Quisiera espiritualizar el apetito sensible, pero es el apetito espiritual el que es sensibilizado. Quiere que la causa de su <u>movimiento</u> esté en él aunque normalmente el apetito es movido por un objeto exterior a sí. (GEMMH II.98)

MAGNETIS POLUS ARCTICUS (M-arct.): - (polo norte del imán) H376 *"Aparición en sueño de una persona a quien ve por primera vez el día siguiente"* El hombre tiene una fuerza de <u>atracción</u> a un campo limitado, comparado al campo ilimitado de la fuerza de la Providencia divina que mueve toda cosa hacia su fin. M-arct. no soporta la inseguridad debido al hecho de no controlar los <u>efectos</u> inesperados de sus actos. Que su proyecto no implique la dominación a priori de todas sus etapas de realización.
- <u>Determina el objeto bueno que va a movilizar el apetito de todos, le da sentido al camino (polo norte). Quiere la decisión sin riesgo por el conocimiento del futuro, someterlo todo al campo de su proyecto o de su voluntad para llegar infaliblemente a la meta /al objetivo sin esfuerzo, que todo esté sometido al orden concebido por él, como Dios que mueve con fuerza toda cosa hacia su final. (ST I C44 a4: Dios, ¿es o no es la causa final de todo? / La Sabiduría alcanza con fuerza de una extremidad del mundo a la otra y dispone todo con dulzura").</u>
- Demuestra que todo está ordenado de acuerdo a su plan: intrépido, audaz, precipitado para eliminar la precariedad de la ejecución, o si hay duda, pusilánime [*], o lento por ser muy meticuloso. Pierde la imaginación, ya no es posible, ya que no puede estar seguro de poder controlarlos. Conocer para orientarse.
- Conoce la <u>dirección</u>, antes de haberla visto. "Mi proyecto domina el orden de las cosas, tengo la seguridad <u>absoluta</u>"; "Le llevo la delantera al obstáculo, puedo crear el evento". Ve el futuro y las catástrofes futuras, prueba de que no todo está sometido a su proyecto. (GEMMH - MCB V.97, MS X.97)

MAGNETIS POLUS AUSTRALIS (M-aust.): - (polo sur del imán) Quiere que su apetito inducido actúe de la misma manera de su apetito natural: rechaza la opción, quiere la <u>inamovilidad</u> para no tener que <u>distinguir</u> ni elegir. Es completamente pasivo en relación al objeto que debe atraerlo de manera obligada.

- No hay ningún movimiento que provenga de él. No quiere tener que elegir el objeto. Todo es bueno, pero no lo necesita. No se da cuenta de los objetos o del exterior, no captan su atención.
- Se niega a estar sometido a la atracción, sufre dolorosamente la acción de la fuerza de gravedad. Quiere una atracción hacia su fin último, sin marcha humana, se encuentra cargado, pesado en su cuerpo y en su espíritu.
- Es castigado por la vacilación, la inestabilidad, castigo contrario a su falta. Oscila a todo nivel, opuesto a la inmovilidad, la fijeza. La voluntad es un principio activo no determinado de una manera única, pero abierta a varios efectos. Dios la mueve sin determinarla. M-aust. quiere que su voluntad sea movida por la naturaleza de manera necesaria, que sea atraída automáticamente hacia su fin, negándose a utilizar su inteligencia para determinar su voluntad.
- Necesidad de un tractor, ya que nada lo atrae. Desconfía que la determinación de Dios sobre su voluntad no sea suficiente para conducirlo a su fin. Dios que sólo es atraído por Sí Mismo. (GEMMH - MCB - MS X.97, AFADH XII.98)

MAGNETISMO (ATRACCION, ALEACIÓN): - No existe solo, frágil, inestable, magnetizado por el otro, sólo existe en minoría y en aleación [*]. **Mang.**

MAGNETISMO (MANIPULAR, POSEER): - Manera de recibir una realidad que se impone sobre la imaginación. **Chin.**
- No quiere "reducirse" a utilizar sus manos y su espíritu para perfeccionarse. **Kali-br.**
- Irradia por los demás, sin necesidad de ellos. Magnético, siente a la gente, los escucha y siente sus intenciones, como con los animales. **Kalm.**
- Sensible al magnetismo y al aura de la gente. **Nabal.**

MAGNIFICENCIA (LUJO)

MAL (BIEN)

MALDAD (MALO, DESCONFIANZA): - Debe demostrar su buena conciencia, ser perfecto en su imagen moral, en el medio de toda esta gente malvada. **Dros.**
- Todos son enemigos. **Merc.**
- Todos son enemigos. **Plat.**

MALDICIÓN (DESTINO, SUERTE): - Macho cabrío – emisario que expía la maldición implacable que pesa sobre la familia. **Carc.**
- Miedo de la maldición de los padres muertos. **Sars.**

MALEABLE (MATERIA, ELÁSTICO): - Maleable (materia, elástico). **Alum.**

MALEVOLENCIA (MALÉVOLO): - Cree que la malevolencia de los demás lo atraviesa, pone su alma al desnudo. **Cob.**

MALO (MALDAD, MAL, DESCONFIANZA): - Sufre maltratos. **Ambr.**
- El resultado es malo si algún acontecimiento exterior participó en mi éxito. **Naja**

MALTRATAR (TRATAMIENTO): - Maltratar (tratamiento). **Ambr.**
- Víctima de abusos sexuales, preocupado por su intimidad (miedo a orinar o soltar un gas). **Ambr.**
- Debilidad que lo vuelve dependiente de un vínculo de seguridad contra el cual se rebela, maltratando a sus seres cercanos. **Kali-c.**
- Maltrato a los niños que esperaban cuidados y afecto gratuitos. **Mag-c.**

MAMÁ GALLINA: - Quiere suprimir lo que es <u>difícil</u> o doloroso de <u>soportar</u>, para sí o los suyos: como la mamá-gallina que no deja ir a sus hijos. **Aster.**
- No deja salir a sus niños, no puede <u>desprenderse</u>, voltear la <u>página</u>, creer en la <u>renovación</u>. **Cast-eq.**

MAMAR (DESTETE, NUTRICIÓN): - Necesidad de mamar cuando está solo para consolarse. Comportamiento infantil. **Arg-n.**

MANADA - REBAÑO (ANIMAL, COMUNIDAD, PASTOR, SOCIEDAD): - Reúne los rebaños. **Graph.**
- Quiere gobernar las <u>asambleas</u> por su elocuencia; conducir los rebaños. Quiere ordenar las multitudes. **Hyos.**
- Sueña que es un <u>pastor</u>: sabe dónde va, no es un <u>misterio</u>. **Ph-ac.**

MANCHA (DEFECTO, LIMPIEZA, PERFECCIÓN, DEBER): - El apoyo de la palabra debe ser intachable. **Prun.**

MANCHA (LIMPIEZA)

MANCINELLA (hippomane mancinella) (Manc.): - El nacimiento lo hace entrar de una manera demasiado <u>dura</u>. Miedo de recibir <u>golpes</u>. Pierde el <u>filtro</u> de sus sensaciones al desear toda la perfección de las criaturas sensibles.
- Rechaza la acción de la realidad que sólo lo quiere poner a existir de una manera humana. No quiere una forma definitiva que pueda ser un fundamento que permita forjar a los demás, evolucionar. (AFADH 11.2011)
- Sexualidad / diablo, se siente <u>intoxicado</u> por el otro, elevado por gente tóxica, continuación de películas de horror de niños <u>desprotegidos</u> por los padres. Dolor de <u>liberarse</u>, <u>desligarse</u> de las relaciones tóxicas, peor durante los cambios hormonales (pubertad, parto, menopausia…) DD: Anac. (bien/mal, Dios/diablo) perversión, sexualidad, automutilación (Falco-pe: liberarse, regresa a la jaula del amo, velocidad, libertad, orden, guerrero). Toxicidad interna del otro o de sí. (SRW 1.2011)
- *"Mancinella envidió a este ser de Dios que reúne en una unidad superior toda la multiplicidad de las formas de ser, con este temor al diablo, el "divisor", y el miedo de los ruidos de sierra"* No podemos <u>reunir</u>, <u>aspirar</u> en nosotros todos los seres, <u>captar</u> todo, como Dios.
- La situación humana implica <u>pruebas</u> que, a fuerza de <u>martillazos</u>, nos <u>forjan</u>, nos dan nuestra <u>forma</u> consumada, única. No elegimos ni el camino ni las pruebas. Estos golpes de martillo <u>podan</u> en nosotros todas las formas de lo <u>posible</u> para darnos sólo una sola forma, la forma definitiva de la estatua de cada uno.
- Desea dejar entrar todo sin <u>filtrar</u> sus sensaciones, todo lo <u>penetra</u>, sin <u>retroceso</u> delante de aquello que lo alcanza, lo que siente. Se niega a dejarse <u>forjar</u> el <u>carácter</u> por los eventos, la vida que nos <u>forma</u> de este modo es demasiado dura. Quiere ser ligero: entonces se deja <u>aspirar</u> por el <u>diablo</u>, dirigir, no puede elegir ni filtrar… Fuego interior que lo quema por no poder ser utilizado.
- Quiere ser transformado sin sufrimiento, impasiblemente. La formación (martilleo) amorosa de su ser por Dios le prueba su imperfección, lo vive dolorosamente como <u>golpes</u>. Compasión, sensibilidad, locura, diablo.
- <u>El cuerpo que Dios le modeló no tiene las disposiciones convenientes para la sensación y el movimiento. Al querer que las funciones sean lo más perfectas, es castigado por el vínculo y el movimiento (ST I, q 91, a3 "El cuerpo humano, ¿fue o no fue correctamente dispuesto?")</u> (AFADH 8.05) DD: Puls., Anac., Rhus-t.

MANDRAGORA OFFICINARUM (Mand.): - Se niega a respetar una <u>ley</u> que le da su <u>modo de empleo</u>. Quiere estructurarse a sí mismo, se encuentra en el caos. Se vuelve la presa de todos aquellos que lo quieren <u>penetrar, poseer</u>. Rechaza que su fuente de vida lo penetre y lo limite por su bien (NdT: *que la fuerza vital lo limite cuando desea algo que le pueda hacer daño a su salud, querer mucho chocolate y luego sentir indigestión*).
- <u>Muerde</u> al otro cuando lo <u>abraza</u>, lo quiere conocer absolutamente, contenerlo, sin <u>prohibición</u> ni limite, ni temor, en una libertad total. Viola / es violada, sin <u>referencia</u>, rechaza amar o ser amada porque el miedo o el amor <u>limitan</u> nuestra libertad de conocer al otro. (AFADH I.05)

MANERAS: - Cólera contra los que tienen malas maneras. **Calad.**
- Fuera de él por los malos modales, las impresiones externas desagradables. **Colch.**

MANGANUM ACETICUM (Mang.): - Quiere evitar los <u>problemas</u> y las contrariedades organizando las causas segundas. No acepta de Dios, su Amigo, lo vuelva una presa de las causas segundas, entonces se debe convertir en el dios amigo para que las causas segundas se organicen bien para él y para los demás. Quiere que su trabajo sea <u>reconocido</u>, que refleje la imagen que es el <u>organizador</u> de las causas segundas que van bien. Quiere la <u>reconciliación</u>.
- Rechaza ser dependiente de las causas segundas interdependientes, e independientes de él, aunque también sea causa segunda [*]. Esto también exalta la dignidad humana ya que no habría libre albedrío con causas segundas infalibles.
- Las otras causas segundas son, como él, dependientes de una causa primera superior que puede orientarlas a pesar de su debilidad. Mang. en ET quiere organizar infaliblemente los reencuentros y el destino de los demás (sueños premonitorios), dominarlos / controlarlos: necesidad de ayudar y mejorar a los demás, que no se <u>equivoquen</u>.
- Quiere ser la <u>causa</u> exterior que hace que todos los eslabones de la cadena sean buenos. ¡La música triste le demuestra que si tiene la razón cuando observa el mundo bajo esta óptica sin armonía! Y esto le hace bien, por otro lado, la música alegre lo entristece. (*h1h2 – malhumorado, tanto, que ni la música más alegre lo anima, pero se siente renovado por la música más melancólica.*) (MS X.01)
- No existe en la <u>soledad</u>, demasiado frágil e inestable. <u>Magnetizado</u> por el otro, sólo existe en una <u>minoría</u> <u>sumisa</u> y en aleación, donde estabiliza o ablanda/suaviza/flexibiliza al otro: pérdida de <u>identidad</u> al valorizar al otro, <u>camaleón</u>. Amargura y sufrimiento por una <u>ruptura</u> de <u>alianza</u>, de <u>pacto</u>. (CLH 3.01)
- No quiere ser afectado por el mal. No confía en la Providencia como protección, ya que no impide que el mal llegue. (ST I C22 a2 Todas las cosas, ¿están o no están sometidas a la Providencia divina?) Cuenta sólo consigo mismo, gracias al conocimiento o a la fuerza. Guarda rencor contra Dios y se aleja de Él porque cree que el mal / dolor existe.
- Exalta la parte en relación al todo, tanto que quisiera que ninguna de las partes se vea perjudicada. Dependiente de las causas segundas, y siempre susceptible de estar en la presencia de un mal, cree que lo han traicionado y quiere ser el amo de su destino, tener en sí la ordenanza divina del encuentro. (ST I C116 a4 "¿Está o no está todo sometido al hado [*]? El destino es la ordenanza de las causas segundas con respecto a los efectos preparados por Dios") (AFADH VII.93)
- "No se le puede tender la <u>mano</u> a aquel a quien se le tiene ojeriza". Quiere ser el único protagonista de la <u>reconciliación</u>, del arreglo de otras causas secundarias <u>inarmónicas</u>, pierde todos sus medios de <u>recibir</u> o de acercarse al otro. "La reconciliación no depende sólo de mi", este es su sufrimiento.
- Quiere conocer el <u>futuro</u> <u>contingente</u>, todo lo que cambia lo hace sufrir, aunque quisiera que su <u>conocimiento</u> no <u>cambiara</u> para garantizar su visión del futuro, y poder excluir la aparición de cualquier cosa desconocida amenazante.

- Sea que su conocimiento vea todo en la eternidad y sea <u>inmutable</u>, sea que las circunstancias sean fijas y los acontecimientos no cambien constantemente, lo conoce todo de antemano. (ST I C14 a14 "Dios, ¿conoce o no conoce lo enunciable?" / ¿Conoce Dios el futuro contingente?, a15 "La ciencia de Dios, ¿es o no es modificable?" / ¿Está sujeta a cambio la ciencia de Dios?). (GRAPH X.92; AFADH XII.92)

MANÍACODEPRESIVO (psiquiatría) **Bell.**
- **Croc.**

MANIFESTAR (PROTESTAR, CONTROL): - Debe abstenerse de mostrar su <u>afecto</u> o su irritabilidad, por lo que sus sentimientos se intensifican. **Cur.**

MANIPULAR (FETICHISMO, INFLUENCIA, POSEER, MAGIA, DIRIGIR, SUMISION): - <u>Inconsistente</u>, no <u>personalizado</u>, teme a ser manipulado. **Alum.**
- Como yo soy de otra especie, separado de los demás, los puedo manipular. **Androc.**
- No quiere ser manipulado ya que él hace el bien para recibir de alguna forma. **Calc-s.**
- Manipulado por una voz que debe seguir. **Crot-c.**
- Se considera como <u>aplastado</u>, <u>manipulado</u>, impidiendo desarrollar su personalidad. **Ger-ro.**
- Manipulada interiormente por el perro que la mordió / miedo a ser manipulado él mismo, pero aliviado por manipular a los otros. **Lyss.**
- Demasiado abierto, penetrado y en <u>simbiosis</u>, se siente manipulado como una cosa. **Sanic.**
- Intolerante a ser manipulado: sufrir lo que él hace sufrir a los otros y a los objetos es insoportable, ya que el otro va a recibir lo que él mismo oculta en sus falsas declaraciones. **Sanic.**
- Dios es motor ya que es atraído por el amor, y **Tarent.** es el mono manipulando. **Tarent.**
- Nostalgia de una vida <u>natural</u> no <u>programada</u>, o aceptación de una <u>manipulación</u> atenta y calculadora del hombre en la esperanza del reconocimiento de su extrema <u>sofisticación</u>. **Vanil.**

MANIQUEÍSMO (BIEN, TODO O NADA): - Tendencia a interpretar la realidad sobre la base de una valoración dicotómica.

MANO: - Rechaza que le tomen la mano para guiarlo. **Am-m.**
- Alegre durante el trabajo manual, el proyecto se realiza. **Ang.**
- No suelta la mano de su madre, no quiere pasar por la <u>elección</u> de múltiples bienes parciales hacia el bien último. **Bism.**
- Tiene las <u>manos</u> demasiado grandes, quiere ocuparse de todo, el mundo todo para él, estar sin <u>límites</u> en sus posibilidades de <u>crear</u> y <u>dirigir</u>, quiere <u>guardarlo</u> todo en sus manos <u>grandes</u>. **Hyos.**
- Un pequeño error en un <u>trabajo</u> <u>sencillo</u> tuvo terribles consecuencias para él y su entorno: ansiedad después del trabajo manual. **Iod.**
- Las manos siguen agitándose cuando está muy distraído, cuando parece como si hubiera perdido el espíritu. **Kali-br.**
- Acepta la mano que lo ayuda, que se posan sobre ella. **Meny.**
- La *presión de la mano* lo mejora mucho: aceptar la modificación de nuestras tendencias permite que con nuestro libre albedrío hagamos lo que Dios quiere. **Meny.**
- ¿Manos juntas hablando, suplicando? **Tab.**

MANOS ARRIBA: - Caso HR1 27-12: *"Sofocado... salta sobre la cama en la punta de los dedos, estirando su cuerpo y elevando los <u>brazos</u> al <u>aire</u> durante su angustia...".* **Squil.**

MANTENER (GUARDAR, CONSERVAR, PROTEGER, MUTABILIDAD, DESGASTE, USURA APOYO, FIJO, ESTABLE): - Rechaza la necesidad del mantenimiento del cuerpo. **Aesc.**
- Quiere ser indispensable al mantener en buen estado, por su trabajo, lo que ha recibido y a los otros. **Arn.**
- Habla y hace existir sus criaturas, quiere y las mantiene en el ser, sin esfuerzo. **Calc-sil.**
- Quiere conservarse joven y bello, dinámico y en forma. **Eupi.**
- No acepta haber recibido la perfección de la vida, y de deber participar para mantener la existencia, ya que es signo de dependencia. **Nat-m.**
- Sólo quiere mantener la vida de sí y de los demás por su propia fuerza, luchando contra una resistencia enorme que hay que vencer. **Sec.**
- Rechaza que las cosas sean hechas de elementos que se puedan desconectar. Que la obra de la inteligencia se haga en conexión con los otros, que es Dios Quien mantiene sólidamente todas las criaturas juntas. Envidia la inteligencia divina creadora que mantiene sólidamente todos los elementos creados en un conjunto perfecto, lo múltiple en la unidad. **Thuj.**

MANTENIMIENTO (COLABORAR, MANTENER, PARTICIPAR, SUSTENTAR): - Mantenido, vampiriza para vivir y desarrollarse. **Abrot.**
- Renuncia a mantenerse, renovarse, conservarse, dificultad de afeitarse todos los días para la sociedad. **Aesc.**
- El ser perfecto no tiene que trabajar para mantener su vida y la de sus criaturas. **Calc-sil.**
- Mantiene constantemente los demás, pero se queda sin recursos, no se logra recuperar. **Menis.**
- No mantuvo su situación. **Petr.**

MANUAL (BANAL, MANO, TRABAJO)

MAÑANA (PREVISIÓN, FUTURO)

MÁQUINA (INSTINTO, AUTÓMATA, MECÁNICO): - La máquina: autonomía de algo que gira y funciona, todas las piezas están vinculadas las unas a las otras como engranajes solidarios. **Hydr.**
- Identifica la máquina con la voluntad. Quiere, como Dios, poder estar en posesión del objeto sin tener que alcanzarlo, rechaza el trabajo progresivo. **Stram.**

MAR COMO UNA SOPA: - No hace olas, calma todo o prende fuego. **Petr.**

MARAVILLADO (ADMIRACIÓN, DESLUMBRADO, EMBELESADO): - Quiere el deslumbramiento constante de la "primera vez en la vida". **Canth.**

MARBRUM (MARBLE WHITE) (Marb-w.): - Quiere reinar sobre todas las cosas y toda la gente, pero quiere ser reconocido noble y digno por la perfección de su naturaleza, sin tener que pasar por el pulimiento de la educación.
- No puede elegir entre la dignidad real y la libertad del salvaje sin educación. No puede expresar su naturaleza salvaje (deseo de carne cruda, mar, caballo…) por su posición elevada y noble. No tiene ninguna preocupación de respetar las convenciones sociales / se deja llevar por sus instintos, se complace con los mendigos y la suciedad.
- Le indignan las barreras sociales y de educación, que ignoran nuestra naturaleza más profunda. Mármol que entra en el palacio sin ser pulido. Debemos permanecer como el mármol cualquiera que sean sus sentimientos salvajes: las restricciones del protocolo. Encanto irresistible de una princesa, graciosa, que hace lo que quiera con la gente con su mirada y su cuerpo.

- Quiere ser reconocida por su belleza. Se siente como el gato que derramo la leche. Se siente como un gato que toma lo mejor, "la crema de la leche", jugando al gato y el ratón… Muy consciente de las aves, las observa mucho. (AFADH I.98)

MARCA – SEÑALAR (RASTRO, ESTELA): - Quiere señalar fuertemente a los demás su impresión. **Anan.**
- Quiere dejar una marca de su paso sobre la tierra. **Graph.**

MARCHA ATRÁS (RETROCESO)

MARCO (ARMAZÓN, ESTRUCTURA, CARCASA, LÍMITE): - Es necesario el habitus que sirva de marco para protegerse del error. **Ruta**
- Debe encuadrar también su inconsciente para que no se inunde. **Samars.**
- La ley = marco, protección o hilo conductor para avanzar en la vida, en el viaje que debe romper la monotonía de la vida cotidiana impuesta. **Sphing.**
- Se encuentra como una casa sin vida, sin nada que anime su carcasa. **Tab.**

MARGINAL (DIFERENTE, LIBRE, ORIGINAL): - Quiere ser libre. Marginal independiente, realiza sus propios proyectos, y son fuera de lo común, extraordinarios a los mortales. **Yttrb-met.**

MARIDO (CÓNYUGE)

MARIMACHO (MACHOTA): - Marimacho ya que no sabe quién es, y no puede elegir ser mujer. **Petr.**

MARIONETA (BUFÓN, PAYASO, IDENTIDAD, TEATRO): - Se siente una marioneta cuyas cuerdas le manipulan. **Tarent.**

MARTILLAR (GOLPE): - La situación humana implica pruebas que, a fuerza de martillazos, nos forjan, nos dan nuestra forma consumada, única. **Manc.**

MARTILLO: - La formación (martilleo) amorosa de su ser por Dios le demuestra su imperfección, lo vive dolorosamente como golpes. **Manc.**

MÁS ALLÁ (PARAÍSO, MUERTE, VIAJE)

MASA (PESO, MUCHEDUMBRE, GRUPO, MONTÓN, GREGARIO, COMÚN, SOCIEDAD, SEGUIR, GIRAR, GRAVITAR, LIGEREZA): - Todo lo que aumenta su peso lo empeora, lo que lo disminuye lo mejora. **Aloe**
- Quiere permanecer en el montón, fundirse en la masa, esto saldrá mal si asume la responsabilidad. **Cupr.**
- Deseo de ahogarse en la muchedumbre, hacer como todo el mundo, seguir. **Form.**

MÁSCARA - ENCUBRIR (BLINDAJE, MÁSCARA, TESORO, FRAUDE, TEATRO): - Hay que ser consecuente, hacer lo que se dice, sin máscara. **Staph.**

MASTURBACIÓN (SEXO, FÉRTIL, FECUNDIDAD): - Masturbador individualista, desbordado por su instinto, él que quiso ser fecundado sin colaboración, por el espíritu. **Murx.**

MATERIA (CUERPO, CONCRETO, NUTRICIÓN, FÍSICO, SUSTANCIA, VEGETATIVO): -
Rechaza tener que ponerse en actividad para trabajar la materia. **Aloe**
- Quiere dominar la creación de la materia. **Alum.**
- Quisiera ser el resultado de Dios, y no estar hecho de la materia de los otros, en un ciclo. **Ambr.**
- Absolutiza el soporte material de la comunión personal. **Anan.**
- Quiere ser espíritu puro, vomitar > ya que rechaza su materia. **Asar.**
- La materia es inepta para expresar la perfección del espíritu, es inerte, corruptible, deformable.
  Benz-ac.
- Desea la armonía perfecta de su estructura, que la unión de los extremos, cuerpo y espíritu, no
  perjudique su simplicidad. Su cuerpo deforme no explica la perfección de su ser, la nobleza de su
  alma. Sufre de que su cuerpo sea inadecuado para decir la verdad de su ser profundo. **Benz-ac.**
- La relación se reduce al plano vegetativo, material, lo da todo, pero solamente a nivel materia.
  Calc-sil.
- Desapareció toda la materia. **Camph.**
- Doma totalmente su condición animal, domina perfectamente la materia, tiene una energía auto-
  renovable, auto-nutritiva. **Coca**
- No está de acuerdo con esta creación imperfecta en la cual está sumergido, mezcla de espíritu y
  materia, que lo hace sufrir de todas las maneras posibles. **Coff.**
- Sensible a la condición pasiva del hombre que recibe la materia. **Con.**
- Dios espíritu puro actúa sobre el mundo material sin estar encerrado allí, sumergido en él y sin
  depender se él. **Eup-per.**
- No quiere tener que transformar una materia extraña en su propia materia. **Kali-n.**
- Rechaza su materia ya que ella lo individualiza. **Lac-c.**
- Quiere conocer solamente por los sentidos, sin trabajo, ni esfuerzo en el ámbito material. **Lim-b-
  c.**
- Cree que la materia expresa la esencia del ser. **Pall.**
- Su propia idea no puede ser su esencia. De materia en acto vuelve a ser materia en potencia. **Rob.**
- Sufre la obstrucción de los flujos que presiden sus intercambios. Es su materialidad, ya que es el
  exceso de materia (mocos espesos, próstata inflamada), ¿lo que lo impide? **Sabal.**
- Apegado a los bienes materiales que no se atreve a vender, por miedo a la venganza de los
  antepasados. Sólo ve el amor en la materia. **Sars.**
- Desea la perfección genérica [*], pero no es posible alcanzarla ya que se realiza con el elemento
  imperfecto que es la materia. **Sol-t-ae.**
- El cuerpo está hecho para el alma, así como la materia está hecha para la forma, y los
  instrumentos para el motor. **Squil.**
- Considera la materia como indigna y despreciable, rechaza la naturalidad de la creación por el
  cuerpo. **Staph.**

MATERIALISTA (MATERIA, CUERPO, EXPLICAR): - Concepción materialista de la vida.
  Alum.
- Incapaz de calcular, de lo sutil, del intelecto, de analizar, favorece lo denso, lo material **Graph.**

MATERNIDAD – MATERNAL (PARIENTE, GENERAR, ESPECIE)

MATRIARCADO (MLF, PADRES)

MATRIMONIO: - Le teme al matrimonio, a tener que compartir, poner en juego la propiedad.
  Castm.
- Se casó con alguien que no le corresponde en lo absoluto, pero que era su deber. Quiere romper
  con esta obligación. **Fl-ac.**
- No cambia su nombre al casarse, rechaza la trampa, la asfixia, guarda su libertad. **Lat-h.**

- Debe casarse con alguien en contra de su corazón. **Mag-c.**
- Se quiere auto-<u>fertilizar</u>: no puede establecer los <u>lazos</u> normales con el exterior: la idea del <u>matrimonio</u> le es insoportable, pero sueña con el <u>embarazo</u>. **Pic-ac.**

MATRIOSKA (MUÑECAS RUSAS, ENCAJAR)

MAYOR: - Desea ser el bien que los demás buscan, atraer la atención de todos, ser el mayor. **Pall.**

MECÁNICA (MÁQUINA): - Exalta su sexualidad <u>mecánicamente</u> sin pensamientos ni deseos amorosos. **Agn.**
- El hombre sólo alcanza lo <u>trascendental</u> por la <u>comunión</u> de las <u>almas</u>, no es posible <u>mecánicamente</u> sólo por el proceso fisiológico y psicológico de la actividad sexual. **Pic-ac.**

MECER (BALANCEO)

MEDALLA (COMPETICIÓN, HEROÍSMO, LUGAR)

MEDIADOR (INTERMEDIARIO, RECONCILIAR, PAZ, SOCIEDAD)

MÉDICO (AYUDA, CUIDAR, SEGURIDAD, SALUD, DESNUDEZ, ROPAS): - Preocupación delante del médico que va a <u>desnudarlo</u>, a revelarlo. **Cench.**
- Tranquilo ante el <u>destino</u> si está cerca de su médico. **Mang.**

MEDIDA [*] (DIMENSIÓN, DEMASIADO, NORMA, GRANDEZA, LUGAR, REFERENCIA, ESTABLE, TODO O NADA): - Rechaza los <u>límites</u> impuestos por su <u>forma</u>, se jacta de sus <u>hazañas</u> en circunstancias muy desproporcionadas, <u>dirige</u> todo / o todo es <u>demasiado</u> siempre, todo le <u>cuesta</u>. **Agar.**
- Quiere decidir siendo su propia medida. **Anac.**
- Tema de periodicidad, orden, ley, medida, reglas; pulsión [*] hacia un orden excesivo. **Ars.**
- Intolerancia a la imperfección de su <u>vida</u>, la cual toma como medida de la perfección de su <u>ser</u>. **Aur.**
- Debe encontrar la justa <u>medida</u> de su <u>desarrollo</u>, dar su semilla y luego desaparecer. **Bov.**
- Quiere decidir siendo su propia medida. **Calad.**
- Percibe, puede y es <u>todo</u> o nada. Aumenta las medidas, los espacios, los tamaños, las distancias, el tiempo. El pasado lo recuerda muy claro, no existe el peso. **Cann-i.**
- Desea capacidades ilimitadas, más allá de cualquier <u>evaluación</u>; envidia la omnipotencia de Dios que es infinita, inconmensurable, no se puede <u>evaluar</u> y por lo tanto, no necesita de <u>ayuda</u>. **Cob.**
- La música es la ciencia de la medida, lo que le falta a Croc. **Croc.**
- Es la medida de la <u>bondad</u> de sus <u>actos</u> y la de los demás. **Kali-br.**
- No acepta <u>medias tintas</u> para tomar su vida en sus manos. **Mosch.**
- Se ve a sí mismo como la referencia de la prohibición. **Nux-m.**
- Desea no estar <u>limitado</u> por ninguna medida en lo que se refiere a sus relaciones con los demás: <u>cortesía</u>, <u>pudor</u>, <u>decencia</u>, no toma en cuenta a sus allegados. **Phyt.**
- Languidez agradable y placer en el <u>descanso</u> no pueden coincidir con el <u>trabajo</u> vigoroso, mientras que solamente la templanza le permite aprovecharse por más tiempo del <u>vigor</u>. **Pip-m.**
- Se niega a que lo midan en el amor. Quiere ser amado infinitamente y por <u>completo</u> por sus semejantes, ¡eso sí! no puede ser querido por lo que él es, en fin, en su lugar y su ser. **Plat.**
- Rechaza el justo medio, el equilibrio, se instala en la <u>desmesura</u>. **Podo.**
- No encuentra la buena <u>medida</u> entra la permeabilidad total a los acontecimientos o la impermeabilidad. **Stront-c.**

MEDIO (HERRAMIENTA, OBJETIVO, PROYECTO): - Desea no tener la necesidad de tener que reflexionar para elegir el mejor medio. Es necesario todo un trabajo de razonamiento para llegar a la elección del mejor medio. **Arn.**
- Quiere demostrar que tiene los medios, las aptitudes, los talentos y el dominio, la prudencia natural. **Led.**
- Quiere tener la misma certeza en cuanto a los medios así como al fin. La búsqueda de la beatitud es obligatoria, pero los medios están sujetos a la elección, a la contingencia. **Naja**
- La facultad de elegir bien los medios es la virtud de la prudencia. **Nat-s.**
- Está tanto en el resultado que ya no ves más el medio para llegar. **Ptel.**
- La perfección del medio la toma como el fin. **Sars.**
- Cree reemplazar la Providencia por la organización de los medios actuales, pierde el fin. **Stann.**

MEDIO (LUGAR, EXTERIOR, PARAÍSO): - Debe huir de este mundo caótico al saberse condenado. **Arg-n.**
- Protege la salud contra el miedo traumatizante. **Arn.**
- Vive en un medio que no puede soportar, ve que jamás alcanzará su objetivo. Rechaza aquello que es del medio que lo pueda hacer sufrir, herirlo. **Aster.**
- Obligado a vivir y trabajar en un lugar que no escogió. **Borx.**
- Quiere ser el único, así el ambiente no lo alcanza, no lo arrastra. **Brom.**
- Anfibio entre el agua y lo seco, como el hombre anfibio entre el espíritu, que no será jamás puro, y la encarnación a la cual quiere elevarse. **Bufo**
- Justo medio = dominio de sí. **Carbn-s.**
- Vive en un medio humano inmoral que no es el suyo. **Cic.**
- Deseo de estar muy por encima de las situaciones de este "bajo mundo". **Coca**
- Busca equilibrar su manera de hablar. (NdT: *cuando habla tiene miedo de hablar tan fuerte que los otros se enfaden, o muy calmo, que los otros no lo van a entender*). **Croc.**
- Perdió la resolución y la concentración del espíritu debido al entorno, el medio, a las impresiones a las cuales el cuerpo es sensible, disminuye su concentración y su libertad de seguir el rumbo elegido por el espíritu. **Ferr-p.**
- Mundo imperfecto que hay que cambiar. **Merc.**
- Quiere liberarse de cualquier dependencia del medio exterior, en particular para la obra de la inteligencia. **Nat-ar.**
- El medio del cuerpo, su acondicionamiento físico al cual no puede escapar, son obstáculos a su liberación de este mundo cerrado, que le impide incorporarse al paraíso. **Nat-p.**
- Este medio no es la verdad ni el orden, el paraíso, es el otro mundo. Recrea su mundo ideal. **Op.**
- Tiene un pie en este mundo y otro en el otro mundo. **Phos.**
- No quiere vestirse ni depender del medio. **Phyt.**

MEDIO, JUSTO [*] (DERECHO, EXTREMO, NORMA, REGLA, CÓDIGO, MEDIDA, CENTRO): - No encuentra el punto medio en la relación. **Coc-c.**
- Rechaza el justo medio, movido por la desmesura. **Podo.**
- Árbol de vida, en medio del jardín, todo se inclina ante él. **Thuj.**

a MEDIO CAMINO (CAMINO): - Acepta la transformación pero se detiene a medio camino. Permanece a medio camino ya que agotó su reserva de aire, se asfixia. **Carb-v.**

MEDIOCRIDAD: - Sensación de condena y mediocridad, como culpable de alguna acción conocida por los otros, como si no pudiera mirar a alguien a la cara. **Cob.**
- No soporta los cumplidos, ya que la gente no sabe de su mediocridad. **Germ-met.**

MEDITACIÓN (INTERIORIDAD): - <u>Meditación</u> y acción no deben ser cortadas ni sucesivas, permite estar plenamente en la acción, sin perder el contacto con su ser profundo. **Adans-d.**
- Debe encontrarse, ya que el trabajo le hace perder el contacto interior. **Euph.**

MEDITAR (TRANCE): - Busca lo absoluto por la meditación, la atención enfocada sobre el objeto. **Thea**

MEDORRHINUM (Med.): - Impresión de estar condenado, de haber cometido un pecado imperdonable, haber mencionado el nombre en vano; hay alguien detrás de él que le dice: "ven", ve fantasmas, lo familiar se le vuelve extraño (temor a sentarse en la silla donde alguien de otra raza se ha sentado).
- La única forma de sentirse bien es si se siente adorado. Tiene miedo de causar sensación, de enfrentar la responsabilidad, los eventos, el matrimonio, lo deja todo para el día siguiente; o cuando está allí, presiona, inquieto, toca todo, "niño con tics solamente durante la escuela ya que allí no puede moverse".
- Los demás son ratas, ratones, insectos y van detrás de él, lo molestan. Si lo escuchan cuando habla, o si le hablan, entonces rompe a llorar: ¡finalmente hay alguien que se está ocupando de él a pesar de todo! Ávido, rápido, eficaz, el poder es un instrumento para actuar, construir, y no un fin.

MÉDULA (HUESO, TUÉTANO, MÉDULA ÓSEA)

MEGALOMANÍA (GRANDEZA, DOMINAR): - Megalomanía. **Hep.**

MEJOR (PERFECCIÓN): - No ve o niega la perfección primera de la creación. Siempre quiere <u>disfrutar</u> de un bien mejor. **Coff.**
- Debe reflexionar atentamente para cumplir su vocación, de <u>acuerdo</u> al <u>contexto</u>, y alcanzar su éxito dentro de la comunidad, no ser el mejor sólo por ser el <u>mejor</u>. **Act-sp.**
- No ve o niega la perfección primera de la creación. Quiere <u>hacer</u> el bien, siempre más, siempre <u>mejor</u>. **Coff-t.**
- Quiere encontrar lo <u>mejor</u> y cae en lo <u>difícil</u>. La facilidad es un <u>señuelo</u>. **Mor-o.**
- El hombre cumple su obra lo mejor posible, Dios se encarga de la <u>perfección</u>. **Naja**
- Era <u>mejor</u> antes, hay demasiados <u>cambios</u>. **Vip.**

MEJORAR (CAMBIO, PROGRESO, PERFECCIÓN): - Quiere mejorar la <u>perfección</u> de la creación. **Merc.**

MELILOTUS (Meli.): - Él y el mundo están <u>poseídos</u>, fue magnetizado por el pastor, lo observan, lo van a detener, miedo de hablar en voz alta: por ello puede correr el riesgo de que lo maten.
- No está en su casa, no reconoce ni a los suyos ni su casa. Imagen de un <u>zombi</u> hipnotizado que trabaja para un brujo, se aleja de su casa para que su familia no lo encuentre, incapaz de reconocer a su familia ya que está como si estuviera <u>hechizado</u>.
- "No le gustan las reuniones, huye de los <u>grupos</u>, es lo que se acostumbra cuando todos viven <u>juntos</u>". Sensación de estar en una atmósfera sobrenatural, infernal. Alternancia de cefaleas – lumbagos, epistaxis (hemorragia nasal). (AFADH VI.90)

MEMORIA (RECUERDO): - <u>Atrevimiento</u> imprudente, temerario. Quiere ser la <u>memoria</u> de la humanidad, por lo tanto no tiene nada que <u>recibir</u>. **Ail.**
- Quiere conservar la <u>memoria</u>, la historia, la <u>tradición</u> y transmitirla. **Kalm.**

MEMORIA, de: - Quiere <u>saber</u>, no <u>aprender</u>, sabérselo todo <u>de memoria</u>, pero no reflexionar. **Aloe**

MENDIGO: - Mendigo para ser libre, no tener necesidad de nada, fuera de mundo en esta perfección, bienaventurado por sí mismo. **Cycl.**
- El mendigo recurre a la piedad y caridad del otro, acepta la ayuda. **Mag-c.**

MENISPERMUM CANADENSE (Menis.): - Desprotección e invasión (ratas bajo las sábanas, guerra). Se vuelve la fuente de su fuente: amamanta a su madre / demasiado involucrado con sus padres que se agota y no puede regenerarse, considerando que es de ellos de quien debería recibir. Siempre corriendo porque todo es urgente, hasta agotarse.
- Se ocupa de los demás sin razón, aunque ya no tengan necesidad, o es necesario recuperarse un poco para sobrevivir. ET: Conectado a la inagotable fuente divina, agotado ya que no puede aguantarse el comprometerse más. (AFADH I.02)

MENOPAUSIA (PASAJE, TRANSICIÓN): - ¿Cuánto tiempo durará esta menopausia, este pasaje? **Carb-v.**

MENOSPRECIO (DETERIORAR, DIGNIDAD): - Reposa sobre su propia perfección, porque al considerar lo que no es importante para él, todo se vuelve despreciable. **Guaj.**
- Desea permanecer sentado en las rodillas de Dios y menosprecia a los demás, ser inmutable en su perfección. **Hyper.**
- Intolerancia al menosprecio ya que se siente despreciable. **Olnd.**
- Menosprecio compasivo por los demás en contra de su voluntad. Es único, aparte. **Plat.**

MENSAJE - MENSAJERO (COMUNICAR, PALABRA, VOCABLO, SENTIDO): - Pierde el mensaje del texto al acercarse demasiado la carta a los ojos. **All-c.**
- Mensajero que ilumina a los demás con su buena noticia. **Calc-p.**
- Mejor que demostrarle a los demás que es mejor que su superior, debe ser el mensajero en su justo lugar, sin destacar. **Corv-cor.**
- El soporte del mensaje no puede ser manchado. El que transmite debe renunciar a su voluntad propia. **Prun.**
- Falsea el mensaje de un texto al leer las partes de manera aislada. **Puls.**

MENTAL (ESPÍRITU, INTELECTO): - La materia, prueba imperfección, está sometida a la degradación, desea que la conexión sea sólo a través de sus sentidos, sin la intervención de la materia. (Aeth., Choco.). Vida maravillosa sin pensar, lo mental es superficial y limitado. Los sentidos hacen todo, validan todo. **Lim-b-c.**

MENTE (CONSEJERO): - Él quiere ser el salvador ecológico, la tarea es demasiado grande si quiere ser el consejero, la eminencia gris que está detrás del que sabe mejor que él, si quiere que todo repose en él. **Corv-cor.**

MENTIRA (CHISMORREO, HIPOCRESÍA, VERDAD, MANIPULAR): - Chismorrea, conspira, dice una pequeña mentira y eso realmente lo molesta…se quiere redimir. **Corv-cor.**
- Todo lo que dice es una mentira. ¿Si todo es mentira, por qué perseverar? **Lac-c.**
- No soporta las mentiras de los otros, su falta de autenticidad. **Valer.**
- Instalado en lo imaginario, perdió su lugar cuando se descubre su mentira. **Verat.**

MENYANTHES TRIFOLIATA (Meny.): - Incómodo: *(Cl) La tensión culmina en la sensación como si la piel fuera demasiado pequeña y estuviera acuñado adentro (se sentía amuñuñado dentro). La voluntad humana se somete a la necesidad de querer su fin último natural, que es la felicidad, y por lo tanto no es libre en relación a este objeto.*

- Es por esta premoción [*] que Dios modifica las tendencias que pueden llevarlo a querer tal o cual acción, que actúa sobre las voluntades creadas para dirigirlas donde quiere. Meny. rechaza esta premoción de su voluntad que ve como una pérdida de libertad, como un acto de violencia.
- La libertad cuando es <u>cautiva</u> de las apariencias, de la vanidad, del egoísmo, de la <u>educación</u> y de la <u>moral</u>, debe ser liberada. Sufre como si todo ejerciera presión sobre él.
- *Mejora por la <u>presión</u> de la <u>mano</u>*: aceptar la modificación de nuestras tendencias para permitir que con nuestro libre albedrío hagamos lo que Dios quiere. "Aceptar la tiranía de Dios nos da la <u>libertad</u>". (Cl)*"Distensión y plenitud del abdomen, como sobrecargado de alimento, con apetito no disminuido"*. (Cl)*"Aumento del apetito sexual, sin que la imaginación se excite ni presencia de erección"*: liberación del <u>instinto</u> en relación a los niveles superiores.
- No concibe que el instinto sea una ayuda. Quiere ser libre de todas las <u>tendencias</u> <u>naturales</u> que puedan obstaculizar el juicio o <u>influir</u> sobre la libre razón. Siente que es una traba aquello que le gusta porque es una necesidad (NdT: *hay que respirar porque es necesario, y es bueno, debería hacerme sentir bien, pero necesidades como estas lo hacen sentir encarcelado*). Las <u>tendencias</u> <u>naturales</u> ponen trabas a su libertad. Lo que le gusta por naturaleza es una traba a su <u>libre</u> <u>albedrío</u>. Quiere ser como Dios que no ama nada por <u>necesidad</u>. (MS XI.95)
- *NdT: Todo lo que hago, incluso si es para matar a alguien, es para sentirme mejor, mejoro la cólera, la angustia, etc., pasaría mi sufrimiento, y mi voluntad no es libre de elegir algo que no sea en pro de mi felicidad, así sea que la felicidad sea haciendo algo malo.*

MERCURIALIS PERENNIS (Merl.): - Sólo se quiere confiar de su <u>intuición</u>, su <u>olfato</u>, en lugar de considerar y <u>reflexionar</u> en base a las informaciones que le dan sus <u>sentidos</u>, hace <u>observaciones</u> estúpidas.
- Pierde los medios del conocimiento, oído, vista, ingestión, después de la expresión: palabra. Envidia la capacidad de juicio y <u>elección</u> sin necesidad de observación, de análisis y de reflexión, el <u>conocimiento</u> y el juicio sin deliberación. (GRAPH XI.91)

MERCURIUS SOLUBILIS (Merc.): - Todos los atributos del ser perfecto son idénticos a su ser. Dios integra las <u>causas</u> segundas en su plan difusivo de su bondad, todo viene de él. Esto es lo que quiere Mercurius: que las causas segundas sean creadas también por él y que entren perfectamente en su plan.
- Dios difunde su bien con vistas a la manifestación de su propia perfección, esta es su gloria. Desea su pensamiento inmediatamente <u>transfundido</u> en el otro. Merc. quiere ser todo a la vez: causa primera y causa segunda, y efecto de la causa primera y de la causa segunda, hasta el final.
- Ya no hay más jerarquía, todo se reduce a los mismos valores: dificultades en el cálculo; o por el contrario, es un genio. Debe aceptar que el camino entre la causa y el efecto sea un camino de <u>evolución</u>. No <u>obedecer</u> a nadie, que no lo toquen / no verse afectado, no ser el <u>efecto</u> de nadie. (NdT: *cuando obedezco a alguien soy el efecto de la persona que me dio la orden que estoy obedeciendo*) (AFADH 07-08)
- Rodeado por un mundo caótico y hostil, el cual detesta al igual que su entorno, y que quiere mejorar a la perfección, incomodidad en la que odia todo, al igual que su entorno. No sabe donde se encuentra, experimenta los tormentos del infierno, descontento de su situación, no tiene el coraje de vivir.
- No sabe lo que hizo mal para haber llegado hasta esto, pero siente que ha cometido una falta, que es criminal y responsable de este <u>exilio</u>. Impresión que debe viajar lejos, o huir de este mundo, ya que siente que alguna cosa desagradable va a llegar, o para encontrar algo mejor, ya que siente la falta de su hogar.
- Los demás sólo lo ven por su <u>función</u>, aunque quiere una <u>relación</u> en la que lo amaran por lo que es, como el caballero es esperado y amado por su amada cuando está ausente, como el <u>caballero</u> es esperado y amado <u>incondicionalmente</u> por su amada cuando está ausente. Quiere ser recibido como <u>alguien</u>.

- No quiere oír hablar de <u>dinero</u>, símbolo de la relación <u>utilitaria</u>. Un <u>servicio</u> <u>retribuido</u> es forzosamente <u>interesado</u>. Reconstruye el <u>orden</u> en su delirio: enciende el fuego y lámparas, cruza las espadas, lame el suelo y la suciedad, pone sus botas en un rincón, todo esto con gran seriedad. Aversión por todos estos enemigos que quieren interferir en su trabajo de recrear el <u>orden</u>, la comodidad, la perfección, o quienes le <u>permiten</u> hacer cosas que son <u>prohibidas</u>.
- Sueña que lo llaman, y se convierte en un <u>revolucionario</u>, un dictador listo para matar a los conspiradores para destruir toda esta imperfección que lo amenaza y le hace sufrir, para imponer su proyecto: <u>organizar</u> las cosas, recrear una <u>comodidad</u> que cree haber conocido.
- Se siente <u>atrapado</u> en su <u>condición</u> humana de tiempo y lugar, quisiera escapar de los <u>lazos</u> comunitarios y <u>convencionales</u>, esta <u>red</u> familiar que lo <u>obliga</u> y estas <u>relaciones</u> con los demás en la cual no se puede sentir <u>libre</u>. Al querer romper las convenciones sociales no ve el instrumento de las <u>relaciones</u> humanas, y termina por romper los lazos humanos entre ellos mismos. (AFADH VII.91; MS X.90)

MÉRITO [*] (DEBER, REGALO, DON): - No se come si no se trabaja / quiere comer incluso si no lo merece / es mejor no comer que trabajar. **Arg-n.**
- Quisiera que con <u>llorar</u> bastara para merecer la felicidad. **Aster.**
- No tiene mucho mérito. **Aur.**
- Ve todos los valores y defectos en los demás, <u>juez</u> de la bondad de los actos de los otros, y evalúa sus méritos. **Cench.**
- Es injusto ser castigado tanto, aunque se lo merezca. **Cham.**
- No merece que le pasen cosas buenas. **Chel.**
- No es apreciado como su actividad lo mereciera. **Lil-t.**
- El <u>infierno</u> no es lo suficientemente terrible para los que se lo merecen. **Nit-ac.**
- Falta de <u>amor</u> para sí mismo, lo que le provoca miedo de no <u>merecer</u> el amor y de estar <u>abandonado</u>. **Sacch.**
- El hombre tiene necesidad de la ayuda divina para actuar bien. **Tab.**
- Quiere merecer la beatitud por su <u>trabajo</u>, sin la participación de la gracia. **Tarax.**

META (OBJETIVO): - Pasión por ajedrez, se pueden corregir haciendo otra jugada, una vez puesto el peón no se puede retirar. **Bar.**

METAFÍSICA (ESPÍRITU, TEORÍA): - Preocupación por su objetivo, por su origen, por el cosmos. **Cann-i.**
- Incapaz de hacer las cosas simples, pero se mete a <u>fondo</u> y eficazmente en la investigación metafísica. **Phys.**
- Especulaciones metafísicas. **Sulph.**
- Preocupación por su objetivo, por su origen, por el cosmos. **Thuj.**

METAMORFOSIS: - Aspira a una <u>metamorfosis</u> que lo conducirá a una perfección trascendente, pero quiere ser el principio <u>activo</u>, llevar él <u>mismo</u> esta <u>transformación</u>. **Hydrog.**
- La muerte no tiene importancia, la vida es transformación, <u>metamorfosis</u>, la forma y la materia vulgar, cambia, mientras que la esencia del corazón persiste. **Lim-b-c.**

METERSE: - No te metas en mis asuntos. **Lac-leo.**

MÉTODO: - Atormentado por los métodos de <u>educación</u> ya que no saben cómo relacionarse con el <u>niño</u>. **Berb.**

MEZCLA: - Para ser <u>puro</u>, debe permanecer solo y sin mezclarse, crear un <u>vacío</u>, <u>zen</u>, <u>monje</u>. **Agn.**

- No se <u>mezcla</u> con las otras criaturas, ya que aquel que ES no se mezcla con los seres creados. **Cer-X.**
- Se niega a mezclarse, <u>transformar</u> una cosa <u>extranjera</u>, del exterior, en su propia <u>sustancia</u>. **Kali-n.**

MEZEREUM (Mez.): - Quiere estar en acto de conocimiento exterior a sí y de sí mismo como objeto, sin recorrer el camino del conocimiento. (AFADH 5.06)
- Sin necesidad de vivificarse ni de <u>alimentarse</u> de los otros, quiere que su pensamiento sea acto. Rechaza que lo tomen como un objeto de estudio, y a los demás por lograr la sabiduría. (MS X.99)
- <u>Perdido</u>, sin punto de referencia, no sabe ni puede recordar donde está ni adonde debe ir, desesperación por ser salvado (para ir al paraíso), todo parece tan muerto que desea la muerte, disgusto de sí y de los demás. Incluso si una presencia lo mejora en esta soledad, va a llegarle la desgracia.
- Cólera violenta por trivialidades, y se arrepiente rápidamente. La menor interrupción le corta el hilo del pensamiento. El gran trabajo es conseguir <u>situarse</u>, descubrir dónde se encuentra: impulso en el que debe correr, o quedarse delante de la ventana por horas sin pensar, ni saber porqué observa.
- Quisiera trabajar sin <u>esfuerzo</u> y sin emplear la atención voluntaria, cantando y con la libertad de espíritu. El esfuerzo le parece una pérdida de la <u>libertad</u>. Quisiera no tener que prestarle <u>atención</u> al objeto que quiere conocer, quiere hacerlo por la <u>intuición</u>.
- Al no querer fijar su espíritu, es atrapado por la atención espontánea automática e involuntaria, no se puede <u>aplicar</u> cuando va a realizar alguna cosa. No puede ordenar la percepción de los <u>sentidos</u>, jerarquizarlos. Es necesario ordenar la multiplicidad de los poderes vitales para que la atención pueda permitir pasar a la eficiencia. (AFADH II.94)

MI (IDENTIDAD, YO, MISMO, PERSONALIDAD): - Quiere expresar su mal como algo bueno, es decir, su verdadero ser; y ser amado, apretado entre los brazos por lo que es, no por la <u>apariencia</u>. **Carb-f.**

MIEDO: - Miedo de tener miedo, del pánico. **Acon.**
- Apesta con su <u>jactancia</u>, sin necesidad de <u>encuentro</u> o de división para mejorarse. **Myric.**

MIEMBRO (COMPONENTE, PERIFERIA, RAYO, SOCIEDAD): - La cabeza, el <u>centro</u> no puede actuar sin el <u>apoyo</u> de los miembros. **Aran.**
- *"Dueño de la verdad" (persona muy creída)* vacío. Quiere que el miembro que utiliza no tuviera existencia propia: como resultado el pie se vuelve tan grande como todo el cuerpo. **Daph.**

MIERDA (EXCREMENTO, NULIDAD, COPROFAGIA)

MIGAJA (FRACTURA, PEDAZO): - Ruptura, desgarro, rotura, fragmento, fractura: la vida se volcó. Gente magullada y reducida a <u>migajas</u>. **Symph.**

MILLEFOLIUM ACHILEA (Mill.): - Reflexionar primero sobre lo que se quiere hacer: este trabajo de prudencia negada lo hace vulnerable a los traumatismos. No sabe más lo que quiere hacer ni lo que hace y se hace daño.
- Debemos reflexionar sobre el mérito de nuestras acciones para evitar el <u>peligro</u>, también tomar en cuenta nuestras <u>experiencias</u>, no olvidar nada.
- Razonar para hacer la buena acción y así evitar el peligro de la hemorragia (rojo vivo, átono, indoloro, sin angustia): si no reflexionas, te hieres y sangras. (AFADH 4.2011)

MIMOSO (CARICIA, TERNURA)

MINIMIZA (CRITICA, DENIGRA): - Minimiza a aquel a quien ya no le extrae más su poder (NdT: *habla mal de su antiguo jefe*). **Verat.**

MINORÍA: - No existe solo, frágil, inestable, magnetizado por el otro, sólo existe en minoría y en aleación. **Mang.**

MINUSVÁLIDO (FORMA, IMPOTENCIA, NORMA): - Con los minusválidos, la relación es verdadera, nos comprendemos. **Aeth.**
- Sensible a los minusválidos visibles. **Benz-ac.**

MIRAR (OJO, VISIÓN, OBSERVAR): - Es visto como la causa de las faltas de los demás. **Ars.**
- Lo miran sobre su espalda como señal que no está a un nivel superior en su trabajo espiritual. **Brom.**
- Quiere mirar sin ser visto. **Cench.**
- Es visto en su desnudez. **Cench.**
- Al querer ver todo simultáneamente, es observado constantemente. **Chin.**
- Toma su imperfección conocida por los otros como un crimen, ya que aún no es pública, o se graba en su mirada porque es perfecto. **Cob.**
- No quiere ser mirado a los ojos (desenmascarado por la mirada del otro), o ve directamente a las personas a los ojos, comunicación a través de lo que los ojos dicen. **Crot-c.**
- ¿Es mi mirada lo que le da al ser a lo que estoy mirando? **Euphr.**
- Lo miran por ser agarrado por el cuello y acusado. **Grat.**
- Mira a los demás intensamente, desde su interior hasta el fondo de los ojos de los demás. **Lim-b-c.**
- Cree que lo miran para poseerlo. **Meli.**
- No soporta ser observado por un superior, lo que es signo que él no es el motor principal. **Rhus-t.**
- Miedo se ser observado, juzgado, que me vean tal como soy. **Toxi.**

MISERABLE (LAMENTABLE): - Se siente miserable sin comprender su pasado, su camino, flota sobre su experiencia sin poder afincar su pie para tener un nuevo impulso. **Samars.**
- Cree que siempre lo están insultando, miserable, inferior a todo el mundo. **Sulph.**

MISERIA (DINERO, RESERVA, POSEER): - Cree enseguida que tienen pena de ella si la compadecen o la consuelan, llora si la miran, porque esto quiere decir que ella es miserable. **Nat-m.**

MISERICORDIA [*] (EXCUSA, PERDÓN): - Debe encontrar la balanza entre justicia y misericordia por un análisis atento, reflexionando. **Nit-ac.**
- El hombre es objeto de misericordia y envidia la situación de Dios, Quien, tiene derecho al paraíso sin tener que ser perdonado. **Syph.**

MISIÓN: - Quiere entregarse a sí mismo a su misión, participar en la decisión, no se integra como un pequeño elemento del todo por una finalidad que pueda comprender. **Apis**
- Quiere conducir él mismo su vida y no ser conducido. Se evidencia en sus planes y proyectos en los cuales encuentra una misión confiada por Dios. **Chin.**
- Solo siendo presionado, agobiado, es que puede dejar rastros, cumplir su misión. **Graph.**
- Quiere comprender rápidamente cómo piensan los adultos, sus sentimientos y cómo se conectan, se adaptan y comunican para cumplir su misión, descubrir y cultivar su dirección y finalidad cualesquiera que sean los acontecimientos y accidentes **Helo.**

- Vínculo <u>fraternal</u> del <u>grupo</u>. Un <u>ambiente</u> <u>organizado</u> lo mejora. Sentido de <u>misión</u>. Necesidad de <u>sobresalir</u> deportivamente. **Lac-lup.**

MISMO – SÍ MISMO (SÍ, YO, PERSONALIDAD, IDENTIDAD, SOLEDAD, ÉL MISMO, ELLA MISMA): - "Ya vas a ver cuando me muera, a ver cómo vas a hacer". **Arn.**
- La inteligencia que sólo quiere alimentarse de sí misma. **Ars-s-f.**
- Hecho, pero es necesario que eso venga del <u>fondo</u> de sí mismo "fui yo quien lo hizo". **Cact.**
- Su bienestar no tiene otra finalidad que sí mismo, solo quiere <u>disfrutar</u> de su <u>plenitud</u> absoluta. **Cinnb.**
- "Sí mismo": desea la <u>beatitud</u> en sí mismo. **Cycl.**
- Quiere ser el ser que subsiste por sí mismo donde su valor o bondad sean parte integral de sí, y sean consistentes por ellas mismas. **Hell.**
- Quiere encontrar la <u>luz</u> e <u>irradiar</u> por sí mismo. **Hell.**
- Quiere mantener sus <u>prerrogativas</u>, el <u>privilegio</u> de decidir, pensar, sentir, elegir él mismo. **Helon.**
- Aspira a una <u>metamorfosis</u> que lo lleve a una perfección trascendente, pero él <u>mismo</u> quiere dirigir esta <u>transformación</u>. **Hydrog.**
- Quiere hacerlo todo para descargar a los demás. **Lil-t.**
- Es por amar los unos a los otros, o a Dios mismo que se recibe alegría y felicidad **Olib-sac.**
- Quiere mantenerse en pie por sí mismo, sin <u>apoyo</u>. **Pareir.**
- Quiere <u>irradiar</u> por sí mismo. **Phyt.**
- Preocupación de <u>conducir</u> bien (automóvil), pasar entre los <u>obstáculos</u>, tomar el <u>mismo</u> su <u>camino</u>. **Rhod.**
- Guarda su energía, no quiere <u>irradiarla</u>. **Sec.**
- Se niega a <u>recibir</u> un destino por cualquier cosa. **Sep.**
- Intolerancia a que no es capaz de <u>sostenerse</u> por sí mismo. **Sil.**
- "Sí mismo": desea la <u>beatitud</u> en sí mismo. **Ustil.**
- Quiere <u>moverse</u> por sí mismo, sin el principio del <u>movimiento</u> hacia el <u>otro</u>, ni dejarse <u>atraer</u>. **Zinc.**

MISMO TIEMPO (SIMULTANEIDAD)

MISTERIO: (OCULTO, SECRETO): - Rechaza el misterio de la <u>predestinación</u>. **Am-c.**
- Envidia de Dios su <u>misterio</u>, bajo este aspecto de impenetrabilidad está vinculado al infinito y la perfección. **Cob.**
- Quiere descubrir el misterio del <u>devenir</u> de cada uno. **Cocc.**
- Para aquellos que quieren <u>explicarlo</u> todo, la <u>religión</u> no puede existir, ya que implica <u>misterio</u>. Rechaza la existencia del misterio que hay que aceptar por la fe. **Ph-ac.**
- No puede aceptar el misterio sobre el otro para <u>amarlo</u>. **Sep.**

MISTICISMO: - Quiere <u>acelerar</u> el proceso de ascensión y de <u>conocimiento</u> de Dios. **Lach.**

MITAD: - La <u>totalidad</u> objetiva y subjetiva que deseo <u>transmitir</u> con mis palabras sólo es llevada por la mitad o <u>parcialmente</u>. No se puede decir todo con una sola <u>palabra</u>. **Viol-o.**

MLF (MOVIMIENTO DE LIBERACIÓN FEMENINO, FEMENINO, MASCULINO)

MODELAR (MOLDE, FORMA, INFLUENCIA. OBEDIENCIA): - Ante cualquier <u>directiva</u>, cree dolorosamente que lo quieren modelar. **Alum.**

MODELO: (REFERENCIA): - Quiere mostrar el modelo. **Caps.**

- Tiene en él los modelos de lo que debería ser, una cierta matriz de cosas (sus propias ideas) que no coinciden con la realidad pero a partir de la cual quiere crear a los demás, y por lo tanto los juzga conforme o no. **Coff.**

MODERAR: - Resiste a la dificultad sólo por la moderación. **Iris**

MODESTIA (HEROÍSMO, OBRERO, ALABAR, ELOGIAR, HUMILDAD): - No permaneció en su lugar modesto y perdió la tranquilidad y la paz. **Cupr.**

MODIFICAR (TRANSFORMACIÓN, ETAPA, CAMBIAR): - No puede dejar salir o entrar cualquier cosa que lo modifique. **Graph.**
- Quiere ser como Dios que crea sin modificarse y solo. **Ustil.**

MODO DE EMPLEO (LEY, NORMA, REGLA): - Se niega a respetar una ley que le da su modo de empleo. Quiere estructurarse a sí mismo. **Mand.**

MOJARSE: - No quiere sudar, mojarse (no quiere trabajar, tomar ningún riesgo). **Ran-b.**

MOLDE (ADAPTAR, CONFORMAR, FORMA, IDENTIDAD, MISMO): - Quiere complacer, ser muy gentil con los demás, sigue el modelo de lo que la gente espera de él. Buen corazón. **Lepra.**
- Se opone o se amolda al otro. **Petr.**

MOLESTAR (SITIO, CAMBIAR, ESTABLE): - Yo soy demasiado, porque nací, no tengo mi lugar ya que molesto existiendo. No quiere molestar y se mantiene en su lugar, esperando su turno. **Cupr.**
- Extrema cortesía, miedo de obstruir, de ocupar demasiado espacio. **Glon.**
- ¡Sus síntomas no le molestan! **Op.**
- No ser molestado, lo que hace sólo lo hace por necesidad. **Squil.**
- No puede ser molestado por tener que recibir a algún amigo, la urgencia de su trabajo de perfección vital no puede sufrir ningún retraso. **Tarent.**

MOMENTÁNEO (TEMPORAL)

MOMENTO (TIEMPO, OCASIÓN, RITMO, CITA): - No reconoce cuando es el momento adecuado para hacer las cosas, hace todo en un mal momento. **Calad.**
- Actúa por amor pero quiere ser libre de elegir en qué momento. **Colch.**
- Tomó la decisión demasiado tarde. Sufre de desgaste debido al tiempo, ha dejado pasar el tiempo sin tener frutos y se encuentra en el final de la vida con un balance negativo. **Gink-b.**
- Pierde la unidad de los diferentes momentos de la vida, agradables y desagradables. **Mag-m.**
- En el último momento un acontecimiento puede cortarlo todo. **Nicc.**
- Ya no tiene más la iniciativa de actuar según el hábito, y si lo hace, lo hace en un mal momento. Cree que lo quieren engañar, que lo van a detener (sensible al menor toque) y se despierta como si ya es la hora de levantarse: ¿ha actuado en el momento equivocado por el consejo de un amigo? **Ruta**
- No reconoce cuando es el momento adecuado para hacer las cosas, hace todo en un mal momento. **Sel.**

MONJE (FRAILE): - Para ser puro, debe estar solo y sin mezclarse, en el vacío, zen, monje. **Agn.**

MONOTONÍA (DIARIO, RUTINA)

MONSTRUO (FORME, IMAGINAR, NORMAL, BRUJERÍA, MAGIA, ANIMAL)

MONTAÑA (SUMERGIR, SUPERAR, OBSTÁCULO, ESFUERZO): - Porqué no puedo abarcar todos los conocimientos de un solo golpe, es insuperable. **Ind.**
- Pierde la cabeza, enloquece y se agita, el esfuerzo intelectual hace que se encuentre perdido en lo que se ha vuelto enorme, una montaña. **Ind.**
- Rechaza enfrentar, todo es demasiado difícil, cada proyecto es una montaña. **Verb.**

MONTÓN (COLECTIVIDAD, ENJAMBRE, MANADA)

MORAL - MORALISTA (BONDAD, BIEN, HIPOCRESÍA, VERDAD): - Sus deseos son incompatibles con la moral común. **Anac.**
- Quiere mostrarse como referencia moral. **Caps.**
- Decepcionado e indignado por los adultos que traicionaron el ideal, la ética. **Cic.**
- Debe ser perfecto en su imagen moral. **Dros.**
- Niega la moral. **Hell.**
- Sigue la moral al dominar también su afectividad (fría consideración, esfuerzo por suprimir el llanto) y su moral (pensamientos puros, elevados). **Hyper.**
- Gran sentido moral. **Ign.**
- El derecho es su moral, y todo se hace por contrato. **Kali-bi.**
- En falta, no salvaguardó la moral. **Kali-br.**
- Quiere un juicio moral espontáneo (pero el juicio moral es social), sin tener que reflexionar y trabajar sobre la bondad de la cosa. **Led.**
- La educación, la moral, todo lo que modifica las tendencias naturales pone trabas a su libertad. **Meny.**
- Espíritu moralista que quiere ser la iluminación moral de sus protegidos. Si mi moral es buena, yo soy bueno. **Nux-v.**
- No quiero prohibición allí donde tengo mi moral. **Plb.**

MORAL (FUERZA DE CARÁCTER, VALOR, CORAJE)

MORDER (POSEER): - La marca de los dientes sobre la carne es como la huella de algo espiritual, el sello que indica la voluntad de posesión, los dientes son como la fortaleza que guarda el espíritu. (DDS) **Bell.**
- Tiene miedo de los perros cuya mordedura es posesión. **Lyss.**
- Muerde al otro cuando lo abraza, lo quiere conocer absolutamente, contenerlo, sin prohibición ni limite, ni temor, en una libertad total. **Mand.**

MORINGA OLEIFERA (MORINGA OLEIFERA): - Errores de percepción, respecto al conocimiento de lo que es profundamente el otro, la persona o el objeto, su esencia, lo que es, entre todos los cambios, accidentes, atributos, pasajes e intervalos que se viven en la superficie de nuestro ser.
- (Mor-o.): - Para refugiarse del peligro y tener confianza es necesario ¿tener puntos de referencia y aferrarse a unos orígenes bien definidos, huir? Los límites transgredidos son la consecuencia de querer conocer la identidad-esencia, objetivo que no se puede alcanzar únicamente con los sentidos, ya que la percepción a través de los sentidos no permite conocer fácilmente la esencia.
- La realidad debe alimentar al ser humano por los sentidos, a través de ellos se alimenta nuestra inteligencia pero la esencia permanece inaprensible.

- Armonía y trabajo es posible juntarlos para Moringa curado, que acepta colaborar y abordar la realidad sin conocer el fondo más profundo de la identidad de las personas y de las cosas. (AFADH 1.2014) .
- Quiere hacer las cosas fáciles, o descubrirlas, evita la dificultad, confía sus niños a cualquiera… Se encuentra delante de lo inesperado, de lo que se ha transformado, lo sorprendente, lo desconocido. Quiere encontrar lo mejor y cae en lo difícil.
- La facilidad es un señuelo. Desilusión de su proyecto, arrinconado. Trabaja, protege y cultiva tu jardín antes de envidiar el del vecino y buscar en otra parte. Se niega a avanzar y progresar en la realidad cotidiana difícil.
- Quiere escaparse a las dificultades de la realidad, salir y darle la vuelta al mundo en barco sin la familia, hacer una carrera cantando con un objeto mágico que haga toda la armonización.
- La felicidad de Dios no es el término de una progresión difícil, la tiene por su naturaleza divina. La felicidad del hombre no es natural, es una conquista difícil al cabo de una travesía de pruebas, de sudores, de desilusiones y de responsabilidades. (AFADH 5.2010)

*MORPHO MENELAUS**** (Morpho.): - Busca el placer general inmediato, hecho "para el placer", sensual, físico, y no sólo sexual, incluso con el libido ausente, por la diversión.
- Despreocupado, sin ningún remordimiento. Irresponsable, infantil, mariposeando…Te di la vida, pero no recibirás amor. Mejora con la frescura. Somnolencia. (SHDS, 11.2012)

MOSAICO (ROMPECABEZAS, PEDAZO)

MOSCA: véase. ANIMAL, MOSCA

MOSCHUS (Mosch.): - No puede ni recibir ni mantener el aire en él por la contracción, espasmos – tiempo – desvanecimiento. Lleno y sin fuerza, no puede acoger el poder conservador de Dios por el aliento. No quiere desarrollarse / crecer "Hr1: … *está acostado en la cama estirado, inmóvil, con los brazos pegados a los lados*" Calambres, contracciones, incapacidad de extensión física => de expansión psíquica. (MS V.97)
- No ve, no escucha, se desconecta de la realidad. Inconsistente por su incapacidad de decisión, nada le permite resistir a la presión exterior. El medio lo asfixia. Se siente lastimoso por su incapacidad de dominarse y de comportarse dignamente.
- Pero se controla delante de un verdadero peligro. No acepta medias tintas para tomar su vida en sus manos. Quiere ser el dueño de sí mismo perfectamente, responsable, de ahí su sensibilidad al juicio de los demás, que no reconocieron su valor.
- Quiere ver su perfección en la perfección de su acto, afectando plenamente su objetivo por su decisión. Los otros deben reconocerlo perfecto en su acto, mientras que la perfección está en su verdad. En Ególisis, olvida enseguida aquello de lo que no está orgulloso, lo que ya había experimentado o sentido, pero en Egotrofía, dirige su vida a través de la enseñanza de la historia. Todo es llevado de acuerdo a su idea de llevar su vida y de ser hombre. Quiere poseer perfectamente lo que es. (AFADH II.90)
- Pone en duda o quiere adivinar, hablar sobre cosas o personas que no podía conocer. A su vez es calumniado, o se conspira en contra de él o se le opone, y cae en la pérdida del control de sí hasta la inconsciencia o la confusión, ya no es más él mismo, es aspirado por un remolino de aire y cae morado delante de los demás, sobre todo si se insiste con una pregunta, esto lo pone ante su primera afirmación que era falsa o que se puso en duda.
- A fuerza de querer dispersar y difundir cosas que no conoce, perdió la credibilidad, la escucha y la confianza de los demás. Con los Dogons [*] los dedos medio e índices son los dedos de la palabra, el meñique el de la adivinación, el dedo pequeño del pie es símbolo del verbo que vive la totalidad del cuerpo humano; el índice es el dedo que juzga, de la decisión, del equilibrio, del silencio ("shhh" es lo que dice el índice cuando se coloca delante de la boca), en otras palabras,

control de sí mismo: Mosch. tiene los dedos cortados y se enfada por no poderse dominar más, al perder la palabra, ha perdido toda su persona. Habló de lo que creía adivinar y ya no tiene más derecho a la palabra, lo que dijo, era del "viento". (Ptel. 95) (GRAPH XII.87)

MOSTRAR (EXHIBICIÓN, APARIENCIA): - Me señala con el dedo: "acusado, ¡levántese!" **Grat.**
- Muestra su conocimiento para probar su valor. **Mag-m.**

MOTIVACIÓN: - Está solo para conocer las verdaderas motivaciones de las personas y poder juzgarlos. **Calad.**

MOTOR (HACER, EFICACIA, MOVIMIENTO): - Desea un organismo auto lubricante, sin necesidad de mantenimiento. **Aesc.**
- Desea el pensamiento lógico = actuarlo, sin necesidad del acto motor, y se encuentra condenado a una actividad motora independiente de su voluntad. Es víctima del reino de la motricidad. **Ant-t.**
- Quiere que su intelecto esté unido al cuerpo como su principio motor, siempre que haya una fuerza que se reciba del más arriba. **Clem.**
- Quiere pensar y juzgar sin el motor del asombro, del otro, de las sugerencias externas, de la luz que viene de fuera. **Helon.**
- El cuerpo está hecho para el alma como la materia está hecha para la forma, y los instrumentos para el motor. **Squil.**

MOVER (MOTOR, MOVIMIENTO)

MOVILIDAD (MOVIMIENTO)

MOVIMIENTO - MOTOR (ATRACCIÓN, VIBRAR, FLUJO, DEVENIR, SENTIDO, LUGAR, ESTABLE, EQUILIBRIO): - Se niega a mover para encontrar fuera de sí mismo un suplemento a la perfección. **Adam.**
- ¿Consiste la perfección en estar sin movimiento? Cuando se quiere salir del estado de "ser puro", se debe aceptar ser enseñado o enseñar, confrontarse a algo, ser transformado. **Adans-d.**
- Acumulación por falta de movimiento, acepta que lo liberen, que lo dejen, que lo eliminen. **Aesc.**
- Quisiera ser el único motor de su voluntad. **Ant-t.**
- Ya no puede desplazarse fácilmente hacia su objetivo. **Apis**
- Rechaza el movimiento ya que quiere poseer la beatitud en sí mismo, por naturaleza. **Arg-met.**
- Si no lo hago todo, nada se hace. **Arn.**
- Quiere alcanzar su fin en un solo u único movimiento como los ángeles, mientras que el hombre lo logra por una repetición de actos. **Ars-h.**
- Movimiento = abandonar su lugar. **Borx.**
- Quiere ser el motor, la fuente del don, y no sufrirlo, ser solamente el instrumento. **Borx.**
- Quiere, como Dios, conocer y transmitir por la iluminación, sin desplazamiento, por el planteamiento lógico. **Calc-p.**
- Movimiento = música. **Cann-i.**
- Rechaza el movimiento que permite, al cambiar de estado, llegar a término. **Carb-v.**
- Rechaza el movimiento delante de la renovación, lo ve como un desgarramiento y se paraliza. **Cast-eq.**
- Entra en el movimiento de la vida para realizarse, o rechaza de dejarse llevar por la vida ¿para llegar a la muerte? **Caul.**
- Quiere vivir en la estabilidad, mientras que el humano debe ponerse en movimiento constantemente y esforzarse en encontrar un equilibrio inestable. **Cocc.**

- Quiere <u>controlar</u> el movimiento de la vida (transporte). **Cocc.**
- Rechaza el amor que lo pone en <u>movimiento</u>. **Granit-m.**
- La <u>perfección</u> permite la <u>felicidad</u> en la inmovilidad. Inmovilidad = consecuencia de tener la perfección que da descanso y felicidad. **Guaj.**
- Quiere poseer la beatitud por su acto de voluntad, sin poner nada en movimiento. El amor no sirve para dormir sino para poner en movimiento a todo el ser. **Hura**
- Rechaza el movimiento de una cosa a la otra, el <u>pensamiento</u> <u>discursivo</u>, para <u>conocer</u>. **Kali-i.**
- Si no lo hago todo, nada se hace. **Lil-t.**
- Quiere <u>agarrar</u> todo para inmovilizarlo, <u>conocerlo</u> <u>identificándose</u> con eso. Intolerancia a todo lo que se mueve. **Lyss.**
- Quiere que la causa de su movimiento esté en él aunque normalmente el apetito que lo impulsa es un objeto exterior a sí. **M-ambo.**
- Quiere la inmovilidad para no tener que <u>distinguir</u> ni <u>elegir</u>. **M-aust.**
- Tiene tics solamente durante la escuela ya que allí no puede moverse. **Med.**
- El movimiento evoca la <u>suspensión</u> de la estabilidad, de la <u>continuidad</u>. **Nicc.**
- Se cierra completamente a todo bien exterior que le exija ponerse en movimiento para alcanzarlo, quiere <u>poseer</u> la <u>beatitud</u> en sí mismo, por naturaleza. Movimiento = angustia: todavía no está en comunión, colmado, <u>satisfecho</u>. **Rheum.**
- Quiere ser el primer motor inmóvil que mueve todo, olvidando que es Dios el primer atractor [*] de todo. Todo parece muerto y silencioso: debe mantener la vida y el movimiento. Ansioso cuando permanece inmóvil. **Rhus-t.**
- Todo movimiento que recibe pasivamente, sea que venga del exterior o del interior, lo percibe como violento. **Sang.**
- Quiere acceder al objeto, al <u>conocimiento</u> sin tener que moverse ni trabajar. **Stram.**
- Tiene necesidad de la ayuda divina, de la <u>gracia</u>, que lo impulsa a actuar bien, si no, *el mundo entero <u>reposa</u> en él*. **Tab.**
- Dios es motor ya que Su amor atrae, Tarent. lo remeda al <u>manipular</u> a la gente. **Tarent.**
- Desea <u>crear</u>, a partir de nada, sin <u>sucesión</u> de actos en el <u>tiempo</u>, sin <u>etapas</u> ni <u>movimientos</u>, como Dios, y no <u>generar</u> <u>paso a paso</u>, <u>durante</u> un tiempo. **Ther.**
- Exigencia de movimiento y curiosidad insaciable de <u>conocimiento</u>. **Tub.**
- Se agita como si le estuviera prohibido moverse. **Zinc.**
- Se agita cuando reflexiona o debe defender su idea. **Zinc.**

MUCHEDUMBRE (COMPAÑÍA): - Intolerancia a ser <u>arrastrado</u> por un movimiento de la muchedumbre. **Brom.**
- ¿Cómo <u>florecer</u>, progresar, individualizar, basándose en la herencia de generaciones de <u>ancestros</u>, y el apoyo del grupo de sus semejantes sin ser <u>despersonalizado</u>, <u>adoctrinado</u> por la <u>masa</u>? **Smaragd.**

MUDANZA (TRASLADO, CAMBIAR, NUEVO, CASA, LUGAR, NIDO): - Nómada, horro [*], es necesario saber abandonar para avanzar. Patología de las mudanzas (renovación). **Aesc.**
- Después que se mudó, no siente que esa sea su casa. **Borx.**
- Odia las <u>mudanzas</u>, <u>cambiar</u> nada, siempre es tan doloroso, no le gustan las <u>novedades</u>. **Vip.**

MUEBLES – MOBILIARIO: - Los <u>intrusos</u> (los muebles) que le <u>impiden</u> <u>liberarse</u> de su <u>entorno</u> para encontrar el paraíso. **Nat-p.**
- <u>Vacía</u> el lugar, no le gusta que hayan <u>demasiados</u> muebles en la habitación, que no haya nada <u>superfluo</u>. **Phys.**

MUERTE DEL PADRE: - (GGD, CGH 9.00) **Urt-u.**

MUERTO - MORTALIDAD - MORIR (ETERNO, SER, HIBERNAR, CUERPO, CORRUPCIÓN, SEPARARSE): - No puede imaginar a una muerte lenta que le haga vivir su precariedad, es mejor morir de un golpe, por sorpresa. Debe morir si no responde al enigma. **Acon.**
- Sueña que los muertos le dan la mano a los vivos. (AFADH. Moscú 03) **Agra.**
- Sufre que este mundo esté marcado por el ritmo de un reloj que lo conduce inevitablemente/ineluctablemente [*] a la muerte. **Aran.**
- Al desear ser eterno, se vuelve mortal. **Arg-n.**
- Vence la muerte de los otros o los protege / les retira la vida de acuerdo a su voluntad. **Arn.**
- Mantiene unas relaciones con los muertos que no tuvo con los vivos. Encerrado en la historias de los muertos. **Calc-sil.**
- Entrando en el movimiento de la vida para prosperar, o negativa de dejarse llevar por la vida para ser llevado a la muerte. **Caul.**
- Los muertos son felices, están en lo alto. **Coca**
- Muerte – juego. **Croc.**
- Toda pérdida de su fuerza hace brotar el espectro de la muerte, de la corrupción de los cuerpos. **Gink-b.**
- Quizá envidió la hibernación en lugar de la muerte, de que lo despierten por una llamada externa. **Helo.**
- Sueña que anuncia la muerte de alguien. **Kali-c.**
- Sueña que anuncia la muerte de alguien. **Kali-chl.**
- Hablar de la muerte, ver la muerte = corre el riesgo de contaminarse. **Lyss.**
- Se apresura en terminar su tarea antes de que la muerte lo sorprenda. **Mosch.**
- Al querer la inmortalidad del padre y su responsabilidad, lo deja y se aleja, luego quiere volver. **Ph-ac.**
- Su inteligencia todopoderosa y siempre en acto evitará la muerte. **Psor.**

MUERTO QUE HABLA: - Se puede encontrar el conocimiento en muertos. **Elaps.**

MÚLTIPLO, MULTIPLICARSE (CANTIDAD, NÚMERO): - Ve los objetos múltiples, el creador se reposa y todo se reproduce completamente solo. **Sarr.**
- Al envidiar la inteligencia divina creadora que mantiene firmemente todos los elementos creados en un conjunto perfecto, el múltiplo en la unidad. **Thuj.**

MULTITUD (ABUNDANCIA, CANTIDAD, NÚMERO, GRUPO, MANADA): - Debe poner en orden todo. **Hyos.**
- Se niega a orientar su voluntad por la consideración del fin último, pierde el gusto por todo, y trata de compensarlo por la multiplicidad de las cosas: glotonería, se va de juerga, etc.; no soporta el más mínimo desacuerdo. **Ip.**

MUNDANO: - Tema de la altura, inhibido en sociedad, huye de las reuniones mundanas: encuentra que la gente no tiene nada interesante para decir. **Coca**

MUNDO (MEDIO, LUGAR): - El mundo es hostil, delante del cual se debe controlar, o se pierde todo el control. **Androc.**
- Distanciamiento emocional, percibe más el mundo energético que el físico. **Anh.**
- Entre dos mundos… Dios crea sin consejo de nadie, ni tiene elección que hacer entre el buen o el mal consejo. **Corv-cor.**
- No tiene necesidad de nadie para mejorar su excelencia, encuentra que es muy poco para él servir en este mundo tan bajo. **Myric.**

- Fuerte percepción de todo un <u>mundo</u> <u>interior</u> <u>oculto</u>, encerrado en sí mismo, y siente la urgencia de explorar cada <u>aspecto</u>. **Samars.**
- Tiene necesidad de la ayuda divina, de la <u>gracia</u>, para poder actuar bien, si no el *mundo entero descansa en él*. **Tab.**
- Filósofo, observa el <u>mundo</u> desde el exterior, pero se niega a sufrir los asaltos y las <u>obligaciones</u>. **Yttrb-met.**

MURCIÉLAGO (ANIMAL, VOLAR, IDOLATRÍA): - Murciélago. **Ham.**

MUREX PURPUREA (Murx.): - Debilidad de voluntad – no puede dominar los <u>deseos</u> – desfallece. No quiere tener que <u>controlar</u> su <u>apetito</u> sensible por la <u>razón</u>. Quiere gobernar totalmente sus apetitos naturales, aunque su vida <u>vegetativa</u> funcione por cuenta propia.
- Quiere poder directo sobre sus órganos genitales, que su <u>fecundidad</u> no proceda de la <u>colaboración</u>, del amor, de la acción del otro. No soporta que algo se le escape, y es la vida vegetativa que se le escapa. Conciencia desplazada hacia el útero. Leucorreas > lo mental: ¡Una cierta <u>autonomía</u> de las funciones corporales debe ser aceptada!
- Ve a su cuerpo como un automóvil, un objeto exterior, que se puede utilizar, absolutamente controlable. Cree que lo aman más si produce sus frutos solo, por partenogénesis [*]. Masturbador individualista. (MS - SVM IX .99)
- Desesperado y disgustado por sus deseos sexuales (*TFA57: Deseo sexual violento; una súper excitación que su voluntad y su razón difícilmente puede controlar*). Rechaza la necesidad de sentir para <u>conocer</u>, se encuentra sometido a las sensaciones, incapaz de <u>acostumbrarse</u>, de atención intelectual voluntaria y de memoria. Por la <u>templanza</u>, la <u>razón</u> esclaviza al <u>apetito</u>. Quiere conocerlo todo solamente por los <u>sentidos</u>, se adhiere a las condiciones esenciales iniciales del conocimiento sensible: lo excitante, la <u>excitación</u> y la sensación. (AFADH - SVM. I.97)

MURIATICUM ACIDUM (Mur-ac.): - Debilidad física paralela a su falta de <u>resistencia</u> moral. Pierde el uso <u>separado</u> y <u>jerarquizado</u> de las funciones y sensaciones en el tiempo y el espacio, la elección de los buenos órganos para las buenas funciones.
- Constata que la <u>simultaneidad</u> e <u>integralidad</u> de las funciones y sensaciones no es posible sin que una perturbe a la otra. Un órgano, una función hace que flaquee, se arrastre o invada al otro. No nos podemos <u>involucrar</u> <u>totalmente</u> a la menor llamada, a la menor estimulación, ya que entonces es asaltado por la totalidad de nuestras sensaciones y funciones.
- Quisiera no tener una <u>estructura</u> que le impida el compromiso total y global. No puede ser <u>influenciado</u>. Cada órgano tiene su <u>lugar</u>, en un <u>orden</u> que permite la buena marcha de todo. Dificultad de mantener su casta (vergüenza), al ser <u>inflexible</u> delante de lo externo y de la voluntad de los demás.
- Obligado a <u>ceder</u>. Hay que aceptar tomar pequeños medios necesarios y no implicarse completamente o no hacer nada. (GRAPH XI.90, MS X.91)

MUSCULACIÓN (ASPECTO, FUERZA, FORMA)

MÚSICA (CANTO, ARMONÍA, RITMO, VIBRAR): - Cada nota sobre el piano se convierte en el centro de una melodía que parece rodeada de un halo coloreado pulsante al <u>ritmo</u> de la música. **Anh.**
- Música = movimiento = color = música. **Cann-i.**
- Por la <u>música</u> y la danza, puede entrar en <u>armonía</u> con Dios, pero no con su familia. (FDR). **Lach.**
- <u>Música</u> y <u>ritmo</u> canalizan la agitación y liberan las tensiones. **Tarent.**

MUTABILIDAD [*] - INMUTABILIDAD: (CAMBIO, CONTINUIDAD, DEVENIR, EFÍMERO, TRANSITORIO): - Quiere la inmutabilidad al garantizar su salud, evitando la enfermedad espontánea en el futuro. **Calc.**
- Quiere volverse inmutable, detener el ritmo vital interno. **Calc-f.**
- Desea la inmutabilidad, o quiere transformarse por sí mismo. **Carb-v.**
- Quiere el conocimiento inmutable para escapar a los futuros contingentes. **Mang.**
- Desea la inflexibilidad, tener la razón. **Mur-ac.**
- Quiere la inmutabilidad del cuerpo tal como la imagen de su forma, al desear esto, retrocede a su animal. **Sol-t-ae.**
- Quiere asegurar su inmutabilidad sin tener que razonar, per se, aunque la razón le permite evitar el agente perjudicial al reflexionar. **Sul-ac.**
- Rechaza las mutaciones necesarias del hombre en crecimiento sobre los planes de educación y trabajo. Quiere poseerlo todo ya, niega el envejecimiento positivo. **Vip.**

MYRICA CERIFERA (Myric.): - Crítica en este mundo donde no es grato vivir bien. Es muy poco para su "excelencia" servir en este mundo tan bajo que desprecia. No puede dar, deshacerse de sus secreciones pegajosas. Viscoso, adherente: puede criticar ya que es el mejor.
- Todo se le queda en el interior, más apegado a su excelencia que al amigo, al guardar lo mejor de sí, se sobrecarga, pegostoso. Indiferencia para con sus amigos y aquellos a quien ama. Zumbidos en las orejas: no responde cuando lo llaman. El servicio aumenta la bondad del hombre.
- Myrica no necesita de nadie para mejorar su excelencia. La bondad de Dios no necesita recibir ni dar, ni de nadie más para mejorar, es bueno en esencia, aunque el hombre mejora en su encuentro con algo más alto.
- Tiene una bondad desprovista de la finalidad del intercambio. Quiere una bondad pura que no se da, y ve en el otro, a quien encuentra egoísta, la proyección de su egoísmo: el otro es malo porque no da nada.
- Es la cera de la vela que es para Dios, más brillante que las otras, que incluso no tiene necesidad de consumirse para alumbrar y perfumar. No deje de jactarse y se vuelve en "apestoso" y sin benevolencia. (MS X.96; AFADH I.97)

MYRISTICA (Myris.)

N

NACIMIENTO (COMIENZO)

NADA (VACÍO, EX NIHILO, NADIE, NULO, NINGUNO): - Quiere crear a partir de nada. **Con.**
- Durante el embarazo se es un objeto precioso, y después ya no se es nada. (Fe 7,02) **Viol-o.**

NAJA TRIPUDIANS (Naja): - Sabe lo que hay que hacer, pero cualquier cosa va a pasar que va a hacerlo errado o lo va a malograr. (AFADH 7.02)
- Bajo el efecto de la contingencia [*], se cree bajo el control de un poder superior, que puede impedirle actuar bien y hacer su deber, y que, sin embargo, él conoce. Percepción clara de su deber, pero es incapaz de encontrar los medios para hacerlo. Quisiera tener la misma certeza en cuanto a los medios, como la que tiene sobre el fin.
- Quiere estar seguro de que su deliberación lo conduce a una elección que excluya cualquier riesgo de error sobre los medios, cualquier contingencia. Al no conseguir la perfección de la realización, se siente un fracasado, auto-depreciado (niños). Para el hombre, la deliberación que permite la elección de los medios se hace en función a un fin que es diferente al mío.
- Naja quiere ser la regla de su propia acción, sólo deliberar en función de él, para que así sus acciones sean perfectas. (ST I C22 a2 "Todas las cosas, ¿están o no están sometidas a la

Providencia divina?") Le niega la oportunidad a su éxito, o niega el éxito si existe como posibilidad.
- La búsqueda de la beatitud es obligatoria para el hombre, pero la elección de los medios está sumiso a la contingencia, como la deliberación, incluso si hay certeza del fin. Todo lo que hace le sale mal. Busca la infalibilidad en el resultado. Para llegar a la obra perfecta sin posibilidad de error, debe eliminar el azar/ lo imprevisto.
- Sin embargo, debe aceptar el debido margen de error, y confiarse a la Providencia. Envidia que la acción de Dios y su voluntad estén libres de cualquier contingencia. "Ya que corro el riesgo de fracasar, ¡no hago nada!" El hombre cumple su obra lo mejor posible, Dios se encarga de la perfección. (GEHU. VII.91, AFADH I.92, MS VI.92)

NARCOSIS (SUEÑO, CONCIENCIA): - Miedo a la narcosis y de quedarse dormido: no va a poder despertarse, le va a hacer perder la inteligencia y la conciencia. **Aeth.**
- Eufórico después de la narcosis: pudo haber sido un momento de espíritu puro, ligero y en el que ¿flotó por encima del mundo? **Asar.**

NARIZ (OLFATO, ADIVINACIÓN, INTUICIÓN): - La nariz grande le obstaculiza la visión: la intuición contra la lógica. **Cann-s.**
- "Siente que tiene la nariz del otro": está al servicio de… más o menos contra su voluntad. **Lac-c.**
- Sólo quiere fiarse de su intuición, de su olfato, para juzgar algo. **Merl.**
- No ve lo que tiene delante de sus narices. **Ptel.**

NATRUM ARSENICOSUM (Nat-ar.): - Tapado mentalmente y físicamente, no puede mantenerse abierto, se regresa y no sale, es viscoso, espeso. Se blinda, se densifica, acartonado... Imagen de una fortaleza que ensancha sus murallas para defenderse mejor del exterior.
- ¡Torre que está sitiada [*]! Debe calmarse para tener concentración mental y voluntad. a1 – Se siente bien ; puede estudiar fácilmente ; dispuesto a reconciliarse con las circunstancias, favorables o no; siente como si trabajara muy duro; ninguna empresa es demasiado grande para mi (doceavo día), [a3]. ¡Esperanza al límite de la presunción! No toma en cuenta las circunstancias.
- No quiere ver el obstáculo que debe enfrentar para poder avanzar al rechazar cualquier restricción. O se resguarda para proteger su debilidad. ST II-II C49 a7 (¿Puede ser parte de la prudencia la circunspección?), rechaza someterse a circunstancias exteriores que influyan sobre el orden que se debe seguir para alcanzar el fin, (NdT: *considerar las circunstancias que influirán el proyecto, y estas circunstancias determinarán cual orden se debe seguir para concluirlo*) incluso si son bien elegidas.
- La CIRCUNSPECCIÓN es necesaria para la prudencia. No puede estudiar, lo que correspondería a ¡examinar las circunstancias antes de actuar! Quiere liberarse de cualquier necesidad de depender del medio exterior, en particular a lo que concierne a la obra de la inteligencia. Mejora cuando sale: descubre que la realidad no es tan peligrosa como lo creía.
- Cree que el conocimiento previo que tiene es suficiente, por lo tanto no tendría que abrirse a nuevos conocimientos. Problema: Tomar en cuenta no solamente el fin, sino también las circunstancias para emprender una acción. Desea todo el poder, el cual ninguna circunstancia lo debe limitar o influenciar. (GEMMH – MS V.99)

NATRUM CARBONICUM (Nat-c.): - Se encuentra en un mundo hostil y sin vibración armoniosa, rodeado de gente malvada, de la que se quisiera apartar. Hasta la música le molesta (sueña que tiene las orejas cortadas), está en desacuerdo con todo y consigo mismo. Se casa con dos mujeres, reúne todo, hace un grupo, pero no crea armonía. No vibra con la realidad con este cuerpo y este espíritu pesado y denso.

- El niño que <u>acosan</u> en el recreo, ya que mete chismes de sus compañeros, introduce la discordia entre las personas. Temor a que le peguen. Absorto en sus pensamientos sin poder encontrar ninguna conclusión posible. Falta de elegancia, de <u>consonancia</u>. Todo lo que haría sería malo. Placer que sólo encuentra en sí mismo: masturbación o canto (después de defecar: ¡bravo por esta hermosa "caca", los órganos funcionan bien!). Si sale de este estado, presencia de espíritu, prueba su valor, hace planes para el futuro, toma en cuenta su familia: armonía artificial, falsa; exaltación de la <u>sociabilidad</u>. Carbonato de sodio: octaedro. 8: <u>número</u> del equilibrio cósmico.
- Soldados, música: medio de estar asociado a la mecánica cósmica en toda su plenitud (NdT: *tanto la armada, como la música funcionan de acuerdo a un orden, una armonía, asociados a una mecánica*). Nat-c. rechaza la necesidad de la relación para ser, porque envidia la condición de Dios de tener en Sí Mismo la armonía sin tener necesidad de los demás. Quiere la homogeneidad, la fusión de la relación para alcanzar la armonía. (MS V.89)
- Rechaza el <u>sacrificio</u> porque una <u>ruptura</u> sin armonía (*NdT: sacrificar le da un valor muy grande a algo, y cuando hay sacrificio es por algo que luego me va a hacer bien, es una libertad costosa pero de gran importancia*)
- DD: Leprom.; Ambr.

NATRUM MURIATICUM (Nat-m.):
- Rechaza ser <u>dependiente</u> de Dios para su vitalidad, su ser. Quiere, una vez creado, <u>mantenerse</u> en la existencia por sí mismo. Desea la admiración por su capacidad de <u>conservar</u> la vida de los demás. Preocupado por las enfermedades por mala <u>higiene</u>, <u>malnutrición</u>. Sumiso ante la necesidad de la <u>Providencia</u>. (MS X.94)
- Absorto en sus pensamientos, no sabe lo que va a pasar, atormentado de manera permanente, conciencia exacerbada de su estado lamentable que todos ven. La necesidad de una <u>relación</u>, su dependencia del <u>vínculo</u> del amor es señal de debilidad. No puede disfrutar de la autonomía de la vida mediante los <u>intercambios</u> indispensables.
- Necesidad de <u>depender</u> de alguien más fuerte, pero con la condición de ser <u>valorizada</u>, ya que cree enseguida que tienen pena de ella si la compadecen o la consuelan, llora si la miran, porque esto quiere decir que ella es <u>miserable</u>. Se enamora de una persona socialmente inferior o de alguna amistad del mismo sexo.
- Esta profunda desvalorización disminuye si tiene algo que decir: hace discursos, canturrea sólo para consolarse. Inmediatamente después del coito, se sintió muy feliz y alegre: lo consiguió y lo apreciamos. No puede orinar en público, ya que esto sería un indicativo de su dependencia de las <u>contingencias</u> físicas, mientras que quisiera no tener que mantenerse en vida por el poder conservador y misericordioso de Dios.
- Recibió la perfección de la <u>autonomía</u> de la vida, pero habría querido que su vida fuera su ser, percibe los medios de su autonomía (<u>comida</u>, intercambios) como una <u>esclavitud</u>.
- Rechaza el poder conservador de Dios porque es <u>gratuito</u>, no quiere ser objeto de la <u>misericordia</u>. Solo, no sirve para nada; en el contacto, diluido, puede existir. Satisfacer sus necesidades vitales = esclavitud.
- No es posible hacer cualquier cosa externa a ella. Se reprocha el pasado, miedo de ofender o de haber ofendido a los demás. Perdió a un amigo protector por una falta en contra del amor. Después de una pena amorosa, cavila/reflexiona sobre aquello que le pudo haber infligido al otro para que lo abandonara de esta manera tan indigna. Cloruro de Sodio: cristal con agujeros <u>piramid</u>ales. Pirámide: símbolo de la existencia, del ser. (MS V-X.89) Su libertad está alienada/enajenada si depende de alguien para ser. La sal debe ser llevada por el agua para darle su sabor.

NATRUM NITRICUM *** (Nat-n.): - (DRP 10.2011, FCA)

NATRUM PHOSPHORICUM (Nat-p.):
- Miedo de gente que él escucha y siente próxima, todo y todos son <u>obstáculos</u>. Controla que su hija enferma no se muera. Sueña con coito que es

impedido por la entrada de alguien: hay <u>intrusos</u> (muebles) que le <u>impiden</u> <u>liberarse</u> de este <u>medio</u> para encontrar el paraíso. Les cierra la <u>puerta</u> a sus amigos, sensación de <u>encierro</u>, preocupación por su casa.
- Los otros también pueden ser su prójimo, se protege siendo indiferente, no quiere sentirse obligado en la <u>relación</u>. Miedo a ser secuestrado por extraterrestres. Sufre por la música, el calor, por estar contaminado. Perdió la <u>comodidad</u> y la <u>intimidad</u>, le hierve la sangre, le explota. Desconfiado, sospechoso, dobla meticulosamente los <u>pliegues</u> del ruedo.
- Perdió su hogar en el que no habían limitaciones, ahora se encuentra limitado por lo que lo rodea, cerrado, señal de su <u>condición</u> terrestre que él cree que no tiene <u>salida</u>, alejado de Dios, aunque Dios no se encuentra en un lugar específico, pero el medio, su cuerpo, todo, está en el lugar de la <u>Providencia</u> de Dios para su liberación (NdT: *Su cuerpo, su ambiente, toda la realidad en la cual vive, está en un lugar de la Providencia de Dios porque él, como humano, se libere. Siente al ambiente como limitante, a Dios el ambiente no lo limita, por eso decimos que el cuerpo, el lugar, el ambiente son el lugar en el cual la Providencia Divina puede liberarnos haciendo del humano un ser más libre en la realidad, es en la realidad donde nos liberamos de lo que esta malo, en la realidad es donde ocurre el desarrollo humano, y no hay que verla como una limitación*). Pone lo absoluto en la libertad y reivindica la independencia. Su voluntad colisiona contra el <u>ambiente</u> y no le permite lograr su objetivo.
- Desearía estar embarazada. (LTA - LRZ I.89; AFADH.IX.90). Rechaza depender de los amigos. Quiere manifestar su diferencia en relación a la persona de quien depende (ADK, 3.2011). Quiere volar para superar los límites que lo encierran.

*NATRUM SILICICUM**** (Nat-sil.)

NATRUM SULPHURICUM (Nat-s.): - Recuerdo de un jardín hermosísimo; de <u>flores</u> (principio pasivo, símbolo de la <u>armonía</u> y de la infancia: acepta la Providencia, manifestación del arte espontaneo y sin embargo, perfecto, (¡lo contrario de Nat-s.!); de un matrimonio que pasa.
- El número que sacó en la <u>lotería</u>, y que era su destino, justifica su desgracia. La vida es una lotería, no hay <u>elección</u>, es Dios quien en realidad hace <u>girar</u> la ruleta, incluso si es <u>supersticioso</u> para tratar de influenciarlo, ya que tiene una exageración imaginaria de su predisposición al fracaso.
- Quiere llegar siempre al éxito sin aceptar el porcentaje de <u>azar</u> que es el nombre humano de la <u>Providencia</u>, de la cual quisiera tanto ser independiente. Quiere ser como Dios, llegar siempre a un <u>resultado</u>. Quiere llegar forzosamente a un resultado cuando los <u>medios</u> son buenos, o, independiente del medio elegido, sólo por su <u>voluntad</u>. Si falla, no lo soporta (NdT: *no acepta fallar aunque disponga de todos los medios adecuados: el que ha estudiado mucho y no pudo pasar el examen*). Rechaza dejarse llevar por una fuerza exterior (arrastrado por un río, expulsado de una carroza).
- <u>Separado</u> de la <u>alegría</u> por la <u>predestinación</u> de Dios sobre él (ST I C19 a6: "La voluntad de Dios, ¿se cumple o no se cumple siempre?") Esto contrasta con el mundo actual: llora por una música aunque sea alegre, y en las bodas, ya que se siente excluido de esta alegría y el matrimonio no es para él; sueño que le cortan el <u>dedo</u> gordo del pie (el héroe viene al mundo por el dedo gordo del pie, hace con éxito lo que es difícil a los otros); que va a caer y que hay que sostenerlo, que va a <u>fracasar</u> en todo lo que hace y no sabe porqué (¡lanza manteca de cerdo en el fuego para apagarlo!)
- No hay libertad si no se está automáticamente en la ruta hacia la felicidad. La facultad de elegir bien los <u>medios</u>, es la virtud de la <u>prudencia</u>. Cree que un sacerdote <u>descubrió</u> su crimen, o que está a punto de <u>ceder</u> al mal. Miedo de fracasar cuando <u>desea</u> mucho algo, ya que rechaza que, en última instancia, el <u>éxito</u> sólo depende de Dios. ¡Alegre después de una deposición suave! Va a exhibir su <u>infalibilidad</u> o negar su éxito. (AFADH I.89; MS X.92) (DD : **Naja**)

NATURALEZA - NATURAL (CIVILIZACIÓN, CULTURA, EVOLUCIÓN, CUERPO, PERFUME, EDUCACIÓN): - Se rebela en contra de su forma y su naturaleza humana como medio de su acción. Sus funciones, su forma y necesidades biológicas dadas por la naturaleza son consideradas como limitantes. **Agar.**
- Se siente que es malo de naturaleza, un demonio. **Anac.**
- No puede soportar la vida ya que ve su ser de acuerdo a la medida de la imperfección de su naturaleza humana. **Aur.**
- Obligado a reflexionar para llevar a cabo un gesto natural. **Cann-i.**
- Rechaza su naturaleza humana imperfecta con todos los caprichos/azares de la fisiología. **Cham.**
- No está conforme con la naturaleza que le fue otorgada, su propio cuerpo, su naturaleza venida a menos le es un obstáculo. **Cham.**
- Quiere la capacidad animal y el instinto maravilloso de ser natural. ¡La naturaleza no derrocha, se pierde tanta energía cuando se es humano! Mito de la buena naturaleza, del instinto perfecto. Naturaleza/cultura. **Choco.**
- Se siente mal en la naturaleza ya que no lo puede invadir. **Glon.**
- Rechaza la condición humana de trabajar de acuerdo a su propia naturaleza, quiere ser como Dios, quien tiene el poder de actuar por su voluntad absoluta, y no por necesidad natural. **Latr-tr.**
- Disgustado por las barreras sociales y de educación, que hacen que se ignore nuestra naturaleza profunda. **Marb-w.**
- Quiere ser libre de todas las tendencias naturales que puedan ser un obstáculo al juicio o a la razón libre. **Meny.**
- Ignora a sus amigos o los invita con condescendencia, magnanimidad: pobres humanos, ellos no son de su naturaleza. **Op.**
- Nuestra naturaleza humana está al servicio de nuestra naturaleza espiritual, lo que hace que seamos superiores a los animales, pero está acompañada de la pérdida de la capacidad de defensa que la naturaleza les ha otorgado. **Peti.**
- La naturaleza, la sensualidad, la sexualidad… demuestran que él no es lo que desea ser, y se desquita al negarla ya que es superior a todos los demás. **Plat.**
- Las ideas hacen que todo sea posible, sin relación con la organización de su naturaleza. **Rob.**
- La perfección natural no basta, el humano debe salir de la animalidad por el encuentro con el otro. **Urol-h.**
- Nostalgia de una vida natural no programada, o aceptación de una manipulación atenta y calculadora del hombre en la esperanza de un reconocimiento de su extrema sofisticación. **Vanil.**

NAVEGAR (CAMINO, FLOTAR, AGUA, VIAJE): - Inepto para la navegación. **Am-c.**
- Mejora al subir en su barco, ve lejos, los demás no lo obstruyen/molestan. **Brom.**
- Asustado cuando hace velero, ya que no domina el medio para alcanzar el éxito. **Nat-s.**
- Navegar, es un medio para alcanzar la paz (DDS)
- No nos equivoquemos, este mundo no es verdadero, es el otro. **Op.**
- Vela en lugar de motor, todo debe estar calmo, sin turbulencias, no puede vibrar. **Sang.**

NECESIDAD – NECESARIO [*] (CONTINGENTE, INDISPENSABLE): - No soporta ser un servidor inútil, o no ser necesario a su amo. **Arn.**
- Necesidad de ser necesario para aquel a quien ama. **Lach.**
- Dios, quien tiene el poder de actuar por su voluntad absoluta, y no por necesidad natural, y de hacer lo que no hace. **Latr-tr.**
- Él es necesario para controlar lo que llega, que el otro exista por él. **Lyss.**
- Quisiera que su voluntad sea movida por la naturaleza de manera necesaria. **M-aust.**
- Tener cosas que se amen humanamente, por necesidad, es una traba a su libre albedrío. **Meny.**
- No quiere ser molestado, solo hace algo si es necesario. **Squil.**

NECESIDAD (DEPENDENCIA, ÚTIL, DESEAR, ATRACCIÓN): - "Yo, es necesario que necesiten de mí". **Calc-sil.**
- Necesidad de dormir pero no quiere. **Carc.**
- Mendigo para ser <u>libre</u>, son tener <u>necesidad</u> de nada, fuera de mundo en esta perfección, <u>bienaventurado</u> por sí mismo. **Cycl.**
- Necesidad que se tenga necesidad él para creerse amado. **Lach.**
- Todo es bueno, pero no es necesario. **M-aust.**
- La posibilidad despierta la <u>necesidad</u>. (LTA 1507)
- "No se me da esto qué es lo que necesito". **Rheum.**
- Quiere un desarrollo <u>cuantitativo</u> que no esté <u>limitado</u> por su condición, sus caracteres específicos individuales precisan sus necesidades. **Squil.**

NECESITAR (Es necesario, DEBER, VOLUNTAD): - <u>Actúa</u> más por <u>voluntad</u> que por <u>amor</u>. **Zinc.**

NEGLIGENCIA (DESCUIDO, ABANDONO, RESPETO): - Descuida lo importante por <u>bagatelas</u>. **Con.**
- Descuidó su deber por falta de <u>atención</u>. **Cycl.**
- No tenemos más el derecho de descuidar al otro si se está <u>vinculado</u> por el <u>amor</u>. **Fl-ac.**
- Descuidó su deber de devolverle al <u>otro</u> una <u>imagen</u> que lo haga existir. **Puls.**
- Una preocupación lo hace descuidar todo el resto. **Tell.**

NEGRO (COLOR): - Negro. **Bov.**

NEGRO O BLANCO (TODO O NADA)

*NEODYMIUM****** (Neod.): - Probar, mostrar, realizar / franco, abierto, cándido / peligro, coraje, desafío.

NEON (Neon): - No puede desarrollar su identidad ya que teme la separación que lo disuelve. Problema con la <u>realidad</u>, no sabe si está allí, o encima, o en otro lugar. Existe separado, pero necesita de los demás para mostrar / sentirse que existe. Se siente bien por sí mismo, más allá de las dependencias básicas. (INHF X.2010)

NERVIO (ELECTRICIDAD): - Sabe que todos, hacen la unidad de la comunidad, en esto el <u>centro</u>, sistema nervioso <u>transmitiendo</u>, <u>eléctrico</u> y <u>rápido</u>, poniendo al tanto. **Kalm.**

NERVIOSISMO: - Nerviosismo durante los exámenes <u>escritos</u>: es el cuerpo que no es adecuado. **Sabad.**

NEW AGE (NUEVA ERA): - Permitir volver a lo natural, quiere un progreso espiritual que no esté desprendido de la materia y de los sentidos, dominando totalmente los niveles inferiores: <u>tantrismo</u>, "nueva era"… **Cinnb.**

NICCOLUM (Nicc.): - Quiere ser el agente de cohesión de todo, no soporta que se separe. Al estar en un espacio limitado, se ve obligado a desplazarse. Rechaza la <u>discontinuidad</u> [*] espacio-tiempo. Rechaza que la realidad no sea la continuación de nuestro interior, de ser absolutamente y continuamente dependiente de la buena voluntad del Creador y así no arriesgarse en cada momento de caer en el vacío. Castigado por la discontinuidad, sufre cuando algo es <u>transitorio</u>, o <u>precario</u>[*].

- Y así acepta la muerte que él ya vive en una tumba: ególisis (abandona la lucha). Es un problema protegerse contra la corruptibilidad. Nicc. desea que la simplicidad y la eternidad se mantengan sin interrupción en el tiempo y en el cuerpo.
- Para el hombre, todo puede cambiar <u>bruscamente</u>, de un <u>momento</u> a otro, de la noche a la mañana, todo se puede romper. Todo <u>cambio</u> es señal de una <u>interrupción</u> en el <u>flujo</u>, una <u>ruptura</u>. Quiere <u>conservar</u> la continuidad, la regularidad de todo.
- La <u>coherencia</u> lógica permite la continuidad del pensamiento. Y así todo lo que pasa/lo que fluye, sigue <u>armoniosamente</u>. Sensible a todo lo que evoca un <u>corte</u> (apagón) o interrupción, lo discontinuo. Dedos = instrumentos de creación, sueños que se los corta a alguien para evitar que lo inmovilicen, interrumpido por el otro. Hay armonía si las cosas fluyen de la una a la otra.
- No soporta la interrupción, porque eso rompe el flujo y la continuidad de su pensamiento. El trabajo <u>literario</u> le permite animar y mantener las acciones y sentimientos de los personajes, dirigir sus vidas. Necesidad de controlar el flujo continuo de las cosas.
- El <u>movimiento</u> evoca la parada de la estabilidad, de la continuidad. Hay que <u>aprovecharlo</u> antes que se detenga. Las <u>visitas</u> sorpresas = interrupción del flujo de la vida. (AFADH I.93)
- Todo lo que es *uno* puede ser separado, todo puede romperse en <u>pedazos</u>. Se niega a ser parte de un <u>grupo</u> para no arriesgarse a conocer la separación. La <u>inalterabilidad</u> (níquel) implica simplicidad e inmutabilidad. Quiere la <u>cohesión</u>, mantener a cualquier precio la <u>unión</u> (MS V.94)

NIDO (FAMILIA, CAPULLO, CASA, MEDIO, LUGAR, PUEBLO, MUDANZA): - Miedo de caer, de perder su nido. **Borx.**

NIEBLA: - Niebla < : ya no puede elegir más, verlo todo, hacerlo todo. **Brom.**

NIEVE (FRIO, MULTITUD)

NIMIEDADES (DETALLES)

NIÑO (ENGENDRAR, EVOLUCIONAR, HIJOS, PADRE, PARTO, GENERACIÓN, MADRE, PROYECTO, ETAPA): - Quiere seguir siendo pequeño para guardar la <u>comunicación directa</u> <u>corazón a corazón</u>, como con los niños y los animales. Nunca se <u>colma</u>, la <u>relación</u> jamás es completa, absoluta. **Aeth.**
- Tiraniza a los niños, los zarandea y los golpea. **Agar.**
- No quiere más niños después del primero, preocupada de no ser lo suficientemente fuerte, desea una relación exclusiva con su marido. **Aster.**
- No sabe <u>relacionarse</u> con los niños. **Berb.**
- Juega bien con los niños. **Bufo**
- Permanece como un niño ya que se niega a <u>evolucionar</u>, a <u>transformarse</u>. **Carb-v.**
- Se <u>desprende</u> del presente, de sus hijos, de sus padres… no tiene visión de que algo positivo en el futuro puede ser un momento de desesperación. **Cast-eq.**
- Desea golpear a los niños sin saber por qué. **Chel.**
- Los <u>animales</u>, los <u>niños</u>, por lo menos ¡no le hacen daño a nadie! Se hace el niño, quiere permanecer como un niño delante de estos adultos locos. **Cic.**
- El niño es la imagen de todas las posibilidades, la condición de ir <u>paso a paso</u>. **Kali-i.**
- Relación paternal con los niños, con los empleados. **Lyc.**
- Nostalgia del estado infantil, de <u>placer</u> y <u>despreocupación</u>. Cada etapa que lo aleja de la infancia representa una <u>prueba</u>. Debo ser <u>sumiso</u> para recibir cuidados y afecto como un niño, <u>gratuitamente</u>. Debe liberarse de su obligación de niño en el que hay que <u>amar</u> sin condición. **Mag-c.**
- Indiferente con sus hijos. **Nat-p.**
- Quiere <u>realizar</u> su <u>camino</u> de vida, su niño interior. **Ox-ac.**

- Es paciente solamente con los niños. **Pall.**
- Hijo pródigo, dejó a sus padres y sueña con festines. **Ph-ac.**
- Parir es ser la causa primera, para culminar la creación. **Sabin.**
- EL AMOR POR LA PAREJA QUE PERDIÓ, EXALTACIÓN DEL AMOR POR EL NIÑO, NO SE CONSUELA POR LA PÉRDIDA DEL NIÑO. **Sal-fr.**

NIÑO MIMADO (EGOÍSMO): - Niño mimado que por su cháchara, quiere convencer de su importancia, habla siempre de sí. **Paris**

NITRICUM ACIDUM (Nit-ac.): - No se perdona el no haber sido completamente justo con alguien. *"No me lo voy a perdonar jamás, debía haber sabido"*. Se deben reparar los perjuicios que me hicieron sufrir. Me ensaño contra mis fallas.
- Sin saber porqué se siente culpable, incluso si no lo es, necesita desesperadamente saber la verdad. Afección de los orificios: ¡la verdad está tan próxima al error! Astillas: todo debe ser justo, al pelo, al milímetro. La aproximación no basta. El rencor/resentimiento cae tan pronto encuentra la verdad, el porqué, la explicación. (SVP, CLH III.96)
- Angustiado por un evento del pasado: debía proteger a los demás de la desobediencia. Cometió un crimen interpretando la ley alegremente y con prisa (dolencias por la prisa), ofendió a alguien: que lo va a demandar. Separado de su familia, rodeado de extranjeros. Quiere ser la fuente de la ley aunque el hombre deba reflexionar para encontrar el equilibrio entra la justicia y la misericordia.
- Fracaso en la aplicación de la ley: demasiado misericordioso o inflexible, cruel. Se siente acusado, sorprendido por un superior (jinete/caballero) cuya ley debía respetar para ser justo. Las cosas cambian, no puede reflexionar más ni valorizar, aunque es por un análisis cuidadoso que se puede hacer justicia con misericordia. Rechaza el tener que ser justo obedeciendo a un superior.
- Como Dios, quiere aplicar la misericordia sin pasión ni emoción: la muerte de un amigo lo empeora, ya que eso significa el fracaso del don de la vida a través de la misericordia, juzgo mal la situación, el es responsable. Equivocarse = ser malo. Pierde la confianza en él y en los otros. Rencor e insensibilidad a las excusas: la ley no prevé el perdón.
- Sensible a la desdicha de los demás si le recuerda cómo él mismo también es víctima. Sólo ve el derecho de cada uno, las relaciones de justicia deberían ser suficientes para regir las relaciones humanas. No comprende la gratuidad de las relaciones, el derecho al servicio del amor y del respeto de la alteridad del otro.
- Hace pasar la verdad antes del amor. Maniqueísta [*], quiere una inteligencia inmutable, sin error posible, aunque la verdad de la inteligencia humana es cambiante: se puede pasar de un juicio a otro sobre una misma cosa. Reivindicador de su derecho de lo que ha recibido gratuitamente.
- Toma a Dios como un patrón inflexible y no como un amigo. Mejora en auto ya que todo está ¿regulado por un código/ libertad/ protección rígida? Sulph. no soporta que Dios no sea misericordioso, Nit-ac. no soporta que lo sea ya que él mismo no se perdona no poder comprender la ley ¡para su propia sabiduría! (AFADH - MS VI.92)
- Hace su ley propia, da los parámetros, o se muestra excesivamente misericordioso. Curado: no puede hacer la justicia perfecta como Dios, así que hago lo mejor, y ¡le dejo el resto a Él! Por un acto de humildad es posible la reconciliación.
- NdT: Tiene una conciencia del derecho, de la ley, que no tiene muchos caminos, la ley es así y no hay opción, ya que el juicio tiene que ser exacto y definitivo, es por ello que tiene mucho rencor, no puede perdonar al que ha errado, ya que las cosas son así, y así deben ser.

NIVEL (GRADO, ETAPA, SUBIR, SITUAR, LUGAR, NOBLEZA): - Familiar con el Dr. para poder manifestar su nivel cultural. **Chlf.**
- Encuentra indigno tener que dominar los niveles inferiores / de tener niveles inferiores a dominar. **Cinnb.**

NIVEL DE VIDA (EXUBERANCIA): - Quiere cierto nivel de vida para manifestar su gloria. **Cur.**

NO: - Convencido que no comprenderá. **Olnd.**
- Convencido que no comprenderá. **Ptel**
- Seguro que no encontrará. **Ptel.**

NO SABE (CONOCIMIENTO)

NOBLEZA (DIGNIDAD, ALTURA, LUGAR, JERARQUÍA, TÍTULOS): - Recuerda la nobleza de sus antepasados. **Chlf.**
- El voluntariado le da al individuo la posibilidad de expresar la nobleza de sus sentimientos. **Colch.**
- Quiere moverse en la nobleza, la grandeza, se distancia de lo bajo, de lo común. **Hyper.**
- Noble y digno por la perfección de su naturaleza. Quiere ser reconocido como noble sin tener que pasar por el pulimiento de la educación. **Marb-w.**
- Intolerancia a los títulos de nobleza. **Verat.**

NÓMADA: - Nómada, hay que saber abandonar para avanzar. **Aesc.**

NOMBRE (RENOMBRE, GLORIA): - Sueña que ve su nombre escrito. **Calc-s.**
- La cara lleva su nombre, herido en la cara, pierde su identidad. **Kali-s.**
- No soporta tener un homónimo. **Lyss.**
- Una falta/pecado contra el nombre. **Med.**
- Nombrar a alguien le permite que se le devuelva su imagen. **Puls.**
- Cólera si se le engaña en su nombre. **Spong.**

NORMA (ORIGINAL, EXCÉNTRICO, DISTINGUIDO): - Tiembla cuando ve una anomalía física, a un minusválido. **Benz-ac.**
- Le falta algo para que sus dientes salgan normalmente, defecar, dar a luz, transpirar normalmente. **Cham.**
- Miedo de dar a luz a un niño anormal. **Cimic.**
- Permanece en la norma, no hace nada nuevo. **Form.**
- Su normalidad será juzgada por su apariencia. **Ptel.**
- Sus botones, una pequeña deformidad le hace creer que toda su obra es un fracaso. **Sarr.**

NOSTALGIA (PASADO): - En la rutina del habitus, ¿nostalgia de cuando aún tenía algo por descubrir, aprender? **Caps.**

NOVEDAD – ANUNCIO (COMUNICAR, NOTICIA): - El conocimiento que el hombre puede transmitir siempre está sujeto a la contingencia, puede transmitir un error. Lleva la buena noticia recibida por la iluminación y debe transmitirla. **Calc-p.**
- Preocupado y pregunta las novedades al médico, por osar ponerse en sus manos. **Cic.**

NOVEDAD (CAMBIO, CREAR, NOSTALGIA, NUEVO): - Se blinda contra todo lo que es nuevo y puede amenazar su seguridad, y contra la dificultad que esta novedad aporta. **Aster.**
- Rechaza el cambio por temor a lo nuevo. Intolerancia al riesgo de lo que pueda venir. Preocupación de tener que adaptarse. **Calc-f.**
- Miedo a lo nuevo. **Coff.**
- No inventa nada, sigue las ideas, el camino que ya está trazado, a los demás. **Form.**

- Aceptar la novedad es aceptar que no es el creador universal. **Spong.**
- Rechaza las <u>experiencias</u> nuevas, lo <u>prohibido</u>. Ordena todo. **Vip.**

NUBE: - La lengua la siente como si fuera madera, sus brazos parecen que alcanzan las nubes cuando se está quedando dormido. **Pic-ac.**

NULIDAD – NULO (MIERDA, VALOR, VACÍO): - Como si no existiera nada. **Agn.**
- Se cree que no tiene valor, humillado por todos. **Calc-s.**
- Gran conciencia de la nada. **Camph.**
- Sensación de nada, de vacío, de <u>incorporeidad</u>, o de un cuerpo doloroso ya que quiere ser puro espíritu. **Kali-c.**
- "Soy el más nulo". **Lac-c.**
- Ya no es parte del todo, vulnerable a los demás, en su salud, una nulidad que trata de ocultar. **Lyc.**
- Se siente un <u>fracasado</u>. **Naja**

NÚMERO (ANÓNIMO): - Acepta dolorosamente que no es más que un número sin distinción en medio de los otros. **Azadir.**

NÚMERO: 8: - Familia numerosa muy <u>unida</u>. **Lem-m.**
- Equilibrio cósmico (música pitagórica[39]). **Nat-c.**

NUMEROSO (ENJAMBRE, GRUPO, MANADA, SOCIEDAD)

NUPHAR LUTEUM (Nuph.): - El mayor placer del hombre debe ser obedecer a la razón, el lugar de su deseo del placer sensible, ya que el objeto de la razón es más noble. Nuphar separa el placer sensible del placer de seguir la <u>razón</u> en una función orientada hacia su finalidad (NdT: *Normalmente, el placer sensible debe ser aceptado, pero orientado por la razón en búsqueda de un fin superior (sexo sólo para satisfacer los sentidos, no va a permitir encontrar a la persona adecuada como pareja, ni al amor, pero sexo con respeto, amor, va a ser mucho mejor) Al actuar solo a través de los sentidos, sin la razón, hay carencia de humanidad, de un nivel superior*). Los pensamientos voluptuosos que colman su imaginación son el castigo de haber querido el <u>placer</u> por un acto privado de su <u>finalidad</u>. (MS V.94)
- No tiene estructura propia, se deja <u>llevar</u>. Quiere la <u>satisfacción</u> de los <u>sentidos</u> por su pensamiento, la actividad de su <u>intelecto</u>. Sólo procura el bien sensiblemente. Niega la no <u>posesión</u>, y se <u>complace</u> sólo con lo que está a su alcance (NdT: *Cuando no puede alcanzar algo significa que no lo posee, cuando algo no está accesible lo niega, niega que no posee todo y sólo encuentra placer en lo que esta accesible, y así su finalidad no será lejana, ya que se satisface sólo con lo que tiene a su alcance*).
- No se levanta, imposibilidad de sufrir la <u>atracción</u> del fin, de emprender su conquista. Absolutiza lo que está a disposición, ve allí toda su <u>voluptuosidad</u>. Su <u>imaginación</u> se colma, siente allí todo su placer. (ST I-II C3 a3: "¿La bienaventuranza es una operación de la parte sensitiva o sólo de la intelectiva?") Sólo se vincula con las personas por el bien que le puedan aportar.
- Rechaza que los sentidos sólo sean los siervos de la beatitud del intelecto. Quiere que la actividad intelectual esté al servicio del placer de los sentidos, puramente <u>animal</u>; que la beatitud perfecta sea experimentada por la sensibilidad y que fluya sobre los sentidos en el disfrute sensible, sin actividad del cuerpo.

---

[39] Los **pitagóricos** eran aquellos miembros seguidores de la **escuela pitagórica**, una organización griega de astrónomos, músicos, matemáticos y filósofos, que creían que todas las cosas son, en esencia, números.

- Quiere ser colmado sólo por sus pensamientos voluptuosos, sólo guarda de su humanidad aquello que tiene en común con los animales: el disfrute sensible. (AFADH I.94) Como un <u>perro</u> atado: sirve al hombre para hacer de todo, sin ser retribuido jamás. (FE III.94)
- Pensamientos voluptuosos, sufrimiento por la acción. Quiere obtener la <u>satisfacción</u> de sus sentidos por los pensamientos, la actividad <u>intelectual</u>. Su imaginación colmada lo conduce al <u>placer</u> óptimo. No acepta que los sentidos sólo sean los siervos de la beatitud del intelecto. (AFADH VIII.93)
- *Imaginación sin necesidad de acción*, Ute BAUER, bronce, 55/60/25, 2001

NUTRICIÓN - COMIDA (RESTAURAR, FUERZA, DESTETE, ALIMENTO): - No quiere el método humano de recibir la vida: <u>ombligo</u>, nutrición. **Abrot.**
- Quiere que su alma espiritual alimente el <u>cuerpo</u>. Rechaza que la vida deba subsistir por la <u>regeneración</u>, la renovación permanente. **Aesc.**
- Quiere saber todos los <u>conocimientos</u>, atiborrarse hasta el punto de la indigestión. **Aloe**
- COMIDA: La comida <u>comunitaria</u> es la manera más fundamental de ser uno. **Arg-n.**
- Relación reducida con la nutrición, que le prolonga la <u>muerte</u>. Obsesionado con el hecho de alimentar a sus hijos. Daba los suyo pero sin afecto. **Calc-sil.**
- Los <u>sentidos</u> le provocan cortocircuito a lo vegetativo, confundiendo el <u>alimento</u> intelectual y el alimento sensible. **Carb-ac.**
- <u>Someter</u> a su <u>animal</u>, dominar perfectamente la <u>materia</u>, tener una energía auto-renovada, que se nutre a sí misma. **Coca**
- Se niega a la función de la nutrición, porque eso significa transformar una cosa externa en uno mismo. **Kali-n.**
- Quiere ser el Dios en lo que respecta a la creación de lo que el engendra y nutre, en comunión de amor para todo el universo. **Lars-arg.**
- Se olvidó de alimentar a las crías de un <u>nido</u> usurpado. **Lyss.**
- No hay necesidad de vivificarse ni de alimentarse de los demás, quiere que su <u>pensamiento</u> sea su acto. **Mez.**
- Preocupado por las <u>enfermedades</u> causadas por mala <u>higiene</u>, mala nutrición. Al aceptar la obligación de alimentarse y de tener intercambios para que la vida en su perfección le permita autonomía, su impresión de <u>debilidad</u> desaparecerá, y a su vez será fuente de la vida, como la sal en solución. **Nat-m.**
- Hace el régimen para ser puro <u>espíritu</u>, menos dependiente del <u>cuerpo</u>, ya que alimentarse es un obstáculo a su movilidad angelical. **Sabad.**
- Rozar/tocar/contacto: todo <u>pasa</u> ya que no hace nada, incluso los alimentos, no <u>guarda</u> nada. **Sanic.**
- No quiere asimilar las cosas buenas. **Sarr.**
- Quiere ser el autor de su vida, el principio de su alimentación, alimentarse por sí mismo. **Sym-r.**
- Comer: problema de que algo carece de mi perfección, no posee un bien definitivo. **Vip.**

NUX MOSCHATA (Nux-m.): - Rechaza el <u>paraíso</u> recibido por ser insuficiente y vive como si la felicidad le es <u>impuesta</u> en un lugar impuesto, no <u>elegido</u> e <u>imperfecto</u>, mientras que Dios tiene un <u>lugar</u> mejor que este. Se siente <u>desplazado</u>, <u>deportado</u> contra su voluntad. Esta realidad es insuficiente, quiere el cielo empíreo, donde no hay necesidad de lucidez para estar y vivir sin peligro.
- Somnolencia, frialdad, sin sed. La obligación del aprendizaje es señal que hay un devenir, que este lugar no es el mejor y por lo tanto no puede ser definitivo. Rechaza este lugar del paraíso, no por ser impuesto, sino porque no parece perfecto, ya que se debe reflexionar, estar lúcido, para estar bien, ¡con su perfección y sus peligros! Ridículo en relación a su padre que lo sabe todo… Rechaza el paraíso donde ser guiado por el pastor o el gigante es necesario para progresar sin el

error peligroso de apreciación. Quiere su propia lucidez, y no depender del pastor cuando se equivocó, aunque "el Señor es mi pastor, nada me falta[40]". (SVM-MS.X.03)

- Se las arregla para ver el ridículo en todas partes: se ríe de la autoridad, se ha reído de Dios (o intolerancia a que se rían de la autoridad). Negó el efecto de su acto sobre la creación (el mundo exterior no existe para él), él está hecho a la medida de la prohibición de Dios, así que se creyó condensado en el tiempo y en el espacio, esto no tendría consecuencia (ninguna aprehensión a las consecuencias, aunque prevenido ante la existencia de algún peligro), en la clase de danza, se mueve, los profesores no lo ven, es como una sombra. Ha crecido, también el espacio, estalla: "*grietas en el cerebro*".
- No hay más pasado ni futuro, ni devenir: el embarazo, expresión del devenir, le causa miedo y tristeza. Actúa de manera automática, es como el otro, de esta manera no será juzgado como ellos. "Avanzo, hago lo que me dicen (*no soy yo mismo*)", tiene dos cabezas y es demasiado grande, al reírse de todo, no se puede sentir culpable.
- Ve como ridículo lo que hizo de su libertad, vale mejor perder la conciencia ("*tenía una conciencia perfecta de todo lo que decía o hacía*"): impresión de ser otro, de cambiar de personalidad según con quien esté. Una especie de pavo real que se emborracha con la nuez moscada: ¡el orgulloso ridiculizado! Llora en los cumpleaños ya que ve desplegarse las consecuencias de un acto que había considerado ridículo (III.86)

NUX VOMICA (Nux-v.): - Fuerte sentimiento del bien y del mal; clara conciencia de su existencia: "una acción que venga de tanta bondad, tendrá que ser" (NdT: *cualquier acción en la que se invierta con bondad, el corazón, la atención, la razón, en la que me involucre completamente, deberá salir bien*) (ST I-II C18 a1-4 "Bondad y malicia de los actos humanos en general") Confunde su ser y su fin, mientras que Dios sólo es bueno por su esencia, el hombre es bueno por su participación (ST I C6 a3 Ser bueno por esencia, ¿es o no es propio de Dios?; a4 "Todas las cosas, ¿son o no son buenas por bondad divina").
- Distingue bien el mal del bien, la maldad, justa, injusta: quiere ser la luz moral, es su responsabilidad la de iluminar a los demás y protegerlos, quiere demostrar y convencer que su elección es justa y la quiere compartir. La bondad de su conducta viene de sí mismo y no de su fin. Pierde su capacidad, se enoja cuando le exigen una respuesta que no puede dar: su cuerpo está sin cabeza, los otros tienen las suyas sin cuerpo.
- Preocupado por el que dirán. Se frustra por la responsabilidad que ya no puede asumir más: sensación que todo falla. Jefe que no pudo responder a las expectativas de sus subordinados, perdió el honor y se preocupa por los otros a quien dejó desprovistos de sus conocimientos.
- Cuando finalmente puede responder, se vuelve intolerante ante aquellos que lo interrumpen. Sensible ante los relatos horribles: eso que debería ser partícipe para evitar, ¡está sucediendo! Se compadece de un enfermo ya que es injusto estar enfermo, con un pobre ya que es injusto ser pobre, así como la muerte del ser amado es injusta. (AFADH VI.91)

O

OBEDECER (OFERTA, DISCIPLINA, JERARQUÍA, PODER, OBLIGAR): - Intolerante a las órdenes, pero quiere darlas. **Agar.**
- No quiere ser encarnado en un cuerpo en el que la inmortalidad dependa de la obediencia a un superior. **Alum.**
- Considera todo lo que le dicen como una orden. Rechaza la disciplina, demuestra que no tiene que obedecer. **Camph.**
- Todo obedece a su sabiduría, incluso lo vegetativo. **Cimic.**

---

[40] Para leer: "La guerre de la noix de muscade" (en Francés, La guerra de la nuez moscada) de Giles Milton, ISBN: 2882500947

- Quiere hacer la <u>unidad</u> de su ser por su voluntad para ser libre, sólo obedeciendo a sí mismo. **Daph.**
- Rechaza la <u>armonía</u> por el acuerdo y la obediencia. **Dig.**
- No es la <u>sensualidad</u>, sino la desobediencia lo que es falso. **Dig.**
- Obedece como lo enseñaron, <u>rutinario</u>, en su <u>lugar</u> en <u>pequeñas</u> actividades <u>fáciles</u>. **Form.**
- El perro <u>obedece</u> al amo incluso en contra de su propia <u>voluntad</u>. **Lac-c.**
- Angustiado por un evento del pasado: debía <u>proteger</u> a los demás de la <u>desobediencia</u>. **Nit-ac.**
- Hace lo que le dicen, automáticamente. **Nux-m.**
- El piojo se <u>apodera</u> de la comezón, la cabeza no hace más que <u>obedecerle</u> si la manda a rascarse. **Pedic.**
- Quiere <u>decidir</u> él mismo hacer el bien, y no para obedecer una <u>ley</u>. **Plb.**
- Obedecer la orden o querer combatir según su propia reflexión personal sin otras consignas [*]. **Ptel.**
- Quiere hacer un <u>trabajo</u> que no sea ordenado por un amo. **Tarent.**
- De él todo tiene <u>cohesión</u> y se mueve en la obediencia, es el <u>centro</u>, a partir del cual todo se <u>construye</u>. **Thuj.**
- Obedece confiando, sin poder comprender intelectualmente, implicando su <u>adhesión</u> al proyecto. **Viol-o.**
- Querer la <u>perfección</u> completamente acabada sin tener que <u>progresar</u> en la obediencia a algo superior. **Vip.**

OBJETIVIDAD (REALIDAD): - Se adhiere a la objetividad para no enfrentarse a lo <u>emocional</u>, lo que perturbaría su paz. **Arg-met.**
- No toma la <u>referencia</u> objetiva de la <u>realidad</u>. **Calad.**

OBJETIVO (META, FINALIDAD, ACABAR, VELOCIDAD)

OBJETIVO (TENER ÉXITO, COMPLETAR, DESTINO, PROYECTO, FUTURO, FINAL, FIN, PROPÓSITO): - Por su <u>intención</u>, quiere alcanzar su fin, en vez de dejarse <u>atraer</u>. Ansiedad de no alcanzar el objetivo. **Acon.**
- Angustia de hundirse antes de tocar tierra, a término. **All-c.**
- Impaciente, quiere alcanzar su propósito inmediatamente sin tomar el tiempo para la introspección, para reflexionar sobre las causas y sus <u>consecuencias</u>, ni aceptar el tiempo necesario para el <u>desarrollo</u> de las cosas de su causa hasta su <u>fin</u>. **Allox.**
- Persigue un propósito <u>imaginario</u> inalcanzable por su fuerza humana, sin la ayuda de Dios, quiere crear él mismo por su intelecto su <u>fin</u> último. El objetivo es inalcanzable si lo <u>imaginario</u> se toma como si fuera lo <u>real</u>. **Ang.**
- Perdió el control y la coordinación para alcanzar un objetivo común. **Apis**
- Se niega a tener que conquistar su fin. **Arg-met.**
- Sufre cada vez que tiene que volver a comenzar a perseguir el objetivo que había creído alcanzar. **Ars-h.**
- Niega que no alcanza su objetivo, pretende tener siempre <u>alegría</u> y <u>placer</u> en el <u>esfuerzo</u> / el esfuerzo siempre aporta algo. **Cadm-s.**
- Su inevitable fin le es recordado por el <u>ritmo</u> y los <u>ciclos</u> de su existencia, del sol, <u>esplendor</u>, después <u>decadencia</u>. **Cadm-s.**
- Miedo de perder el aspecto <u>estructurante</u> por aventurarse hacia su fin. **Calc.**
- Olvida su objetivo durante la actividad, quiere ser él mismo el último objeto del conocimiento, comprenderse a sí mismo. **Chel.**
- Desea el poder de <u>determinación</u> sobre su vida, sobre su objetivo, haciendo todo bien. **Chlor.**
- Sufre por no <u>conocer</u> su fin último, el plan de Dios sobre los hombres; quiere saber el destino de cada uno para poder rendirles un <u>servicio</u> con lo que hay. **Cocc.**

- No puedo comprender mi finalidad sólo con mi inteligencia. **Crot-c.**
- Represión de la sexualidad, no le encuentra el objetivo, no está asociada al espíritu, es una acción mecánica. **Daph.**
- Las impresiones a las cuales el cuerpo es sensible disminuyen nuestra libertad de seguir el rumbo elegido por el espíritu. **Ferr-p.**
- Objetivo desviado. **Hyos.**
- Falla, por estar agitado al apuntar, se equivoca de dar en el blanco. **Ind.**
- Quiere zambullirse en el objetivo como el planeador que vuela sin obstáculos, sin frenos, independiente, por sí mismo, sin tener que pasar por la experiencia, como el niño que debe nacer. **Lars-arg.**
- Querría haber terminado antes de comenzar. **Med.**
- Quiere la misma certeza sobre los medios que sobre el fin: sabe y no elige. Conoce el fin, pero se somete a la contingencia para la elección de los medios. **Naja**
- Los pensamientos voluptuosos que colman su imaginación, son el castigo por haber querido el placer de su propósito en un acto privado. La imaginación le basta para conseguir el placer. **Nuph.**
- Confunde su ser y su fin, la bondad de su línea de conducta viene de él, no de su objetivo. **Nux-v.**
- No tiene relación con los otros, ya que son sólo fines intermediarios, y él quiere el fin último sin intermediarios. Rechaza la linealidad en el trabajo, los actos sucesivos para estar en una determinada dirección. **Plan.**
- Ver el objetivo me fatiga, me desconcentra, ya que el espíritu se fija por encima y no sobre la marcha. Cegado por los medios que tiene bajo los ojos por la idea de perseguir el objetivo. **Ptel.**
- El objetivo cuenta menos que la eficiencia. **Rhus-t.**
- Inestabilidad del objetivo, cambia todo el tiempo de proyecto y de actividad. **Sanic.**
- La perfección de los medios se confunde con la del fin. Confunde el objetivo con los medios. **Sars.**
- Quiere preverlo todo, perdió todo lo que debía proteger. El fin se pierde a fuerza de pensar en los medios. **Stann.**
- Envidia la situación de Aquel que es su propio fin. **Stict.**
- Curado, tendrá objetivos razonables a pesar de su conciencia elevada. **Tax.**
- Actividad obsesiva, sin objetivo específico, siendo el objetivo el hecho de hacer. **Ther.**
- Cambia el objetivo una vez que lo alcanza. **Tub.**

OBJETO (ANIMAR, MATERIA): - No tiene poder sobre los objetos inanimados y los critica. **Caps.**
- Quiere ser el único objeto de interés / no puede hablar más de sí. **Chel.**
- Se vuelve o lo toman, se siente considerado como un objeto sexual, no como una persona. **Urol-h.**

OBLIGAR (DEBER, IMPORTANTE, RESPONSABILIDAD, OBEDECER, OBLIGACIÓN [*]):
- No quiere que se le obligue a manifestar su poder, quiere decidir él. **Agar.**
- La obligación es una prisión, se siente atado. **Cact.**
- No quiere ser obligado a no hacer por alguna limitación (física, psicológica, social) sobre su voluntad; sólo lo quiere hacer por pura bondad. **Cob.**
- El vínculo del amor es visto como una obligación hacia el otro, no quiere no obligación ni responsabilidad. **Fl-ac.**
- Obligación imperiosa de hacer algo en la que él es el único capaz de llevarlo a cabo. **Lil-t.**
- Rechaza su feminidad, esto implica una obligación. **Lyss.**
- Se siente privado de la libertad por sus obligaciones hacia el otro, los lazos y convenciones sociales donde se siente bloqueado/inmovilizado. La criatura está radicalmente obligada para con Dios, pero Él no está obligado para con su criatura. **Merc.**

- No quiere estar obligado a la relación que ve como una dependencia. **Nat-p.**
- Obligado a estudiar para realizar su sueño. **Petr.**
- Rechaza la llamada del otro, miedo a ser invadido, que le impongan algo (imponer = colocar dentro), riesgo a depender de los demás, de perder su tranquilidad, de ser obligado a salir de sí mismo, de su casa, de su entorno. **Rhod.**
- La dependencia a la ley la ve como un sometimiento y una pesadez exigente. **Sphing.**
- Filósofo, observa el mundo desde el exterior, pero se niega a sufrir los asaltos y las obligaciones de la realidad. **Yttrb-met.**

OBRA (TRABAJO): - Intoxicado por su obra / dedica su tiempo a viajar por el mundo para admirar la obra de la creación. **Coff.**
- Quiere ser reconocido y amado por sus obras. **Lil-t.**

OBRERO: - Es un trabajo demasiado pequeño para él, el obrero. **Con.**

OBSCENIDAD (SENSACIÓN, CUERPOS): - Quiere penetrar los secretos de los riñones y los corazones. No es más que un voyeur, y sólo le aparecen la desnudez de los cuerpos, la obscenidad del comportamiento y su bestialidad. **Cench.**
- Se queja de la grosería de los demás (exaltación de las funciones corporales, las que no soporta, como la obscenidad), aspecto carnal indigno. **Staph.**

OBSERVATORIO: - Es el centro de la percepción, el observatorio, su solo y único socio. **Senec.**

OBSTÁCULO (IMPEDIMENTO, PASO): - Obstáculos sobre un camino muy largo, contra los cuales tiene miedo de tropezar. **Acon.**
- Ve la necesidad de progresar y crecer como un obstáculo a su destino. **Agar.**
- Los otros son un obstáculo, ya que no hacen su trabajo con el mismo fin, sino para estar a solas en su propio éxito. **Aloe**
- Si quiero poseer la beatitud aquí abajo, el primer obstáculo señala mi no unión con mi fin, mi fracaso. Desea alcanzar la felicidad sin riesgos ni obstáculos, por lo que no habría necesidad de lo irascible. **Aster.**
- Desea una visión panorámica, circular, sin tener que subirse, sin obstáculos, ni tener que elevarse, ni avanzar o pensar para que el trabajo se haga. **Brass-n-o.**
- Pide en sueños que el obstáculo sea eliminado. **Cham.**
- Ve a los otros y a las limitaciones de la realidad como un impedimento y obstáculo en la ejecución de sus planes. **Chin.**
- Rechaza la necesidad de la existencia de un ser superior que le permita, con su ayuda, superar el sufrimiento de las montañas, los obstáculos. **Euph.**
- Problema de consistencias/firmeza desiguales (constancia que hace persistir firmemente contra la dificultad que proviene de obstáculos exteriores) del compuesto humano, sobre todo entre carne y espíritu. **Ferr-p.**
- Quiere zambullirse en el objetivo como el planeador que vuela sin obstáculos, sin frenos, independiente, por sí mismo, sin tener que pasar por la experiencia, como el niño que debe nacer. **Lars-arg.**
- Violento ante cualquier obstáculo que se presente en su camino al fin. **Merc.**
- Los otros, el cuerpo, el medio, todo es un obstáculo que quiere superar, para encontrar la libertad para aproximarse a Dios, de salir de su encerramiento. **Nat-p.**
- Todo está bloqueado, nada lo puede tocar, nada irradiar de él ni hacia él. **Phyt.**
- Preocupación de conducir bien (automóvil), pasar entre los obstáculos, tomar el mismo su camino. **Rhod.**

- Sufre la obstrucción de los flujos que presiden sus intercambios. Es su materialidad, ya que es el exceso de materia (mocos espesos, próstata inflamada), ¿lo que lo impide? **Sabal.**
- Quiere crear siempre desde su imaginación, indefinidamente e infinitamente bueno y por su conocimiento de todo lo que va a pasar, sin ser desviado por los obstáculos. **Spong.**
- Violento ante cualquier obstáculo que se presente en su camino al fin. **Tarent.**

OBSTRUCCIÓN (IMPEDIMENTO, OBSTÁCULO, PASO): - Sufre la obstrucción de los flujos que presiden sus intercambios. Es su materialidad, ya que es el exceso de materia (mocos espesos, próstata inflamada), ¿lo que lo impide? **Sabal.**

OBTENER (ADQUIRIR): - El mundo exterior = sufrimiento, es demasiado difícil buscar obtener lo que sea. **Verb.**

OCASO (CICLO, RITMO, SOL): - Los ciclos de la vida y del tiempo le recuerdan que es corruptible y que está sujeto al ocaso después del apogeo [*], como el sol. **Cadm-s.**
- Envidia la imposibilidad del ocaso, el vigor juvenil. **Sel.**

OCIMUM SANCTUM (Oci-sa.): - *El hombre sólo se perfecciona por su vida social. Encuentra allí, en la vida social, la ayuda necesaria para poder descubrirse/conocerse a sí mismo.* (Collin II, Psi §434 y 367). Se humaniza por la maduración de las cualidades de benevolencia, compasión, perdón, sentido de compromiso, escuchar, comunicación, fidelidad, responsabilidad, aceptación, confianza y humildad delante de la dependencia reciproca, espiritualidad…
- Sin el esfuerzo necesario para la socialización, depende de los caprichos personales de su amo: no se puede entonces estar en torno a sí, aceptar y soportar como perritos falderos que obedecen. Cualquier restricción o frustración la siente como si fuera una mosca enervante; es como el humano inmaduro, inadaptado (u*n humano inmaduro puede ser como una mosca enervante ya que no se adapta a la sociedad, no trabaja, no colabora*). Ombligo: señal de origen, pertenencia, dependencia, no se puede ser el ombligo de la sociedad
- El ser perfecto, Dios, no tiene que dominar al ego para permitirle a su vida relaciones, ni necesidad de sociedad para madurar y llegar a ser Él mismo. Ocimum no debe ver más al otro como mosca ni como perrito faldero. No pierde nada de sí al desarrollar, incluso con esfuerzo, sus habilidades sociales.

OCTAEDRO (NÚMERO): - 8 triángulos equiláteros, la armonía. **Nat-c.**

OCULTAR (CAVERNA, PERDER,SECRETO, TESORO, VISIBLE): - Intenta ocultar su decadencia intelectual. **Ambr.**
- Se oculta para no participar en las actividades en común, quiere eternizar el disfrute individual. **Arg-n.**
- Ve la bestia que amenaza agazapada en sí y en cada uno. **Berb.**
- No soporta no percibir hacia dónde va, el aspecto oculto o no realizado de las cosas. **Cact.**
- Horror de no saber, de ver el fondo, lo que la superficie oculta. **Cench.**
- Para vivir feliz viven ocultos. **Cupr.**
- Investiga, quiere saber la verdad, hace preguntas, quiere comprender todo el conocimiento oculto. **Elaps.**
- Se oculta de los otros, se oculta de sí mismo à deseo de contacto, de mimos… **Germ-met.**
- No acepta que la vida no siempre es color de rosa. Oculta. **Op.**
- No ve lo evidente ya que quiere encontrar lo oculto. **Ptel.**
- Fuerte percepción de todo un mundo interior oculto, encerrado en sí mismo, y siente la urgencia de explorar cada aspecto. **Samars.**
- Conoce las cosas ocultas, el misterio detrás de las apariencias. **Verat-v.**

OCUPAR (ACTO): - Privado de contemplación y obligado a la ocupación constante. **Ars.**
- Quiere ocuparse de los demás para que se ocupen de ella y la amen. **Lil-t.**
- Ocupa demasiado lugar entre los otros, como su intelecto en su espíritu. **Valer.**

OFERTA (DON, REGALO): - Quiere que todo placer sea óptimo, decepcionado de todo lo que le
ofrecen. **Cina**
- No quiere ofrecerse. No quiere perder nada de él mismo, quiere dar el aroma sin el espíritu de la
ofrenda, por lo que no se siente bien. Sólo da para recibir elogios. **Myric.**

OÍR (ESCUCHAR): - Quiere comprender sin tener que escuchar **Elaps.**

OJO (VISIÓN, LUZ, PROVERBIO, OJOS, VISTA): - Al cerrar los ojos, durante la yoga, domino
el pensamiento, no siento más mi cuerpo, sólo mi espíritu. **Ambr.**
- Mantiene bajo los ojos. **Bar-ac.**
- Espía por la cerradura, donde ya otro ojo ¡lo observa! **Cench.**
- Mantiene bajo los ojos. **Cham.**
- Como no puedo ver la perfección con mis ojos (sensible) nada atrapa mi interés. **Euphr.**
- Sueña que tiene ojos delante y detrás, el cuerpo no limita su acceso a nada. **Lac-c.**
- Sueña que pierde o rompe sus anteojos. **Lac-f.**

OLEANDER (Olnd.): - Rechaza llegar al conocimiento de la verdad por el camino del trabajo
intelectual, el razonamiento, sino que desea llegar allí instantáneamente y sin esfuerzo por la
contemplación de la belleza, comprender mirando.
- Quiere ver y extraer instantáneamente lo inteligible, comprender todo sin esfuerzo ni
perseverancia, satisfaciendo sólo sus sentidos (vista, audición), los cuales no bastan para conocer
la verdad de lo inteligible (NdT: *nada se conoce totalmente sólo con la vista y el oído, podemos
ver y tocar una cosa, pero hay que usar el intelecto para conocerla, su concepto, los sentidos
solos no bastan*). (Hn: *Al leer un libro comprende las ideas lo menos posible, y aunque haga
grandes esfuerzos por entenderlas, piensa que no tendrá éxito; sus pensamientos se vuelven
confusos y entonces ya no es más capaz de continuar con la lectura; comprende todo más
fácilmente si no piensa que desea entenderlo; entonces no ocupa su mente con ningún otro
pensamiento que no sea aquel que viene de la lectura del libro*).
- Está satisfecho porque le gusta lo que le halaga los sentidos, mientras que ver la belleza, aspecto
instantáneamente perceptible de la verdad, no significa conocimiento. Quiere que la belleza baste
para conocer la verdad. Envidia la contemplación inmediata de la verdad de su ser. La
contemplación de la belleza es más fácil que la búsqueda de la verdad, e impide la ideación [*]
abstracta.
- Al aceptar las preguntas sin querer comprenderlas absolutamente, poder incorporarse en las
respuestas (NdT: *Si quiero entender, voy a influir en la respuesta, si no quiero comprenderlo
todo, pero voy a aceptar preguntas, probablemente surjan respuestas que no estoy buscando*)
(CLH, 3 05). Esfuerzo de abstraerse en sus sentidos para encontrar sus ideas. Dios no necesita de
imágenes para conocer la verdad y pensar, el hombre si… (MS V.03)
- Espíritu vacío cuando se quiere concentrar: ha perdido el conocimiento, la comprensión de la
armonía de la creación. Lo que hace espontáneamente marcha mejor que si se aplica. (Hn: *puede
ver los objetos solo cuando los observa de lado*).
- Cuanto más reflexiona, menos lo comprende. Es Dédalo que se encierra en su laberinto, sueña
que vuela (planes) y cae sobre el agua agotado. Sólo tiene construcciones intelectuales para
alcanzar la luz que lo atrae. No puede entrar en la realidad por la reflexión: quiere convertirse en
Dios por el conocimiento intelectual de Dios.

- Ante el fracaso se refugia en la ensoñación, contempla su propia creación imaginaria independientemente de la verdad que hay que descubrir. Intolerancia al menosprecio ya que se siente despreciable y ridiculizado de no poder alcanzar el conocimiento de la belleza a la cual aspira. Lamenta en seguida sus ataques de cólera, comprendiendo que todo es su culpa.

OLFATO (NARIZ, INFALIBLE): - Desea eso que su olfato percibe, para que su bienestar sea infalible. Rechaza el trabajo de la razón por el conocimiento del bien. **Led.**

OLIBANUM SACRUM (Olib-sac.): - (Resina DEL ARBOL Boswelia carterii, incienso) Necesidad ardiente de estar tranquilo en el amor, de la inmortalidad. Responsable y sensible a la atmósfera que se "respira". Muestra su gratitud, se pone en contacto físico, en relación con un deseo de ambiente armonioso, de paz.
- Bien en sus referencias afectivas, geográficas, familiares, lugar acogedor y tranquilizador, del que no puede separarse. Se carga de tensiones emocionales, intenta aliviarlos, acompañarlos. Hipersensible, hiperactivo, incontrolable si lo sueltan, enérgico, luego agotado. (CLH, 3.2012)
- Quiere separarse de las criaturas inferiores cuyo apego le mancha su alma, lo vuelve impuro y por lo tanto inepto ante la visión de Dios, y por consecuencia a la unión con Él. Quiere, en primer lugar, disfrutar de la unión con el ser amado.
- Ahora bien la voluntad sólo descansa absolutamente cuando es el fin, ya que mientras se espere algo, no hay descanso. Es amando al otro por él mismo que se recibe alegría y felicidad.
- No se puede buscar la perfección "para" obtener el disfrute, ya que para nosotros no sería más el fin último sino el medio. Amar a los hombres por el amor de Dios, y no principalmente para obtener el disfrute, aunque el disfrute es el fruto de este amor desinteresado.
- Sólo Dios goza de sí mismo: Olib. desea esa beatitud que Dios posee y en la que disfruta infinitamente de Sí mismo. ET: anuncia una unión perfecta con el cónyuge, los hijos, sus padres, etc., y se desploma si hay una separación / no necesita de la unión, goza perfectamente de sí mismo, de la auto-contemplación de su propia perfección.

OLOR (NATURALEZA): - Placer por su propio olor. **Marb-w.**

OLVIDO (DISTRACCIÓN): - Olvida su falta por creerse inmaculada. **Cycl.**

OMBLIGO (NUTRICIÓN, UMBILICAL): - Ombligo: Lugar central de la nutrición, la rechaza. Al cortar el cordón umbilical, o posee todos los recursos personales, o no tiene ninguno. **Abrot.**
- El ombligo es la señal de la relación con el otro, la ayuda que quiere pasar. **Am-m.**
- "Su ombligo no es lo bastante grande": símbolo del poder vital que domina las fuerzas del caos. **Cench.**
- Busca el placer al concentrarse en sí mismo (ombligo, el centro de la rueda de la bicicleta), no se abre a los demás. **Diosc.**
- Tenía la impresión de estar mirando a través de los rayos de una rueda y al mismo tiempo de mantener los otros rayos, el centro estaba exactamente a nivel del ombligo. **Diosc.**
- Señal de origen, pertenencia, dependencia, no se puede ser el ombligo de la sociedad. **Oci-sa.**
- Su ombligo se desgarra, se encuentra disperso. **Stram.**

OMNIPOTENCIA (HACER UN ESFUERZO, PODER, TODO): - Quiere tener la capacidad de tener todo el poder, se agita aquí y allá sin resultados. **Apis**
- Quiere estar en acto de todo poder extraordinario, la omnipotencia. **Petr.**

OMNIPRESENCIA (MEDIO, TODO): - Quiere verlo todo, saber todo, arrojar la luz sobre todo. **Calad.**

ONCORYNCHUS TSAWYSCHA (Oncor.): - *** (salmón): (CLH 3 2012)

OPERACION: - Rechaza cualquier golpe, cualquier operación de algo sobre o en él. Toda intervención lo penetra y se le queda pegada por mucho tiempo. **Stront-c.**

OPINIÓN (CHISMORREO, REPUTACIÓN, PREJUICIO, DIFERENCIA, APRECIO, OPINIÓN): - Miedo de encontrarse con las personas y tener que justificar su opinión. Mirada huidiza, no se le respeta. **Ambr.**
- Incapaz de escuchar el punto de vista de los demás. **Chel.**
- Necesidad de consenso, aprobación de los demás, intolerancia a las opiniones divergentes. "Los puntos de vista" "comprenderse", tener un "conjunto de vistas". Su punto de vista no es la del padre, no se atreve a expresarse más o a elegir sin hacer referencia a él. **Crot-h.**
- No tiene opinión ya que no puede decidir por temor a equivocarse. **Graph.**
- Jamás da su opinión por miedo a equivocarse. **Ign.**
- No tiene opinión; no sabe qué es ni a dónde va. **Petr.**
- Posee al otro por la gentileza y la dulzura, para que su opinión le devuelva una imagen favorable. Esto muestra el motor falso de su caridad. **Puls.**

OPIUM (Op.): - Rechaza una felicidad que sólo sea participación con la felicidad absoluta, quiere la felicidad divina (la felicidad de la Esencia increada/divina) que la razón, sustancia espiritual creada, no puede proporcionar. Quiere ser él mismo el paraíso. Ignora a sus amigos o los invita con condescendencia, magnanimidad: pobres humanos, ellos no son de su naturaleza.
- Quiere aislarse / separarse de sus sentidos y del movimiento para estar en intimidad consigo mismo, y al mismo tiempo estar presente en todo, en todas las criaturas. Quiere ser fuente de sí mismo. Quiere irse al fondo de sí mismo para encontrar su esencia increada, nada puede salir de sí. Centrípeto erróneo, ya no puede ser más centrífugo. (AFADH-MS 11.2006)
- Hizo su paraíso para encontrar la beatitud. Coraje regocijante, la vida es un juego. Crea el paraíso en la noche, lo dibuja durante el día. El paraíso no es de este mundo, sino del otro. Certeza que el paraíso existe. Tranquilo ante los problemas cotidianos. ¿Por qué preocuparse de la realidad? Sus síntomas "no lo molestan".
- No rechaza el paraíso, acepta vivir allí en la perfección de este lugar, lugar de felicidad absoluta. "Cólera si se dice que delira, y se culpa a sí mismo por delirar". "Estado de felicidad total que la razón no puede proporcionar". "Los objetos son animados por la imaginación que los exalta en imágenes de placer".
- El verdadero medio, el paraíso, es otro mundo. Sobresaltado al menor ruido y una mosca sobre cualquier parte de su cuerpo es una carga para él. Proyecto gigantesco cuya realización parece fácil y natural. Facultadas agudizadas, expresión neta y convincente. "Otro yo está fuera de mí y no sé quién de los dos vencerá".
- Busca la felicidad y su inmediatez en la facilidad: cree tenerla sin participación. Aunque le teme a la triste realidad, sólo a partir de ella se puede crear su sueño: los ojos abiertos. Se esconde de los demás si vienen a recordarle que se está engañando, la auténtica realidad: no sabe cual realidad va a ganar (entre la real o la imaginaria).
- No acepta que la vida no sea siempre rosa. Escondido. (SRW XII.96)

OPORTUNIDAD (MOMENTO, OCASIÓN, BENEFICIO, PROVECHO): - Pierde la oportunidad, se enfada contra la falta de los demás. **Caps.**

OPORTUNO: - Perdió la virtud de la prudencia al no saber actuar en el momento oportuno, incapaz de elegir la conducta apropiada a la regla que regula. **Podo.**

OPOSICIÓN (CONTRARIO, MOLDE): - Diferencia y complementariedad son tomadas como opuestas; dividido entre elecciones opuestas, despreció la necesidad del cuerpo para el bien del espíritu. **Anac.**
- Soporta la oposición de los hermanos al amar a Dios en primer lugar, y a los hermanos en Él. **Hura**
- Una fuerza lo obliga a actuar en oposición a lo que sabe que le conviene hacer. **Naja**
- Se opone o se moldea al otro. **Petr.**

OPRESIÓN (ENCERRAMIENTO)

OPTIMISMO: - Optimista, es llevado a negar las cosas: "no va a llover". **Sarr.**

ORDEN - DISPOSICIÓN (ENCAJADO, ESTRUCTURA, ORGANIZAR, ARMONÍA, BELLEZA, PAZ, PRECISO): - El desorden le recuerda su impotencia a gobernar el mundo, a impedir la muerte. Periodicidad, orden, ley, medida, regla. **Ars.**
- La conservación de cada uno de su justo lugar es fuente de paz y orden entre los hombres. **Aur.**
- Se siente mejor tan pronto comienza a poner en orden su trabajo. **Brass-n-o.**
- **Carb-an.**
- Ante a un desorden inmenso, está en mí remediarlo, con todos mis recursos. **Carc.**
- Su tarea era ¿mantener el orden? (pide durmiendo retirar un obstáculo). **Cham.**
- Finalizar, le asusta porque muestra su finitud. Por lo que hace desorden y así no termina nada. **Chin.**
- Es el criterio de orden y belleza de la creación. **Coff.**
- Debe aceptar que el desorden aparente de la creación forma parte de un proyecto más vasto que él no puede concebir por su inteligencia y cuyo orden perfecto sólo se verá al final de los tiempos. **Coff.**
- Preocupado por el orden para poner de manifiesto que es el amo y no solamente una herramienta. **Ferr.**
- Orden perdido, ya que provocó todo el cataclismo al querer preservar la pureza. **Hep.**
- Quiere organizar las multitudes. Posesivo, orden que debe poder reinar sobre las asambleas. **Hyos.**
- Quiere ser el único organizador, el que presente el orden de la diversidad de las cosas. **Kali-bi.**
- Quiere el orden en las relaciones entre las personas, las cosas, según la naturaleza o el derecho, su ley. **Kali-bi.**
- Quiere ser el único actor de la reconciliación, de la puesta en orden de otras causas segundas inarmónicas. **Mang.**
- Quiere mejorar el orden de la creación según su concepción de la perfección del mundo, mejorar las relaciones sociales. **Merc.**
- Cada órgano tiene su lugar en el orden que permite el buen funcionamiento de todo. **Mur-ac.**
- Deseo de ser la luz que ordena el caos. **Plut-n.**
- Quiere el orden allí donde no está, el peligro de sus proyectos, este es el desorden. **Tarent.**
- Quiere ser astrofísico para comprender el orden del universo. **Thuj.**

ORDEN (SUMISIÓN, OBEDIENCIA): - Ya no soporta / busca mantener la estructura, la jerarquía, el orden, la cohesión, el funcionamiento perfecto, la organización de la sociedad, familia… incluso si tiene que obligar/forzar a los demás. **Apis**
- Quiere hacer un trabajo que no sea ordenado por el amo. **Tarent.**

ORDENAR (SOMETER, OBLIGAR, ORGANIZAR): - Desea ser la perfección superior a la cual todos los demás deben ser ordenados según la armonía del universo, se niega a ordenar su perfeccionamiento de acuerdo a una perfección superior. **Canth.**

- Rechaza que el Amor sea la finalidad que ordena todas las alegrías de este mundo. **Cub.**

OREJA: - Símbolo de comunicación recibida y pasiva. **Abrot.**
- Se siente las orejas cortadas por la falta de armonía del mundo. **Nat-c.**

ORGANIZAR (GUÍA, CONTROLAR, MANDAR, CONDUCTA, DIRECCIÓN, ORDEN,
  PODER): - Ya no soporta / busca mantener la estructura, la jerarquía, el orden, la cohesión, el
  funcionamiento perfecto, la organización de la sociedad, familia… incluso si tiene que
  obligar/forzar a los demás. **Apis**
- Todo está perfectamente reglamentado y organizado, pero por otro, y por un objetivo que le
  concierne pero que no conoce. **Aran.**
- La buena organización debe impedir a los demás equivocarse ya que sería responsable. **Ars.**
- Se organiza para avanzar, aprender… **Ars-s-f.**
- Quiere organizar la creación hacia la belleza, según su modelo. **Coff.**
- Sensación de desorganización interna: le teme a los cambios cuyas riendas no tiene. **Hydrog.**
- Quiere organizar las muchedumbres, los dibujos de la tapicería. **Hyos.**
- Quiere probar su eficacia y su fecundidad, parir sola el mundo y reorganizarlo. **Lil-t.**
- Quiere organizar las fiestas, lo que afecta la colectividad, satisfacer a la gente. **Mag-s.**
- Quiere que su trabajo sea reconocido, que refleje la imagen que es el organizador de las causas
  segundas que van bien. **Mang.**
- Quiere organizar el orden, la perfección, la comodidad en las relaciones sociales. **Merc.**
- Quiere organizar la armonía **Nat-c.**
- Las ideas se vuelven muy posibles, sin relación con la organización de su naturaleza. **Rob.**
- Quiere causar la unidad del mundo, que le dé un sentido a cada criatura, en el aspecto de ordenar
  las cosas consagrándoles un sentido. **Sal-fr.**
- Quiere ser la Providencia como causa organizadora, como Dios que tiene todo los medios a su
  disposición, organizar los medios y asegurar el destino a largo tiempo de antemano, llevar los
  asuntos, administrar. Organiza lo mejor posible para garantizar el futuro, pero las cosas no le
  obedecen, no son lo que quiere. **Stann.**
- Organiza todo según un plan de su inteligencia. **Thuj.**

ÓRGANO: - Quiere crear de la nada, sin órgano, sin el otro, sin Dios. **Con.**

ORGULLO [*]: - Sometido, rebajado. **Hyos.**
- Orgulloso ridículo. **Nux-m.**
- Orgulloso que se defiende de la indignidad del cuerpo y las emociones. **Staph.**

ORIENTAR (DIRECCIÓN, GEOGRAFÍA, OBJETIVO): - Se pierde fácilmente y rechaza al
  mismo tiempo pedir direcciones, o se encuentra muy bien en lugares desconocidos. **Am-m.**
- Perdió el control de sí para coordinar y perseverar hacia un fin común. **Apis**
- Rechaza que su voluntad sea orientada hacia la felicidad por Dios hasta Dios mismo, siendo de
  cierto modo obligada (voluntas ut natura) luego de elecciones libres sucesivas. **Bamb.**
- Al desear una perfección sin principio ni fin, no orienta su perfección humana hacia una
  perfección superior, y todo lo que marca el tiempo, lo que le demuestra su materialidad, lo hace
  sufrir. **Canth.**
- Tiene una lucha perdida contra sus pasiones, en lugar de orientarlas hacia su finalidad. **Daph.**
- Se niega a orientar su voluntad por la consideración del fin último, pierde el gusto de las cosas, e
  intenta compensarlo con la multiplicidad de las cosas: glotonería, se va de juerga, etc.; no soporta el
  más mínimo desacuerdo. **Ip.**
- No sabe qué es, se opone o se amolda a los otros, es un personaje; pierde el sentido de
  orientación, incluso la geográfica. **Petr.**

- No soporta que su voluntad pueda responder a un llamado que no viene de sí mismo, que esté orientada a algo diferente a él (quiere que sólo su voluntad lo ponga en movimiento). **Rhod.**
- Desea la unidad perfecta como <u>causa</u> de la unidad del mundo, que da un sentido, una <u>orientación</u> a cada criatura, en el aspecto de <u>ordenar</u> las cosas al darles un sentido. Pérdida del sentido y de la dirección de la relación, del trayecto, de las rupturas, <u>desorientación</u> en su vida, de sus actos, desaparición de los <u>proyectos</u>. **Sal-fr.**

ORIGEN (PATRIA, CAUSA, RAÍZ, FUENTE): - Rechaza la <u>dualidad</u> del <u>origen</u> / objetivo y la <u>distancia</u> que los separa. **Lars-arg.**
- Para refugiarse del peligro y tener confianza es necesario ¿tener puntos de referencia y aferrarse a unos orígenes bien definidos, huir? **Mor-o.**
- Dios inmutable es el propietario de todo y puede usarlo según su mejor placer en Sí mismo, ¡sin dejar su lugar de origen para ir a crear en otro lugar! **Sars.**

ORIGINAL (DIFERENCIA, NORMA, PAYASO, TEATRO, BANAL): - Necesita de la comunidad para mostrar su <u>originalidad</u>. Exaltación de la <u>individualidad</u> en relación a la colectividad. **Apis**
- Quiere ser <u>único</u>, <u>original</u>, mientras que cada ser humano se manifiesta (transpira) en su originalidad entre sus <u>semejantes</u>. **Azadir.**
- No hace nada original, creyéndose al mismo tiempo original, pero no se puede ser original sino es en relación con nuestro fin, el cual se ha recibido. **Form.**
- Se siente <u>banal</u>, todo lo encuentra muy banal, o ve la originalidad en cada uno. **Plat.**

ORNITHOGALUM UMBELLATUM (Orni.): - ***Estrella de Belén - Star of Bethlehem(CSM - AFADH V.01)***

OROPEL (EXHUBERANTE, BRILLO)

OSADIA (AUDACIA, ATREVIMIENTO, ALIENTO, CORAJE): - Falta de osadía. **Stann.**

OSO (LTA8954) (ANIMAL)

OTRA COSA (DIVERSIÓN): - Siente que debe hacer otra cosa. **Caust.**

OTRO - PRÓJIMO (DIFERENCIA, YO, LOS DEMÁS): - Debemos <u>conjugar</u> las dos cosas, "ser" y vivir la modificación por el <u>otro</u>. **Adans-d.**
- Perdió toda la capacidad de recibir de los otros. **Agn.**
- Los otros son un <u>obstáculo</u>, ya que no hacen el trabajo en miras al fin, sino para estar solos en su <u>éxito</u>. Sólo son buenos para rellenar/completar. **Aloe**
- Acepta la luz, el pensamiento del otro es insoportable, se encuentra que penetra en el pensamiento de los demás, o dice crudamente la <u>verdad</u>. **Alum.**
- Hay necesidad de alguien para recibir una <u>forma</u>. **Calc-s., Alum.**
- Se niega a soportar al otro. **Carb-an.**
- Saldrá adelante si los otros no <u>estorban</u> en la ejecución de sus <u>proyectos</u>. **Chin.**
- Escapa a su potencial de mal y locura al no querer ser como los adultos. **Cic.**
- Los demás ven el fondo de mi alma, y no es bonita. **Cob.**
- Molesto porque lo <u>sostienen</u> mientras él está interesado por los demás / indignación persistente porque no se interesan en él. **Cocc.**
- Quiere tanto ser una sola sustancia con el otro, su madre, o con cualquier cosa que no sea él, es pegajoso. **Coc-c.**
- La felicidad de Dios no es el resultado del proyecto del otro. **Dig.**

- No acepta recibir el conocimiento, claro para el otro que ya lo ha desarrollado: se niega a comer a pesar del hambre. Dios no recibe el conocimiento del otro. **Elaps.**
- No se puede prescindir, liberarse del pensamiento del otro. **Form.**
- Quiere llevar todo a su semejanza incluso lo que le es ajeno. **Hydr.**
- Dominación sin respeto por los demás. **Hyos.**
- Irradia por los otros, sin necesidad de los otros. Magnético, siente la gente, escucha a los demás y siente sus intenciones, como con los animales. **Kalm.**
- El ego existe sólo en relación a los demás, al exterior. **Lac-h.**
- Cálido con los otros que son incapaces de hacerlo bien. **Lil-t.**
- Intolerancia a la alteridad de las cosas y las personas. **Lyss.**
- Se ocupa de los demás sin razón, incluso cuando ya no lo necesitan más, por lo que habría que descansar/recuperarse un poco para sobrevivir. **Menis.**
- Rechaza la necesidad de la relación porque envidia la condición perfecta de uno mismo ser la armonía, sin tener necesidad de los otros. **Nat-c.**
- Existe separada, pero necesita a los otros para mostrar / sentirse que existe. **Neon**
- Es mejor que sea el pellejo del otro porque si no sería la de él mismo, y así no lo juzgan. **Nux-m.**
- La relación con el otro no es posible sin conflicto, para que no lo abandonen, pero entonces ya no es ella misma. * (LTA.86105)
- Cree que puede ascender si se hace pasar por el otro. **Pareir.**
- ¡El otro no existe cuando la palabra es para comunicar! **Paris**
- Necesidad del otro para revelar lo que es. **Petr.**
- Sin los otros, no soy nada. **Phos.**
- Todo cuenta, pero siempre cree que él no cuenta, no hace parte del proyecto de los otros. **Phys.**
- No se adapta a ninguna circunstancia, el otro no consigue lo que no existe. **Phyt.**
- Menosprecio real de los otros. No son como yo. **Plat.**
- No quiere tener necesidad de nadie, ya que él tiene todo en sí, no ser completado por ningún otro. Reflejando al otro su imagen, el vínculo le permite al otro realizarse, nombrarse. **Puls.**
- No quiere aliarse con cualquier otra cosa para construir. - Perdió la facultad de adaptarse al medio, de dejarse transformar y perfeccionar por la recepción de lo que es otro, externo a él. **Ran-b.**
- Lo quiere conocer perfectamente, separa su alma del cuerpo, que lo hace verse como otro. **Sabad.**
- Desea la simplicidad y el disfrute sin lo vegetativo, se encuentra atrapado en lo vegetativo sin el aspecto humano espiritual de la relación y el placer, sin la apertura al otro. **Sabal.**
- La alteridad [*] sólo es posible por la distancia, que es constructiva de la identidad. **Sanic.**
- No reconoce al otro, "yo conocí a otro hombre, ¡ese no es mi marido!" **Sep.**
- Todo le parece irreal, como si hubiera perdido el punto de referencia de sí mismo y de su identidad, ya que si acepta la realidad de los otros, acepta que los otros tienen una forma de ser que no es, prueba de que él no es el creador universal. **Spong.**
- Quiere someter a los otros a los proyectos que tiene para ellos. **Spong.**
- Quiere enriquecer el habla y el pensamiento sin necesidad del otro. **Stict.**
- Se apoya en los otros para avanzar. - Su existencia está condicionada por la presencia del otro. **Stict.**
- La obra de la inteligencia humana debe estar en conexión con otras inteligencias. **Thuj.**
- El hombre sólo sale de la animalidad y de la dignidad humana por el encuentro con los demás (los otros).**Urol-h.**
- Rechaza su función progenitora en sinergia con los demás. Quiere crear un ser semejante a Dios por la palabra y el aliento, por sí y para sí, negándose a encontrarse con el otro. Nada puede incorporarlo al otro, se estrangula, se anudan los intestinos, se queda solo. **Ustil.**
- Incapaz de recibir la bondad de los demás, tanto que quisiera que viniera de sí mismo. **Ustil.**
- Debe aceptar lo que el otro es y vive, sin pensar que es falso. **Valer.**

OVEJA (ANIMAL)

OXALICUM ACIDUM (Ox-ac.): - Quiere realizar su camino de vida, su niño interior. (CLH 3.01)
- Al querer el carácter sustancial del pensamiento, esto lo modifica corporalmente. Lo que piensa
  se produce o lo empeora: dolores, hipo, palpitaciones. Su idea subjetiva de la realidad, lo que
  produce a partir de lo real ya no es adecuado a lo real.
- Envidia el acto de intelección [*] sustancial, que comunica la existencia, engendra. Ideas claras,
  amor y deseo de descendencia, movimientos fáciles, y escurridizo. (AFADH I.92)

OXÍGENO (APAGAR)

OXYGENIUM (Oxyg.): - Cree que debe ser grande en este mundo para ser feliz, grandes espacios
  abiertos, se encuentra enemigos. Se siente como un gusano, burlado, avergonzado. La pequeñez
  permite abrirse, recibir, con la grandeza debe protegerse (corre el riesgo de perder lo que es).
  (FDR 12 07)

OZONUM (Ozon.)

P

PACIENCIA (DURACIÓN): - Paciente en el trabajo pero no con la familia. **Zinc.**

PACIFICADOR (RECONCILIAR, PAZ)

PACTO (ALIANZA, CONTRATO): - Amargura y sufrimiento por ruptura de alianza, de pacto.
  Mang.

PADRES (NIÑO, GENERAR, FAMILIA): - Mantiene contacto por mucho tiempo con los padres,
  por la inseguridad que representa estar fuera del útero (casa), duerme en posición fetal. **Bry.**
- Su punto de vista no es la del padre, no se atreve a expresarse más o a elegir sin hacer referencia
  a él. **Crot-h.**
- Necesidad / duda por sus capacidades de paternidad. Quiere la fecundidad del padre, y duda de su
  capacidad de engendrar, de educar. **Lyc.**
- Habría debido poder mantener a sus padres unidos. (ZRN 94-1190) **Lyc.**
- Se ofende por sus padres. **Mag-c.**
- Se vuelve la fuente de su fuente: amamanta a su madre / está tan involucrado con sus padres que
  se agota y no puede regenerarse, considerando que es de ellos de quien debería recibir. **Menis.**
- Al querer la inmortalidad del padre y su responsabilidad, lo deja y quiere alejarse, pero luego
  vuelve. Si el hijo quiere volverse padre, uno de los dos debe irse. Vuelve a su casa presentándose
  no como el hijo, sino como el esclavo del padre. Quiere la casa del padre, quiere robarle la
  paternidad a Dios al querer ser responsable de la humanidad. Se encuentra separado de Dios,
  como es separado de su casa cuando parte. **Ph-ac.**
- Ora por sus padres muertos, temor a ofenderlos, perdió la protección / los pequeños cuidados de
  ellos de su ser viviente. **Sars.**
- Rechaza a sus padres o es un parásito de ellos. **Sec.**

PAGAR (CHIVO EXPIATORIO, EXPIAR, VÍCTIMA): - Que no de tanta pena, de todas maneras
  todos van a pagar por lo que nosotros hicimos. **Cupr.**
- Trabajo difícil, y a cambio se siente mal pagado. **Falco-pe.**

- Es demasiado digno para responder con sus agallas, su carne, pero no se resigna a esta humillación no merecida: pagar por los demás. **Staph.**

PÁGINA (ETAPA, VOLVER): - Debe aceptar dejar el <u>pasado</u>, la historia <u>familiar</u> que lo retiene. Si <u>sigo</u> a mis padres y ellos <u>retroceden</u>, me van a aplastar. **Sars.**

PAJAREAR: - Desea irradiar, difundir, la palabra como simple emanación, exhalación de sí mismo… pajarea [*], habla sin interesarse si las personas le están escuchando sus palabras. **Stict.**

PÁJARO (ANIMAL, LIGEREZA, LIBERTAD, PLUMA, VOLAR)

PALABRA - VOCABLO (AIRE, COMUNICAR, VIENTO, GRANDILOCUENCIA, CONCEPTO): - Habla con sus <u>animales</u>, ¡nos <u>comprendemos</u> bien! **Aeth.**
- La <u>palabra</u> es demasiada débil para lograr la <u>unidad</u> con el otro. **Agra.**
- Busca siempre la palabra justa. **Alum.**
- Sufre de una sociedad donde no tiene la palabra. **Anan.**
- Preocupación por el <u>valor</u> de la <u>palabra</u> dada. **Ars-s-f.**
- Fascinado por la <u>inteligencia</u>, la relación de <u>connivencia</u> [*] verbal con el otro, los juegos de palabra. **Berb.**
- Quiere que su palabra sea eficiente, que el otro comprenda el mensaje superior. Quiere <u>comunicar</u> sin el lenguaje ni los signos sensibles, por <u>iluminación</u>. **Bufo**
- "Hay cosas que no se dicen", no se atreve, está maldito, debe expiar. **Carc.**
- Cambio de juicio sobre la mejor manera de expresarse. **Croc.**
- En primer lugar debe <u>pensar</u> su palabra antes de hablar lo que está pensando. **Diosc.**
- No se habla para decir nada. **Dros.**
- Mejor cuando <u>habla</u>, actividad inmóvil casi divina que le permite disfrutar de sí mismo. **Fago.**
- Desea escuchar palabras sublimes, pero no decirlas él mismo. **Ham.**
- Ha sido engañado por las buenas palabras. **Iod.**
- Toda palabra que viene de lo alto se transforma en <u>regla</u>, herramienta de <u>poder</u> sobre los demás. **Lil-t.**
- Habló de lo que creía <u>adivinar</u> y ya no tiene más derecho a la palabra, lo que dijo, era del "<u>viento</u>". Intolerante a lo que se habla de él. **Mosch.**
- Cree hablar falsamente, que su palabra no está adecuada a la <u>verdad</u>. **Nit-ac.**
- (Am-c.): - Expresa lo que no debe o lo que no quiere decir
- El cuerpo y los sentidos son necesarios en la elaboración de <u>conceptos</u> que serán emitidos por la <u>palabra</u>. **Paris**
- No soporta que se <u>hable</u> de él delante de él. **Ph-ac.**
- Una palabra deformada sobre los demás y sobre el mundo que le da vueltas en su cabeza. **Plat.**
- Intolerante a los que hablan demasiado. **Rhus-t.**
- Rechaza la <u>dignidad</u> del <u>cuerpo</u>, pierde la dignidad de su ser, la palabra y la voz: palabra <u>creativa</u>. **Staph.**
- Necesidad de <u>hablar</u>, en <u>testimonio</u> de su felicidad y con <u>parloteo</u> / la felicidad es imposible en esta situación. **Tarax.**
- Quiere <u>expresarse</u> completamente en una única <u>palabra</u>, pierde la <u>continuidad</u> del <u>discurso</u>, de sus ideas. No lo <u>comprenden</u>, no puede decirse la verdad completamente a través de una palabra demasiado pobre. **Viol-o.**
- No soporta a quienes hablan sin <u>actuar</u>. **Zinc.**

PALABRA (AIRE, VIENTO, DIÁLOGO, LENGUA): - Los <u>minusválidos</u>, los <u>animales</u>, los bebés con los cuales la <u>relación</u> es verdadera, lo <u>comprenden</u>…y que no se detienen en las palabras. **Aeth.**

- Busca siempre la palabra justa. **Alum.**
- Juego de palabras y connivencia [*] por las palabras. **Berb.**
- Quiere ser <u>comprendido</u> instantáneamente: <u>eyaculador</u> precoz en palabra, la primera palabra debería bastar para <u>fecundar</u>. **Bufo**
- Quiere tener <u>ideas</u> claras, encontrar las palabras por una <u>filosofía</u> y un espíritu refinado. **Cann-s.**
- Humillado si utiliza una palabra dulce, pero con miedo de desencadenar una reacción negativa si usa una palabra demasiado firme. **Croc.**
- Se le olvidan las palabras cuando escribe, el <u>cuerpo</u> del pensamiento. **Sabad.**
- Todo lo hiere, pero sobre todo las palabras. **Tell.**
- Exige que además del <u>concepto</u> que llevan las <u>palabras</u>, el interlocutor reciba toda la <u>emoción</u> que está puesta allí. **Viol-o.**
- Quiere <u>enriquecerse</u> por la palabra y por el pensamiento pero sin necesidad del <u>otro</u>. **Stict.**

PALACIO: - Palacio oscilante, en imagen de lo que es falso de querer invadir todo por el espíritu o el cuerpo. **Glon.**

PALLADIUM METALLICUM (Pall.): - Dios lee en nuestros corazones y sabe que Él es el bien último y es alabado en todas las religiones, y Lo buscamos detrás de todo bien. Desea ser el <u>bien</u> que los otros buscan, llamar la atención de todos, ser el <u>mayor</u>.
- Pero como no puede leer el corazón de los otros, siempre se <u>tranquiliza</u> con los <u>elogios</u>, <u>aprobaciones</u> y <u>halagos</u> que busca con entusiasmo en <u>sociedad</u>, pero tan pronto se queda solo, corre el riesgo de sentirse completamente agotado. Quiere ser admirado como si fuera de una naturaleza divina, como el hijo amado del Padre. (AFADH MS 12.07)
- Importancia de la <u>opinión</u> de los demás y de su <u>aprobación</u> (quiere una corte de hombres a sus pies, adora a su cónyuge si la adula. Es feliz cuando dice "él aún me corteja"): brillando en la <u>compañía</u> que busca, pero agotado después de tantos esfuerzos para <u>valorizarse</u>.
- No acepta la pobreza inherente al amor. Hace regalos: quiere ser bueno por sus acciones. Paciente solamente con los niños porque son quienes admiran al adulto automáticamente: no lo subestiman, no lo insultan, es grande. Búsqueda banal de su corte: vaga en construcciones y escaleras vacías.
- Él mismo se siente vacío (un animal le muerde los intestinos) si no recibe del exterior un reflejo de la imagen de su belleza / bondad interior, la cual trata con tanto afán de persuadir a los que le rodean. Está sin consistencia interior, abandonado. Los ojos de la carne no pueden ver la belleza del alma, por lo tanto ¡es inútil querer mostrarla! El castigo es merecido: calma, piensa tranquilamente en la muerte.

PALOMA (ANIMAL, PAZ)

PANORAMA (VISTA): - Desea una <u>visión</u> panorámica, circular, sin tener que subirse, sin <u>obstáculos</u>, ni tener que elevarse, ni avanzar o pensar para que el <u>trabajo</u> se haga. **Brass-n-o.**

PANTANO (CIÉNAGA): - <u>Envidioso</u> porque no tiene <u>suerte</u>, no siente <u>vergüenza</u>, nada es su falta, <u>libertinaje</u>, se <u>empantana</u> porque esto le alivia sus <u>tensiones</u>[41]. **Cub.**

PAPÁ (PADRE, GENERAR, PATRÓN, JERARQUÍA): - Rechazado por su <u>padre</u> y sin <u>comunión</u> con él por haber buscado el <u>conocimiento</u> al cual no tiene derecho, por haber expresado en función a sus <u>puntos de vista</u>, sin hacer <u>referencia</u> a él. **Crot-h.**
- Encarna la cualidad perfecta, la dignidad del padre. **Lyc.**
- <u>Ridículo</u> en relación a su padre que lo sabe todo... **Nux-m.**

---

[41] Se toma la libertad de hacer cualquier cosa "sucia", sexual, social y no le importa, ignora su educación, sus principios. Al ensuciarse se libera de sus tensiones, sin pelearse consigo mismo.

PAPELES (IDENTIDAD)

PARAÍSO - INFIERNO (IDEAL, MEDIO, LUGAR): - Está encima de la puerta del infierno y tiene miedo de caer. **Agar.**
- El se maneja en su paraíso interior y es intolerante a quien perturbe su auto-contemplación. **Arg-met.**
- Está en el infierno. **Bell.**
- al *"Muy activo, feliz; se siente como una recién nacida; la habitación y todos los objetos parecen más claros y más agradables"*. **Canth.**
- No puede apreciar más este mundo creado. Se consuela soñando con bellezas paradisíacas, del mundo de las ideas y de las formas. **Coff.**
- al *"Siente como si fuera un recién nacido en este mundo, y es abrumado con asombro de su novedad y todo su entorno"*. **Cori-r.**
- El infierno no es lo suficientemente horrible para aquellos que se lo merecen. **Nit-ac.**
- Niega el paraíso recibido que se impone a la fuerza como insuficiente. Vive allí como en un lugar impuesto, no elegido, mientras que Dios tiene un lugar mejor. **Nux-m.**
- Hizo su paraíso para encontrar la beatitud. Crea el paraíso en la noche, lo dibuja durante el día. El paraíso no es de este mundo, sino del otro. Certeza que el paraíso existe, por lo tanto existe. Tranquilo ante los problemas cotidianos. ¿Por qué preocuparse de la realidad? No niega el paraíso, acepta vivir allí en la perfección de este lugar, lugar de felicidad absoluta. **Op.**
- Sueña con el paraíso, pero es para después, es necesario para soportar el presente. **Sel.**

PARANORMAL (ORIGINALIDAD, IMAGINAR, REALIDAD): - Vive en tensión entre la realidad y lo paranormal. Conocimiento doloroso del mundo paranormal. **Phos.**
- Vive en un mundo paranormal. **Zinc.**

PARAR (CONTINUIDAD, JUZGAR, PROCESO): - Abrumado por el mundo, el ritmo: "¡paren el mundo que me quiero bajar!" **Cocc.**

PARÁSITO (DEPENDENCIA, POSEER, OTRO): - Quiere ser alimentado por infusión, pasivamente, como un parásito. **Arg-n.**
- Toma la generación como parasitismo: engendrar = morir / se comporta como un parásito con sus seres cercanos. **Sec.**

PARCIAL (ABSOLUTO): - Rechaza la contingencia, la parcialidad de la capacidad humana de abstracción, cree que deforma la realidad con el pretexto de que la conoce parcialmente, y el objeto se vuelve indiferente. **Euphr.**
- La totalidad objetiva y subjetiva que deseo transmitir con mis palabras sólo es llevada por la mitad o parcialmente. No se puede decir todo con una sola palabra. **Viol-o.**

PARECIDO (IGUAL, SIMILAR, CAMBIAR, OTRO, SEMEJANTE): - Es necesario que sea igual, como la primera vez, como al principio. **Vip.**

PARED - MURALLA: (LÍMITE, FORTALEZA, BLINDAR, ABRIRSE, TAPAR, CERRAR): - Roza las paredes en la calle. **Arg-n.**
- Rechaza los límites de la materia, ve muros por todas partes. La individualización los separa. **Lac-c.**
- Imagen de una fortaleza que ensancha sus murallas para defenderse mejor del exterior. ¡Torre que está sitiada! **Nat-ar.**

PAREIRA BRAVA (Pareir.): - (Chondodendron tomentosum) Liana que se congela en el agua, liana para las serpientes, liana pata de caballo, enredadera. Madera de capas concéntricas separables, componentes del curare. Debe presionar la frente contra el suelo para poder pasar algunas gotas de orina que le quema. Induración cartilaginosa de la vejiga.
- Viña virgen, que quiere abrazar su soporte y mostrar que se mantiene en pie por sí mismo, ocultando que sólo puede existir por el otro. Quiere levantarse y negar su soporte. Quiere poner de manifiesto que tiene sus propios recursos.
- Quiere dominar el cuerpo, se encuentra tiranizado por aquél a quien se debe postrarse. (ST I C96 a2 "El primer hombre, ¿dominaba o no dominaba sobre todas las demás criaturas?" / el hombre en estado inocente ¿dominaría todas las criaturas?). Al someterse, quiere que le reconozcan un valor que no tiene. (GRAPH VII.92)

PARIR-PARTO (GENERAR, HIJOS, PADRES, INFANTE): - Se ciega para no sufrir por la biología, por los esfuerzos, por el parto, las emociones, las preocupaciones… **Aster.**
- Miedo al parto, puesto que no está segura de la perfección de su obra. **Naja**

PARIS QUADRIFOLIA (Paris): - Incapaz de asumir su sentimiento de ser único. Niño mimado que por su cháchara, quiere convencer de su importancia, habla siempre de sí. Recibir al otro y el intercambio son excluyentes, reserva todo por su ego. (CLH 03)
- *"Como si todo pareciera rugoso"*. No es de la misma sustancia de los demás. El cuerpo y los sentidos son necesarios en la elaboración de conceptos que serán emitidos por la palabra. *"Tendencia a molestarse por bagatelas y se alivia a sí mismo con palabras despectivas"*.
- Verde de putrefacción. Hinchado y dilatado por cualquier cosa falsa, corrupta. Discurso separado de su pensamiento, del que sin embargo se deleita: habla sin tener nada que decir, sin pensar (Sticta). Quiere revelarse casi sustancialmente por su palabra, glorificarse por y para sí mismo, pierde el sentido.
- El discurso excluye el cuerpo. ¡El otro no existe cuando la palabra es para comunicar! (AFADH I.94)

PARLOTEO (PALABRERÍA, CHISMORREO, COMADREO, VIENTO, PALABRA): - El parloteo no es un mensaje. **Prun.**
- El chisme es la propiedad de aquellos que no tienen el valor de ponerse a trabajar. **Tarax.**

PÁRPADO: - Párpados demasiado cortos, no puede cerrar los ojos: rechaza conocerlo ya que eso lo modifica: es forzado a deber conocer permanentemente, no puede reposar la vista: protrusión de los ojos. **Guaj.**

PARTE (TOTAL COMPOSICIÓN, TODO): - Dios no es parte de un todo al que debe adaptar su vocación. Él es el mejor, y el todo. No se articula con las otras partes que formarían el todo con Él. **Act-sp.**
- Perder un pedazo = destrucción de la unidad original y de sí mismo. Sin identidad fuera del grupo. **Agath-a.**
- No se puede acercar a las partes que le darían sentido al todo, al conjunto. **All-c.**
- Vasodilatación en lo alto de la cabeza, constricción en la periferia y la parte inferior del cuerpo: mala distribución de la sangre y calor que se siente en ciertas partes del cuerpo, dejando otras partes congeladas. **Aml-n.**
- Intolerante a ser uno y estar compuesto de partes. **Bapt.**
- ¿Llegar a la felicidad de los pequeños bienes parciales intermediarios? **Bism.**
- A1-77: *"Persona creída vacía"*. Quiere que el miembro que utiliza no tuviera existencia propia: como resultado el pie se vuelve tan grande como todo el cuerpo. **Daph.**
- Sacrifica una parte para salvar el todo. **Kali-bi.**

- Un <u>todo</u> que pierde una <u>parte</u> ya no existe más, está <u>vacío</u>. **Lac-d.**
- Exalta la parte en relación al todo, tanto que quisiera que ninguna de las partes se vea perjudicada. **Mang.**
- Todo lo que es *uno* puede ser separado, todo puede romperse en <u>pedazos</u>. **Nicc.**
- Formar parte: Siempre cree que él no <u>cuenta</u>, que no le prestan <u>atención</u>, que no hace <u>parte</u> del proyecto de los <u>otros</u>. **Phys.**
- Quiere ser único, el <u>elegido</u>, nadie es como él, no hace parte de ningún conjunto. **Plat.**
- Una parte toma todo el resto. **Tell.**
- La <u>totalidad</u> objetiva y subjetiva que deseo <u>transmitir</u> con mis palabras sólo es llevada por la mitad o <u>parcialmente</u>. No se puede decir todo con una sola <u>palabra</u>. **Viol-o.**

PARTE "PARTE A" (DIFERENCIA, NORMA, ORIGINALIDAD, LUGAR, SEPARAR)

PARTE ENTERA: - Cada pedazo quiere ser tomado como si fuera la <u>pieza completa</u>, quiere su derecho a existencia frente al otro pedazo, y se separa de <u>todo</u>, de ahí la <u>putrefacción</u>. **Bapt.**

PARTENOGÉNESIS (FERTILIDAD, FECUNDIDAD): - Se cree más amado si <u>crea</u>, si es <u>fecundo</u>, y producir su fruto por sí mismo, por partenogénesis. **Murx.**

PARTICIPAR [*] (COLABORAR, AYUDA): - Si se <u>respetan</u> mi libertad y mi responsabilidad, puedo decidir participar plenamente en la obra común. **Aloe**
- Quiere entregarse a sí mismo a su <u>misión</u>, participar en la decisión, no se <u>integra</u> como un pequeño elemento del todo por una <u>finalidad</u> que pueda comprender. **Apis**
- El <u>bullicio</u> le conviene sólo si participa en él. **Apis**
- Quiere alimentarse por <u>infusión</u>, sin participar, como un <u>parásito</u>, rechaza participar con su <u>trabajo</u> en la edificación del mundo. **Arg-n.**
- No puede comprender que cada <u>parte</u> debe participar en la <u>unidad</u>. **Bapt.**
- No le gusta esta <u>autonomía</u> que lo obliga a participar en el <u>mantenimiento</u> de su vida. **Cham.**
- Ha negado la participación de Dios en el <u>acto</u> creativo del hombre. **Con.**
- Rechaza una <u>felicidad</u> que sólo sea <u>participación</u> con la felicidad absoluta, quiere la felicidad divina (la felicidad de la Esencia increada/divina) que la <u>razón</u>, sustancia espiritual creada, no puede proporcionar. Busca la <u>felicidad</u> inmediata en la <u>facilidad</u>: cree que lo tiene sin participar. **Op.**
- Quiere compartir su autonomía con todos. AQUÉL que hace participar toda cosa en su ser. **Prometh.**
- La materia prima no logra su objetivo si no participa[42]. **Rhus-t.**
- Intolerancia hacia aquello que participa/interviene en su vida. **Sil.**
- Odio contra el <u>poder</u> en el cual no participa. **Verat.**

PARTICULAR: - No quiere <u>pertenecer</u> a ningún <u>grupo</u>. Impresión de ser excluido de la sociedad, lo es a veces, ya que es muy <u>particular</u>. **Yttrb-met.**

PARTIDO (POSICIÓN): - No toma partido, quiere que cada pieza se ajuste al conjunto. **Phyt.**

PARTIR - VOLVER A SALIR: - Rechaza que la vida sea una <u>sucesión</u> de actividad y descanso, que sea necesario tener que volver a salir/partir siempre, que no se haya alcanzado nada <u>definitivo</u>. **Ars-h.**

---

[42] La madera, como la piedra, es una materia prima sin mensaje cuando no se transforma. Tiene que ser transformada/trabajada para expresar algo, y esta transformación hace que la madera sea más expresiva. La madera es participativa del trabajo que hace el escultor con ella misma.

PASADO (PRESENTE)

PASAJE, (TRANSICIÓN, MENOPAUSIA, CRECIMIENTO, ETAPA, MOVIMIENTO, OBSTRUCCIÓN): - ¿Cuánto tiempo durará esta menopausia, este pasaje? **Carb-v.**
- Preocupación del pasaje de un estado al otro. **Carb-v.**
- Dificultad de pasar al acto, inercia. **Graph.**
- Miedo del alba, transición de a… **Kali-i.**
- Dificultad de deber dar el paso de la potencialidad al acto. **Petr.**
- El pasaje es malo o no se puede hacer, se tranca. **Phyt.**
- Rechaza la progresividad del pasaje, quiere hacer el pasaje, la transición, a toda velocidad, como si esta etapa intermedia no existiera. **Pip-m.**
- Rozar: todo pasa, nada se hace, incluso los alimentos, no guarda nada. **Sanic.**
- Dificultad de pasar al acto, inercia. **Tarax.**

PASAR LA PÁGINA: - Debe aceptar dejar el pasado, la historia familiar que lo retiene. Si sigo a mis padres y ellos retroceden, me van a aplastar. **Sars.**

PASIÓN [*] (EMOCIÓN, SUFRIMIENTO): - Dificultad para entender que el espíritu sea el amo de las pasiones porque no aceptó el compuesto alma-cuerpo. **Anac.**
- Se niega a trabajar en la unidad de su ser por el control de sus pasiones, de someterse al tiempo. **Carb-f.**
- Deja hablar sus pasiones animales. **Carc.**
- Quiere controlar el estado emocional de todas sus etapas, sensitivo, vegetativo. **Cimic.**
- Pasión/razón, alternancia. **Croc.**
- No otorga por amor, incapaz de regular sus pasiones y lo intenta por el intelecto: ya no puede amar más. **Croc.**
- Tiene una lucha perdida contra sus pasiones, en lugar de orientarlas hacia su finalidad. **Daph.**
- Su amistad es puramente espiritual, aprisionada, encierra sus sentimientos debido a que todas sus pasiones se ven como malas, no hay contacto con sus sentimientos / muy consciente de sus órganos y del medio ambiente. **Germ-met.**
- Quiere un conocimiento inmediato del valor por el inconsciente, es trastornado por sus pasiones. **Ign.**
- Se siente manipulado desde adentro por sus pasiones animales. **Tarent.**
- Terrible en sus juicios hacia aquellos que se entregan a la pasión. **Zinc.**

PASIVIDAD - PASIVO (SUMISIÓN, SUFRIR, ACTO, TRABAJO, FLOTAR, PERSEVERAR): - No acepta la pasividad de su transformación. **Carb-v.**
- Intolerancia a ser materia pasiva que el cuchillo transforma. **Con.**
- Rebelión contra esa sensación de ser un principio pasivo. **Crot-c.**
- Dificultad de pasar al acto, inercia. **Graph.**
- Quiere ser perfecto sin necesidad de una metamorfosis pasiva a partir de un estado previo inconcluso, temporal. **Hydrog.**
- Rechaza disfrutar de las cosas agradables de la pasividad. **Kreos.**
- Todo lo que sufre pasivamente y se produce en él se convierte en violencia, como una vida extranjera. **Sang.**
- Pasivo si no lo estimulan. **Tarax.**

PASIVO: - No puede vivir pasivamente aquello que viene del exterior, quiere encontrar su propio ritmo, sin depender. **Sang.**

PASO (MARCHAR, ESCALERA, PROVERBIOS, ETAPA): - Desea crear, a partir de nada, sin sucesión de actos en el tiempo, sin etapas ni movimientos, como Dios, y no generar paso a paso, durante un tiempo. **Ther.**

PASO A PASO: - Rechaza el modo humano discursivo y lógico de pensar, de proceder por etapas, paso a paso. **Kali-i.**

PASO EN FALSO (véase NO)

PASO, primer (COMIENZO, PASO EN FALSO, ARRANQUE): - Inerte que se pone a trabajar tan pronto le sugieren una actividad (SVM). **Helon.**
- Miedo que un error de juicio de que una cosa sea buena o mala le haga caer en la degradación y la vergüenza. **Led.**

PASTOR - SACERDOTE (RELIGIÓN, POSEER, MAGIA, VIDENCIA): - Ha sido manipulado por su pastor, como el zombi por el brujo vudú. **Meli.**
- Un sacerdote descubrió su crimen. **Nat-s.**

PASTOR (MANADA, CONDUCIR, GUÍA): - Quiere su propia lucidez y no depender del pastor cuando se ha equivocado. **Nux-m.**
- Sueña que es un pastor: sabe dónde va, no es un misterio. **Ph-ac.**

PATCHWORK (ROMPECABEZAS, RETAZOS)

PATERNIDAD (GENERAR, PADRE, PAPÁ)

PATRIMONIO (HERENCIA): - Cree poder dominar su ser al dominar el patrimonio, la herencia, el lugar de nacimiento, soportes momentáneos y accidentales de su devenir, pero que no son el fundamento necesario de su ser: Dios inmutable. Protege el patrimonio ya que es el amor a los antepasados, y le teme que se venguen si los vende. **Sars.**

PATRIOTA (RACISTA, EXTRANJERO): - Patriota como referencia moral. **Caps.**

PATRÓN (PADRE): - Idealiza al patrón, su papel ante los empleados, niños, enfermos. **Lyc.**

PAVO (ANIMAL)

PAVO REAL (ANIMAL): - Pavo real. **Hyos.**
- Pavo real. **Nux-m.**

PAYASO (BUFÓN, DISFRAZ, MARIONETA, RISA): - Quiere jugar al payaso y no pertenecer a esta humanidad loca. **Cic.**

PAZ (TRANQUILIDAD, SERENIDAD, PLACER, MOVIMIENTO, ORDEN, INTERIORIDAD, ORACIÓN): - Debe pacificar a los convidados. **Apis**
- Quiere gozar la paz perfecta, tener la beatitud como naturaleza, que nada del exterior hiera. **Arg-met.**
- Desea estar en paz y no ante su incompetencia para preservar a los demás de la muerte. **Arn.**
- La conservación de cada uno en su justo lugar es la fuente de paz y orden entre los hombres. **Aur.**
- Síndrome de deslizamiento: *déjenme morir en paz*: busca la muerte, la paz eterna. **Cadm-s.**

- Paz perdida al haber dejado su <u>humilde</u> puesto; desea estar en paz para no ser responsable de una carga excesiva al ser un <u>gran</u> hombre. Pierde la paz por la <u>posición</u> alcanzada de tan alta <u>responsabilidad</u>. **Cupr.**
- Todos los movimientos del apetito están en reposo. Sólo está en este mundo como un potencial, imperfecto. Sólo Dios es la paz del hombre. **Euph.**
- Quiere hacer la <u>paz</u> con el enemigo, sin <u>camino</u> para llegar allá, una <u>reciprocidad</u> automática. **Hura**
- Pacificador y sensible a las disputas. **Mag-c.**

PECADO (FALTA): - El pecado, del que está convencido, provoca la ruptura, lo desconecta de Dios. Se quiere confesar. **Thuj.**

PEDAZO - FRACCIÓN (PARTIDA, COMPONER, DISLOCAR, ROMPECABEZAS, UNIÓN): - Perder un <u>pedazo</u> = destrucción de la <u>unidad</u> original y de sí mismo. Sin <u>identidad</u> fuera del <u>grupo</u>. **Agath-a.**

PEDESTAL (LUGAR): - Su <u>servicio</u> a la <u>organización</u> de la <u>alegría</u> lo coloca en un pedestal. **Mag-s.**

PEDICULUS CAPITIS (Pedic.): - Buen rey preocupado por el bienestar de su pueblo o <u>tirano</u> que perdió el poder. Pierde las virtudes necesarias para comandar, al usurparlo.
- Pierde más que las virtudes, pierde la autoridad misma, puesto que le debe lealtad al otro: doblar la rodilla (véase. condiciones de la autoridad legítima: ST I-II C105). Envidia los Derechos divinos que no son establecidos por otro sino por Sí mismo.
- Trata siempre de tomar el poder allí dónde no se le ha pedido nada El piojo se <u>apodera</u> de la comezón, la cabeza no hace más que <u>obedecerle</u> si la manda a rascarse. (GRAPH IX.00, AFADH 04)

PEDOFILIA: - (GGD, CGH 9 .00) **Verb.**

PEGAR – COLAR: - Quiere tanto ser <u>una</u> sola sustancia con el <u>otro</u>, su madre, o cualquier cosa que no sea él, que es <u>pegajoso</u>. **Coc-c.**
- Quiere ser la causa de la <u>unidad</u> de las cosas, crea cordones con los que rodea, se vuelve <u>pegajoso</u>. Secreciones pegajosas: nada puede escaparse de los <u>límites</u>. **Kali-bi.**
- Rechaza cualquier <u>golpe</u>, cualquier <u>operación</u> de algo sobre o en él. Toda intervención lo <u>penetra</u> y se le queda <u>pegada</u> por mucho tiempo. **Stront-c.**

PELIGRO (PRUDENCIA, RIESGO, BOMBA, SORPRESA): - Riesgo de no alcanzar la prudencia de la vejez, ya que todo tipo de <u>peligro</u> siempre lo ponen a las puertas de la muerte. **Acon.**
- Rechaza la prudencia necesaria en la fuerza para vencer, <u>fanfarrón</u>. (DD: **Peti**) **Asc-t.**
- <u>Inerte</u> delante todos estos peligros imposibles de <u>evitar</u>. **Gels.**
- Ve su <u>límite</u> delante del peligro, ya que se da cuenta que no <u>domina</u> todo con su intelecto. **Ind.**
- Debemos reflexionar sobre el mérito de nuestras acciones para evitar el <u>peligro</u>, también tomar en cuenta nuestras <u>experiencias</u>, no olvidar nada. **Mill.**
- Rechaza este lugar del paraíso, no por ser impuesto, sino porque no parece <u>perfecto</u>, ya que se debe reflexionar, estar <u>lúcido</u>, para estar bien, ¡con su perfección y sus <u>peligros</u>! **Nux-m.**
- Se siente siempre que está ante un peligro desconocido, y busca la manera de <u>protegerse</u> de este medio tan peligroso, o se hace el <u>fanfarrón</u>. **Peti.**

PENA (DOLOR, ESFUERZO): - Que no de tanta pena, de todas maneras todos van a pagar por lo que nosotros hicimos. **Cupr.**

PENE: - Mujer que desea un pene, que no le falte nada para su perfección. **Cycl.**

PENETRAR (INVADIR): - Quiere penetrar los secretos de los riñones y los corazones. No es más que un voyeur. **Cench.**
- Se cierra, se rodea de callosidades que impiden que el exterior penetre. **Graph.**
- Quiere penetrar al otro para dominarlo, pero no ser penetrado por algo que no le permita ser dueño de sí mismo. **Lyss.**
- Desea dejarlo todo entrar sin filtrar sus sensaciones, todo lo penetra, sin retroceder delante de lo que lo alcanza, lo que siente/experimenta. **Manc.**
- Se vuelve la presa de todos aquellos que lo quieren penetrar, poseer. Rechaza que su fuente de vida lo penetre y lo limite por su bien. **Mand.**
- Miedo de todo aquello que lo pueda penetrar: fantasmas, bromas, electricidad, microbios. **Ran-b.**
- Siente como la ayuda por la penetración (sexual, intelectual) no es necesaria en su proceso creativo. **Sabin.**
- Rechaza todo choque, toda operación en él o sobre él. Toda intervención lo penetra y se le queda pegada encima por largo tiempo. **Stront-c.**

PENSAMIENTO [*] – PENSAR (ESPÍRITU, IDEA, REFLEXIONAR): - Durante la yoga, domino el pensamiento, no siento más mi cuerpo. **Ambr.**
- Quiere que el pensamiento sea acto, se siente víctima de la motricidad. **Ant-t.**
- Así como el pensamiento debe ser apoyado por la acción, de la misma manera el tiempo permite organizar la realidad. **Aran.**
- Desprecia el pensamiento abstracto porque le parece una masturbación intelectual, quiere conocer sin reflexionar. **Bothr.**
- No sabe si pensó hacerlo o si realmente lo hizo. **Calad.**
- Para un adulto, es normal que el padre evolucione hacia la enfermedad, la muerte, (*al – Sueños… que su madre…, estaba enferma, sin haber pensado en ella el día anterior*), pero sería normal pensar eso de antemano para desprenderse de eso adecuadamente. **Cast-eq.**
- Hasta capta el pensamiento de los demás. **Cench.**
- Cree que no puede pensar. **Chel.**
- Las ideas están hechas para ponerlas en práctica instantáneamente. No se puede dejar de pensar. Quiere el pensamiento creativo que se aplica a todo simultáneamente. **Chin.**
- Demasiados pensamientos: materialización del pensamiento, o ¿demasiado entusiasmado y huye del cuerpo? **Coff.**
- Quiere que su pensamiento dirija su organismo. **Daph.**
- En primer lugar debe pensar su palabra antes de hablar lo que está pensando. **Diosc.**
- Problema para expresarse con un margen de error así que titubea, investiga, lo que sea que necesite para ejercer cierto juicio, discernimiento, en el que el resultado conste de cierto desajuste entre el pensamiento y las palabras que expresan el pensamiento. **Euphr.**
- La inteligencia y nuestra manera de pensar te hace libre. Aquel que ES es espíritu puro. **Eur-X.**
- Idealiza el pensamiento y el espíritu que él idolatra, quisiera "desencarnarse". **Ham.**
- Quiere un pensamiento auto-generado, autárquico. **Helon.**
- En vez de buscar la verdad por ella misma, busca el placer del ejercicio del pensamiento, por lo tanto es tomado por pensamientos desagradables. **Hep.**
- El pensamiento humano que toma su impulso en el corazón profundo, afectivo, complejo, a veces duplicado o contradictorio, irracional, que condiciona la persona. **Jac-c.**
- El pensamiento se basta a sí mismo. **Kali-c.**
- Quiere el conocimiento por un pensamiento divino, no discursivo. **Kali-i.**

- Vivacidad visceral, sin irritarse por deber <u>reflexionar</u> ni <u>pensar</u>. **Lim-b-c.**
- Toma su pensamiento por el poder, la realidad. **Lyss.**
- Sin necesidad de vivificarse ni de <u>alimentarse</u> de los otros, quiere que su pensamiento sea acto. **Mez.**
- Quiere obtener la <u>satisfacción</u> de sus sentidos por los pensamientos, la actividad <u>intelectual</u>. **Nuph.**
- El <u>pensamiento</u> se vuelve real, lo modifica <u>físicamente</u>. Su pensamiento modifica su <u>cuerpo</u>. Quiere el pensamiento <u>sustancial</u> (que el pensamiento ya sea acto, sea una realidad). **Ox-ac.**
- Si el pensamiento no se transforma en acto para juzgar lo <u>afectivo</u>, el instinto se hace cargo. **Raph.**
- Quisiera ser inspirado directamente desde las alturas, que el <u>pensamiento</u> no fuera causado por las cosas, sino que él mismo fuera la causa. **Rumx.**
- Emite pensamientos positivos que ayudan a los demás en la distancia. Su pensamiento no viene de su <u>compuesto</u>. El cuerpo no sirve para nada para el <u>conocimiento</u>. **Sabad.**

PEQUEÑO (NIÑO, DIMENSIÓN, GRANDEZA, TAMAÑO, ENANO): - Juega con los pequeños, así se siente <u>grande</u>. **Agar.**
- Al despreciar los grandes <u>valores</u>, sufre con las cosas pequeñas. **Chin.**
- Hace cosas pequeñas, hecho de pequeñas cosas, rituales, <u>sigue</u> a los demás. **Form.**
- La <u>pequeñez</u> permite abrirse, <u>recibir</u>, con la grandeza debe protegerse (corre el riesgo de perder lo que es). **Oxyg.**
- Quiere ser el <u>único</u>, el único digno de <u>adoración</u>, por su altura, por su <u>grandeza</u> que debe ser reconocido por los demás, quienes deben reconocerse <u>pequeños</u> ante él... **Plat.**
- Sueña con algo que se vuelve <u>pequeño</u>. **Zinc.**

PERCIBIR (SENTIDO): - Estamos <u>limitados</u> y <u>sometidos</u> por nuestra forma, que nos da nuestra manera de ser y de <u>percibir</u>. **Agar.**
- Pierde los <u>límites</u> entre lo <u>real</u> y lo <u>imaginario</u>. <u>Distanciamiento</u> emocional, <u>percepción</u> del mundo energético más que del físico. **Anh.**
- Quiere abarcar por el pensamiento sin <u>percepción</u> sensible, desea dar un <u>conocimiento</u> inmanente y no <u>aprendido</u>. **Elaps.**
- Quiere una percepción a <u>voluntad</u>, un <u>pensamiento</u> auto-generado, <u>autártico</u>. **Helon.**
- Errores de <u>percepción</u>, en lo que concierne al conocimiento de lo que es profundamente el otro, la persona u objeto, su <u>esencia</u>. **Mor-o.**
- Gran <u>percepción</u> de sí. (gemein Gefûhl = sensación/sentimiento común). Hay que <u>conocer</u> para amar. **Phos.**
- No soporta la <u>percepción</u> <u>fragmentada</u> de la realidad. **Sil.**
- Su <u>creación</u> imaginaria no <u>depende</u> más de sus funciones orgánicas ni del mundo exterior, pero sí expresa infaliblemente la realidad de las <u>percepciones</u> pasadas y presentes. **Spong.**

PERDER: - Desea en su naturaleza corporal la <u>Fuerza</u> Divina de la <u>inmortalidad</u>, poder <u>dar</u> todo sin nada que <u>perder</u>. **Carc.**
- Insaciable, toda <u>pérdida</u> le es nociva. **Chin.**
- No quiere <u>ofrecerse</u>. No quiere <u>perder</u> nada de él mismo, quiere dar el aroma sin el espíritu de la ofrenda, por lo que no se siente bien. Sólo da para recibir <u>elogios</u>. **Myric.**
- Quiere beber su propia <u>sangre</u>, no perder nada. **Plut-n.**

PERDER DE VISTA: - Preocupación de perder a sus niños de vista, no poder <u>protegerlos</u>. **Gels.**

PÉRDIDA - PERDER (AMPUTAR, POSEER): - Se siente perdido. **Am-m.**
- Es perdedor ya que elige siempre seguir al <u>cuerpo</u> o al <u>espíritu</u>, <u>excluyendo</u> el uno del otro. **Anac.**

- Quiere entregarse sin perder nada de sí, darse siempre y sin agotamiento. **Carb-an.**
- Habría querido poder consagrarse <u>enteramente</u>, <u>inagotable</u>, no por <u>sacrificio</u> pero por su capacidad infinita de <u>dar</u> su sustancia sin sufrir, sin nada que <u>perder</u> ni ser iniciado o restaurado y recuperar <u>fuerzas</u>. **Carb-an.**
- Quiere ser para los demás la causa primera del bien de ellos, pierde todo. Quiere poder dar sin correr el riesgo de perder, de vaciarse / de agotarse. **Caust.**
- No quiere <u>perder</u> nada del acervo cultural. **Chlf.**
- Teme que el <u>don</u> sea una pérdida de una parte de él. Implicarse en una <u>relación</u> significa la pérdida de su sustancia. **Con.**
- Pierde la cabeza, enloquece y se agita, el <u>esfuerzo</u> intelectual hace que se encuentre <u>perdido</u> en lo que se ha vuelto enorme, una <u>montaña</u> **Ind.**
- Está perdido, no <u>sabe</u> ni puede recordar ni dónde está o para donde debe ir. **Mez.**
- Teme siempre perder lo que posee, o cree que el objetivo siempre está demasiado lejos, al querer alcanzarlo a su debido tiempo. **Stann.**

PERDÓN - PERDONAR (CULPABLE, EXCUSA, RECONCILIAR, PESAR, AÑORANZA, ARREPENTIR): - Perdona y se <u>reconcilia</u> con todo el mundo. **Aloe**
- Pide perdón por cualquier cosa. **Ars.**
- Perdona todo ya que no <u>soporta</u> el <u>conflicto</u>, no se defiende. **Aster.**
- Cometió un pecado imperdonable. **Med.**
- Rechaza el poder conservador <u>gratuito</u> de Dios para no ser objeto de <u>misericordia</u>. **Nat-m.**
- No se <u>perdona</u> el no haber sido completamente justo con alguien. *"No me lo voy a perdonar jamás, debía haber sabido"*. Intolerancia a la <u>misericordia</u>. El perdón no existe en la <u>ley</u>, ¡aunque lo pueda excusar! **Nit-ac.**
- Intolerancia cuando Dios no tiene <u>misericordia</u>. **Sulph.**
- El hombre es objeto de misericordia y envidia la situación de Dios, quien, tiene derecho al paraíso sin tener que ser perdonado. **Syph.**

PERECEDERO (TRANSITORIO, DEGRADABLE): - Quiere liberarse de lo perecedero (el límite de la materia) y dominar el espacio para la danza, un espacio sin límites. **Tarent.**

PEREZA (TRABAJO, ESFUERZO): - Exasperado por los perezosos, hay que ser <u>útil</u>. **Arn.**

PERFECCIÓN (MEJORAR, BONDAD, ARMONÍA, BELLEZA, VALOR, ACABAR, ÉXITO, PERFECTO): - Debe reflexionar atentamente para cumplir su vocación, de acuerdo al <u>contexto</u>, y alcanzar su éxito dentro de la comunidad, no ser el mejor sólo por ser el <u>mejor</u>. **Act-sp.**
- Aspiración a lo que es <u>estable</u>, ordenado, luminoso, claro, <u>armonioso</u>, preciso, puro. Que esté completo, perfecto, definitivo. **Adam.**
- Lo sagrado está en sí, sin necesidad de <u>perfeccionamiento</u> interior, de progresar en la armonía del Espíritu. **Adans-d.**
- Admira los animales, ve en ellos la <u>perfección</u> del <u>instinto</u>. **Aeth.**
- Quiere encontrar en sí mismo su propia perfección en toda relación. **Agn.**
- Siente la perfección de todo el mundo, tiene todo en él, quiere guardarlo. **Aloe**
- El mal <u>aparente</u> es la falta de una perfección por <u>venir</u>. **Ambr.**
- Desea la <u>conciencia</u> divina de su absoluta <u>perfección</u>. **Arg-met.**
- Impotencia a perfeccionar absolutamente la imperfección de los demás. **Ars.**
- Quiere lavarse la <u>cara</u>, expresión de su imperfección terrestre. **Asar.**
- No puede soportar la <u>vida</u> ya que ve su <u>ser</u> de acuerdo a la <u>medida</u> de la <u>imperfección</u> de su naturaleza humana. Necesidad de éxito y de auto-satisfacción tanto que todo lo demás es insignificante. **Aur.**
- Cuanto más perfecta es el alma, más el <u>cuerpo</u> debe serlo. **Benz-ac.**

- Mi perfección ontológica [*] hace mi bondad. **Calc.**
- Siente la perfección en sí. **Cann-i.**
- Al desear una perfección sin principio ni fin, no orienta su perfección humana hacia una perfección superior, y todo lo que marca el tiempo, lo que le demuestra su materialidad, lo hace sufrir. **Canth.**
- Desea ser la perfección superior a la cual todos los demás deben ser ordenados según la armonía del universo, se niega a ordenar su perfeccionamiento de acuerdo a una perfección superior. **Canth.**
- Quiere una plenitud de vida que es interior al sujeto sin ninguna influencia de ninguna fuerza exterior, la plenitud de vida absolutamente inmanente de Dios, acto de vida perfecto porque está totalmente en acto, sin ninguna potencialidad para perfeccionarse aún más por una acción que venga del exterior. **Carc.**
- Quiere asegurar por él mismo la perfección de sus actos, o ya no hace nada. **Chlor.**
- Toma su imperfección intrínseca de criatura como un crimen. **Cob.**
- Toma su imperfección conocida por los otros como un crimen, ya que aún no es pública. **Cob.**
- No está de acuerdo con esta creación imperfecta en la cual está sumergido, mezcla de espíritu y materia, que lo hace sufrir de todas maneras. **Coff.**
- No ve o niega la perfección primera de la creación. Quiere hacer el bien, siempre más, siempre mejor. **Coff-t.**
- Pena de no tener la perfección en la cual quiere encontrar la felicidad/beatitud. Mujer que desea un pene, que no le falte nada para su perfección. Quiere ser la "Inmaculada Concepción" roba la perfección en lugar de buscarla. Deseo de ser perfecto y de dominar para demostrarlo. **Cycl.**
- Quiere tener la felicidad en sí. **Cycl.**
- Los excrementos repugnantes le muestran el fracaso en la búsqueda del alimento perfecto. **Diosc.**
- Preocupación de ser amado tal como es, introvertido que se examina constantemente para descubrir su imperfección, sumergido en sus pensamientos sin llegar a comprenderse. Miedo de no poder ser amado si no es perfecto, busca recursos en sí mismo. **Germ-met.**
- Quiere la perfección en el reposo y la inmovilidad. La perfección permite la felicidad en la inmovilidad. **Guaj.**
- No ve en la realidad el reflejo de la perfección y la belleza de la divinidad. Ya no ve más el valor a nada. **Hell.**
- El hombre se debe perfeccionar amando, ya que no puede amar todo lo que hay en sí, debe ir hacia el objeto y descubrir a veces detrás de un mal aparente un bien a amar. **Hura**
- Desea permanecer sentado en las rodillas de Dios y menosprecia a los demás, ser inmutable en su perfección. **Hyper.**
- Quiere no tener que trabajar con sus manos y su espíritu para perfeccionarse. **Kali-br.**
- La complementariedad necesaria de los sexos es tomada como una decadencia de su perfección. **Kreos.**
- Quiere tener en sí toda la perfección de la especie. **Lac-c.**
- Aversión por todo aquello que representa un obstáculo en su trabajo de recrear el orden, la comodidad, la perfección del mundo y de las relaciones humanas. **Merc.**
- Quiere ser perfecto y alcanzar plenamente su objetivo por su decisión. **Mosch.**
- Al no conseguir la perfección de la realización, se siente un fracasado. **Naja**
- Quiere la acción perfecta al ser la norma de su propia acción, sin estar sometido a la contingencia por la elección de los medios. Se siente incapaz si no consigue la perfección. **Naja**
- Rechaza este lugar del paraíso, no por ser impuesto, sino porque no parece perfecto, ya que se debe reflexionar, estar lúcido, para estar bien, ¡con su perfección y sus peligros! **Nux-m.**
- El hombre es perfectible únicamente por su vida social. Encuentra en el medio social la ayuda que le conviene para tomar perfecta posesión de sí mismo. **Oci-sa.**
- No tiene necesidad de la unión, disfruta perfectamente de sí mismo en la auto-contemplación de su propia perfección. **Olib-sac.**

- Perfección, orden, pulcritud, sin arrugas, todo está dominado, consciente, nada se le escapa. **Samars.**
- La perfección del medio se basta por sí misma. **Sars.**
- Desea la perfección genérica, pero no es posible alcanzarla ya que se realiza con el elemento imperfecto que es la materia. Decaimiento y animalización al querer una perfección no humana. **Sol-t-ae.**
- Debe hacer todo perfectamente, sino, siente que es la muerte, se apresura a hacer las cosas sin vigilancia, antes de que alguien lo vea, por temor a que se lo impidan. **Tarent.**
- El encuentro con la alteridad no es necesario para su perfeccionamiento. **Urol-h.**
- Quiere tener la felicidad en sí. **Ustil.**
- Envidia la perfección inmutable del ser y del haber (es perfecto y nada le falta), aunque sin necesidad del perfeccionamiento por la educación. Cambiar quiere decir que esto no era perfecto desde el principio, que se equivocó, que hay lugar para perfeccionarse, evolucionar. No tiene necesidad de ningún cambio. La perfección completamente terminada no tiene que progresar en la obediencia de algo más grande. **Vip.**

PERFECTO (PERFECCIÓN)

PERFORAR (ATRAVESAR, SECRETO): - Quiere penetrar los sentidos escondidos por las apariencias.. **Verat-v.**

PERFUME: - Se perfuma para agradar, se enmascara. **Ambr.**

PERIFERIA (SUPERFICIE): - El centro no puede funcionar sin la periferia. **Aran.**

PERÍODO (RITMO, CICLO, VIBRAR, FRECUENCIA): - Tema de periodicidad, orden, ley, medida, reglas; pulsión [*] hacia un orden excesivo. **Ars.**
- Sufre con lo que es periódico: reglas, respiración. **Sang.**

PERJUDICAR (FALTA, INFALIBILIDAD): - Lo ve como perjudicial, pierde todo. **Azadir.**
- Qué horror, no sé ni cómo hacer para no perjudicar a nadie. **Cupr.**

PERJUICIO: - "Se deben reparar los perjuicios que sufrí". **Nit-ac.**

PERMANECER (DURAR, QUEDARSE)

PERMANENTE (CONSTANTE, EFÍMERO, DURAR, FIN): - Quiere una fecundidad permanente, y no estar atado ni al tiempo ni a la materia, no tener que desprenderse de nada para aceptar la renovación, lo confunde con la constancia. **Cast-eq.**
- Quiere una felicidad permanente, que no dependa del entorno, ya que se la podría arrebatar. **Tarent.**

PERMISO (PROHIBIDO, TRANSGRESIÓN): - Permitir todo no significa ser bueno. **Anac.**
- Todo lo que funciona sin el permiso del pensamiento es anárquico: reglas, parto, menopausia, dentición. **Cimic.**
- Aversión por todos aquellos que se permiten hacer cosas que le son prohibidas. **Merc.**

PERRITO FALDERO (ANIMAL, PERRO, SUMISIÓN)

PERRO (ANIMAL)

PERSECUCIÓN: - Perseguido por demonios. **Zinc.**

PERSEVERAR (OBJETIVO, CAMBIAR, CONTINUO, ESFUERZO, PROYECTO, TÉRMINO, PERSISTENCIA): - Perdió el control de sí mismo por coordinar y perseverar hacia un objetivo común. **Apis**
- Quiere ser su propia fuente de perseverancia. No persevera porque está decepcionado de encontrar después de cada elección sólo un bien parcial. **Bism.**
- Perseverancia obstinada por garantizar el futuro por el trabajo y la acumulación. **Bry.**
- Si todo es mentira, ¿por qué perseverar? **Lac-c.**
- Quiere ver y extraer instantáneamente lo inteligible, comprender todo sin esfuerzo ni perseverancia, satisfaciendo sólo sus sentidos (vista, audición), los cuales no bastan para conocer la verdad de lo inteligible. **Olnd.**
- Abandonado, no persevera más porque perdió la fuerza, autonomía imposible. **Pras-X.**
- Se agita sin perseverar, teme que no ha terminado a tiempo, descuidó su deber. No persevera, la fatiga progresiva le impide alcanzar su objetivo. **Stann.**

PERSISTENCIA (CONTINUO, CONVICCIÓN, GUARDAR, PERSEVERENCIA): - Persistencia de la imagen en los ojos = persistencia de la fusión, guarda a la persona, el objeto en ella. **Anan.**

PERSISTENTE: - Investiga, quiere saber la verdad, hace preguntas, quiere comprenderlo todo. **Elaps.**

PERSONA – PERSONALIDAD [*] - PERSONAJE (IDENTIDAD, MÍ, YO): - Sensación como si no fuera nadie. **Agn.**
- Mala conciencia de la unidad de su yo, al punto de no reconocerse como una persona. **Germ-met.**
- Si es recibido, quiere serlo como una persona. **Merc.**
- Es otro, cambia de personalidad según con quien está. **Nux-m.**
- Al no saber quién es, toma una personalidad que no es la suya. **Petr.**
- Se vuelve o lo toman, se siente considerado como un objeto sexual, no como una persona. **Urol-h.**

PERSONAL (EMPLEADO, ESCLAVO, SUBORDINADO): - No puede darle directivas a su personal. **Stann.**

PERSONAL (MISMO, SÍ, YO, DETERMINAR, LIBERTAD): - Obedecer la orden o querer combatir según su propia reflexión personal sin otras consignas. **Ptel.**

PERSONALIZAR: - Cómo florecer, individualizar, basándose en la herencia de generaciones de antepasados, y en el apoyo del grupo de sus similares sin ser despersonalizado, ¿adoctrinado por la masa? **Smaragd.**

PERTENENCIA: - No quiere pertenecer a un grupo, pero actúa con gloria y honor. **Calc-s.**
- Impresión de que no se pertenece al observarse en el espejo o al escucharse hablar. **Lac-c.**
- No pertenece a nadie ya que rompió la relación con el prójimo. **Puls.**
- No quiere pertenecer a ningún grupo. Impresión de estar excluido de la sociedad, lo está a veces, ya que es particular. **Yttrb-met.**

PERTURBAR: - Sufre del movimiento y del descanso, de la sensación de lo que lo atrae fuera de su contemplación interior, de su conciencia de los fenómenos involuntarios interiores (borborigmo, reminiscencia) y de perturbaciones del medio ambiente. **Arg-met.**

PERVERSO: - Esposa de un perverso para sentirse santa. **Toxi.**

PESADEZ (GRAVEDAD)

PESCADO (ANIMAL, PESCAR)

PESCAR (ATRAPAR): - Puede estar en todas partes, el pescado puede estar en todas partes a la vez, quiere estar en todas partes, saberlo todo. **Chin.**
- Pesca para verificar si sabe intuitivamente dónde está el pez. **Kali-i.**
- Desea pescar la trucha con la mano "por el placer instintivo de atraparlo". **Lyss.**

PESIMISTA (AUGURIO)

PESO (LIGERO, GRAVITACIÓN, PLOMO, MASA): - Se siente un peso del que quiere liberar a su familia. **Carc.**
- Quiere una atracción hacia su fin último, sin marcha humana, se encuentra cargado, pesado en su cuerpo y en su espíritu. **M-aust.**
- Tiene necesidad de la ayuda divina, de la gracia, para poder actuar bien, si no el *mundo entero descansa en él.* **Tab.**

PETIVERIA TETRANDRA (Peti.): - Nuestra naturaleza humana está al servicio de nuestra naturaleza espiritual que demuestra nuestra superioridad sobre los animales, pero es acompañada por la pérdida de las capacidades de defensa que la naturaleza les dio (ST I C91 a3: El cuerpo humano, ¿fue o no fue correctamente dispuesto?)
- Se siente inferior, humillado por estos animales armados para combatir con cuernos y garras, así que se hace de bravucón. Se siente siempre que está ante un peligro desconocido, y busca la manera de protegerse de este medio tan peligroso.
- Rechaza la necesidad de emplear su razón y su mano para compensar las inferioridades aparentes que lo ponen en peligro delante del medio exterior, o se hace el fanfarrón. (AFADH - MS VI.97) (DD : **Asc-t.**)

PETRIFICAR (PIEDRA, ESTATUA)

PETROLEUM (Petr.): - Pierde la facultad de relacionarse. No avanza en su opinión personal. Marimacho fracasado, que no puede elegir ser mujer. O se opone al otro al hacerse pasar por un personaje, es decir, se amolda.
- Se queja de la inmadurez de sí o de los demás. Quisiera haber alcanzado ya la perfección. Le queda poco tiempo para terminar lo que está haciendo. Es injusto deber trabajar para llegar a lo que se quiere.
- Por su falta de ambición y de honor dejó pasar indolentemente el plazo; por creerse el elegido, no cultivó su grandeza. Quiere ser él mismo la fuente de su diferencia con el vecino, cada quien es lo que es y es creado de una manera diferente y única con respecto a los demás.
- Al no saber quién es, tampoco tiene sentido de la orientación y no puede reconocer su camino. Quiere hacer él mismo el proyecto de lo que es, queriendo ser acto puro omnipotente, una omnipotencia divina, sin necesidad del pasaje.
- No puede entrar en Su proyecto por él ya que tiene la idea fija de lo que es. La imposibilidad de abandonar el tema del que está hablando ilustra la negativa de pasar de una etapa a la otra.

- Es un explosivo, un potencial contenido mientras no quiera actuar para convertirse en algo mejor. (AFADH.I.91; MS V.91) Al no pasar de la potencialidad al acto, sueña con terremotos, con fuego, explosiones. No soporta encerrarse, ser prisionero.
- Como tiene mucho potencial, tiene muchos problemas para seguir un proyecto, con tanto potencial, comienza muchas cosas pero no termina ninguna, no persevera, se diluye.

PHOSPHORICUM ACIDUM (Ph-ac.): - Quiere las respuestas absolutas a las preguntas. Va a ver a su gurú que conoce lo absoluto. (SVM XII.96)
- A medida que hay distanciamiento, nostalgia y sensación de no estar en su país de origen donde reinaba la perfección y el amor, la seguridad, la respuesta inmediata a las preguntas. Quiere robarle la paternidad a Dios al querer ser responsable de la humanidad, asegurarse su futuro, como si gozara de la Providencia divina.
- Sufre la desilusión sobre lo que descubre, ya que al no tener el conocimiento, inventa la respuesta, y dice entonces que no ha sido satisfecho, o se siente la causa del decaimiento de aquellos que tiene a su cargo. Pierde la capacidad de conocer comparando, al desear conocer inmediatamente, sin distancia, tiempo, espacio, plazos, trabajo. Si el hijo quiere convertirse en padre, uno de los dos deberá partir. Corta al padre para convertirse él mismo en padre, tomó la responsabilidad de la humanidad entera y ha cortado a Dios.
- Cree que el padre lo negó por no haberle dado la revelación. Se encuentra separado de Dios, como él es cortado de su casa cuando parte: mientras más se aleja, más mal le va, la nostalgia crece con la distancia, quiere regresar, pero luego quiere volver a salir.
- Debe alejar su reloj para escucharlo bien: hay que aceptar la distancia. Entra en su casa presentándose no como el hijo sino como el esclavo del padre. Está decepcionado y desilusionado: los demás lo engañan aunque quisiera tenerles confianza, las respuestas a sus preguntas no son lo que esperaba, no logra prevenir el futuro.
- Para él que quiere explicarlo todo, la religión no puede existir, implica misterio. Sufre por no tener la respuesta, aunque no quiso plantear la pregunta. Intolerancia a que lo conozcan completamente.
- Se siente traicionado si hablan de él delante de él. Clarividente en egotrofía: capacidad de conocer de manera directa, no humana. Miedo a la enfermedad, avaricia, los demás se burlan de él. Pierde el afecto por qué burlaron su confianza: preocupado por los demás, mejora con la compañía. Sueña con festines. (AFADH XII.88, I.91; MS X.90)

PHOSPHORUS (Phos.): - Tema de distinguir, discriminar en el amor. Quiere amar a todo el mundo siempre y totalmente, sin discriminación, sin progresión, como le gustara a sí mismo ¿ser amado? Gran percepción de sí. (*gemein Gefühl*). Hay que conocer para amar. Espíritu libre de pensar, juzgar, actuar. (SVM Nancy 11.2010)
- Precariedad de su existencia: miedo tal a la muerte que llegan a suicidarse; está cerca de la extinción: necesidad de magnetismo y amor por alguien bueno; es necesario alimentar su combustión por los alimentos, calmar su fuego por las bebidas. Vive sólo por las manifestaciones de amor que recibe.
- Depende para existir del vínculo del amor, por lo tanto sin los otros, no es nada. Se vuelve indiferente, es por falta de respuesta a su amor. Clarividencia que comparte con los animales, magnetismo, excitabilidad y sensibilidad: tiene un pie en un mundo, y el otro en otro mundo que la gente no percibe: caras diabólicas que se ríen de su sufrimiento.
- Apasionado que se consume en confraternidad y ternura. Quiere ser el corazón de los otros, por quienes existe. Querría la luz del conocimiento, quisiera ser la luz él mismo y no el reflejo, ya que Dios es hermoso y perfecto por su luz.
- También puede dar la impresión de vivir por hypersexualidad, siendo una gran dama o una aurora boreal. Sensible a la belleza que percibe, siempre en tensión entra la realidad y un mundo paranormal. La luz le permite la vida orgánica, pero tiene demasiado miedo de morir para

entregar su vida a un verdadero amor. (MS 85; AFADH l.89-MS.90) ¡Adora el sol, riega las flores, o se siente triste por su olor!

PHYSOSTIGMA (Phys.): - Quiere adaptarse para ver mejor, aunque sólo Dios da la visión plena de las cosas. Quiere el conocimiento total, sin perder nada, ni dejar nada.
- Imposible hacer cosas simples, pero se mete a fondo y eficazmente en investigaciones metafísicas y de teología, lo que > los dolores de cabeza.
- Tiene en cuenta todo, pero cree siempre que no cuenta, que no le prestan atención, no hace parte del proyecto de los demás. Sufre de una disyunción entre los niveles superiores y su cuerpo: quiere ser solamente un ser espiritual, desinteresado por su cuerpo que no es controlado, ya que lo que hace es estorbar.
- Se niega a adaptarse para recibir la realidad tal cual es. Quiere una independencia del cuerpo de un control superior. *a1: "Sensación muy marcada de languidez e indisposición para moverse, pero por un esfuerzo de la voluntad mis músculos estaban tan completamente bajo mi control como lo estaban antes"*. Imposibilidad de detener el pensamiento, o de mover el cuerpo como le parezca.
- A fuerza de estimulación llega a la parálisis. Por preocupación de que todo sea demasiado autónomo y esquivo, cuenta todo. Sueña con leones, voluntarioso, independiente, libre, no se deja engañar con cuentos, se mantiene crítico, ni se somete a un control superior.
- Sufre de la autonomía de los centros inferiores de control en relación a la voluntad. Mi voluntad, aplicada sobre un cuerpo material y por lo tanto limitado, no puede ser completamente libre. (GEMMH - MS V.00)
- Vacía el lugar, no le gusta que hayan demasiados muebles en la habitación, que no haya nada superfluo. (AFADH XII.96)

PHYTOLACCA DECANDRA (Phyt.): - Desea no ser limitada por ninguna circunstancia, ni medida en cuanto a sus relaciones con los demás: cortesía, pudor, modestia, decoro, conveniencia. Invasiva, falta de tacto.
- No toma en cuenta su entorno, ni lo que es correcto al enfrentarlo. Dosifica mal las cantidades de alimento, la materia (cáncer), las secreciones… Le encantan los mosaicos y rompecabezas por el placer de ajustar las piezas.
- En un conjunto, cada pieza se debe ajustar, encontrar su justo lugar. No toma partido, quiere que todas las piezas se ajusten en el conjunto.
- Es cortés, respeta las ideas de todo el mundo, "hay que hacerlo juntos". Todo es en exceso, desmesura. Liberalismo: burbuja financiera frágil, hace saltar el pudor económico, transparencia privada / pública. (MS - AFADH V.99, 1.00)
- Lo que viene de ella, no funciona: imposibilidad de trabajar y miedo del esfuerzo; sus senos están duros, dolorosos e irradian el dolor a todo el cuerpo, la leche es mala; es el fracaso total de su creatividad.
- Obstruida por arena en los ojos, una espina o una bola en la garganta, una pluma en la nariz. Al mismo tiempo, sus ojos son demasiado grandes, su faringe es como una caverna, su tórax está vacío, como una gran cáscara: el apetito permanece a pesar de la nausea.
- Todo lo que significa comienzo, entrada, pasaje, nacimiento, es difícil: busca el aire para respirar, le molesta la luz en los ojos, humor llorón por la dentición, malestar al despertar y al caminar por el balanceo, movimiento tembloroso y movilidad independiente de ambos ojos.
- Los dolores y este estado son tan insoportables que quisiera que lo golpearan en la cabeza para matarla. O le falta delicadeza, es impúdica, no se adapta a ninguna circunstancia. Indiferencia, no toma en cuenta al otro que no existe.
- Es como si fuera la única de la especie humana, no acepta la comunidad del género humano. Mejora con los estimulantes que habitualmente no soporta, inclinación a vomitar sin nausea.

- Rechaza lo que lo puede tocar, no quiere vestirse, no depender de lo que la rodea, sino funcionar por sí misma. Quiere resplandecer tanto e irradiar por sí misma, que todo lo que siente del exterior es desagradable, es un fracaso, se vuelve tan insoportable que quisiera que la mataran.
- Me apoyo en el otro para avanzar, es mi única manera de abrirme al bien. Cada persona tiene una cualidad, algo, que es mejor que la del otro, y en este aspecto la hace estar más allá de los demás, querer convertirnos en El Trascendente, bajo todos los aspectos, es querer convertirse en Dios. Con el seno hay la relación, amamantar, lo que significa que no es trascendente. (GRAPH XI.87; AFADH VII.90)
- Miedo de no conseguir apoyo cuando hace esfuerzo. Se siente hueco en su interior. Enfermiza que emprende trabajos de fuerza y lo que levanta le caerá encima. (FD)

PICRICUM ACIDUM (Pic-ac.): - No tiene necesidad de la complementariedad con el otro. Masturbación y caos interior sin diálogo con la realidad.
- Tiene todo en él, los conceptos y las ideas a partir de su propia esencia. Crea su propio lenguaje, sin necesidad del exterior, de la opinión de los demás.
- La multiplicidad de las ideas creativas en la inteligencia divina no se opone a la simplicidad de su esencia. Las ideas separadas no pueden crear nada. (AFADH 3.10)
- El hombre sólo alcanza lo trascendental por la comunión de las almas, no es posible mecánicamente sólo por el proceso fisiológico y psicológico de la actividad sexual.
- *Excitación amorosa que obliga el espíritu a permanecer en la alegría de un placer imaginario. Permanece en lo inconcluso, donde el placer no aplaca el deseo: deseo sexual muy notable e intenso que no puede ser satisfecho por la masturbación.*
- Sólo hay éxtasis amoroso si lo analiza y lo piensa. Analiza su propio funcionamiento, él es el objeto que hay que conocer. Pone el análisis en lugar del discernimiento, rechaza la sabiduría.
- Explosivo, instantáneo: quiere el conocimiento inmediato de sí mismo, se auto-fecunda: no puede establecer vínculos normales con el exterior: la idea del matrimonio le es insoportable. Tocar las nubes es como lograr el fin, sin trabajo. Contempla su proceso sexual. (AFADH. VIII.94)
- En solución, para uso externo, coagula el exudado albuminoso de las quemaduras, la cicatrización que se hace debajo de la ampolla, de la piel. Cefaleas occipitales explosivas, estridentes.
- El peso de las sábanas de la cama le da la sensación de ser aplastado. La garganta va a estallar, así como el pene por la intensidad de la erección; tórax está rodeado por un vendaje apretado; dolor de cabeza y dolores de ojos que mejoran con presión.
- Prurito genital terrible y voluptuoso que irrita y exaspera. Irritable con debilidad sexual. Debilidad mental: el menor esfuerzo reactiva los síntomas neurológicos y lo quema a lo largo de la columna vertebral.
- Sueño de estar embarazada, a pesar de la idea intolerable del matrimonio. Siente que la lengua es de madera, sus brazos parecen que alcanzan las nubes cuando se está quedando dormido. Aplaza todo lo que debe hacer. (GRAPH XII.87)

PIE (PLACER: "toma al pie de", CAMINO, DEDO): - El otro debe reconocerse pequeño, postrarse a sus pies. **Plat.**

PIEDRA (DURO, PESADO, SÓLIDO): - Fascinado por las piedras preciosas, los diamantes, como su amor por el orden y la belleza del universo. **Adam.**
- Quiere petrificarlo todo, que nada cambie, evitar deber adaptarse. **Calc-f.**
- Se vuelve una estatua de piedra (para escapar al sufrimiento), el hombre se convierte en una cosa, sin vida ni función fisiológica. **Cham.**

PIEL (DESOLLADO): - Está sin piel, desollado. **Arn.**
- Enfermedades en la piel, demasiada pequeña, no es libre. **Meny.**

PIOJO (ANIMAL)

PIPER METHYSTICUM (Pip-m.): - (Kava: pimienta que induce embriaguez) Rechaza las
transiciones, quiere estar en acto puro bajo el aspecto de la plenitud de energía. Rechaza la
progresividad de la transición, quiere hacer el pasaje, la transición a toda velocidad, como si esta
etapa intermedia no existiera.
- No quiere tener que desarrollar su energía (traga todo en trozos grandes muy de prisa; se tumba
bruscamente adormecido y duerme poco tiempo, sueño fraccionado = no hay necesidad de
recuperarse, a menos que sea en un tiempo próximo a cero). ¿Sueño de batalla (verbal) por la
libertad? No bastan las palabras, ¡hacen falta las acciones! (SVM 03)
- Facilidad para todo y vigor asombroso o exagerado. Sus automatismos le hacen fácil la actividad
hasta agotarse, hasta el punto que la voluntad debe controlar y dominar cuando esta facilidad se
desboca descoordinadamente, sino debe interrumpir toda ocupación constante o estable.
- Quiere que el trabajo constante no atenúe el placer, la perfección de no tener que interrumpir el
trabajo por la diversión (eutrapelia [*]), deber alternar trabajo y placer para conservar su energía.
Desea que toda actividad se haga con entusiasmo.
- Se regocija al experimentar un vigor juvenil en el ejercicio permanente de sus facultades.
Quisiera que el placer (que es el disfrute del bien poseído) coincidiera con un trabajo
ininterrumpido (que normalmente es el esfuerzo para obtener un bien arduo).
- Para el hombre, languidez agradable y placer del descanso no pueden coincidir con trabajo
vigoroso, aunque sólo la templanza permite sacar provecho el mayor tiempo posible al vigor:
"Quien quiere viajar lejos, cuida su montura". (AFADH 8.03) (DD: Pip-m.; Ars-h.)

PIRÁMIDE: - Símbolo de la existencia, del ser. **Nat-m.**

PLACER [*] - AGRADAR (APRECIAR, DESEO, GOZAR, SENTIDO, SATISFACCIÓN,
FIESTA, ALEGRÍA): - Impresión que debe pasarse la vida trabajando y no tiene suficiente
placer, se siente envejecer sin haber aprovechado su vida, sin sentido, ni disfrute, sin frutos.
Aml-n.
- Su voluntad le hace elegir el objeto presente como bueno y como fuente de placer para la
imaginación y no para el intelecto. **Ang.**
- Pierde el control de sí mismo, el disfrute del placer en la relación, ya que quiere crear para su
propio placer, y quiere demostrar que puede encontrar el placer con su propio esfuerzo. **Aster.**
- Niega que no alcanza su objetivo, pretende tener siempre alegría y placer en el esfuerzo / el
esfuerzo siempre aporta algo. **Cadm-s.**
- Se prohíbe el placer. **Calad.**
- Todo le parece claro y agradable, se siente como un recién nacido. **Canth.**
- Encuentra en los pequeños placeres de lo concupiscible la felicidad perfecta. **Cina**
- Tener placer no le haría sentir más el heroísmo de su abnegación/dedicación y fidelidad hacia los
otros. **Cocc.**
- Proyecto de placer imposibilitado. Al no tomar un placer superior en el proyecto divino, pierde el
placer de lo vegetativo: alimentación, sexualidad. Quiere el placer pero no puede, y si puede,
sufre. Teme que el castigo lo prive de todo placer / no tiene derecho al placer. **Dig.**
- Busca el placer al concentrarse en sí mismo (ombligo, el centro de la rueda de la bicicleta), no se
abre a los demás. **Diosc.**
- Dijo si para complacer, por el que dirán. **Germ-met.**
- Tristeza por los placeres sensibles. **Ham.**
- No encuentra placer en nada, ya que nada tiene valor. **Hell.**
- En vez de buscar la verdad por ella misma, busca el placer del ejercicio del pensamiento, por lo
tanto es tomado por pensamientos desagradables. Incapaz de sentir el placer en el acto

intelectual. Quiere la pureza de la beatitud intelectual, sin voluptuosidad aunque tenga necesidad de los sentidos sobre el camino hacia la perfección. La carne lo traiciona, a fuerza de querer una pureza sin los sentidos. Indiferencia al placer y a los juegos ya que es una pérdida de tiempo, los sentidos son impuros. **Hep.**
- Los que siempre desean más placer son aquellos que son los menos sensibles. **Ip.**
- Búsqueda compulsiva del placer en la acción y el movimiento, por la falta de tenerlo en el descanso. **Cola**
- Quiere la perfección del placer sin ser sacudido de antemano pasivamente por el deseo. **Kreos.**
- Preocupación de ser rechazado, quiere agradar, muy gentil y simpático con todos, se amolda a lo que la gente espera de él. De buen corazón. **Lepra.**
- Nostalgia de la etapa de la infancia, del placer y la despreocupación. **Mag-c.**
- El placer no dura, el sufrimiento siempre llega después. **Mag-m.**
- Búsqueda del placer general inmediato, hecho "para el placer", sensual, físico, y no sólo sexual, incluso con la ausencia de libido, por la diversión. Despreocupado, sin ningún remordimiento. **Morpho.**
- El placer de los sentidos se vive en la cabeza, por lo que están al alcance de la mano. Los pensamientos voluptuosos que colman su imaginación son el resultado de querer el placer por un acto privado hacia su finalidad. **Nuph.**
- La sexualidad es para el placer del funcionamiento, no para la relación. **Pic-ac.**
- *Obliga el espíritu a permanecer en la alegría de un placer imaginario.* Permanece en lo inconcluso. **Pic-ac.**
- Desea la perfección, no tener que interrumpir el trabajo por la diversión, deber alternar el trabajo y el placer para conservar su energía. **Pip-m.**
- Desfase entre excitación y placer. **Sel.**
- El placer de la unión no es el objetivo de la unión, sino la consecuencia de la unión que es el objetivo. **Squil.**
- Cuando se teme tanto por el futuro, no podemos entregarnos al placer presente. No tiene derecho al placer si el futuro no está garantizado. **Stann.**
- Es el enfoque intelectual de la relación lo que le trae el placer. **Thea**
- Quiere tener una fuente de placer en sí mismo. **Ustil.**

PLAN (FUTURO, DEVENIR, PROYECTO, LEY, ARQUITECTO): - El hombre debe aceptar continuar el trabajo de la creación con un plan que no viene de él. **Ars-s-f.**
- Quiere que las causas segundas sean creadas también por él y que entren perfectamente en su plan. **Merc.**
- Organiza todo según un plan de su inteligencia. **Thuj.**

PLANEAR: - Quiere planear de manera autosuficiente. **Ger-ro.**

PLANETA: - Como si desembarcara de otro planeta... **Camph.**
- Como si desembarcara de otro planeta... **Nux-m.**

PLANIFICAR (PLAN)

PLANTAGO MAJOR (Plan.): - No tiene relación con los otros, ya que son sólo fines intermediarios, y él quiere el fin último sin intermediarios. (*a1: estado meditativo o de ensoñación interior, incapaz de asociar mi mente con ningún objeto externo, con el sentimiento de gran postración*)
- Quiere hacer todo, muchas cosas al mismo tiempo y terminar rápidamente, sin poder hacer ninguna. (a1: *siente mucho mal humor, abatido, inclinado a hacer mucho trabajo, pero se cansa y se irrita tan pronto comienza*).

- Partes del cerebro piensan claramente, otras son ineptas para eso. No puede reflexionar y pensar a partir de lo que recibe del exterior. Imposibilidad de reflexión abstracta. Quiere alcanzar el fin en cada acto, rechaza la linealidad del trabajo y de los actos sucesivos. Quiere estar ya en reposo. (MS V.97)
- Inclinado a hacer una cantidad considerable de cosas, impaciente por terminar todo, desea hacer varias cosas a la vez y no hace ninguna. Rechaza la linealidad en el trabajo, los actos sucesivos para ponerse en una determinada dirección.
- Desemboca en la anarquía, el desorden, la discontinuidad. Al querer tocar el bien último inmediatamente, no hace más que reaccionar.
- No puede quedarse en el mismo tema, en el mismo lugar. A fuerza de quererlo todo, sabe que no sabe más, o impresión de saberlo pero no lo puede decir. Le gustan la urgencia y las rápidas sucesiones de las situaciones transitorias, no la rutina.
- Horror de los horarios fijos, hacer siempre la misma cosa, el automatismo. Quiere reflexionar y ver rápidamente el resultado de la acción, ver adonde va, ser eficaz y concluir rápidamente. Conoce muy bien la agenda, pero no los detalles.
- Análisis, síntesis, acción, solución y conclusión, luego se pasa a otra cosa. Cada acto debe afectar el fin, el bien último. Una cosa a la vez, a fondo, y al darlo por terminado ¡a lo que sigue! (AFADH - UNC XII.95)

PLASTICUM (Plast.): - No experimenta/siente nada (véase INHF 10.2012 Dr. M Sarrazin)

PLATINUM METALLICUM (Plat.): - Rechaza que le midan el amor. Quiere ser amada totalmente e infinitamente por sus semejantes, mientras que sólo puede ser amada según lo que es, finita, en este lugar y su ser.
- Los otros son pequeños ante ella, no los puede amar por que reconoce lo que les falta. Se niega a amar las cosas tal como son. Todo es pequeño al regreso de una ausencia, ya que se lo imaginó mucho mejor.
- Quiere que las cosas que le gustan tengan un valor asignado por ella. Rechaza ser incluida en lo que sea, quiere abarcar todo, incluyéndose a sí misma, amar o ser amada sin límite.
- Dios contiene, incluye, abarca todas las cosas en Él en vez de Él estar en todo y en cualquier lugar. (ST I, C6). Rechaza estar contenida en cualquier lugar, cualquiera que sea: el amor, los demonios, las pasiones…
- Desacuerdo con el mundo entero que evade, que no puede incluir. Se siente única ya que no forma parte de ningún conjunto. Desproporción, desmesura: el lugar límite. (HLM V.04) DD : Granit
- El otro no es el reflejo de la perfección que desea para amar, según la escala de valores que proviene de ella. El esfuerzo por conocer le aumentará el valor objetivo de las cosas.
- Quiere que las cosas sean lo que quiere amar en ellas, como Dios que hace las cosas como Él las ama. No le gustan las cosas tal como son, ya que el valor de las mismas no proviene de sí. (MS⁺ V.04)
- Debe sentirse la elegida y estimada, y vivir a la imagen de su relación con Dios. Pierde la estima de las personas si no están a la altura de su ilusión. Quiere mostrar que tiene una conversación con el Único, mantener y mostrar la imagen bella de sí misma.
- Quiere ser la única digna de adoración, que es fuera de proporción, se siente pura y separada como el Dios judío en relación a los ídolos y dioses paganos. El otro debe reconocerse pequeño ante ella, postrarse a sus pies.
- La naturaleza, la sensualidad, la sexualidad… demuestran que él no es lo que desea ser (ya que lo dominan cuando las niega), y se desquita al negarla ya que es superior a todos los demás. Debe comprender que es única para Dios, siendo completamente humilde y no superior al otro. No quiere estar al mismo nivel que la gente que desprecia, y para crecer más y ser mejor, come más y se vuelve bulímica. (Voir Ezéchiel 16) (AFADH I.04)

- Abandonada, aislada, no sabe a quién pedirle ayuda, no es apreciada, no está hecha para este mundo demasiado estrecho. Melancolía que estropea lo que debería ser agradable.
- En contra de su voluntad, siente auto-glorificación y desprecio condescendiente con los demás, todo le parece pequeño (sus niños). Se distingue, seduce, nadie se le resiste, quiere conquistar para probarse que todavía vale.
- Se atribuye a sí misma la predilección de Dios, aunque Dios no exista, es la criatura que no necesita recibir. Mejora físicamente si se empeora psíquicamente y viceversa. Por el cuerpo se siente a nivel de los mortales, pero por el espíritu, es la elegida de Dios, feliz de unirse a su Redentor, o ¡totalmente condenada!
- Se cree, entonces, que está demás en este mundo. Su sangre, que fluye, le permite llenar inmediatamente su cuerpo de gloria (NdT: *siente placer cuando hay hemorragias*). Tomó los dones de Dios para presumir. (AFADH 7.88, II.92)

PLAZO (RETRASO, INERCIA)

PLEGARSE [*] (SOLTAR, ADAPTAR, SUMISIÓN, FLEXIBLE): - **Nat-p.**
- Quiere que los demás se plieguen al diseño que tiene sobre ellos. **Stann.**

PLENITUD (FLORECIMIENTO, EXPANSIÓN, ABERTURA, DESARROLLO): - Al fraternizar, los demás, si no obstaculizan su éxito, deberían completarlo, ser la fuente y glorificarlo, hasta la indigestión, entonces se tiene que vaciar (NdT: *quiere recibir y recibir, los demás deben darle mucho, tanto que se indigesta y tiene que vaciarse*). **Aloe**
- Sabe que su grandeza es vacía. **Bov.**
- Quiere una plenitud de vida que es interior al sujeto sin ninguna influencia de ninguna fuerza exterior, la plenitud de vida absolutamente inmanente de Dios, acto de vida perfecto porque está totalmente en acto, sin ninguna potencialidad para perfeccionarse aún más por una acción que venga del exterior. **Carc.**
- Siente realizado, en pleno dominio y plenitud de vida, le toca su fin. **Cinnb.**
- Quiere la plenitud de Dios sin reglas ni etapa de maduración, sin recibir nada de los demás. **Ger-ro.**
- Se siente demasiado lleno en un recipiente contraído, limitado. Hace un vacío a su alrededor para absorber el infinito. **Glon.**
- A querer conocer sólo por los sentidos, se siente vacío, lleno de vacío, el cuerpo desintegrado, reventado. **Kali-c.**
- Entorno vacío de sus fieles, ya no tiene más su corte. **Pall.**
- Se siente vacío, los conductos están tapados. **Phyt.**
- No puede llenarse. **Phyt.**
- Rechaza los estados de transición, quiso ser acto puro bajo el aspecto de la plenitud de la energía, con un matiz de rechazo por la progresividad que implica el pasaje hacia…**Pip-m.**
- Nada le concierne, el entorno está vacío. **Puls.**
- Nada terrestre puede colmarnos totalmente, siempre insatisfecho. **Rheum.**
- No puede llenarse. **Sars.**
- Se siente vacío por lo que debe dar la impresión de que está lleno, saciado. **Sars.**
- Miedo de envejecer antes de haberlo conocido todo, de haber vivido plenamente. **Senec.**
- Se encuentra habitando en un entorno vacío, como una casa vacía, ya nada anima su carcasa. **Tab.**

PLOMO (MASA, LIGEREZA): - Pesadez e incapacidad de actuar sobre / de hacer doblar al otro. **Mur-ac.**
- Arquitecto: tiene la plomada [*] en el ojo. **Sarr.**

PLUMA (ANIMAL, LIGEREZA, PÁJARO): - Miedo a las plumas. **Hyos.**
- Miedo a las plumas. **Stram.**

PLUMBUM METALLICUM (Plb.): - *HR "Quiere introducir fraudulentamente el vino en el hospital. Desesperado por obtener estimulantes, pero tan pronto eliminan la prohibición, ya no tiene ningún deseo".* No acepta el principio de lo prohibido que lo coloca en un estado de shock, como en la luna, lo despersonaliza, no se controla, es provocado al transgredirlo/infringirlo.
- Él mismo quiere decidir hacer el bien, y no por obedecer según una ley. Culpabilidad: ve en los demás enemigos o diablos: violento, resiste, delirio. Mejora al doblarse y por la presión: contiene su presión interna por su fuerza o con la ayuda de una presión externa. (LTA 83).

PLUTONIUM NITRICUM (Plut-n.): - Desea la progresividad y todo el poder creativo de la inteligencia en acto puro, que él confunde con sabiduría.
- Pierde la inteligencia y lo compensa con la fuerza bruta, la violencia, la anarquía. Debe aceptar los límites del potencial creativo humano. (MS V.01)
- Luz interior inaccesible, conciencia de las verdades ocultas en sí, mientras que ve la luz en las cosas y las personas, sus auras…, imágenes y fenómenos luminosos. Exponen nuestro jardín secreto.
- Desea ser la luz que organiza el caos. Se protege de la obscuridad exterior. Quiere beber su propia sangre, no perder nada. Si el universo deja de proveer todo, él es quien lo tiene que proveer. Gana en longevidad pero pierde en alegría.
- Águila, gigante, quiere trascender su humanidad por sus propias fuerzas y su propia energía, regresa entonces al estado del hombre mono, animal primitivo y peludo, con el temor del agotamiento de sus recursos interiores. Dios *es* lo trascendente. (AFADH VII.00)

POBREZA (DINERO, MISERIA, RESERVA, POSEER): - Mi lugar es entre los más pobres de los pobres. **Hura**
- No acepta la pobreza inherente al amor, quiere cosechar. **Pall.**

PODAR (QUITAR, CLASIFICAR, ELEGIR, ESCOGER): - La vida poda de mí todas las formas posibles para sólo darme una única forma, la mía. **Manc.**

PODER (AUTORIDAD, CAPACIDAD, FUERZA): - Desea el poder sin tener que crecer como HOMBRE, considera la autoridad como un poder arbitrario. Quiere el poder del cuerpo, sin tener la maduración paciente sobre el plan humano, el poder del adulto y no su sabiduría. **Agar.**
- Sin poder, demasiado débil para defenderse. Víctima de sevicias [*] sexuales. **Ambr.**
- Dice lo que no quiere, no puede lo que quiere. **Am-c.**
- Podía y no puede ya. **Apis**
- Quiere tomar el poder sobre la vida. **Ars.**
- No tiene poder sobre los objetos y los odia. **Caps.**
- La negación de la muerte y del sacrificio en Carc. es un aspecto de la negación a someterse a un poder que no sea el de él "abandonado" a otro poder. **Carc.**
- Adora al Espíritu divino para tener su poder. **Cere-b.**
- Venera a Dios en tanto le dé el poder de organizar el bien en la creación. **Coff.**
- Si quiere, no puede, si puede, sufre. **Dig.**
- Quiere que la razón sea la materia de su cuerpo, territorio sobre el cual tiene el poder. **Ferr.**
- Poder a ejercer sobre un territorio. **Ferr.**
- Sin fuerza delante de los demás por falta de armonía de sus poderes, salvo en su cólera (sueña con maremotos) y su canto. **Germ-met.**
- La regla, o la palabra de Dios o del amo es su herramienta de poder sobre los demás. **Lil-t.**

- Desea el <u>poder</u> total de la <u>voluntad</u> sobre la inteligencia, los sentimientos y el cuerpo para tener una acción óptima, y la <u>autoridad</u> sobre los demás. Poder = querer. **Lyss.**
- Trata siempre de tomar el poder allí donde nadie se lo ha pedido. **Pedic.**
- Como, por sí mismo y a partir de nada, quiere decirse: *Si se quiere, se puede*. **Ran-b.**
- Recuerdo de haber sido un elemento <u>central</u> y de perder su poder. **Sulph.**
- Sensación de <u>filiación</u> por el poder, el padre es padre sólo si da su poder; toma la relación de <u>amor</u> como el <u>derecho</u> a un poder superior sobre los otros; desea un poder <u>delegado</u> por un <u>superior</u> poderoso. **Verat.**

PODOPHYLLUM PELTATUM (Podo.): - Desea ser la medida y la <u>norma</u> increada, superando toda capacidad humana, <u>súmmum</u>, zozobra en la <u>animalidad</u>, oscilación estéril entre los <u>extremos</u>. A1 "*Piensa que pecó y dejó pasar su día de gracia*".
- Rechaza el justo <u>medio</u>, el equilibrio, se instala en la <u>desmesura</u>, así como en la ausencia de la <u>conformidad</u> con la norma o <u>medida</u>, más allá de la medida. Pierde la virtud de la <u>prudencia</u> al no saber actuar en el momento <u>oportuno</u>, no sabe elegir la conducta apropiada de acuerdo a lo que la norma regula. (TBH, MS, IX.98)

POESÍA (IDEAL, IMAGINAR)

POLUCIÓN: - Toda <u>fuente</u> de progreso exterior es una <u>agresión</u>, <u>contaminación</u>, corre el riesgo de hacerle perder su personalidad. **Ran-b.**

POLVO (TIERRA, FUENTE, SOLIDEZ): - Polvo eres y en polvo te convertirás. **Helo.**

PONER: - "Comenzar" (PROVERBIOS: "Es el primer paso - el que cuenta- .")

PONER EN MARCHA: - Rechaza una <u>causa</u> final que no sea él mismo, que <u>ponga</u> en marcha al hombre con su llamada hasta su perfección última. **Rhod.**

POR TODAS PARTES: - Ilusión de estar en <u>dos</u> lugares a la vez: estar en <u>todas partes</u> para verlo todo. **Cench.**

PORQUE (JUSTIFICAR): - No quiere saber el porqué, ya que debería entonces tomar la buena <u>decisión</u>. **Form.**
- No quiere obedecer sin saber intelectualmente porqué. **Viol-o.**

PORVENIR (VOLVERSE, FUTURO, PROYECTO, TRANSFORMAR)

POSAR (COLOCAR): - No se atreve a ponerse en acto, aterrizar. **Graph.**
- Es su solo y único <u>socio</u>. No puede permitirse poner la cabeza sobre la <u>almohada</u>. **Senec.**

POSEER (MORDER, TRANSPLANTE, PARÁSITO, ALIENAR, ENAJENAR, AUTÓMATA, INFLUENCIA, MAGIA, DOMINIO, CONTROL, DINERO, MANIPULAR, INCORPORAR): - Está poseído en su cuerpo. **Alum.**
- Quiere guardar el fruto de una semilla recibida, es castigado por la más completa desposesión. **Am-c.**
- Si <u>da</u> todo de sí, piensa que esto le da derecho de posesión absoluta sobre el otro. **Anan.**
- Estar colmado sólo por la unión de conocimientos, la actividad del intelecto que <u>disfruta</u> lo que ya posee: la inteligencia gira sobre ella misma, sin ser perturbada por lo desconocido. Rechaza el devenir y la no posesión que implica. **Arg-met.**
- Quiere estar en posesión de la beatitud, sin recorrer las <u>etapas</u> necesarias. **Arg-n.**

- Sabe lo que quiere, pero sufre tanto que no lo posee, de no estar unido con su fin. **Aster.**
- Establece su seguridad en la posesión. **Bry.**
- Bajo influencia, poseído, en el fuego, no se puede restaurar. Insatisfecho con todo, quiere que la realidad esté siempre allí para hacerlo crecer y satisfacerlo. **Canth.**
- Rechaza la generación ya que implica una comunidad de posesión con confusión sobre el derecho de propiedad, ocasión de discordia, de ahí la necesidad de dividir el territorio, las posesiones. **Cast.**
- No puede poseerse totalmente, aunque se puede unificar y concentrar en sí la variedad infinita del universo. **Germ-met**
- Rechaza tener que ponerse en camino, quiere que su deseo baste para poseer su bien. Quiere disfrutar y poseer a sus amigos por el deseo, sin movimiento hacia ellos. **Hura**
- Posesivo para poder organizar y hacer reinar el orden. **Hyos.**
- Quiere amar en la inmediatez de la posesión. Sufre por no poder poseer al otro para conocerlo. **Hyos.**
- Posesivo con los otros. Es poseído en su espíritu y empujado a ser lo que el otro es. El mordisco es la marca de posesión: miedo a los perros. **Lyss.**
- Se vuelve la presa de todos aquellos que lo quieren penetrar, poseer. Rechaza que su fuente de vida lo penetre y lo limite por su bien. **Mand.**
- Está poseído. **Meli.**
- Quiere poseer perfectamente lo que es. **Mosch.**
- Niega la no posesión, y se complace sólo con lo que está a su alcance. **Nuph.**
- Poseerlo todo para no estar en falta de nada, incluso del amor mutuo, permite la división generosa de los bienes. **Rhod.**
- Posesividad insatisfecha. Debe tomar su lugar, locuaz, agresivo, agitado. **Sacch.**
- Quiere poder poseer sin tener que moverse, alcanzar. **Stram.**
- Cuenta los objetos: el contarlos significa que los posee. Poseer todo = perfección, no hay nada que transformarle a mi riqueza. **Vip.**

POSIBLE (CONTINGENCIA, IMAGINAR, REALIDAD, POTENCIALIDAD): - Todo proyecto debe ser posible. Elige la utopía como realidad, => decepcionado e insatisfecho del resultado obtenido. **Ang.**
- Deseo de hacer lo que quiera, todo lo que él quiere. Una infinidad de posibilidades para sentirse libre, no puede ser predeterminado. **Chin.**
- La vida mata en nosotros todas las formas de lo posible para darnos sólo una forma única. **Manc.**
- La posibilidad despierta la necesidad. (LTA 1507)
- Preocupación de curarse a pesar del buen pronóstico. Incapacidad o esfuerzo para hacerlo todo, se queda en la condición de tener la posibilidad, sin pasar a la realización. **Psor.**

POSICIÓN (LUGAR)

POSITIVO: - Se olvida de los límites impuestos por la realidad. Pensamiento positivo que crea un mundo positivo. **Spong.**

POTENCIAL [*] (FUERZA, PODER, SUPERIOR): - Desea todo el potencial/poder efectivo. **Agar.**
- Quiere ser acto y no potencial. Pierde su potencial activo, ya que rechaza su potencial pasivo. **Agar.**
- Dios ser poderoso, sin obstáculo a superar u otro que deba confirmarlo, sin recurso necesario. Desea el potencial/poder total sin necesidad de ser alimentado por el otro. **Agn.**
- A todo potencial activo corresponde uno posible. El hombre es un potencial activo según su naturaleza creada, (NdT: *mi naturaleza es un potencial en acto que no viene de mí, viene de*

Dios), en Dios su potencial es Su Ser, potencial y acto es lo mismo. Lo que es perfecto está en acto absoluto, no tiene potencial. **Ang.**
- Al rechazar ser potencial, ya no puede <u>recibir</u> (antes de recibir algo tenía el potencial de recibirlo, de aprenderlo). **Arg-met.**
- No quiere relacionarse con quien está por encima de él, quiere tener poder sin alistarse. Fuerzas corporales aumentadas. Quiere ser el más poderoso de los poderosos. **Coca**
- Prevengo ya que ejerzo todo mi <u>potencial</u>. **Lat-h.**
- Desea todo el potencial/poder en acto. **Petr.**
- Rechaza ir del potencial al <u>acto</u>, tanto que ya quisiera ser acto puro en la omnipotencia. **Petr.**
- Envidia/Desea la <u>progresividad</u> y el potencial creador todopoderoso de la inteligencia en acto puro, que confunde con <u>sabiduría</u>. **Plut-n.**
- No quiso que su potencial se pusiera en <u>camino</u> por una <u>llamada</u> del exterior. **Rhod.**
- <u>Atacado</u>, en guardia por su <u>gran</u> proyecto. El que ES todo<u>poderoso</u>. **Sam-X.**
- El <u>agotamiento</u> del <u>potencial</u>/poder humano es inaceptable, como la <u>caducidad</u> de la <u>vejez</u>. **Sel.**

POTENCIAL (POTENCIALIDAD, PODER, FUERZA): - Quiere una <u>plenitud</u> de vida que es interior al sujeto sin ninguna <u>influencia</u> de cualquier fuerza exterior, la plenitud de vida absolutamente inmanente de Dios, acto de vida perfecta porque está totalmente en acto, sin ninguna <u>potencialidad</u> que todavía tenga que <u>perfeccionarse</u> por una acción que venga del <u>exterior</u>. **Carc.**
- Despecho ante su enorme potencialidad, (si tengo conciencia de mi potencialidad, esto significa que no está en acto), y la potencia enorme e infinita de Dios. **Petr.**
- <u>Creatividad</u> bloqueada en este presente improductivo, su <u>potencial</u> se realiza sólo en sueños. **Senec.**

PRÁCTICA (ABSTRACTO, CONCRETO, REALIDAD, ESPECULATIVO, TEORÍA): - Sin acción, debe ser el amo/maestro de todo sin <u>práctica</u>. **Cer-x.**
- No tiene necesidad de práctica, con el <u>pensamiento</u> mismo es suficiente. **Kali-c.**
- Hace falta un crecimiento en esta adquisición de la sabiduría <u>práctica</u>, la prudencia no es natural en nosotros. **Led.**
- Quiere saberlo todo por su inteligencia práctica sin experimentar ni ser <u>enseñado</u>. **Acon.**

PRASEODYMIUM-X (Pras-X.): - Abandonado, no <u>persevera</u> más porque perdió la <u>fuerza</u>, <u>autonomía</u> imposible. Indeciso ante el peligro, renuncia. Aquél que ES ¡es inmutable en sus <u>decisiones</u>! (MLF 11.2010)

PRECARIO (EFÍMERO, SÓLIDO, TRANSITORIO): - Inquietud de cuerpo y espíritu por miedo a su precariedad existencial, la cual lo aterroriza. **Acon.**
- No acepta la precariedad de aquel que debe actuar para avanzar. **Cham.**
- Quiere la <u>continuidad</u> en el espacio y el tiempo, castigado por la precariedad: corte, interrupción. **Nicc.**

PRECEPTOS (PROVERBIO, LEY, CÓDIGO): - Hace hincapié en la importancia de los preceptos "que se han concebido bien y son enunciados claramente". **Bothr.**

PRECIPITAR (DURACIÓN, TIEMPO, VELOCIDAD): - <u>Precipitado</u> y vigilante. Quiere llegar al <u>final</u>, sin obstáculo o dificultad, se <u>precipita</u> hacia su objetivo, independientemente de los <u>obstáculos</u> del camino. **Acon.**
- Debe <u>corregir</u> a posteriori lo que salió de él de manera precipitada y falsa. **Diosc.**
- <u>Precipitación</u> que le impide <u>analizar</u> el <u>peligro</u>. **Sul-ac.**

PRECISO (DETALLE): - Le gusta entrar en análisis precisos, verlo todo en espíritu puro. **Anac.**
- Niega la capacidad de la lengua escrita u oral para traducir con precisión todos los matices del pensamiento. **Bothr.**
- Quiere saber, con precisión, para dominar lo que le va a pasar. **Calc.**
- Vive, percibe solamente conforme a la realidad presente, el momento preciso aislado en el tiempo. **Cedr.**

PREDECIR (PREVER)

PREDESTINACIÓN [*] (FIN, SECRETO, DESTINO, SUERTE, POSIBILIDAD, FUTURO, CONFIANZA, PROVIDENCIA): - Deseo de hacer lo que quiera, todo lo que él quiere. Una infinidad de posibilidades para sentirse libre, no puede estar predeterminado. **Chin.**
- ¿Cómo satisfacer sus necesidades? Rechaza la predestinación en su deseo de salvarse a sí mismo. **Chlor.**

PREDICAR (PASTOR, PALABRA, ENSEÑAR, ORAR): - No recibe nada del otro, pero enseña y predica. **Agn.**
- Predica para proclamar la verdad religiosa, pero olvida su sermón. **Anac.**

PREJUICIO (PROGRESO, EVOLUCIÓN, OPINIÓN, SUPERSTICIÓN): - Los prejuicios tradicionales lo protegen del cambio. **Carb-v.**
- Atrapado en sus prejuicios. **Crot-t.**

PRELACIÓN: - Ha querido atribuirse la precedencia sobre el regazo "paternal" por sus propios esfuerzos. **Hyper.**

PRELIMINAR (PREVIO): - Sensible a las malas noticias, a todo lo que no está establecido en su propio intelecto. **Kali-p.**

PREMONICIÓN (AUGURIO, PREVER): - Rechaza el tiempo, sueños premonitorios para no asombrarse demasiado… **Aran.**
- Paciente de buenos o malos augurios, una premonición, ve y predice lo que va a pasar y lo que los otros no ven… **Bufo**

PRENDA DE VESTIR (BELLEZA, ROPA, VESTIDOS)

PREOCUPACIÓN: - Elimina preocupaciones innecesarias, vive tranquilo en la confianza de Dios. **Carbn-s.**

PREPARAR: - Brabucón imprudente en la victoria segura sin preparación. **Asc-t.**
- Tiene miedo de no estar listo en su trabajo. **Sil.**

PRERROGATIVA (PRIVILEGIO)

PRESA: - Para no ser presa, se quema, se retracta, se retira, no dice nada, se encajona. Se retrae en su concha, su agujero o saca a los demás de su espacio. **Helx.**

PRESENCIA: - Sensación de una presencia. **Carb-v.**
- Pánico a la idea de beber en presencia de alguien. **Toxi.**

PRESENTE - ACTUALIDAD – PASADO: - Sólo puede encontrar la felicidad del momento presente, si este momento no se ve afectado por el pasado (una cita previa que no lo deja hacer algo ahora); encuentra la felicidad si es libre de hacer lo que quiere. Quiere vivir un presente eterno. **Cact.**
- Línea ideal que separa el pasado, que no es más, del futuro, que todavía no es. El presente no tiene realidad propia. Permanece arrinconado, pues ya no puede reconocer nada. **Cedr.**
- Está en una vivencia subjetiva tal que está ausente de lo que hace. **Lac-c.**
- Quiere que la actividad intelectual sea el sirviente del placer de los sentidos, puramente animal, en el presente. **Nuph.**
- Sin comprender su pasado, su camino, flota sobre su experiencia sin poder afincar su pie para tener un nuevo impulso. **Samars.**
- Debe aceptar dejar el pasado, la historia familiar que lo retiene. **Sars.**
- Sueña con el paraíso, pero es para después, porque es necesario soportar el presente. **Sel.**
- No puede vivir el presente por el gran temor al futuro. **Stann.**

PRESERVAR (PROTEGER, GUARDAR, MANTENER, CONSERVAR)

PRESIÓN: - Hipertensión que no se alivia por una salida normal, vasodilatación en lo alto de la cabeza, constricción en la periferia y la parte inferior del cuerpo. **Aml-n.**
- El otro es un riesgo de presión sobre mí. **Ferr.**
- Necesidad de presión para contenerse contra el deseo de transgredir lo prohibido / mejora al doblarse y por la presión: contiene su presión interna por su fuerza o con la ayuda de una presión externa. **Plb.**
- La presión del inconsciente hace explotar lo que no explora. **Samars.**
- Falta de estructura por sobrepresión, traumatismos, o falta de presión y de referencias sólidas para su desarrollo. **Stront-c.**

PRESUNCIÓN (ORGULLO): - Sólo por su trabajo intelectual y frialdad de espíritu, Hyper. tiene la presunción de subir solo al nivel más alto de beatitud. **Hyper.**
- ¡Esperanza al límite de la presunción! No toma en cuenta las circunstancias. **Nat-ar.**

PRETEXTO: - Comprometido, se mantiene frío cueste lo que cueste, no se retracta bajo ningún pretexto. **Helo.**

PREVENIR (PRECAVER, PROVIDENCIA, RESERVA): - Quiere estar prevenido en caso de cualquier falta procedente de la contingencia. **Bry.**

PREVER [*] – PREVISIÓN (FUTURO, PROVIDENCIA, PRUDENCIA, PROYECTO): - Quiere ser impasible, observa el entorno exterior para prever y ganar. **Asc-t.**
- No se atreve a hacer lo que había previsto. **Bar-ac.**
- No se atreve a hacer lo que había previsto. **Bell.**
- Confundido (a fuerza de querer prever todo por su seguridad, jamás estar en falta), > al bostezar, cuando finalmente se deja llevar. Extrae y acumula por todos los medios. **Bry.**
- Paciente de buenos o malos augurios, una premonición, ve y predice lo que va a pasar y lo que los otros no ven... **Bufo**
- Quiere todas las cualidades para prever. **Calc.**
- Sigue a los enfermos para averiguar lo que le previeron a cada uno. **Cocc.**
- Quiere preverlo todo en función de un posible peligro. **Gels.**
- Rechaza la ayuda, se encuentra solo delante de los riesgos del futuro, sin capacidad intelectual de prever. **Kali-p.**

- No <u>recibimos</u> nada, hay que prever. Quiere asegurar el futuro por su previsión. Administra los <u>medios</u> actuales para estar seguro de tener hasta el fin. Sofocado a fuerza de querer prever todo. **Stann.**
- Quiere ser invulnerable per se, sin tener que prever, <u>razonar</u>. **Sul-ac.**

PRIMERA VEZ: - Debe ser <u>igual</u>, como la <u>primera</u> vez, como al <u>principio</u>. **Vip.**

PRIMERO: - Las primeras <u>impresiones</u> son las mejores. **Ptel.**

PRIMITIVO (PELOS): - Quiere <u>transcender</u> su humanidad por su propia <u>energía</u>, se regresa al estado de homo sapiens (hombre mono), animal primitivo y peludo, con el temor del agotamiento de sus <u>recursos</u> interiores. **Plut-n.**

PRÍNCIPE: - <u>Encanto</u> irresistible de una princesa, graciosa, que hace lo que quiera con la gente con su mirada y su cuerpo. **Marb-w.**

PRINCIPIO (DERECHO, LEY, FUENTE): - <u>Indignado</u> por causas nobles y generales ridiculizadas por el mundo. Sensible a los grandes principios. **Cic.**
- Todo principio se convierte en <u>reglamento</u> para ser <u>eficaz</u>. **Lil-t.**

PRINCIPIO (INERCIA, COMIENZO, CHISPA, ESTÍMULO): - Quisiera una acción igual a las ideas de Dios que no tienen <u>duración</u>, ni <u>principio</u> ni <u>fin</u>. **Canth.**
- Es necesario que esto sea <u>semejante</u>, como la <u>primera</u> vez, como al <u>principio</u>. **Vip**

PRIORIDAD (ELECCIÓN): - Ahogado en los detalles, no puede ver lo importante para darle <u>prioridad</u>, sin una ley que lo guíe. **Ars-s-f.**

PRISIÓN (LIBERTAD): - Esfuerzos desesperados por salirse de allí donde se siente cada vez más <u>prisionero</u>. **Bacil.**
- El <u>cuerpo</u> se convierte en una <u>prisión</u>: le falta espacio en el tórax, el cerebro en el cráneo, ídem con las prendas de vestir, los zapatos: demasiados apretados. **Eup-per.**
- Sueña que está prisionero. (FDR) **Petr.**
- Prisionero de la <u>ley</u>, del tren, de la vida. **Sphing.**

PRIVAR (SACRIFICIO, DON, AGOTAMIENTO)

PRIVILEGIO (ALTURA, ARISTÓCRATA, ELEGIDO): - Necesidad de una <u>relación</u> privilegiada que conserve su autonomía en la <u>elección</u> de las personas. <u>Espera</u> que el entorno le proporcione todo para vivir, vampiriza. **Abrot.**
- Quiere mantener sus prerrogativas, el privilegio, el derecho a decidir, pensar, sentir, elegir él <u>mismo</u>. **Helon.**

PROBAR (PRUEBA, EXPLICAR, RAZÓN)

PROBLEMA (SOLUCIÓN, CUESTIÓN, PREGUNTA): - "En casa, jamás debería ver problemas". **Carc.**
- Quiere evitar los problemas y los inconvenientes organizando las segundas causas. **Mang.**

PROCESIÓN (GREGARIO, SEGUIR): - Hace como los demás, sigue la procesión. **Form.**

PROCESO (TRIBUNAL): - Lo van a procesar, imperdonable. **Nit-ac.**

- Procesado por un crimen que jamás cometió. **Zinc.**

PROCURACIÓN (PODER): - Vive por procuraciones, por los demás, los niños. **Senec.**

PRODUCCIÓN – PRODUCIR: - Descanso y trabajo, recuperación y productividad no pueden coincidir en nosotros. **Fago.**
- No es la fecundidad lo que está en juego, sino la producción. **Lil-t.**
- Produce lo que piensa. **Ox-ac.**

PROFANAR: - Profana un cadáver: quiere ver en la materia aquello que la comunicación no le mostró. **Elaps.**

PROFETA (ELEVADO): - Profeta que quisiera comunicar un conocimiento divino al elevar al otro hacia Él para que lo pueda comprender. **Bufo**

PROFUNDIZAR: - Incapaz de calcular, de lo sutil, del intelecto, de analizar, favorece lo denso, lo material. **Graph.**

PROFUNDO (FONDO): - Ver más profundamente en las cosas. **Choco.**

PROGRAMA (OBJETIVO, FUTURO, PROYECTO, PROVIDENCIA): - Se siente forzado a hacer un programa que lo obliga por adelantado. **Cact.**
- Nostalgia de una vida natural no programada, o aceptación de una manipulación atenta y calculadora del hombre en la esperanza del reconocimiento de su extrema sofisticación. **Vanil.**

PROGRESIVO (ETAPA, PASO, PASAJE): - Rechaza la progresividad del pasaje, quiere hacer el pasaje, la transición a toda velocidad, como si esta etapa intermedia no existiera. **Pip-m.**
- Desea la progresividad y todo el poder creativo de la inteligencia en acto puro, que él confunde con sabiduría. **Plut-n.**
- Intolerancia a la transición, progresividad. **Sil.**

PROGRESO - PROGRESISTA (EVOLUCIÓN, PREJUICIO, PROGRESO, CONSERVAR, CAMBIO, FUTURO): - Progresista en las ideas pero no toma riesgo en la práctica. **Bry.**
- Quiere el progreso, amigos sin el tiempo y la repetición cotidiana. **Cedr.**
- La felicidad de hombre no es natural, es una conquista difícil al cabo de una travesía de pruebas, de sudor, de desilusión y de responsabilidades. **Mor-o.**
- Rechaza el paraíso donde ser guiado por el pastor o el gigante es necesario para progresar sin el error peligroso de apreciación. **Nux-m.**
- Quiere amar a todos por igual, siempre y completamente, sin discriminación, sin progresión, ¿cómo él mismo quiere ser amado? **Phos.**
- Rechaza los estados de transición, quiso ser acto puro bajo el aspecto de la plenitud de la energía, con un matiz de rechazo por la progresividad que implica el pasaje hacia…**Pip-m.**
- Querer la perfección completamente acabada sin tener que progresar en la obediencia a algo superior. Es necesario cambiar para progresar. **Vip.**

PROHIBIDO (IMPEDIMENTO): - Lo prohibido es condición de libertad, el cuerpo es condición de expresión del espíritu. **Anac.**
- Autodestrucción purificadora: es mejor ser violento contra sí mismo que infringir las leyes familiares. **Carc.**
- No puede hacer nada con el proyecto, incluso si desafiara lo prohibido. Quiere un placer prohibido, privado de su fin. **Dig.**

- <u>Muerde</u> al otro cuando lo <u>abraza</u>, lo quiere conocer absolutamente, contenerlo, sin <u>prohibición</u> ni limite, ni temor, en una libertad total. **Mand.**
- Aversión por todos aquellos que se permiten hacer lo que le han prohibido. **Merc.**
- No toma en serio lo que le prohíben, él es quien define la referencia, lo que se puede o no. **Nux-m.**
- Lo prohibido lo impulsa a transgredirlo. La <u>ley</u> es un <u>límite</u> insoportable. **Plb.**
- Lo prohibido es señal de la no posesión, me impide adquirir lo que me falta, o demuestra que no hay nada que cambiar. **Vip.**

PRÓJIMO – PRÓXIMOS (OTROS, DEMÁS): - Se pelea con <u>seres cercanos</u> y ha perdido el <u>amor</u>. **Ant-c.**
- No es espontáneamente que el hombre pueda amar a su prójimo, a todo el mundo, hace falta un trabajo intelectual para amar a su <u>enemigo</u> y no percibirlo como integralmente malo: debe ser amado por el bien que se encuentra en él y porque él es amado por Dios. **Hura**
- <u>Descuidó</u> su deber hacia el prójimo, el sexo opuesto, que le permita al otro <u>desarrollarse</u> y <u>crecer</u>. **Puls.**

PROMESA (FIDELIDAD, ENGAÑO, FRAUDE): - Promesa rota. **Ign.**

PROMETHIUM-X (Prometh.): - Quiere <u>compartir</u>, <u>enseñar</u> su autonomía con todos. AQUÉL que hace <u>participar</u> toda cosa en su ser. (MLF 11.2010)

PROMISCUIDAD (INTIMIDAD): - Promiscuidad confundida con <u>intimidad</u>. **Kali-bi.**

PROMOCIÓN: - Crisis en cada promoción profesional, donde se descubre que no está "no a la altura" de este cargo. **Cupr.**

PROMULGAR: - La ley son ordenanzas de la razón para el bien común, <u>promulgada</u> por quien está a cargo de la comunidad: sentido de la responsabilidad. **Ars.**

PRONTITUD (VELOCIDAD, PRECIPITAR): - Quiere actuar con <u>prontitud</u> en la deliberación y en la acción. **Acon.**

PROPIEDAD: - Rechaza la <u>generación</u> ya que implica una comunidad de <u>posesión</u> con confusión sobre el derecho de <u>propiedad</u>, ocasión de discordia, de ahí la necesidad de dividir el <u>territorio</u>. **Cast.**
- Dios inmutable es el propietario de todo y puede usarlo según su mejor placer en Sí mismo. **Sars.**

PROPIO (MISMO, SUYO): - El error: confundir su capacidad para la beatitud con la obtención de la misma por su propio es<u>fuerzo</u>. **Hyper.**
- No quiere <u>transformar</u> algo exterior en su propia sustancia. **Kali-n.**
- Los demás le impiden emprender su propia obra. **Tarent.**

PROPORCIÓN (ACUERDO, BELLEZA, FORMA, DEFORMIDAD, ARMONÍA): - Es la <u>estructura</u> que da la <u>forma</u> y las proporciones. No soporta las <u>anormalidades</u> y desproporciones físicas. **Benz-ac.**
- Sensibilidad herida, <u>traumas</u> laceradas que tardan en <u>sanar</u>, dolores fuera de <u>proporción</u>. **Calen.**
- Desproporción entre la falta y el castigo. **Cham.**
- Todo se debe hacer de acuerdo a una exacta proporcionalidad y <u>derecho</u>. **Cist.**
- <u>Caricatura</u>, detecta la menor anomalía de <u>forma</u> o proporción. **Ham.**

- El amor normal del hombre por Dios es admirable, ya que no hay proporcionalidad entre el hombre y Dios. Para él, la verdad, es conocer, para ser proporcional a Dios en su conocimiento de la verdad. **Lach.**
- Sufre de falta de proporción entre su disposición personal y el objeto que viene y se imprime en él. **Sarr.**

PROPÓSITO (OBJETIVO, PROYECTO, DESTINO)

PROSELITISMO (CONVICCIÓN, PEDIDO, POSEER)

PROSTERNARSE (ARRODILLARSE, INCLINARSE): - Al querer dominar el cuerpo, se encuentra tiranizado por él al prosternarse. **Pareir.**

PROTEGER (SEGURIDAD, PELIGRO, CASA, INMUNIDAD, CENTINELA): - Quiere el conocimiento para proteger a los otros que son débiles, frágiles, quebradizos, delicados. **Abies-n.**
- Es un trayecto agitado para poder encontrar el conocimiento perdido, se protege contra la desdicha, ¿encontrar un apoyo a su precariedad? **Acon.**
- Protector de la vida de los demás, responsable de armarlos para la vida. Debe preservar a los demás de la muerte. **Arn.**
- Se niega a estar bajo la protección del orden y del poder conservador de Dios, se consume, se disuelve, no se conserva. **Ars.**
- Espera de sus amigos una protección perfecta, o se siente omnipotente y quiere garantizarles a sus amigos la protección que sólo Dios puede dar. **Bell-p.**
- No se atreve a actuar/reaccionar, debe preservar lo poco que tiene. **Bry.**
- Responsable de la protección y durabilidad de los vínculos familiares. **Calc-sil.**
- Su necesidad de protección es tomada por esclavitud y humillación, quiere asumir la protección él mismo, tanto para sí, como para los demás. Busca el amor protector. **Caust.**
- Quiere mantener toda su vida la protección tierna de Dios. **Cham.**
- Al actuar por la adulación, se arrepiente de su acción luchando por reparar, proteger. **Corv-cor.**
- Preocupación de perder de vista a sus niños, de no poder protegerlos. **Gels.**
- Quiere proteger a los animales, los inocentes del sufrimiento injusto. **Hura**
- Quiere proteger a los demás del accidente, del error. **Iod.**
- No supo salvaguardar la moral. **Kali-br.**
- Sexualidad / diablo, se siente intoxicado por el otro, elevado por gente tóxica, continuación de películas de horror de niños desprotegidos por los padres. **Manc.**
- Desprotegido e invadido (ratas bajo las coberturas, guerra). **Menis.**
- Perdió la protección de un superior. **Nat-m.**
- Protege al otro de la desobediencia. **Nit-ac.**
- Protector por su noción del bien y del mal, justo e injusto, pesado y ligero. **Nux-v.**
- Se siente siempre que está ante un peligro desconocido, y busca la manera de protegerse de este medio tan peligroso. **Peti.**
- No protegió al otro al ofrecer su imagen (NdT: *cuando te ofrezco tu imagen te vas a proteger porque te vas a conocer más*). **Puls.**
- Necesidad de protegerse incluso de sus padres muertos. **Sars.**
- A fuerza de buscar la seguridad, pierde lo que quiere proteger. **Stann.**
- Quiere asegurar su protección por el razonamiento, excluyendo la Providencia. **Sul-ac.**
- Miedo a que se rompa, se quiebre. ET: ustedes son frágiles, los debo proteger siendo el centro, como Dios. **Thuj.**
- Acepta el castigo por proteger a los demás. **Toxi.**
- Desea una perfección que se vuelva impasible ante el sufrimiento y no necesite de ningún protector en este aspecto material. **Tung-met.**

- Necesidad de la protección de un <u>superior</u> que le transmita el poder. **Verat.**

PROTOCOLO (USO, EDUCACIÓN, DIFICULTAD): - Debemos permanecer como el mármol cualquiera que sean sus sentimientos salvajes: las restricciones del <u>protocolo</u>. **Marb-w.**

PROVEER (SATISFACCIÓN, RESERVA, SEGURIDAD, PROPORCIONAR): - El <u>entorno</u> debe proveer infinitamente a todos. **Adam.**
- Preocupación de <u>proveer</u> para su <u>supervivencia</u>, <u>guarda</u> todo, el <u>dinero</u>, los objetos. **Chlor.**
- Si el universo deja de <u>proveer</u> a todos, él mismo debe hacerlo. **Plut-n.**

PROVERBIO (CITAS BÍBLICAS): - "La <u>verdad</u> está en el fondo del <u>pozo</u>". **All-c.**
- Polvo: "Al polvo eres, y en polvo te convertirás" (MATERIA). **Alum.**
- Verdad: "Los niños siempre dicen la verdad". **Alum.**
- Luna: "Agarrar la luna con los dientes" (*NdT Se dice de algo que es imposible de hacer*). **Ang.**
- "No lo toma con calma" **Arn.**
- Bien: "*Cuando cada quien haga el bien en sí, al mundo le irá mejor*". **Bamb.**
- Sentir – saber "*Siento, digo*", "*Yo siento, entonces lo sé, entonces* lo digo" **Bamb.**
- Concebir: *Lo que se concibe bien se enuncia claramente y las palabras para decirlo llegan fácilmente.* **Bothr.**
- Desierto: "No quiere pasar por la travesía del desierto para ir a la Tierra prometida". **Bry.**
- Si: "Cuando es sí, es sí hasta el fin". **Carb-an.**
- Decir: "Mientras menos se dice, mejor nos llevamos" (LTA 1547) **Carc.**
- Estrella: "Nacer con mala <u>estrella</u>". **Carc.**
- Bondad: "El hombre nació bueno, es la civilización la que lo pervierte". **Choco.**
- Ley: "La ley es la ley". **Cist.**
- "Ojo por ojo y diente por diente", "La ley es la ley". **Cist.**
- Contar: "Es mejor contar con uno mismo que confiar en los demás". **Clem.**
- Feliz: "Para vivir feliz, viven escondidos". "La iglesia debe estar en el medio del pueblo" (LUGAR) **Cupr.**
- Uno para todos, y todos para uno, en el bien como en el mal. **Cupr.**
- "Vivir virgen, morir santa / embarazada". **Cycl.**
- Religión: "Mi religión es mi conciencia" (LTA 43-1164). **Dros.**
- Concebir: *Lo que se concibe bien se enuncia claramente y las palabras para decirlo llegan fácilmente.* **Euphr.**
- "Hay que saber para dónde se va". **Ferr.**
- Nada: "No se tiene nada sin nada. Si se recibe, se debe" (DERECHO, GRATUITO) **Fl-ac.**
- Amar: "Basta con amar", "Ama y ¡haz lo que quieras!". **Hura**
- Gatos: De noche, todos los gatos son pardos, yo también, se parecen a mí. **Hydr.**
- Parecerse: "¡Quien sea como yo que se una a mí! ¡Quien no es como yo, no existe! De noche, todos los <u>gatos</u> son pardos, yo también, se parecen a mí. **Hydr.**
- Nada: "No se tiene nada sin nada. Si se recibe, se debe" (DERECHO, GRATUITO) **Kali-bi.**
- "Detrás de todo hombre hay un <u>violador</u>". **Kreos.**
- "La crema de la nata". **Marb-w.**
- Juega al "Gato y al ratón". **Marb-w.**
- "Se le soltó la lengua" (Traicionar). **Marb-w.**
- Durante la noche, le parecía muy difícil <u>comenzar</u> la ejecución de sus decisiones, y esto le tomaba mucho tiempo antes de decidirse, pero después lo realizaba con prontitud (H433). **M-arct.**
- Aguja: "Costurera mala, hebra de hilo larga". **Mor-o.**
- Florecer: "Hay que florecer dónde Dios nos ponga". **Mor-o.**
- Duda: "En la duda de llegar a la <u>perfección</u>, se abstiene". **Naja**

- Indispuesto por sus negocios, se pone de brazos cruzados, pero cuando trabaja, trabaja bien (H1). **Nat-c.**
- Verter: "Me gusta que se deje colar". **Nicc.**
- Ley: "Yo soy la ley". **Nit-ac.**
- Nada: "No se tiene nada sin nada. Si se recibe, se debe" (DERECHO, GRATUITO) **Nit-ac.**
- Hábito: "El hábito hace al monje". **Pall.**
- "Habla por hablar, no tiene nada que decir". **Paris**
- Comenzar (=> Paso)
- Quien quiere viajar lejos, cuida su montura. **Pip-m.**
- Impresión: "Las primeras impresiones son las mejores". **Ptel.**
- Mojar: "No se quiere mojar". **Ran-b.**
- Querer: quiere decir: "*Si se quiere, se puede*". Como Dios en su simplicidad, por sí mismo y a partir de nada. **Ran-b.**
- Ser: "Soy lo que pienso ser". **Rob.**
- Si se esfuerza por ponerse el arnés puede continuar con facilidad, el dominio habitual de sí mismo le permite llevar a cabo su trabajo, con prontitud, por entero y con precisión. (K) **Sil-mar.**
- Borrador: "Borrón y cuenta nueva" Pensamiento positivo que crea un mundo positivo. **Spong.**
- "Ayúdate, el cielo no te ayudará". **Stann.**
- Viajar: "Quien quiere viajar lejos, cuida su montura". **Stann.**
- "Habla por hablar, no tiene nada que decir". **Stict.**
- "El primer paso es el que cuenta". **Tarax.**
- Indeciso, le huye al trabajo, pero después de haber comenzado, trabaja bien. (HR1). **Tarax.**
- "*Este es el empíreo inmenso y profundo que me hace falta. La tierra no me ofrece nada de lo que reclamo*". **Tax.**
- No hace falta que esto cambie. **Vip.**
- Servir: "Todo puede servir". **Vip.**
- Hacer: "Hazlo bien y deja que ellos rebuznen" (*NdT: Cuando se decidió actuar, no hay que dejarse influir por lo que dicen los demás*). (LTA 3-1164)

PROVIDENCIA [*] (CONDUCIR, FUTURO, ORGANIZAR, PREVER, PRUDENCIA, SORPRESA, PREDESTINACIÓN): - Los cambios inesperados de dirección forman parte de la Providencia que los conducirá hasta su fin. **Acon.**
- No cree que la Providencia le traerá la fuerza necesaria para afrontar el dolor en el momento adecuado. **Aster.**
- Al envidiar a la Providencia para poder ganar su seguridad, pierde la capacidad humana de prever. Miedo a que la Providencia no le de los bienes que le satisfagan su pasión. **Bry.**
- El valor de la Providencia es la capacidad de conocer el futuro, para prever. **Calc.**
- La muerte de los demás señala el fracaso de su deseo de ser Providencia. **Calc-sil.**
- Rechaza que el resultado de su vida dependa de querer una causa primera, niega la Providencia. **Chlor.**
- Su amabilidad hacia cada uno tiene por objeto ordenarlos hacia su fin, lo que observa en realidad la Providencia. **Cocc.**
- No quiere someter su libre albedrío a la Providencia, sino decidir según lo que ve desde su propia ventana. **Form.**
- Sueño con la casa, que olvidó cerrar la puerta, o la puerta o la ventana no cierran bien. Debe ser un buen centinela, pero a la manera humana, y confiar el resto a la Providencia. **Gels.**
- Siente que la Providencia lo abandonó. **Lil-t.**
- Rechaza el mal en la creación bajo el aspecto de la Providencia. Traicionado por la Providencia puesto que no le impide encontrar el mal. **Mang.**
- Debe aceptar entregarle a la Providencia el riesgo del fracaso debido a la contingencia. **Naja**
- Sometido a la necesidad de la Providencia. **Nat-m.**

- No ve que su <u>medio</u> es el lugar de la Providencia de Dios para su <u>liberación</u>. **Nat-p.**
- Quiere llegar al <u>éxito</u> sin aceptar un porcentaje de <u>azar</u>, nombre humano de la Providencia. **Nat-s.**
- Envidia la Providencia, desea anticipar el <u>futuro</u>, estar seguro de algo. **Ph-ac.**
- Quiere no ser tomado por <u>sorpresa</u>. **Spig.**
- La Providencia me concierne, forma parte de la <u>prudencia</u>, puesto que me encargo de eso. Quiere ser la Providencia como causa <u>organizadora</u>. **Stann.**
- Rechaza la Providencia cuando la <u>razón</u> no puede <u>prever</u>. **Sul-ac.**

PROVISIÓN (RESERVA): - Duda de haber recibido suficientes provisiones. No toca nunca las economías. **Stann.**

PROYECTAR: - <u>Proyecta</u> su hipersensibilidad sobre el otro. **Bell-p.**

PROYECTO (OBJETIVO, FUTURO, DEVENIR, NIÑO, ENGENDRAR): - Quiere salir adelante sin tener que aplicar una <u>atención</u> continua sobre lo real. No nos podemos fiar que sólo con el <u>entusiasmo</u> sea suficiente para realizar un proyecto mejor. **Act-sp.**
- No necesita realizar el proyecto él mismo; el proyecto es <u>imaginario</u>, está casi <u>realizado</u>. Toma como verdadero lo que <u>imagina</u>. Ve claramente objetos distantes. Todo proyecto debería poder <u>llevarse a cabo</u>, todo lo decepciona. **Ang.**
- Los proyectos siempre los decepcionan. **Ang.**
- Integración al proyecto del grupo. **Apis**
- El proyecto es estéril por rechazar de las señales sensibles, la palabra para comunicar. Quiere iluminar. **Bufo**
- Proyecta sobre sí los <u>reproches</u> que los otros sufren. **Calc-p.**
- Quiere que el proyecto y el resultado sean simultáneos. **Chin.**
- <u>Aborta</u>, fracasa en sus proyectos porque no hay amor. No <u>disfruta</u> ya que está sujeto entre un proyecto y otro y se compromete por amor a ellos. El hombre que no quiere <u>seguir</u> el proyecto que Dios tiene para él, es duro de <u>corazón</u>. (VTB) **Dig.**
- Rechaza la necesidad de realizar cualquier <u>proyecto</u>, de deber acercarse, de <u>movilizarse</u> hacia cualquier fin. **Guaj.**
- Quiere mantener la <u>energía</u> de la <u>juventud</u>, que le permite hacerlo todo sin <u>elección</u>, en una <u>libertad</u> absoluta. **Latr-tr.**
- *H383: Se agita para hacer ciertas cosas y las cumple todas contra sus previsiones y contra su propia <u>voluntad</u>.* **M-ambo.**
- Cuenta todo, pero siempre cree que él no cuenta, que no hace parte del <u>proyecto</u> de los demás. **Phys.**
- Se hace Dios por el proyecto de quien es él. Idea fija de lo que es. No entra en el proyecto de Dios. **Petr.**
- No es una <u>limitación</u> seguir el <u>llamado</u> a un proyecto de otro al cual se adhiere voluntariamente. **Rhod.**
- Pérdida del <u>sentido</u> y la <u>dirección</u> de la relación, del trayecto, <u>ruptura</u>, <u>desorientado</u> en la vida, los actos, desaparición de <u>proyectos</u>. **Sal-fr.**
- Administra su <u>felicidad</u> con todos los medios a su disposición ya que es juez y motor de su <u>proyecto</u>. / No se puede <u>integrar</u> a un proyecto más vasto que el suyo. Su proyecto es <u>obstaculizado</u> por su maestro / necesidad absoluta de sentirse <u>libre</u> para dedicarse a sus proyectos. **Tarent.**

PRUDENCIA [*] (CONDUCIR, ORGANIZAR, PREVISIÓN, CIRCUNSTANCIAS, PROVIDENCIA): - El <u>control</u> debe remplazar la prudencia. Rechaza la imperfección de la prudencia humana, que sólo limita los atentados sin poder hacerlos desaparecer completamente. Quiere ser el Dios que ve todo con una sola mirada y que puede dirigir todas las criaturas según su consejo, según una Providencia perfecta que no fracasará por nada. Un rechazo concerniente a la virtud humana de la prudencia en sus 8 partes (memoria, entendimiento, docilidad, sagacidad, razón, previsión, circunspección, precaución). **Acon.**

- Se considera poseedor de la prudencia, como Dios de la Providencia. Asegura su invulnerabilidad por su trabajo útil. **Arn.**
- Brabucón imprudente en la victoria segura sin preparación. **Asc-t.**
- Él quiere ser la "Providencia" para asumir lo fortuito por la importancia de sus riquezas materiales adquiridas por su trabajo. **Bry.**
- Dios puede ser Providencia porque conoce el futuro y construye sobre lo sólido. Si tengo la capacidad divina de ser providente porque conozco el futuro como presente, todas las condiciones de la prudencia ¡son inútiles! (Todo es absolutamente presente en Dios). **Calc.**
- Ya no tiene más la prudencia humana que evita los extremos. **Carbn-s.**
- Rechaza abandonar la infancia y la no responsabilidad, evita hacerse cargo de su vida y de ejercer su prudencia y su sabiduría práctica. **Cic.**
- Quiere ser el prudente perfecto, aquel que puede ver el objetivo de los otros y así poder servirle llevándolo hasta su fin. **Cocc.**
- No necesito prudencia, tengo sentido de solidaridad y soy responsable de todos mis actos y sus efectos. **Cupr.**
- No quiere abandonar el camino convencional, el tradicional. **Form.**
- Él quiere ser la "Providencia" porque conoce el futuro y no lo sorprenda nadie. No necesita ser vigilante. **Gels.**
- La prudencia es la virtud que se adquiera durante la vida, se refuerza por el ejercicio y la enseñanza, ya que no es natural al hombre. **Led.**
- Dios organiza las causas segundas y el encuentro de sus criaturas. No quiere estar sometido a las causas segundas. **Mang.**
- Dios realiza perfectamente siempre su voluntad porque se libera de las contingencias. **Naja**
- Rechaza someterse a circunstancias exteriores que influyan sobre el orden que se debe seguir para alcanzar el fin, incluso si son bien elegidas. La CIRCUNSPECCIÓN es necesaria para la prudencia. **Nat-ar.**
- La facultad de elegir bien los medios es la virtud de la prudencia. En los juegos, utiliza medios falsos, hace trampa, para ver si la respuesta es justa a pesar de todo. **Nat-s.**
- Dios es Providencia perfecta porque conoce todos los contingentes, no solamente por Él es la causa (conocimiento conjetural), sino también porque actualmente todo se realiza en Sí mismo. Quiere tener la contingencia y la causa de la contingencia en sí mismo. El carácter conjetural le es insoportable, no tolera la duda. Parte para conocer las causas que no están a su alcance, pero se angustia porque pierde el conocimiento del lugar que dejó. **Ph-ac.**
- Perdió la virtud de la prudencia al no saber actuar en el momento oportuno, incapaz de elegir la conducta apropiada a la regla que regula. **Podo.**
- Quiere una inteligencia siempre en acto para que no pase nada. **Psor.**
- Dios conoce todas las contingencias futuras y no necesita ser circunspecto. Quiere ver venir las cosas de lejos para poder estar calmo y sereno. **Spig.**
- Dios es Providencia como causa organizadora que posee todos los medios a su disposición. La Providencia me concierne, hace parte de la prudencia, por lo tanto me encargo. **Stann.**

PRUEBA (DUDA, CONTROL, EXAMEN): - Prueba siempre su fuerza, su capacidad para enfrentar la prueba. **Sil.**

PRUEBA (EXPERIENCIA, ÉXITO, ENSAYO, CORRECCIÓN, FALTA, ACONTECIMIENTO, EVENTO, CIRCUNSTANCIA): - Cita urgente para ir a responder a un enigma. **Acon.**

- Recuerdo nublado de que lo han puesto a prueba y ha <u>fracasado</u>, de ahí su miedo a cualquier situación que lo ponga a prueba. En actitud victoriosa, ¿lo veríamos valiente ante los exámenes, tratando de engañar al profesor? **Gels.**
- Cada <u>etapa</u> que lo aleja de la <u>infancia</u> representa para él una prueba. **Mag-c.**
- La situación humana implica <u>pruebas</u> que, a fuerza de <u>martillazos</u>, nos <u>forjan</u>, nos dan nuestra <u>forma</u> consumada, única. **Manc.**
- Sonríe ya que está contento porque Dios le envió una prueba. **Meny.**
- La felicidad del hombre no es natural, es una <u>conquista</u> difícil al cabo de una travesía de <u>pruebas</u>, de sudor, de <u>desilusión</u> y de responsabilidad. **Mor-o.**

PRUEBA (INTENTO, TRATAR, CAMINO, OBJETIVO): - Debe aceptar que es bueno al intentarlo y no solamente cuando lo <u>consigue</u>. **Ptel.**

PRUEBA (JUZGAR, EXPLICAR, LUZ, ILUMINACIÓN): - Debe probar y <u>comprender</u> para tranquilizarse. **Alum.**
- Debe demostrar su <u>buena</u> conciencia. **Alum.**
- Su trabajo sirve para probar que es buena para algo. **Cimic.**
- Debe probar y <u>comprender</u> para creer. **Coloc.**
- Quiere probar a toda costa que tiene razón. **Ferr.**
- Quiere hacer pruebas a cada instante. **Gels.**
- Obligado a demostrar sus <u>cualidades</u> y capacidades por la <u>competición</u> para tener <u>valor</u>. **Mag-m.**
- Quiere probar y convencer que sus elecciones son justas, quiere que los demás las compartan. **Nux-v.**

PRUNUS SPINOSA (Prun.): - *A254: "Sueño que estaba escribiendo sobre una mesa cubierta de suciedad, como alteraba el papel que estaba limpio, se manchaba de mantequilla y grasa".* El <u>soporte</u> de la palabra debe ser inmaculado, <u>intachable</u>. El soporte del <u>mensaje</u> no puede ser manchado. (NdT: *el que transmite debe transmitir no lo que piensa para no ensuciar lo que hay que transmitir con sus ideas propias, esto haría que el mensaje fuera cambiado*)
- El que transmite debe renunciar a su voluntad propia. El mundo ensucia el mensaje, así como él es manchado, cree que puede dar sólo cosas sucias, no se puede transmitir nada, ya que el hombre transmite todo al ser un soporte imperfecto.
- Desea transmitir un mensaje que no manifieste ninguna mancha de su ser. El parloteo no es un mensaje. Quiere ser el origen del mensaje y no el soporte. Dolores punzantes, de agujas, ponzoñosas: ¿como si le clavaran un mensaje en una nota? (AFADH V.94)

PSORINUM (Psor.): - ¡Podemos morir por una idiotez de la inteligencia! Desea una <u>inteligencia</u> perfecta siempre en acto, eficaz, que de la <u>vida</u> eterna y perfecta.
- Su <u>inteligencia</u> todopoderosa, siempre en acto para mantener la vida, debe mantener la vida, debe evitar la <u>muerte</u>.
- Concepto de <u>decadencia</u>, de miedo, de ser <u>manchado</u> por su acción y de transmitir esta mancha a todos sus órganos que se vuelven <u>sucios</u>. Está <u>manchado</u> por todas partes.
- Preocupación de no curarse a pesar del buen pronóstico. Incapacidad o esfuerzo para hacer todo, permanece en la condición de tener la <u>posibilidad</u>. (*"Cuando el sol está brillando sobre ella, una sensación como si la estuviera aplastando; debe descansar un momento en la <u>sombra</u> para luego poder continuar caminando"* TFA)
- <u>El conocimiento de lo que conviene hacer o no hacer es arrollador. (ST I C97 a1: "El hombre en</u> <u>estado de inocencia, ¿sería o no sería inmortal?")</u> (MS X.95)
- No reconoce su habitación, siente su cabeza separada del cuerpo, está duplicado, extranjero en su propia familia. Desalentado, vuelve intolerable su vida y la de los otros, se desprecia: se siente como un desperdicio repugnante e indigno de amor, y tampoco es capaz de amar.

- Teme ser condenado, desesperado por su salvación eterna, con la seguridad que morirá luego de una larga agonía, acepta su suerte y piensa que la merece. Dice que está bien cuando está mal o cuando le va a ir mal. Mejora con la epistaxis: se da cuenta que está vivo ya que ¡todavía puede sangrar!

PTELEA TRIFOLIATA (Ptel.): - Pierde la diligencia en el trabajo, de sus fuerzas de reflexión y del combate contra el mal (a1: *toma sus deberes profesionales de una manera superficial, muy diferente al celo ardiente con el cual normalmente combate las enfermedades...*)
- La voz de los otros le resuena en su cabeza. (a1: *Intolerancia cuando hablan alto: una voz, que normalmente es agradable, suena gruesa y áspera; piensa que le producirían espasmos si lo obligan a escuchar; impresión producida por el último sonido que escuchó continúa por mucho tiempo*)
- Mis primeras impresiones son las mejores. Rechaza la autoridad: empeora por la presión y si se tiene que plegar; obedecer un mandato o quiere combatir según su propia reflexión personal sin otra consigna que no sea la suya, tener el discernimiento perfecto que le dé el poder sobre el mal.
- Recibir de Dios una luz parcial que implique confianza y obediencia. Quiere prescindir de quien está por encima ya que se considera superior, Ptel. no ve lo que debería, olvida todo. (AFADH XII.99)
- Miedo de buscar porque tiene la certeza que no lo encontrará. Pone su valor en la perfección de la acción, del resultado que los otros juzgarán (toma algunas notas queriendo ser exhaustivo; orgulloso celo con el que se ocupa de sus enfermos)
- Cree que su valor (no tener aire de "tonto") está en lo que hace, el actuar, en el hecho de tener éxito, encontrar, y no tratar, buscar. Quiere llegar tan rápidamente al resultado que ya no ve más el medio de llegar allá.
- Al querer ver lo que aún no existe, pierde de vista lo que tiene bajo su nariz. Quiere brillar viendo lo que no es, tiene aire de tonto y no ve nada más, incluso lo más evidente. (AFADH I.88)

PTERIDIUM AQUILINUM (Pteri-a.): - Quiere ser absolutamente libre de expresarse físicamente sin limitación social ni preocupación, ni fundamento.
- Se niega a brotar de una fuente, apoyarse sobre los rieles, depender de las leyes, de los horarios, de la cortesía y las conveniencias. Quiere escaparse de todo anclaje social, cultural y religioso que lo condicione. (AFADH 3.2012)

PÚBLICO: - Miedo de mostrar que tiene un cuerpo, no es espíritu puro: comer o beber en público <. **Toxi.**

PUDOR (DESNUDEZ, EXHIBICIONISMO, MIRÓN, VOYEUR): - Al querer ver la intimidad del otro, miedo de ser visto en la suya. **Cench.**
- Niega el pudor con desafío y ostentación de su desnudez. "No soy humilde, desnudo e inocente, sino bello y perfecto como el pavo real". **Hyos.**
- Desea no estar limitado en ninguna medida en lo que se refiere a su relación con los demás: cortesía, pudor, decencia, no toma en cuenta su entorno. **Phyt.**

PUDRIR (DESCOMPONER): - Sin aire eso se pudre. **Lem-m.**

PUEBLO - CIUDAD (NATURALEZA, CASA, LUGAR, MEDIO): - La iglesia debe quedar en el medio del pueblo. **Cupr.**
- En la ciudad, es tranquilizado por que el hombre puede invadir todo. **Glon.**

PUERTA: - Quiere una comunicación interpersonal absoluta, que no falle nunca, una puerta siempre abierta hacia los demás, rechaza las convenciones del lenguaje humano. **Aeth.**

- Golpea contra las puertas, quiere <u>acceder</u> lo que sea. Las abre sin saber qué es lo que busca. **Crot-c.**
- Le cierra las puertas a sus amigos, sensación de <u>encerramiento</u>, preocupación por su casa. **Nat-p.**
- Con la buena orientación, las <u>puertas</u> de la felicidad se abren, sino permanecen cerradas. **Sal-fr.**
- Quiere las puertas cerradas, para estar seguro que el mundo conocido está <u>completo</u>, no ver lo que me <u>falta</u>. **Vip.**

PUESTA AL DESCUBIERTO: - Sus tejidos están al <u>descubierto</u>, como quisiera que su mirada evitara el <u>pensamiento abstracto</u>, quiere que su mirada viera sin pensar, sin filtro, así como sus músculos se ven sin la piel. (NdT: *con el pensamiento abstracto vemos y conocemos más que con los cinco sentidos*). **Bothr.**
- Preocupación de ir al médico, de revelarse, de ponerse al <u>descubierto</u>. **Cench.**

PUESTA EN MARCHA (ESTÍMULO, MOTOR): - Lo que viene del <u>exterior</u> y pone en marcha su pensamiento es insoportable. **Helon.**

PULGAR (DEDO)

PULSATILLA (Puls.): - (AFADH 2011) Desea la simplicidad, no tener que necesitar de nadie al tener todo en él, no ser <u>completado</u> por ningún <u>otro</u>.
- Quiere incorporar en sí al otro para volver a estar unidos, y no depender (*si estás en mí, no hay dependencia, somos uno*). No puede existir sin el otro ni el otro sin él. El nombre personaliza, el vínculo permite el conocimiento de sí.
- El vínculo del <u>amor</u> humano es insuficiente para llegar a la <u>inhesión</u> perfecta que desea (*te amo tanto que te voy a incorporar en mí*). Dios ama todo sin que esto introduzca en él una <u>composición</u>. (MS V.01)
- Quiere amar <u>unificando</u> todo en su simplicidad. Quiere demostrar que tiene su <u>lugar</u>. Todo se descompone, las cosas no están más vinculadas, ni con ella, ni con nada.
- Todo es una decoración de teatro. Más vínculo entre las cosas, todo está <u>descompuesto</u> en elementos. Estancado en una idea fija que no puede conectar a nada. Al no estar más en <u>contacto</u> con nada, la parte de un <u>todo</u>, no sabe dónde está en esta creación.
- Pierde su <u>referencia</u>. La cruz que caza al diablo restablece la <u>unidad</u> entre el cielo y la tierra. Quiere amar todo y a sí mismo sin que esto introduzca en él la composición, siente la descomposición entre sus partes, y entre él y su entorno. El <u>gato</u> no se ata/vincula, el <u>perro</u> sí. (AFADH I.94)
- *H.1141:" Está tan silencioso en su cabeza y todo también está vacío en los alrededores, como si estuviera sola en la casa y en el mundo; no quiere hablar con nadie, como si el entorno no le concierne en nada y no le pertenece a nadie". H.1142 "No es indiferente a las cosas exteriores, pero no quiere prestar atención".*
- Al desear no ser la imagen de nadie, emanar de nadie, no volverse nadie ni pertenecer a nadie, Puls. debe negar su entorno, que el medio ambiente no lo conciarna.
- De golpe, el otro ya no es más el amigo, la ayuda, aquel que me afirma y me cumple, sino el enemigo: miedo a los fantasmas cuando anochece, aborrece el sexo y las mujeres que pueden ser nocivos para el alma, quiere expulsar el hombre de su cama, el otro no le da la vida.
- ¡Corro el riesgo de pertenecer al otro por mi necesidad de él! Inquietud como si hubiera descuidado su deber, que es necesario al otro para que el otro crezca como persona: preocupación por el trabajo doméstico. (*NdT: Una madre tiene que aceptar que su hijo la necesita*).
- Gran vergüenza de la desnudez u odio por el sexo opuesto. Miedo de la opinión de los demás.
- Por la sumisión y la gentileza, domina a los otros, quiere quedarse con todo para sí. Se siente que no pertenece a nadie ya que rompió la <u>relación</u>, incluso con los animales: <u>abejas</u>, perro negro.

- Lo amputan por la mitad, aquello que le permitía estar entero: el sexo complementario (femineidad cerebro derecho / masculinidad, cerebro izquierdo). Se vuelve confuso, no puede <u>nombrar</u> las cosas o las personas por su nombre. (*NdT: Cuando nombro algo significa que yo soy yo, y lo que nombro es diferente a mí*). <u>Descuidó</u> su deber hacia el prójimo: ser la <u>imagen</u> del otro y la persona que los nombra[43]. La respiración del otro que debía animarme, me asfixia. (GRAPH V.93) (*NdT: Cuando estamos juntos y discutimos te muestro una imagen de ti actuando yo de espejo, vas a recibir una imagen de ti cuando soy el espejo de aspectos que vas a ver en mí sobre ti mismo.*)
- DD: contrario a Fl-ac. que no quiere amar a nadie, porque si lo aman tendrá que devolver el amor.

PULSIÓN (INSTINTO, PASIÓN, CUERPO, EMOCIÓN): - La pulsión [*] del cuerpo traicionan la expresión del amor puro, vuelven la palabra no fiable, si no se someten a la razón. **Agra.**

PUNTA: - <u>Cabra</u> de M. Seguin [*]: miedo de ser tomado por <u>sorpresa</u> en la <u>garganta</u>, de todo lo que apunta y de la máquina de afeitar. **Lac-capr.**

PUNTO DE VISTA (OPINIÓN): - Tiene todos los puntos de vistas justos, no tiene necesidad del de los demás. Quiere tener el punto de vista divino, y sufre de desacuerdos con Dios, su fuente de vida. Se desunió del pensamiento del Amigo (padres, Dios, sacerdote, maestro…) por pensar, hablar, y actuar según su propio punto de vista. **Crot-h.**
- <u>Abandonado</u>, por que se niega a <u>escuchar</u> el <u>punto</u> <u>de</u> <u>vista</u> de los otros, de la <u>relación</u>. **Dendr-pol.**

PUREZA – PURIFICACIÓN: - Pureza perdida / acepta lo <u>femenino</u> en él, parte acogedora y receptiva que no lo priva de su pureza. **Agn.**
- <u>Virginidad</u> recobrada, esperanza de pureza. **Alch-v.**
- Quiere llegar a la pureza y a la <u>sabiduría</u> sin pasar por las fases de <u>maduración</u> necesarias. **Canth.**
- Autodestrucción purificadora: es mejor devolver contra sí la violencia <u>animal</u> que infringir las leyes familiares. **Carc.**
- Incapaz de sentir el <u>placer</u> en el acto <u>intelectual</u>. Quiere la pureza de la beatitud intelectual, sin voluptuosidad, mientras que se necesiten de los <u>sentidos</u> sobre el camino de la perfección. La carne lo traiciona, a fuerza de querer una <u>pureza</u> sin los sentidos. **Hep.**
- Encadenado a los sentidos por encontrar la beatitud, es impuro y debe ser purificado por el fuego, mantener la paz, la belleza, la pureza y el orden a toda costa. **Hep.**
- Cree disfrutar de un tesoro que le permitirá orientar a los demás hacia el bien y la pureza. **Iris**
- Deseo de purificación: se lava las manos a menudo. **Naja**
- Quiere separarse de las criaturas inferiores cuyo apego le mancha su alma, lo vuelve <u>impuro</u> y por lo tanto inepto ante la visión de Dios, y por consecuencia a la <u>unión</u> con Él. **Olib-sac.**
- Quiere ser <u>adorado</u>, casi fuera de proporción, puro y separado, como el Dios judío en relación a los ídolos y dioses paganos. **Plat.**
- Quiere ser reconocido como un santo, sin imponerse, recuperar la pureza perdida de la familia. **Toxi.**
- Sufre de no ser aceptado bajo su imagen de espíritu <u>puro</u>. **Toxi.**

---

[43] No puedo ser un ser humano sin tener frente a mí a otro ser humano, Pulsatilla piensa que su deber es que debe ser un espejo del otro para que pueda desarrollarse. Sólo conozco mi nombre si alguien me lo ha dado, puedo nombrarme porque he recibido un nombre. Tiene la necesidad de los demás para ser él mismo y tiene el deber de nombrar al otro y de ser el espejo de los demás para que ellos sean quienes son.

PUTREFACCIÓN (DEGRADAR): - Cada pedazo quiere ser tomado como si fuera la pieza completa, quiere su derecho a existencia frente al otro pedazo, y se separa de todo, de ahí la putrefacción. **Bapt.**
- Putrefacción, degradar. **Bell., Benz-ac., Eupi., Kreos., Lem-m., Nicc., Psor., Pyrog.**

PUYA (AGUJA, PICADO): - Escrúpulos de conciencia, dudas que lo piquen. Se "pica" por conseguir el éxito en un trabajo en el cual se obstina a pesar de los obstáculos. **Led.**

PYRUS AMERICANA (Pyrus.): - Busca el conocimiento de sí al salir de su cuerpo. (AFADH)

Q

¿QUÉ? YO NO SE NADA (SABER)

QUÉ DIRÁN (REPUTACIÓN)

QUEDARSE: - Quiere ser activo para asignarle cualidades al objeto, en lugar de descubrir y recibir activamente la finalidad del objeto, permitiendo quedarse en él, en contacto para enriquecerse. **Sanic.**

QUEJA (DENUNCIA, VULNERABILIDAD, SUFRIMIENTO): - Se queja porque no lo dejan expresarse. O no se queja, sumiso al destino. **Crot-t.**
- No tener de qué quejarse, esta es la causa de su felicidad. Envidia a aquellos que no tienen de qué quejarse. **Ustil.**

QUEMAR (ACELERAR, APAGAR, AHOGAR, FUEGO): - El cuerpo que se desea erróneamente cuando no es el momento adecuado, sufre la exageración de la temporalidad, y gracias a esta extrema fragilidad y reactividad, casi se quema y se desmorona. **Canth.**
- Se abstiene de quemarse para hacerlo más tarde. **Carb-v.**
- Con la droga se queman etapas. **Hell.**
- Para no ser presa, se quema, se retracta, se retira, no dice nada, se encajona. Vuelve a entrar en su caparazón, en su agujero o saca a los demás de sus espacios... **Helx.**
- Se quema ardientemente. **Phos.**

QUIEN: - Necesidad de relación privilegiada al cuidar su autonomía en la elección de las personas. Espera de su entorno todo para vivir. **Abrot**
- Quiere rebajar una persona normalmente original: " ¡deja de hacer observaciones!.. ¿Quién te crees? ". **Azadir.**
- ¿Quién soy? Quiere conocer la identidad profunda... **Mor-o.**

QUIÉN VIVE (CENTINELA, VIGILANCIA, SORPRESA)

R

RACIONAL (IMAGINARIO, PRUEBA, RAZÓN)

RACISTA (PATRIOTA, EXTRANJERO): - Pierde de su capacidad de unirse a y asimilar lo que le es extraño: alimentos, gente. Se convierte en lo extraño no asimilado. Racista. **Indg.**

RAÍZ (ATADO, SOSTÉN): - Flota, lo cortaron de su fuente. **Ambr.**
- Quiere forzar su cuerpo con la cabeza, sin escuchar su corazón, desarraiga su pensamiento. **Jac-c.**
- Raíz, atadura, sostén. **Spong.**

RANA (ANIMAL)

RANGO (COMPETICIÓN, LUGAR, HONOR)

RANUNCULUS BULBOSUS (Ran-b.): - No puede abrirse a un fin que no eligió, a una voluntad impuesta. Pierde los medios para alcanzar su propio fin. El ser perfecto es su propio fin. Electrón libre fuera de la comunidad. Quiere sentirse perfectamente terminado, como si fuera uno con su propio objetivo. (AFADH XI.2009)
- Clasificar/ ordenar = elegir reflexionando con la voluntad de alcanzar el objetivo
- No quiere botar una gota de sudor, esforzarse. Perdió la facultad de adaptarse al medio, dejarse transformar y perfeccionar por la recepción de lo que es otro, exterior a sí.
- Confrontación = guerra. Toma esto como una coacción, aunque progresaría hacia su perfección al aceptar de hacerse uno con la herramienta para cooperar eficazmente a construirse a sí mismo y realizar su obra.
- Como Dios en su simplicidad, por sí mismo y a partir de nada, se quiere decir: *si se quiere, se puede.* (a1: *gran debilidad durante todo el día, siente la cabeza como si no hubiera dormido suficiente, pero aun así, ejecuta sus tareas con facilidad si eso es lo que desea*).
- Debe dejarse alcanzar por lo que considera ofensivo, unirse a él y verlo como un medio de perfeccionamiento y de transformación. Familiaridad por exceso de comunión y de cooperación con el otro. (AFADH, XI.96, IV.97)
- La elección le hace el trabajo fácil, la voluntad no se puede aplicar sobre un objeto definido, sólo puede superar la inercia de la fatiga si hace su elección precisa. (ST I-II C16, a4: *"El uso, ¿precede a la elección?" "la voluntad acaba al tomar la decisión"*).
- El deber humano es actuar, limitarse a una elección que sea accesible a sus medios. Dios no tiene que limitar su voluntad a una elección para conseguir su acto.
- El acto que se vuelve fácil por una elección muestra el deseo de poder actuar fácilmente sin tener que elegir, lo que sólo es posible a Dios, ya que el hombre se ahogaría en la confusión si no orientara su voluntad con precisión. Quisiera poder actuar sin tener que elegir, sin tener que adaptar completamente su voluntad al medio o al objetivo.
- Todo lo que es transición, limita, el punto de fricción (entre dos elementos que se encuentran) es doloroso. Claridad y facilidad cuando se decide a trabajar. Quiere el conocimiento sin encuentro, sin darse cuenta que el objeto es otro, diferente, aunque la dualidad sea inevitable.
- Separación no es peligro, contacto no es forzosamente fricción dolorosa. No se puede conocer estando en continuidad. El intelecto humano debe conocer por división y composición, no puede comprender con una sola mirada la totalidad de su objeto y de sus elementos (ST I C85 a5: "Nuestro entendimiento, ¿conoce o no conoce componiendo y dividiendo?").
- Sólo Dios puede tener el conocimiento especulativo (en oposición al conocimiento práctico). El hombre también debe aceptar el conocimiento práctico, puesto que debe conocer las cosas susceptibles de ser producidas. (ST I C14 a16: La ciencia que Dios tiene de las cosas, ¿es o no es especulativa? ¿o es práctica?)
- Encuentra doloroso tener el conocimiento práctico de manera obligatoria. Se castiga y descubre que todo contacto con la realidad, el no yo, es sufrimiento. (GRAPH X.91)

RAPHANUS SATIVUS (Raph.): - Si el pensamiento no se transforma en acto, el instinto se hace cargo. Pierde el control de sus impresiones, de la sexualidad, del apetito, de sus lágrimas. Todos los objetos del amor se imponen a sus sentidos sin posibilidad de elección.
- Todo es deseable, siempre y cuando mis sentidos lo encuentren bien / prohíbe el amor por temor a agobiarse por las impresiones afectivas que debe reprimir.
- Rechaza tener que conocer para amar. Se debe aceptar reflexionar para completar la impresión afectiva y elegir lo que es bueno o no. (AFADH VII.97)

RÁPIDO (VELOCIDAD, ACELERAR, PRECIPITAR, RECORTAR, COMPETICIÓN)

RASGUÑO (ARAÑAZO): - Sueña que lo rasguñan. **Lac-f.**

RASPAR: - La idea de que algo lo raspe le hace perder el espíritu, ya que eso es señal de su materialidad. **Asar.**

RASTRO (MARCA, ESTELA, SEGUIR, CAMINO): - Ninguna experiencia le deja huella, cada experiencia vivida permanece aislada. **Cedr.**
- Sólo puede seguir el camino que ya está trazado. **Form.**
- No me queda huella del otro sobre mí, ¡pero el otro tiene rastros de mí! **Lat-h.**

RATA (ANIMAL)

RAZA (ESPECIE): - Yo no pertenezco a esta raza. **Plat.**

RAZÓN (PENSAMIENTO, INTELECTO, ANÁLISIS, PASIÓN, SENTIDO, EXCUSA, INFALIBILIDAD, LÓGICA, MOTIVAR, VOLUNTAD, VERDAD, ESPÍRITU): - La sabiduría del instinto es infalible, se transmite sin palabra, no tiene que ser confirmada ni por algo, ni por el razonamiento. Dios podría, por iluminación, transmitirme y darme toda la sabiduría sin que yo deba razonar arriesgándome a cometer un error. **Aeth.**
- Las pulsiones del cuerpo traicionan la expresión del amor puro, hace que la palabra no sea fiable, si no se somete a la razón. **Agra.**
- Hacen falta buenas razones para excusar las cosas y las personas. **Calc.**
- La razón pierde el mando sobre las emociones y lo vegetativo. **Cimic.**
- Pasión / razón, alternancia. **Croc.**
- La razón no debe arriesgarse a dejarse desbordar por los sentimientos. Tengo razón ya que mi raciocinio es correcto. Quiere que la razón sea el amo de su cuerpo, territorio sobre el cual tiene el poder. **Ferr.**
- El corazón se desdobla, inquietante, a los movimientos contradictorios, que tiene razones que la razón no conoce. **Jac-c.**
- Rechaza el movimiento de una cosa a la otra, el modo discursivo de razonar. **Kali-i.**
- Rechaza el trabajo de la razón para el conocimiento del bien. **Led.**
- Sólo quiere estar sometido a su razón, que nadie intervenga ni afecte su libertad. **Meny.**
- Quiere no tener que controlar su apetito sensible por la razón. Por la templanza, la razón domina al apetito. **Murx.**
- Rechaza una felicidad que sólo sea participación con la felicidad absoluta, quiere la felicidad divina (la felicidad de la Esencia increada/divina) que la razón, sustancia espiritual creada, no puede proporcionar. **Op.**
- Rechaza el uso de la racionalidad en el sentido que el conocimiento produce un cambio, no quiere escuchar las explicaciones. **Sol-t-ae.**
- Su rectitud a nivel racional le impide a las personas vivir cerca de él. Ocupa demasiado espacio y se arriesga a herir por su conducta dictada por la razón, su verdad. No comprende a aquellos que se dejan llevar por el instinto. **Valer.**

REACCIÓN (EFECTO, ESTÍMULO): - Preocupación de la reacción del público, la cual no puede prever, intolerancia a la sorpresa. **Gels.**
- Actúa sobre todo por reacción, en urgencia. **Plan.**

REALIDAD – REAL (IMAGINAR, INTANGIBLE, MATERIA, POSIBLE): - Duda de la realidad de las cosas. **Agn.**
- Para elegir es necesario referencias y criterios exteriores a uno mismo, en relación con la realidad, que rechace la atracción o la sumisión. **Anac.**
- Decide que lo irreal es la realidad, y que puede llegar allí por su propio esfuerzo. Tropieza con la realidad al perseguir lo imaginario. Al no encontrar en la realidad ningún objeto que lo satisfaga, se deleita en el objeto imaginario que la voluntad le presenta. **Ang.**
- Pierde las fronteras entre lo real y lo imaginario. Distanciamiento emocional, percibe más el mundo energético que el físico. **Anh.**
- Así como el pensamiento debe ser apoyado por la acción, de la misma manera el tiempo permite organizar la realidad. **Aran.**
- Al menor choque, o confrontación con la realidad le pone de manifiesto que su beatitud no coincide con su alma. **Arg-met.**
- No sabe si lo pensó, o si realmente lo hizo. Rechaza hacer referencia a la realidad. Actúa en sí, sin lazos con la realidad. **Calad.**
- Sus esfuerzos son eficaces para permanecer en la realidad, tener conciencia. **Cann-i.**
- Aislado y confusión entre lo real y lo irreal. **Carc.**
- Riesgo de errar, ya que en su cabeza no está toda la realidad. **Cer-X.**
- Cree que su realidad es conocida por los demás, mientras que es sólo Dios quien nos conoce, incluso mejor que nosotros mismos. **Cob.**
- Conciencia personal independiente de Dios, por lo tanto justifica en vez de enfrentar la realidad. **Crot-h.**
- Tengo todo el conocimiento y puedo comunicarlo, sin necesidad de la realidad. **Dulc.**
- Es él quien se equivoca acerca de quién llama, lo irreal, esta es la razón por la que cuando quiere a los otros, los critica y los acusa, ni siquiera está enojado. **Dulc.**
- Se equivoca sobre quien lo llama, lo irreal, y es por eso que cuando se molesta con el otro, lo critica y lo acusa, pero no se enfada. Tengo todo el conocimiento y puedo comunicarlo, sin necesidad de la realidad. **Dulc.**
- Mi mirada de los hechos no es la realidad de las cosas. **Eupr.**
- Debe analizar sus sensaciones para ver la realidad. **Glon.**
- Vértigo > al cerrar los ojos: más vale no observar la realidad, es demasiado. **Graph.**
- No ve en la realidad el reflejo de la perfección y la belleza divina. No encuentra más valor en nada. **Hell.**
- La idea se vive como realidad. **Lyss.**
- Problema ante la realidad, no sabe si está allí, encima, en otro lugar. **Neon**
- No puede entrar en la realidad por la reflexión. **Olnd.**
- Certeza que el paraíso existe. Y como existe, puede estar tranquilo ante los problemas cotidianos. ¿Por qué preocuparse de la realidad? Aunque le teme a la triste realidad, es sólo a partir de ella (ojos abiertos) que puede crear su sueño de beatitud. **Op.**
- En tensión constante entre la realidad y lo paranormal. **Phos.**
- El amor divino renace en la realidad carnal. **Plat.**
- La realidad de las cosas no depende, no es igual a lo que siento. **Sars.**
- Miedo de actuar en la realidad. **Sel.**
- La realidad no se percibe de manera fiable. Produce un juego de palabras en su imaginación mediante la lectura. **Spong.**
- Huye del enfrentamiento con la realidad. **Sulph.**

REALIZAR (FLORECER, DESARROLLAR, ACTO): - Cualquier proyecto imaginado debe ser realizable. Se complace al desear el objeto visto como bueno por la imaginación y no por el intelecto. Decepcionado de lo que encuentra realmente. Al no encontrar en lo real ningún objeto

satisfactorio, se deleita con el objeto imaginario que la voluntad le presenta. Ve claramente objetos distantes, todo proyecto debería ser realizado inmediatamente. **Ang.**
- Cree poder realizar lo que desea en su imaginación. Exaltación a la idea de que todo proyecto debería ser realizable. **Ang.**
- Intolerancia a que la idea aún no esté realizada. **Calad.**
- El deseo desaparece cuando comienza a realizarlo. **Calc-s.**
- Desea el pensamiento creativo que todo lo hace. Vive en el circuito cerrado de su intelecto, en una sensación de ligereza aérea, como si el cuerpo material no pusiera obstáculos. Por la simultaneidad de sus planes y su realización, muestra sus capacidades. **Chin.**
- Castigado en su posibilidad de realizar sus proyectos. **Dig.**
- No se siente realizado, guarda sus capacidades. **Dros.**
- Desea la instantaneidad de la eficacia divina, en el que las idea, el comando y la realización es instantánea. **Kalm.**
- Intolerancia a que la idea aún no esté realizada. **Lyss.**
- No se puede realizar una acción según sus propias reglas. **Naja**
- Quiere realizar su camino de vida, su niño interior. Quisiera que pensar en algo fuera suficiente para volverlo real. **Ox-ac.**
- Permanece en la posibilidad sin pasar a la realización. **Psor.**
- ¿Soy esclavo al aceptar esta colaboración al servicio de mi realización? **Tarent.**
- Como si no pudiera realizar algo. **Tarent.**

REBAJAR (DISMINUÍDO, NULO, NADA, VALOR)

RECARGA (DESCANSO)

RECHAZAR (APLAZAR, REPUGNANCIA): - Reprime los sentimientos para dar una imagen perfecta sí. **Samars.**
- Rechaza todo lo que significa su no-posesión, lo incompleto. **Vip.**

RECHAZO (EMPUJAR, REPUGNANCIA, ABANDONO): - Rechazo o fusión con el exterior. **Coc-c.**
- Miedo del rechazo si se muestra independiente de los pensamientos de los otros. **Crot-h.**
- Tira/lanza sus objetos preferidos. **Rheum.**
- Rechaza a sus padres ya que no quiso ser engendrado. **Sec.**

RECIBIR (ACOGER, HERENCIA, DON, COMPRENSIÓN, PASIVIDAD, GRATIS, LOTERÍA): - Fracasa cuando quiere recibir activamente los alimentos o la palabra. **Abrot.**
- Incapaz de recibir del otro, tanto que quiere bastarse a sí mismo. **Agn.**
- Atrevimiento imprudente, temerario. Quiere ser la memoria de la humanidad, por lo tanto no tiene nada que recibir. **Ail.**
- Sólo quiere recibir trabajo de sí mismo. **Aloe**
- Para conocer es necesario recibir. No quiere recibir la bondad de las cosas o las personas, la quiere hacer (la bondad), quiere que las cosas y la gente sea bella por lo que él hace: la mujer ideal, inaccesible. **Am-c.**
- Se niega a estar en potencialidad, no puede recibir. **Arg-met.**
- Como no quiere recibir nada gratuitamente, no puede ser amado. **Ars.**
- No recibe al otro y acusa que no lo recibe. **Calad.**
- No quiere salir de la cuna, no quiere ir a la escuela. Viaja en egotrofía, pero se niega a desplazarse para recibir y dar el conocimiento. **Calc-p.**
- Sólo puede recibir si da. **Coff.**

- No quiere recibir ninguna perfección del mundo exterior, sólo quiere estar en la contemplación de su propia esencia. **Cycl.**
- Puede transmitir, aportar todo el conocimiento ya que es la fuente, no tiene que recibir nada del exterior. Señor sabelotodo. **Dulc.**
- Rechaza aceptar la realidad sensible como fuente de conocimiento que hay que volver a dar. **Dulc.**
- Quiere comunicar sin recibir del medio por lo sensible, pero por sí mismo. **Dulc.**
- No acepta recibir un conocimiento claro por otro que ya elaboró: rechaza comer a pesar de tener hambre. **Elaps.**
- Quiere la plenitud de Dios sin reglas ni etapa de maduración, sin recibir nada de los demás. **Gerro.**
- Tema de deber recibir del exterior el bien tanto como para construirse a sí mismo como para generar, de concebir un fruto por la recepción del don. **Goss.**
- No quiere recibir, sobre todo del más débil. **Iod.**
- Rechaza recibir la felicidad del disfrute de las cosas agradables en la pasividad. **Kreos.**
- No quiere más ninguna receptividad, incluso corporal, rechaza su materia. **Lac-c.**
- Quiere ser recibido como una persona. **Merc.**
- La pequeñez permite abrirse, recibir, con la grandeza debe protegerse (corre el riesgo de perder lo que es). **Oxyg.**
- Recibir al otro y el intercambio son excluyentes, reserva todo por su ego. **Paris**
- No es más la criatura que recibe. **Plat.**
- Debe ser activo en la recepción, y dejar que el objeto permanezca en nosotros (asimilación) para conocerlo. **Sanic.**
- No quiere que su destino venga de nadie. **Sep.**
- No se recibe nada, es necesario prever. **Stann.**
- Su existencia es condicionada por una relación de colaboración en la cual es necesaria la receptividad. **Stict.**
- Incapacidad de recibir felicidad de los otros, ya que él quisiera que viniera de sí mismo. **Ustil.**

RECIÉN NACIDO (NIÑO, INFANTE): - Se siente como un recién nacido, todo parece claro y agradable. **Canth.**

RECÍPROCO: - Quiere hacer la paz con el enemigo, sin camino para llegar, una reciprocidad automática. **Hura**

RECLUTADO (EMBARCADO, ENROLADO):

RECOMPENSA (CUMPLIDO, CRÍTICA, GRATITUD, FELICITAR, ALABANZA, ELOGIO): - La libertad, es dominar, tener el derecho a castigar, quiere, él mismo, crear la libertad. **Con.**
- Mi trabajo no se recompensa por una palabra gentil. **Sars.**
- La esperanza de la recompensa no vale el trabajón que implica. No quiere ser estimulado para llegar a un resultado, un placer, una recompensa. **Verb.**

RECONCILIAR (INTERMEDIARIO, PAZ, PERDÓN, ENCUENTRO): - Se reconcilia con todos, siempre y cuando cumplan. **Aloe**
- Quiere ser el motor primero de la reconciliación para no estar sometido a las causas segundas que se vuelven imposibles. No puede reconciliarse con Dios mientras puedan someterlo al azar. **Mang.**
- Curado: "No puedo hacer una justicia perfecta, hago lo mejor, y dejo el resto a Dios". Acto de humildad = posible reconciliación. **Nit-ac.**

RECONOCER (CONOCER, GRATITUD): - ¿Cómo me puedo reconocer con sólo ver mi cuerpo?
  Alum.
- Quiere ser reconocido, tener los honores por sus hazañas, su habilidad. **Calc-s.**
- Él, el objeto único, no es reconocido. **Chel.**
- Quiere ser reconocido, "ser alguien", imitado, el ejemplo para los otros. Se encuentra burlado,
  ridículo, confuso. **Lanth-X.**
- Necesidad de ser reconocido como el buen padre que es. **Lyc.**
- Quiere ser reconocido por lo que organiza para los otros. **Mag-s.**
- Quiere que su trabajo sea reconocido, que refleje la imagen que es el organizador de las causas
  segundas que van bien. **Mang.**
- Quiere ser reconocido como noble sin tener que pasar por el pulimiento de la educación. **Marb-w.**
- Quiere ser reconocido por lo que es. **Merc.**
- Debo ser sometido para ser reconocido. **Pareir.**
- No conoce nadie ya que lo quería conocer está perdido; lo que es deseable ya no lo reconoce.
  Sang.
- No reconoce al otro, "yo conocí a otro hombre, ¡ese no es mi marido!" **Sep.**
- No es reconocido como una persona particular capaz de conocimiento y del amor espiritual por el
  cual uno se perfecciona a sí mismo. **Urol-h.**

RECONSTRUIR (CONSTRUIR)

RECORTAR (ACELERAR, INMEDIATAMENTE, ENSEGUIDA, VELOCIDAD): - Quiere
  acortar la ascensión hacia Dios, acercar el momento de la contemplación **Lach.**

RECTITUD (RECTILÍNEA): - Le cuesta mantenerse derecho: señal de adquisición del lenguaje.
  Aeth.
- Le gustan las líneas verticales, derechas, la arquitectura. **Sarr.**

RECUERDO: - La experiencia no le deja nada en la memoria, debe recomenzar todo de nuevo.
  Cedr.

RECUPERAR (COLECCIÓN): - Se ocupa de los demás sin razón, incluso cuando ya no lo
  necesitan más, por lo que habría que recuperarse un poco para sobrevivir. **Menis.**
- Quiere ser reconocido como un santo, sin imponerse, recuperar la pureza perdida de la familia.
  Toxi.
- Manía de recuperación. **Viper.**

RECURSO: - Lanzaron mi sentencia, brutal, es el fin, el otro está muerto, acabado, sin posibles
  recursos delante de mis palabras que hacen daño. **Lat-h.**

RECURSO (MEDIO, RESERVA, FUENTE): - Espera obtener de su entorno todo para poder vivir
  / vitalidad que fluye hacia el exterior, incapacidad de recargarse por la alimentación. **Abrot.**
- Quiere ser poderoso sin tener obstáculos a vencer u otro que deba confirmarlo, sin necesidad de
  recursos. **Agn.**
- Ante a un desorden inmenso, está en mí remediarlo, con todos mis recursos. **Carc.**
- División difícil de recursos limitados. (CLH 3.01) **Cist.**
- El trabajo sin otro recurso le hace perder el contacto interior. **Euph.**
- Miedo de no ser amado si no es perfecto, busca recursos en sí. **Germ-met.**
- Quisiera recargarse a sí mismo ya que satisfacer sus necesidades vitales es la esclavitud. **Nat-m.**
- Quiere mantenerse y mostrarse digno por sus propios recursos. **Pareir.**

- Al querer <u>transcender</u> su humanidad por su propia energía, retrocede al estado del hombre <u>mono</u>, <u>animal</u> primitivo y peludo, con el temor de agotar sus <u>recursos</u> internos. **Plut-n.**
- Debe aceptar el apoyo externo e incorporárselo, ya que no posee el poder de sustentar a los otros. **Sec.**

RED (TRAMPA, SISTEMA, RED SOCIAL): - No quiere que las redes <u>sociales</u> o los <u>convenios</u> lo atrapen. **Merc.**

REDENCIÓN (DIOS): - Está feliz porque es el privilegiado que se va a unir con su redentor. **Plat.**
- Le devuelve a los hombres sus <u>fuerzas</u> debilitadas. **Verat.**

REDIMIR (COMPENSAR, REPARAR): - <u>Chismorrea</u>, <u>conspira</u>, dice una pequeña <u>mentira</u> y eso realmente lo molesta…se quiere <u>redimir</u>. **Corv-cor.**

REENCARNAR (ENCARNACIÓN, RESURRECCIÓN, CUERPO): - Preocupación de ser <u>hechizada</u>, y cree en la reencarnación. **Asar.**

REFERENCIA - INDICADOR (LÍMITE, RELACIÓN, EXPLICAR): - Para <u>elegir</u> es necesario <u>referencias</u> y criterios exteriores a uno mismo, en relación con la realidad, que rechace la atracción o la sumisión. **Anac.**
- Actuó sin referencia a la unidad de la que depende. **Apis**
- Rechaza la referencia con la realidad en su acción. Actúa caprichosamente sin referencia con nada ni nadie. **Calad.**
- Quiere mostrarse como referencia moral. **Caps.**
- Se sirve de Dios para su propia <u>gloria</u>. **Cere-b.**
- Pierde su <u>autocontrol</u> al ponerse como referencia. **Croc.**
- Siempre debe <u>decidir</u> o elegir en referencia al punto de vista del padre, o se debe hacer por él. **Crot-h.**
- Todo está en referencia con su interior, no lo "imprime" el exterior, olvida. **Cycl.**
- Quiere mostrarse como referencia moral. **Dros.**
- Todo lo que <u>desentona</u> en relación a su referencia es rechazado. **Hydr.**
- Es la referencia del <u>buen</u> comportamiento para toda su casa. **Kali-br.**
- Viola / es violada, sin <u>referencia</u>, rechaza amar o ser amada porque el miedo o el amor <u>limitan</u> nuestra libertad de conocer al otro. **Mand.**
- Se cree la referencia, impone su propia ley. **Nit-ac.**
- Referencia, peso, medidas, justicia. **Nux-v.**
- Pierde sus referencias, ya nada tiene más <u>relación</u> con nada. **Puls.**
- Quiere ayudar a los demás siendo él el punto de <u>referencia</u>, su <u>consejero</u>. Al tomarse a él mismo como referencia pierde la referencia de su espíritu, de su <u>cuerpo</u>, no tiene ya ni referencia exterior ni interior. **Sabad.**
- Todo le parece <u>irreal</u>, como si hubiera perdido el punto de <u>referencia</u> de sí mismo y de su identidad, ya que si acepta la realidad de los <u>otros</u>, acepta que los otros tienen una forma de ser que no es, prueba de que él no es el creador universal. Lo imaginario se pone en marcha a solas, sin control del pensamiento lógico ni las referencias con la realidad. **Spong.**
- Falta de estructura por sobrepresión, traumatismos, o falta de <u>presión</u> y de <u>referencias</u> <u>sólidas</u> para su desarrollo. **Stront-c.**
- Sin la <u>verdad</u> de su <u>razón</u>, pierde sus referencias. **Valer.**

REFERENCIA (ORIENTAR, MARCA, VISTA, INTUICIÓN): - Después de haber descuidado su <u>tarea</u>, se siente <u>separado</u> de los demás, intolerante a que le <u>tapen</u> la visión, <u>levanta</u> la vista para ver la salida y encontrar señales, buscar el <u>camino</u>. **Brass-n-o.**

- Perdido, sin punto de referencia, no sabe ni puede recordar donde está ni adonde debe ir. **Mez.**
- Bien en sus referencias afectivas, geográficas, familia, lugar acogedor y tranquilizador, del que no puede separarse. **Olib-sac.**

REFINAMIENTO: - Se expresa con un lenguaje escogido. **Hyos.**
- Le gusta el refinamiento, las buenas cosas, poco de lo bueno. **Sarr.**

REFLEJO: - Quiere que su acción sea automática y por reflejo, para garantizar el éxito. **Ruta**

REFLEJO (LUZ): - Quiere ser la iluminación él mismo, y no el reflejo. **Phos.**

REFLEXIÓN - REFLEXIONAR (ANÁLISIS, INTELECTO, INTUICIÓN): - Su falta es escapar a la necesidad de reflexionar para elegir el mejor medio. **Arn.**
- Necesidad de reflexión para realizar un gesto natural. **Cann-i.**
- Problema de la reflexión necesaria para llegar a la certeza que el objeto es bueno. **Cann-s.**
- Pierde la imaginación reflejada al envidiar la simultaneidad del pensamiento y de la creación. **Chin.**
- Se consideró grande por su reflexión. **Coloc.**
- Quiere el conocimiento por el pensamiento no discursivo. **Kali-i.**
- Vivacidad visceral, sin irritarse por deber reflexionar ni pensar. **Lim-b-c.**
- Al creer todo por intuición, hace observaciones tontas, ya que no se tomó el tiempo para asimilar lo que sus sentidos le indicaban. **Merc.**
- Quiere ser él mismo el criterio de la deliberación, ser su propia regla, y quisiera deliberar únicamente en función de él mismo, y no de un fin que no está en él. La elección de los medios se somete a la deliberación, por lo tanto a la contingencia. **Naja**
- Se niega a reflexionar para conocer, quiere la iluminación. **Ph-ac.**
- Debe aceptar reflexionar para completar la impresión afectiva y elegir lo que es bueno o no. **Raph.**
- Rechaza la reflexión para evitar el problema. **Sul-ac.**

REFLEXIVIDAD (INTROSPECCIÓN, SÍ, MISMO): - Toda acción y placer están en reflexividad, hacia sí mismo, todo sirve sólo para él, incluso el placer que da es para él. **Sabal.**

REFUGIO: - Falta de estructura, fragilidad, se refugia en la cama de su madre, los medicamentos. **Stront-c.**

REFUNFUÑAR: - Pobre diablo que soporta sin rechinar. **Lac-as.**

REGALO (DON, GRATUITO)

REGAÑADIENTES (ACUERDO, LIMITACIÓN, OBLIGAR, ESPONTÁNEO): - Se quiere que haga las cosas a regañadientes (de mala gana), sueña que se casa con alguien a quien no ama. **Mag-c.**

REGAÑAR (CRITICAR, CUMPLIDO): - Miedo a ser regañado. **Kali-c.**

REGENERAR (FUENTE, DESCANSO, RENOVAR): - Quiere que su alma espiritual alimente el cuerpo. Rechaza que la vida deba subsistir por la regeneración constante, lo ve como un combate contra el desgaste, la muerte. **Aesc.**
- Se vuelve la fuente de su fuente: amamanta a su madre / está tan involucrado con sus padres que se agota y no puede regenerarse, considerando que es de ellos de quien debería recibir. **Menis.**

REGENTAR (ORGANIZAR, DIRECCIÓN): - Quiere regentar todo ya que él conoce el derecho. **Cist.**

RÉGIMEN (NUTRICIÓN)

REGLA (DERECHO, LEY, MEDIDA, NORMA): - Tema de periodicidad, orden, ley, medida, reglas; pulsión hacia un orden excesivo. **Ars.**
- Está condenado a la soledad ya que "no quiso dar un poco de si por esta sociedad cambiante", integrarse a cualquier cosa que esté regulada, las limitaciones de los horarios. **Camph.**
- Sus pasiones al no concordar con el amor, trata de regularlas con el intelecto. **Croc.**
- Discernimiento entre el bien y el mal, de fidelidad a las reglas, a las prohibiciones, para obtener atención, reconocimiento, confianza y afecto del otro. **Crot-c.**
- Si se somete a las reglas, sufre, se siente encerrado. Quiere ser su propia regla. **Crot-t.**
- Hace de todo principio o palabra una norma, herramienta de poder sobre los demás. **Lil-t.**
- Quiere ser la norma de su propia acción para alcanzar el resultado perfecto, y así liberarse de la contingencia. **Naja**
- Desea ser la medida y la regla increada (no creado), superando toda capacidad humana, súmmum, oculta su animalidad, oscilación estéril entre los extremos. **Podo.**

REGOCIJO (PROYECTO): - Angustiado por el enfoque de lo que lo había alegrado. **Bell.**
- Muy locuaz, se alegra ya que todo sale bien. **Mag-c.**

REGRESAR: - Vuelve sobre sus decisiones. **Bar-ac.**
- Siempre quiere ser libre de elegir, poder ser libre de regresar siempre. **Cact.**

REGRESIÓN (EVOLUCIÓN)

REGULAR (ORDEN, REGULARIDAD, REPARAR): - Todo está perfectamente reglamentado y organizado, pero por otro, y por un objetivo que le concierne pero que no conoce. **Aran.**

REGULARIDAD (REGLAMENTAR): - Debe aprender la asiduidad, la necesidad de la repetición regular, ya que el descanso no se logra repentinamente, ni definitivamente. **Ars-h.**

REIKI (ENERGÍA)

REINADO (REINO, PODER, RESPETO, LUGAR): - Quiere reinar sobre todo y sobre todos, pero sufre por todo lo que se asemeje a una educación. **Marb-w.**

REIR (HUMOR, PAYASO, RIDÍCULO, PLACER): - Se ríe de su sueño de defecar sobre los que no lo pagan. Está contento. (FDR) **Aloe**
- Risas y alegría se han desplazado ante la desdicha. **Apis**
- Risa de sus síntomas sin moderación, incluso en la aflicción, se ríe del hecho de llorar. **Croc.**
- Dolores de cabeza por la risa / su miedo por las enfermedades vuelve después de haber intentado reír / se ríe de sus miedos. **Iris**
- Se ríe para no tener que conocer por los sentidos. Tan agitado que corre inclinado hacia adelante. **Kali-i.**
- Se ríe de sus miserias para hacerse admirar. **Lach.**

REIVINDICAR: - Reivindica su derecho a algo de gratuito. **Nit-ac.**

RELACIÓN (ABANDONO, OTRO, CONTACTO, CONEXIÓN, VÍNCULO, ENCUENTRO, PROPORCIÓN, REZAR): - Jamás se llena/colma. La relación nunca es completa, absoluta, ¡pero con los niños y los animales, uno se comprende! **Aeth.**

- Al querer bastarse a sí mismo, incapaz de relacionarse con el otro. **Agn.**
- Sólo tiene relación con el otro si se siente superior. **Aloe**
- Pierde el control de sí mismo, el disfrute del placer en la relación, ya que quiere crear para su propio placer, y quiere demostrar que puede encontrar el placer con su propio esfuerzo. **Aster.**
- Ha perdido el placer de la relación. **Aster.**
- Relación reducida a la madre que nutre, que ella prolonga luego de la muerte. **Calc-sil.**
- Relación casi imposible con el mundo exterior. **Carc.**
- No encuentra el punto medio en la relación. **Coc-c.**
- Relación significa pérdida de autonomía, es un don y tiene miedo de este don, ve allí amputación, pérdida de su sustancia. **Con.**
- Abandonado, por su negativa de escuchar el punto de vista de los demás, de la relación. **Dendr-pol.**
- La relación personal profunda excluye la sexualidad. **Diosc.**
- Al ser separado de Dios pone de manifiesto que es necesario reconstruir esa relación, rezar/orar, volver de nuevo a Dios. **Euph.**
- Soledad debido a su rechazo a cualquier relación que lo obligue a ir hacia el otro. **Fl-ac.**
- Quiere relaciones entre las personas y las cosas según la naturaleza o el derecho. **Kali-bi.**
- Un florecimiento sostenible sólo es posible cuando hay una buena relación y armonía con y entre los demás. **Kali-s.**
- La relación le da vida. **Kalm.**
- Proporciona consejos, relaciona personas, activa los contactos personales. **Kalm.**
- Niega su cuerpo y la sexualidad en su aspecto que tiene que ver con relaciones. **Kreos.**
- Mi buena relación con el otro debe venir de mi actividad feliz. **Laur.**
- Compensa su ausencia de relaciones con una multitud de contactos, de servicios, por el sexo. **Lil-t.**
- Busca la relación sin verdadera afectividad, pierde la capacidad de amar y relacionarse con los demás. Trata de relacionarse por el interés de sus servicios, no por la alegría de ser amado, sino por el deseo del ser, de ponerse en un pedestal. **Mag-s.**
- No quiere ser visto por su función. Desea una relación en la cual lo quieran incondicionalmente por lo que es, como el caballero es esperado y amado por su amada cuando está ausente. Las convenciones sociales, la obligación hacia los demás lo privan de su libertad. Hace que la gente se encuentre o entra en contacto fácilmente. **Merc.**
- Afectado por la relación entre las personas que definen su armonía. **Nat-c.**
- No se quiere "diluir" para poder relacionarse con los demás. **Nat-m.**
- No quiere ser obligado a una relación que ve como una dependencia. **Nat-p.**
- No conoce relación de amistad, sino solamente de derecho. **Nit-ac.**
- Sólo se vincula con las personas para disfrutar de lo que ellos aporten. **Nuph.**
- El ser perfecto, Dios, no tiene que dominar al ego para permitirle a su vida relaciones, ni necesidad de sociedad para madurar y llegar a ser Él mismo. **Oci-sa.**
- Dificultad de relacionarse ya que no sabe qué es. **Petr.**
- El seno, esta es la relación. La serpiente simboliza la relación falsa con el otro. **Phyt.**
- No tiene relación con los otros, ya que son sólo fines intermediarios, y él quiere el fin último sin intermediarios. **Plan.**
- Rechaza la relación en la que el otro es quien debe permitirle la realización, y así no pertenecerle. Nombra los objetos sin que ese nombre tenga relación con lo que realmente es. **Puls.**
- Descubrimos por contacto y relaciones con lo que es diferente. **Ran-b.**
- Necesidad de relación privilegiada exclusiva, en circuito cerrado manteniendo su autonomía en la elección de las personas. Espera de lo que lo rodea todo lo que es necesario para vivir. **Abrot.**

- Desea la simplicidad que no necesita de lo vegetativo para encontrar el placer, la relación. Dios no tiene necesidad de vegetativo para disfrutar, Él es su alegría sin tener ninguna relación. **Sabal.**
- La unidad ordena las cosas consagrándoseles un sentido: estar al servicio de los demás o estar en relación, amar a los otros. **Sal-fr.**
- No quiere recibir la vida de una relación de colaboración. **Stict.**

RELIGIÓN (MAGIA, BRUJERÍA, VIDENCIA, SUPERSTICIÓN): - La justicia humana exige la igualdad que la religión no puede mantener con Dios: Su criatura es totalmente sumisa y Coloc. no lo soporta. **Coloc.**
- Al ser separado de Dios pone de manifiesto que es necesario reconstruir esa relación, rezar/orar, volver de nuevo a Dios. **Euph.**
- Fragilidad, falta de estructura frente a sus pulsiones primitivas. Escapa en lo irreal y la religión (fanatismo). **Manc.**
- Para quien quiere explicarlo todo, la religión no puede existir, implica el misterio. **Ph-ac.**

RELLENO (SUBSTITUTO, NULIDAD, PLENITUD): - Sólo soy un relleno, descuidado, superfluo, no apreciado, fracasado. **Naja**

RELOJ (TIEMPO, RITMO, FECHA, VENCIMIENTO, APARATO): - Sufre que este mundo esté marcado por el ritmo de un reloj que lo conduce inevitablemente/ineluctablemente [*] a la muerte. **Aran**
- Reloj biológico independiente de la voluntad, piloto automático. **Caul.**
- No quiere reloj, ya que el tiempo destruye y gasta. **Gink-b.**
- Desea la instantaneidad de la eficacia divina, en el que las idea, el comando y la realización es instantánea, detiene el tiempo, ¡como su reloj! **Kalm.**

REMORDIMIENTO (ARREPENTIMIENTO, ELECCIÓN, DUDA, PERDÓN, CULPABILIDAD): - Cólera de la que se arrepiente al instante siguiente, pero que vuelve de nuevo pronto, ya que su calma lo atormenta y le impide exponer sus sentimientos. **Croc.**
- Temor de arrepentirse de lo que no ha hecho, visto o descubierto en su vida, mucha actividad. **Gink-b.**

REMUNERAR (DINERO, GRATUITO, RECOMPENSA): - Un servicio retribuido forzosamente es interesado. **Merc.**

RENACIMIENTO (EVOLUCIÓN, MADURACIÓN, BAUTISMO, REDENCIÓN)

RENEGAR (REPUDIAR)

RENOMBRE - REPUTACIÓN (CHISMORREO, HEROÍSMO, OPINIÓN, HAZAÑA, COMPETICIÓN, GLORIA): - Defiende su buena reputación o la de su patria. **Caps.**
- Venera a aquel que sabe, se entrega a los demás. **Cocc.**
- Dijo si para complacer, por el que dirán. **Germ-met.**
- Encuentra renombre por sus hazañas. **Hura**
- Quiere salvaguardar la reputación de los suyos. **Kali-br.**
- Debe sobresalir/exceder, probar constantemente su valor en la competición. En busca de renombre por el éxito, por su destreza. **Mag-m.**
- Busca la amistad y el renombre por sus servicios interesados. **Mag-s.**

RENOVAR (REGENERAR, REPARAR, EVOLUCIONAR, MADURACIÓN, CIERVO, CICLO, CAMBIO): - Quiere que su alma espiritual (indestructible/eterna) alimente su cuerpo y lo vuelva eterno y que sea capaz de engrasarse a sí mismo. Rechaza la necesidad de renovación, de mantenimiento del cuerpo, rechaza que la vida deba subsistir por la regeneración, flujos constantes: lubricar, ingerir, digerir, eliminar… **Aesc.**
- El futuro debe ser asumido para garantizar la renovación al desprenderse del presente. **Cast-eq.**
- Miedo de abrirse a lo desconocido, a lo que la vida le trae aunque desee renovarse, avanzar. Incluso la inspiración respiratoria se vuelve dolorosa. No quiere renovarse. **Rumx.**
- Hay que renovar, airear sus recursos: explorar lo reprimido para encontrar lo nuevo, hay que volver a leer lo vivido para reinterpretar y comprender la experiencia exitosa o abortada. **Samars.**

RENUNCIA (LLAMADA, RESPUESTA)

RENUNCIAR: - Es demasiado digno para responder con sus agallas, su carne, pero no se resigna a esta humillación no merecida: pagar por las faltas de los demás. **Staph.**

RENUNCIAR (ELECCIÓN, EXCLUSIÓN): - Atrapado y debe conciliar incompatibles. Drogarse y perder el amor del padre, o, renunciar a la droga y mantener el amor. **Anac.**
- Pierde el interés por las cosas que son mejores si hay que elegir y renunciar a alguna. **Chin.**
- Comprometido, permanece frío cueste lo que cueste, no se retracta bajo ningún pretexto. **Helo.**
- Es necesario hacer las cosas rápidamente ya que tiene muchos proyectos a los que no puede renunciar. **Latr-tr.**

REPARAR (PEDAZO, DESCANSO, CONSTRUIR, ROMPECABEZAS, CURAR): - Quiere organizar el desorden, reparar solo las consecuencias de su pecado, rechaza la gracia. **Ars.**
- Necesidad de ayuda para repararse. **Calen.**
- Funciones dolorosas de reparación. **Cham.**
- Quiere que el espíritu comunique directamente a su cuerpo impasibilidad (calmo entre fieras salvajes e inundaciones), vigor (ninguna necesidad de descanso, ni de comer o recuperarse) y gloria (deseo de estar en lo alto). **Coca**
- Reparador de relaciones arruinadas o de edificios. **Hura**
- Quiere reparar a los otros por la cirugía, restaurarles su continuidad. **Nicc.**
- "Se deben reparar los perjuicios que sufrí". **Nit-ac.**
- Como si los huesos están partidos, miedo de lo irreparable, desunión definitiva. **Symph.**

REPARTIR (EQUILIBRIO, COMPARTIR): - Vasodilatación en lo alto de la cabeza, constricción en la periferia y la parte inferior del cuerpo: mala distribución de la sangre y calor que se siente en ciertas partes del cuerpo, dejando otras partes congeladas. **Aml-n.**

REPERCUSIÓN (CONSECUENCIA)

REPETIR - COMENZAR DE NUEVO (RUTINA): - Debe aprender la asiduidad, la necesidad de la repetición regular, ya que el descanso no se logra repentinamente, ni definitivamente. **Ars-h.**
- Debe someterse a orar todos los días y volver a comenzar cada mañana. **Ars-h.**
- Choques físicos o psíquicos repetidos, mismo si son discretos, pero que no se pueden evitar. **Bell-p.**
- La repetición significa que las palabras no pueden comunicar. **Bufo**
- Se niega llegar a la plenitud por la adquisición del habitus, por la repetición. **Caps.**
- Quiere el progreso, amigos sin el tiempo y la repetición cotidiana. **Cedr.**
- Todo debe repetirse, ya que no se entera ni se le queda nada. **Cedr.**

- Debe repetir todo, no puede reconocer a partir de lo que ya es conocido. **Cedr.**
- Ve cuadrados abiertos que se repiten. **Hydr.**
- Hay que entrenarse, ya que por la repetición se logra la infalibilidad. **Ruta**
- No es necesario cambiar sino repetir lo que ya se conoce. **Vip.**

REPLEGAR (HUÍR, ESCAPAR): - Se repliega sobre sí mismo, se auto-comunica por la masturbación. **Bufo**

REPOSAR (PESO, PESAR, DESCANSAR)

REPRIMIR (CONTENER, REPRESIÓN): - Reprime, contiene su deseo de ocupar su lugar, siente que se infla y se desinfla. **Glon.**
- Se reprime bajo presión. **Crot-t.**
- Revelar lo que reprime le permite liberarse, ya no tener que controlarlo. **Samars.**

REPROCHE (CUMPLIMIENTO): - No soporta los reproches hechos hacia los otros ya que los toma como suyos. **Calc-p.**
- Cree que siempre le están reprochando algo. **Cham.**

REPUDIAR (ABANDONO): - Preocupación de caer, de ser expulsado de las rodillas de Dios, y ser repudiado. **Hyper.**

REPUGNANCIA – REPULSIÓN: - Siente repugnancia tanto de sí como de los demás. **Aloe**
- Se presenta ante los demás de manera repulsiva, obscena, satírica. **Canth.**
- Sueña con cosas repugnantes: hombres desnudos y mujeres viejas alrededor de ella. **Eupi.**
- Estoy asqueado de mí. **Lac-c.**

REPUTACIÓN (CHISMORREO, GLORIA, RENOMBRE, QUE DIRÁN)

RESENTIMIENTO (RENCOR): - El rencor/resentimiento cae tan pronto encuentra la verdad, el porqué, la explicación. **Nit-ac.**
- Resentimiento contra la muerte que no la pudo mantener en vida. **Sabad.**

RESERVA (PROVISIÓN, adquirir, NUTRICIÓN, RESISTIR)

RESISTENCIA (FUERZA, CORAJE, PERSEVERANCIA, SOPORTAR): - Esfuerzos físicos o psíquicos con resistencia a pesar de la falta de alimentos. **Coca**

RESISTIR: - Resiste. **Spong.**
- Previsión por la gestión de los medios actuales para resistir hasta el fin. **Stann.**

RESISTIR (SOPORTAR, CAMBIO, FIRMEZA, MUTABILIDAD, APLASTAMIENTO): - Desesperación por el dolor físico, mientras que la fuerza moral debería permitirle a su razón que lo soporte. **Clem.**
- Tiene que hacer un esfuerzo para resistirse, para elevarse aún más, hasta agotarse. Se obliga a conseguir una solución. **Ind.**
- Quiere vencer, resistir, enfrentarse, incluso si no descansa. **Cola**
- No puede resistir a la presión exterior. **Mosch.**
- No resiste a los otros, los órganos no resisten y ceden mecánicamente: hemorroides… No puede resistir a la influencia de un órgano, de una función sobre la otra. **Mur-ac.**

- Sólo quiere mantener su vida y la de los demás por su propia fuerza, luchando contra una resistencia enorme que debe vencer. **Sec.**
- Rechaza la necesidad de presión, de resistencia, de obligación para volverse sólida, crecer. **Stront-c.**
- Mejor resistir el dolor que arriesgarse al cambio. **Titan.**

RESOLUCIÓN (DETERMINACIÓN, COMPROMISO, DECISIÓN, VOLUNTAD, ELECCIÓN): - No se quiere comprometer para el futuro, por la preocupación de estar amarrado por esta resolución. **Cact.**
- Perdió la resolución y la concentración del espíritu debido al entorno, el medio, a las impresiones a las cuales el cuerpo es sensible, disminuye su concentración y su libertad de seguir el rumbo elegido por el espíritu. **Ferr-p.**
- H392 *Firmeza, resolución, fuerza de espíritu y de cuerpo.* **M-ambo.**

RESOLVER (SOLUCIÓN, PRUEBA, DUDA, RESPUESTA): - La inteligencia debe resolver los peligros, las enfermedades y el cáncer. **Carb-ac.**

RESONANCIA (VIBRAR, ARMONÍA)

RESORTE (VIBRAR, MOVIMIENTO, RITMO)

RESPECTO (REFERENCIA, PROPORCIÓN, RELACIÓN): - Sensible a la falta de armonía de un segmento en relación al vecino. **Benz-ac.**
- Sentido del orden, de cada parte en relación con las demás. **Kali-bi.**
- Al no estar más en relación con nada, ser parte de un todo, no sabe dónde se encuentra en esta creación. **Puls.**

RESPETO (DIGNIDAD, LUGAR, CONSIDERAR): - Besa la mano. **Agar.**
- Si se respeta mi libertad, mi responsabilidad, puedo decidir participar plenamente en la obra común. **Aloe**
- No lo respetan ya que no se atreve a sostener su opinión. **Ambr.**
- El desorden por la falta de respeto a la ley le recuerda esta impotencia que no lo deja perfeccionar las imperfecciones de los demás. **Ars.**
- Quiere, por su dirección y su excelencia, atraer el respeto y los honores. **Calc-s.**
- Ocupa mucho espacio (calabaza), lo defiende en sus relaciones con los otros, quiere el respeto al cual tiene derecho. **Coloc.**
- Hace todo lo que quiere e impone su propia ley a los demás para obtener el respeto por la fuerza. **Crot-c.**
- Si cada quien hace como yo, el mundo iría mejor, yo respeto, no perjudico, me quedo en mi sitio. **Cupr.**
- Habla siempre sobre el respeto por los demás, tanto sabe que puede estar invadiendo. **Glon.**
- No tuvo consideración por el otro, tampoco los recibe más. **Ham.**
- Quiere asimilar lo orgánico, como el conocimiento, no transformar en sí el objeto asimilado. **Kali-n.**
- Dilema entre hacerse respetar o amar. **Mag-c.**
- Preocupación por respetar las convenciones sociales. **Marb-w.**
- Respeta las ideas de todo el mundo, hay que hacerlas juntos. **Phyt.**

RESPLANDOR – EMANACIÓN (CENTRO, GIRAR, IRRADIAR, DIFUSIÓN): - El centro no puede funcionar sin el apoyo de la periferia, de los rayos. **Aran.**

- En lugar de irradiar, hay estallido. Primero que nada debe recibir y construir su ser antes de resplandecer. **Diosc.**
- Temblores que se irradian y difunden por todas partes, no hay separación entre los órganos. **Eupi.**
- Quiere irradiar por sí mismo su luz del paraíso. **Hell.**
- Resplandece sobre todos, como el sol que lo empeora. **Kalm.**
- Quiere irradiar por sí mismo, todo falla y le es insoportable. **Phyt.**
- Guarda su energía, quiere irradiarla, emanarla. **Sec.**
- Resplandor insoportable, tanto que su razón se impone a la verdad. **Valer.**

RESPONSABLE: - Intelecto inhibido tan pronto su responsabilidad moral está en juego. **Anac.**
- Rechaza la responsabilidad delante de lo que es más grande que él: la soledad del jefe. Desea matar a aquellos cuyos actos tiene a su cargo y los debe vigilar, corregir. **Androc.**
- Responsabilidad moral de la educación de los demás, preservarlos de la muerte estructurándolos, armándolos para la vida. **Arn.**
- Responsable del desorden del otro e impotente para ejercer esta responsabilidad. "Lo que no puedo hacer en cualquier otro lugar, lo hago bien en casa". La ley son ordenanzas de la razón para el bien común, promulgada por quien está a cargo de la comunidad: sentido de la responsabilidad. Responsable de reparar su falta, evitar la de los otros. Responsable de lo que los otros hacen mal porque él lo había hecho mal (*como el general que ha perdido una batalla*)/ sentido de la responsabilidad sin poder asumirla. Quiere asumir el pecado original que fue consecuencia de lo que los hombres provocaron. Quiere todas las cualidades para ejercer su responsabilidad. **Ars.**
- Responsable. **Aur.**
- Responsable de las buenas relaciones. **Calc-p.**
- Ser responsable por otro implica siempre una acción tangible. **Calc-sil.**
- No se rebela y responsabilidad demasiado precoz. **Carc.**
- Se niega a abandonar su infancia y la no responsabilidad / sólo quiere tener la misma responsabilidad que tienen estos adultos locos, evita hacerse cargo de su vida y ejercer su prudencia y su sabiduría práctica. **Cic.**
- Responsabilidad que no se puede asumir, lo que pienso, es real, es justo. **Cist.**
- Fidelidad absoluta al responsabilizarse por los demás en los momentos más duros: muerte, incurabilidad, por su ansiedad y su dedicación para con ellos. **Cocc.**
- Ya no hago nada más, haga lo que haga, corro el riesgo de sufrir o de hacerle sufrir las consecuencias a alguien. Se retira y no toma ninguna responsabilidad. Me escondo y no quiero ver a nadie para no perjudicarlo. Responsabilidad demasiado pesada para él y tiene miedo, acarrea la catástrofe al hacerse cargo de una responsabilidad que no era la suya. Quiere permanecer en el montón, fundirse en la masa, esto saldrá mal si asume la responsabilidad. **Cupr.**
- Responsable del mundo que él quiere llevar. **Cola**
- Responsable de sus súbditos, príncipe en busca de la dignidad de las relaciones humanas, el buen funcionamiento de la familia. **Lyc.**
- Ha provocado la catástrofe porque no fue fiel en la amistad. **Mag-s.**
- Irresponsable, infantil, mariposeando… **Morpho.**
- Responsabilidad legal ante las leyes (no discute en su interpretación, un leguleyo). **Nit-ac.**
- Distingue claramente lo que está bien, lo que está mal, lo bueno, lo malo, lo justo, lo injusto: es su responsabilidad iluminar a los demás y protegerlos. **Nux-v.**
- Al querer robarle la paternidad a Dios queriendo la responsabilidad de la humanidad, se encuentra separado de Dios, así como él es separado de su casa cuando se va. **Ph-ac.**
- Le quiere evitarle a su familia los disgustos debido a su desaparición, preocupación por el futuro de los demás luego de su muerte, el dinero, la seguridad. **Psor.**

- Responsable de la felicidad de los otros por el cuidado su cuerpo. **Sabad.**
- Tan responsable por la <u>gestión</u>, garantizar la <u>Providencia</u>, que pierde sus <u>medios</u>. **Stann.**
- Responsable, todo le concierne, o ya no le afecta nada. **Stront-c.**
- Es el depositario de una responsabilidad, de una <u>autoridad</u> <u>delegada</u> por un <u>superior</u>. **Verat.**
- Responsable de <u>aconsejar</u> para garantizar una acción <u>eficaz</u>. **Zinc.**

RESPUESTA (DUDA, EXPLICAR, ILUMINAR, CUESTIÓN, PREGUNTA): - No escucha las respuestas a sus <u>preguntas</u>. **Elaps.**
- Miedo de la <u>prueba</u> si no tiene la respuesta/alegría cuando la ha encontrado. **Gels.**
- No puede encontrar la respuesta en sí, sigue la <u>intuición</u>, la <u>institución</u>, el <u>gurú</u>, la <u>religión</u>, el <u>ejército</u>. **Graph.**
- Se rechaza a responder ya que no quiere dar ese conocimiento que le permite seguir siendo superior. **Grat.**
- Intolerancia a lo que lo haga repetir su pregunta o su respuesta. **Mosch.**
- Si estamos dispuestos a no tener que <u>comprender</u> absolutamente todo, podemos aceptar <u>preguntas</u>, y estar más abiertos a las respuestas que no buscamos. **Olnd.**
- Quiere conocer la <u>respuesta</u> de antemano, las respuestas absolutas a las preguntas. **Ph-ac.**
- Quisiera no tener que interrogar, trabajar, esperar, ir, para encontrar la respuesta, pero quiere tener la revelación y el conocimiento inmediato del futuro. **Ph-ac.**
- No respondió a una <u>llamada</u>, él mismo ya no puede ponerse en <u>marcha</u>. **Rhod.**

RESTAURAR (NUTRICIÓN, REPARAR, DESCANSAR, FUERZA, CURAR): - Bajo influencia, poseído, en el fuego, no se puede restaurar. Insatisfecho con todo, quiere que la realidad esté siempre allí para hacerlo crecer y satisfacerlo. **Canth.**
- Puede subir más <u>alto</u> que los demás, sin <u>fatiga</u>, ni tener que <u>recuperarse</u>, sin riesgo de caída. **Coca**

RESTITUIR – DEVOLVER: - Rechaza devolver el fruto de una semilla que había recibido. **Am-c.**

RESTRICCIÓN (PROTOCOLO, EDUCACIÓN): - Alegría porque no hay ninguna restricción social. Idea de pureza, y por ser tan puro, se permite todo. **Marb-w.**

RESUCITAR (MUERTO): - No tiene confianza que el <u>cuerpo</u> reducido al estado de huesos desecados pueda resucitar. **Helo.**

RESULTADO (HAZAÑA, PROEZA): - Vínculo <u>fraternal</u> del <u>grupo</u>. <u>Ambientalista</u> <u>organizado</u> > Sentido de la <u>misión</u>. Necesidad de <u>hazañas</u> deportivas. **Lac-lup.**

RESULTADO (OBJETIVO, CONCRETO, SOLUCIÓN, EFECTO): - Obnubilado (nublado / embelesado) por el efecto, rechaza la potencialidad. **Agar.**
- El resultado es la prueba de mi buen <u>juicio</u>. **Iod.**
- No soporta la inseguridad debido al hecho de no dominar los efectos inesperados de sus actos. **M-arct.**
- Niega el <u>efecto</u> de su <u>acto</u> sobre la creación (el mundo exterior no existe para él), tanto que cree que está condensado en el tiempo y en el espacio (*cree que lo que haga en este minúsculo momento y lugar, no influenciará para nada*), y por lo tanto esto no provocará ninguna consecuencia. **Nux-m.**
- Quiere reflexionar y ver rápidamente el resultado de la acción, ver dónde va, quiere la <u>eficacia</u> inmediata, la <u>conclusión</u> rápida. **Plan.**
- Está tan enfocado en el resultado que ya no ve más el <u>medio</u> para llegar allí. **Ptel.**
- No quiere ser <u>estimulado</u> para llegar al resultado, un placer, una <u>recompensa</u>. **Verb.**

RESURRECCIÓN: - Resucita a los otros, los animales. **Agar.**

- Resucita a los otros, pero intolerancia con la resurrección de los cuerpos ya que eso sería debido a Dios. No acepta la idea de la resurrección. **Lyss.**
- Le hace el bien a los demás por sus pensamientos a distancia. **Sabad.**

RETENER (GUARDAR, IMPEDIR): - Quiere quedarse con lo superfluo, y por esto se encuentra luego obligado a expulsarlo en todos los niveles, precipitada e incontrolablemente. **Diosc.**
- Retiene sus flujos fisiológicos, pero crea patologías. **Graph.**
- Su diarrea le dice "*déjalo pasar, no lo retengas*". **Grat.**

RETIRAR: - Para no ser presa, se quema, se retracta, se retira, no dice nada, se encajona. Se retrae en su concha, su agujero o saca a los demás de su espacio. **Helx.**
- Quiere aislarse / separarse de sus sentidos y del movimiento para estar en intimidad consigo mismo, y al mismo tiempo estar presente en todo, en todas las criaturas. **Op.**

RETIRO – RETRACCIÓN (PREVISIÓN, JUBILACIÓN): - Niño, rey, retirado, desprendido de todo y de todos para seguir su camino. **Ger-ro.**
- Preocupación de poder proporcionar con sus reservas durante su larga jubilación. **Stann.**
- La jubilación, es desconectarse de la sociedad. **Thuj.**

RETOMAR: - Es injusto que el destino pueda quitarnos la felicidad recibida, que nos haga pagar el fruto de nuestro trabajo. **Am-c.**

RETORNO: - Trabajo arduo, en retorno, se siente mal pagado. **Falco-pe.**

RETRACTAR (RENUNCIAR): - Comprometido, se mantiene frío cueste lo que cueste, no se retracta bajo ningún pretexto. **Helo.**
- Para no ser presa, se quema, se retracta, se retira, no dice nada, se encajona. Se retrae en su concha, su agujero o saca a los demás de su espacio. **Helx.**

RETRASO (INERCIA): - Retraso entre el acontecimiento y la sensación. **Alum.**
- La unidad dinámica entre el cuerpo y el espíritu es tal que nunca hay un retraso ¿entre el uno y el otro? **Ferr-p.**
- Compitiendo, no quiere atrasarse. **Mag-m.**

RETROCESO (REGRESAR, DISTANCIA, ESPACIO, ALTURA): - Desea dejar entrar todo sin filtrar sus sensaciones, todo lo penetra, sin retroceso delante de aquello que lo alcanza, lo que siente. **Manc.**
- Si sigo a mis padres y ellos retroceden, me van a aplastar. **Sars.**

REUNIÓN (SOCIEDAD, ENCUENTRO): - Tema de la altura, inhibido en sociedad, huye de las reuniones mundanas: encuentra que la gente no tiene nada interesante para decir. **Coca**
- No le gustan las reuniones, huye de los grupos, es lo que se acostumbra cuando todos viven juntos. **Meli.**

REUNIR (UNIDAD, UNIR, GRUPO, PEDAZO, ALCANZAR, ENCUENTRO): - Desea concordia absoluta entre todos los elementos que forma un conjunto, elementos de su cuerpo, elementos de la familia, que quisiera reunir siempre, verlos a todos en buen entendimiento. **Bapt.**
- Relación fusionista y aquello que reúne lo mejora. **Lac-d.**
- Inclínense delante de mí que los reuní y los protejo. **Thuj.**

REVELAR (DESCUBRIR, OCULTO, SECRETO VOYEURISMO, FISGONEO): - Se encuentra con su intimidad descubierta porque quiso una intimidad insondable [*], divina. **Cob.**
- El compromiso afectivo lo pone al descubierto y lo debilita. **Kali-br.**

REVELAR [*] (ILUMINAR, INTUICIÓN, MOSTRAR, DIFUNDIR): - Espera al perfumista que le dará la existencia al revelarle el perfume de los demás. **Ambr.**
- Desea la comunicación divina, la revelación, ya que la palabra humana es inadecuada para decir lo que quiere. **Bufo**
- Les quiere revelar a los demás lo valiosos que son. **Caps.**
- Desea proyectar sobre los objetos una luz perfectamente reveladora de sus cualidades. **Euphr.**
- Al querer revelarse casi sustancialmente a través de su palabra, glorificarse para y por sí mismo, pierde el sentido de lo que dice. **Paris**
- Necesidad del otro para revelarle quien es. **Petr.**
- Quiere el conocimiento por la revelación y no trabajando, comparando, la pregunta y la respuesta. **Ph-ac.**
- Revelar lo que tiene reprimido permite liberarse, no tener que controlarlo más. **Samars.**

REVELAR (TRAICIONAR): - Tiene la etiqueta sobre la frente que traiciona su intimidad, teme que lo descubran. **Cob.**
- Cuando revela lo que se reprime le permite abandonar el control. **Samars.**

REVERENCIA (CONSIDERACIÓN, RESPETO, ADMIRAR)

REVERSIBILIDAD (EXCLUSIVIDAD): - Intolerancia a la irreversibilidad de la elección. **Ign.**

REVÉS, al (FALTA): - Los demás hacen siempre todo al revés. **Ip.**
- Tiene la impresión de hacerlo todo al revés. **Naja**
- Miedo de hacerlo todo al "revés" y ya no ve el medio. **Ptel.**
- Hace, o teme hacer todo al revés. **Samars.**

REVOLUCIÓN (EVOLUCIÓN, ANARQUISTA, CONSERVADOR): - Es él quien sabe cómo debe ser el rompecabezas social. **Bapt.**
- Organizar el mundo según lo que considera bueno. **Merc.**

REVUELTA: - Debilidad que lo vuelve dependiente de un vínculo de seguridad contra el cual se rebela, maltratando a sus prójimos. **Kali-c.**

REY (LUGAR, PODER): - Se casa o se codea con el rey en toda simplicidad: es un gran personaje. **Cupr.**
- Se siente fuerte como un rey, todo el mundo debe apartarse a su paso. **Lac-leo.**
- Usurpa el papel del rey. **Pedic.**

REZAR (SUPERSTICIÓN, MAGIA, INTERIORIDAD, ORAR): - Necesidad de momentos de interioridad. Interrumpe su actividad para rezar en un rincón, para recobrarse, ya que el trabajo le hace perder el contacto interior. **Euph.**
- Su oración ineficaz objetiva es cortada de su raíz, del Padre. **Ph-ac.**
- Manos juntas que hablan, suplican, ¿oran? **Tab.**

RHEUM PALMATUM (Rheum.): - Intolerancia a la falta. Desea el derecho a que todos sus deseos sean colmados, al no ser intelecto puro, exige que lo concupiscible [*] lo satisfaga totalmente. Quiere tanto que es agobiante, es demasiado. Insaciable, curioso, toca todo, no se queda quieto, no está en paz. ¡¿Hace lo que sea por las ciruelas?! (AFADH 1.2011) DD: Ip., Cina, Cub., Coloc.

- A70: "*Gran apetito, sin embargo los alimentos que estaba saboreando de repente se volvieron repulsivos*". Rechaza el objeto próximo y desea el objeto ausente. HR.: "*El niño desea impaciente y violentamente muchas cosas y grita; prueba de la aversión hacia sus objetos preferidos*".
- Niega el sufrimiento en relación al disfrute al no pedir nada. No ve que nada en esta tierra nos pueda colmar totalmente, pero siente esta falta como un gran agujero sin fondo, sin el placer de colmarlo, ni siquiera el placer del contacto con esta falta lo apacigua.
- Sólo el dolor de la falta está allí, que quisiera colmar al querer todo. Imagina tener el derecho a la unión con Dios, no acepta que su corazón se abra completamente para recibir (*si lo abre es porque quiere algo, y esto es inaceptable, admitir que quiere algo en su corazón, si hay unión total con Dios, el corazón se puede cerrar, ya que está en Dios y con Dios*), pobreza en su capacidad de amar. El movimiento agonizante le demuestra que aún no está en comunión, colmado, satisfecho. "Esto no me da lo que necesito". (AFADH III.94)

RHODODENDRON (Rhod.): - Rechaza la llamada del otro, miedo a ser invadido, que le impongan algo (imponer = colocar dentro), riesgo de depender de los demás, de perder su tranquilidad, de ser obligado a salir de sí mismo, de su casa, de su entorno. (AFADH 93)
- Va hasta los extremos y su intuición siente cuando llega al límite. Solo para decidir lo que hace y lo que quiere. Desmesura, desafío, extremo, situaciones límites…
- Preocupación de conducir bien (automóvil), pasar entre los obstáculos, dirigir él mismo por su camino. Rechaza una causa final que no sea él mismo, que ponga en marcha al hombre con su llamada hasta su perfección última. (AFADH 07)
- Rechaza la llamada al compromiso. Sigue estando acostado, las piernas cruzadas, demostrando que no tiene que ponerse en marcha. Su existencia debería bastar para actuar (*el Ser de Dios basta para todo*). En consecuencia, pierde lo que quiere decir o hacer. Rechaza la llamada del Otro, no puede responder a su propia llamada (ST I-II C6 a4: "¿Puede infligirse violencia a la voluntad?"), ya no tiene más iniciativa.
- Cree que forzando su voluntad es como debe consentir el responder una llamada que no viene de él. Quiere que su voluntad sea puesta en movimiento por su voluntad misma y no que siga una inclinación determinada que le haya sido dada, ya que quiere que todo venga de sí mismo. Siente como una obligación que la voluntad humana sea trascendentalmente orientada.
- Esta llamada es insoportable. Debe comprender que no es humillante poner su voluntad al servicio de una llamada trascendental, ni una pérdida de libertad perseguir un fin que le ha sido asignado. Rechaza que su potencial sea puesto en acción por otro que no sea él, lo que debería poder poner en acción él mismo se vuelve imposible. (GRAPH IX.91)

RHUS TOXICODENDRON (Rhus-t.): - Melancolía como por una calamidad, todo el entorno parece muerte y silencioso: ausencia de vida y movimiento. Movimiento para él es sufrimiento, ya que buscó un modo de movimiento que estaba en desacuerdo con los límites de su naturaleza humana.
- Quiere ir, pero desprecia el descanso que le es impuesto entre dos acciones, sin tener que recargarse el séptimo día. Quiere poder, como Dios, hacer coincidir reposo y movimiento.
- Se siente como la madera: materia prima que no ha sido finalizada, que no ha sido trabajada, no ha participado. Se siente abandonado por un amigo, pero es él quien lo abandonó buscando la eficiencia sobre todo.
- Como si hubiera perdido sus fuerzas. Trabajo mucho, lo que le hace bien, ya que debe mantener el mundo en marcha, en funcionamiento. Envidia que Dios sea el primer motor, a Quien nada Lo mueve, y su error es haber creído que esto quería decir ser el primer eficiente, y Dios es el primer motor ya que Él es el primer atractor. Creyó ser el motor si las cosas funcionaban, sin

preocuparse por la finalidad. Intolerancia a los que hablan mucho: ¿no trabajan lo suficiente? (AFADH VII.89; MS X.90)

RIDÍCULO (RISA, SERIEDAD): - La dimensión humana le es ridícula e inaceptable. **Cann-i.**
- Ridículo en relación al padre que lo sabe todo…Se las arregla para ver el ridículo en todo: se ríe de la autoridad. **Nux-m.**
- Se siente ridículo por no poder hacer una cosa evidente delante de los otros. **Ptel.**

RIENDAS: - Sensación de desorganización interna: le teme a los cambios cuyas riendas no tiene. **Hydrog.**

RIESGO (VALOR, PELIGRO): - No se arriesga demasiado, incluso si hay que abandonar el objetivo si hay demasiados riesgos. **Bry.**
- Quiere que sus actos sean tan perfectos que ni él ni los demás reciban ningún perjuicio, lo que vuelve el riesgo nulo y la solidaridad automáticamente infalible. **Cupr.**
- Se arriesga en la ocasión de probar su amor. **Gels.**
- Bajo el efecto de una amenaza: fuego en su casa, enfermedades, enjambres, asesinatos, pobreza, tiros, peligro, caídas. **Hep.**
- Niega el camino por el riesgo que representa cualquiera de sus polos: conocimiento/ignorancia; juventud/vejez. **Lars-arg.**
- Quiere la decisión sin riesgo por el conocimiento a priori e instintiva del futuro. **M-arct.**
- Prefiere una vida mediocre, dado los logros de este mundo, antes que una vida en la que corra riesgos y tenga que capitular.. **Yttrb-met.**

RIGIDEZ (DUREZA, INMUTABLE, INFLUENCIA, ELASTICIDAD, RESISTIR, FLEXIBLE)

RÍO (FLUJO, AGUA, DERRAME): - El flujo: otro medio diferente a nosotros mismos que nos lleva hacia el fin. **Nat-s.**

RIQUEZA: - Busca la felicidad por la riqueza. **Cast-v.**
- Quiere enriquecer su pensamiento por el lenguaje, pero sin contacto con nadie. **Stict.**

RITMO (HORARIO, RUTINA, CICLO, MOVIMIENTO, VIBRAR, MÚSICA, VELOCIDAD, TIEMPO, MOMENTO): - Sufrimiento por que el ritmo del mundo sea dado por un reloj que lo conduzca inevitablemente a la muerte. **Aran.**
- Ritmos, ciclos y alternancias de la creación le recuerdan que es corruptible, perecedero, finito. **Cadm-s.**
- Quiere decidir el ritmo vital interno, volverse inmutable. **Calc-f.**
- Rechaza el ritmo, las citas. Niega la organización del mundo por el tiempo. **Gink-b.**
- Ritmos y limitación de este cuerpo finito le impiden su expansión que quisiera que continuara. **Glon.**
- El ritmo de los demás no se lo pueden imponer. **Sang.**
- Música y ritmo canalizan la agitación y liberan las tensiones. **Tarent.**
- Danza = dominio del espacio. **Tarent.**
- Quiere crear los ritmos del universo. **Tub.**

RITUAL (MAGIA, RUTINA, CON LOS PIES EN LA TIERRA, SUPERSTICIÓN, ORDEN)

ROBAR: - Roba, ya que cree que no puede trabajar **Kali-br.**

ROBINIA PSEUDACACIA (Rob.): - Es según la idea que se hace de sí mismo. Toma forma y cree ser lo que se imagina: más que el emperador. Sus ideas le crean su ser, sin idea ya no es nada.
- Rechaza la forma dada para decidir él mismo, aunque la pierda. Lujuria para probarse que su idea de sí es realizada, sexualidad, intolerancia furiosa, hinchazón, gases, tumores.
- Falta de estructura, diarrea, confusión… a fuerza de haber buscado la felicidad en el honor del personaje que encarna. La idea es la forma de un objeto en nuestro espíritu. La forma hace que un objeto tenga cierta esencia.
- Quiere que su idea sea su forma. Quiere darse su forma, aunque la reciba. No pasa a lo concreto. Las ideas hacen que todo sea posible, sin relación con la organización de su naturaleza.
- Es sólo de Dios cuya idea sea la forma, es decir, idéntica a su esencia. Y como eso no puede ser falso para el hombre, desemboca en la pérdida de la estructura, de la forma. De materia en acto se vuelve materia en potencia.
- Se siente tan orgulloso del concepto que ha creado, que esto en sí ya es un honor, no es necesario realizarlo. Sólo tiene que rechazar todo el resto, él es, crea su alegría por sí mismo, es todo: self-made man (se hizo a sí mismo), autista. (AFADH 1.06)

ROBOT (AUTOMÁTICO)

ROCE (TOCAR, CONTACTO): - El roce es el toque más pequeño, la parte más pequeña de la acción. La mala interpretación resulta de lo que no se puede conocer sólo por el roce. **Sanic.**

RODILLA (PROSTERNARSE, FUERZA): - De rodillas. **Bar-c., Zinc., Pareir., Bar-m.**
- Absolución por la oración. Síntoma físico objetivo sorprendente: > ¡arrodillado! **Euph.**
- Quiere arrebatarle la gracia a Dios: sólo por su trabajo, su espíritu frío, su inteligencia, su sobriedad, sus pensamientos puros, y así llegar a ocupar el lugar del preferido, sobre Su regazo, Sus rodillas. **Hyper.**

RODONITE (Rodon.): - Quiere la abundancia de la vida, que para él sea eterna, como la que goza el feto que recibe la sangre del útero, o el niño al mamar del pecho, y así poder compartir los frutos de esta abundancia, comparte, da, se sacrifica, lleno de compasión.
- El sufrimiento le produce horror, y formar parte del todo evita el sufrimiento (rodando en la lava que destruye todo a su paso pero no lo hiere). Poseer todo para que nada le falte, incluso si no existe el amor mutuo, no le falta el amor mutuo, permite la división generosa de los bienes.
- El tesoro que busca es el secreto de los mártires, la vida interior que les permite soportar el despojo, la separación, el menosprecio, las torturas, por la cual, como un truco, podía ser como invulnerable, obtener el éxito.
- Piensa que Dios es el "idiota" que le ha quitado algo de aquello que codicia por completo. La perfección sería la superabundancia de la vida sin que nada le falte. (AFADH 2.2013)

ROL (PAPEL, LUGAR, TEATRO): - La originalidad que desea, no es la manifestación de su ser sino su papel en el grupo. Toma como un confinamiento insoportable el hecho de deber aceptar y desempeñar los roles humanos particulares y por etapas que le son atribuidos por la naturaleza… para su florecimiento y el de la comunidad. **Apis**
- Aferrado a su rol, no puede soltar la escoba. **Stann.**
- Por el énfasis que pone en el intelecto, cree que puede llegar a ser un hombre completo, recto, íntegro. **Viol-o.**
- Prisionero en su papel de protector, no vive nada por sí mismo. **Zinc.**

ROMPECABEZAS (COMPOSICIÓN, PEDAZO): - No soporta estar formado por pedazos ya que es una unidad. **Bapt.**

- Le gustan los mosaicos por el placer de arreglar los pedazos. **Phyt.**

ROMPER (PEDAZO, CONTINUIDAD, CONSTRUCCIÓN, REPARAR, FRÁGIL,
  PROTEGER): - Desea el conocimiento para proteger a los otros que son débiles, frágiles,
  quebradizos, delicados. **Abies-n.**
- Pendenciero para no mostrar que es un estúpido que pueden engañar. **Hyos.**
- Pérdida del sentido y la dirección de la relación, del trayecto, ruptura, desorientado en la vida, los
  actos, desaparición de proyectos. Todo se hace y se deshace, sin ningún sentido… roto,
  quebrado, en pedazos. **Sal-fr.**
- Miedo que si se rompe, ¿se podrá reparar? Tema de unión desunión. **Symph.**
- Miedo a que se rompa, se quiebre. ET: ustedes son frágiles, los debo proteger siendo el centro,
  como Dios. **Thuj.**
- El sacrificio es una ruptura inarmónica que rechaza. **Nat-c.**

ROPA (DESNUDEZ, EXHIBICIONISMO, MENDIGO, VOYEUR, MIRON): - No soporta las
  ropas ásperas, le pican. **Asar.**
- Descubre que lo están viendo desnudo, o se oculta en vestiduras amplias. **Cench.**
- La prenda de vestir expresa a la personalidad. Se desviste o se viste de manera extraña: trata de
  irradiar de sí, de su iluminación, la época paradisíaca. **Hell.**
- Quiere quitarle las plumas a las aves, desconfiando de la apariencia, y su ropa para probar su
  inocencia, retirar los obstáculos del conocimiento. **Hyos.**
- Se preocupa de su atuendo. **Marb-w.**
- "El hábito hace al monje". **Pall.**
- Se siente andrajoso. **Samars.**
- Ropa ancha = fantasma, espectro. **Bell.**

ROSA (COLOR)

ROZAR: - Roza las paredes de la calle. **Arg-n.**

RUDO (BRUTO, TOSCO, BRUSCO)

RUEDA (GIRAR, ESLABÓN, CADENA): - Busca el placer concentrándose en sí mismo
  (ombligo, el centro de la rueda de la bicicleta), no se abre a los demás, ni tiene nada que recibir
  (eje, rayos). *"Tenía la impresión de estar mirando a través de los rayos de una rueda de
  bicicleta y al mismo tiempo se mantenía sobre los otros rayos, el medio estaba exactamente a
  nivel del ombligo"*. **Diosc.**

RUIDO: - Intolerante a los ruidos de la garganta, carraspera, de deglución… **Lyss.**

RUINA: - Reparador de relaciones arruinadas o de edificios. **Hura**

RUMBO (OBJETIVO, ORIENTAR, DIRECCIÓN): - Quiere seguir su rumbo como un
  giroscopio. **Helo.**
- Altera todo para cuidar el rumbo, se mantiene, no cede jamás. **Senec.**

RUMEX CRISPUS (Rumx.): - Se siente invadido por todo si no lo controla o lo domina. Miedo a
  abrirse a lo desconocido, a lo que la vida le trae, mientras él desea renovarse, avanzar.
- Rechaza la inmanencia humana para tener lo absoluto, pierde la capacidad de avanzar hacia su
  fin, incluso la de respirar. (AFADH I.03)

- Ideas estancadas, que no se alimentan del exterior, tanto que quisiera ser inspirado directamente desde las alturas, que el pensamiento no fuera causado por las cosas, sino que él mismo fuera la causa. Hasta la inspiración en la respiración se vuelve dolorosa.
- No quiere renovarse. Roba un caballo para tener, a pesar de todo, cualquier movimiento y salir de la inercia y la rutina en la cual le falta inspiración le deja un sabor desagradable. (Collin, p. 264, §303: " el desarrollo de nuestras ideas ") (AFADH - SVM, I.95, III.01)

RUPTURA (CONTINUIDAD, VÍNCULO, CORTE, RELACIÓN): - Cree que debe romper su noviazgo. **Fl-ac.**
- Cree que ha roto sus votos. **Ign.**
- Amargura y sufrimiento por la ruptura de la alianza, del pacto. **Mang.**
- El pecado, del que está convencido, provoca la ruptura con Dios, la desconexión. **Thuj.**

RUTA (CAMINO, VIAJE, NAVEGAR): - Desprecia la felicidad en la seriedad de la vida, en el trabajo de todos los días, en la ruta que conduce al banquete, con los pequeños momentos de descanso (eutrapelia [*]) donde al final relaja la tensión. **Apis**

RUTA GRAVEOLENS (Ruta): - Desea la inmutabilidad en la que nada del exterior a él le haga cambiar de trayectoria, él es el impulso perfecto, inmóvil. (MLF 2.2010)
- Impresión que lo engañaron, lo traicionaron. Controla todo, que no le toquen sus asuntos, comprueba para no equivocarse, no tiene confianza.
- Hace un trabajo mecánico para no equivocarse él mismo. El menor cuestionamiento le hace creer que todo es falso. Es necesario el habitus [*] que sirve de marco para protegerse del error (como el deportista que entrena y practica mucho hasta hacerse un experto y luego lo hace automáticamente, lo que le permite no equivocarse, de esta manera, si alguien trabaja automáticamente, la menor interferencia lo hará fracasar).
- Demasiado débil para acoger lo nuevo, no quiere cambiar, preocupación del traumatismo que sería el descubrimiento de lo nuevo, del engaño. (AFADH 7.02)
- No tiene confianza en lo que está previsto le va a pasar automáticamente, quiere controlarlo todo, y se encuentra engañado por él mismo, su cuerpo, sus sentidos, sus amigos, y haciendo las cosas automáticamente en el mal momento.
- Por el esfuerzo y el trabajo encarnizado, quiere volver su acción automática y refleja para asegurar el éxito. Los automatismos permiten la rapidez infalible en la ejecución.
- El hombre debe entrenarse por la repetición para alcanzar la infalibilidad, Dios no. El virtuoso sólo puede interpretar verdaderamente un pedazo si la técnica no lo limita, totalmente infalible con un discernimiento automático, sobrehumano. (Collin TII, p87) (AFADH XII.96)
- (a1.15: "*Pierde frecuentemente el pensamiento, hace todo mecánicamente y en el mal momento las cosas que se habían vuelto fáciles por las repeticiones frecuentes*".)
- Las costumbres (facilidad, automatismo, uniformidad) hacen más fácil una acción o una adaptación, ellas disminuyen el esfuerzo. El automatismo del desarrollo de la costumbre le permite liberar la atención, lo que puede entonces llevarlo a otro lugar, distraerlo.
- Desea la infalibilidad al nivel de la ejecución y del discernimiento, Ruta actúa sin inteligencia y mecánicamente, no tiene ya la iniciativa para poner en marcha la práctica, lo que hace en mal momento. Su obra es puramente hábil y práctica, no inteligente. Es un funcionario de las costumbres.
- Aborto: resultado de un trabajo que normalmente es automático ante la llegada fácil a término en cooperación con la naturaleza, pero que quisimos controlar completamente.
- Si el automatismo al cual confía plenamente no le da el resultado esperado, es como si un amigo lo dejara caer, es traicionado.

- El egotrofía, se cree infalible, el discernimiento sobrehumano <u>automático</u>, que le impide equivocarse, llegando siempre a término. Admira los toreros gloriosos, los grandes futbolistas exitosos por el trabajo encarnizado, el coraje y el <u>virtuosismo</u>. (GEMMH - AFADH XI.96)
- Ha hecho algo mal, triste, pero fueron sus <u>amigos</u> quienes lo han engañado, mal <u>aconsejado</u>, y ya no tiene más <u>confianza</u> en ellos.
- Cree que lo quieren engañar, que lo van a detener (sensible al menor toque) y se despierta como si ya es la hora de levantarse: ¿ha actuado en el <u>momento</u> equivocado?
- Lo hace <u>mecánicamente</u> pero los gestos fáciles y conocidos que domina por repetición los hace en un mal momento. Delirio y confusión después del aborto.

RUTINA (PLACER, MOLESTIA, ABURRIMIENTO, DIVERTIR, HORARIO, PIÉS EN LA TIERRA, COTIDIANO, ESTANCAR): - En la rutina del habitus, <u>nostalgia</u> de cuando aún tenía algo por ¿descubrir, aprender? **Caps.**
- Hace las cosas <u>pequeñas</u> bien, lo rutinario, <u>siguiendo</u> a los otros. **Form.**
- Le gusta la <u>urgencia</u> y las <u>sucesiones</u> rápidas, de las situaciones transitorias, no la <u>rutina</u>. **Plan.**
- Roba un <u>caballo</u> para tener, a pesar de todo, cualquier movimiento y salir de la <u>inercia</u> y la rutina. **Rumx.**

S

SABADILLA (Sabad.): - Sensaciones extrañas sobre sí: se contrae, el cerebro no está fijo, sabe que esto es <u>imaginación</u> pero este pensamiento persiste. Sus pensamientos están separados de él y más importantes que él. Numerosos vértigos y debe agarrarse a algo, encontrar un punto <u>estable</u>.
- Está mejor si mira fijamente alguna cosa: es la clave de su mejoría. Se siente el criminal mayor. Sueño vívido con detalles donde él <u>ayuda</u> a las personas y los hace <u>felices</u> por ¡ellos mismos! Rabia que mejora al lavarse la cabeza con agua fría, debe estirarse a menudo: necesidad de sentirse, toma conciencia de sí mismo.
- Ojos húmedos si los fija en la luz, o por el menor dolor en cualquier otro lugar. Idea de embarazo por las flatulencias, de escroto hinchado. Quiso ayudar al otro siendo el punto de <u>referencia</u>, ¿su <u>consejero</u>? Sueño de sobresalir en el trabajo mental. Resentimiento contra los muertos a los que no pudo mantener con vida.
- Al ponerse como referencia, pierde la referencia de su espíritu y de su <u>cuerpo</u>, no tiene más referencia exterior ni interior. No acepta su cuerpo, demasiado pequeño para sus pensamientos. El cuerpo y el alma están mal adaptados. El cuerpo está allí para justificar su falta. (GRAPH X.87; AFADH VII.91)
- Se murió, marchitado, deformado allí donde comienza la procreación. El alma aún no está lejos, se niega a animar este cuerpo, que se convierte entonces en <u>otro</u>, es por esto que es el criminal más grande, ya que el cuerpo es necesario para apoyar el <u>pensamiento</u>.
- Le envidia al espíritu puro la perfección del conocimiento sin cuerpo. Mató su cuerpo. Rechazó lo <u>vegetativo</u>, al creer que llegaba a un <u>conocimiento</u> más perfecto al <u>separarse</u> del alma, aunque el hombre sólo <u>comprende</u> con el cuerpo espiritual y sus <u>sentidos</u>. (MS V.91)
- Sueña con una iglesia pequeña y sombría. Encontraba todos los libros espirituales pequeños, estrechos, sin mensajes importantes. Alma demasiado grande para el cuerpo demasiado pequeño: iglesia (Cuerpo de Cristo) demasiada pequeña, libros (cuerpo de la palabra) demasiados pequeños.
- Es sólo a través del cuerpo espiritualizado que nos podemos acercar a Dios. Al rechazar que el alma informe al cuerpo, su cuerpo permanece en su aspecto animal.
- Sueña con abejas: portadoras de la miel (FDR). Sabe que puede levitar al adormecerse, exagera sus posibilidades de compromisos sociales, físicos, religiosos, para que su persona se vuelva un bien presente (*sueña que ayuda a los demás*).

- No puedo aceptar que mi cuerpo esté a mi lado (*ilusión que se separa de su cuerpo*). La elevación espiritual debería elevar al cuerpo, bastar para que lo físico esté bien. El cuerpo le estrecha el espíritu (FD)

SABAL SERRULATA (Palmito salvaje) (Sabal.): - Toda acción y placer están en la reflexión, hacia sí mismo, todo sólo le sirve a él, incluso el placer que proporciona es para él. Desea la simplicidad que no necesita lo vegetativo para encontrar el placer, la relación.
- Dios no necesita lo vegetativo para disfrutar, y es y disfruta de sí sin relación. Pierde la mitad humana del placer de la relación y de la sexualidad sólo para convertirse en quien disfruta de su poder vegetativo.
- Rechaza que la potencialidad vegetativa [*] que permite el crecimiento sea determinada por la naturaleza. El espíritu puro simple disfruta de sí. Deseando la simplicidad y la alegría sin lo vegetativo, se encuentra arrinconado en lo vegetativo sin el aspecto humano espiritual de la relación y del placer, sin apertura al otro.
- Nauseas por caricias amorosas, cólera cuando lo consuelan porque le recuerdan su compuesto humano... Desea el descanso, el disfrute y la alegría constante en el cumplimiento de su trabajo, en un crecimiento exitoso constante.
- Pierde la reflexión sostenida. El único poder que es constante hasta el fin = el crecimiento. Los otros poderes siempre son intermitentes. El trabajo ha sido hecho hasta el final, cumbre de la satisfacción.
- Una erección fuerte basta para él, sin flujo. El disfrute de la función le es suficiente, sin necesidad de su finalidad (Grupo MS 11.2010)
- Como expresión de su amor, quiere darle al otro su esencia misma, y no algo de su carne. Envidia la vida perfecta inmanente en cuanto a su transmisión y comunión entre las personas. No quiere sacrificarse. (AFADH 12.08)
- La manera humana de intercambios es indigna de sí. Sufre la obstrucción de los flujos que presiden sus intercambios. Es su materialidad, ya que es el exceso de materia (mocos espesos, próstata inflamada), ¿lo que lo impide? Quiere un intercambio puramente espiritual, como los ángeles. (AFADH 6.05) (*Remedio muy eficaz de próstata*)

SABER - SABE - NO SABE SI/QUE (ELECCIÓN, DUDA, PREGUNTA, CUESTIÓN): - Sabe lo que quiere, pero sufre mientras no lo posee. **Aster.**
- No sabe más si estuvo en ese lugar ayer u hoy. **Borx.**
- No sabe si ya lo hizo o si pensó en hacerlo. **Calad.**
- No sabe si ama o no a su pareja, odia o no a sus enemigos. **Carb-v.**
- Dictador, intolerante a las contradicciones, he reflexionado bastante y sé bien lo que hago, ¡obedece! **Cupr.**
- No tiene nada que recibir del exterior, ni siquiera por sus sentidos. Su idea basta, sin tener relación con la realidad. *Sr. Sabelotodo.* **Dulc.**
- Todo el conocimiento escondido, en sí mismo, sin recibirlo ni tener que ser instruido. Ya lo sabe. **Elaps.**
- Olvidó algo, pero no sabe qué. **Iod.**
- Lleno de deseos, pero no sabe de qué. **Ip.**
- Obligación imperiosa de hacer algo y no sabe qué. **Lil-t.**
- No sabe donde está ni adonde debe ir. **Mez.**
- A fuerza de quererlo todo, sabe que no sabe más, o impresión de saberlo pero no lo puede decir. **Plan.**
- Nada lo colma, no sabe lo que quiere. **Rheum.**
- Malestar cuando encuentra a alguien a quien siente superior, que sabe muchas cosas. **Toxi.**
- Debe ir a alguna parte, pero no sabe adónde. **Valer.**
- Debe ir a alguna parte, pero no sabe adónde. **Valer.**

SABER (CAPACIDAD, CONOCIMIENTO, CULTURA): - Quiere saberlo todo para controlar. **Acon.**
- Al saber todo del pasado y del futuro se presenta estoico y desenvuelto. **Ail.**
- Quiere saber, no aprender, saber todo de corazón, pero no reflexionar. **Aloe**
- Quiere saber, ser preciso, para controlar lo que le va a llegar. **Calc.**
- Al haber deseado una ciencia no sumisa al cambio, pierde la capacidad de integrar la realidad y darle un sentido correcto. **Cedr.**
- Cometió una mala acción y todo el mundo lo sabe, y él no sabe cuál fue la mala acción. **Cob.**
- No quiere recibir el conocimiento, ya sabe. **Elaps.**
- Admira la experiencia y lo hace saber. La relación le da vida. **Kalm.**
- Por sus conocimientos que expone, prueba su éxito y su valor. **Mag-m.**
- Sabe lo que es bueno hacer, pero va a hacerlo mal, y con inclinación a no hacerlo. **Naja**
- A fuerza de quererlo todo, sabe que no sabe más, o impresión de saberlo pero no lo recuerda para decirlo. **Plan.**
- Necesidad de saber y de conocer para amar. **Sep.**
- La ciencia infusa no existe, si quiere conocer, trabaje. **Sul-ac.**
- Quiere saber intelectualmente lo que es bueno para él. **Viol-o.**

SABIDURÍA: - Rechaza que el ser del hombre se transforme por la interacción con los otros, a riesgo de que lo hieran, que para llegar a la madurez de la vejez exista un camino obligado para llegar a la sabiduría. **Adans-d.**
- Los viejos merecen el respeto por su sabiduría. Rechaza el conocimiento que da la vejez, quiere el conocimiento sin deber confirmarlo por la experiencia. **Ambr.**
- Desafía la sabiduría y el buen sentido. Se opone a su propia sabiduría y a la de Dios. **Bell.**
- Toma la sabiduría como un fin, sin movimiento hacia el otro. **Cann-s.**
- Se miente a sí mismo, pervierte su propio juicio para llegar a lo que consideren como sabio. **Corv-cor.**
- La sabiduría de Dios es soberanamente libre en relación a las leyes que promulga. **Crot-c.**
- La sabiduría de Dios no necesita de nadie, es soberanamente libre en relación a las leyes que promulga. **Crot-t.**
- Pone el análisis en lugar del discernimiento, rechaza la sabiduría. **Pic-ac.**
- Desea la progresividad y la creatividad todopoderosa de la inteligencia en acto puro, que él confunde con sabiduría. **Plut-n.**
- Desea un vínculo simple, le gustan los animales, los niños, ya que ellos comunican esta sabiduría de lo que aprecian (instintos) de manera infalible y sin palabras. **Aeth.**

SABINA (Sabin.): - No puede terminar, la procreación no tiene éxito, agotado. Quiere ser la fuerza para terminar solo la creación. No puede terminar nunca, aborta todo lo que hace...
- Soy aquel que tiene la capacidad de completar la creación, usted no lo conseguirá, lo va a romper, yo lo protejo al ser el único que tiene la fuerza de terminarlo... (AFADH XII.07)
- Rechaza ser la causa segunda en la realización de la creación. Perfeccionista que jamás termina nada / que debe terminar siempre lo que los otros comienzan / valoriza lo inconcluso / no comienza nada que no pueda terminar / encuentra que nadie termina jamás nada como es debido/ causa primera que le hace terminar todo a los demás...
- Quiere crear perfecto al primer intento, sin tener que terminar (a1: *sueños constantes, lleno de invenciones y de esfuerzos mentales. (MS XII.99)*
- La vida de la criatura separada de su creador sigue siendo dependiente de la presencia íntima de éste (*NdT: un niño, aún lejos de los padres, tiene en sí mismo algo de ellos para seguir su camino*), pero considera una invasión la ayuda necesaria para su propia creación (AFADH X.99) (*Aborto es un aspecto importante en este remedio*)

- Comienza y no <u>termina</u> (a1: "*inquieto al dormir, y sueños sobre diversas cosas que ha comenzado pero que no ha completado*"). <u>Inventar</u> no es suficiente para que se realice: <u>aborto</u>. (AFADH - Prov. VII.96)

SABOR (GUSTO)

SACACORCHOS (LLAVE, PRESIÓN)

SACCHARUM OFFICINALE (Sacch.): - Falta de <u>amor</u> por sí mismo, lo que le provoca temor a no <u>merecer</u> amor y ser <u>abandonado</u>. Búsqueda desesperada de afecto, a partir de una frustración <u>afectiva</u>.
- Falta de contactos físicos, compensa con alimentos y dulces. <u>Posesividad</u> insatisfecha. Debe ocupar su lugar, locuaz, agresivo, agitado. Cree que no lo aman, no lo aceptan, no lo aprecian. Síndrome metabólico. (EH-RADAR, SST5)

SACERDOTE (RELIGIÓN, PASTOR, PALABRA, PREDICAR, CONVICCIÓN, PROSELITISMO, REZAR, ORAR)

SACIEDAD (COLMAR, NECESIDAD): - Nunca está satisfecho, o no lo digiere. **Aloe**
- Insaciable, nunca se sosiega puesto que esto es imperfecto y transitorio. **Aster.**
- <u>Insaciable</u>, toda pérdida le es nociva. **Chin.**
- <u>Insaciable</u>, búsqueda compulsiva del placer en la acción y el movimiento, por la falta de tenerlo en el descanso. Quiere todas las <u>cualidades</u> para <u>disfrutar</u> de sí mismo **Cola**
- <u>Insaciable</u>, curioso, toca todo, no se queda quieto, no está en paz. **Rheum.**
- El alma espiritual no conoce <u>saciedad</u>, puede beber indefinidamente de una fuente <u>inagotable</u>, ¡el cuerpo no! **Squil.**

SACRIFICIO (EXPIAR): - Quiere alcanzar la <u>perfección</u> sin el <u>sacrificio</u> como camino de perfeccionamiento, ya que adquirió una perfección estable, no susceptible al cambio. Es la angustia y el sufrimiento por el sacrificio: <u>dar</u> o <u>perder</u> algo de su <u>sustancia</u>. **Carb-an.**
- Se convierte en la fuerza de todo lo que se <u>transforma</u> en sí mismo, no <u>sacrifica</u> nada de su posible desarrollo a la existencia propia del otro, el soporta todo para que todo lo que exista se <u>convierta</u> en él. Sentido admirable de <u>sacrificio</u>, es el eterno sacrificado. **Carc.**
- Se sacrifica por los <u>animales</u> <u>inocentes</u> que sufren, por salvar la vida de los otros, eso termina mal para él. **Hura**
- Sacrifica una <u>parte</u> para salvar el <u>todo</u>. **Kali-bi.**
- Se <u>sacrifica</u>, placer de hacer el bien, de <u>ayudar</u>. La virtud es la salud del alma. Se siente mal cuando no puede ayudar a aquel que no está bien. **Cola**
- Rechaza el <u>sacrificio</u> porque una <u>ruptura</u> sin armonía. **Nat-c.**
- Comparte, da, se <u>sacrifica</u>, lleno de <u>compasión</u>. **Rhod.**
- Desea una vida perfecta inmanente en su <u>transmisión</u> y <u>comunión</u> entre las personas y cosas. Como expresión de su <u>amor</u>, no se quiere <u>sacrificar</u>, dar algo de sí, de su <u>carne</u>, pero sí de su <u>esencia</u>. (*NdT: como el sol irradia la luz, ya que la luz es inmanente en el sol*). **Sabal.**
- Su objetivo de caridad consiste en sacrificarse por los demás. **Toxi.**

SACUDIR (VIBRAR, ESTREMECER): - Problema que algo <u>vibra</u>, de ser <u>sacudido</u> por alguien. **Sang.**

SADISMO (DELEITAR, DISFRUTAR)

SALARIO (DINERO, RECOMPENSA, REMUNERAR, CONTRATO)

SALIR (ESCAPAR, SALIDA, EXPRESAR, GUARDAR): - Trasciende, sale de sí por el sudor. **Carb-v.**
- Todo sale de él antes de la asimilación, antes de que una construcción ordenada haya tenido lugar. **Diosc.**
- Encerrado, no encuentra la puerta que conduce a la elevación, para incorporarse al paraíso y la libertad, escaparse de la pesadez. **Nat-p.**
- Quiere irse al fondo de sí mismo para encontrar su esencia increada, nada puede salir de sí. Centrípeto erróneo, ya no puede ser más centrífugo. **Op.**
- Rechaza que la vida sea una sucesión de actividad y descanso, que sea necesario tener que volver a salir/partir siempre, que no se haya alcanzado nada definitivo. **Ars-h.**

SALIX FRAGILIS (Sal-fr.): - Pierde la unidad de sí, su capacidad de integrarse, unificarse, adaptarse, de hacerse uno con el otro, así como el sentido de la vida y la acción. (ST I C11 a3: *"Dios ¿es o no es uno?" Dios es uno por su simplicidad, por su perfección y por la unidad del mundo. Todos los seres se muestran ordenados entre ellos, algunos estando al servicio de los otros. Sin embargo, cosas diversas no contribuirán a un orden único si esto no es por la virtud de un ser único que los ordene*).
- Desea la unidad perfecta, causa de la unidad del mundo, que le da un sentido, una orientación, a cada criatura, en el aspecto de querer ordenar las cosas al darles un sentido: estar al servicio de los demás, estar en relación con o amar a cualquier otro. (AFADH-GNM, 6.2011)
- Pérdida del sentido y de la dirección de la relación, del trayecto, rupturas, se siente desorientado en la vida, los actos, desaparición de proyectos. Todo se hace y se deshace, sin ningún sentido... roto, quebrado, en pedazos.
- Búsqueda de su identidad, de un sí indefinido. Flota, a la deriva/desviado, planea. Nuestro camino hacia nuestra identidad debe estar orientado hacia el amor "aquel que todos en el universo adoran" (Hahnemann).
- El hombre es libre de elegir sus medios, pero no es libre de elegir otra cosa que no sea el Bien supremo. Con la buena orientación, las puertas de la felicidad se abren, sino permanecen cerradas.
- Al no alcanzar su identidad, pierde la compresión del otro, la concordia con los demás. Pierde el amor de su pareja, exaltación del amor del niño, no se consuela por la pérdida del niño. El ser de Dios es idéntico a su esencia: Él no tiene que avanzar, ir hacia Sí mismo para conocerse. (AFADH 6.2011)

SALTO (ALTURA, CAÍDA): - Quiere saltar para acelerar su subida hacia la perfección. **Brom.**

SALUD (CONVALESCENCIA, MÉDICO, CUERPO, AYUDA, VULNERABILIDAD, BIEN, CUIDADO, SUFRIMIENTO): - Protege la salud contra el medio traumatizante. **Arn.**
- Despojado delante de los enfermos, no podría ser enfermera o médico. **Benz-ac.**
- No tiene necesidad de trabajar, ya alcanzó su objetivo, nunca se aburre y disfruta perfectamente de todo, disfrute y culto de la salud plena... Enfermedades que no se curan completamente: la convalecencia no lo lleva al destino. **Cadm-s.**
- No se ocupa más de los enfermos si no está seguro de poder satisfacer sus necesidades. **Calc-sil.**
- Ver a un enfermo lo empeora: el espíritu no domina completamente la materia. **Coca**
- Muy ansioso ante las enfermedades de los demás, que ellos no conozcan su fin, quiere poder servirles para llevarlos hasta allí. Los acompaña y ayuda a soportarlo. La enfermedad, es en ella donde se juega el porvenir de las personas. **Cocc.**
- Nostalgia de una salud perfecta que vivía en el lujo. El objetivo de la razón y de la voluntad sólo consiste en la conservación de su bienestar. Si el bienestar sólo se enfoca hacia la parte material

de la vida, se encuentra con una vida amputada (*le falta lo esencial: lo espiritual, el amor, etc.*). **Helon.**
- Está preocupado por las enfermedades por mala <u>higiene</u>, mala <u>nutrición</u>. **Nat-m.**

SALVACIÓN – SALVAR: - Está salvado o condenado según la <u>predestinación</u>. **Am-c.**

SALVAGUARDAR (PROTECCIÓN): - No supo salvaguardar la <u>moral</u>. **Kali-br.**

SALVAJE (EDUCACIÓN, CONVENIO, ESPONTÁNEO, OBLIGACIÓN, ODIO, CULTURA)

SALVAR (AYUDA): - Vence la muerte de los otros o los <u>protege</u> / les retira la vida a voluntad. Resucita a los heridos. **Arn.**
- El <u>delfín</u> es el salvador de los hombres. **Caust.**
- Él quiere ser el <u>salvador</u> <u>ecológico</u>, la tarea es demasiado grande si quiere ser el consejero, la <u>eminencia gris</u> que está detrás del que sabe mejor que él, si quiere que todo repose en él. **Corvcor.**

SAMARITANO (AYUDA, COMPARTIR)

SAMARIUM-X (Sam-X.): - Se siente <u>atacado</u>, está en guardia, defendiendo su gran proyecto. Él que ES <u>todopoderoso</u>. (MLF 11.2010)

SAMARSKITE (Samars.): - "s9: Siento todo lo que tengo reprimido en el interior y, si no lo hubiera revelado, habría perdido el control de mi mismo y estaría completamente destrozado en pedazos. Quiero romper algo, lanzar los platos por la ventana o hacer cualquier cosa con un estruendo sonoro". Revelar lo <u>reprime</u>[44] le permite liberarse, no tener que controlarlo más.
- Lo que era inaccesible, inabordable, intratable, temerario, él se atrevió a ocuparse de eso. Como un <u>coco</u> o el <u>cuello</u> de una botella, el paso es estrecho y el flujo es difícil. Tiene que quererlo.
- El hombre debe tener el coraje de aceptar que no se conoce completamente como Dios, pero debe explorarse constantemente para que no se le escape nada[45]. "s144: El aire fresco tenia buen olor y buen gusto". Es necesario renovar, ventilar sus recursos: explorar lo que reprime para encontrar lo nuevo, volver a leer lo vivido para reinterpretar y comprender la experiencia acertada o frustrada.
- Se encuentra <u>miserable</u> sin comprender su <u>pasado</u>, su camino, o <u>flota</u> sobre su experiencia sin poder conseguir apoyo para tomar un nuevo <u>impulso</u>.
- Desea experimentar la unidad de Dios totalmente consciente, que no tenga que trabajar para descubrir su unidad en todos los planos y contornos[46], no tener que liberarse de yugos restrictivos durante su desarrollo y a través del conocimiento de sí por cualquier exploración y relectura de su trayecto personal de vida. (DD: Bapt. en la exploración de las piezas, sólo que Bapt. no tiene el aspecto del contorno)

---

[44] Reprimir se opone a la reintegración de lo que se ha olvidado en la conciencia… la represión no destruye la pulsión, la mantiene en el inconsciente donde pretende expresarse y manifestarse por satisfacciones sustitutivas (sueños, ideas obsesivas, fobias, lapsos, recuerdos) pantallas que bajo el efecto del desplazamiento, de la sublimación (exaltación), etc., no son comprensibles por la conciencia que lo ha reprimido; en oposición al hombre normal, el neurótico se agota con esta lucha. Al traer al inconsciente a la conciencia eliminamos lo reprimido, descartamos la condición que lleva a la formación de síntomas, transforma un conflicto patológico en un conflicto normal que, de una manera u otra, acabará por ser resuelto. (VPSH)

[45] Tiene muchas cosas encerradas en sí mismo, y quiere conocer cada aspecto de todas y cada una de las cosas. Tiene una conciencia muy fuerte del contorno de cada una de sus partes, de los órganos, y tiene la presión de revisar todo lo que tiene en sí, y si no lo explora, se puede volver loco. Para aquellos que hace psicoanálisis, primero los conozco antes de que salgan sin mi voluntad. (NdT)

[46] Samars. siente el contorno, el límite de sus órganos, de sus piezas. Como soy una unidad, compuesta de piezas, es posible la exploración, en el espíritu, en el cuerpo, etc.(NdT)

- Perfección, orden, limpieza, sin arrugas o pliegues, todo está controlado, consciente, no le escapa nada. (UB - GL VIII.01, AFADH I.02)

SAMBUCUS NIGRA (Samb.): - Impresiones que no corresponden a lo que es y lo que él es, que le van a pasar cosas que no se producen. Problema de reservas, de tener bastante, miedo a la carencia. (AFADH VII.91)

SANGRE: - Desea probar la sangre. **Lac-leo.**
- Le gusta ver correr y donar su sangre preciosa. Quisiera sangrar. **Plat.**
- Quiere beber su propia sangre, no perder nada. **Plut-n.**

SANGUINARIA (Sang.): - Sufre de entrar en una vibración con lo exterior o lo interior, ya que rechaza vibrar con algo, de ser puesto en movimiento por otro, todo impulso viene del exterior. El ritmo del otro no se lo pueden imponer.
- Se defiende al pretender que está fijo, sostenido, por una presión. Trastornos respiratorios y menstruales = sufrimiento por lo periódico. Desea recibir cualquier impulso desde sí mismo, incluso el de la vida biológica, todo lo que sufre pasivamente y se produce en él, lo percibe como una acción violencia en su contra, vive esto como algo extranjero.
- Su acción inmanente es inoportuna, la percibe como imperfecta, porque la ha recibido, (*de la naturaleza, de los padres, la sangre en la cabeza... los latidos del corazón, esa vibración, son una parte del ser que se pueden percibir por los sentidos*) (SCG, LIII, §20 ”Es el espíritu vital esparcido desde el comienzo por todos los miembros que garantizan a los animales la vida corporal”).
- No quiere recibir de nadie la vida, como Dios, que es el Ser inmanente perfecto: Quien encuentra en Él Su causa y Su fin.
- Envidia la vida inmanente, su ritmo no puede ser influenciado por nada, ni por su biología ni por algo exterior. (AFADH III.95)
- *Problemas con las vibraciones, no le gusta ir en tren...*
- Contradicción entre el deseo de huir y alejarse de la realidad exterior y la necesidad de contacto físico: estar obligado, agarrarse. Quiere recibir la energía vital de aquellos con quien tiene contacto.
- Desea que su espíritu reciba las palabras sublimes para encontrar el poder de sanación sobre los demás, aplicar la sabiduría creadora que oyó.
- Imposibilidad de mantener sus contactos interpersonales fructuosos y refugio en un mundo onírico (de los sueños). Sueña con autopsias: de personas inmóviles, muda, ¿los únicos a los que puede dominar? Quiere conocer al otro en su totalidad, y al desear esto, que es imposible al ser humano, lo ha perdido; lo que es deseable ya no lo reconoce (*si se quiere conocer todo, algo se pierde*). DD: Cedron, que quiere conocer de una sola vez la totalidad, síntomas a la misma hora.

SANGUIS SORICIS (Sang-sor.): - Fecundidad, estar por debajo, adquirir el conocimiento indiferentemente al proyecto que le han entregado... (AFADH 4.06)

SANICULA AQUA (Sanic.): - Defeca por la actividad. Demasiado abierto, penetrado y en simbiosis, se siente manipulado como una cosa, aunque el contacto sea fuente de estructura; o demasiado cerrado y bloqueado. No quiere a nadie más que él en su cama.
- Quiere un tacto completo, como cuando se está en el agua en el útero. La alteridad [*] es sólo posible por la distancia, que es constructiva de la identidad. Debe aceptar deber tomar conciencia de sí gracias al contacto con “el otro”, aunque Dios tiene conciencia de sí independientemente de toda alteridad. (GRAPH - AFADH XII.01)

- La malinterpretación resulta de lo que no se puede conocer sólo por el contacto. Debemos ser activos en la recepción, y dejar que el objeto permanezca en nosotros (asimilación) para conocerlo. Sanic. le atribuye sus cualidades, y la realidad le muestra que es falso,
- El roce es el menor contacto, la parte más pequeña de la acción (*C1: en la cama no soporta estar acostado cerca de alguien o tocar al otro. C1: So soporta que una parte toque la otra; suda donde las partes se tocan, como cuando cruza las piernas*)
- Quiere toda la acción en el toque/roce más pequeño (heces cuadradas), se encuentra empapado: a1 "*El olor de las heces lo sigue a pesar de haberse bañado*". Quiere ser activo para poder atribuirle las cualidades al objeto en lugar de descubrir y recibir activamente la finalidad del objeto, dejándolo permanecer en él, en contacto para enriquecerse.
- Rozar: todo pasa ya que no hace nada, incluso la comida, no guarda nada. Intolerancia a ser manipulado: sufrir lo que él le hace sufrir a los demás y a los objetos le es insoportable, ya que va a recibe del otro la misma falta que él ha cometido y que no ha querido ver. (GRAPH VII.00)
- Cuenta todos los chismes sobre las desgracias de los demás y esto lo emociona mucho. Tiene todo pero no lo aprovecha. Delgado con vientre grande. Inestabilidad del objetivo, cambia todo el tiempo de proyecto y actividad. (FD.1.98)

SANTIDAD (PUREZA, PERVERSO): - Ser santo, no para ser admirado, sino como vida plena en el cuerpo. Quiere ser santo como Dios es puro, sin cuerpo. Casada con un perverso, o un hombre que no la toca. **Toxi.**

SARRACENIA PURPUREA (Sarr.): - Al desear ser soberanamente bueno, rechaza recibir del otro su principio que individualiza, cree haber perdido la estructura y la forma, la proporción y el equilibrio.
- Reemplaza su alma intelectual formadora por la hipertrofia (*Sarr. tiene hipertrofia de órganos*), por la arquitectura (tiene la plomada en el ojo), la bondad del corazón y la buena naturaleza.
- La arquitectura es el reflejo de una armonía que viene del interior, el hábitat es el símbolo de una espiritualidad. Sufre de la falta de proporción entre su disposición personal y el objeto que se imprimirá en él.
- Se siente flácido, por lo que los alimentos son demasiado duros. Capacidad para soportar las ofensas: máscara de plomo / los objetos se imprimen en él de una manera duradera, el sueño queda impreso aún cuando ya está despierto.
- No tiene los recursos suficientes para asumir la emoción del objeto que viene a él sin esperarlo. Exageración de las sensaciones desagradables cuando el deseo no está satisfecho: la molestia se vuelve sufrimiento.
- Suficiencia: encuentra todos sus recursos en sí mismo, no tiene necesidad de apoyo. Disposición por la arquitectura. Su mejor guía es su buen gusto. (ST I C11 a1: La multitud de las cosas y su distinción "¿Hay o no hay oposición entre el uno y lo múltiple?" Obj3: "*así la bondad que está en Dios bajo el modo de la simplicidad y de la uniformidad está bajo el modo de la multiplicidad y de la división en las criaturas*". a2, sol1: "*cada parte que no es absolutamente la mejor, pero es la mejor en proporción al todo, la bondad del animal sería destruida si cualquier parte tuviera la misma dignidad que tiene el ojo*" (*NdT: el ojo es un órgano muy superior, en contraste con el cabello, por ejemplo, que no tiene la misma dignidad en su finalidad, el cabello mantiene el calor en el cuerpo animal, el ojo es un camino al conocimiento. En vez de emplear su intelecto, se muestra muy eficaz, un gran constructor, arquitecto, estético, muy bueno con los demás, pero le falta la armonía entre su intelecto y lo que muestra*). SCGII, §5: "*la perfección suprema no debería faltarle al artista extremadamente bueno*") (AFADH III.95)
- Busca lo que es bueno y quiere serlo, fuente de la armonía de lo creado. Quisiera alcanzar la creación según la bondad que tiene en sí. Descansa disfrutando lo que creó. Arquitecto epicúreo.

- Ve los objetos multiplicados, el creador descansa mientras que todo se reproduce completamente solo. Sus espinillas, una pequeña deformidad, le hacen creer que toda su obra es un fracaso. Artista que destruye su obra si no es lo suficientemente buena. Sólo quiere asimilar cosas buenas.
- Es sólo Dios quien puede sacar el bien del mal, sólo puede imaginar que esto sea positivo. Se blinda como un hombre en su armadura, con una máscara de plomo. (AFADH IV.94)

SARSAPARILLA (Sars.): - Economiza, no derrocha, le saca partido a todo, conserva para no perder. Lo retienen las ataduras, familia, herencia, no se atreve a hacer su propia vida… sería lo mismo. No se lo permite. (SHDS 11.2012)
- Cree poder dominar su ser al dominar el patrimonio, la herencia, el lugar de nacimiento, soportes momentáneos y accidentales de su devenir, pero que no son el fundamento necesario de su ser: Dios inmutable, quien es propietario de todo y puede usarlo según su mejor parecer y placer, ¡sin dejar su lugar de origen para ir a crear a otra parte!
- Le atribuye la causa de su ser sólo a aquello que le permite su desarrollo, su crecimiento. Se aferra a su fuente, a lo que lo hace vivir, tiene la impresión que esto le asegura su ser, por lo tanto sufre por mantener esto en lugar de emplear lo que recibe para continuar su camino. Le da más valor a lo que lo hace vivir que a la vida misma y su camino. (AFADH 12 08)
- Debe aceptar dejar el pasado, la historia familiar que lo estanca. Si sigo a mis padres y ellos retroceden, me van a aplastar. (FDR, XII.98)
- Confunde el medio con el fin: cree que es buena por el hecho de trabajar, asegurar el linaje familiar: el trabajo supera la fecundidad. Sacraliza el haber (lo material), para perpetuar el trabajo de los ancestros. El ancestro es materializado por el fruto de su trabajo. Los vivos están condenados a trabajar para sentirse bien.
- Sin alegría, ya que sólo ve el amor en la materialidad, en el hacerlo. El verdadero don es la alegría de la relación con Dios y los hombres. El trabajo es el medio al servicio de esta relación.
- No puede alcanzar su autonomía por miedo a la venganza del protector: atado a sus bienes ancestrales: vender una herencia, el patrimonio, símbolo del trabajo del difunto, sería despreciar su trabajo, y se vengaría.
- El apoyo lo traiciona (siente que retrocede cuando el auto se detiene), se aferra a su soporte: sufre por miedo a que lo que tiene como meta realmente sea para su bien. Se ocupa del más mínimo detalle por el cuidado de sus padres para no perderlos. (GRAPH 86, AFADH 88)

SATISFACCIÓN (NECESIDAD, DESEO, SACIEDAD, PLACER): - Sufre por cualquier cambio: de lugar, de físico, de vida. Quiere la satisfacción de que todas sus necesidades estén aseguradas hasta la perpetuidad. **Adam.**
- Insatisfacción permanente. **Anac.**
- No puede estar satisfecho al obtener un fin falso. **Ang.**
- Sufre de deseos sexuales insaciables. Jamás se sosiega ya que el bien obtenido, o es parcial, o es transitorio. **Aster.**
- Insatisfecho del bien existente, por el orgullo de querer el bien absoluto. **Bism.**
- Intolerancia a la duración entre la excitación y la satisfacción. **Calad.**
- Bajo influencia, poseído, en el fuego, no se puede restaurar. Insatisfecho con todo, quiere que la realidad esté siempre allí para hacerlo crecer y satisfacerlo. **Canth.**
- Insatisfecho de lo que es, de su fisiología. **Cham.**
- Pierde la delectación, nada más puede satisfacerlo, desea tanto la felicidad en el pequeño disfrute como en los placeres de la concupiscencia los cuales quiere encontrar en lo absoluto (*es como si quisiera que "X" lo hiciera totalmente feliz, por lo tanto no podrá ser nunca feliz, ya que se necesita además "Y", "Z"…nada lo satisface, cambia de juegos, de acción, etc.*), la beatitud perfecta. Insatisfacción, decepción, capricho, imprevisible. ¡Ve gusanos en la fruta! **Cina**
- No está satisfecho de su lugar humilde y perdió la paz. **Cupr.**
- La fiesta está arruinada, ¿hacerme respetar o amar? **Mag-c.**

- Estar en relación con los demás, hacer que verdaderamente se sientan satisfechos. **Mag-s.**
- Quiere obtener la satisfacción de los sentidos por sus pensamientos, la actividad de su intelecto. **Nuph.**
- Desea el derecho a ser colmado totalmente en todos sus deseos, que su vida sea intelecto puro, que el concupiscible lo satisfaga completamente. El movimiento angustioso: prueba que aún no está colmado, satisfecho. **Rheum.**
- Satisfecho con el trabajo bien hecho, incluso sin alegría. **Sars.**
- Lo temporal, limitado y perecedero, no lo puede satisfacer totalmente ni alcanzar la beatitud perfecta. **Tax.**
- Una vez en el objetivo, busca otro. **Tub.**

SATISFACER (COMPLACER)

SATISFACER (GANAR, PROVEER, ASEGURAR, RESERVAR, PROVISIÓN): - ¿Cómo satisfacer sus necesidades? Rechaza la predestinación en su deseo de salvarse a sí mismo. **Chlor.**
- Invencible, quiere tener la fuerza y el aliento de satisfacer al otro. **Cola**

SATURADO el espíritu (EXÁMENES, ESTUDIOS)

SATURNO: - Saturno. **Plb.**

SECALE CORNUTUM (Sec.): - Resistir / sacudidas. Sólo quiere mantener su vida y la de los demás por su propia fuerza, luchando contra una resistencia enorme que debe vencer. Cojea por espasmos musculares. Debe aceptar el apoyo externo e incorporárselo, ya que no posee el poder de sustentar a los otros. (GracEli-AFADH IX.04)
- Rechaza a quien lo alimentó. Confusión entre generación y parasitismo. Ilusión de otro en su cama, uno se cura y el otro no.
- La mujer aborta y se ríe; si da a luz, el cuello se contrae y el útero es átono: quiere asfixiar al niño que ve como un parásito. Su nacimiento significa la muerte de quien que lo portó. Evita la pérdida de su sustancia: rechaza la lactancia.
- Sensación de quemadura con piel fría: conserva su energía, no quiere irradiarla. No acepta ser un eslabón en la especie, quiere ser la especie por sí solo, ya que engendrar = morir. (AFADH V.86) (*NdT: durante el parto la mujer pierde la sangre venosa, cuando la hemorragia no para porque el útero no se contrae para parar la sangre*)

SECRETO (OCULTAR, INTERIOR, INTIMIDAD, PERFORAR, DESNUDEZ): - Quiere conocer el secreto de la predestinación. No confía en nadie porque lo pueden extorsionar con su secreto / traicionó un secreto que lo vinculaba a un superior. **Am-c.**
- Quiere ver el interior, la parte secreta. **Cench.**

SECUESTRO: - Sueña que secuestran a su hijo. **Cench.**

SEDE (LUGAR, NIVEL, MURALLA): - Estar en su silla o trono igual a la del superior. **Chlf.**
- Imagen de una fortaleza que engrosa sus murallas para defenderse mejor del exterior. ¡Torre que está sitiada! **Nat-ar.**

SEDUCIR (HALAGAR, ABUSAR, BONDAD, AMOR): - Es justo buscar el conocimiento para mejorar el mundo, pero al escuchar lealmente al verdadero amigo y no dejándose seducir por consejos de aduladores. **Corv-cor.**
- Seducir = atraer por la apariencia, por lo que se muestra. **Pall.**

SEGMENTO (PEDAZO, PARTE): - Hipersensible a la falta de <u>armonía</u> de un segmento en relación al vecino. **Benz-ac.**

SEGREGACIÓN: - Miedo a la <u>segregación</u>, quiere una perfección que venga de sí mismo, sin tener que persistir en recibir, eliminar, defecar... **Mag-m.**

SEGUIMIENTO (CONTINUIDAD)

SEGUIR (CONTINUO, GREGARIO, ORIGINALIDAD, ESTELA, TRAZADO, SUCESIÓN): - La mirada del alma no sigue la mirada del cuerpo. **Chel.**
- Es un tronco de un árbol sobre un río en furor: problema de <u>seguir</u> el <u>curso</u> de su vida, saber el fin de la historia. **Cocc.**
- Culpabilidad si no <u>sigue</u> el pensamiento de los otros. **Crot-h.**
- El hombre que no quiere <u>seguir</u> el proyecto que Dios tiene para él, es duro de <u>corazón</u>. (VTB) **Dig.**
- Las <u>impresiones</u> a las cuales el cuerpo es sensible disminuyen nuestra libertad de seguir el rumbo elegido por el espíritu. **Ferr-p.**
- Sigue lo que hacen los otros, lo que siempre hace, la <u>rutina</u>, los <u>rituales</u>. **Form.**
- Si <u>sigo</u> a mis padres y ellos <u>retroceden</u>, me van a aplastar. **Sars.**

SEGUNDO (AYUDA, CAUSA, COLABORAR, SUBALTERNO, SUPERIORIDAD): - Rechazar <u>trabajar</u> como segundo. **Aloe**
- No acepta ser el segundo y debe <u>colaborar</u>. **Con.**
- Resentido por estar <u>sometido</u> a las <u>causas</u> segundas. **Mang.**
- El hombre puede <u>crear</u>, pero como segundo. **Sol-t-ae.**
- Es grande como el segundo ya que él recibió el <u>poder</u> del primero. Necesidad de la existencia de Dios para recibir la <u>fuerza</u>. **Verat.**

SEGURIDAD (MÉDICO, PROTEGER): - Consecuencia de la inseguridad precoz en el corazón del niño. **Acon.**
- Se protege / <u>blinda</u> contra todo lo que es <u>nuevo</u> y pudiera amenazar su <u>seguridad</u>, y contra la <u>dificultad</u> que esta novedad aporta. **Aster.**
- <u>Trabaja</u> para encontrar la seguridad pasada. **Bry.**
- Inseguridad sobre su <u>actuar</u>, temido ser <u>juzgado</u>. **Calad.**
- Seguridad amenazada en el <u>futuro</u> por la <u>imaginación</u>. Es necesario buenas <u>razones</u> para <u>disculpar</u> las cosas y las personas. **Calc.**
- Se siente seguro si actúa en la misión que Dios le da. **Chin.**
- Sólo se quiere fiar en sí, pierde la <u>seguridad</u> en su intuición así como en su razonamiento a partir de lo que sus sentidos le muestran, pierde todas sus certezas personales. **Irid-met.**
- Quiere asegurar su seguridad conociendo todo del espacio y del tiempo. **Ph-ac.**
- Perdió la seguridad en el <u>futuro</u>, la capacidad de <u>organizar</u>. **Stann.**
- Necesidad de seguridad afectiva y material. **Verat.**

SEGURO (CERTEZA): - Alcanza su objetivo sin <u>esfuerzo</u>, con <u>toda seguridad</u> tiene en él toda la capacidad de poseer su objeto. **Verb.**

SELENIUM (Sel.): - Desea la imposibilidad de <u>decadencia</u>, el <u>vigor</u>, la <u>juventud</u>. El <u>agotamiento</u> del <u>poder</u> humano es inaceptable, como la <u>decadencia</u> de la <u>vejez</u>. Quisiera trabajar sin dormir ni <u>descanso</u>, tener una <u>creatividad</u> constante. (MS V.96)

- (a8: *Olvidadizo, sobre todo con sus asuntos, pero cuando está acostado a medio dormir todo lo recuerda*). No quiere hacer nada, espera que todos sus deseos se realicen en el más allá, debe estar en el presente.
- A fuerza de despreciar los actos simples por llegar inmediatamente a la contemplación, cae en la contemplación vegetal, sólo puede contemplar a las plantas, y no lo que le conviene al hombre.
- Miedo del sol que hace crecer las plantas, ya que eso le recuerda que hay que pasar por este crecimiento para llegar a la verdadera contemplación humana.
- Metal de gran resistividad [*] en la oscuridad, y cuya conductividad eléctrica aumenta con la intensidad de la luz (fotoconductor). Sueña con un paraíso al que quisiera regresar, pero no tiene el coraje, y se justifica porque es el otro quien se lo impide.
- No busca conocimiento, experiencia, quiere que le hagan todo, incluso lo que sabe bien: "necesito que me ayudes". Tiene miedo de actuar en la realidad. Aniquila/destruye su capacidad de actuar: no puede despertarse, duerme como muerto.
- Desfasado: sueña con lo que ha olvidado, antecedentes, desfase entre excitación y placer, y el espacio. (AFADH, GR I.94)
- Quiere una eficacia total, estar todo el tiempo en acto.

SELF-MADE (HOMBRE QUE SE HIZO A SÍ MISMO): - Me hice a mí mismo, me hice mi renombre, salí adelante por mi fama. **Mag-m.**

SEMBRAR: - Siembra lo que pudiera no ser justo, y a cambio se encuentra calumniado. **Mosch.**

SEMEJANTE (OTRO, DIFERENCIA, CAMBIAR, IGUAL, SIMILAR): - Quiere ser único, original, mientras que cada ser humano se manifiesta (transpira) en su originalidad entre sus semejantes. **Azadir.**
- Es necesario que sea igual, como la primera vez, como al principio. **Vip.**

SEMEJANZA (DIFERENCIA, OTRO)

SEMENTAL (PATRÓN, MEDIDA, NORMA, REFERENCIA, CABALLO): - Debe ser calibrado junto a los grandes. **Caps.**

SENECIO AUREUS (Senec.): - Miedo de envejecer antes de haberlo conocido todo, de haber vivido plenamente. Creatividad bloqueada en este presente improductivo, su potencial se realiza sólo en sueños.
- Rechaza procrear para evitar lo peor a los niños. Desea la sabiduría en la juventud. Vive por procuraciones, por los demás, los niños. (HLM, AFDH 2004-05)
- (Senec-j.): - Debe mantenerse despierto, en guardia, formar parte de los vivos. Es el centro de la percepción, el observatorio, su solo y único socio.
- No puede permitirse poner la cabeza sobre la almohada. Actúa como su propia brújula. Altera todo para cuidar el rumbo, se mantiene, no cede jamás. ¿Cómo se atreve a liberarse, a confiarse del apoyo, contar con alguien? (AFADH-UB 5.06)

SENEGA POLYGALA *** (Seneg.)

SENSIBILIDAD: - Enfrentó con indiferencia un hecho importante que interrumpió y que debió perturbarlo. **Berb.**
- La sensibilidad es tomada como el fin y no como el medio. **Calad.**
- Exaltación primitiva de la sensibilidad. **Choco.**

SENSUALIDAD: - No puede dirigir su sensualidad, por lo que la combate. **Daph.**

- Sensualidad y belleza son intocables ya que son peligrosos. **Dig.**
- La naturaleza, la sensualidad, la sexualidad… demuestran que él no es lo que desea ser, y se desquita al negarla ya que es superior a todos los demás. **Plat.**

SENTARSE (POSICIÓN, LUGAR): - Desea permanecer sentado en las rodillas de Dios y menosprecia a los demás, ser inmutable en su perfección. **Hyper.**

SENTENCIA (JUICIO, DECISIÓN): - Lanzaron mi sentencia, brutal, es el fin, el otro está muerto, acabado, sin posibles recursos delante de mis palabras que hacen daño. **Lat-h.**

SENTIDO - SENTIR - SENSACIÓN (SIGNIFICAR, DIRECCIÓN, CONFUSIÓN): - Cualquier comprensión sólo se puede obtener a través de los sentidos, sólo es una aproximación superficial, a pesar de los detalles observados. **All-c.**
- No puede seguir lo que viene de él, necesitar de sus sentidos, de su cuerpo para conocer, el cuerpo es una trampa. **Anac.**
- Los sentidos perciben los unos por los otros. Cada nota sobre el piano se convierte en el centro de una melodía que parece rodeada por un halo coloreado que pulsa al ritmo de la música. **Anh.**
- Cada nota sobre el piano se convierte en el centro de una melodía que parece rodeada de un halo coloreado pulsante al ritmo de la música. **Anh.**
- Sólo quiere la felicidad en sí mismo, inmanente, no le consigue utilidad a los sentidos, ya que estos lo ponen en contacto con el exterior. **Arg-met.**
- Perdió la capacidad de funcionar y pensar simultáneamente a sentir. **Asar.**
- Desprecia la necesidad que tiene la inteligencia de abstraerse a partir de datos que recoge por los sentidos. **Bothr.**
- Música = movimiento = color = música. **Cann-i.**
- Los sentidos le provocan cortocircuito a lo vegetativo, confundiendo el alimento intelectual y el alimento sensible. Se alimenta por los sentidos como se alimenta de un objeto intelectual, sin transformarlo por el cuerpo. **Carb-ac.**
- Envidia la inteligencia pura, exenta de toda animalidad e independiente de la información material de los sentidos. **Carb-f.**
- Sufre porque debe comprender la realidad por sus propios sentidos para conocerla, y no poder hacerlo solamente por el intelecto y la lógica, por su pensamiento analítico. **Colch.**
- Percibe los sentidos como cadenas, el gato negro le lame la mano: sensualidad. **Daph.**
- El error no está en la sensualidad sino en la desobediencia. **Dig.**
- Quiere comunicar sin recibir del medio por lo sensible. **Dulc.**
- Quiere comprender sin los sentidos: "hambre sin deseo de comer". **Elaps.**
- Quiere comprender sin tener que oír o ver, sin utilizar sus sentidos externos para conocer y comprender a los otros. **Elaps.**
- No quiere aprehender la realidad por sus cinco sentidos sino solamente por su espíritu. **Ham.**
- Incapaz de sentir el placer en el acto intelectual. Quiere la pureza de la beatitud intelectual, sin voluptuosidad, mientras que se necesiten de los sentidos sobre el camino de la perfección. La carne lo traiciona, a fuerza de querer una pureza sin los sentidos. **Hep.**
- Al querer la voluptuosidad por el intelecto puro, se encuentra encadenado por los sentidos, impuro. **Hep.**
- Quisiera conocer sin tener que utilizar sus sentidos, entonces se vuelven todo dolorosos. **Kali-c.**
- Híper emotivo a todo lo que toca su cuerda sensible, música, o indiferente, paquidermo que lo sabe todo, ¡no hay nada que aprender! **Kreos.**
- Quiere recibir la similitud del objeto por los sentidos para conocerlo. **Lac-f.**
- Percibir algo como bien es un juicio de valoración que puede tener una cualidad, aunque no sea para el hombre una certeza del juicio. **Led.**

- El hombre, por la inmediatez de los <u>sentidos</u>, no conoce todavía; la <u>emoción</u> no es del conocimiento. **Lim-b-c.**
- Pierde los sentidos, la fuente de los datos, lo que permite hacer buenas <u>observaciones</u>, no decir estupideces. **Merl.**
- No puede ordenar la percepción de los <u>sentidos</u>, jerarquizarlos. **Mez.**
- Los límites traspasados son la consecuencia de querer conocer la <u>identidad</u>-esencia, objetivo que no se puede alcanzar únicamente con los <u>sentidos</u>. **Mor-o.**
- Rechaza la necesidad de <u>sentir</u> para conocer, se encuentra sometido a las sensaciones, incapaz de acostumbrarse. **Murx.**
- Quiere obtener la <u>satisfacción</u> de sus sentidos por los pensamientos, la actividad <u>intelectual</u>. Procura estar bien sólo sensiblemente. **Nuph.**
- Quiere ver y extraer <u>instantáneamente</u> lo inteligible, comprender todo sin esfuerzo ni <u>perseverancia</u>, satisfaciendo sólo sus <u>sentidos</u> (vista, audición), los cuales no bastan para conocer la <u>verdad</u> de lo inteligible. **Olnd.**
- Quiere <u>aislarse / separarse</u> de sus <u>sentidos</u> y del movimiento para estar en <u>intimidad</u> consigo mismo, y al mismo tiempo estar presente en todo, en todas las criaturas. **Op.**
- Todos los objetos del <u>amor</u> se imponen a sus <u>sentidos</u> sin posibilidad de elección. Rechaza tener que conocer para amar. Pierde el <u>control</u> de sus impresiones, de la sexualidad, del apetito, de sus lágrimas, fiándose sólo de lo <u>afectivo</u>. **Raph.**
- Pierde su capacidad de <u>integrarse</u>, y el <u>sentido</u> de la vida y de la acción. Pérdida del <u>sentido</u> y de la <u>dirección</u> de la relación, del trayecto, rupturas, no hay <u>orientación</u> de la vida, de sus actos, desaparición de los <u>proyectos</u>. **Sal-fr.**
- Los sentidos no pueden percibir la <u>realidad</u> de las cosas. Siente cosas terribles, sin <u>verdad</u>. **Sars.**

SENTIDO (SIN SENTIDO): - Impresión de pasar su vida trabajando y de no disfrutar del <u>placer</u> lo suficiente, se siente envejecer sin haberle sacado <u>provecho</u> a su vida, <u>sin sentido</u>, no disfruta, sin <u>frutos</u>. **Aml-n.**

SENTIDO COMÚN (SENSATEZ, SENTIDOS, SABIDURÍA): - Su temor y precipitación le hacen actuar sin sentido común. **Acon.**
- Desafía la <u>sabiduría</u> y el sentido común. Se opone a su propia sabiduría, a la de Dios. **Bell.**
- Actúa a pesar del sentido común, sin <u>referencia</u> a lo <u>real</u>. **Calad.**

SENTIMIENTO (PASIÓN): - Quiere una inteligencia emancipada de la <u>emoción</u>. **Cimic.**
- El <u>voluntariado</u> le da al individuo la posibilidad de expresar la <u>nobleza</u> de sus sentimientos. **Colch.**
- Los sentimientos son tan intensos que debe contener sus <u>manifestaciones</u>. **Cur.**
- La sexualidad funciona si no hay relación sentimental profunda, el sentimiento de amor profundo => indiferencia sexual. **Diosc.**
- La <u>razón</u> no debe arriesgarse a dejarse desbordar por los sentimientos. **Ferr.**
- Su <u>amistad</u> es puramente espiritual, aprisionada, <u>encierra</u> sus sentimientos debido a que todas sus <u>pasiones</u> se ven como malas, no hay <u>contacto</u> con sus sentimientos / muy consciente de sus órganos y del medio ambiente. **Germ-met.**
- Soy menos <u>reprimiendo</u> mis sentimientos para dar una imagen <u>perfecta</u> mí. **Samars.**
- Muerte de los sentimientos por el deseo del <u>conocimiento</u>. **Sep.**
- Sus <u>sentimientos</u> son un <u>criterio</u> de exactitud y precisión. **Bamb.**
- Envidia a los animales que hablan sin palabras, <u>comunican</u> directamente un <u>sentimiento</u>, toma a los animales como personas. **Urol-h.**

SENTIR: - Preocupación que "*no podamos sentirlo*". Se <u>perfuma</u> para agradar, para encubrirse. **Ambr.**

- No siente nada. **Plast.**

SEPARARSE (ALEJAR, DISTANCIA, DESAPEGO, MUERTE): - Quiere el beneficio inmediato
  sin trabajar, digerir, aproximarse, metabolizar, domesticar el objeto. Se encuentra separado del
  objeto. **Aeth.**
- Miedo obsesivo por la separación de sus dos componentes. **Alum.**
- No soporta la separación que sigue a la unión. Quiere prolongar la intimidad. **Aster.**
- Separado de los demás debido a su valor. **Hell.**
- No quiere recibir nada de un intelecto separado. **Kali-p.**
- Todo lo que se separa de lo esencial, empeora = desgarrado. **Lac-d.**
- Lo que nos cae desde arriba (lluvia fuerte) nos separa. **Lem-m.**
- Se siente separado de los demás a pesar de todo su trabajo perfecto para hacerse amar. **Lil-t.**
- Perdió el sentido y la jerarquía de las funciones y sensaciones en el tiempo y el espacio. **Mur-ac.**
- No puede desarrollar su identidad ya que le teme a la separación que lo disuelve. **Neon**
- Rechaza a formar parte de un todo a riesgo de conocer la separación. Todo lo que es uno puede
  ser separado, todo puede volverse pedazos. Quiere ser agente de cohesión de todo, no soporta lo
  que se separa. **Nicc.**
- Bien en sus referencias afectivas, geográficas, familiares, lugar acogedor y tranquilizador, del
  que no puede separarse. **Olib-sac.**
- Separado de los otros por su tamaño, son pequeños. **Plat.**
- Cree que algo emana de él que lo separa de los demás. **Psor.**
- La separación del sujeto y del objeto que quiere conocer no debe ser superficie de fricción
  dolorosa, el hombre no puede conocer en continuidad con el objeto (*NdT: si pones tu mano en la
  mía sin moverla no podrás conocer mi mano, pero si la mueves, hay fricción, exploración, lo que
  permitirá el conocimiento*). **Ran-b.**
- Culpable de una acción contra su cuerpo y la vida para llegar al conocimiento perfecto,
  separando su cuerpo de su alma. **Sabad.**
- Cree que la separación de los cuerpos = pérdida del vínculo de amor. **Spong.**
- Separación = drama, irreparable. Cohesión del grupo. **Symph.**
- Sufre por la separación de sus amigos, de su parte de arriba de la de abajo, espíritu y cuerpo.
  Tung-met.
- El hombre debe dividir los conceptos para progresar. **Viol-o.**

SEPIA (Sep.): - Rechaza que la inteligencia de Dios haya formado libremente, y sin pedirle
  opinión, un plan preestablecido sobre su destino, vive esta situación como la sensación que otro
  en él decide en su lugar algo contrario a lo que él mismo decidió.
- Sufre por estar dividido interiormente, puesto que su voluntad humana es movida por su
  inteligencia humana, sufre de la pérdida del conocimiento de sí mismo y de la división en el
  interior de la voluntad.
- Sufre porque su ser no coincide con su inteligencia (no "soy" inteligencia, sino que "tengo"
  inteligencia), lo que quiere decir que no tiene un conocimiento perfecto, total, de sí mismo, él no
  es conocimiento de sí mismo. Rechaza recibir un destino cualquiera que sea.
- No puede amar perfectamente al otro, ya que hubiera querido que su amor fuera idéntico a su
  conocimiento, los dos perfectos e infinitos (aseidad [*]). (MLF-GRM 07)
- Contradicción entre lo que hace y lo que quiere que lo desespera y lo culpabiliza, piensa en cosas
  en las cuales no quería estar pensando, sabe que se equivoca.
- La cantidad de acción quiere compensar la ausencia de sentimiento: al no aceptar el misterio para
  amar, rechaza dar amor a algo que conoce parcialmente.
- Dios ama y conoce totalmente, el hombre debe aceptar amar sin poder conocer completamente al
  otro, pero Sepia quisiera amar de divinidad hacia divinidad: conociendo completamente al otro.

- Quiere hacer corto-circuito al amor por la inteligencia, la ciencia, la progresión social, ya que el amor no es dominable. No acepta dejarse atraer por el amor.
- Al buscar un conocimiento que no es de la medida del hombre, aparte del amor, se vuelve incapaz del sentimiento del amor, ya que el conocimiento debe ser llevado por el amor (*NdT: mi conocimiento de ti siempre será limitado, pero con el amor, te puedo conocer con misterio, y si quiero conocerte totalmente sin amor, nunca te podré amar, y el conocimiento no es más que un acercamiento de la cosa, pero puedo amar sin conocer*).
- No se siente amada, ni ama a los otros, aunque debería. "Lo amo, puesto que me caso". Sabe que Dios la ama pero ya no lo ve. (AFADH ; MS X.89)
- DD: Sep.: independencia por el conocimiento y la negación del amor, indiferente para con su familia para evitar la sensación de abandono; Lil-t.: quiere obtener frutos de su trabajo independientemente de la colaboración; Fl-ac.: indiferente para no estar obligado por un vínculo.
- Lee libros de amor, pero no le gustan los hombres. Luego se enamora en 24 horas, quiere la píldora, el examen de HIV, etc. Enamorada del mozo que le dice "desde que estoy contigo me parece que te conozco por mucho tiempo".
- Le dice un montón de cosas sobre ella, la conoce bien. Conocer / ser conocido para amar. (Caso SVM XII.96)

SEQUÍA (AGUA)

SER [*] (SUSTANCIA, IDENTIFICACIÓN): - Estar allí, desconectado pero en presencia de los otros, ¿o actuar? ¿Son estos dos compatibles? **Adans-d.**
- Juzga la calidad de su ser de acuerdo a la medida de la imperfección de su vida. **Aur.**
- Confunde ser y hacer: muy activo, se agota porque se dispersa, piensa de todo al mismo tiempo. **Chin.**
- ¿Es mi mirada lo que le da al ser a lo que estoy mirando? **Euphr.**
- Perplejo ante la idea de cesar de ser. **Ip.**
- Es el objeto, la idea, el otro. **Lyss.**
- La pirámide es el símbolo del ser. **Nat-m.**
- Sus actos se refieren a sus propios criterios, según lo que él es. **Nux-v.**
- Cree poder ser lo que conoce intelectualmente. **Olnd.**
- Cree que su materialidad expresa la esencia del ser. **Pall.**
- Ser alguien se revela en su proyecto (el proyecto de Dios es él mismo). Se hace Dios al hacer su proyecto lo que él es. **Petr.**
- Cree poder dominar su ser al dominar el patrimonio, la herencia, el lugar de nacimiento, soportes momentáneos y accidentales de su devenir, pero que no son el fundamento necesario de su ser: Dios inmutable. **Sars.**

SERENIDAD – SERENO: - Sereno ante las dificultades, se derrumba más adelante. **Berb.**
- Equilibrio absoluto en sí, alcanzó la perfección, nada le puede desestabilizar su serenidad. **Eur-x.**
- No le importa nada, se corta de sus afectos al cortarse el glande serenamente, sin angustia: no habrá ninguna relación. **Ger-ro.**

SERIEDAD (RIDÍCULO, FAMILIARIDAD): - Desprecia la felicidad en la seriedad de la vida, en el trabajo de todos los días, en la ruta que conduce al banquete, con los pequeños momentos de descanso (eutrapelia) donde al final relaja la tensión. **Apis**
- Lo más serio entre Dios y yo, es que Su Ser participa en mí. **Chlf.**
- No toma en serio una orden, una prohibición. **Nux-m.**
- Aversión por ocupaciones serias. **Rhod.**

SERPIENTE (ANIMAL)

SERVIR - CRIADO (UTILIDAD, AYUDA, GUÍA, DEDICACIÓN): - "Lo que hago, hace falta que sirva". **Arn.**

- Se lamenta que no aprecien sus hazañas, sus habilidades, sus servicios, la excelencia de sus acciones. Quiere dar para que lo veneren. Quiere ser la causa de su bondad. Servicial para que admiren su destreza manual. **Calc-s.**
- Servir. **Colch.**
- El cuerpo está al servicio del espíritu. **Ham.**
- "Tiene la nariz del otro" (ilusión que su nariz no le pertenece): está al servicio de… más o menos contra su voluntad. Quiere prestar un servicio, pero de manera falsa, ya que su mentira es la de amarse a sí mismo al amar al otro. **Lac-c.**
- Necesidad de relaciones y fuerzas para un servicio perfecto. **Lil-t.**
- Trata de relacionarse por el interés de sus servicios, no por la alegría de ser amado, sino por el deseo del ser. **Mag-s.**
- Un servicio retribuido es interesado. **Merc.**
- No tiene necesidad de nadie para mejorar su excelencia, encuentra que es muy poco para él servir en este mundo tan bajo. El servicio aumenta la bondad del hombre. **Myric.**
- La unidad ordena las cosas consagrándoseles un sentido: estar al servicio de los demás o estar en relación, amar a los otros. **Sal-fr.**
- Acumula todo, esto siempre puede servir en el futuro. **Vip.**
- Servicial y sacrificada para ser santa, soporta, niega el cuerpo, espíritu puro. **Toxi.**

SEVERIDAD: - ¿Cómo se puede ser tan severo con los niños? **Alum.**

SEXO - SEXUALIDAD (MUJER, HERMAFRODITISMO SEXO, ABUSO): - Exalta su sexualidad mecánicamente sin pensamientos ni deseos amorosos, como para probar que no necesita de la relación. **Agn.**

- No puede tener sexualidad con alguien con quien hay intercambios intelectuales. **Anac.**
- Quiere alcanzar el espíritu fuera de los hombres, aunque es entre ellos que debe progresar. **Brom.**
- Desea estar en presencia de mujeres. **Cajup.**
- Desea estar en presencia de mujeres. **Cedr.**
- Se agrava por sus funciones fisiológicas que no son acorde, que le recuerdan su condición intolerable de hombre. **Cham.**
- Movimiento de Liberación Femenina. Quiere engendrar sin amputarse ni colaborar. **Con.**
- Relación sexual = ruptura con lo espiritual. **Daph.**
- La sexualidad funciona si no hay relación sentimental profunda, indiferencia sexual si hay sentimiento profundo. **Diosc.**
- Disperso, descartado, dividido… ¿Existo? ¿Varón o hembra? **Hydrog.**
- No quiere ser femenino o masculino, sino todo a la vez, hermafrodita para crear solo. **Lil-t.**
- Hombre destruido en su capacidad de engendrar, de paternidad. **Lyc.**
- Los pensamientos voluptuosos que colman su imaginación son el castigo de haber querido el placer por un acto privado de su finalidad. **Nuph.**
- Desea estar en presencia de mujeres. **Pareir.**
- El hombre sólo alcanza lo trascendental por la comunión de las almas, no es posible mecánicamente sólo por el proceso fisiológico y psicológico de la actividad sexual. **Pic-ac.**
- Contempla su proceso sexual. **Pic-ac.**
- La naturaleza, la sensualidad, la sexualidad… demuestran que él no es lo que desea ser, y se desquita al negarla ya que es superior a todos los demás. **Plat.**
- El hombre al darle el nombre a la mujer, se reconoce en ella y a la vez se da a sí mismo un nombre. Cada sexo cumple con el otro al permitirle nombrarse (*cuando te veo con tu particularidad te puedo conocer, describir y nombrar*). Pero también acepta pertenecerle. **Puls.**

- No soporta la gente grosera, obscena, este aspecto carnal le indigna, incluyendo la sexualidad. **Staph.**
- Ser masculino o femenino no es más que ser la mitad. **Viol-o.**

SÍ (SÍ MISMO: ÉL MISMO, NADIE, PROPIO): - Quiere reparar solo las consecuencias de su pecado sobre la humanidad. **Ars.**
- Quiere ser el único objeto, dificultad de hablar sí, de su estado. **Chel.**
- No le gusta ser él y quiere alejarse de sí. Depende de lo que la gente piensa de él. **Germ-met.**
- No quiere tener que transformar sus alimentos, una cosa extranjera en su propia carne, en sí. **Kali-n.**
- Quiere ser reconocido, "ser alguien", imitado, el ejemplo para los demás. Se encuentra burlado, ridículo, confuso. **Lanth-X.**
- Soy el único que puede hacer este trabajo. **Lil-t.**
- Rupturas, se siente desorientado en la vida, los actos, desaparición de proyectos. Todo se hace y se deshace, sin ningún sentido… roto, quebrado, en pedazos. Flota, a la deriva/desviado, planea. **Sal-fr.**
- Rechaza ser puesta en movimiento por el otro, cualquier impulso que venga del exterior, que no venga de sí. **Sang.**
- No acepta que no puede reposar, apoyarse en sí mismo. **Sil.**
- Su lugar es un absoluto, quiere cerrarlo sobre sí mismo. **Calc.**
- Quiere zambullirse en el objetivo como el planeador que vuela sin obstáculos, sin frenos, independiente, por sí mismo. **Lars-arg.**

SIGNIFICADO (COMPRENSIÓN, MENSAJE, SENTIDO): - Pierde el sentido de las palabras al observar la carta demasiado cerca. **All-c.**
- Quiere comprender sin tener que oír o ver, sin utilizar sus sentidos externos para conocer y comprender a los otros. **Elaps.**
- Quiere penetrar el sentido oculto de las cosas. **Verat-v.**

SILENCIO: - Necesidad de un momento de silencio y de calma para recuperar su espíritu. **Euph.**

SILICEA (Sil.): - La estructura de Dios es homogénea. Rechaza una estructura compleja de diferentes capas que corra el riesgo de fracturarse. Desea la visión global de la realidad y del tiempo. No soporta nuestra percepción fragmentada de la realidad.
- Obstinado y testarudo, sin fiebre, cuando él decide que el aspecto que eligió lo es todo, o con fiebre y de buen humor. Intolerancia a la transición, progresividad. Cruel sin cólera, con cólera y alegre: capaz de vivir diferentes aspectos.
- Dificultad de hacer el análisis ya que quiere comenzar por la síntesis. No se arriesga a defender su opinión, ya que con esto corre el riesgo de mostrar que no consideró todo: miedo de perder la cara (faceta). Intolerancia a hacer una composición (*NdT: poner cosas juntas para completar una unidad, no acepta críticas, ya que es la posibilidad que las partes no se encuentren completamente juntas, como las capas de las uñas*).
- Meticuloso para: no ser corregido, ser tomado en falta, que lo aborden o lo cuestionen, no tener que analizar o tener que dividir para corregir. Quiere ser duro para no mostrar ninguna fisura en su ser. (BaU-AFADH 4.06)
- Con motivo de la descubierta de sus límites intelectuales y físicos (constitucionales humanos) percibe que no puede apoyarse sólo en sí mismo, que está obligado a apoyarse en los otros, ser acariciado, magnetizado, acompañado.
- Miedo de no estar listo en su trabajo. Su propósito no puede ser alcanzado sólo por los medios de su constitución, este es un instrumento limitado e imperfecto en el cual creyó que podría apoyarse.

- Pierde toda confianza en sí, no lo puede aceptar. Envidia la <u>homogeneidad</u> de la divinidad, rechaza ser <u>compuesto</u> ya que hay riesgo de <u>fragmentación</u>, que una aguja ponga en riesgo de hacerlo estallar en un punto preciso. Miedo a los <u>terremotos</u>, que le hagan una fisura a la dureza, de la aguja que puede agrietar.
- Curado: siente los límites de la confianza que puede tener en sí, acepta ayuda, le indica a los demás que deben aceptar los límites constitucionales de ellos y de sus necesidades de <u>colaboración</u> y de <u>apoyo</u>. (MS X.89)

SIMBIOSIS (CONTACTO, FUSIÓN): - Demasiado <u>abierto</u>, penetrado y en simbiosis, se siente <u>manipulado</u> como una cosa. **Sanic.**

SIMILITUD (DIFERENCIA): - Todo debe tener similitud conmigo, sino sufro por no ser el creador, la <u>referencia</u>. **Hydr.**

SIMPLICIDAD (PIÉS EN LA TIERRA, BANALIDAD, COMÚN, COMPOSICIÓN): - Desea un <u>vínculo</u> simple, ama a los <u>animales</u>, los <u>minusválidos</u>, los <u>niños</u>, ya que le comunican esta <u>sabiduría</u> de lo estimativo (instintos) infalible y sin palabra. **Aeth.**
- Temor a la separación entre el cuerpo y el alma, lo compara con la sangre: tema del cuchillo que puede cortar las venas y hacer que la sangre se derrame. **Alum.**
- No logra elegir entre los dos compuestos, el espíritu y la materia. **Anac.**
- Desea la <u>simplicidad</u>, que solo su <u>pensamiento</u> oriente su organismo. **Daph.**
- Quiere un alma agente, absoluta e infalible, de cohesión de todas las partes de su cuerpo, causa eficiente de su cuerpo, independiente de la Causa Primera. **Nicc.**
- Como Dios en su <u>simplicidad</u>, por sí mismo y a partir de nada. Quiere decir: "*Si se quiere, se puede*". **Ran-b.**
- Deseando la simplicidad y el disfrute sin lo vegetativo, se encuentra atrapado entre lo vegetativo sin el aspecto humano espiritual de la <u>relación</u> y el placer, sin apertura al <u>otro</u>. **Sabal.**
- Teme la posible separación entre el cuerpo y el espíritu. **Sil.**
- Rechaza la <u>unidad</u> en una <u>jerarquización</u> de partes, por la <u>simplicidad</u> absoluta de Dios. **Stront-c.**

SIMULAR (TEATRO): - Se agita y se revuelve, se activa y hasta simula, midiendo su éxito de acuerdo a la vara de los espectadores. **Tarent.**

SIMULTANEIDAD (INCLUSO): - No puede funcionar y pensar simultáneamente al sentir. **Asar.**
- Quiere que el pensamiento sea <u>simultáneo</u> a la <u>creación</u>, hacer todo al <u>mismo</u> tiempo, entender todo simultáneamente. **Chin.**
- No puede pensar y actuar a la vez. **Kalm.**
- La simultaneidad y la <u>integralidad</u> de las funciones y sensaciones sin que cada una perturbe a la otra = imposible. **Mur-ac.**

SIN (INDIFERENTE): - Quiere la inhesión perfecta, sin <u>incorporar</u> al otro para volverse uno, no depender. No puede existir <u>sin</u> el otro, ni el otro sin él. **Puls.**
- Habla sin preguntarse si lo están escuchando. **Stict.**
- Habla sin escuchar al otro. **Tell.**

SIN SENTIDO (ABSURDO): - Impresión que debe pasarse la vida <u>trabajando</u> y no tiene suficiente <u>placer</u>, se siente <u>envejecer</u> sin haber <u>aprovechado</u> su vida, <u>sin</u> <u>sentido</u>, ni disfrute, sin <u>frutos</u>. **Aml-n.**

SINCERIDAD (HIPOCRESÍA, VERDAD): - La sinceridad reemplaza la <u>verdad</u>. **Chel.**
- La sinceridad reemplaza la <u>honestidad</u>. **Valer.**

SINERGIA (ENCUENTRO, COLABORAR): - Rechaza su función progenitora en sinergia con los demás. Quiere crear un ser semejante a Dios por la palabra y el aliento, por sí y para sí, negándose a encontrarse con el otro. **Ustil.**

SINGULAR: - Un intelecto perfecto, uno y simple, conoce lo universal y todos los singulares, el hombre necesita de los diferentes sentidos de su intelecto, de varias herramientas de conocimiento para conocer los singulares ya que ninguna facultad es suficiente para conocer todo. **Carb-ac.**

SÍNTESIS (ANÁLISIS): - Debe analizar dividiendo en elementos diversos y múltiples para asimilar y reconstruir en la unidad de una síntesis. **Cars-ars.**
- Ahogado, perdido en demasiados detalles, no puede llegar a la síntesis. **Graph.**
- La síntesis es permitida si hay una visión desde arriba. **Mag-m.**
- Análisis, síntesis, acción, solución y conclusión, luego se pasa a otra cosa. **Plan.**
- Esfuerzo para hacer el análisis ya que quiere comenzar por la síntesis. **Sil.**

SÍNTOMA (SALUD): - Aparición de síntomas con el ejercicio intelectual. **Cimic.**

SISTEMA (ATRAPADO, FORZADO, DISCIPLINADO, OBEDECER, ESTRUCTURA, LEY): - Terror de ser atrapado por un sistema, rechaza la sociedad, no se compromete a cambiarla. **Camph.**

SITUAR (ORIENTAR, LUGAR, REFERENCIA): - Dificultad para adaptarse a la situación, de encontrar su lugar. **Meny.**
- El gran trabajo es conseguir situarse, descubrir dónde se encuentra: impulso en el que debe correr, o quedarse delante de la ventana por horas sin pensar, ni saber porqué observa. **Mez.**
- Necesidad de un punto fijo para situarse. **Sabad.**

SMARAGDUS (esmeralda Smaragd.): - La fuerza del grupo compensa la timidez para emprender algo por sí mismo. Mantiene su juicio y autonomía incluso si recibe la fuerza y el apoyo del grupo. El proyecto será mejor logrado por el conjunto que por sí mismo, solo. Sin el grupo y los demás permanece bloqueado dentro de sí mismo.
- Si el grupo se descontrola, el desenfreno amenaza y, el riesgo de chocar contra la pared es mayor y más peligroso que cuando se está solo. ¿Cómo florecer, individualizarse, basándose en la herencia de generaciones de antepasados, y el apoyo del grupo de sus semejantes sin ser despersonalizado, adoctrinado/influenciado por las masas? (AFADH, 9.2012) (AFADH 2012). **Smaragd.**

SOBORNO (HIPÓCRITA, CHANCHULLO, ENGAÑAR, DERECHO): - Intolerante a los sobornos, trucos y compromisos. **Dros.**

SOBREPASAR (COMPETENCIA, DESMESURA, TRASCENDENCIA): - La droga, es para obtener lo que no se es, sobrepasar los límites. **Agar.**
- Ridiculiza a aquellos que tienen una vida tranquila, que no se sobrepasan. **Plut-n.**

SOBREVENIR (VIGILANCIA, GUARDIA, SORPRESA): - Centinela de aquello que pudiera llegar, espera prudentemente. Vigilancia, espera. **Gels.**

SOCIEDAD - SOCIABILIDAD (COMPAÑÍA, COMUNIDAD, MEDIO, MANADA, ENCUENTRO, GRUPO, FAMILIA): - Individualismo vigoroso vivido por alguien que parece abierto y sociable. **Agn.**
- Ya no soporta / busca mantener la estructura, la jerarquía, el orden, la cohesión, el funcionamiento perfecto, la organización de la sociedad, familia… incluso si tiene que obligar/forzar a los demás. **Apis**
- Quiere ser el mediador en una sociedad armoniosa, organizada y eficaz con miras a un objetivo común. **Apis**
- No puede estar en la sociedad, colocarse a la altura de los demás. **Coca**
- Sociable pero sin amistad real, la buscan por sus servicios. **Mag-s.**
- No le gustan las reuniones, huye de los grupos, "esa costumbre de vivir todos juntos". **Meli.**
- No quiere ser atrapado por las redes sociales y las convenciones. **Merc.**
- Sólo puede ser sociable para instaurar la armonía. Pero armonía artificial, falsa. **Nat-c.**
- El hombre es perfectible únicamente por su vida social. Encuentra en el medio social la ayuda que le conviene para tomar perfecta posesión de sí mismo. **Oci-sa.**
- Siempre se tranquiliza con los elogios, aprobaciones y halagos que busca con entusiasmo en sociedad pero tan pronto se queda solo, corre el riesgo de sentirse completamente agotado. **Pall.**
- Se encuentra apartado de la sociedad, quiere que sea así. **Yttrb-met.**

SOCORRER (AYUDAR): - Si otro viene en su ayuda, es porque consideró sus capacidades reducidas y que necesitaban de auxilio. **Cob.**

SOFISTICADO: - Nostalgia de una vida natural no programada, o aceptación de una manipulación atenta y calculadora del hombre con la esperanza de un reconocimiento de su sofisticación extrema. **Vanil.**

SOFOCADO (AHOGADO, AIRE, APAGAR, SUMERGIR, ESTÍMULO, LUZ): - Asfixia al otro por su dominación. **Hyos.**
- No cambia su nombre al casarse, rechaza la trampa, la asfixia, conserva su libertad. **Lat-h.**
- Recubre, obstruye y asfixia lo que tiene debajo. **Lem-m.**
- El medio lo sofoca. Se siente deplorable por su incapacidad de dominarse y de comportarse dignamente. **Mosch.**

SOL (LUZ): - Calor y luz solar >. **Calen.**
- Se cree una divinidad, sólo se adora a sí misma, es su propio sol. Creyó que podía apropiarse de la luz. **Hell.**
- Sueños de combates muestran que debe ¡defender su lugar de honor! **Hyper.**
- Se agrava durante la puesta del sol, ilumina a todos, o se encuentra agotado (*NdT: tiene síntomas que aumentan en la mañana y disminuyen en la tarde, con el movimiento del sol*). **Kalm.**
- El sol lo aplasta y se ve obligado a permanecer en la sombra para poder seguir caminando. **Psor.**

SOLANUM MALCOXYLON (Sol-malc.): - Calcificaciones aberrantes. Sordera, miedo del lobo, dolores de los miembros inferiores que se arquean… (MLF 7.2010)

SOLANUM TUBEROSUM AEGROTANS (Sol-t-ae.): - Rechaza el uso de la racionalidad en el sentido que el conocimiento produce un cambio, no quiere escuchar explicaciones, no quiere utilizar la razón, no puede concentrar su atención ni comprender lo que le dicen.
- Sueña con hombres y con mujeres que se transforman en animales, sueña con charcos de sangre, sueña que come carne humana, que le cortan las manos.

- No puede cerrar las manos, y se las muerde, no puede mantenerse derecho (hacia arriba), tiene dolores en las articulaciones en la bipedestación, se ve obligado a caminar encorvado, volviendo a la posición cuadrúpeda (hacia abajo) y con ella al reino del inconsciente y de lo irracional.
- El movimiento que hace el hombre es el de la ascensión, tanto en la bipedestación (corporalidad), como en el sentido evolutivo (racional-espiritual), que es transformado por la inteligencia. (IAEH 04)
- Tenemos el cuerpo perfecto para el hombre, si cambiara la forma lo que haría son monstruos. El hombre recibe la orden de creación del universo, y por ello debe actuar y trabajar, si no estropeará al hombre que es la maravilla.
- Al rechazar esto, pierde las manos, la capacidad de trabajar y comprender. Si cree tener la sabiduría para perfeccionar, no hace nada bien.
- Ante la participación en la creación, debe aceptar ir hacia algo que existe, ya que él no es la fuente de las formas creadas. (AFADH VII.93)
- Rechaza que su forma humana imperfecta sea recibida en vista de un final. Ve humanos transformarse en animales, cambiar de colores, sueña con magia y con brujería.
- Desea una materia que se transforme de manera distinta a la de su condición natural, humana, la perfección genérica [*], pero no es posible alcanzarla ya que se realiza con el elemento imperfecto que es la materia.
- Sólo podemos lograr perfecciones simples, trascendentales y analógicas: sabiduría, voluntad. Sufre la decadencia, la animalización, por haber querido la perfección en un dominio no humano: su problema es el cambio de naturaleza: mutabilidad (ST I C9, Sobre la inmutabilidad de Dios, a2: ¿Es o no es propio de Dios ser inmutable?)
- Desea la inmutabilidad de su materia, a la imagen del principio que la determina, de su forma (NdT: *forma: elemento que hace único al individuo, es inmutable, desea que su cuerpo sea como su forma, que no cambie. Al querer un cuerpo humano inmutable, se vuelve animal. Cuando queremos ser más que humanos, vamos a perder y regresamos, como cuando el niño que está aprendiendo a caminar y se cae por las escaleras, regresa a gatear, el que quiere la sabiduría absoluta, sufrirá de Alzheimer, porque cuando rechazamos la realidad, no podemos emplearla bien*). Al desear la perfección del cuerpo, pierde pues lógicamente lo que la humanidad le da a su animal: la razón, la capacidad de comprender las explicaciones.
- Al querer crear mejor que lo que existe, desnaturaliza al humano. Mutila al más noble de los hombres, ve como todo, por arte de magia, se transforma y retrocede.
- El hombre puede crear, pero como segundo, alcanza la creación a partir de lo que ya existe (*crear es a partir de la nada, y el hombre no puede crear a partir de nada sino a partir de lo que existe*). Debe progresar, no por su forma, sino por su espíritu. (GRAPH VI.93)

SOLDADO (ORDEN, OBEDIENCIA, RANGO): - Sueña con un soldado abatido, castigado por no querer seguir el camino. **Am-m.**
- Quiere la seguridad, la protección de los ejércitos, pero los soldados lo atacan. **Bry.**
- No quiere dar su vida por los otros. Pierde la cabeza si obedece, preocupación de convertirse en soldado y de morir en la delantera obedeciendo, al perder su comando. **Chel.**
- Sueña que es un soldado. **Chel.**
- En el ejército, se fraterniza, se reconcilia. Perforado de lado a lado. **Mang.**
- Uniformidad, coordinación, armonía, disciplina, equilibrio entre los hombres. **Nat-c.**

SOLDADURA: - Familia numerosa muy unida, como si estuviera soldada. **Lem-m.**
- Quiere estar seguro de poder "juntar los dos extremos". **Stann.**

SOLEDAD (MISMO, ABANDONO, COMPAÑÍA)

SOLEMNIDAD (GRANDEZA, LUJO, SUBLIME): - Sueña con la solemnidad. **Ant-c.**

- Sensible a la solemnidad. **Cur.**

SOLIDARIO (SOCIEDAD, OTRO, CUIDADO): - Se pierde y no haya que hacer si se separa del enjambre, no puede hacer el trabajo aislado, por sí mismo. **Apis**
- No necesito prudencia, tengo sentido de solidaridad y soy responsable de todos mis actos y sus efectos. **Cupr.**
- Se desune de un contacto vital al creer que puede ser autóctono. **Spong.**

SOLIDEZ - FRAGILIDAD (MODELAR, DEBILIDAD, FIRMEZA): - Sufre de ser menos sólido que la primera causa, todavía moldeable. **Alum.**
- Rechaza la necesidad de presión, de resistencia, de obligación para volverse sólida, crecer. **Stront-c.**
- Conciencia de su fragilidad, vio la muerte. Se ajusta lo mejor posible para asegurar la solidez, la continuidad entre las piezas. Puede perder la solidez de las conexiones entre sus diversas partes. **Thuj.**

SOLILOQUIO (PALABRA, CONTACTO, RELACIÓN): - No tiene nada que enseñar, cerró los ojos a la luz que le daba acceso a la sabiduría. **Ambr.**

SOLO (mismo, SÍ, SOLEDAD)

SOLTAR: - Quiere soltar el trabajo y no preocuparse más, poder estar "feliz, contento, confiado, afectuoso, refrescado". **Hydr.**

SOLUCIÓN (RESPUESTA, AYUDA, OBJETIVO, PREGUNTA, RESULTADO, ÉXITO): - Cree que lo tiene todo para resolver todo. **Acon.**
- Quiere encontrar la solución para ayudar a los demás. **Caust.**
- Tarzán no tiene que evolucionar o reflexionar para tener la solución. **Choco.**
- Todavía hace un esfuerzo para tratar de resistir, para elevarse aún más, hasta agotarse. Hace un esfuerzo para llegar a la solución. **Ind.**
- Ayuda a los demás con soluciones que lo vuelven admirable. **Lach.**
- Análisis, síntesis, acción, solución y conclusión, después se pasa a otra cosa. **Plan.**

SOMBRA (LUZ): - Quiere una luz de tal manera que no hubiera más sombra. **Calad.**
- El sol lo aplasta y se ve obligado a permanecer en la sombra para poder seguir caminando. **Psor.**

SOMBRERO (JEFE, COMANDAR, RESPONSABILIDAD): - Quiere usar un sombrero (protección) ya que no tiene la perfección ontológica [*]. **Calc.**
- Señal de la responsabilidad que no quiere asumir más. **Calc-p.**
- Su sombrero le hace merecer el respeto y atrae la veneración. **Calc-s.**

SONDEAR: - Se encuentra que su intimidad está descubierta porque hubiera querido una intimidad insondable, divina. **Cob.**

SOÑAR: - Ensueño interior, no puede asociar su espíritu con ningún objeto exterior. **Plan.**

SOPORTAR: - No tiene la fuerza moral para soportar sus sensaciones, emociones desagradables, deberes, cargas. Encuentra una fuerza física que lo sorprende en ciertas ocasiones. **Aster.**
- Soporta todo para que todo lo que exista se convierta en él. Muestra que tiene la fuerza física para soportar hasta el sacrificio, pero no alcanza la alegría. **Carc.**
- No soporta el dolor. **Cham.**

- Pobre diablo que soporta sin rechinar. **Lac-as.**
- El tesoro que busca es el secreto de los mártires, la vida interior que les permite soportar el despojo, la separación, el menosprecio, las torturas, por la cual, como un truco, podía ser como invulnerable, obtener el éxito. **Rhod.**
- No puede más, aguanta demasiado. Necesidad de un cambio profundo en su vida después de tanta indecisión y división. **Sal-fr.**

SOPORTE (APOYO, AYUDA, COLABORAR, RESISTENCIA, TOLERANCIA, SUFRIMIENTO): - Niega la composición cuerpo-alma, quiere que el cuerpo no sea más que el soporte del alma, que sería como un pájaro sobre la rama. **Eup-per.**
- El soporte de la palabra debe ser inmaculado, intachable. **Prun.**
- Cree poder dominar su ser al dominar el patrimonio, la herencia, el lugar de nacimiento, soportes momentáneos y accidentales de su devenir, pero que no son el fundamento necesario de su ser: Dios inmutable. **Sars.**

SORPRESA (ALARMA, BOMBA, PROVIDENCIA, PRUDENCIA, CENTINELA, VIGILAR): - Aceptar el cambio que va a venir para aceptar la sorpresa, o no sorprenderse demasiado, con el fin de poder salir de esto de manera positiva. **Cast-eq.**
- Miedo de ser atacado por sorpresa, de improviso. **Cench.**
- Miedo de ser sorprendido, el ruido le da miedo. **Chel.**
- Perdido ante lo imprevisto, le gusta a la rutina, comprender. **Form.**
- Mi asombro es señal que no conocí el futuro. Miedo a priori de ser sorprendido, lo que es señal de mi ignorancia sobre el futuro. **Gels.**
- Chèvre (cabra) de Mr. Seguin [*]: miedo de ser tomada por la garganta por sorpresa, de todo lo que lo apunta y de la navaja de afeitar. **Lac-capr.**
- Miedo que el destino, el poder al cual se siente sometido, no se revele. **Lach.**
- Su reflexión sobre el futuro debe evitarle un sufrimiento imprevisto, escucha todo y prevé todo con suficiente antelación para evitar el accidente. Miedo de ser aniquilado por sorpresa, de ser afectado de improviso en su fragilidad. **Spig.**

SOSTÉN (AYUDA, CONSEJO, APOYO, COLABORAR, SOPORTE): - Agitado por encontrar el conocimiento perdido, se protege contra la desdicha, ¿encontrar un apoyo a su precariedad? **Acon.**
- Molesto porque lo sostienen mientras él está interesado por los demás / indignación persistente porque no se interesan en él. **Cocc.**
- El trabajo le hace perder el contacto con su interior, así que es necesario que lo jalen, lo ayuden, para recobrarse y salir de esa situación que no puede sostener. **Euph.**
- Pierde la capacidad de mantener su acción mediante el compromiso del espíritu. **Hydr.**
- Mantiene su juicio y autonomía incluso si recibe la fuerza y el apoyo del grupo. **Smaragd.**

SOSTENIDO – CONSTANCIA: - Pierde la reflexión constante. El único poder que es constante hasta el fin = el crecimiento. **Sabal.**

SPHINGURUS MARTINI (Sphing.): - a1 "*Humor inconsistente y caprichoso*". La dependencia de la ley es vista como un encadenamiento y de una gravedad apremiante.
- Rechaza el trabajo, aunque lo que está escrito es ley, más no quiere ajustarse. Ve allí un impedimento, aunque la ley pudiera ser comprendida como un marco, una protección o un hilo conductor para avanzar en la vida, en el viaje debe romper la monotonía impuesta por la cotidianeidad de la vida.
- a3 "*fuerte inclinación a escribir*". Quiere escribir la ley, sus propias normas para liberarse, dejar de participar en la escritura automática, movimiento reflejo que no comunica ya nada.

- Al querer sustituir la ley, pierde la capacidad de recibirla, ahora bien el destino emana de la Providencia que ordena todas las cosas. (AFADH IV.95)

SPIGELIA ANTHELMINTICA (Spig.): - Todo lo que viene del exterior es considerado como nocivo, un sufrimiento que aparece por sorpresa. Debe ser capaz de amortiguar eficazmente el choque.
- A partir de los hechos actuales, no se puede confiar en el futuro. En vez de conocer el futuro por el estudio de sus causas presentes, quiere conocer los acontecimientos distantes/lejanos, para que su reflexión sobre el futuro le evite un sufrimiento imprevisto, haber visto, oído y previsto todo con suficiente antelación para así evitar el accidente.
- Pierde la memoria de las cosas bien conocidas, la capacidad de aprovecharse de la experiencia. Siempre sorprendido por la desgracia, vive en la inquietud. Privado de la experiencia, incapaz de reflexionar, se vuelve aprensivo.
- Ver de lejos le permitiría estar tranquilo y sereno. Sólo puede ver de lejos, como resultado, da pasos en falso, ¡sufre porque no puede ver lo que está cerca! (AFADH VIII.94)
- Quiere prever todo y reemplazar la Providencia para evitar el sufrimiento, ser impasible, sólo por su potencial personal, no verse afectado en su fragilidad inesperada. (ST I C97 a2 "El hombre en estado de inocencia, ¿fue o no fue pasible?")
- El hombro es dislocado por un relámpago = lo imprevisto puede aniquilarlo en cualquier momento, todo el tiempo está sorprendido por la realidad.
- No puede prever o ver todo para evitar lesiones, para no estar sorprendido por la nocividad. La pasibilidad [*], no siempre es negativa. (NdT: lo que no puedo evitar en mi cuerpo son pasiones, ser sensible al hambre, me ayuda a alimentarme, ser sensible a la belleza, me ayuda a crear obras de arte, ser sensible al amor me ayuda a tener buenas relaciones con los demás, como la Pasión de Cristo, que la ha tenido que aceptar sin poder evitarla, no puedo evitar respirar o dormir, son pasiones, y puedo sufrir si las rechazo, pero me beneficio si las acepto). (AFADH VII.92)

SPONGIA TOSTA (Spong.): - Desea que su identidad sea la del Ser absoluto que crea seres contingentes. Teme perder su identidad por el cambio, porque cuando se cambia es para obtener una manera de ser que no es la suya.
- Si acepta cambiar, acepta que no tiene la universalidad de todo lo que puede ser, del acto creativo. Cólera si lo confunden, si se equivocan con su nombre.
- Todo parece irreal, como si hubiera perdido el punto de referencia de sí mismo y de su identidad, ya que si acepta la realidad de los otros, acepta que ellos tienen una manera de ser que él no tiene, prueba que no es el creador universal.
- Aceptar el cambio, lo nuevo, es aceptar que no es el creador universal. El cuerpo lo ve como una alteridad en su identidad.
- Quiere ser el creador universal, creando cosas que no representen una verdadera alteridad; en las que se tenga una manera de ser que incluya su propia universalidad. (AFADH-MASI, Nancy, Marcelo 12.2009)
- La realidad no es percibida de manera fiable. Cuando lee, produce un juego de palabras en su imaginación. Su imaginación crea otra cosa. No sabe ya cuál es la realidad, y lo que realmente hizo o experimento antes.
- No puede tener más confianza en lo vivido. La imaginación se pone en marcha completamente sola, sin control del pensamiento lógico, ni referencia con la realidad.
- Resultado de una actividad creativa que hubiera querido ser ¿independiente de la biología interna y de cualquier acondicionamiento exterior? La imaginación no depende más de sus funciones orgánicas ni del mundo exterior, pero expresa infaliblemente la realidad de las percepciones pasadas y presentes.

- Su creación infaliblemente sale bien, sin riesgo de derrumbarse por obstáculos imprevistos. Siempre quiere crear a través de su imaginación, indefinida e infinitamente bien y por su conocimiento de todo lo que va a pasar, sin desviarse por los obstáculos.
- Se olvida de los límites impuestos por la realidad. Pensamiento positivo que crea un mundo positivo. Perfección envidiada: puede crear por la imaginación sin tener que someterse a una realidad externa a él. (AFADH 6.2009)
- Quiere ser el amo de su proyecto y se desune de un contacto vital, al creer que el vínculo con un superior es sometimiento. Quiere poseer la predestinación sobre los seres (impone sus proyectos a su familia, la cual se defiende de estos proyectos: consciente, pero incapaz de actuar sobre sus propios miembros).
- Se encuentra separado y solo a fuerza de haber querido ser autónomo. Quiere el contacto físico con lo que ama. Hacer frente le recuerda el acto voluntario metafísico que provocó la catástrofe (cuando Adán desobedeció a Dios de comer del fruto del árbol del conocimiento, querer ser como Dios y tener todo el conocimiento), incluso si durante el estado temporal se tiene la razón para hacerle frente.
- No puede trabajar más. Peso en los pies por cualquier miedo o contrariedad. Al hacer frente (estar de pie lo empeora) pierde el bien y los lazos indispensables (cuando rechazo algo que tendría que aceptar voy a perder los lazos con el proyecto, con la gente…), y se encuentra allí donde no está "hecho para eso".

SQUILLA MARITIMA (Squil.): - Quiere un desarrollo cuantitativo que no esté limitado por su condición, sus caracteres específicos individuales precisan sus necesidades. Encerrado en sí, inflamación, retiene, preocupación de dar, de compartir.
- El agua es ilimitada y sin forma. Sueña que está hinchada, edemas en la cara, llora fácilmente. El alma espiritual no conoce saciedad, puede beber indefinidamente de una fuente inagotable, ¡el cuerpo no! (a1 92 Insaciable, cuando come algo que tiene buen gusto, el estómago parece lleno y sin embargo tiene hambre).
- Goloso / codicioso que sigue sus deseos y placeres. Se deja guiar por sus pasiones. Desea no necesitar fuerza y la templanza, que son las dos virtudes que mantienen la voluntad en la rectitud de la razón.
- La templanza evita la desviación del camino adecuado por la codicia; la fuerza ídem, pero en relación con el peligro y los obstáculos que deben enfrentarse.
- Cambio brusco de una manera irracional, como una cabra abandonada a su suerte. La disnea lo vuelve loco, HR1 27-12: *"Sofocado… salta sobre la cama en la punta de los dedos, estirando su cuerpo y elevando los brazos al aire durante su angustia…"*. Quiere disfrutar infinitamente de la materia, de ahí la sensación de estar inflado.
- El cuerpo está hecho para el alma, como la materia está hecha para la forma, y los instrumentos para el motor (*motor: el que mueve algo: ejemplo, pintar, yo soy el motor, la brocha, es el instrumento*).
- El placer de la unión no es el objetivo de la unión, sino la consecuencia de la unión que es el objetivo. El alma razonable sobrepasa ampliamente la materia corporal. (ST I-II C2 a6 ¿La bienaventuranza del hombre consiste en el placer?) (AFADH -.III.98, CSM - MS IX.98)
- No ser perturbado, hacerlo sólo si es necesario. (CLH 3.05)

STANNUM METALLICUM (Stann.): - Dios colma a su bien amado mientras duerme. Stann. no tiene confianza, no deja de trabajar, se mueve de una cosa a otra sin perseverar, teme que no va a terminar todo a tiempo o que descuida su deber.
- Sin descanso, siempre insatisfecho, teme fallar. No se puede descuidar el trabajo ya que eso compromete el futuro. Remedio de economía, de gestión.

- Cuando se teme por el futuro, no nos podemos abandonar al placer presente. Siempre tiene miedo de perder todo lo que posee, o cree que el objetivo se encuentra demasiado lejos, y quiere alcanzarlo a su debido tiempo.
- Reza tímidamente, negándose a abandonarse a la Providencia. No se atreve a pedir ayuda, ya que quisiera valerse completamente solo. Falta de pasión, de agallas.
- Organiza todo lo mejor posible para asegurar el futuro, pero las cosas no salen. Se desintegra si se congela y lo funde el calor, metal para las conservas y medidas de capacidad. (AFADH II.95)
- Los demás siguen sus directivas (ansiedad cuando debe darle órdenes al personal doméstico, ya que no las siguen perfectamente). Maníaco, arregla después de su doméstica.
- Capacidad o pérdida de capacidad de organizar el tiempo y el espacio. Sueña con fastuosidades terrestres, pero este no es el medio adecuado para alcanzar la beatitud (ST I C22 "Sobre la Providencia de Dios"). Lo contrario de su angustia de que le llegue a faltar algo.
- El sueño es el único momento de descanso posible. Tuvo un fracaso en su deseo de previsión, de asegurar el futuro únicamente por sus medios.
- Quiere ser el dueño de su destino y del futuro por su organización. Quiere alcanzar la beatitud sólo por sus reservas. Creyó que todo dependía de su posibilidad de organizar los medios, al creer ser la Providencia como causa organizadora.
- No tiene más pasión en el amor, ni derecho al placer si el futuro no está garantizado. No puede vivir el presente. Quiere prevenir y prever tanto que un mar de ideas le impiden trabajar.
- No puede perseverar, le falta el aliento. Susceptible a los reproches sobre su gestión. Descuidar el trabajo compromete el futuro, se aferra a su rol. Tan responsable de todo que se pierde en los medios, no sabe cómo actuar.
- Castigado al perder lo que debía proteger. Gerente que no corre riesgos (caja de ahorros en vez de la bolsa de valores). Decide que la Providencia es una parte de la prudencia, lo vuelve su asunto. Stann: véase Júpiter. (DDS) (AFADH. VII.91, MS VI.92) (DD. Bry.)

STAPHYSAGRIA (Staph.): - Considera la materia como indigna y despreciable, rechaza la naturalidad de la creación por el cuerpo, en digna colaboración con Dios. Al no darle el propio valor al otro, no encuentra su dignidad al crear en colaboración.
- Quiere crear como Él, sólo por el acto de voluntad, sin la sexualidad. Se cubre la cara y llora. Al haber rechazado la dignidad de su cuerpo, perdió la dignidad de su ser, pierde la palabra y la voz: palabra creadora como la de Dios.
- Se compadece y con pena de sí mismo. No tiene ninguna consideración por los demás: "antipático": con esta dureza muestra que no cede indignamente al cuerpo, a la debilidad de la carne y de la emotividad.
- Pero ¡atención si se deja llevar! Se queja de la grosería de los demás (exaltación de las funciones corporales, que no soporta, como la obscenidad) carnal, material.
- Debe comprender que la sexualidad es la función humana encargada de engendrar, por eso su dignidad. Es demasiado digno para atender el llamado de la carne, y no se resigna a esta humillación que no merece: pagar por las acciones de los demás.
- Es la víctima por excelencia, la prueba misma de la injusticia. Si se defiende, elige el duelo con sables, ¡la pistola es demasiado ordinaria e indigna para su aristocracia! (MS V.89)

STERCULIA ACUMINATA (Ster-a.): - *(Cola acuminata)*

STERCULIA SETIGERA (Sterc-se.): - Dificultad para encontrar la felicidad en el equilibrio de una tierna comodidad. Le falta frenesí. Asfixiado en lo cotidiano que es demasiado simple. Encuentra la felicidad en un entusiasmo continuo.
- Será mejor cuando sepa que encontró algo agradable sin frenesí. El frenesí puede ser agradable, incluso sin el frenesí, puede apreciar una felicidad tierna y confortable. (Familia de la cola y del cacaotero, experimentación y caso). (AFADH IV.03)

STICTA PULMONARIA (Stict.): - Es el diálogo lo que me permite existir encarando al otro. Dios no tiene necesidad de estar cara a cara para encarnarse en el diálogo.

- Quiere enriquecer su pensamiento por el lenguaje, pero sin que esto sea con el contacto con el otro. Collin II, §416, p403, 3°a: Sticta quiere, como Dios, enriquecerse de la palabra y del pensamiento pero sin necesidad del otro.
- Se auto instruye y habla si lo escuchan o si no lo escuchan. Se convierte en una palabra desencarnada, y se siente ligero, agita los miembros *"como si fuera a volar"*. Rechaza la densidad, se castiga por la densidad, la obstrucción, el peso y la sequía.
- Hace falta el otro para comenzar a hablar, pero entonces no lo toma para nada en cuenta. Desea irradiar, difusión, la palabra como simple emanación, exhalación de él mismo... manotea al aire con sus palabras y sus movimientos. (MS V.02)
- Al querer darse la vida una vez formado, no pudo recibir su vida, el azúcar, el aire, el aliento vital por una relación de cooperación, condición indispensable de existencia.
- Actúa sin contacto ni contexto, sin el otro, por él, sin referencia para con su fin. Quiere separarse de su soporte, aunque sólo es capaz de subsistir si son dos son los que van a enfrentar situaciones extremas.
- No se controla, ni sus miembros, ni su palabra. Pierde la relación vivificante, la receptividad, al otro, la ligereza. (GRAPH III.91)

STRAMONIUM (Stram.): - Quiere crear su propio mundo con sus propias leyes: poder ir hacia el objeto sin tener que moverse, identificando la máquina con la voluntad (NdT: La maquina trabaja dependiendo de la voluntad de quien la hace funcionar. En este aspecto la voluntad y el acto es lo mismo).

- Quiere, como Dios, poder estar en posesión del objeto deseado sin tener que alcanzarlo, rechazando el trabajo progresivo. Quiere amar como conoce (interiorizando el objeto conocido), aunque la unión afectiva no implique la unión efectiva.
- Eso es culpa de la codicia del conocimiento intelectual, como resultado, las personas allegadas, sus miembros, se dispersan, se vuelve inconsolable. La gravedad ya no está respondiendo más.
- Ya no tiene más lazos ni con él mismo, ni con Dios, el ombligo se rasga, está en el infierno. Ya no forma parte de un conjunto armonioso porque no quiso desempeñar su papel, respetar la ley. "Siempre hay algo que me impide... Me falta estructura, armonía, estoy todo en pedazos".
- Se vuelve un animal en su deseo de tener el conocimiento divino, como el perro que puede andar con seguridad en la oscuridad. (MS - AFADH X.89, III.91)

STRONTIUM CARBONICUM (Stront-c.): - Rechaza cualquier golpe, herida, toda operación en él, cualquiera que sea. Cualquier intervención lo penetra y le crea adherencias a largo plazo (fotopsia, cicatrices adherentes), o se protege de eso con indiferencia y distanciamiento (dolores fantasmas).

- No encuentra una buena medida entre la permeabilidad total a los acontecimientos o la impermeabilidad. Agotado, no puede ocuparse de todo, falta de escala de valores al considerar las cosas y los eventos.
- Responsable, o todo le concierne, o nada le concierne. Fragilidad, falta de estructura por supresión, traumatismos, o falta de presión y de referencias sólidas en el desarrollo, o niega la necesidad de una presión, de resistencia, de dificultad para volverse sólido, crecer.
- Se refugia en la cama de su madre, en los medicamentos. Debe encontrar una jerarquía en las cosas y las personas. Debe aceptar que no todo le concierne en el tiempo y ni en el espacio. Rechaza la unidad en una jerarquía de partes, desea la simplicidad absoluta de Dios. (AFADH 1.06)

SUAVIDAD (DUREZA)

SUBALTERNO (COLABORAR, ESCLAVO, SUMISIÓN, SEGUNDO, SUPERIORIDAD): -
Satisfecho con pequeños trabajos fáciles, sigue el camino trazado por los otros. **Form.**
- Contento con trabajos subalternos. **Meli.**
- No puede dar órdenes a sus subalternos ni controlarlos después de su trabajo. **Stann.**

SUBIR (ARRIBISTA, ASCENSIÓN, ESCALERA, ELEVAR, LUGAR, CONSEGUIR): - Desea
lo empíreo [*], el lugar de Dios, que le pertenezca eternamente, hacia el cual no tenga que subir
(sueña con lugares elevados, de escalar la montaña, vértigo al levantarse). **Tax.**

SUBLIME (ADMIRAR, LUJO): - Necesidad de venerar y escuchar palabras sublimes. **Ham.**

SUBORDINADO (AYUDA, COLABORAR, SUBALTERNO, SEGUNDO)

SUBSISTIR: - Quiere ser subsistente en sí, causa ejemplar de todos los seres. **Lanth-X.**

SUCESIVO - SUCESIÓN (CAMINO, INMEDIATO, ETAPA, CICLO, SEGUIR): - Rechaza que
la vida sea una sucesión de actividad y descanso, que sea necesario tener que volver a salir/partir
siempre, que no se haya alcanzado nada definitivo. **Ars-h.**
- Elecciones sucesivas de bienes parciales son insatisfactorias. **Bism.**
- Le gustan la urgencia y las rápidas sucesiones de las situaciones transitorias, no la rutina. **Plan.**
- Desea crear, a partir de nada, sin sucesión de actos en el tiempo, sin etapas ni movimientos, como
Dios, y no generar paso a paso, durante un tiempo. **Ther.**

SUCIEDAD (LIMPIAR, LAVAR, LIMPIO, EXCREMENTO, MIERDA, SALUD, MANCHA,
VAGABUNDO): - Rechaza que el camino hacia la felicidad sea largo, sucio y no siempre
divertido. **Apis**
- Huele mal y siente que ¡todo apesta! **Psor.**

SUELO (TIERRA, ALTURA)

SUERTE (DESTINO, MALDICIÓN): - Miedo a que le echen mal de ojo. **Lyss.**

SUERTE (LOTERÍA, DESTINO, CONTINGENCIA): - Envidioso porque no tiene suerte, no
siente vergüenza, nada es su falta, libertinaje, se empantana porque esto le alivia sus tensiones[47].
Cub.

SUFICIENTE (SATISFACCIÓN): - Quiere bastarse a sí mismo, no tiene más de relación con los
demás. **Agn.**
- "Eso basta", aunque no esté terminado. **Bism.**
- Pecado por autosuficiencia. **Croc.**
- Suficiencia: encuentra todos sus recursos en sí mismo, ya no tiene más necesidad de apoyo. **Sarr.**

SUFRIMIENTO - SUFRIR - AGONÍA (AYUDA, CUIDADO, SALUD, ALIVIAR, QUEJA,
SOPORTAR): - Rechaza aquello que es del medio que lo pueda hacer sufrir, herirlo. No cree que
tendrá la fuerza necesaria para soportar el sufrimiento que va a venir. Mamá gallina que no deja
partir a sus niños, quiere impedir que sufran. **Aster.**
- No quiere sufrir en su carne, se corta la comunicación con el otro. **Carb-an.**
- Desconecta la sensación animal del dolor que esclaviza al hombre. **Coca**

---

[47] Se toma la libertad de hacer cualquier cosa "sucia", sexual, social y no le importa, ignora su educación, sus principios. Al
ensuciarse se libera de sus tensiones, sin pelearse consigo mismo. (NdT)

- Quiere conocer lo que el otro o él mismo se convertirá, cual final se va a sufrir. **Cocc.**
- Certeza que morirá luego de una larga agonía. **Psor.**
- El sufrimiento le produce horror, y formar parte del todo evita el sufrimiento. **Rhod.**
- No dice tanto cómo sufre. "Suplica tímidamente ". **Stann.**
- Debe aceptar sufrir en el amor aceptando al otro en su diferencia, quiere el amor sin pasión. **Tell.**
- Desea una perfección que se vuelva impasible ante el sufrimiento y no necesite de ningún protector en este aspecto material que es el cuerpo. **Tung-met.**

SUFRIR (SUMISIÓN, OBEDIENCIA, por PAGAR, CHIVO EXPIATORIO, DECIDIR, PAVO):
   - Desea la autonomía en la elección de lo que lo atrae: quiere decidir qué es lo que lo atrae y no sufrir por la atracción. **Anac.**
- Se queja de sufrir de todo, después de haberse apoderado de todo, de haberlo invadido todo. **Carc.**

SUGERIR [*] (GUÍA, ESPONTÁNEA, AYUDA, CONSEJO, INJERTO): - Sólo se atreve a pensar si le sugieren el tema. **Anac.**
- Una vez que llega, no quiere trabajar, no soporta ni crítica ni sugestión. **Caps.**
- Lo que le sugieren es tomado como un cuerpo extraño, un injerto. No soporta la sugerencia, la sorpresa, que un pensamiento insinúe algo que lo ponga en marcha, salir de su inercia cómoda, su lujo… **Helon.**
- Sólo puede crear espontáneamente. **Olnd.**

SUJETO (ESCLAVO, OBJETO, SUMISIÓN, SUFRIR): - No reflexiona bien a menos que le den el sujeto. **Anac.**
- Dios no es sujeto del proyecto de otro. **Dig.**
- No puede crear si le dan el sujeto. **Olnd.**

SULPHUR (Sulph.): - Miedo de dar algo malo que pueda matar. Siempre se siente insultado, miserable, inferior a todo el mundo. Necesidad de poseer todo sin riesgo y sin esfuerzo. "¡No perturbe mi bienestar! ¡Es agotador desatarse los zapatos!"
- Sensación de deshonra como si hubiera caído de una posición más digna, al no hacer nada como es debido, pero da todo si lo halagan. Dios, o los otros, lo hicieron caer de su posición.
- Quiere todas las cualidades para no carecer de ninguna riqueza y compartir su bien con quien quiera cuando quiera. Hubiera querido la excelencia absoluta, divina.
- Asco de sí mismo y de sus faltas que compensa con especulaciones metafísicas y con la búsqueda de explicaciones. Se cree bueno y válido, al punto de querer ser el catalizador de todo, negar cualquier otra cosa que no sea él: "sin Dios".
- Vanidad de la apariencia por falta de nobleza. El amarillo del sulfuro denota un egoísmo orgulloso que sólo busca la sabiduría en sí, volviéndose su propia divinidad, su principio y su objetivo" (DDS) Curiosidad intelectual por su cuerpo, el cosmos.
- Intenta encontrarse algún valor dedicándose al objetivo más alto del pensamiento humano: la filosofía. Se cree el acto. Se vuelve el anti-catalizador, no puede hacer nada más y se siente torturado por lo que habría debido hacer o lo que tiene que hacer, ya que es el elemento central.
- Huye del enfrentamiento con la realidad, niega a Dios puesto que puede prescindir de él. Recuerda haber sido un elemento central y de haber perdido su poder. Ha pecado al no rendirle honor a Dios, desea la latría (honor que se le rinde a Dios) en lugar de contentarse con el culto de la dulía (honor que se le rinde a los hombres / ángeles y santos) (AFADH VII.89, V.91; MS X.90)

SULPHURICUM ACIDUM (Sul-ac.): - Recibe golpes, se niega a reflexionar para evitar el trauma. No quiere ser el "pensador de Rodin". Precipitación que impide analizar el peligro. Quiere ser invulnerable per-se, sin deber analizar, reflexionar.
- Los estimulantes artificiales no lo pueden ayudar, café, etc. Debe tomar su tiempo para pensar. Se niega a depender de la Providencia cuando la razón ya no puede prever más.
- Excentricidad (movimientos) que alterna con timidez (Inmovilidad, transformación 0). Quiere asegurar su protección estudiando el medio y así evitar el objeto perjudicial. (MS XI.91) La ciencia infusa no existe, VITRIOL [*]

SUMERGIR (INVADIR, HUNDIRSE, MONTAÑA): - Es engullido por los copos de nieve que él palea en vano. **Bapt.**
- Está sumergido y se siente inútil porque es muy difícil. **Graph.**
- Se siente agobiado ya que eso es indomable y se le escapa. **Lyss.**
- Todo es deseable, desde el momento en el que los sentidos lo encuentran bueno / prohibición de amar por miedo a ser desbordado por las impresiones afectivas que debe dominar. **Raph.**
- Está sumergido, en el fondo, sobresaturado, ya no logra más llevar todo, es demasiado. **Rhus-t.**
- Por el intelecto domina lo emocional, de lo contrario, corre el riesgo de dejarse llevar, es por esto que no le gusta la música. **Viol-o.**

SUMISIÓN (ESCLAVO, DEPENDENCIA, POSEER, SUPERIORIDAD, MENTIRA, OBEDECER, ORDEN): - Sometido al control de algo más pequeño que él. Estamos limitados y sometidos por nuestra forma, lo que nos da nuestra manera de ser y de percibir. **Agar.**
- Para elegir es necesario referencias y criterios exteriores a uno mismo, en relación con la realidad, que rechace la atracción o la sumisión. **Anac.**
- Al querer dejar el cuerpo, el espíritu se debe someter. Si quiero ver el mundo con la claridad del espíritu, no puedo no tener cuerpo, debo emplear mis sentidos, y me debo someter al cuerpo y a los sentidos para tener un espíritu claro (claridad mental, mente eficaz, capaz…). **Aran.**
- Desea la voluntad creadora perfecta que no está sometida a ninguna otra voluntad que no sea la suya. **Bamb.**
- No quiere sufrir las leyes, la gravedad, quiere ser el motor. **Borx.**
- No quiere sufrir, sino decidir él mismo lo que hace. **Cact.**
- Rechaza la muerte y el sacrificio: es un aspecto del rechazo a someterse a un poder que no sea el suyo, "abandonado" a otro poder diferente al de él. Alegría espiritual sin tener que soportar nada, la posee por la energía que lo habita, y no tiene que someterse a ninguna regla, rompió todas las barreras, florece sin límite. No se atreve a hablar de su infancia sometida al yugo de una educación rígida. **Carc.**
- No acepta que hay una primera causa a la cual la criatura debe someterse, que el resultado de su vida dependa de querer esta primera causa. **Chlor.**
- Se desconecta de la sensación animal de dolor que somete/esclaviza al hombre. **Coca**
- Todo encuentra su perfección en su sumisión a lo que le es superior. Da sin que le hubieran pedido nada, se siente explotado si le piden un servicio. **Coloc.**
- Si se somete a la regla, sufre, se siente encerrado. **Crot-t.**
- Rechaza ser el sujeto de un proyecto del amor de Dios, ya que Él no es sujeto de un proyecto sobre Sí mismo. **Dig.**
- El vínculo de amor se toma como un vínculo de dependencia. **Fl-ac.**
- Le gusta el placer pero teme entregarse pasivamente, a sufrirlo. **Kreos.**
- Sumiso, dependiente del otro, de la máquina. **Lyss.**
- Magnetizado por el otro, sólo existe en una minoría sumisa y en aleación: pérdida de la identidad por valorizar al otro. **Mang.**
- No se puede reconciliar con Dios mientras está sometido a causas segundas. **Mang.**

- La voluntad humana está sumisa a la necesidad de querer su fin último natural que es la felicidad, y por lo tanto no es libre en relación a este objetivo. El instinto justo es una ayuda al ejercicio de nuestro libre albedrío. Lo ve como una traba a su libertad. Rechaza ser sometido, seguir, adaptarse. **Meny.**
- Rechaza la dependencia y el ser sometido contra su voluntad, esto sería ser esclavo. Ve los medios de su autonomía, la necesidad de satisfacer sus necesidades vitales, alimentarse, como un esclavo. Ve como un sometimiento el hecho de que se ocupen de él. Se niega a estar sometido a la necesidad de la Providencia. **Nat-m.**
- Es como un perrito faldero, sensible, servicial y sometido. **Nuph.**
- Debo ser sometido para ser reconocido. **Pareir.**
- Entra en su casa presentándose, no como el hijo sino, como el esclavo del padre. **Ph-ac.**
- La perfección sería crear sin tener que someterse a una realidad exterior. **Spong.**
- El vínculo de amor se toma como un vínculo de dependencia. **Spong.**
- No cree que el padre pueda dirigir a su hijo, no para enajenarlo y esclavizarle, sino para llevarlo a su fin. Se siente esclavo, que lo manipulan como un títere y quiere liberarse por la danza para llegar a su objetivo. **Tarent.**
- La prohibición es signo de la no posesión, la sumisión, impide adquirir lo que me hace falta, o demuestra que no es necesario cambiar nada. **Vip.**

SUPERAR: - Nadie se supera completamente solo, es necesario tener guía, aceptar ser obligado a crecer, para desarrollar nuestras cualidades. **Lac-e.**

SUPERAR (ADELANTAR, SEGUNDO, COMPETENCIA, DETRÁS): - El discípulo podría superar al maestro. **Grat.**
- Es porque estamos sometidos al tiempo en que uno se puede superar. Intolerancia a ser superado en su competencia por la reputación. **Mag-m.**

SUPERAR (DOMINAR, CONSEGUIR, LOGRAR, MONTAÑA): - Rechaza la necesidad de la existencia de un ser superior que le permita, con su ayuda, superar el sufrimiento de las montañas, los obstáculos. Dios puede allanar el camino para evitar tantos obstáculos y dificultades **Euph.**
- Miedo de toda situación de prueba que él cree que no podrá superar. **Gels.**
- Porqué no puedo abarcar todos los conocimientos de un solo golpe, es insuperable. **Ind.**
- Desanimado ante la dificultad de poder superar el obstáculo, a escapar a su acondicionamiento corporal y del medio. **Nat-p.**

SUPERFICIAL (BANAL, INTERÉS, VALOR): - Todo es superficial y sin valor, no ve ni oye lo que lo rodea en el mundo, ¡no es un reflejo de la belleza divina! **Hell.**

SUPERFICIE (FONDO, PERIFERIA, APARIENCIA, VESTIMENTA, ROPA): - Tocó fondo, ahora debe subir. **All-c.**
- Horror de no saber, de ver el fondo, lo que la superficie oculta. **Cench.**

SUPERFLUO (ÚTIL, NECESSARIO): - No le gusta que hayan demasiados muebles en la habitación, que no haya nada superfluo. **Phys.**

SUPERIOR (DIRIGIR, FUERZA, LUGAR, ASCENSIÓN, JERARQUÍA, SUBALTERNO): -
Relación con otros con quienes, si se siente superior, puede dar y fraternizar. **Aloe**
- ¡El placer de Dios no le es ordenado por una sabiduría superior! No está obligado a encontrar la felicidad en la unión con el otro. **Aml-ns.**

- No quiere ser <u>invadido</u>, sigue el movimiento general. Arrogante y despectivo, se considera <u>superior</u> a todas estas pequeñas criaturas cambiantes, insignificantes, mezquinas y privadas de cualidades. **Granit-m.**
- No quiere <u>dar</u> este <u>conocimiento</u> que le permite seguir siendo superior. **Grat.**
- Intolerancia a estar sometido a una poder superior / impresión de serlo. **Lach.**
- Ha sido <u>magnetizado</u> por un superior, el pastor, como el <u>zombi</u> por el <u>brujo</u>. **Meli.**
- Sueña con <u>leones</u>, voluntarioso, independiente, libre, no se deja engañar con cuentos, ni se somete a un control superior. **Phys.**
- Se siente superior a todos, <u>única</u>, es la <u>elegida</u>, si no lo es, está condenada. **Plat.**
- Quiere prescindir de quien está por <u>encima</u> ya que se considera superior, no ve lo que debería, olvida todo. **Ptel.**
- Malestar si se encuentra a alguien a quien considera superior, que <u>sabe</u> muchas cosas. **Toxi.**
- Quiere un <u>poder</u> <u>delegado</u> por un superior. **Verat.**

SUPERIORIDAD (FUERZA): - El <u>lazo</u> de <u>amor</u> se vive como si lo pusieran en una situación de inferioridad. **Fl-ac.**
- Nuestra <u>naturaleza</u> humana está al servicio de nuestra naturaleza espiritual que demuestra nuestra superioridad sobre los <u>animales</u>, pero es acompañada por la pérdida de las capacidades de <u>defensa</u> que la naturaleza les dio. **Peti.**
- Sólo puede amar a alguien inferior, ya que rechaza la <u>dependencia</u>. **Viol-o.**

SUPERPOSICIÓN (SIMULTANEIDAD): - Superposición torpe de <u>funciones</u> o sentimientos, o de planes completamente <u>diferentes</u>. **Mur-ac.**

SUPERSTICIÓN (MAGIA, ORACIÓN): - Cree poder influir sobre la ruleta o la <u>lotería</u> a la cual está vinculado su <u>destino</u>, y que él trata de descomponer. **Nat-s.**

SUPERVIVENCIA[48] (ASEGURAR, VIDA, RESISTIR, SATISFACER, MUERTE): - Desea la <u>supervivencia</u> biológica. **Calc-sil.**
- Preocupación de <u>velar</u> por su supervivencia, de <u>ganarse</u> la vida, guarda todo, el <u>dinero</u>, los objetos. **Chlor.**
- Se ocupa de los demás sin razón, incluso cuando ya no lo necesitan más, por lo que habría que <u>recuperarse</u> un poco para sobrevivir. **Menis.**
- Supervivencia [*]

SUPLICAR (HUMILDAD, ROGAR)

SUSTANCIA [*] - SUBSISTIR (ACTO, CARNE, CUERPO, ESENCIA, SER): - Imposibilidad, o se niega a actuar para subsistir, alimentarse, respirar. **Ant-t.**
- Es la angustia y el sufrimiento por el <u>sacrificio</u>: <u>dar</u> o <u>perder</u> algo de su sustancia. **Carb-an.**

---

[48] <u>La vida y la inmortalidad</u>: La mayoría de las vidas, desgraciadamente son cadáveres de la humanidad... es decir, que la mayoría de los hombres son guiados por su biología en vez de ellos guiarla a ella. Se muere antes de vivir, y esto es la verdadera muerte, aquella que se sitúa antes de la muerte en esta identificación pasiva con la biología.
No es cuestión de reclamar la inmortalidad por nuestra biología, tomada tal como es, que no vale más que la de las pulgas o los chacales. La inmortalidad no alarga nuestra vida biológica en el temor a morir. Es un valor, una dignidad, una vocación, una exigencia: como la personalidad, la libertad.
Esta es la razón por la que el más allá no debe ser situado después de la muerte, está, en primer lugar, más allá de la biología y realmente está dentro de uno mismo... la vida que se valora es una vida intemporal... "una supervivencia", no en el sentido de una vida después de esta vida pero en el sentido de una vida que, desde ahora, se sobrepasa, de una vida que se transforma y se transfigura, de una vida que se eterniza y se universaliza, haciendo de cada uno nosotros un bien común, es decir, un ser único, en el que toda la humanidad esté interesada en defender, porque es para todos un fermento de liberación irremplazable. Extractos de Maurice Zundel "la experiencia de la muerte" ("L'expérience de la mort"), oct.1962)

- Desea la incorporeidad, que su pensamiento y el conocimiento sean su sustancia. **Kali-c.**
- No se pueden conocer los objetos por su esencia sino por los sentidos. **Lac-f.**
- Quiere el carácter sustancial de su pensamiento, el que recibe la existencia (sueña que se embaraza, embarazos nerviosos, lo que su mente decide, "he decidido ser feliz", su pensamiento le da su sustancia). **Ox-ac.**

SUSTITUIR (SUBSTITUIR): - Sustitución del objeto real por el imaginario, el cual cree que ya está realizado. **Ang.**

SUYO (MISMO, PROPIO): - Se encuentra en un medio humano que no es el suyo. **Cic.**

SYMPHITUM OFFICINALIS (Symph.): - "Symphûo" "reúno". Ruptura, desgarro, rotura, quebrar, fractura: la vida se volcó. Persona magullada y reducida a migajas. Hueso, globo ocular. Herida en la córnea.
- Busca la estabilidad en la unión, que no se despegue, no hay derecho al error. Separación = drama, irreparable. Cohesión del grupo. Construido sobre lo definitivo.
- Eczema peri umbilical: separación de la madre. ¡Para las parejas que van a divorciarse! Fractura familiar. Miedo a que eso se rompa, seremos capaces de repararlo. Tema de unión y de desunión. Estimula el desarrollo del epitelio sobre las superficies ulceradas.
- Une la familia madre-bebé al nacimiento. Separado del mundo, vive en el púlpito, miedo a lo irreparable, desunión definitiva. Conciliador de disputas, culpable si es responsable de la desunión. Sirve de mediador, de intermediario. (PYN, 23.2007)

SYMPORICARPUS RACEMOSA (Sym-r.): - Quiere ser el autor de su vida, el principio de sus alimentos, para alimentarse a sí mismo.
- Ser quien dispensa su propia alimentación. Pierde la capacidad de recepción de todos los dones que lo nutren: alimentos, palabra. Problemas en el embarazo, alimentación, menopausia. (FDR 07)

SYPHILINUM (Syph.): - Rumia sobre el pasado y se lava constantemente las manos como para deshacerse de su impureza, peor en la noche.
- Perdió la memoria del pasado, pero el menor detalle del principio de su enfermedad regresa fácilmente, indiferente con el futuro, con los suyos. Miedo tal al agotamiento de la mañana al despertar, que preferiría morir. (MS 85)
- El hombre es objeto de misericordia y envidia la situación de Dios, Quien, tiene derecho al paraíso sin tener que ser perdonado. (AFADH 7.204)

T

TABACUM (Tab.): - Quiere sacar coraje de sí mismo y pierde la fuerza que debería serle dada desde el exterior para alcanzar su fin: no pide ayuda. No habita ya más en su cuerpo, lo ve como vacío.
- Envidia la fuerza de Dios que no necesita coraje ya que no tiene nada que temer. Quiere estar de pie sin ayuda, elevarse por sus fuerzas naturales, pero las ha perdido, y con ellas, su capacidad de actuar, y ya no puede elevarse, auto-construirse, si desciende, agarra y mira su serpiente (sus límites) / mala disposición por volver algo constructivo.
- El hombre no puede, sólo por sus fuerzas naturales, querer y hacer un bien proporcional a su naturaleza, tiene necesidad de ayuda divina, de la gracia, para ser llevado a actuar bien. (ST I-II Q109 a2: "¿Puede el hombre querer y hacer el bien sin la gracia?", (AFADH VII.93) Sino, *el mundo entero reposa sobre él* (FDR). (SVM. MS V.99)

- a2: "*Su incapacidad para moverse no está acompañada de ningún dolor o malestar, pero sentía como si su principio de vida hubiera abandonado completamente su esqueleto*".
- Quiere ser autónomo en relación a la acción divina interior en su ser y su actuar, ser él mismo en el origen de su impulso vital, fuente de su vida, fundamento de su acto voluntario.
- Se encuentra en un marco de vida vacío, ya nada anima su carcasa, pero otro distinto a él se encuentra fuera de él (*no puedo llenarme conmigo mismo*). Rechaza ser habitado por Otro, quiere que el mundo entero pueda reposar sobre él.
- El cerebro lo siente hueco, sólo siente el exterior por la vibración de su esqueleto. Sin recurso interior, los busca fuera: vino, alcohol, estimulantes.

TACTO (DELICADEZA): - Invasivo, le falta mesura, tacto. **Phyt.**

TACTO (CONTAC TO, SEPARAR, DISTANCIA, APROXIMACIÓN): - Toca todo. **Carc.**
- Desea tocar el cabello y las barbas. **Choco.**

TALENTO (DON, CALIDAD)

TAMAÑO (DIMENSIÓN, GRANDE, PEQUEÑO)

TANGIBLE (REALIDAD, EFICACIA): - La responsabilidad por el otro implica una acción tangible. **Calc-sil.**

TANTRISMO: - Permitir volver a lo natural, quiere un progreso espiritual que no esté desprendido de la materia y de los sentidos, dominando totalmente los niveles inferiores: tantrismo, "nueva era"… **Cinnb.**

TAOSCA AQUA (Taosc.)

TARAXACUM DENS LEONIS (Tarax.): - "*Irresolución y aversión por el trabajo, sea lo que sea para continuar, sin dificultad tan pronto se ha comenzado*". Indolente, pero eficaz una vez que está en marcha. Sufre del esfuerzo del deber comenzar.
- Tristeza y falta de motor para la puesta en marcha. No quiere confiar en el otro, quiere ser su propio estímulo, alcanzar por sí mismo una posición que le garantice la felicidad y la tranquilidad.
- Quiere ser valioso al mantenerse ocupado, sin que el camino le sea señalado por nadie. Pierde la decisión eficaz, la voluntad, una presencia sobre la cual contar, con quien hablar, la relación estimulante para comprometerse.
- Ya no tiene conciencia de su valor. Quiere llegar a la beatitud por su trabajo, su propio mérito, sin tener que recibir la gracia. (ST I-II C5 a5 "¿Puede el hombre adquirir la bienaventuranza por sus medios naturales?")
- Desagradablemente inactivo, irresoluto. No se puede afirmar, sentarse derecho. Sólo está bien en la oscuridad. Idiota o loco si no es utilizado, se golpea. La situación le impide ser feliz. (GRAPH IX.89, MS X.92)
- Sensible a que la beatitud no sea parte de su esencia, pero que deba adquirirla por la disposición de su voluntad, por el mérito de su trabajo. Cree haber perdido la capacidad de actuar en vistas a la felicidad, por lo que no puede emprender nada. Pero una vez en marcha, se tranquiliza, todo está bien.
- El chisme es la propiedad de aquellos que no tienen el valor de ponerse a trabajar, necesidad de tener alguien con quien hablar. (AFADH I.94) Felicidad de tener una buena posición por sus propios méritos. Religión: la oración debe impedir las desgracias.

TARDE (RECHAZAR, ENFRENTAR): - Sereno ante las dificultades, se derrumba más adelante. **Berb.**
- Guardia su calor para más tarde. **Carb-v.**

TAREA (DEBER)

TARENTULA HISPANICA (Tarent.): - Puesta en escena, sólo para descubrir que lo que hace es felicidad. Para que sea duradero debe agitarse y mantenerse ocupado todo el tiempo. Administra su felicidad con todos los medios a su disposición ya que es juez y motor de su proyecto.
- Se agita y se revuelve, se activa y hasta simula, midiendo su éxito de acuerdo a la vara de los espectadores. Música y ritmo canalizan la agitación y liberan las tensiones.
- Quiere una felicidad permanente, que no venga de su entorno y que pudiera encantarlo. Quiere crear a partir de un solo principio, el activo, él, aunque haga falta un principio activo y uno pasivo para crear.
- La felicidad puede ser percibida sólo por el contraste con las dificultades, como por los sentidos: ¡la constancia de la estimulación le agota la percepción! No acepta que la felicidad terrestre pueda terminarse. (GMS XI.04)
- Se siente manipulado desde adentro por sus pasiones animales, instintivas que cuando se entusiasman se vuelven contra él. También está manipulado, porque lo rechaza, por lo que es más grande y que debe ayudarlo a transformar sus fuerzas animales, instintivas, en fuerza del amor.
- "Hagamos al hombre a nuestra imagen..." El hombre debe aceptar y colaborar con el Otro para dominar su bestia interior, y no sentirse esclavo al aceptar esta colaboración al servicio de su realización. (FDR, 1.99).
- Se siente arrinconado y esclavo de un amo que lo tira por las cuerdas y desprecia su trabajo. Si no es con libertad total, no puede integrarse en un proyecto mayor que no sea el suyo. Confunde atracción y manipulación.
- Dios es motor ya que es atraído por el amor, y **Tarent.** es el mono manipulando; EL tirano miente, lo bueno atrae. Por la danza quiere quitarle a Dios el papel de primer motor de todo.
- Dios es percibido como creador poderoso, y no como el Ser generoso que da la vida y atrae a su criatura por su bien. Violento por el menor obstáculo, preocupación que algo le impida perseguir su objetivo.
- Sólo existe la precipitación en su búsqueda por la perfección, sin la cual él está muerto. Por la danza, escapa al tiempo y a la muerte. Que los demás vengan a mí, no tengo tiempo de ir hacia ellos.
- No conoce a Dios como padre sino como un amo, obstáculo en su proyecto, y que quiere mantenerlo esclavo y no hacerlo su igual. Se siente culpable ya que sabe que su proyecto por sí solo no es forzosamente justo: intolerancia a ser supervisado, pero supervisa.
- Tiene el corazón demasiado pequeño, no puede amar. No cree que el padre pueda dirigir a su niño para alienarlo y someterlo pero para ¡dirigirlo hacia su fin! Ata a sus pequeños críos con su tela sobre su abdomen: educación = esclavitud. DD: **Latrodectus tredecimguttata** (AFADH 2007)

TARZÁN (BUEN SALVAJE, NATURALEZA, INSTINTO)

TATUAJE (DIBUJO, EXPRESIÓN): - Pena/dolor por expresarse, se hace tatuajes. (FD) **Apis**

TAXUS BACCATA (Tax.): - *"Conflicto entre la conciencia elevada de las cosas y la existencia terrestre"*. Quiere dejar la animalidad temporal por una conciencia elevada, limpia, no estar sumiso a la colaboración natural entre su espiritualidad y la temporalidad, lo vertical y lo horizontal propio del compuesto sustancial del hombre.

- Se siente muy pequeño en su egotrofía, pero se encuentra angustiado ante la muerte y habitado por el diablo. Sueña con personas desnudas, la pérdida del cabello sería la deshumanización. Abajo = muerte, sufrimiento, separación, ignorancia, animalidad. Arriba = unidad, relación, conocimiento, iluminación. El conocimiento le permitirá hacer lo justo, volver el mundo armonioso y paradisíaco.
- Desea el empíreo [*], el lugar de Dios, que le pertenece eternamente, al cual él no necesita llegar (sueña con lugares elevados, de caminar en la montaña, vértigo si está de pie). Quiere encontrar el conocimiento total en un mundo perfecto, en donde anidar, sin el esfuerzo de enfrentar las dificultades terrestres.
- Pero lo temporal, limitado y perecedero, no puede satisfacerlo totalmente ni llevarlo a la beatitud perfecta. *"Esto es el empíreo inmenso y profundo que necesito. La tierra no me ofrece nada de lo que reclamo."* (V. Hugo) Curado, tendrá objetivos razonables a pesar de su conciencia elevada que no le da automáticamente el conocimiento de los medios. Quiere estar en la cumbre, aquí abajo es la catástrofe, ¡hay demasiadas enfermedades, problemas...! (AFADH-FDR 12 2012-12-07)

TEATRO (IDENTIDAD, PAYASO): - Domina a los demás como un director de escena. **Lyss.**
- Todo es un decorado teatral. **Puls.**

TÉCNICA: - El virtuoso sólo puede interpretar verdaderamente un pedazo si la técnica no lo limita. **Ruta**

TEJIDO (TEXTURA, VESTIDOS, TELA): - Rasgar telas me pone la carne de gallina. **Asar.**

TELEDIRIGIDO (POSEÍDO): - Se siente teledirigido, empujado a hacer otra cosa diferente a lo que es justo. **Naja**

TELEPÁTICO: - El lenguaje permite que el cuerpo, debido a las pulsiones, traicione la expresión del amor puro. ET: contacto telepático con los muertos. **Agr-n.**
- Sólo puede encontrar el placer con las cosas y la gente al dominarlos por la voluntad y por el conocimiento total, telepático del otro, lo que no deja nada desconocido. **Cola**

TELLURIUM (Tell.): - Una parte se apodera de todo el resto, una preocupación en particular le hace descuidar el resto, una palabra en particular lo afecta tanto, que como para evitar que lo hiera en su punto sensible, habla sin escuchar al otro.
- El método humano de amar implica vulnerabilidad, sufrimiento, y rechazó la condición de pasividad en el amor. Su castigo está en la vulnerabilidad. No soporta que lo toquen porque el otro lo maltrata.
- Por los orificios, las orejas, acoge o no al otro en su diferencia. Volcán: necesidad de una fuerte pasión amorosa. (AFADH XII.90)

TEMPLANZA [*] (EXCESO, MEDIDA): - Por la templanza, la razón domina al apetito. **Murx.**
- La fuerza y la templanza, que son las dos virtudes que mantienen la voluntad en la rectitud de la razón. **Squil.**
- Violeta: color de la templanza, una piedra violeta colgada al cuello de los niños los vuelve flexibles y obedientes. **Viol-o.**

TEMPORAL (ETERNO, INMORTAL): - Lo temporal [*], limitado y perecedero, no lo puede satisfacer totalmente ni alcanzar la beatitud perfecta. **Tax.**

TENDENCIA (DISPOSICIÓN)

TENER (POSEER): - Su trabajo es sólo para él, su cáscara protege su haber, le da lo que recibe. **Calc.**
- El poseer es sagrado, los ancestros se simbolizan, se materializan por el fruto de su trabajo. **Sars.**

TENER AGALLAS (RESERVA, CORAJE, FUERZA): - No tiene agallas, la capacidad para respirar, de tener coraje. **Stann.**

TENSIÓN: - Envidioso porque no tiene suerte, no siente vergüenza, nada es su falta, libertinaje, se empantana porque esto le alivia sus tensiones. **Cub.**
- Toma para sí las tensiones emocionales del ambiente, del grupo, intenta aliviarlas, o se hace solidario. **Olib-sac.**

TEOCENTRISMO: - Teocentrismo vs. Antropocentrismo. **Camph.**

TEOLOGÍA (ASTROFÍSICO, TEORÍA): - El teólogo estudia cómo todos los elementos de la revelación forman un conjunto orgánicamente construido. **Thuj.**

TEORÍA (CONCRETO, EXPLICAR, TEOLOGÍA, IMAGINAR, METAFÍSICA, FILOSOFÍA)

TERBIUM (Terb.)

TERMINAR (FINAL, DURAR): - No acepta que la felicidad terrenal pueda terminar. **Tarent.**

TÉRMINO - TERMINAR (ACABAR, FIN, FINAL, OBJETIVO)

TERNERO (ANIMAL)

TERNURA: - Callosidades. **Ant-c.**
- Dificultad para encontrar la felicidad en el equilibrio de una tierna comodidad. **Sterc-se.**

TERREMOTO (TIERRA, CATACLISMO)

TERRITORIO (LIMITE, ESPACIO VITAL): - Rechaza la generación ya que implica una comunidad de posesión con confusión sobre el derecho de propiedad, ocasión de discordia, de ahí la necesidad de dividir el territorio. **Cast.**
- Rechaza la intrusión sobre su territorio. **Cist.**
- Quiere que la razón sea la materia de su cuerpo, territorio sobre el cual tiene el poder. **Ferr.**
- Defiende su territorio. **Kali-bi.**

TESORO (COLECCIÓN, CAVERNA, CUEVA): - Se encierra para que no le tomen su tesoro. **Calc.**
- Guarda el tesoro en su caverna – la boca, criticando a los otros sin compartir, sin amarlos. **Iris**
- Lleve sus tesoros encima de él, tiene un lugar donde ocultarlos. **Merc.**
- El tesoro que busca es el secreto de los mártires, la vida interior que les permite soportar el despojo, la separación, el menosprecio, las torturas, por la cual, como un truco, podía ser como invulnerable, obtener el éxito. **Rhod.**

TESTÍCULO (VARÓN, PATERNIDAD, PADRE): - Pequeño testigo de una calidad intrínseca: la virilidad. **Cob.**

TESTIGO (MIRÓN, VOYEUR): - Quiere ser el testigo de su propio poder, o sufre porque su poder pudiera no ser visto. **Agn.**
- Cree que su realidad es conocida por los demás, mientras que es sólo Dios quien nos conoce, incluso mejor que nosotros mismos. **Cob.**
- Da testimonio de su felicidad por la palabra. **Tarax.**

TEUCRIUM MARUM VERUM (Teucr.): - *** (CLH 3.2011)

TEXTO: - Le gusta saber de qué habla el texto, que es lo que la canción quiere decir. **Viol-o.**

TEXTURA (TEJIDO): - Le encanta que lo toquen, pero que no sea un contacto áspero/rugoso. **Asar.**
- Fascinación por ciertos objetos o texturas, la madera de las puertas, los colores de los cabellos, los tejidos. **Choco.**

THEA SINENSIS (Thea): - (sinónimo: Camelia sinensis) "Placer al recordar sus sueños de asesinatos". Exalta la inteligencia y el enfoque intelectual de la relación para encontrar el mayor placer.
- Quiere tener confianza en el lado deslumbrante de su espíritu. Busca en vano lo absoluto por la meditación, enfoca la atención en el objeto creado. (AFADH X.90)

THERBIUM-X (Therb-X.): - (MLF 11.2010).

THERIDION CURASSAVICUM (Ther.): - Actividad obsesiva sin un objetivo específico, por el solo hecho de hacer. Sufre por todo lo que le recuerda el cambio en el tiempo: movimiento, vibración, trabajo, pensamiento comparativo.
- Deseos de crear, actuar eficazmente al instante, a partir de nada, sin sucesiones de actos, sin etapa ni movimiento, como Dios, y no generar paso a paso, en la duración. (AFADH 7.06)
- Influenciable, incapaz de ser él mismo en presencia del amigo. Preocupación de dejarse dominar. Necesidad de compañeros, activamente encantador, para hacer frente al peligro del mundo exterior.
- Pero disuelve su identidad con la de su compañero: piensa, ve y siente a través de él. No quiere ser conducido por otro que no sea él (larva en la cabeza). Siempre a caballo, piensa en cabalgar.
- Muere y va al cielo. Cinetosis (trastornos por el movimiento). Intolerancia al ruido del viento. Colérico que grita y habla durmiendo. (FDR) (CLH 3.02)

THUJA OCCIDENTALIS (Thuj.): - Árbol de la vida, en el medio del jardín, todo se inclina delante de él: miedo de quebrarse, de romperse. Egotrofía: ustedes son frágiles, los debo proteger siendo el centro, como Dios, inclínese delante de mí que yo los amparo y los protejo. (AFADH – FDR XII.07)
- Vive mal la debilidad de la naturaleza humana por la que puede perder la solidez de las conexiones entre sus diversas partes, cuerpos, pensamientos, frases, palabras y con el entorno: pierde su camino, todo está suelto. Culpable de un pecado que lo desconecta de Dios, se quiere confesar. (a1: *Se imagina que ha cometido un pecado*).
- ET: Envidia la inteligencia divina creativa que mantiene firmemente todos los elementos creados en un conjunto perfecto, lo múltiple en la unidad, y rechaza que la obra de la inteligencia humana se haga en conexión con otras inteligencias, en la que Dios está en la cumbre de la jerarquía, se deleita en un egocentrismo todopoderoso, él mismo siendo el punto central alrededor del cual todo debe girar. Sentimiento embriagador por la más alegre autosatisfacción. (a1: *Soñaba a menudo en un día claro, con los ojos abiertos sin estar dormido, por una hora a la vez; en esto, él se deleitaba con un egoísmo abrumador, siendo él mismo el punto central sobre el cual todo*

debe girar, con una sensación intoxicante de la más alegre autosatisfacción, la cual es más importante ya que por lo general él está constantemente melancólico).
- Para él todo es <u>cohesión</u>, es el centro, como el centro de los rayos de la bicicleta, y se mueve en la obediencia, es el centro a partir del cual todo se construye, se arma: verrugas, tumores... todo se <u>organiza</u> según el <u>plan</u> de su inteligencia.
- No soporta que no piensen <u>como</u> él, que nade marche según su deseo, que invada su vida, su libertad, lo <u>limite</u>... <u>Construye</u> y <u>ensambla</u> elementos dispares sobre un modelo nacido de su <u>inteligencia</u>.
- El <u>astrofísico</u> comprende la unidad admirable de un conjunto grandioso, el <u>teólogo</u>, cómo todos los elementos de la revelación forman un conjunto que se construye orgánicamente. Sólo puede tener conciencia de sí <u>mismo</u>.
- EL: Se castiga al perder la solidez de sus conexiones internas y externas. La <u>jubilación</u>, esto es desconectarse de la sociedad. La música, construcción perfecta de la inteligencia, perfección de relaciones, secuencias, conexiones (a1: *Llora y le tiemblan los pies cuando escucha música.* a1: *No aguanta la música suave, tierna, sin sentir un tenso espasmo en el corazón*) le hace llorar por sus pérdidas, sus culpas...
- El <u>otro</u> lo castiga porque se le impone, incluso en la imaginación: feto, extranjero, fantasmas.
- Las <u>limitaciones</u> sociales y el <u>manicomio</u> lo mantienen en el cuerpo social, le evitan que se entusiasme, se disperse, se desconecte de la realidad. (FY - AFADH - MS IX.98)
- Debe expiar, ser internado y ser tratado duramente debido a su culpabilidad. Cree haberse hecho pasar por loco para cubrir su mala acción.
- El castigo ya separa su alma de su cuerpo, se siente ligero, frágil, friable, su casa ya pertenece a otro, la muerte está allí. El manicomio sería un nuevo <u>cuerpo</u> para él. Es controlado por una fuerza exterior.
- Quisiera el <u>compuesto</u> autónomo e <u>incorruptible</u>. Ve, siente y habla con los muertos, alguien está junto a él. Debe llamar a alguien en contra de su voluntad, tanto, que está angustiado. Apaciguamiento por un egoísmo irresistible.
- Líder e <u>ideólogo</u> de una secta cuyos miembros ¿forman parte de él? Se apoya sobre su buena <u>conciencia</u> si es acusado. Escrúpulos por banalidades. Se mantiene fijo en el instante que sigue a la falta, se da cuenta del pecado y de su castigo. Ansiedad por el frío en los <u>pies</u>.

THULLIUM-X: - (MLF 11.2010) **Thul-X**

TIBURÓN (ANIMAL)

TIC (MOVIMIENTO, REFLEJO): - Tics por la inversión excesiva en lo <u>físico</u> y la <u>fuerza</u>. **Agar.**
- Tics en la escuela porque allí no puede <u>moverse</u> lo suficiente. **Med.**

TIEMPO (FECHA, VEJEZ, DURACIÓN, VELOCIDAD, PLAZO, INSTANTÁNEO, MOMENTO, RITMO, CITA): - Puedo ver la realidad, fuera del <u>tiempo</u> como el ser eterno perfecto. Detenido en una imagen perpetua. **Adans-d.**
- No ha adquirido la sabiduría a través del <u>tiempo</u>. No tiene el sentido de las causas: de la causa a la consecuencia, hay un <u>orden</u> cronológico. **Allox.**
- Todo lo que evoca el tiempo le recuerda que es una encarnación muy frágil. **Alum.**
- Capacidad extraordinaria con respecto a las marcas del tiempo, recuerdos precisos de eventos a lo largo del tiempo. **Aran.**
- Quiere ser <u>eterno</u>, negar el tiempo, aunque es sólo un inmortal / quiere ser <u>acto</u> puro, y no tener que <u>trabajar</u> para llegar al <u>acto</u>. **Arg-n.**
- No tendrá el tiempo de llegar a <u>satisfacer</u> su <u>deseo</u>. (CLH 3.02) **Aster.**
- Problema de la duración entre la <u>excitación</u> y la <u>satisfacción</u>. **Calad.**

- Desea la eternidad, quiere escapar al flujo y reflujo vital, signo de adaptabilidad y del pasar del tiempo. Se siente joven con los jóvenes, niega el tiempo. **Calc-f.**
- Al desear una perfección sin principio ni fin, no orienta su perfección humana hacia una perfección superior, y todo lo que marca el tiempo, lo que le demuestra su materialidad, lo hace sufrir. **Canth.**
- Se niega a trabajar en la unidad de su ser por el control de sus pasiones, de someterse al tiempo. **Carb-f.**
- Quiere el progreso, pero sin el tiempo y la repetición diaria. **Cedr.**
- Reconocer implica la experiencia, que a su vez implica tiempo. Quiere actuar en su tiempo y ser el amo. **Cedr.**
- Vive el momento preciso aislado en el tiempo, percibe solamente conforme a la realidad presente. **Cedr.**
- Rechaza el ritmo, las citas. Niega la organización del mundo por el tiempo. Sufre del desgaste debido al tiempo, falló cuando era el momento adecuado cuando debía actuar, dejó pasar el tiempo y no obtuvo frutos y se encuentra al final de la vida con un balance negativo. **Gink-b.**
- Indiferente al placer y al juego, no se ríe nunca: es una pérdida de tiempo. **Hep.**
- Desea la instantaneidad de la eficacia divina, en el que las idea, el comando y la realización es instantánea, detiene el tiempo, ¡como su reloj! **Kalm.**
- Intolerancia al tiempo que hay entre la concepción y la creación, la idea y el resultado. **Lil-t.**
- Rechaza la inteligencia cerebral sometida al tiempo, por la inteligencia del corazón intemporal. **Lim-b-c.**
- Es porque estamos sometidos al tiempo que uno se puede superar. **Mag-m.**
- El tiempo destruye la belleza aparente, y mejora las cualidades profundas. **Marb-w.**
- Tiempo, aliento, desmayo. **Mosch.**
- Quiere la eternidad para no sufrir la interrupción. **Nicc.**
- Por la danza escapa al tiempo y en consecuencia a la muerte. **Tarent.**
- Desea crear, a partir de nada, sin sucesión de actos en el tiempo, sin etapas ni movimientos, como Dios, y no generar paso a paso, durante un tiempo. **Ther.**
- Quiere escapar al tiempo y a los horarios, los relojes… Así como el pensamiento debe ser apoyado por la acción, de la misma manera el tiempo permite organizar la realidad. Capacidad extraordinaria con respecto a las marcas del tiempo, recuerdos precisos de eventos a lo largo del tiempo. **Aran.**
- No tenemos tiempo, pasa demasiado rápido, hay demasiado que hacer, cómo debatirse para salir de esta situación que nos aprisiona. (SKR.X.95) **Tub.**
- Quiere guardar viejos tiempos, conserva todo, que nada cambie. Cambio = imperfección. **Vip.**

TIERRA - SUELO (TERRITORIO, LÍMITE): - Por el café y el alcohol, se eleva el espíritu por encima del suelo, de este cuerpo clavado en la materia. **Brom.**
- Ama la tierra que defendieron los ancestros. **Caps.**
- Debe apoyar la frente sobre el suelo para orinar. **Pareir.**
- Sueña con terremotos, tiembla después de una rabieta, piernas inquietas. **Petr.**
- Ama la tierra arada, trabajada por los ancestros. **Sars.**
- Miedo a los terremotos, que agrietan la dureza; de la aguja que lo puya. **Sil.**

TIPO: - Pobre tipo que soporta sin rechinar. **Lac-as.**

TIRANO (JEFE, DIRIGIR, OBEDECER, PODER): - Buen rey, preocupado del bienestar de su pueblo o tirano que perdió el poder por haberlo usurpado. **Pedic.**

TIRANTEZ (ELECCIÓN, DUDA): - Tirantez entre contrarios. **Anac.**

TITANUM METALLICUM (Titan.): - Se adapta a los peores abusos, es mejor continuar con este horror que enfrentarse con lo desconocido: dúctil, maleable. Indeciso si se tiene que comprometer, lanzar, ya que le preocupa el fracaso. Lento porque verifica todo innumerables veces. Resiste al dolor. (AFADH 3.014)

TITUBEAR: - Problema para expresarse con un margen de error así que titubea, investiga, lo que sea que necesite para ejercer cierto juicio, discernimiento, en el que el resultado conste de cierto desajuste entre el pensamiento y las palabras que expresan el pensamiento. **Euphr.**

TÍTULO (NOBLEZA, LUGAR, JERARQUÍA): - Se da a sí mismo títulos. **Plat.**
- Intolerancia a los títulos de nobleza. **Verat.**

TODO (INMEDIATO, PARTE, OMNIPRESENCIA, TODOPODEROSO, TODOS, INMEDIATAMENTE, TODO o NADA): - No se puede acercar a las partes que le darían sentido al todo, al conjunto. **All-c.**
- Querría estar en todas las funciones sociales y no hacer su parte, determinada por el otro. **Apis**
- Todas nuestras acciones tienen un impacto sobre todo. **Ars.**
- Cada pedazo quiere ser tomado como si fuera la pieza completa, quiere su derecho a existencia frente al otro pedazo, y se separa de todo, de ahí la putrefacción. **Bapt.**
- Quiere ser la luz que ve, ilumina, juzga todo. **Calad.**
- Percibe, puede, es todo. **Cann-i.**
- Confunde ser y hacer: muy activo, se agota dispersándose, piensa en todo al mismo tiempo. Quiere asistir, oír, imaginar todo **Chin.**
- Quiere haber hecho todo de inmediato. **Chin.**
- Quiere dirigirlo todo por la voluntad, incluso lo que está separado de él. **Daph.**
- En cuanto tiene todo, se encuentra en una vida de lujo y bienestar. **Helon.**
- Sacrifica una parte para salvar el todo. **Kali-bi.**
- Un todo que pierde una parte ya no existe más, está vacío. **Lac-d.**
- Daría todo para mostrar su bondad interior. **Lil-t.**
- Rechaza a formar parte de un todo a riesgo de conocer la separación. **Nicc.**
- Al no estar más en contacto con nada, la parte de un todo, no sabe dónde está en esta creación. **Puls.**
- Piensa que Dios es el "imbécil" que le está quitando algo de la totalidad de lo que codicia enteramente. **Rhod.**
- Hace falta que se le haga todo a pesar de que es capaz. **Sel.**
- Quiere conocer sin tener que alcanzar. **Stram.**
- Agotado, no puede ocuparse de todo, falta de escala de valores al considerar las cosas y los eventos. **Stront-c.**
- Debe hacer lo que quiere en seguida por temor a que una desgracia le impida hacer todo lo que desea. Abarca demasiadas cosas a la vez. **Tarent.**
- La preocupación le impide considerarlo todo. **Tell.**
- Quiere, con una sola mirada, poder ver todas las condiciones y todos los resultados (*por esto no termina una frase antes de decir la siguiente, la nueva idea lo interrumpe*). **Viol-o.**

TODO o NADA (COMPROMISO): - Se tiene la conciencia tranquila o no. **Dros.**
- Preserva o destruye. **Hep.**
- Es malo el que se equivoca. **Nit-ac.**
- Debo terminar lo que estoy haciendo para poder emprender otra cosa. **Tarent.**

TODOPODEROSO (OMNIPOTENTE, PODER)

TODOS: - La ley debe ser la misma para todos. **Cist.**
- Para contentarse quiere que todos estemos allí. **Mag-m.**
- Determina el objeto bueno que va a movilizar el apetito de todos, el que le da sentido al camino. **M-arct.**

TOLERANCIA (RESISTENCIA, SUFRIMIENTO): - Demasiada tolerancia, no tiene opinión porque ambos puntos de vistas son igual de válidos. **Ign.**
- Hay que soportar el presente, la alegría está más adelante. **Sel.**

TOMA ELÉCTRICA (CHISPA, FUSIBLE, ESTÍMULO): - Mete los dedos en la toma eléctrica. **Sep.**

TOMAR (AGARRAR, ATRAPAR, ANGUILA, ATRAPAR): - Sensación de transferencia de energía entre él y los demás / miedo de tomar algo que no le corresponde, de buscar la fuerza fuera de sí **Abrot.**
- Toma para sí la falta de los demás. **Calc-p.**
- Terror de ser atrapado por un sistema. **Camph.**

TONTO (NIÑO): - Es un poco tonto. **Cic.**

TORA [*]

TORTURA (DOLOR, SUFRIMIENTO, SUPLICIO): - Es por el cuerpo que la tortura nos hace traicionar. **Agra.**

TOTAL: - Rechaza la pasión efímera que induce un conocimiento imperfecto de lo que es. Quiere ser amado totalmente según lo que sale de él. **Viol-o.**

TOTAL (TODO): - Quiere ser amado infinitamente y por completo por sus semejantes, aunque no puede ser amado por lo que él es, finito, en su lugar y su ser. **Plat.**

TOTALMENTE (SIMULTÁNEO): - No nos podemos involucrar totalmente a la menor llamada, a la menor estimulación. **Mur-ac.**
- Intolerancia a que lo conozcan completamente. **Ph-ac.**
- La totalidad objetiva y subjetiva que deseo transmitir con mis palabras sólo es llevada por la mitad o parcialmente. No se puede decir todo con una sola palabra. **Viol-o.**

TÓXICO: - Sexualidad / diablo, se siente intoxicado por el otro, elevado por gente tóxica, continuación de películas de horror de niños desprotegidos por los padres. **Manc.**

TOXICOPHIS PUGNAX (Toxi.): - Quiere manifestar la pureza incorporal de Dios en su vida, negar el cuerpo. (AFADH 7.02)
- Pánico a la idea de beber en presencia de alguien: ¡es que tiene pues un cuerpo! Miedo a ser observado, juzgado, que lo vean tal como es. Las personas buscan la falla.
- Me ven como una bestia. Me sonrojo, es una parálisis moral. Malestar cuando se entrevista con alguien a quien siente superior, que sabe muchas cosas. Rechaza aceptar una inteligencia superior en los demás.
- Temor a ser conocido como un ser corporal, de no ser aceptado bajo su imagen de espíritu puro. Sufre de las funciones vegetativas de su cuerpo, que debería ver como colaborador. Quiere ser reconocido como un santo sin imponerse, recuperar la pureza perdida de la familia.

- Se desea un espíritu superior con el objetivo de <u>caridad</u>, de <u>sacrificarse</u> por los demás. Acepta el castigo para <u>protegerlos</u>. Debe descubrir la posibilidad de ser santo con el cuerpo, y no solamente volviéndose espíritu puro. Esposa de un <u>perverso</u> para sentirse santa. (AFADH - MS 7.95)

TRABA (ATRAPADO, IMPEDIMENTO, OBSTÁCULO)

TRABAJO (ACTIVIDAD, ESFUERZO, INERCIA, VOZ PASIVA, DIVERTIR, DISTRACCIÓN): - Los otros son un obstáculo, ya que no hacen su <u>trabajo</u> con el mismo fin, sino para estar a solas en su propio <u>éxito</u>. El trabajo pone de manifiesto que aún no está en la cumbre, en un buen <u>lugar</u>. **Aloe**
- Pasó su vida <u>trabajando</u> sin haberse <u>divertido</u> lo suficiente, siente que <u>envejece</u> sin haber <u>aprovechado</u>. **Aml-n.**
- Desprecia la <u>felicidad</u> en la <u>seriedad</u> de la vida, en el <u>trabajo</u> de todos los días, en la <u>ruta</u> que conduce al <u>banquete</u>, con los pequeños momentos de descanso (eutrapelia) donde al final relaja la tensión. **Apis**
- Rechaza trabajar por el bien común, quiere que el otro trabaje junto a él para no ser el único que trabaja, es mejor no comer que tener que trabajar, gracias al trabajo <u>merecemos</u> comer; quiere <u>acabar</u> la creación sin haber tenido que trabajar por el bien <u>común</u>. **Arg-n.**
- Debe conservar su inmunidad y la de los demás, se encuentra destrozado. Cree que no puede trabajar. No quiere que nadie le interrumpa en su trabajo, todo el mundo debe trabajar, no lo deben "<u>tomar con calma</u>". **Arn.**
- Al rechazar la <u>amistad</u>, debe apostarlo todo en el trabajo. **Ars.**
- El hombre debe aceptar continuar el <u>trabajo</u> de la creación con un <u>plan</u> que no viene de él. **Ars-s-f.**
- <u>Forzado</u> a trabajar en un <u>medio</u> que no escogió. **Borx.**
- Desea una <u>visión panorámica</u>, circular, sin tener que subirse, sin <u>obstáculos</u>, ni tener que elevarse, ni avanzar o pensar para que el <u>trabajo</u> se haga. **Brass-n-o.**
- Quiere estar en lo más alto en el trabajo espiritual. Su trabajo es la elevación hacia el otro, a su nivel. **Brom.**
- Trabaja para recobrar un pasado agradable y seguro. Trabajo, seguridad, casa. **Bry.**
- No tiene necesidad de trabajar, ya alcanzó su objetivo, nunca se <u>aburre</u> y disfruta perfectamente de todo, disfrute y culto de la <u>salud</u> plena… **Cadm-s.**
- Trabaja para prevenir ante un futuro incierto. **Calc.**
- El único trabajo digno con este nombre es el de <u>alimentar</u> y <u>cuidar</u>. **Calc-sil.**
- Rechaza el trabajo de la <u>inteligencia</u> para llegar a la felicidad. **Cann-s.**
- Desea trabajar y hacer algo de útil. **Cere-b.**
- Su trabajo sirve para demostrar que es bueno para algo. **Cimic.**
- Hecho para la <u>fiesta</u>, no para el <u>trabajo</u>; si no se divierte entonces ¡eso no sirve para nada! **Croc.**
- Trabajo intenso sin <u>placer</u> ya que no tiene ningún <u>vínculo</u>. **Dig.**
- Debe <u>encontrarse</u>, ya que el <u>trabajo</u> le hace perder el <u>contacto interior</u>, lo saca de sí mismo. **Euph.**
- <u>Descanso</u> y <u>trabajo</u>, <u>recuperación</u> y <u>productividad</u> no pueden coincidir en nosotros. **Fago.**
- Quiere <u>soltar</u> el <u>trabajo</u> y no preocuparse más, poder estar "feliz, contento, confiado, afectuoso, refrescado…" **Hydr.**
- En virtud sólo de su trabajo intelectual y la frialdad de espíritu, tiene la <u>presunción</u> de <u>subir</u> solo al más <u>alto</u> nivel de bienestar. **Hyper.**
- Esfuerzo y trabajo son manifestaciones de <u>amor</u>. **Ign.**
- <u>Altruista</u> para recibir su lugar, existe por el <u>trabajo</u>, no por el intercambio, aprehensión por un trabajo <u>simple</u>, <u>manual</u>, que provocó su caída. **Iod.**
- Se va de juerga, hace bromas, se droga. Manía de <u>trabajo</u> para no aburrirse. **Ip.**
- <u>Roba</u>, ya que cree que no puede trabajar. **Kali-br.**

- Rechaza la condición humana de trabajar de acuerdo a su propia naturaleza, quiere ser como Dios, quien tiene el poder de actuar por su voluntad absoluta, y no por necesidad natural. **Latr-tr.**
- Cree que el trabajo hace la beatitud, es la fuente de la alegría. **Laur.**
- Quiere ser el único que hace el trabajo, quiere hacerlo todo, así muestra su amor y forza la relación al imponerse con sus servicios, al creer que así lo van a amar más. **Lil-t.**
- Trabajo < = > felicidad. **Mag-c.**
- Trabaja para rehacer el mundo según a su idea. **Merc.**
- Es injusto deber trabajar para llegar a lo que se quiere. **Petr.**
- Quiere que el trabajo constante no embote el placer, la perfección no tiene que interrumpir el trabajo por la diversión (*los sentidos se anestesian con la estimulación constante, para que se abran los sentidos, hay que interrumpir la estimulación, porque es con el cambio que se ponen en marcha. Él quiere un placer total y constante, pero es físicamente imposible al ser humano, este es un aspecto de perfección*). **Pip-m.**
- Trabaja para mantener el movimiento = vida del mundo. Lo tranquiliza más el buen funcionamiento que por el objetivo del trabajo. **Rhus-t.**
- A través del esfuerzo y el trabajo duro, quiere que su acción sea automática y por reflejo, para garantizar el éxito. **Ruta**
- El trabajo se hace por el alma intelectual, sin necesidad del cerebro, duerme, el alma vegetativa reposa el cuerpo. **Sabad.**
- Busca la satisfacción en el trabajo bien hecho, "es mi vida". Cree que trabajando es buena, el trabajo precede a la fecundidad. **Sars.**
- Descuidar el trabajo compromete el futuro. **Stann.**
- Quiere, por su trabajo, merecer la beatitud, sin la intervención de la gracia. Sensible a que la beatitud no sea parte de su esencia, pero que deba ser adquirida por la disposición de su voluntad, por el mérito y el trabajo. **Tarax.**
- La recompensa no vale el trabajo que implica. Rechaza que el objeto de la esperanza sea arduo, el fruto de un trabajo, de un esfuerzo realizado, de un combate. **Verb.**
- Rechaza las mutaciones necesarias del hombre en crecimiento sobre los planes de educación y trabajo. Quiere poseerlo todo ya, niega el envejecimiento positivo. **Vip.**

TRACTOR (ATRACCIÓN): - Necesidad de un tractor, ya que nada lo atrae. **M-aust.**

TRADICIÓN (PREJUICIO, COSTUMBRE, PROGRESISTA, RACISTA): - Quiere conservar la memoria, la historia, la tradición y transmitirla. **Kalm.**
- Es buena por el hecho de trabajar, debe garantizar la tradición, el linaje familiar. **Sars.**

TRAICIONAR (CONFIANZA, HIPOCRESÍA, ENGAÑAR, VERDAD, MENTIRA, DESCUBRIR, AMIGO, TRAYECTORIA): - La amistad del animal no traiciona jamás. **Aeth.**
- La pulsión del cuerpo traicionan la expresión del amor puro, vuelven la palabra no fiable, si no se someten a la razón. **Agra.**
- Traicionó un secreto que lo vinculaba con Dios. **Am-c.**
- Traicionó la confianza y no merece tener más amigos, es un impostor. **Aur.**
- Siendo un compuesto substancial, nuestro cuerpo traiciona nuestra intimidad. **Cob.**
- Hace todo lo que quiere e impone su propia ley a los demás para obtener el respeto por la fuerza. **Crot-c.**
- Traicionó un amigo. **Elaps.**
- Ingenuo, inquieto porque teme ser engañado. **Hyos.**
- Nostalgia de la cohesión del grupo familiar. Bien con los niños y los animales: no hay riesgo de traición. **Mag-m.**

- Siempre susceptible de estar en la presencia de un mal, cree que la Providencia lo ha traicionado. **Mang.**
- Se siente traicionado si se habla de él delante de él. **Ph-ac.**
- Si el automatismo al cual confía plenamente no le da el resultado esperado, es como si un amigo lo dejara caer, es traicionado. Se encuentra traicionado por sí mismo, su cuerpo, sus sentidos, sus amigos, y hace las cosas automáticamente en un mal momento. **Ruta**

TRAMPA (PRESA, ENGAÑAR, CENTINELA, SORPRESA): - Rechaza ser el compuesto cuerpo-espíritu, de necesitar sentidos para conocer, ya que el cuerpo es una trampa. **Anac.**
- Necesidad de la dependencia del amor pero teme ser atrapado. **Elaps.**
- La ocasión de probar su amor es vivida como un riesgo de juicio, una trampa. **Gels.**
- Los bandidos le tienden trampas. (TFA) **Jac-c.**
- No cambia su nombre al casarse, rechaza la trampa, la asfixia, conserva su libertad. **Lat-h.**
- Necesidad de agua para circular, para vivir, sino queda atrapada en su cristal. **Nat-m.**

TRAMPOSERÍA (EQUIVOCACIÓN, INOCENCIA, TRAMPA, ENGAÑO, FRAUDE)

TRANQUILIDAD (PAZ, ORACIÓN, REZAR): - Dios es lo bastante rico para preocuparse de su pueblo sin perder su tranquilidad. **Carbn-s.**
- Tranquilidad perdida: abandonó su tarea, su lugar humilde, no esperó su turno. **Cupr.**
- Interrumpe su actividad para rezar en la cola de su caballo, no para huir del trabajo, sino para mejorarlo o hacerlo de nuevo, ya que el trabajo le hace perder el contacto interior. **Euph.**
- Hay que dejarlo hacer las cosas en paz. No soporta la agitación del mundo. (GH X.94) **Petr.**

TRANQUILIZAR (CORAJE, CONVICCIÓN, SOSTÉN, AYUDA, VALOR): - Canta o silba para tranquilizarse. **Carb-an.**
- Siempre se tranquiliza con los elogios, aprobaciones y halagos que busca con entusiasmo en sociedad, pero tan pronto se queda solo, corre el riesgo de sentirse completamente agotado. **Pall.**

TRANSCENDENCIA [*]: - Trascendencia e inmanencia no se distinguen en Dios. **Anh.**
- Trascendencia rechazada, está consagrado a la inmanencia absoluta, es el diablo. **Camph.**
- Transpiración, símbolo de transcendencia. **Carb-v.**
- La inmanencia no es un objetivo en sí, sino un trampolín hacia la trascendencia. **Hell.**
- Solo, se vuelve el Trascendente. **Phyt.**
- El hombre sólo alcanza lo trascendental por la comunión de las almas, no es posible mecánicamente sólo por el proceso fisiológico y psicológico de la actividad sexual. **Pic-ac.**
- Desea una evolución trascendente por su propia iluminación y sus propias fuerzas, y se vuelve primitivo, animal… **Plut-n.**

TRANSFERENCIA: - Sensación de transferencia de energía entre él y los demás, miedo de tomar algo que no le corresponde, de buscar la fuerza fuera de sí. **Abrot.**

TRANSFORMAR (NOVEDAD, ASIMILAR, CAMBIAR, EVOLUCIÓN, CICLO, EDAD, EDUCAR, MISMO, ESTANCARSE, MOVILIDAD): - ¿Consiste la perfección en estar sin movimiento? Cuando se quiere salir del estado de "ser puro", se debe aceptar ser enseñado o enseñar, confrontarse a algo, ser transformado. **Adans-d.**
- Transforma todo en viento inútil, se cebó demasiado. **Aloe**
- Debe aprender la asiduidad, la necesidad de la repetición regular de transformaciones, a veces dolorosas, ya que el descanso no se logra repentinamente. **Ars-h.**

- Dios conoce sin ingerir ni transformar el objeto en Sí mismo. Se alimenta por los sentidos como se alimenta de un objeto intelectual, sin introducirlo dentro de Sí, ni transformarlo por el cuerpo. **Carb-ac.**
- Quiere entregarse sin perder nada de sí, darse siempre y sin agotamiento. **Carb-an.**
- Lo peor es cuando no se tiene el coraje de ir hasta el fin, esto es negarse a dejarse transformar, evolucionar. Acepta la transformación pero se detiene a medio camino. **Carb-v.**
- Se convierte en la fuerza de todo lo que se transforma en sí mismo, no sacrifica nada de su posible desarrollo a la existencia propia del otro, el soporta todo para que todo lo que exista se convierta en él. **Carc.**
- Miedo de tomar algo que le transforme el interior. **Carn-g.**
- Rechaza la última transformación por la muerte, la disolución de su materia. **Eupi.**
- Sueña que avanza en una gruta hacia una gran luz. Rechaza el valor humano real y se transforma en animal, alguien hace el amor con ella. **Hell.**
- El actuar humano implica aprender por los consejos de los demás, ser transformado. **Helon.**
- Aspira a una metamorfosis que lo lleve a una perfección trascendente, pero él mismo quiere dirigir esta transformación. **Hydrog.**
- No quiere transformar algo del exterior en su propia sustancia. **Kali-n.**
- Rechaza las transformaciones pasivas que lo lleven hacia su perfección, incluso el deseo de lo que le conviene para eso. - Rechaza las transformaciones sucesivas de las etapas de la vida. **Kreos.**
- Muñeca que se transforma en demonio, caballos que se desbocan salvajemente. **Marb-w.**
- Perdió la facultad de adaptarse al medio, de dejarse transformar y perfeccionar por la recepción de lo que es otro, externo a él. **Ran-b.**
- El movimiento que hace el hombre es el de la ascensión, tanto en la bipedestación (corporalidad), como en el sentido evolutivo (racional-espiritual), que es transformado por la inteligencia. Transformaciones y creaciones mágicas. **Sol-t-ae.**
- Vivir su naturaleza original o aceptar su transformación para existir y embellecer ¿por el deseo del otro? **Vanil.**
- Posee todo, ya no hay nada a transformar para mi riqueza. **Vip.**

TRANSFUSIÓN: - Desea su pensamiento inmediatamente transfundido en el otro. **Merc.**

TRANSGRESIÓN (PROHIBICIÓN, OBEDIENCIA): - La confrontación a lo prohibido provoca su deseo de transgredirlo. **Plb.**

TRANSICIÓN (CONTINUIDAD, ETAPA, EVOLUCIÓN, PASO, PRECARIEDAD, TRANSFORMAR): - Rechaza las transiciones, quiso ser acto puro bajo el aspecto de la plenitud de energía, con un matiz de rechazo hacia la progresividad, el paso a paso, la transición hacia… **Pip-m.**
- Intolerancia a la transición, progresividad. **Sil.**

TRANSITORIO: - La dignidad de una acción está de acuerdo con su finalidad, incluso si es finita, o transitoria. **Chin.**
- Le gustan la urgencia y las rápidas sucesiones de las situaciones transitorias, no la rutina. **Plan.**

TRANSMITIR (COMUNICAR, ILUMINAR, ENSEÑAR, MENSAJE, SIGNIFICADO, IMPREGNAR, NOTICIA, NOVEDAD, CONTACTO, PALABRA): - El instinto, infalible, se transmite sin palabra, no tiene que ser confirmado bajo ningún aspecto por el raciocinio, con el cual se arriesga a cometer error por el uso del lenguaje. Dios podría, por iluminación, transmitirme y darme toda la sabiduría sin que yo deba razonar. **Aeth.**

- Quiere transmitir atrayendo a su discípulo hacia sí, y no a la inversa, para poder ser comprendido. **Bufo**
- Quiere una transmisión por la iluminación, en su egotrofía explica todo a fondo. **Calc-p.**
- Puede transmitir, aportar todo el conocimiento ya que es la fuente, no tiene que recibir nada del exterior. Señor sabelotodo. **Dulc.**
- Conoce las historias de todos, hace la unidad de la comunidad, es el centro, el sistema nervioso transmitiendo, poniéndolo al corriente. **Kalm.**
- Como expresión de su amor, quiere darle al otro su esencia misma, y no algo de su carne. Envidia la vida perfecta inmanente en cuanto a su transmisión y comunión entre las personas. No quiere sacrificarse. **Sabal.**

TRANSPARENCIA: - Soy transparente, le digo todo al que amo. **Cycl.**

TRANSPIRAR (EXCRETAR): - Se sale sí, éxtasis por la transpiración. **Carb-v.**

TRANSPORTE: - Quiere controlar el movimiento de la vida (transporte). **Cocc.**

TRASPLANTE (INJERTO, SUGESTIÓN, CONSEJO, PARASITO, DOMINAR): - La persona trasplantada es rechazada por el trasplante. **Canth.**
- Aborta, ya que toma al feto como una sugerencia intolerante, un injerto. **Helon.**

TRASTORNOS: - No se dejó trastornar por su falta. **Berb.**

TRATAMIENTO (SALUD): - Se acuerda que sufrió por un tratamiento equivocado. **Ambr.**

TRAUMATISMO (VULNERABILIDAD, GOLPE, HERIDA, SANGRE): - Sensibilidad herida, traumas laceradas que tardan en sanar, dolores fuera de proporción. **Calen.**
- Reflexionar primero sobre lo que se quiere hacer: este trabajo de prudencia negada lo hace vulnerable a los traumatismos. **Mill.**

TRAVESÍA (DESIERTO, CAMINO, TRAYECTO)

TRAVIESO (PILLUELO, NIÑO)

TRAYECTO (CAMINO, VELA, VIAJE): - Anonadado por la trayectoria de la gente, sus enfermedades…**Cocc.**

TRAYECTORIA: - Desea la inmutabilidad, en la cual nada del exterior le hará cambiar su trayectoria, él es el impulso perfecto, inmóvil. **Ruta**
- Desea la inmutabilidad en la que nada del exterior a él le haga cambiar de trayectoria, él es el impulso perfecto, inmóvil. **Ruta**

TRETA (TRAMPA, ENGAÑO): - Treta espiritual, adepto de un maestro de una secta espiritual que idolatra, adora la discusión, sin que estas ideas sublimes sean prácticas en la vida. **Ham.**

TRIBUNAL (PROCESO, DERECHO, JUICIO, LEY): - Debe presentarse ante un tribunal por un crimen que nunca cometió. **Zinc.**

TRINO (MÚSICA, ARMONÍA): - Adorno musical que consiste en una rápida alternancia entre dos notas adyacentes para obtener una armonía. **Nat-c.**

TRISTEZA: - Tristeza de no tener la perfección en la cual quiere encontrar la felicidad. **Cycl.**

TRONO (SEDE)

TRUCO (HONESTO, ENGAÑO, HIPOCRESÍA, MENTIRA): - Intolerante a los sobornos, trucos y compromisos. **Dros.**

TUBERCULINUM (Tub.): - Sensación de extrañeza, certeza de ser fea en la materia, quisiera dejar este lugar. Tarta de construir otro mundo por la música, las artes.
- Busca el conocimiento en la belleza y la armonía de la materia. Exigencia de movimiento por una curiosidad insaciable de conocer. Confunde bondad con belleza.
- Permanece en la belleza de las formas, de la apariencia. Cree que la fealdad del alma es la imagen del cuerpo mientras que la belleza de su cuerpo debe ser a imagen de su alma.
- No tenemos tiempo, pasa demasiado rápido y hay demasiado que hacer, ¿cómo resistir para salir de esta situación que nos comprime? Opresión, necesidad de cambio para liberarse. (SKR, X.95)
- *BACILLINUM*: Las paredes parecen juntarse, esfuerzos desesperados por salirse de donde se siente cada vez más prisionero. (SKR, X.95)

TUNGSTENIUM METALLICUM (Tung-met.): - Compuesto sustancial cuerpo-espíritu, es por nuestro componente físico que nuestro espíritu sufre por contactos dolorosos, enemigos, esfuerzos.
- Desea una perfección que lo vuelva impasible delante del sufrimiento y no necesitar de ninguna protección de este aspecto material. Sufre de separación: de sus amigos, de su parte superior separada de su parte inferior, espíritu separado del cuerpo. (AFADH 1.2009)

TURNO: - Espera prudentemente su turno, siempre dispuesto a ceder su lugar. **Cupr.**

TUTEO: (FAMILIARIDAD)

U

UNICO (NIÑO MIMADO, EGOISMO): - Quiere ser único, original, mientras que cada ser humano se manifiesta (transpira) en su originalidad entre sus semejantes. **Azadir.**
- Deja este medio en el que la corriente lo amenaza y le demuestra que no es único. **Brom.**
- Incapaz de asumir su sentimiento de ser único. **Paris**
- Como si fuera el único de la especie humana. **Phyt.**
- Debe sentirse elegido y estimado, y vivir en la imagen de su relación con Dios. Quiere ser único, el elegido, nadie es como él, no hace parte de ningún conjunto. Menosprecio condescendiente hacia los demás. **Plat.**

UNIDAD: - Perder un pedazo = destrucción de la unidad original y de sí mismo. No tiene identidad fuera del grupo. **Agath-a.**
- Diablo, unidad, finalidad, mente-cuerpo, pensamiento, voluntad. **Daph.**
- Quiere ser la causa de la unidad de las cosas, crea cordones con los que lo rodean, se vuelve pegajoso. **Kali-bi.**

UNIFORME (ASPECTO, VAGABUNDO, VESTIMENTA, CONVENIO)

UNIVERSAL: - Un intelecto perfecto, uno y simple, conoce la universalidad y todos los singulares, el hombre necesita de sentidos diferentes de su intelecto, de varias herramientas del conocimiento para conocer los singulares ya que ninguna facultad es suficiente para conocerlo todo. **Carb-ac.**

- Si acepta cambiar, acepta que no tiene la universalidad de todo lo que puede ser. **Spong.**

UNIVERSO (LUGAR, MEDIO): - No puede poseerse totalmente, aunque se puede unificar y concentrar en sí la variedad infinita del universo. **Germ-met.**

- Se siente en comunicación con el universo, quiere unificarlo por su amor. **Puls.**

UNO - UNIFICAR - UNIÓN (COMPLEMENTARIEDAD, COMPOSICIÓN, DOS, PEDAZO, ROMPECABEZAS, SEPARAR, INTIMIDAD, VÍNCULO, FUSIÓN): - Placer de la unión total al cosmos, fuente de todo. **Abrot.**

- La palabra es demasiada débil para lograr la unidad con el otro. **Agra.**
- No tiene confianza en la unión del alma y el cuerpo. Perdió el principio unificador. **Alum.**
- Rechaza la unidad genérica fundamental de todos los humanos. **Ambr.**
- Su acondicionamiento (la condición como ser humano) le impide la unión con Dios. La unión no es fusión. Sentir la precariedad de la unión es el sufrimiento que debe aceptar por amor al otro; al hacer esto, da todo, se entrega por entero. Quiere la unión – fusión con el amado, a causa de su compromiso total. **Anan.**
- Quiere actuar según su capricho, sin referencia a la unidad – enjambre del que depende. **Apis**
- La comida es la manera más fundamental de ser uno. **Arg-n.**
- El menor obstáculo es señal de su falta de unión con su propósito. Quiere ser el artesano de su beatitud en la unión, sin mérito ni combate. **Aster.**
- No concibe existir como una unidad al estar compuesto de partes diferentes. Ha puesto lo absoluto en la unidad, deseo por la voluntad y no por el amor. **Bapt.**
- No puede actuar como una unidad en la armonía puesto que es el complejo cuerpo-espíritu, sin tener la homogeneidad de la naturaleza. **Bell.**
- Lo físico corruptible no debería ser unido a un alma incorruptible. **Benz-ac.**
- Quiere tanto ser una sola sustancia con el otro, su madre, o con cualquier cosa que no sea él, es pegajoso. **Coc-c.**
- Quiere hacer la unidad de su ser por su voluntad de ser libre, sólo obedeciéndose a sí mismo. **Daph.**
- Quiere una unidad dinámica paralela e instantánea entre el cuerpo y el espíritu. **Ferr-p.**
- Mala conciencia de la unidad de su yo, al punto de no reconocerse como una persona. **Germ-met.**
- Mala conciencia de la unidad de su yo, de sus pasiones incontrolables, al punto de no reconocerse como una persona. **Germ-met.**
- Quisiera permanecer uno en todo (desea huevo), como Dios que sólo es uno con sus creaturas, ya que todas se asemejan en un aspecto de Él. **Hydr.**
- Hila para encontrar la unidad, la cohesión. **Hyos.**
- Quiere ser la causa de la unidad de las cosas, crea cordones con lo que lo rodea, se vuelve pegostoso. **Kali-bi.**
- Conoce las historias de todos, hace la unidad de la comunidad, es el centro, el sistema nervioso transmitiendo, poniéndolo al corriente. **Kalm.**
- El encuentro por la unión carnal a una carne podrida necesaria para la generación le da asco. Todo lo que afecta la unión, el contacto, el encuentro, se pudre. **Kreos.**
- Relación fusionista y aquello que reúne lo mejora. **Lac-d.**
- Quiere la cohesión, mantener a cualquier precio la unión. **Nicc.**
- Quiere separarse de las criaturas inferiores cuyo apego le mancha su alma, lo vuelve impuro y por lo tanto inepto ante la visión de Dios, y por consecuencia a la unión con Él. **Olib-sac.**
- Desea ser uno por sí y no ser completado por el otro… **Puls.**

- La cruz que expulsa al diablo restablece la unidad entre el cielo y la tierra. Por su amor, quiere restituir el lazo unificador a las cosas. **Puls.**
- Imagina tener derecho a la unión con Dios, no acepta abrir su corazón (*NdT: cuando algo está abierto está listo a recibir, pero no necesariamente va a recibir lo que quiere, para recibir la unión con Dios hay que abrirse*). **Rheum.**
- El alma humana debe estar unida al cuerpo para poder conocer. **Sabad.**
- Pierde la unidad del yo, rechazando la manera humana de ser uno. **Sal-fr.**
- El placer de la unión no es el objetivo de la unión, sino la consecuencia de la unión que es el objetivo. **Squil.**
- Quiere amar como él sabe, aunque la unión afectiva no implica la unión efectiva. **Stram.**
- Rechaza la unidad en una jerarquización de partes, por la simplicidad absoluta de Dios. **Stront-c.**
- Conciliador en las disputas, culpable y responsable por la desunión. Sirve de intermediario. **Symph.**
- Envidia la inteligencia divina creadora que mantiene sólidamente todos los elementos creados en un conjunto perfecto, lo múltiple en la unidad. **Thuj.**
- No puede comprender la unidad de la comunicación de una frase. **Viol-o.**

UPAS TIEUTE (Upa.): - (AFADH 013)

URGENCIA (IMPERIOSO, SORPRESA, OBLIGAR): - Cita urgente y no sabe con quién es. **Acon.**
- Angustia voraz/ávida, urgencia, nada lo satisface. **Aloe**
- Corre después de las urgencias, hasta agotarse. **Menis.**
- Le gusta la urgencia y las sucesiones rápidas, de las situaciones transitorias, no la rutina. **Plan.**

UROLOPHUS HALLERI (raya roja) (Urol-h.): - No se considera un ser humano, y se consuela con la sociedad de los animales. Nostalgia de un paraíso de amistad y comunicación intuitiva. Inventa un mundo humano armonioso en otro planeta. Resultado de querer una fraternidad y una seguridad como la de los animales en un clan: pérdida intelectual, violación o deseo sexual exacerbado.
- Se empapa de todo, no hace análisis. No hay elaboración intelectual. Envidia a los animales que hablan sin palabras, comunican directamente un sentimiento, toma a los animales como personas. La diferenciación es secundaria, puesto que la parte fundamental es estar en contacto con el objeto.
- Absorbe una cosa sin dejarse modificar por el conocimiento del concepto invisible, ya que no diferencia la representación interior del objeto ofrecido de su conocimiento (*NdT: si se ve como una prostituta, se siente como una, no hay diferenciación del concepto que recibe y cómo vive el concepto*). No se diferencia tampoco del objeto juzgado por el intelecto como bueno y que le gusta a la voluntad. La perfección natural no es suficiente en el humano, sólo sale de la animalidad y sólo se vuelve dignamente humano por el reencuentro con el otro (Otro).
- Se hace o se vuelve, o se siente considerado como un objeto, una cosa sexual, no como una persona. No es reconocido como una persona particular capaz de conocimiento y del amor espiritual por el cual uno se perfecciona a sí mismo.
- Envidia la perfección divina bajo el aspecto que no evoluciona por el encuentro con la alteridad, que no es necesario para su perfeccionamiento. Tiene todo en sí, como el animal admirado que tiene todo para ser, no evoluciona. (AFADH XI.2009)

URTICA URENS (Urt-u.): - Favorable hacia el equilibrio del medio, de la familia. Veneración por las personas mayores, los viejos, el padre… (CLH 3.02)

USO (HÁBITO, COSTUMBRE)

USTILAGO MAïDIS (Ustil.): - Rechaza su función progenitora en sinergia con los demás. Quiere crear un ser semejante a Dios por la palabra y el aliento, por sí y para sí, negándose a encontrarse con el otro.
- Quiere ser como Dios que crea sin modificarse y solo. Quiere engendrar a partir de su propia interioridad, sin cooperación, ser dependiente o tener sociedad. Pierde la capacidad de vincularse con el otro para engendrar y pierde los órganos reproductivos, hemorragias, aborto, queda vacía, se le caen los dientes, sus uñas, la piel, la boca, se secan. No puede incorporar nada del otro, se estrangula, se le anudan los intestinos, que lo dejen solo (NC 04, LVJ 06)
- Karma: la oportunidad de ser portador o no de la felicidad intrínseca, tener o no de que compadecerse (AFADH VII.96). Quiere encontrar el amor dentro de sí, no ve el amor que recibe del prójimo. (MS X.01)
- Envidia a aquellos que no tienen nada de qué quejarse. Quiere tener una fuente de placer en sí mismo. (AFADH VII.96)
- Incapaz de recibir la bondad de los demás, tanto que quisiera que viniera de sí mismo. HR: *"Espermatorrea incontrolable que casi lo mata, llora, prostrado, no puede trabajar más".* (MS VI.94)
- Entumecimiento. Deseo de encontrar el placer en sí mismo, no tiene necesidad de relacionarse y no puede recibir de los demás. Nadie le da nada. Tiene todos los elementos de la felicidad en él. < por la sexualidad sin pareja, cefalea por el orgasmo, útero blando. Torpeza, estupidez,… resequedad, esterilidad, abandono. (ST I C26 a1: "La bienaventuranza, ¿le corresponde o no le corresponde a Dios?"; a4: "¿Está o no está incluida en la bienaventuranza de Dios toda bienaventuranza?") (MS XI.91)

USURPAR (IMPOSTOR, LUGAR, FRAUDE, ENGAÑO): - Su deseo de usurpar el lugar se experimenta como algo malo, descansa mal, está en el aire, su idea lo hizo subir, no su esfuerzo. **Hyper.**
- Usurpó un lugar. **Lyss.**
- Perdió las virtudes necesarias para el mando, ya que lo usurpó. **Pedic.**

UTILIDAD - UTILIZAR (SERVICIO): - No puede ser inútil ya que su tarea es permitir la vida de los otros. **Arn.**
- Debe distinguir infaliblemente lo nocivo de lo útil para mantener su dignidad, mientras que es amable y alegre. **Azadir.**
- Gran deseo de trabajar y hacer algo útil. **Cere-b.**
- Invulnerabilidad si cumple su misión en el proyecto recibido de Dios, que es más útil y más noble que el suyo. **Chin.**
- Debe ser útil al dejar rastros, prueba de su infalibilidad. **Graph.**
- Se vuelve indispensable para que lo amen. **Lach.**
- No quiere oír hablar de dinero, símbolo de una relación utilitaria. **Merc.**
- Es útil cuando encuentra la solución intelectual, y no cuando tiene aire de estúpido. **Ptel.**
- Se vuelve indispensable para los otros y los hace felices al ayudarlos. **Sabad.**
- Acciones inútiles, febriles, sin embargo reivindica [*] su salario aunque lo único que hizo fue imitar al trabajador. **Sars.**
- Se da golpes, idiota o loco si no es utilizado. **Tarax.**

UTOPÍA (IDEAL, POSIBLE, REALIDAD)

V

VA Y VIENE: - Masticación, reflexión y coito = ideas, y cuerpos que van y vienen. **Daph.**

VACÍO (ELIMINAR, INSACIABLE, NADA, ESPACIO, ALTURA, PLENITUD, DEMASIADO): - Para ser puro, debe permanecer solo y sin mezclarse, crear un vacío, zen, monje. **Agn.**
- No disfruta nada bien, se vacía de su propia vida: vómitos, diarrea…**Ip.**
- Un todo que pierde una parte ya no existe más, está vacío. **Lac-d.**
- Hace el vacío, no le gusta que haya demasiadas cosas en la habitación, nada superfluo. (AFADH XII.96) **Phys.**
- Se encuentra habitando en un entorno vacío, como una casa vacía, ya nada anima su carcasa. **Tab.**
- Pierde la capacidad de vincularse con el otro para engendrar. Pierde los órganos reproductivos, hemorragias, aborto, queda vacía. **Ustil.**

VACUNA: - No soporta lo que se monta/apoya/usurpa sobre su vida: lo extraño, el animal, la vacuna. **Thuj.**

VAGABUNDO (TRAJE, EDUCACIÓN): - Respetar convenciones sociales o dejarse llevar por sus instintos, tema de respetar o caer en la vagabundería y la suciedad. **Marb-w.**

VAGAR: - Vaga sin guía ni ayuda en su camino. **Am-m.**

VALENTÍA (CORAJE): - Imprudente en la valentía, seguro de la victoria sin preparación. **Asc-t.**
- Valiente que se ríe delante del dolor. **Hura**

VALER: - Sin el placer inmediato al más alto nivel, la vida no vale la pena ser vivida. **Aml-n.**

VALERIANA (Valer.): - El intelecto y la razón prevalecen sobre lo emocional, conduce todo para ellos, su verdad. Alegría de dominar sus fuerzas psíquicas más que de orientar su ser hacia su fin. Su rectitud a nivel racional impide a todo ser viviente vivir cerca de él, así como su carácter odorífero se impone demasiado, radiación insoportable (el olor de la planta es muy fuerte y desagradable).
- Seducido más por la inteligencia que por la belleza. Ocupa demasiado lugar, teme herir. Se encuentra "como si los objetos se encuentran retirados alrededor de él", no reconoce su medio, ha perdido su rumbo. Debe ir a alguna parte, pero no sabe adónde. Su pobreza sería la de aceptar al otro por lo que es y vive, sin pensar que es falso.
- Sensación de no estar en su casa. Debe convertirse en el motor hacia su verdadero fin, considerado como una sabiduría superior su necesidad de luz, de autenticidad. (AFADH IV.90)

VALOR – ALIENTO (CORAJE, HAZAÑA, ATREVERSE, OSAR, TRANQUILIZAR): - En lugar de armarse de valor para afrontar, llora. **Aster.**
- No se atreve a hacer más de lo que había previsto. **Bar-ac.**
- No osa hacer más de lo que había previsto. **Bell.**
- Quisiera atreverse a decir las cosas que no se dicen. Osar decir: domina y guarda todo. **Carc.**
- Le da ánimos al doctor. **Cocc.**
- Cobardía, se ensaña con un cadáver[49]. **Elaps.**
- Ante todos estos obstáculos, su situación humana está sin salida, es imposible encontrar la libertad. **Nat-p.**
- Quiere sacar coraje de sí mismo y pierde la fuerza. **Tab.**

---

[49] Sigue expresando su cólera con un cadáver, no hay ningún peligro de atacar a alguien que ya está muerto.

VALOR (IMPORTANCIA, DISCERNIR): - Valoriza a los demás y se denigra sistemáticamente. No soporta el fracaso, y tiene un problema en la expresión, pero su dificultad de expresarse está vinculada a la negativa de recibir el conocimiento del exterior. Memoria que se ve afectada por la lectura, no por la escritura. La mirada del otro está sobre la falta de valor de lo que expresa (heces), no sobre lo que es intrínsecamente. **Ambr.**
- Se valoriza al escuchar a los demás, fijando su perfume. **Ambr.**
- El centro no tiene más valor que los rayos, sin ellos no puede hacer nada. **Aran.**
- Verifica su valor en la eficacia. **Aur.**
- Juzga el valor de su ser de acuerdo a la medida de la imperfección de su vida o de su eficacia. **Aur.**
- Tímido que encuentra un truco a pesar de todo para hacer que le reconozcan su valor. Soy pequeño pero... **Bar-s.**
- Quiere el respeto que le merece la excelencia de sus acciones generosas y espera ser apreciada por sus buenas obras. **Calc-s.**
- Siempre me rebajo ante los ojos de los demás. **Calc-s.**
- Quiere mostrar el valor moral, un valor intrínseco que debe difundirse. **Caps.**
- Es prisionero de lo que no se ha dicho y de la tiranía del amo. **Carc.**
- Pierde el juicio del valor de las cosas, y desprecia el orden jerárquico de los valores, de la manera humana de pensar. Al despreciar los grandes valores, sufre con las cosas pequeñas. **Chin.**
- Falta de autoestima, los demás conocen su culpabilidad. **Cob.**
- Se valoriza por su devoción absoluta a los que sufren más. **Cocc.**
- Quiere probar su valor por la magnificencia y el lujo de su entorno. **Cur.**
- Observa sólo su buena conciencia moral, el valor que duda su bondad moral: "Drosera va hacia el Bien con vehemencia, pero este Bien hacia el cual va, es su buena conciencia como sentimiento de la posesión del bien" (MS). **Dros.**
- También comprueba su valor de acuerdo a su éxito, pero esto no le basta, absolutamente le hace falta el amor y el aprecio de los demás, es prisionero del qué dirán y de su introspección. Observa la perfección de su propio ser, que quiere sentir y experimentar en plena conciencia e inmediatamente desde aquí abajo, lo que es imposible para el hombre. **Germ-met.**
- Cómo asignarle valor a las cosas, discernir lo esencial de lo accesorio. **Graph.**
- No puede decidirse ya que las cosas pueden tener algún valor oculto que no ve, deliberación sin fin, desea la infalibilidad. **Graph.**
- Si tengo todo el valor en mí y me creo totalmente realizado, ya no necesito de nada, ningún valor externo que me atraiga. **Grat.**
- No acepta que la realidad sólo tenga valor como un reflejo de la perfección y de la belleza absoluta. Pierde la capacidad de reconocer el valor de las cosas al querer ser, él, El valor. Un valor para él, es el que él mismo crea. **Hell.**
- En su perfeccionamiento, el hombre puede verse afectado por cosas sin valor, Dios no. **Hyper.**
- Incapaz de apreciar nada, no desea que los otros aprecien o le den valor a nada, o él mismo decide el valor de las cosas. **Ip.**
- Se siente bien sola, quiere ser amada por los actos buenos que produce, por su voluntad para hacer cosas por los demás, realiza un trabajo para hacerse amar. **Lil-t.**
- Su valor está encerrado. **Lil-t.**
- Tomó el lugar de alguien que no tiene valor. **Lyss.**
- Siempre debe presumir su valor en la competencia. **Mag-m.**
- Lo ofenden ya que no lo valorizan. **Nat-m.**
- Obtiene valor en la sociedad para seducir a todo el grupo por su amabilidad. Muestra su valor por su fruto, mejora durante el embarazo. Le gusta que lo halaguen, depende del qué dirán, busca seducir. Cuando se siente mal tiene aversión y es torpe para hablar una lengua extranjera, la cual ya domina, es un gran esfuerzo y lo cansa. **Pall.**

- Se <u>somete</u> para hacer <u>reconocer</u> un <u>valor</u> que no tiene (*NdT: aspecto de sumisión del cuerpo al que hay que someterse, como cuando se va a dar a luz, o al poner la frente al suelo para orinar*). **Pareir.**
- Siente que sobra, no <u>cuenta</u> para los demás. **Phys.**
- Se valoriza ante la <u>sociedad</u> para seducir a la persona más notable despreciando a los demás. **Plat.**
- Quiere que las cosas tuvieran el valor que les da, según lo que percibe o conoce. **Sars.**
- Agotado, no se puede ocupar de <u>todo</u>, falta de escala de <u>valores</u> para <u>estimar</u> las cosas y los acontecimientos. **Stront-c.**
- Tiene todos los valores o quiere tenerlos. **Sulph., Aur-s.**
- Desea la gloria, el honor, todos los valores de Dios. Quiere mostrar que tiene valor para ser <u>amado</u>. **Sulph.**

VALORAR (VALOR)

VAMPIRO: - Vampiriza para vivir y desarrollarse, pegado a los demás, de los que espera todo. **Abrot.**
- Quiere ser un vampiro / o miedo a ser cortado. **Sol-t-ae.**

VANILLA AROMATICA (Vanil.): - Nostalgia de una vida <u>natural</u> no <u>programada</u>, o aceptación de una <u>manipulación</u> atenta y calculadora del hombre con la esperanza de un reconocimiento de su <u>sofisticación</u> extrema. Vivir su naturaleza original o aceptar su <u>transformación</u> para existir y <u>embellecer</u> ¿por el deseo del otro? (JLM, Sach-lact, 2009)

VARÓN (SEXO, MLF – Movimiento de Liberación Femenino, SEXUALIDAD)

VEGETATIVO [*] (ALIMENTO, REFLEJO, MATERIAL, NUTRICIÓN, INSTINTO): - Sólo mantiene <u>relaciones</u> a nivel vegetativo (*tiene más relación con los muertos que con su familia*). **Calc-sil.**
- Quiere que lo <u>vegetativo</u> <u>absorba</u> los nutrientes de manera intelectual. Dios conoce, sin ingerir ni transformar el objeto mismo. **Carb-ac.**
- Todo lo vegetativo, lo que no se <u>controla</u> por la razón, trabaja de manera anárquica. **Cimic.**
- Controla lo vegetativo, sus chakras… fachada <u>espiritual</u>. **Cinnb.**
- No soporta que su vida esté basada en un alma vegetativa. Esta herramienta insuficiente lo <u>limita</u>. **Coca**
- Quisiera gobernar totalmente sus apetitos naturales, su vida vegetativa. No soporta cuando algo se le <u>escapa</u>. **Murx.**
- Es el criminal más grande, porque él mismo se mató al rechazar el alma vegetativa, creyendo llegar a la <u>perfección</u> <u>separando</u> el alma del <u>cuerpo</u>. **Sabad.**
- Deseando la simplicidad y el disfrute sin lo vegetativo, se encuentra atrapado entre lo vegetativo sin el aspecto humano espiritual de la relación y el placer, sin apertura al <u>otro</u>. **Sabal.**
- Sufre las funciones vegetativas de su <u>cuerpo</u>, aunque debería verlas como <u>colaboradoras</u>. **Toxi.**

VEJEZ (JUVENTUD, EDAD, CAMBIO, DEGRADAR, ANIVERSARIO, FECHA, VENCIMIENTO, TIEMPO, CORRUPCIÓN, CUERPO): - Impresión que debe pasarse la vida trabajando y no tiene suficiente <u>placer</u>, se siente envejecer sin haber <u>aprovechado</u> su vida, <u>sin sentido</u>, ni disfrute, sin <u>frutos</u>. **Aml-n.**
- Como si los senos se van a <u>desprender</u>, su madre estaba enferma, las uñas se pulverizan: se caen, envejecen, fin, movimiento, desenlace. **Cast-eq.**

- Sometido dolorosamente al <u>envejecimiento</u>, ya que no admite que su carne no sea como la sustancia divina. Odio a los viejos, que no se pueden sostener y son hediondos, o a aquellos que supieron mantenerse jóvenes. **Eupi.**
- Sufre porque va a perder su <u>vitalidad</u> <u>envejeciendo</u>, de no tener más la <u>energía</u> de la juventud, de no ser capaz de dar la vida, de romperse en el impulso y de avanzar hacia la muerte del cuerpo. **Gink-b.**
- El <u>agotamiento</u> del <u>poder</u> humano es inaceptable, como la <u>decadencia</u> en la vejez. **Sel.**
- Miedo de <u>envejecer</u> antes de haberlo conocido todo, de haber vivido <u>plenamente</u>. **Senec.**
- Favorable hacia el <u>equilibrio</u> del medio, de la familia. Veneración por las personas mayores, los viejos, el padre… **Urt-u.**
- Rechaza las mutaciones necesarias del hombre en crecimiento sobre los planes de <u>educación</u> y <u>trabajo</u>. Quiere <u>poseerlo</u> todo ya, niega el <u>envejecimiento</u> positivo **Vip.**

VELA (CIRIO): - Es la cera de la vela que es para Dios, más brillante que las otras, que incluso no tiene necesidad de consumirse para alumbrar y perfumar. **Myric.**

VELA (VUELO, SUMISIÓN, NAVEGAR)

VELEIDOSO [*] (ELECCIÓN, VARIABLE, DECISIÓN): - **Carb-v.**

VELOCIDAD (TODO, COMPETICIÓN, TIEMPO, INSTANTE, DURACIÓN, PROGRESIVO):
- Reemplaza la <u>elección</u> por la rapidez. **Acon.**
- Abrumado por el mundo, el <u>ritmo</u>: "¡paren el mundo que me quiero bajar!" **Cocc.**
- Quiere ser el mejor, desea los <u>extremos</u>: independencia, entrenamiento, <u>hazañas</u>, acrobacias, <u>velocidad</u>, <u>fuerza</u> de voluntad. **Falco-pe.**
- Quiere <u>comprender</u> rápidamente como piensan los adultos, lo que sienten y cómo se <u>conectan</u>, se <u>adaptan</u> y se <u>comunican</u> para cumplir su <u>misión</u>, descubrir y cultivar su <u>dirección</u> y finalidad cualesquiera que sean los acontecimientos y accidentes **Helo.**
- Hace la unidad de la comunidad, es el <u>centro</u>, el sistema nervioso <u>transmitiendo</u>, eléctrico y rápido, poniéndolo al <u>corriente</u>. **Kalm.**
- Quiere la rapidez del relámpago, está privado de toda energía. **Kalm.**
- Lee <u>deprisa</u> para llegar antes al final de la historia. **Mag-m.**
- Rechaza la <u>progresividad</u> del siguiente <u>paso</u>, quiere dar el siguiente paso, la transición a toda <u>velocidad</u>, como si esta <u>etapa</u> <u>intermedia</u> no existiera. **Pip-m.**
- Quiere tan rápidamente el <u>resultado</u> que no ve más el <u>medio</u> para llegar allá. **Ptel.**
- Consciencia de lo <u>fugaz</u> de la vida que va demasiado <u>rápida</u>. **Verat-v.**
- No soporta a aquellos que vagabundean y <u>hablan</u> sin <u>actuar</u>. **Zinc.**

VENCER: - Quiere vencer, resistir, enfrentarse, incluso si no <u>descansa</u>. **Cola**

VENCIMIENTO (ANIVERSARIOS, FECHAS, MOMENTO): - Miedo al vencimiento, y sin embargo se precipita. **Arg-n.**
- ¿Su falta de ambición y de honor le dejan pasar indolentemente los plazos de vencimiento? **Petr.**
- Rechaza el vencimiento. **Sang.**

VENERAR (ADMIRAR, EXAGERAR, LATRÍA, VALOR): - La excelencia de sus acciones lo vuelve <u>venerable</u>. **Calc-s.**
- Desea la veneración que se le rinde a la divinidad. **Calc-s.**
- Venera al que sabe, se entrega a los demás. **Cocc.**
- Venera a aquellos que hablan <u>sublimemente</u>. **Ham.**

VENGANZA (PERDÓN): - Quiere vengarse con su propia muerte de aquellos que lo cargaron de tanta responsabilidad para preservarle sus vidas. **Arn.**
- Placer en la venganza contra los traidores de mi confianza, que no merecen mi ayuda. **Crot-c.**
- Quiere la revancha y vengarse, ojo por ojo, diente por diente. **Nit-ac.**
- Teme a la venganza de los muertos, los antepasados, si utiliza mal el patrimonio, aunque les quería su bien. **Sars.**

VENTILAR (AIREAR): - Se debe renovar, ventilar sus recursos: explorar lo que han rechazado para traerlo de nuevo, repasar lo vivido para reinterpretarlo y comprender la experiencia exitosa o abortada. **Samars.**

VER (ADIVINAR, INTUIR)

VER (VISIÓN)

VER VENIR (PRUDENCIA, FUTURO): - Quiere ver venir las cosas de lejos para poder estar calmo y sereno. **Spig.**

VERATRUM ALBUM (Verat.): - Pierde su lugar privilegiado y la protección de un superior, su situación social donde la filiación le da derecho al poder. Odio contra el poder, la jerarquía, si no los recibe. Quiere el poder delegado por un superior (es el príncipe y no el rey, "el Cristo").
- Habla con Dios de Quien saca su poder. Trata de mostrarse poderoso, rico, eminente para encontrar su lugar y asegurarlo: un gran personaje, situación social asegurada por el embarazo "la gente le ofrece su lugar en el autobús". Es necesario que el rey exista para que él exista como príncipe. Duro con los subordinados para mostrar su poder, servil con sus superiores para que lo reciban.
- Resentimiento hacia aquellos que tienen poder, que tienen fieles, dinero y ciencia, busca acercarse a los grandes colocándose a su lado, el amigo del superior. Cambio de ocupación ya que tiene la impresión que su trabajo no está a su altura. Su objetivo es el de subir a la derecha de Dios. Tiene necesidad de la existencia de Dios para recibir la fuerza. No se siente ser el hijo sino recibe el poder del padre. Coprofagia: ritual de quien es sustituido en la divinidad, encargado de devolverle al hombre sus fuerzas debilitadas: redentor. (MS X.88, AFADH XI.88)

VERATRUM VIRIDE (Verat-v.): - Ve su felicidad en la clarividencia de las cosas misteriosas. Planea su mundo ideal, busca una seguridad, una certeza contra el flujo del devenir tratando de perforar para entrar al interior de las cosas, pretende conocer la forma para alcanzar a Dios.
- Desea las ideas de Dios, el origen de lo creado. Debe comprender que conocer el misterio de las cosas no es una condición sine qua non de vida. Pecó por orgullo de la inteligencia clarividente que se opone a la recepción. (AFADH l.90)
- Todo se le escurre, nada permanece. Conciencia de la fugacidad de la vida que va demasiado rápido. Todo esto es apariencia, es por causa del devenir. Todo se convierte y por este mismo hecho no puede conocer nada. Quiere conocer el misterio oculto de las cosas, el mundo de las formas, de las ideas. Jugador, ya que ve de antemano lo que va a llegar.

VERBASCUM THAPSUS (Verb.): - Envidia/Desea la voluntad perfecta en la que se cumple sin estimulación ni ayuda exterior. Cualquier esfuerzo, cualquier esperanza, es infructuosa, inútil. El mundo exterior = sufrimiento, es demasiado difícil intentar obtener lo que sea, ¡hay que estimularse demasiado! La recompensa no vale el trabajo que debe realizarse. (AFADH-MS 12.06)
- No quiere ser estimulado para llegar al resultado, un placer, una recompensa. Haría falta que la recompensa, la promesa, represente un atractivo suficiente para que no haya necesidad de ser

estimulado para hacer el esfuerzo y alcanzarla. Dios no necesita ser estimulado en su esfuerzo para alcanzar el bien, ¡Él lo es! (AFADH XII 04)

- El objeto de la esperanza es el bien más difícil de obtener, pero debería ser posible lograrlo, por nuestros esfuerzos o con la ayuda de los demás. (H140: *A lo largo del día, mantiene una disposición retraída/recelosa, siente que todo esfuerzo y esperanza es infructuoso – "Den ganzen Tag, zaghaftes Gemüth; alles Bemühen und Hoffen hielt er fruchtlos"* Lr). Rechaza que el objeto de la esperanza sea arduo, el fruto de un trabajo, de un esfuerzo realizado, de un combate. Más aun, rechaza el bien supremo, que la beatitud sea inalcanzable a pesar de todos sus esfuerzos, sin la gracia.

- Se vuelve indiferente: (H137: *"Indiferencia hacia las cosas si no se destacan")* (MCB, 3.98) ET: Lo que es difícil a los demás es un juego para mí. Alcanza su objetivo sin esfuerzo, con toda seguridad tiene en él toda la capacidad de poseer su objeto. Esperanza exagerada en la misericordia de Dios cuya justicia no teme. EL: Ni siquiera he sido capaz de…es una carga… ¡eso no vale la pena! (AFADH.I.97)

VERBO (PALABRA, AIRE, HIPOCRESÍA, VIENTO)

VERDAD - VERDADERO (RAZÓN, MORAL, SINCERIDAD): - Con los niños, los minusválidos la relación es verdadera, uno se comprende. **Aeth.**
- La verdad está en el fondo del pozo: al querer acercarse demasiado, se ahoga en la oscuridad. **All-c.**
- Acepta la luz, el pensamiento de los demás le es insoportable, encuentra que el pensamientos de los otros lo penetra, o dice crudamente la verdad para probar que está seguro de él, que es consistente. No habla si lo que dice no es la verdad. La verdad sale de la boca de los niños pequeños. **Alum.**
- Cuando habla, siente que es la verdad, quiere pasársela a los demás. **Asar.**
- Sufre que el cuerpo sea inadecuado a decir la verdad del ser profundo. **Benz-ac.**
- La sinceridad reemplaza la verdad. **Chel.**
- Juicio perfecto porque vio todo, la verdad. **Crot-h.**
- ¡Se impone con su verdad y se siente incomprendido rechazado cuando el entorno se muestra ingrato! **Dulc.**
- Investigador, quiere saber la verdad, plantea cuestiones, quiere comprender todo sobre el conocimiento oculto. **Elaps.**
- Quiere llegar a la verdad antes de los demás gracias a su reflexión. **Elaps.**
- Es necesario que mi claridad, para apreciar plenamente el objeto, esté sometida a un criterio de verdad que no sea solamente la mía, que la luz que proyecto sobre el objeto no tergiverse el conocimiento. **Euphr.**
- En vez de buscar la verdad por ella misma, busca el placer del ejercicio del pensamiento, por lo tanto es tomado por pensamientos desagradables. **Hep.**
- Dice la verdad crudamente. **Hyos.**
- Egolatría que le impide ser verdadero frente al otro. **Lac-c.**
- Quiere que la belleza sea suficiente para conocer la verdad. Quiere ver y extraer instantáneamente lo inteligible, comprender todo sin esfuerzo ni perseverancia, satisfaciendo sólo sus sentidos (vista, audición), los cuales no bastan para conocer la verdad de lo inteligible. **Olnd.**
- Habla de síntomas horribles y dolorosos, sin matiz de verdad. El punto de vista de los sentidos no le permite darse cuenta de la realidad de las cosas. **Sars.**
- Es el amo de la verdad de su vida, conduce todo por su razón, los demás deben seguirla. Quiere ser verdadero en su conducta, dominar sus pasiones, pero en referencia a su propio juicio, no a la Verdad objetiva. No soporta las mentiras de los demás, su falta de autenticidad. **Valer.**

VERDE (COLOR): - Putrefacción, falsedad: está lleno de esto por su discurso sin comunicación. **Paris**

VERGÜENZA (HONOR, PUDOR): - Vuelve contra sí la violencia o la vergüenza de transgredir las leyes familiares. **Carc.**
- Avergonzado de lo suyo. (GGD, CGH 9.00). **Diosc.**
- Está compuesto de un yo social que se ofrece sin vergüenza. **Germ-met.**
- Falta de delicadeza, impúdico, no se adapta a ninguna circunstancia. **Phyt.**
- Vergüenza de sus funciones animales, de la sexualidad. **Staph.**

VERIFICAR (CONTROL): - No confía en nada, impresión que lo han engañado. Controla todo, "¡no toquen nada!". **Ruta**
- Lento porque verifica todo innumerables veces. **Titan.**

VERONICA OFFICINALIS (Vero.): - Desea un cónyuge / las personas son distantes.

VERTICAL (SÓLIDO, FIRME): - Dolor por tener que mantenerse derecho [a1 – *Mareado; no se puede mantener erecto*], señal de la adquisición del lenguaje y del conocimiento. **Aeth.**

VEZ, a la: - Quiere hacer todo a la vez, todo lo que sea posible de experimentar en un momento dado. **Chin.**

VIAJE (OBJETIVO, ALCANZAR, CAMINO, MOVIMIENTO, PROYECTO, LUGAR, CASA):
- Se pierde o se encuentra muy bien en lugares desconocidos. **Am-m.**
- La pesadez de lo cotidiano lo impulsa a viajar. **Brom.**
- No quiere salir de la cuna, no quiere ir a la escuela. Viaja en Egotrofía, pero se niega a desplazarse para recibir y dar el conocimiento. **Calc-p.**
- Viaje con mil dificultades. **Mag-c.**
- Todo viaje = alejamiento, hundimiento, decepción. **Ph-ac.**
- Se aísla y hace su pequeño viaje con música, al masturbarse. **Sel.**
- La ley = marco, protección o hilo conductor para avanzar en la vida, en el viaje que debe romper la monotonía de la vida cotidiana impuesta. **Sphing.**

VIBRAR (MOVIMIENTO, CICLO, ARMONÍA, TRINAR): - Miedo a las vibraciones que pudieran poner en peligro su posición. **Aloe**
- Pequeños traumas que se repiten, vibraciones, choques mecánicos sobre cavidades viscerales profundas. **Bell-p.**
- Su asiento se tambalea, quiere que el trono esté fijo desde el origen. **Chlf.**
- Se observa a sí mismo, la cara interna de sus facetas, y se encuentra encerrado en un cristal (el mineral) en el que las vibraciones son mínimas, helado, paralizado. **Grat.**
- Un cuerpo denso y pesado no puede vibrar. **Nat-c.**
- No quiere ponerse en vibración. Se defiende al pretender que está fijo, sostenido, por una presión. Hipersensible a las vibraciones y el ritmo de la gente. **Sang.**
- Sufre por todo lo que le recuerda el cambio en el tiempo: movimiento, vibración, trabajo, pensamiento comparativo. **Ther.**

VIBURNUM OPULUS (Vib.): - *** (IFM-CLH 3.2011)

VÍCTIMA (CHIVO EXPIATORIO, CABEZA DE TURCO, para PAGAR): - Víctima confundida con el culpable. **Ars.**

- <u>Víctima</u> discreta, que <u>siempre levanta la cabeza</u> amablemente sin mostrar su sufrimiento, se muestra poco afectada. **Bell-p.**
- Relación depredador – víctima / masculino – femenino. **Calad.**
- Víctima del yugo educativo familiar, maldito que no se atreve a decir palabra. **Carc.**
- Víctima de la falta de armonía del mundo, de los demás. **Nat-c.**
- Se siente la víctima de su derecho. **Nit-ac.**
- Es la víctima por excelencia, la prueba misma de la <u>injusticia</u>. **Staph.**
- Se siente la víctima, el <u>esclavo</u> que lo manipulan como un títere, no puede perseguir su <u>objetivo</u>. **Tarent.**

VICTORIA (COMPETENCIA, ÉXITO): - <u>Brabucón</u> <u>imprudente</u> en la <u>victoria</u> segura sin <u>preparación</u>. **Asc-t.**

VIDA – VIVIR (MUERTE): - Desea la vida, la <u>fuente</u> de la vida en sí. Cordón <u>umbilical</u> cortado, posee todos o ningún <u>recurso</u> personal. Unión total con el cosmos, fuente de todo. **Abrot.**
- No quiere le método humano de <u>recibir</u> la vida. **Abrot.**
- Su vida imperfecta significa <u>imperfección</u> de su ser / vida pequeña y estrecha no vale la pena ser vivida. **Aur.**
- Repasa toda su vida. **Cann-i.**
- Dios es la vida, sin necesidad de entrar en el movimiento de una <u>vida</u> superior a Él. **Caul.**
- Impresión que ya vivió eso. **Kali-br., Cic.**
- Es apartado de las <u>alegrías</u> de la vida por el <u>destino</u> que hace <u>girar</u> la rueda. **Nat-s.**
- No acepta que la vida no siempre sea rosa. Se esconde. **Op.**
- Su <u>inteligencia</u> todopoderosa, siempre en <u>acto</u> manteniendo la <u>vida</u>, debe hacer lo que sea para evitar la <u>muerte</u>. **Psor.**
- Desea una <u>inteligencia</u> perfecta siempre en <u>acto</u> que le dé una <u>vida</u> eterna y perfecta. **Psor.**
- La perfección sería la <u>superabundancia</u> en la <u>vida</u> sin que nada <u>falte</u>. **Rhod.**
- Miedo de abrirse a lo desconocido, a lo que la vida le traiga mientras él desea <u>renovarse</u>, avanzar. **Rumx.**
- Quiere sentirse muy vivo. **Sabad.**
- Sólo quiere <u>mantener</u> su vida y la de los demás por su propia fuerza contra una <u>resistencia</u> enorme que debe superarse. **Sec.**
- Como si su principio de vida ha abandonado totalmente su <u>armazón</u>. **Tab.**

VIDENCIA (CLARIVIDENCIA)

VIENTO (AIRE, PALABRA, VELA): - Miedo del viento que destruye y perturba el <u>orden</u>. **Cham.**
- Habla de lo que cree que puede adivinar y no tiene más el derecho a la palabra, lo que dijo, se "lo llevó el viento". **Mosch.**
- Le molesta y le teme al viento, es puesto en <u>movimiento</u> por otro. **Rhod.**

VIGILANCIA (SORPRESA, SUPERVISAR, VIGILAR, GUARDIA): - <u>Precipitado</u> y vigilante. Apacigua su vigilancia ansiosa pero sin finalidad por la <u>acción</u>. **Acon.**
- Quiere ser providente para conocer el <u>futuro</u> y no ser <u>sorprendido</u> por nadie. No necesita ser <u>vigilante</u>. **Gels.**
- Debe mantenerse desvelado, en <u>guardia</u>, formar parte de los vivientes. **Senec.**
- Debe estar siempre alerta. **Stann.**
- Lo vigilamos. **Aloe**
- No soporta ser obligado o vigilado. **Ant-c.**
- Quiere escapar a su situación terrestre de ser vigilado. **Brom.**

- Quiere escucharlo todo, verlo todo, se siente vigilado. **Chin.**
- La contingencia es previsible, es necesario vigilar el futuro para evitar sorpresas, ser un buen centinela. **Gels.**
- Se siente vigilado y en consecuencia no es el motor de su actividad. **Rhus-t.**
- Vigila que sus directivas sean seguidas correctamente. **Stann.**
- Supervisa todo para no ser perturbado en su proyecto de perfección, pero intolerancia a ser supervisado. **Tarent.**

VIGOR (ENERGÍA, TRABAJO, FUERZA): - Envidia la imposibilidad de la decadencia, el vigor juvenil. **Sel.**

VÍNCULO (LAZO, CADENA, DEPENDENCIA, IMPEDIMENTO, RELACIÓN, CONTACTO, CONEXIÓN): - Desea un vínculo simple, ama a los animales, los minusválidos, los niños, ya que le comunican esta sabiduría de lo estimativo (instintos) infalible y sin palabra, la relación es verdadera, "nos comprendemos". **Aeth.**
- Odio contra los lazos de los otros entre ellos. **Agn.**
- Perdió el vínculo entre el cuerpo y el alma. **Alum.**
- Sueño de estar atado, pierde la libertad de actuar deliberadamente, rechaza el vínculo del compromiso… **Cact.**
- Actúa sin vincularse a lo real. **Calad.**
- Multiplica las experiencias no vinculadas entre sí porque no asimila la experiencia. **Cedr.**
- El placer sin el vínculo del amor o la fecundidad tiene como castigo el aislamiento del corazón (separado de todos sus lazos, pende de un hilo). **Dig.**
- Intolerancia hacia las personas con las que tiene los lazos más estrechos, íntimos: esposo, hijos, criados, si el amor implica obligación hacia el otro. **Fl-ac.**
- Vínculo fraternal del grupo. Un ambiente organizado lo mejora. Sentido de misión. Necesidad de sobresalir deportivamente. **Lac-lup.**
- Estar en relación con los demás, hacer que verdaderamente se sientan satisfechos. Ansiedades pobladas de familiares en los sueños, soledad en la realidad donde ya no tiene ningún vínculo. **Mag-s.**
- Acorralado en la red de relaciones y convenios, los lazos sociales que lo obligan y lo privan de su libertad. **Merc.**
- La necesidad de relación, su dependencia del lazo del amor es señal de debilidad. **Nat-m.**
- Sólo existe por el vínculo del amor. **Phos.**
- Todo se descompone en elementos, las cosas no están vinculadas, nombra los objetos sin que el nombre tenga relación con lo que es. Estar hecho a la imagen de Dios le hace experimentar una pertenencia al otro insoportable. **Puls.**
- El trabajo es el vínculo, muestra la relación. **Sars.**
- Se perdió el vínculo alimenticio, miedo de perder el aspecto utilitario del vínculo interpersonal, el vínculo del amor es tomado como un vínculo de dependencia. **Spong.**
- No acepta ser vinculado vitalmente con el otro, o con Dios. **Stict.**
- Está disperso, no tiene ninguna relación/lazo. **Stram.**
- Pierde la capacidad de vincularse con el otro para engendrar. Pierde los órganos reproductivos, hemorragias, aborto, queda vacía. **Ustil.**

VIOLA ODORATA (Viol-o.): - Quiere expresarse completamente en una única palabra, pierde la continuidad del discurso, de sus ideas. Le gusta saber de qué habla el texto, que es lo que la canción quiere decir. (AFADH 7.06)

- La totalidad objetiva y subjetiva que deseo transmitir con mis palabras sólo es llevada a medias o parcialmente. Abrumado por los arabescos que la mitad de la frase sugerida lleva a la otra mitad antes del final de la primera.
- Las ideas zapean, de una a la otra. Exige la palabra integral, que además del concepto llevado por las palabras, el interlocutor reciba toda la emoción que se puso allí: no se va a comprender. Decepciona después de haber sido tomada por su atractivo, no responde a lo que se espera de ella.
- Para ser amado por un amor duradero, no puede decirse la verdad completamente a través de una palabra demasiado pobre. Rechaza la pasión efímera que traería un conocimiento imperfecto de lo que es. Quiere ser amado totalmente según lo que emite. Por el intelecto domina lo emocional y corre el riesgo de sumergirlo, así pues no le gusta la música, el violín le recuerda la continuidad que no tiene. Durante el embarazo se es un objeto precioso, y después no se es nada. (AFADH VII.02, MS XI.02)
- Rechaza toda injerencia del otro sobre su pensamiento, no soporta que lo rechacen por lo que sea, no puede tener confianza, adherir y obedecer sin saber porqué intelectualmente es lo que justifica la decisión.
- Sólo puede amar a un ser inferior puesto que rechaza la dependencia. Quiere robar un aspecto de la Divina Providencia, saber lo que es bueno para él. Cree que el lado intelectual del hombre le da la calidad de estar completo. Exaltación de la inteligencia a expensas de la vida afectiva.
- Quiere tocar por la inteligencia lo que es inaccesible, quiere saber todo lo que hay en el mundo según todas las maneras de pensar, comprender con sólo un vistazo las causas y los efectos de todo. Rechaza la manera humana de tener que dividir los conceptos para progresar, la condición humana de conocer por la composición.
- Es castigado al no poder comprender la unidad de la comunicación en una frase. Debe aceptar ser conducido por el amor, puesto que Dios da más que lo que el espíritu humano puede comprender. Como la totalidad pasa por su intelecto, se pierde en medias frases antes del completar la oración. (AFADH VII.90, XII.90) DD: Benz-ac

VIOLACIÓN (INTIMIDAD, MIRÓN, VOYEUR): - Miedo no sólo que se viole su intimidad, sino que le vean su desnudez o su interior. No puede disfrutar de la sexualidad sin o contra su voluntad, por la violación. **Cench.**
- Violación / intimidad. (GGD, CGH 9 .00). **Kreos.**
- Sueño de violación, irrupción, interrupción, ruptura (FD). **Nicc.**

VIOLENCIA (FUERZA): - ¿Falsamente no violento por la debilidad de lo irascible? **Hura**
- Pierde la inteligencia y compensa por la fuerza brutal, la violencia, la anarquía. **Plut-n.**

VIOLETA (COLOR)

VIOLÍN (CONTINUO, FLUIDO): - El violín ilustra la continuidad de las notas, que le falta tanto a la palabra, al pensamiento. **Viol-o.**

VIPERA BERUS (Vip.): - Envidia la perfección inmutable del ser y del tener (es perfecto aquel a quien no le falta nada), por lo tanto no hay necesidad de perfeccionamiento por la educación. (AFADH 7.08)
- Cambiar quiere decir que no era perfecto al principio, que se equivocó, que hay razones para mejorar, para evolucionar. Hace falta que sea igual, como la primera vez, como al principio. (AFADH 9.07)
- Llega a la perfección al no faltarle nada, no hay necesidad de cambiar, de evolucionar. Quiere poseer en acto todo lo que es Dios, nada le atrae, no desea nada, ya que posee todo en sí mismo.

Quiere la perfección, que todo esté completamente listo sin tener que progresar en la obediencia mayor, tener que pasar por la maduración necesaria, la educación, el trabajo.
- Sufre al tener una naturaleza cambiante. Los hábitos son tranquilos, cambiar es señal que se equivocó. Conserva todo lo que puede ser útil más adelante, por la colección, ya posee todo bien futuro.
- Cuenta los objetos: el contarlos significa que los posee. No tiene necesidad de nada. Se aferra al no-cambio, incluso las cosas viejas se guardan, les niega la corruptibilidad. Rechaza las mutaciones necesarias del hombre en crecimiento sobre los planes de educación y trabajo.
- Quiere poseer todo ya, niega el envejecimiento positivo. El respeto por la tradición es señal de inmovilismo [*], de logros, de perfección moral.
- Una nueva experiencia muestra mi necesidad de evolución. La prohibición es signo de la no-posesión, la sumisión, impide adquirir lo que me hace falta, o demuestra que no es necesario cambiar nada. Se aburre por la acumulación de bienes conocidos, sin nueva experiencia (ya lo tiene todo).
- Comer evoca la falta, la no-posesión de un bien definitivo, total. Quiere las puertas cerradas, para no saber lo que hay que conocer más allá de lo que puede ver. (MS - AFADH .XI.94)
- Nostalgia de cuando todos los bienes de la tierra estaban a su disposición. "Antes todo era mejor, hay demasiados cambios". La colección tomará valor por sí sola. Demanda poco porque piensa que está completa.
- Lo que cambia no está acabado. No crece más, o ya es viejo. Dificultad de terminar un acto: no hace falta que eso cambie. (ST I-II C32, a2: ¿Es el movimiento causa de la delectación? - "El cambio es deleitable porque nuestra naturaleza es cambiante"). Dificultad de eliminar las cosas viejas.
- Sólo quiere correr hacia el bien que ya experimentó, tomar posesión en el espacio de todo lo que está presente. Poseer todo = perfección, no hay nada que transformar en mi riqueza.
- Quiere acumular bienes conocidos, conservarlos todos. Quiere encontrar la felicidad en lo inmutable. El cambio significa: no poseer, ni conocerlo todo, o que se ha equivocado. Ordena todo. Apegado a los aniversarios y a los hábitos. No es necesario cambiar sino repetir lo que ya se conoce. (AFADH III.94)

VIRGINIDAD (PUREZA, TRANSPARENCIA): - Virginidad recobrada, esperanza de pureza. **Alch-v.**

VIRTUD: - Se niega a hacerse la prueba del SIDA para que no se sepa su verdadera vida detrás de un aspecto virtuoso. **Anac.**

VIRTUOSO (HABILIDAD, ÉXITO): - Glorifica y admira el éxito por el trabajo encarnizado, el valor y el virtuosismo. **Ruta**
- El virtuoso sólo puede interpretar verdaderamente una pieza si la técnica no lo limita. **Ruta**

VISIÓN - VER - VISTA (ADIVINAR, OJO, LUZ, VOYEUR, VIDENCIA): - Lo más noble está en lo invisible, aunque el privilegio de la aprehensión es por la mirada. **Benz-ac.**
- El hombre debe elevarse sin distanciarse de los demás o de su tarea, es en su lealtad/fidelidad que se eleva, incluso en el esfuerzo y con una visión limitada. **Brass-n-o.**
- Necesidad de ver y de espacio para estar bien, por ejemplo en un avión. **Calad.**
- Quiere ver la intimidad para disfrutar: a través de la cerradura, descubre un ojo que ¡lo mira! Ve lo que normalmente no se ve. **Cench.**
- Los otros ven el fondo de mi alma, y no es nada bonita… **Cob.**
- Quiere observar y ver sin ser visto, para controlar mejor. **Tarent.**
- Quiere ver el centro de las cosas. **Verat-v.**

VISIÓN (OPINIÓN)

VISITA (INVITAR): - No le gustan las visitas inesperadas, señal de discontinuidad = interrupción en la corriente de la vida. **Nicc.**

VISTA (OJO, LUZ, VOYEUR, MIRÓN, VISIÓN): - Se quiere acomodar para ver mejor, aunque sólo Dios da la plena visión de las cosas. **Phys.**

VITALIDAD (ENERGÍA, FUERZA): - Espera obtener de su entorno todo para poder vivir / vitalidad que fluye hacia el exterior, incapacidad de recargarse por la alimentación. **Abrot.**
- Miedo que todo lo que da sólo signifique pérdida de su vitalidad propia. **Con.**
- Sufre porque va a perder su vitalidad al envejecer, de no tener más la energía de la juventud, de no ser capaz de dar vida, de romperse en el impulso y encaminarse hacia la muerte del cuerpo. **Gink-b.**

VIVIDO (VIDA): - Miedo de envejecer antes de haberlo conocido todo, de haber vivido plenamente. **Senec.**

VIVIR: - Es necesario hacer las cosas rápidamente ya que tiene muchos proyectos a los que no puede renunciar. **Latr-tr.**

VOCACIÓN: - Quiere un ideal elevado, independientemente de la vocación previa, la cual debe ser la que tendría que estar escuchando. **Act-sp.**

VOLCÁN (EXPLOSIÓN, SALIDA): - Volcán. **Tell.**

VOLUMEN (LUGAR, ESPACIO): - Quiere ocupar un volumen exagerado. Se niega a contentarse con el espacio limitado que le han asignado. **Bov.**

VOLUNTAD [*] - QUERER (DECIDIR, APLICARSE, ESFUERZO, INTENCIÓN, ESPONTÁNEOS, HIPNOSIS): - Permitiría que lo despedazasen, antes que renunciar a su voluntad. **Aloe**
- Quiere ser el único, propio motor de su voluntad, y no depender del otro: espada colgada del techo. **Ant-t.**
- Desea la voluntad creadora perfecta que no esté sometida a ninguna otra voluntad más que la suya. **Bamb.**
- Quiere hacerlo, quiere decidir él: "fui yo quien lo hizo". **Cact.**
- Controla sus ilusiones por la voluntad. **Calc-p.**
- Controla sus funciones fisiológicas (por ejemplo, deglución) por la voluntad. **Cann-i.**
- No puede disfrutar de la sexualidad sin o contra su voluntad, por la violación. **Cench.**
- El objeto de la fuerza es proteger la voluntad del hombre con el fin de no retroceder ante un bien razonable por temor a un mal corporal. **Clem.**
- No quiere estar obligado a hacer algo bajo ninguna coacción (física, sicológica, social) sobre su voluntad; sólo quiere hacerlo por pura bondad. **Cob.**
- Una única nota musical, comienza a cantar involuntariamente, y luego se ve obligada a reírse de sí misma; sin embargo, pronto canta de nuevo, a pesar de su determinación de cesar. **Croc.**
- La voluntad de Dios es idéntica a su esencia. Quiere que su voluntad propia pueda comandar y hacer la unidad para ser libre. **Daph.**
- Quiere y no puede, o puede y sufre. **Dig.**
- Vive dolorosamente la necesidad humana de aplicar su voluntad de enfocar su atención y superar así la eficacia de la atención espontanea. **Eug.**

- Quiere fortalecer su voluntad, pero hay que ser diplomático con su cuerpo. **Ferr-p.**
- Recuerda todo por un esfuerzo de la voluntad. **Glon.**
- A1.17: *"Puede liberar, o reproducir sus dolores a su manera de acuerdo a cómo concentra su atención"*. **Helon.**
- La voluntad debería ser suficiente para crear, conjuntamente con la inteligencia que se tiene del objeto previamente. **Kali-n.**
- Dios, quien tiene el poder de actuar por su voluntad absoluta, y no por necesidad natural, y de hacer lo que no hace. **Latr-tr.**
- Desea el poder total de la voluntad sobre la inteligencia, los sentimientos, el cuerpo para una acción óptima, y la autoridad sobre los demás. La voluntad es tomada por poder y para dar poder. **Lyss.**
- *H383: Se agita para hacer ciertas cosas y las cumple todas contra sus previsiones y contra su propia voluntad.* **M-ambo.**
- Quiere ser atraída automáticamente hacia su fin, negándose a utilizar su inteligencia para determinar su voluntad. **M-aust.**
- La voluntad de los demás le da miedo. La voluntad humana está sumisa a la necesidad de querer su fin último natural que es la felicidad, y por lo tanto no es libre ya que está sometida a este fin. **Meny.**
- No quiere ceder a la voluntad de los otros, ser influenciado. **Mur-ac.**
- La voluntad divina es la regla de su propia acción. Su voluntad no es atraída por aquello que sabe que está bien (o lo hace al contrario o no lo hace). **Naja**
- Su voluntad debe garantizar el éxito, como la de Dios que siempre se cumple. **Nat-s.**
- Cuanto más reflexiona, menos comprende. **Olnd.**
- No puede crear por la voluntad sino espontáneamente solamente. **Olnd.**
- Sus automatismos facilitan la actividad, al punto que la voluntad la debe controlar y dominar cuando esta facilidad se desboque descoordinadamente. **Pip-m.**
- Cree algo o interpreta lo que le dicen contra su voluntad. **Plat.**
- El que transmite debe renunciar a su voluntad propia. **Prun.**
- La voluntad de Dios es simple porque es idéntica a su querer. *Si quiero, puedo.* Esto viene de mí, no me contamina, no me despersonaliza. No tengo que construirme integrando algo del exterior. Quiere, como Dios, hablar en su simplicidad, por sí mismo y a partir de nada. La elección hace el trabajo fácil, la voluntad que sólo se puede aplicar sobre un objeto definido. **Ran-b.**
- La elección hace el trabajo fácil, la voluntad no se puede aplicar sobre un objeto definido. **Ran-b.**
- Toma como algo violento sobre su voluntad que sea transcendentalmente orientada. **Rhod.**
- Por la voluntad supera el miedo a la muchedumbre y a su trabajo. **Sel.**
- Identifica la máquina con la voluntad. Quiere, como Dios, poder estar en posesión del objeto sin tener que alcanzarlo, rechaza el trabajo progresivo. **Stram.**
- La voluntad de Dios se cumple sin estimulación ni ayuda exterior y sin esfuerzo. **Verb.**
- Concibe la voluntad como la capacidad de ejecución, aunque es dejarse atraer por un bien. Quiere aplicar la moral por la voluntad y no por el amor. Si se quiere, se puede. **Zinc.**
  - "A VOLUNTAD" (DE MANERA): - *A1.17:"Puede liberar, o reproducir sus dolores a su manera de acuerdo a cómo concentra su atención".* **Helon.**

VOLUNTARIO (AYUDA, GRATITUD, GRATUITO, SERVICIO): - El voluntariado le da al individuo la posibilidad de expresar la nobleza de sus sentimientos. **Colch.**

VOLUPTUOSIDAD [*] (PLACER, DESEO, SENSACIÓN, SATISFACCIÓN): - Incapaz de sentir el placer en el acto intelectual. Quiere la pureza de la beatitud intelectual, sin voluptuosidad. **Hep.**

VOMITAR: - Mejora cuando vomita, rechazando su materialidad. **Asar.**

VOTOS (DESEOS): - Rompió sus votos, no cumplió su promesa. **Ign.**

VOYEUR (VISIÓN, INTIMIDAD, MIRÓN): - Voyerismo de la intimidad del otro. **Cench.**
- Voyerismo caritativo sobre la vida y muerte del otro. **Cocc.**

VUELO - VOLAR (ASCENSIÓN, ALAS, PÁJARO, MURCIÉLAGO): - No logra hacer
funcionar las alas de una máquina para volar. **Apis**
- Quiere volar para superar los límites que lo encierran. **Nat-p.**

VULGARIDAD (GROSERO)

VULNERABILIDAD [*] (SOLIDEZ, SENSIBLE, SUFRIMIENTO): - Quiere trabajar para
garantizar él mismo su invulnerabilidad en vez de recibir y colaborar. Gran vulnerabilidad en su
búsqueda de sabiduría práctica para tender hacia el bien útil / se siente demasiado vulnerable ya
que no veló por preservar su inmunidad. Protege la salud contra el medio traumatizante. **Arn.**
- Invulnerable si sigue su misión útil en el proyecto de Dios. **Chin.**
- Oculta su vulnerabilidad, rechaza la ayuda. **Falco-pe.**
- Tranquilo y seguro de sí, salvo cuando su vulnerabilidad es picada en su amor propio. **Led.**
- Reflexionar primero sobre lo que se quiere hacer: este trabajo de prudencia negada lo hace
vulnerable a los traumatismos. **Mill.**
- Quiere invulnerabilidad per se, sin tener que reflexionar para prevenir y evitar. **Sul-ac.**

Y

YA VIVIDO: - Ya vivido. **Cic.**
- Ya vivido. **Kali-br.**

YO (MISMO, IDENTIDAD, PERSONALIDAD): - Confunde "mi" con "yo" [*] al querer ser
semejante a Dios de quien cuya dignidad recibió. El "yo" y el "mi" sólo son idénticos en Dios.
Lac-c.

YOGA (ZEN, MEDITAR): - Al cerrar los ojos, durante la yoga, domino el pensamiento, no siento
más mi cuerpo, sólo mi espíritu. **Ambr.**

YTTERBIUM-MET (Yttrb-met.): - Se encuentra apartado de la sociedad, quiere que sea así.
Filósofo, observa el mundo desde el exterior, pero se niega a sufrir los asaltos y las obligaciones.
Prefiere una vida mediocre, dado los logros de este mundo, antes que una vida en la que corra
riesgos y tenga que capitular. Quiere ser libre. Marginal independiente, realiza sus propios
proyectos, y son fuera de lo común, extraordinarios a los mortales. No quiere pertenecer a
ningún grupo. Impresión de estar excluido de la sociedad, lo está a veces, ya que es particular. Se
siente diferente, incomprendido, sin intención de cambiar las cosas. Satisfecho de ser
incomprendido, así nadie lo fastidiará. Perfección deseada: *el Ser absoluto porque es
trascendental.* DD: Sulph. *(AFADH 1.2011).*

Z

ZAPATOS: - Se pone los zapatos de los adultos. **Agar.**

ZAPEO [*] (CONTINUO, FLUIDO): - Las ideas zapean, de una a la otra. **Viol-o.**

ZEN (MEDITAR, YOGA): - Para ser <u>puro</u>, debe permanecer solo y sin mezclarse, crear un <u>vacío</u>, zen, <u>monje</u>. **Agn.**
- Apartamento zen para no distraerse de sus ideas y de su capacidad de abstracción. **Olnd.**
- Apartamento zen para encontrarse mejor, libertad a lo largo de las paredes, sin obstáculos. **Phys.**

ZINCUM METALLICUM (Zinc.): - No quiere <u>escuchar</u> a los demás y no llega a nada <u>eficazmente</u>. Se encuentra aislado. (Para la aprehensión de la verdad, la razón especulativa es perfeccionada por la inteligencia, y la razón práctica por el <u>consejo</u>. ST I-II C68, a4). Desea la condición de actuar eficazmente sin ningún <u>consejo</u>. (*La conversación y la escucha son penosas para él*) (AFADH 05)
- Condenado al fracaso, el tiempo siempre tiene la razón aunque <u>tarde</u> mucho. Prisionero en su <u>papel</u> de protector, no vive nada por sí mismo. Atormenta a todos con sus quejas. Se agita como si le fuera prohibido <u>moverse</u>. Ve la muerte con calma, síntomas de que lo <u>ahorcan</u>. (CLH 1999)
- No puede avanzar ya que chapotea en su propia <u>mierda</u>. Descubre que bromeaban cuando creía que le hablaban en una lengua ofensiva y sucia. Dificultad para ir hacia los demás. Miedo a ser <u>manchado</u> por los demás. Sobre su caballo, puede correr y escaparse más fácilmente. Se agita cuando está tenso, debe justificar algo.
- Terrible en su juicio para con aquellos que se abandonan a la <u>pasión</u>. Quiere ser bien amado, pero sin actuar, sin movimiento hacia el otro: su caballo se vuelve perro. El tribunal debe juzgarlo por negarse al movimiento necesario que expresa el amor. (GR I.94)
- Vive en un mundo <u>paranormal</u>, acosado y brevemente, <u>perseguido</u> por demonios. Le hablan en un lenguaje ofensivo y sucio. Debe presentarse ante un <u>tribunal</u> por un crimen que jamás cometió, siente que lo agarraron cometiendo una falta o juzgado por cualquier cosa, no responde inmediatamente pues: los demás saben que no podrá <u>terminar</u>, <u>tener éxito</u>.
- Vive todo esto en su mundo interior y expresa poco (consecuencia de una erupción que no ha salido bien, no se expresa bien en la piel). Piensa en la muerte tranquilamente. Quiere a alguien para <u>descargar</u> su cólera, pero la conversación, el ruido, el medio lo excita, lo hace temblar ya que se siente excluido.
- Envidioso de las personas que son capaces de <u>comunicar</u>. Ya es degradado en sueños por <u>excrementos</u>, se aburre y se va a la "<u>mierda</u>", sueño sin miedo de animales que lo muerden. No tiene ninguna defensa estable: alternancias. El cuerpo se <u>agita</u> cuando reflexiona. Ve la voluntad como la capacidad de ejecución aunque sea dejarse <u>atraer</u> por el bien. Sufre de <u>impotencia</u>, de no poder llegar hasta su <u>objetivo</u>, a pesar de un <u>voluntariado</u> agotador, aunque al amarlo llega hasta allí sin <u>esforzarse</u>.
- Los alimentos le hacen recuperar sus fuerzas; es solamente cuando hace un trabajo que lo apasiona que no piensa en comer. Quiere moverse por sí <u>mismo</u>, sin encontrar su principio de movimiento en el otro, en algo externo (*NdT: si quiere comer sin obedecer a la visión de la comida, no va a comer; si quiere hacer algo sin ser atraído por el proyecto, no va a hacer nada*). (AFADH VII.90)

ZOMBI (MANIPULAR): - Manipulado por el brujo vudú. **Meli.**

ZUMBIDO (BULLICIO, GUIRIGAY [*], SOCIEDAD)

Glosario

6to mandamiento: No cometerás adulterio.

Abstrusa: Recóndito, de difícil comprensión o inteligencia (rae.es). Sinónimos: difícil, inasequible, incomprensible, ininteligible, inaccesible, oculto, abstracto, profundo, confuso (http://www.wordreference.com/sinonimos/abstruso)

Accidental: Lo que puede o no ser. Necesario: es lo que no puede no ser.

Accidente: (del lat. accidere, que ocurre o se agrega) Opuesto a la esencia o la sustancia. Lo que existe, no en sí mismo, pero en otra cosa; ex: la forma o color pertenecen a una cosa que subsiste en sí misma. Entonces, lo que puede modificarse o suprimirse sin que la propia cosa cambie de naturaleza o desaparezca.

Acto: Un acto es haber realizado la ejecución plenamente (en comparación a estar en el poder). Acto puro: el Ser que no dispone de ningún poder o potencialidad y que no llega a ser: Dios. "El acto es el hecho en el que una cosa existe en la realidad y no la forma que nosotros decimos que es potencialmente…"

Actuar: Pasa de la fuerza al acto.

Aleación: Fusión de componentes

Alteridad: Condición de ser otro. "Alternar" o cambiar la propia perspectiva por la del "otro", considerando y teniendo en cuenta el punto de vista

Altruista: Diligencia en procurar el bien ajeno aun a costa del propio. (rae.es)

Animalización: Convertir los alimentos, particularmente los vegetales, en materia apta para la nutrición

Antropocentrismo: Es la doctrina que en el plano de la epistemología sitúa al ser humano como medida de todas las cosas, y en el de la ética defiende que los intereses de los seres humanos es aquello que debe recibir atención moral por encima de cualquier otra cosa. Así la naturaleza humana, su condición y su bienestar –entendidos como distintos y peculiares en relación a otros seres vivos– serían los únicos principios de juicio según los que deben evaluarse los demás seres y en general la organización del mundo en su conjunto (http://es.wikipedia.org/wiki/Antropocentrismo)

Apogeo: Punto culminante de un proceso.

Arribista: Persona que progresa en la vida por medios rápidos y sin escrúpulos (rae)

Ascesis: Reglas y prácticas encaminadas a la liberación del espíritu y el logro de la virtud. Designa en filosofía desprendimientos y esfuerzos necesarios para adquirir la virtud, para alcanzar la sabiduría. Se impone por piedad ejercicios de penitencia, privaciones, mortificaciones.

Aseidad: Atributo de Dios, por el cual existe por sí mismo o por necesidad de su propia naturaleza.

Asiduidad: Frecuencia, puntualidad o aplicación constante a algo (RAE /NdT)

Asno de Buridán: Es sobre el caso absurdo de un asno que no sabe elegir entre dos montones de heno (o, en otras versiones, entre un montón de avena y un cubo de agua), y que a consecuencia de ello termina muriendo de inanición (o de sed). Se trata, según algunos, de una paradoja, ya que, pudiendo comer, no come porque no sabe, no puede o no quiere elegir qué montón es más conveniente, ya que ambos montones le parecen iguales (http://es.wikipedia.org/wiki/Asno_de_Buridán)

Atiborrarse: Henchir con exceso algo, llenarlo forzando su capacidad.

Atractor: Un atractor es el conjunto al que el sistema evoluciona después de un tiempo suficientemente largo. Para que el conjunto sea un atractor, las trayectorias que le sean suficientemente próximas han de permanecer próximas incluso si son ligeramente perturbadas. Geométricamente, un atractor puede ser un punto, una curva, una variedad o incluso un conjunto complicado de estructura fractal conocido como atractor extraño.

Autárquico: Autarquía: Dominio de sí mismo

Beatífica: Hace bienaventurados a los elegidos que gozan en el cielo de la contemplación de Dios.

Bien vs. Bueno: La palabra BIEN describe el ser, la palabra BUENO provoca una atracción que aviva el deseo por el objeto que se describe como bueno. **Anacardium** no puede concebir estimar algo como bueno si inevitablemente no está bien. BIEN: conforme a la norma o al ideal moral. Evoca la idea de la obligación y la obediencia. A lo que el individuo aspira como el fin último, que le daría una satisfacción total: el bien supremo. VPSH Morfaux). ¡Lo bueno atrae, el bien obliga!

Blindar: proteger exteriormente

Bondad: Ser bueno = atraer por lo que se es. Es bueno lo que está de acuerdo con su propósito.

Cabeza de turco: La expresión "cabeza de turco" es utilizada habitualmente cuando se culpa a alguien de algo que no ha hecho. Se considera que alguien es una cabeza de turco cuando se le responsabiliza de algún delito o alguna actividad poco ética, mientras que los verdaderos culpables quedan libres de castigo. Otra expresión con un significado similar es la de "chivo expiatorio".

Cabra de Mr. Seguin: (*La Chèvre de Mr. Seguin*) Cuento francés de Alphose Daudet, en el que esta cabra, romántica, de espíritu libre, única, que es bien tratada y tiene todo lo que quiere, pero no es libre. Suplica por su libertad y quiere ir a las montañas, le advierten de los peligros a los que se pudiera enfrentar y sobre el lobo. Pero la cabra escapa y se va a las montañas, y era feliz hasta que una noche el lobo la encuentra y la mata.

Caridad: Teología: Virtud teologal, quien es amor de Dios, en la ambigüedad misma de la expresión, amor de Dios para los hombres y amor de Dios por los hombres… amor del prójimo en Dios. Moral: Amor del prójimo que consiste en querer su bien independientemente de cualquier interés propio. Amor de Dios, y del prójimo con vitas a Dios. (DPSH)

Casandra: Profetisa de la mitología griega. "Síndrome de Casandra" (es un concepto ficticio usado para describir a quien cree que puede ver el futuro, pero no puede hacer nada por evitarlo, http://es.wikipedia.org/wiki/Casandra) hace profecías dramáticas a riesgo de que no le crean. Profeta de mal augurio.

Causa primera: Aquella que ninguna causa precede y que tiene en sí misma la razón de ser, Dios. Incondicional.

Causa segunda: En oposición a la causa primera, en la que ninguna otra causa le precede, y que tiene en ella misma su razón de ser: Dios

Causas segundas: Causas cuya cada una es el efecto de la otra, formando una cadena indefinida, sin que se pueda remontar de hecho a la causa primera. Veáse CONTINGENCIA

Cinismo: Mor.: actitud individual que consiste en el menosprecio de las convenciones, de la opinión pública, de la moral admitida, en las palabras y los actos, y con frecuencia tienden a desafiar y a burlarse por la ironía de lo que le sigue, suerte de amoralidad agresiva.

Circunscribir: Reducir a ciertos límites o términos algo

Circunspección: Prudencia ante las circunstancias, para comportarse comedidamente. Seriedad, decoro y gravedad (compostura) en acciones y palabras (rae)

Cogitativo: Es a lo humano lo que lo estimativo es a lo animal. (Cogitar: reflexionar o meditar (rae). Que tiene la facultad de pensar (http://palabrasyvidas.com/la-palabra-cogitativo-significa.html))

Compuesto: Del lat. "componĕre" colocar juntos. Agregado de varias cosas que componen un todo (rae)

Compuesto autónomo: Tiene todo en sí mismo.

Compuesto sustancial: Lo que siendo un conjunto de partes, existe dentro de sí. El ser humano está compuesto de partes, pero yo existo como un ser único en mí, no existe otro que pueda ser yo, o con lo que puedan confundirme. Compuesto sustancial: alma, cuerpo, hígado, alma, piernas… que forman mi "yo" único y que ese "yo" único no depende de cada parte que lo compone. Mi sustancia está allí, pero está compuesto, pero no es la suma de partes.

Concupiscencia: Inclinación a disfrutar de bienes terrenales. Deseos de los placeres sensuales. En la moral católica, deseo de bienes terrenos y, en especial, apetito desordenado de placeres deshonestos (rae)

Concupiscible: Tendencia de la voluntad hacia el bien sensible. Deseable, apetitoso, principio vital que se refiere a los afectos primarios de los seres vivos (reproducción, alimento, etc.). Deseable. En ética, se dice de la tendencia de la voluntad hacia el bien sensible. (rae.es) Parte mortal del alma humana responsable de las pasiones, placeres y deseos sensible. Es la parte del alma humana más relacionada con el cuerpo y en ella se encuentran los placeres sensibles y los apetitos o deseos sensibles (deseos sexuales, apetitos por la comida, la fama, la riqueza...).(http://www.e-torredebabel.com/Historia-de-la-filosofia/Filosofiagriega/Platon/Alma.htm)

Connivencia: Disimulo o tolerancia en el superior acerca de las transgresiones que cometen sus subordinados contra las reglas o las leyes bajo las cuales viven. Confabulación: Dicho de dos o más personas: Ponerse de acuerdo para emprender algún plan, generalmente ilícito (rae.es)

Consejo: Fruto de la experiencia que ¿se la debo dar al mundo?

Consigna: Orden que se da a los subordinados o afiliados. Órdenes que se dan a quien manda un puesto, y las que este manda observar al centinela. (rae.es)

Contemplación: Metafísica: Estado del espíritu que se absorbe en el conocimiento de un objeto inteligible: contemplación de la verdad. Teología: Estado místico que consiste en una visión directa de Dios o de lo divino.

Contingencia: Del latino "contingere" que llega por casualidad. Eventualidad, que se puede producir o no, que no se puede prever. Posibilidad de que algo suceda o no suceda (RAE, NdT) Opuesto: necesario.

Coprófago: Que ingiere excrementos (rae)

Crear: Crear lo primero, dando pruebas de su ingenio, lo que no existía y cuya idea todavía nadie ha tenido.

Decuplicar: Multiplicado por diez.

Delectación: Deleite/ placer. Complacencia deliberada en un objeto o pensamiento prohibido, sin ánimo de ponerlo por obra

Demiurgo: Del gr. "demios" público y "ergon" trabajo: que trabaja por el público. Según Platón, de acuerdo al mito del Timeo, Dios principio organizador del universo, hacía el mundo introduciendo la determinación, el orden y el bien en una materia por ella misma, indeterminada y efímera. (RAE: En la filosofía de los platónicos y alejandrinos, dios creador. En la filosofía de los gnósticos, alma universal, principio activo del mundo.)

Desagregar: Separar, apartar una cosa de otra. (rae.es)

Desarraigar: Extinguir, extirpar enteramente una pasión, una costumbre o un vicio. Separar a alguien del lugar o medio donde se ha criado, o cortar los vínculos afectivos que tiene con ellos. (rae.es)

Desollar: Quitar la piel del cuerpo o de alguno de sus miembros. Causar a alguien grave daño en su persona, honra o hacienda. (rae)

Destino: Esto a lo que se le atribuye que las cosas lleguen cuando no se comprenden las causas. El destino es la ordenanza de causas segundas con respecto a los efectos preparados por Dios. Así que todo lo que está sometido a las causas segundas está también sometido al destino. Mientras más una cosa se aleja del pensamiento primero, más está encadenada por fuertes lazos al destino, ya que se somete aún más a la necesidad de las causas segundas. (ST I, Q116)

Detritus: Resultado de la descomposición de una masa sólida en partículas.

Devenir: Sobrevenir, suceder, acaecer. Llegar a ser, hacerse, volverse, convertirse. La realidad entendida como proceso o cambio, que a veces se opone a ser. Proceso mediante el cual algo se hace o llega a ser. Si tengo que aprender algo significa que tengo que llegar a ser algo diferente a lo que soy ahora, no soy perfecto ahora, aquí.

Diablo: De diabolos, quien separa, es opuesto a símbolos.

Dignidad: Propiedad de ser libre, en virtud de lo cual, debe dar cuenta de sus actos, respondiendo a una autoridad superior.

Discontinuo: Interrumpido, intermitente o no continuo (NdT)

Discursivo – discurso: Fil: discurso o pensamiento discursivo: sinónimo conocimiento mediato (Que en tiempo, lugar o grado está próximo a una cosa, mediando otra entre las dos, como el nieto respecto del abuelo- rae), movimiento del pensamiento que va de un juicio a otro recorriendo (discursus) uno a más intermediarios para alcanzar el conocimiento. En este sentido, discurso es opuesto a intuición, conocimiento inmediato…

Docilidad: Se deja instruir por los demás. Parte de la prudencia. Suave, apacible, obediente, que recibe fácilmente la enseñanza (rae)

Dogons: Los dogones son un grupo étnico que vive en la región central de Malí, son especialmente conocidos por sus tradiciones religiosas, sus bailes con máscaras, su escultura de madera y su arquitectura.(Wikipedia)

Eclosión: Brote, manifestación, aparición súbita de un movimiento cultural o de otro fenómeno histórico, psicológico. Acción de abrirse el ovario para dar salida al óvulo. Acción de eclosionar: dicho de un capullo de flor: abrirse. Dicho de una crisálida o de un huevo: Romperse su envoltura para permitir la salida o nacimiento del animal

Ecolocación: Medida de la distancia de un objeto por el tiempo que pasa entre la emisión de una onda acústica y la recepción de la onda reflejada en dicho objeto. Este proceso ocurre en algunas especies zoológicas, como el murciélago, y también se emplea en diversos aparatos.

Eficiencia: (Del lat. "efficiens" que produce, efectúa) facultad de producir un efecto. Propiedad o rendimiento de la causa eficiente o real. Causa eficiente: principio del cambio o del movimiento, es aquél agente que produce un movimiento o cambio. Causa final: lo que hace que se mueva por su atracción, es la realidad o fin hacia el cual un ser se dirige, es el acto perfecto, la meta de un ser. Ejemplo de las 4 causas del ser de acuerdo a Aristóteles: 1. Causa material: bronce, 2. Causa formal: la forma de una estatua, 3. Causa eficiente o motriz: el escultor, 4. Causa final: adornar un lugar. Las dos primeras son intrínsecas y constitutivas del ser y las dos últimas son extrínsecas y explican el devenir. (NdT)

El: Ególisis

Eminencia gris: Describir a un consejero de soberanos o gobernantes que opera secretamente o de forma no oficial. Acuñada en un principio al Padre José, consejero del cardenal Richelieu, posteriormente se ha aplicado coloquialmente a otros personajes poderosos, que actúan tras bambalinas, ejerciendo como el Poder detrás del Trono.

Empíreo: Celestial, divino, paraíso. Se dice del cielo o de las esferas concéntricas en que los antiguos suponían que se movían los astros. (rae)

Engendrar: Dar existencia a partir de sí.

Entusiasmo: Emoción intensa que impulsa la acción en la alegría

Enuclear: Extirpar un órgano globoso, como un tumor o el globo ocular. Extraer el núcleo de una célula. (rae)

Epicúreo: Doctrina basada en la búsqueda del placer, la cual debería ser dirigida por la prudencia. El fin de la vida humana es procurar el placer y evadir el dolor, pero siempre de una manera racional, evitando los excesos, pues estos provocan un posterior sufrimiento. Los placeres del espíritu son superiores a los del cuerpo, y ambos deben satisfacerse con inteligencia, procurando llegar a un estado de bienestar corporal y espiritual al que llamaba ataraxia. Criticaba tanto el desenfreno como la renuncia a los placeres de la carne, arguyendo que debería buscarse un término medio, y que los goces carnales deberían satisfacerse siempre y cuando no conllevaran un dolor en el futuro. Entregado a los placeres. Doctrina del placer, dirigida por la prudencia.

Estimativo: Facultad del alma racional para juzgar el aprecio que merecen las cosas

Estoico: Fuerte, ecuánime ante la desgracia.

Et: Eterólisis

Eutrapelia: (ST II-II, c 168, a2) ¿Puede existir alguna virtud que se ocupe del juego?) (jovialidad) Se dice de alguien que es "festivo" (eutrapelo) es decir tiene la "vida fácil" porque transforma fácilmente las palabras o los actos en esparcimiento. Y es por esta virtud, que no puede dimensionar la medida en los juegos, se relaciona a la modestia. Virtud que modera el exceso de las diversiones o entretenimientos. / Donaire o jocosidad urbana e inofensiva. / Discurso, juego u ocupación inocente, que se toma por vía de recreación honesta con templanza.

Exégesis: Explicación, interpretación de un texto, especialmente de los libros de la Biblia. (rae)

Falibilidad: Capacidad de poder engañarse o engañar, de faltar o fallar.

Faneras: Son estructuras complementarias y visibles sobre la piel o que sobresalen de ella. En los seres humanos son faneras las uñas y los pelos.

Fe: La fe implica la aprobación de la inteligencia a lo que se cree.
El acto de fe es ordenado:
1) por el objeto de la voluntad, que es el bien y el fin, y,
2) por el objeto de la inteligencia, que es la verdad (ST II-II, C4, a1)
No puedo tener fe en algo que me parece absurdo, ilógico, pero puedo tener fe en algo que no comprendo, pero si mi intelecto lo percibe como posible, puedo creerlo.

Fimosis: Es la estrechez del prepucio, es decir, el glande no se puede descubrir. Lo normal es que el glande pueda descubrirse para poder asearlo en estado flácido y para tener relaciones sexuales no dolorosas y placenteras.

Finalidad: Fin con qué o por qué se hace algo.

Fisiología: Funciones de los seres vivientes, vegetales y animales, de sus órganos. Se dice a menudo que fisiología es todo lo que le pertenece al cuerpo y no al espíritu (psicología).

Flemático: Tranquilo, impasible. Tardo y lento en las acciones (rae.es). No muestra emociones, no expresa.

Florecimiento: Ejercer armoniosamente, con orden, de acuerdo a sus respectivos valores, cada facultad, los poderes vegetativos y sensibles están subordinados a la inteligencia y a la voluntad, las que deberían tener primacía.

Forma: Conjunto de trazos exteriores que caracterizan un objeto. (Metafísica) en la filosofía aristotélica – escolástica, principio que determina la materia, es decir, lo que le confiere cierta esencia determinada, piedra, madera, carne. En un sentido más amplio de este término, lo que distingue las cosas y hace la unidad de sus partes, atribuyéndole así una organización a la realidad. La forma se manifiesta cada vez que hay una totalidad que es algo más que la suma de sus partes.

Fotopsia: es un término que se utiliza en medicina para designar la sensación de visión de luces o destellos sin que hayan existido estímulos luminosos externos, por lo que pueden percibirse con los ojos cerrados

Futuro contingente: lo que puede suceder o no

Generación: Perpetúa en la especie lo que no puede perpetuarse en el individuo.

Genérico: Se dice de un carácter que pertenece a todo el género, es decir, que es común a todas las especies de un género; por ejemplo, árbol en relación al roble, álamo, abeto.

Giroscopio: Aparato que comprende un giróstato y utiliza sus propiedades particulares, debido a la rapidez de su movimiento de rotación (fijeza de la orientación de su eje). GIRÓSTATO: Sólido animado por un movimiento de rotación sobre su eje.

Gobierno: Autoridad que ejerce el poder político y que el soberano delega al poder ejecutivo.

Gracia: Teología, don gratuito de Dios realizado por pura benevolencia, elevando una criatura al estado sobrenatural, o contribuyendo al hacerle practicar el bien o evitar el pecado. No la tengo por mi voluntad, es un regalo.

Guirigay: Gritería y confusión que resulta cuando varios hablan a la vez o cantan desordenadamente. Lenguaje oscuro y difícil de entender. (rae.es)

Habitus: Conjunto de esquemas generativos a partir de los cuales los sujetos perciben el mundo y actúan en él… El habitus se aprende mediante el cuerpo, mediante un proceso de familiarización práctica, que no pasa por la conciencia (Wikipedia). Cuando te acostumbras a hacer algo difícil tendrás el habitus de hacerlo y será hecho con menos esfuerzo, habitus es el resultado de habituarse a hacer cosas difíciles. Permite que una cosa difícil se vuelva fácil.

Hado: Fuerza desconocida que, según algunos, obra irresistiblemente sobre los dioses, los hombres y los sucesos. Encadenamiento fatal de los sucesos (rae.es). Sinónimos: destino, azar, fatalidad, fortuna, suerte.

Hermafrodita: Que presenta los caracteres sexuales de los dos sexos.

Horro: Esclavo, negro manumiso, que huyó para vivir en libertad.

Idea: Forma de una cosa en la mente, el espíritu, concebible por el pensamiento.

Ideación: Génesis y proceso en la formación de las ideas (rae.es)

Imago: Expresión latina usada en la teología cristiana para referirse al modo en que el hombre habría sido creado de acuerdo con la narración del libro del Génesis (wikipedia). Imagen inconsciente de una persona, esquema imaginario a través del cual el sujeto se refiere a otro (en particular imagen del padre, de la madre para el niño) y el cual orienta sus relaciones con el otro (cnrtl.fr)

Impasible: Incapaz de padecer o sentir. Indiferente, imperturbable. (rae.es)

Imputrescible: Que no se pudre fácilmente (rae.es)

Inherencia: Unión de cosas inseparables por su naturaleza, o que solo se pueden separar mentalmente y por abstracción

Ineluctable: Dicho de una cosa: Contra la cual no puede lucharse. (rae.es)

Inexorable: ex-orare: vencer por su oración (que no se deja vencer con ruegos, inconmovible, rae.es)

Informar: (Metafísica) para los escolásticos, acción de darle una forma a una materia.

Inherencia: Unión de cosas inseparables por su naturaleza, o que solo se pueden separar mentalmente y por abstracción. Modo de existir los accidentes, o sea, no en sí, sino en la sustancia que modifican. (RAE.es) Integración del ser en el otro.

Inmanencia: "causa inmanente" causa que reside en el sujeto activo, se dice de lo que está contenido en la naturaleza de un ser. Acción o causa que produce sus efectos en el sujeto mismo y no sobre un objeto exterior. Existencia del fin de un sujeto en el sujeto mismo.

Inmanente: Que es inherente a algún ser o va unido de un modo inseparable a su esencia, aunque racionalmente pueda distinguirse de ella

Inmediato: Se dice del conocimiento en el que no hay intermediario entre el sujeto y el conocimiento y que el sujeto toma de sí mismo.

Inmovilismo: Tendencia a mantener sin cambios una situación política, social, económica, ideológica, etc.

Inopinado: Que sucede sin haber pensado en ello, o sin esperarlo.(rae.es)

Insondable: Que no se puede averiguar, sondear o saber a fondo. (rae.es)

Intelección: Acción y efecto de entender (rae.es)

Intelectivo: Que tiene virtud de entender. Facultad de entender (rae.es)

Intelecto agente: Según Aristóteles y los escolásticos, se distingue del intelecto pasivo: función por la cual recibimos el conocimiento por medio de los sentidos, y el intelecto agente, función por la cual elaboramos estos datos, los juzgamos, concluimos para construir el saber.

Intelecto posible o paciente: La inteligencia es una posibilidad que se puede desarrollar, cuando no se ha desarrollado es una posibilidad, y cuando se ha desarrollado ya es un acto. Inteligencia con potencial de conocimiento, es decir, capaz de recibir en ella diferentes tipos de seres, imágenes abstractas, y luego concebirlos con forma de ideas.

Inteligencia: Acción de discernir, comprender, inteligencia, su objeto es la verdad.

Intención: El hecho de proponer cierto objetivo.

Intuición - Intuitivo: Que ve las cosas sintetizando, de un solo golpe (en oposición a deductivo, discursivo). Conocimiento directo e inmediato, de hecho evidente e incontestable.

Irascible: La pasión que se despierta frente a una dificultad, es lo opuesto a concupiscible. La voluntad, el valor y la fortaleza.

Justicia: Voluntad perpetua y constante de concederle a cada uno su derecho.

Justo medio: Actuar cuando, en las circunstancias donde, hacia las personas hacia quienes, para el fin para el cual, y como se debe: el justo medio es el deber, actuar como la regla lo determina.

Lábil: Que resbala o se desliza fácilmente. Frágil, caduco, débil. Poco estable, poco firme en sus resoluciones. Dicho de un compuesto: Inestable, que se transforma fácilmente en otro.(rae.es)

Langue de bois: (*expresión francesa, literal: lengua de madera*) lenguaje estereotipado, formateado, suavizado, que abusa de eufemismos y rodeos para encubrir la realidad, habla sin criterio de la realidad

Latría: Reverencia, culto y adoración que solo se debe a Dios. Culto de dulía es el que se le rinde a los ángeles y los santos.

Libertad: El hombre no nace libre pero se vuelve libre, por el compromiso ante la atracción hacia un bien soberano, absoluto (por ejemplo, el amor de Dios, lo absoluto, que está fuera de mí, por encima de mi biología de mi vida temporal, la felicidad), por los actos a favor de la comunidad, que son a la vez obediencia y don bajo el mando divino, leyes de amor en un don desinteresado de sí. (H. Collin) *NdT: Cuando no hay unidad en el ser, no hay libertad, hay pelea en diferentes partes. La unidad es un criterio de libertad. Si hay dos ideas al mismo tiempo no soy libre, hay que seleccionar una de las dos.*

Maniqueísta: Los maniqueos, eran dualistas: creían que había una eterna lucha entre dos principios opuestos e irreductibles, el Bien y el Mal, que eran asociados a la Luz (Zurván) y las Tinieblas (Ahrimán) y, por tanto, consideraban que el espíritu del hombre es de Dios pero el cuerpo del hombre es del demonio (Wikipedia)

Materia prima: La madera, como la piedra, es una materia prima sin mensaje cuando no se transforma. Tiene que ser transformada/trabajada para expresar algo, y esta transformación hace que la madera sea más expresiva. La madera es participativa del trabajo que hace el escultor con ella misma.

Medida: Evoca la idea de una cantidad considerada como legal (DHLF)

Mérito: Derecho moral a una recompensa que confiere un acto al agente que lo realiza por deber, tanto más grandes los obstáculos para seguir la ley moral, más difíciles de superar (sacrificio de su interés, privaciones, sufrimiento físico y moral, lucha contra sus inclinaciones o pasiones)

Misántropo: Persona que, por su humor tétrico, manifiesta aversión al trato humano

Misericordia: Piedad que permite perdonar a un culpable, a absolver a un vencido; perdón concedido por pura bondad.

Mutabilidad - inmutabilidad – inmutable: Lat.: immutabilitas, de in (nég) y mutabilis, sujeto al cambio; quien no cambia en lo absoluto, inmutable. Teología: atributo metafísico de Dios que, como es perfecto, escapa al tiempo y no conlleva ninguna especie de cambio.

Necesario: Lo que no podría no ser, o ser de otra manera; opuesto a contingencia, azar.

Niño rey: Niño que manda a sus padres, que hace todo lo que quiere. Dirige su vida en una edad en la que debe obedecer a sus padres.

Obligación: Vínculo jurídico por el cual una persona debe cumplir ciertas prestaciones con respecto a otro o a una autoridad. En la parte moral, carácter imperativo que, constituyendo la forma de la ley moral, se impone a la conciencia sin restricción física.

Ontología: Parte de la metafísica que trata del ser en general y de sus propiedades trascendentales (rae.es)

Ontológica: Que pertenece a la ontología.

Orgullo: sensación exagerada de satisfacción por el resultado de nuestro trabajo (dGL)

Pajarear: Andar vagando, sin trabajar o sin ocuparse en cosa útil (rae.es)

Pájaro: Guía el alma del difunto, figura del alma que se escapa del cuerpo, símbolo de inteligencia, los pájaros viajeros son almas involucradas en la búsqueda de la iniciación (DDS)

Para leer: "La guerre de la noix de muscade" (en Francés, La guerra de la nuez moscada) de Giles Milton, ISBN: 2882500947

Paresia: Parálisis leve que consiste en la debilidad de las contracciones musculares

Partenogénesis: Modo de reproducción de algunos animales y plantas, que consiste en la formación de un nuevo ser por división reiterada de células sexuales femeninas que no se han unido previamente con gametos masculinos. (rae.es)

Participar: Tomar (capere) parte (pars); unión de la parte a un todo, de un ser finito al infinito, o por lo menos a lo que lo sobrepasa. Asociarse, tomar parte, recibir de parte de …

Particularidad accidental: Que sólo le pertenecen a eso y que pueden, o no, estar. Necesario; lo que tiene que tener obligatoriamente, una casa tiene que tener paredes, techo (esto es necesario), Accidental es lo que no es necesario (dGL-T)

Pasibilidad: De pasible, que puede o es capaz de padecer. (rae.es)

Pasión: Del latín "passio", de "pati" soportar, sufrir. Accidente que consiste en sufrir una acción. Victoria del sensible puro sobre lo racional.

Patoso: Dicho de una persona: Que, sin serlo, presume de chistosa y aguda. Dicho de una persona: Inhábil o desmañada.(rae.es)

Pensamiento: Del latín pensare, pesar, apreciar, examinar. Actividad psíquica en todo su conjunto. Las tres operaciones fundamentales del pensamiento lógico: concebir, juzgar y razonar.

Personalidad: No es simplemente la conciencia de diversos aspectos de mi; es también su síntesis armoniosa en un florecimiento que crece sin cesar (Collin, p 413, § 423)

Pillo: Se dice de la persona pícara que no tiene crianza ni buenos modales (rae.es)

Placer: Toma de conciencia de la satisfacción de una tendencia; una vez vivida una primera experiencia, el placer es inseparable del deseo. Reposa en el bien alcanzado.

Plan de clivaje: es la propiedad que tienen ciertos cuerpos de fracturarse siguiendo planos preferenciales, como la mica, la pizarra y el diamante.(http://forum.wordreference.com/showthread.php?t=936446)

Plegar: El rito de arrodillarse (plegarse) es una ofrenda y al mismo tiempo una señal de la presencia de la divinidad. (DDS)

Plomada: Una plomada es una pesa de plomo normalmente, pero puede ser hecha de cualquier otro metal de forma cilíndrica o prismática, la parte inferior de forma cónica, que mediante la cuerda de la que pende marca una línea vertical; de hecho la vertical se define por este instrumento. (wikipedia)

Potencial: Dícese de estar en el estado virtual del potencial, esta virtualidad puede ser: 1) un potencial activo de acceder a cierta forma del ser a través del desarrollo (por ejemplo: la oruga que se hará crisálida y luego mariposa); 2) un potencial pasivo, la simple posibilidad de lo que algo puede llegar a ser, como el bloque de madera, que para pasar al acto, debe convertirse en una estatua.

Potencialidad vegetativa: Son varias: la aumentativa: que me hace crecer; la nutritiva: que me hace comer y asimilar, también incluye la respiración; y la reproductiva. Muchas veces hay paralelismo entre, por ejemplo, la asimilación digestiva y la asimilación intelectual.

Precario: De poca estabilidad o duración (NdT)

Predestinación: Situación por la cual tal o cual hombre será condenado o salvado independientemente de sus actos.

Premoción: Moción anterior, que inclina a un efecto u operación. (rae.es). El impulso involuntario que hace que exista movimiento. No viene de mí, es algo que me pone en movimiento. Se define en teología como la intervención divina en el acto voluntario del hombre. Premoción física (física opuesto a moral). La búsqueda de la felicidad no es algo que decidimos voluntariamente, en este sentido hay una premoción del Creador sobre la criatura, ya que todos los seres vivos no pueden hacer algo que no sea la búsqueda de la felicidad. La premoción también existe cuando voy a robar algo para sentirme mejor, o el que mata por que se enfadó, ya que al matar a esa persona se siente mejor, gracias a esto a veces se toman caminos falsos. Estos impulsos no son creados por el hombre. La premoción es una causa primaria en el movimiento del hombre, la causa final es la felicidad.

Prerrogativas: Privilegio, gracia o exención que se concede a alguien para que goce de ello, anejo regularmente a una dignidad, empleo o cargo. Atributo de excelencia o dignidad muy honrosa en algo inmaterial (rae.es). Facultad importante de alguno de los poderes supremos del Estado, en orden a su ejercicio o a las relaciones con los demás poderes de clase semejante. Atributo de excelencia o dignidad muy honrosa en algo inmaterial. (rae.es)

Prever: Determinar de antemano los hechos, los acontecimientos, las situaciones: un sistema de condiciones dadas, pueden dar uno y solo un resultado, luego de una buena previsión.

Proceder: Modificar lo que es.

Propósito final, fin último: Contacto con Dios. (dGL)

Prostatorrea: Secreción de líquido prostático a través de la uretra sin que se produzca eyaculación)

Prosternarse: Arrodillarse o inclinarse por respeto. (rae.es)

Providencia: De "providere" proveer, sabio gobierno de Dios sobre la creación, no solamente por las intervenciones particulares (milagros), sino también por las leyes estables que determinan el devenir del universo y de cada criatura, según un plan y con vistas a un fin que concibe la sabiduría divina.

Providencia – prudencia – destino: El destino no es la Providencia, la Providencia es todo lo que Dios hace por el bien de nosotros y que no puede ser cambiada. La prudencia, es lo que podemos hacer para que las cosas vayan bien, el destino cambia algo a pesar de la prudencia, por ejemplo, hago todo bien en la preparación de un viaje, pero hay una tormenta, así que no viajo, al hacer esto, escapo a la muerte. Escapar a la muerte es el destino, pero es la Providencia la que ha causado la tormenta, para no hacer el viaje que me iba a causar la muerte. El destino no lo puede cambiar, pero el destino es causa secundaria que cambia el proyecto. Existen las causas primarias del proyecto y las causas secundarias que también influyen en el proyecto. El destino puede ser malo o bueno, la Providencia siempre es buena.

Prudencia: (ST II-II, c.47) Sabiduría práctica hecha a fuerza de espíritu y de conocimiento de la verdad; saber dirigiendo la acción; capacidad de juzgar con discernimiento; habilidad del hombre virtuoso que sabe poner en ejecución los medios adecuados para realizar el bien. A diferencia de la sabiduría que establece el equilibrio, la prudencia es la virtud que determina los medios para alcanzar este último y por eso supone discernimiento de lo posible y la elección del momento conveniente.

Pueril: Perteneciente o relativo al niño o a la puericia. Propio de un niño o que parece de un niño. Fútil, trivial, infundado. (rae.es)

Pulsión: En psicoanálisis, energía psíquica profunda que orienta el comportamiento hacia un fin y se descarga al conseguirlo

Pulsión: Es psicoanálisis, energía psíquica profunda que orienta el comportamiento hacia un fin y se descarga al conseguirlo. (rae.es) Alguien impulsivo tiene pulsiones que no puede controlar, las pulsiones me hacen impulsivo si no las puedo controlar (dGL). Estímulo, fuerza biológica que provoca ciertas conductas: por ejemplo, pulsión sexual. (wikipedia)

Pusilánime: Falto de ánimo y valor para tolerar las desgracias o para intentar cosas grandes (rae.es)

Reivindicar: Reclamar algo a lo que se cree tener derecho. (rae.es)

Resistividad: Resistencia eléctrica específica de una determinada sustancia. (rae.es)

Revelación: Iluminación sobrenatural operada por Dios para manifestarle una verdad a la inteligencia humana.

Ser: el hecho de ser, de tener una realidad, la existencia

Sevicia: Crueldad excesiva. (rae.es)

Sitiar: Rodear una ciudad, una fortaleza u otro lugar para atacar a las fuerzas enemigas que están dentro o para impedir que salgan o reciban ayuda. Asediar (es.thefreedictionary.com/sitiar)

Soporte material: Por ejemplo, sólo estoy en la relación porque obtengo cosas materiales (dGL-T)

Subsistente: Que existe de manera permanente, continuación de la existencia a pesar de la eliminación o la desaparición de otros elementos. Que subsiste: existir con todas las condiciones propias de su ser y de su naturaleza. (RAE.ES)

Subsistir: Existir aparte, tanto como sustancia así como sujeto. Ejercer el acto de existir

Sugerir: Hacer nacer algo en el espíritu del otro. El animal encuentra sus problemas todos solucionados por las sugerencias incomprendidas de su instinto.(Collin 227,p231)

Súmmum: El colmo, lo sumo.

Sustancia: Lo que está en sí, persiste como realidad permanente bajo las apariencias y que sirve de apoyo (substrato – el substrato de mi vida es mi cuerpo) a los accidentes, cualidades, atributos… "cosa" que sólo se necesita a sí mismo para existir. Pues sólo Dios es sustancia. No es algo que está en mí, es lo que hace que yo sea yo.

Sustrato: Estrato que subyace a otro y sobre el cual puede influir. Sustancia: ser, esencia o naturaleza de algo. Realidad que existe por sí misma. (rae.es)

Templanza: Moderación, sobriedad y continencia. Una de las cuatro virtudes cardinales, que consiste en moderar los apetitos y el uso excesivo de los sentidos, sujetándolos a la razón.

Temporal: que es del dominio del tiempo, de lo material, de las cosas que pasan (opuesto a eterno).

Temporal vs espiritual: Temporal (terrestre) es la contraparte de lo espiritual. Temporal: comida, dinero, bienes / Espiritual (celeste): fe, dignidad, creatividad, ser artista, etc.

Teocentrismo: El teocentrismo (del latín, teo- significa Dios) es la doctrina según la cual Dios es el centro del Universo, todo fue creado por Él, es dirigido por Él y no existe ninguna razón más que el deseo de Dios sobre la voluntad humana. El teocentrismo abarca todo lo que existe, incluso la razón científica, ya que todo lo explica por la voluntad divina y mística. Fue la corriente que predominó en la Edad Media y que más tarde se convirtió en antropocentrismo (el hombre es el centro del universo). (http://es.wikipedia.org/wiki/Teocentrismo)

Tora: En un amplio sentido: planteamiento espiritual, escrito y oral, infinito, preceptos de vida indicados por una palabra, revelación, o un mensaje divino, ley de amor.

Totipotencia: La habilidad de una célula, tal como el huevo, de crear células diferentes y así desarrollarse o crear un nuevo organismo o parte.

Trascendencia: Carácter de todo lo que sobrepasa una media. Implica una naturaleza absolutamente superior a la de los demás, o de un carácter radicalmente diferente. Esto es más concretamente en relación a Dios en relación al mundo y a los demás seres inmanentes.

Vegetativo: Conjunto de funciones vitales comunes a los vegetales y animales (nutrición, crecimiento, reproducción).

Veleidoso: Que tiene sólo intenciones débiles, no se decide a actuar./ Inconstante, mudable (rae.es)

Visión beatífica: Acto de ver a Dios, en el cual consiste la bienaventuranza (rae.es)

VITRIOL: "Visita Interiorem Terrae.es Rectifiando Invenies Operae.es Lapidem". "Visita las entrañas de la tierra, y rectificándote encontrarás la piedra de la obra. Desciende a lo más profundo de ti mismo y encuentra el núcleo indivisible, sobre el cual podrás edificar otra personalidad, un hombre nuevo. (DDS)

Voluntad: La voluntad es ciega si la inteligencia no le presenta su objeto como bueno. Apetito de un bien conocido por la inteligencia, y el poder de elegir según las luces de la razón. Normalmente, es un acto libre, pero buscar la felicidad es un acto necesario de la voluntad…

Voluptuosidad: Complacencia en los deleites sensuales (rae.es) SINONIMOS: sensualidad, pasión, erotismo, epicureísmo, goce, gozo, placer, deleite, concupiscencia, lujuria. Incitación o satisfacción de los placeres de los sentidos, especialmente el sexual. (rae.es)

Vulnerabilidad: del lat. "vulnus" herida. Capacidad de ser herido.

Yo: Designa un sujeto que tiene conciencia de sí mismo. "Al mismo tiempo que YO pienso, tengo más o menos conciencia de mí, de mi EXISTENCIA personal". Y es el YO quien está consciente del MÍ, de modo que mi personalidad está como duplicada, siendo a la vez el tema que conoce y el objeto conocido. (NdT: *cuando hablo de "mí" hablo de una cosa, y la cosa es el "yo", cuando se usa "yo, se está hablando del actor, cuando se usa "mí" se está refiriendo al objeto. Por ejemplo, cuando digo "quiero hablar de mí", quiere decir que quiero hablar de una cosa que es el "yo", pero cuando digo "yo soy..." soy el actor, no el objeto del tema. Cuando uso el "mí" es como si me refiriera a una cosa externa que puedo analizar y esa cosa es el "yo". Dios es al mismo tiempo actor y objeto, no están separados. En mí, puedo percibirlo como el objeto y como el actor. Un ejemplo: la persona que habla de sí misma en tercera persona*).

Zapeo: Cambio reiterado de canal de televisión por medio del mando a distancia. (rae.es)

Bibliografía

DOCTRINA

AFADH. Association Française pour l'Approfondissement de la Doctrine Homéopathique (Asociación Francesa para la Profundización de la Doctrina Homeopática), Cuadernos de Doctrina desde 1984. Dr.M. L. FAYETON, Le Clos de Corsac, F-43700 Brives Charensac T+F: 33 471 02 92 93.

MASI – Elizalde, Dr Alfonso, Duplicados y cursos desde 1983. "Actas del Instituto Internacional" citado anteriormente. Instituto Internacional de Altos Estudios Homeopáticos J.T. Kent, CP1124 ARENALES, ARGENTINA - 2383/87 BUENOS AIRES.

HLM, Homéopathes Lorrains Masista. Dr Michel Savonet, Nancy.

GRAPH, Groupe pour la Recherche et l'Approfondissement de la Pensées Hahnemannienne (Grupo de investigación y profundizamiento del pensamiento Hahnemaniano), Recopilación de Doctrina, Dr. LOUTAN Guy, 3 Florissant, CH-1206 GENEVE, T+F: 41.22 /78932 10.

Hahnemann: Órganon y Enfermedades Crónicas; Escritos menores.

Kent J. T., La Filosofía Homeopática; Lecciones de Materia Médica Homeopática; Escritos menores.

Espíritu de la Homeopatía, R., Sankaran, HMP, Bombay, 2da ed.1992

ESTUDIOS DE MATERIA MÉDICA

AFADH: Trabajos de los cuadernos de la AFADH

AI: Remedios publicados en las "Actas" del Instituto de Altos Estudios.

AI: Allen T.F, "Enciclopedia de la Materia Médica Pura"

Boerike W., "Manual de bolsillo de Materia Médica Homeopática"

CLH: Centre Liégeois d'Homéopathie (Centro Liejés de Homeopatía), Cuadernos del, Dr. Marc Brunson, Vignoble 1, B - 4130 ESNEUX

CDM: Clarke, " Diccionario de Materia Médica"

ECLH: Eco de CLH: véase CLH

GLV: Gallavardin J.P. "Psychisme et Homoeopathie" (Psiquismo y Homeopatía)

GSH: Grupo Hahnemanniano del Dr. P. Schmidt, Cuadernos de, Ed Méd. et Hyg., 78 Roseraie. CH-1211 GENEVE 4

GRAPH: Trabajos varios, Dr. G. Loutan, 4,Bis Rte de Jussy, CH- 1226 GENEVE-THONEX.

H: Hahnemann Samuel, "Materia Medica Pura", "Chronische Krankheiten" .

HLM, Homéopathes Lorrains Masistes) Dr Michel Savonet, Nancy.

HR1: Hering, "Síntomas Guía de Hering de Materia Médica"

K2: Kent J.T, "Lecciones en materia médica homeopática"

MRB: Dr. MURE Benoit, Doctrina de la escuela de Rio de Janeiro y Patogénesis Brasileras.

NBJ: NABONA, Dr J. St Antoni Mª Claret 276, E – 08026 BARCELONA

NLH: News Letter de Homeopathia Europea et Internationalis, Bd Leopold II 134; B-1080 BRUXELLES

SKR: Sankaran R, El Espíritu de la Homeopatía, y seminarios.

Stj1: Scholten Jan, Homeopatía y minerales.

Vh1: Vithoulkas, Materia medica viva

ZLM: Dr. ZALA M, r de la Lionne 8, F - 45000 ORLEANS

DICCIONARIOS

DAP: Diccionario Analogico da lingua portuguesa, Thesaurus, 1983

DDS: Dictionnaire Des Symboles, Chevalier, coll. Bouquins, 1982.

DELF: Dictionnaire des Expressions et Locutions Françaises, Robert, 1989
DHLF: Dictionnaire Historique de la Langue Française, Le Robert 1998
DMI: Thésaurus Larousse, "Des mots aux Idées, des idées aux mots", 1991
LS: Les Symboles, P.Seringe, éd Helios, 1988.
RAE: Diccionario de la Real Academia Española, versión electrónica.

REPERTORIOS DE MATERIA MÉDICA HOMEOPÁTICA

RK: Kent; **RS**: Synthesis; **RB**: Boericke.
Rb2: Sensations "as if" de Roberts et trad. Française de C.Peyrard. éd. Similia 1990.
SCH: Le Symbolisme du Corps Humain, A. de Souzenelle, éd. Dangles, 1984.
UDS: Unabridged Dictionary of the Sensations "as if", Ward, Jain 1983.

FILOSOFÍA – ANTROPOLOGÍA

BT: Biblia de Thompson
DP: Dictionnaires de Philosophie Thomiste, H. Collin, éd. Tequi, Paris, 1949
MPT: Manuel de Philosophie Thomiste, H. Collin, éd. Tequi, Paris, 1949.
SCG: Suma contra los Gentiles, Santo Tomás de Aquino.
ST: Suma Teológica, Santo Tomás de Aquino. Versión electrónica
(http://hjg.com.ar/sumat/index.html)
VPSH: Vocabulaire de la Philosophie et des sciences humaines, L. M. Morfaux, A. colin 1980.
VTB: Vocabulaire de Théologique Biblique, éd. Cerf, 1991.

LISTA Y CÓDIGO DE AUTORES – COLABORADORES

AFADH. Dr. M. L. FAYETON, Les Marronniers, Le Clos de Corsac, F-43700 BRIVES-
   CHARENSAC Tel/Fax: 33 471 02 92 93, AFADH; simonne.fayeton@libertysurf.fr
BU: Bauer Ute, GRAPH; AFADH
CGH: Cuadernos del Grupo Hahnemanniano del Dr. P. Schmidt
CGP: Campos Gilda, AFADH
CLH: Centre Liégeois d' Homéopathie (Centro Liegés de Homoepatía), Dr. Vet. BRUNSON
   Marc, Rue du Vignoble 1, B-4130 ESNEUX, tel-fax: 32/43 80 17 80, clh@skynet.be
CSM: COUSIN Maryvonne, 131 Rue de la Paix, F-50120, EQUEURDREVILLE, AFADH
DRP: Dr. Deroche Pierre, AFADH, GEMMH
FD: Dr. FREI Dominique, Rue Viollier 9, CH-1260 NYON, GRAPH.
FDR: Dr. FRENDO Ramón, AFADH
FY: Dr. M.L. FAYETON, AFADH. Simonne.fayeton@libertysurf.fr
GEHU: Dr. SERVAIS Philippe, 18 R. Littré, F-75006 PARIS
GGD: Dr. GRANDGEORGE Didier, in CLH
GR: Grupo de trabajo del repertorio, a/c Dr. LOUTAN Guy, 3 Florissant, CH-1206 GENEVE
GRAPH: Groupe de Recherche et d'Approfondissement de la Pensée Homéopathique (Grupo de
   investigación y profundizamiento del pensamiento Hahnemaniano), a/c G. Loutan,
   loutan.guy@bluewin.ch
HLM: Homeópata Lorrains Masistes, Dr. SAVONNET MICHEL (SVM)
IIAEH: Buenos Aires, ARG, info@jtkent.com
LTA: Dr. LOUTAN Guy, 4 Bis Rte. de Jussy, CH-1226. GENEVE-THÔNEX, GRAPH,
   loutan.guy@bluewin.ch
LVJ: Dr. LAVA Josette, 72 Bd de l'Hôpital, F-75013 PARIS 13
MCB: Dr. Mascret Brinhyld. AFADH.
MS: Dr. Masi Elizalde, Alfonso. CP 1124, ARENALES 2383/87, ARG-1124 BUENOS AIRES
NBJ: Dr Nabona Joakin, St-Antoni MᵃClaret 276, E-08026 BARCELONA

NDA: Angelica Noica Dumitrescu, Bucarest, Roumanie

OZC: Dr OZANON Christian, AFADH.

PLA: PLA Ana, Gabinet Mèdic Hahnemann, Valencia, 472 3r 3⁰, 08013, Barcelona, España
annapla@comb.es

PRMD: PFRIMMER Dominique, AFADH.

SGV: SAVULESCU Geo, Bucarest, Roumanie

SVM: Dr. SAVONNET Michel, AFADH, GEMMH.

SVP: GEHU, Dr. SERVAIS, Philippe, 18 r. Littré, F-75006 PARIS

TBH: Dr. THIBAUD Hélène, AFADH.

UNC: Dr. UNAL Cécile, AFADH.

VMJ: Dr. Vet. VIMOND Jani, Roche 63 F-63380 PONTAUMUR

ZLM: Dr. ZALA Michel, Rue de la Lione 8 F-45000 ORLÉANS.

BIBLIOGRAFÍA HOMEOPÁTICA AL 26/04/2014

Presentación del pensamiento homeopático para el público

- *"L'homéopathie uniciste, instantanés sur une médecine durable"* (*"La homeopatía unicista, instantáneas de una medicina durable"*) (2010) Libro para médicos y personal paramédico, así como para el público en general. Numerosas referencias científicas especializadas y bibliográficas. Dr. G. LOUTAN, éd. Loutan, Genève. loutan.guy@bluewin.ch, ISBN 978-29700680-0-6

- *"Les bases de l'homéopathie"* (*"Las bases de la homeopatía"*), ELH - CLH, Vignoble 1, B-4130 ESNEUX, tel+fax: 0032. 43 80 17 80. clh@skynet.be

- *"Consulter un homéopathe, pourquoi, comment, un guide à l'usage des patients"* (*"Consultar un homeópata, porqué, cómo, una guía de uso para los pacientes"* Dr. M Zala clh@skynet.be, ISBN 2-930074-02-7

- *"A la découverte de l'homéopathie uniciste"* (*A la descubierta de la homeopatía unicista"*). 1996. Dr M.ZALA. Pudiera ayudar a pacientes a comprender lo que el médico espera de ellos para una consulta eficiente. clh@skynet.be

- *"Le choix de l'homéopathie"* (*"Eligiendo la homeopatía"*), *Dr* P.M SERVAIS, Denoël, 1992, éditions liégeoises d'homéopathie, Vignoble 1, B-4130 ESNEUX, tel+ fax: 0032 43 80 17 80, clh@skynet.be

- *"Connais-toi toi-même"* (*"Conociéndote a ti mismo"*), Dr F.SCHROYENS, Créadif, 1990

- *"Mais qu'est-ce que l'homéopathie ?"* (*"¿Y qué es la homeopatía?"*) folletos, Centre liégeois d'homéopathie, Vignoble 1, B-4130 ESNEUX, tel+fax: 0032 43 80 17 80, clh@skynet.be

- *"L'homéopathie, médecine du 4è millénaire"* (*"La homeopatía, medicina del 4to milenio"*), 1988. C. PEYRARD, Le germe de blé, le Clos de Corsac, F-43700 Brives-Charensac. Enfoque filosófico de la enfermedad profunda humana, una parte práctica para hacer la consulta. association-afadh@wanadoo.fr

- *"L'homéopathie au chevet de la Médecine ?"* (*"¿La homeopatía en la cabecera del médico?"*) . Ensayo para un nuevo debate. Dr. F. CHOFFAT, ed. Cerf, 1993. Buena discusión general sobre los médicos, pero le faltan referencias científicas serias en ciertos capítulos.

- *"Homéo portraits, histoire de remèdes"* (*"Retratos homeopáticos, historia de los remedios"*), Dr. P.SERVAIS, Ed J.Lyon, 2011, 40 historia bien contadas de pacientes, con la reflexión que trae un buen remedio, ISBN 978-2-84319-246-3.

Historia

- "Essai sur un nouveau principe pour découvrir les vertus curatives des substances médicinales" (*"Ensayo sobre un nuevo principio para descubrir las propiedades curativas de las sustancias medicinales"*), 1796, en "Études de médecine homéopathique" (*"Estudios de medicina homeopática"*), Hahnemann, (1755 -1848) : vol II, ed. J.B. Baillière, Paris, 1850, y http://www.homeint.org/seror/hahnemannpub/principe.htm .

- "Introduction à l'étude de la médecine expérimentale" (*"Introducción al estudio de la medicina experimental"*) 1865, Cl. Bernard (1813 -1878) http://www.ac-grenoble.fr/PhiloSophie/file/bernard_medecine_exp.pdf

- "Homéopathie, quelques pages d'histoire" (*"Homeopatía, algunas páginas de historia"*), Cuadernos del grupo Hahnemaniano 1-2-3,1981, c/o Dr. J BAUR, Lyon. (Éd. Médecine et Hygiène, Genève)

- "Divided Legacy, a history of the schism in medical thought" (*"Legado dividido, una historia del cisma en el pensamiento médico"*), H. COULTER, vol III, Wehawken Book Co, Washington, 1975. Panorama exhaustivo de la historia del cisma del pensamiento médico al siglo pasado entre vitalistas y mecanicistas en los EE.UU.

- "L'homéopathie au chevet de la médecine ?" (*"La homeopatía a la cabecera de la medicina"*). 1993. Ensayo para un nuevo debate. Dr F.CHOFFAT, Ed.Cerf. Discusión general sobre las medicinas.

- " La passion de guérir" (*"La pasión se curar"*), Dr Hahnemann , 2010, C.LESENS, éd.Telémaque, ISBN 978-2-7533-0121-4

- "Une médecine Nouvelle Dr. Hahnemann" (*Una medicina novedosa Dr. Hahnemann"*),. LESENS C. éd. Telémaque, vol + et ++. Historia de ficción de Hahnemann y sus peregrinaciones en el contexto social y científico, bien documentada.

Fundamentos

- *"Soignez votre enfants par l'homéopathie"* (*"Trate a sus niños con homeopatía"*), 2014, Dr F, Berthoud, éd. Les pratiques Jouvence. Diagnósticos actuales, remedios básicos y pequeñas materias médica.

- *"Le trésor de l'Homéopathie en cas de Blessure et d'Accidents"* (*"El tesoro de la Homeopatía en casos de Heridas y Accidentes"*), 1994, C. PEYRARD, Les Marronniers, Le Clos de Corsac, F-43700 BRIVES CHARENSAC, association-afadh@wanadoo.fr

- *"Essentials of Homoeopathic Prescribing"* (*"Fundamentos para prescribir con homeopatía"*), H. Fergie-Woods, Speight books, Health Science Press, 1970. Investigación por diagnóstico, con materia médica para además para personalizar el tratamiento.

Para una investigación más avanzada y profesional

- "*Organon de l'art de guérir*" (*"Organón y el arte de curar"*) y otras obras de S. HAHNEMANN, trad. de la 6ta ed. alemana de 1842, Vigot frères, Paris, 1952. Obras de referencia homeopática, pero que deben ser objeto de exégesis seria para entender claramente, teniendo en cuenta la situación científica y cultural del tiempo de Hahnemann. Los "Escritos menores" son muy importantes para leer, así como las "Enfermedades crónicas" para comprender la filosofía que soporta esta obra técnica que es el Organón.

- *"Essai sur un nouveau principe pour découvrir les vertus curatives des substances médicinales", ("Ensayos sobre un nuevo principio para descubrir las propiedades curativas de las sustancias medicinales")* publicado en 1796, en *"Études de médecine homéopathique" ("Estudios de medicina homeopática")*, Hahnemann, (1755 -1848): vol II, ed. J.B. Baillière, Paris, 1850, pp. 10-103.

- *"L'objet de l'homéopathie: le corps vécu"* (*"El objeto de la homeopatía: el cuerpo vivo"*) MARCHAT Philippe, 2006, ed. Marrimpouey, F-6400 PAU, tel-fax : 0033 559 27 52 11. Excelente enfoque del carácter científico de la homeopatía, medicina fenomenológica, respecto a la medicina científica objetiva.

- *"Science homéopathique et médecine moderne"* (*"Ciencia homeopática y medicina moderna"*), Ed Elephas, St-Gall, 1991. Trad F de *"Homeopathic science and modern medicine"*, H. COULTER, North Atlantic Books, 1981. Enfoque histórico y científico de la homeopatía, puede convenir tanto a un público no especializado como a los médicos.

- *"Scientific foundations of homeopathy"* (*"Fundamentos científicos de homeopatía"*), RESCH and GUTMANN, ed. Barthel & Barthel, 1987. Excelente obra sobre la filosofía de la medicina y la ciencia, y el enfoque de la homeopatía por la moderna física y química de alto nivel. Dilución, dinamización, soluciones…

- *"Théorie des hautes dilutions, application au vivant"* (*"Teorías de las diluciones altas, aplicaciones en vivo"*) R CONTE, Y.LASNE, H.BERLIOCCHI, ed. Polytechnica.

- *" Ma pratique homéopathique au quotidien"* (*"Mi práctica homeopática diaria"*) , 101 casos clínicos comentados, Dr J. KERSTEN, Ed. Liégeoises d'homéopathie, Vignoble 1, B-4130 ESNEUX, tel+fax: 0032 43 80 17 80, clh@skynet.be

- *"Towards another model of health and disease, a new perspective on how to achieve good health for all across the EU"*, (*"Hacia otro modelo de salud y enfermedad, una nueva perspectiva de cómo alcanzar una salud óptima para todos en toda la Union Europea"*) Comité Europeo para la Homeopatía, 9.2004, en respuesta a la pregunta del comisario David Byrne: ¿qué necesita Europa para alcanzar salud óptima para todos? www.homeopathyeurope.org

- *"Glimpses into the physical behavior of ultra-high dilutions"* (*"Una ojeada en el comportamiento físico de las diluciones ultra altas"*), Pr. L REY, Ph.D, 63rd LMHI Congress 2008, Oostende, Ch de Verdonnet 2, CH-1010 Lausanne

- *"Scientific framework of homeopathy, Evidence Based Homeopathy"* (*"Marco científico de la homeopatía, Homeopatía basada en evidencias"*), Dr. Michel VAN WASSENHOVEN, 63rd LMHI Congress 2008, ECH, info@homeopathyeurope.org

- Sitio internet sobre las cualidades y sorpresas del agua, de Pr Martin CHAPLIN, Emeritus Professor of Applied Science, London South Bank University martin.chaplin@btinternet.com : http://www1.lsbu.ac.uk/water/

- Sitio internacional de investigación de historias clínicas: www.clificol.net (Clinical File Collection) en colaboración con el Comité Europeo de Homeopatía (ECH)

- Investigación: Indian Journal of Research in Homeopathy (Revista de la India de Investigación en Homeopatía) http://www.ijrh.org

Medicina veterinaria
- *"Maladies de troupeau, Maladies de l'élevage. Éleveur, dis-moi qui tu es, je te dirai comment soufrent tes bêtes"* (*"Enfermedades del rebaño, Enfermedades de la ganadería, Ganadero, dime quién eres y te diré cómo sufren tus bestias"*), Dr.Vét. P. FROMENT, Coll. Otra visión de la ganadería, reporte periodístico del trabajo veterinario, enfocado en los problemas económicos y los efectos devastadores de la ganadería industrial sobre nuestros recursos alimentarios. ISBN 9782953843941

Revistas

- "*Les Echos du Centre Liégeois d'Homéopathie*" ("*Ecos del Centro Liegés de Homeopatía*"), revista bimestral excelente, casos clínicos humanos y veterinarios, agudos y crónicos, doctrina, discusión. Buena formación continua e ilustraciones prácticas.clh@skynet.be

- Revistas varias:
  - "*Revue Belge d'homéopathie*" ("*Revista Belga de homeopatía*")
  - "*British Homeopathic journal*" ("*Revista homeopática Británica*"), Facultad de Homeopatía de Londres
  - "*Revista Española de Homeopatia*" Mallorca;
  - "*European journal of Classical homeopathy*" ("*Revista europea de homeopatía clásica*") Grecia;
  - "*Associaçao Paulista de Homeopatia*" ("*Asociación Paulista de Homeopatía*"), Brasil;
  - "*Les cahiers Hahnemanniens*" ("*Cuadernos Hahnemannianos*"), (éd. Médecine et Hygiène, Genève)...

Recopilaciones de casos clínicos

- "*Ma pratique homéopathique au quotidien*" ("*Mi práctica homeopática cotidiana*"), 101 casos clínicos comentados, Dr. J KERSTEN, Ed. Liégeoises d'homéopathie, Vignoble 1, B-4130 ESNEUX, tel+fax: 0032 43 80 17 80, clh@skynet.be, www.clh-homeo.be

- " Homéoportraits, histoires de remèdes " ("*Homeoretratos, historias de remedios*"), SERVAIS P., Ed. J.Lyons, ISBN 978-2-84319-246-3

- " Visages de ma banlieue, sous le regard de l'homéopathie" ("*Caras de mi barrio, bajo la mirada de la homeopatía*"). RENOUX, H.Ed. Edilivre, Paris, ISBN 978-2-332-47035-5

- Numerosas recopilaciones de información tomada de diversos congresos (casos clínicos) de CLH, EBH, INHF, AFADH y otras escuelas unicistas.

Obstetricia

- "*Le Manuel des urgences obstétricales*" ("*Manual de urgencias obstétricas*"), W.A.YINGLING, trad. A.Scialom, pediatra, Ed. Liégeoises d'Homéopathie.(ELH, , Vignoble 1, B-4130 ESNEUX, tel+fax 0033 43 80 17 80. clh@skynet.be)

- "*Traité d'homéopathie appliquée à la maternité*" ("*Tratado de homeopatía aplicada a la maternidad*"), Dr A. ATMADJAN, ed Maisonneuve, 1992.

Institut. National homéopathie et Maternité (Instituto Nacional Homeopático y Maternidad), 77 bd de Grenelle, F-75015 PARIS, 0033.147 34 32 30

Para formación ver: ESRHU y INHF, EBH, CLH…

(Todo) contra la homeopatía

- "*L'homéopathie comme rituel de conjuration*" ("*La homeopatía como ritual de conjuro*"), T. SANDOZ, Universidad de Lausanne, 1999.

- Numerosos artículos críticos, o incluso virulentos a disposición en el autor.

Varios

Conservatorio de Conocimientos Médicos Tradicionales y Populares, CP 2037, 1211 Genève 2, info@csmtp.ch

- "*De l'enfant Roi à l'enfant Tyran*" ("*Del niño Rey al niño Tirano*") PLEUX Didier, ed. Odile Jacob (con el permiso de una paciente que en 15 días dejó de ser afectada por su hijo de ¡6 años!)

- "*Le paradoxe de la vie, la biologie entre Dieu et Darwin*" ("*La paradoja de la vida, la biología entre Dios y Darwin*"), KAPLAN F., ed. La Découverte, 1994

Art et Homéopathie
- Ute BAUER, *" Sculptures, 1995-2012 "("Esculturas")*, ISBN 978-2-9700680-2-0, ute.bauer@bluewin.ch

Direcciones
- SSMH: société suisse des médecins homéopathes (Sociedad Suiza de Médicos Homeópatas), Sekretariat V. Greising, Dorfhaldenstr. 5, 6052 Hergiswil NW, 041 630 07 60. Correo electrónico: sekretariat@swiss-homeopathy.ch; http://www.ssmh.ch

- AFADH : Association Française pour l'Approfondissement de la Docrine Hannemannienne (Asociación Francesa para la Profundización de la Doctrina Homeopática),, www.afadh.free.fr

- ESRHU: école suisse romande d'homéopathie uniciste (Escuela Suiza de homeopatía unicista), esrhu.secretariat@freesurf.ch, http://www.crh-homeopathie.ch/

- ECH: European Committee for Homeopathy, Chaussee de Bruxelles 132, box 1 1190 Brussels, Belgium Tel: +32-2-3453597; Fax: +32-2-3461826; www.homeopathyeurope.org info@homeopathyeurope.org

- INHF: 60 rue Saint Lazare - 75009 Paris Tel / Fax: 01 40 16 55 99 E-mail: inhf-paris@nerim.net, http://www.inhfparis.com/

- SEHDS (Soc. et Ecole Hahnemann. Dauphiné Savoie) http://sites.google.com/site/hahnemannds/societe/groupes-de-travail

- CLH: Centre Liégeois d'Homéopathie (Centro Liegés de Homeopatía), Vignoble 1, B-4130 ESNEUX, tel+fax 0033 43 80 17 80. clh@skynet.be, www.clh-homeo.be)

- Ecole Belge d'Homéopathie (vétérinaires et médecins) (Escuela Belga de Homeopatía, veterinarios y médicos) : programa de formación por la internet, en francés http://ebh.homeobel.org

- INHM: Institut. National Homéopathie et Maternité (Instituto Nacional de Homeopatía y Maternidad), 77 bd de Grenelle, F-75015 PARIS, 0033.147 34 32 30

- Sitio del Dr. Ed. Broussalian, con historia, artículos científicos, casos clínicos…www.planete-homeo.org

- Wissenschaftliche Gesellschaft für Homöopathie (Sociedad Científica de la Homeopatía), D-Köthen. www.wisshom.de

Filosofía y Antropología
- *"Somme théologique"* (*"Suma Teológica"*), Tomás de Aquino, ed. Cerf, 1990.

- *"Manuel de philosophie thomiste "* (*Manual de filosofía Tomista"*), d'Henri COLLIN, 1950, 21e ed, Libr. P.Tequi.

- Philosophie et termes techniques: Vocabulaire de la philosophie et des sciences humaines (*"Filosofía y términos técnicos: Vocabulario de filosofía y ciencias humanas"*), L.M MORFAUX, ed. A.Colin, 1980.

- "*La psychologie morale*" (*"La sicología moral"*), Coll. Pierre MOESSINGER, 2da ed. 1996

- "*Le Paradoxe de la Vie*" (*"La paradoja de la vida"*), Francis KAPLAN, éd. La découverte. Reanudación sistemática de las tentativas de explicar la vida a través del tiempo y las ciencias

- Dictionnaire de la Langue Française, (*Diccionario de la Lengua Francesa*) Petit Robert, éd 1990.

- Dictionnaire de médecine Flammarion, (Diccionario de Medicina) 1982.

- Larousse Médical Illustré, (Larouse Médico Ilustrado) 1924.

- Centre National de Ressources Textuelle et Lexicales, (Centro Nacional de Recursos Textuales y Léxicos) http://www.cnrtl.fr

- "*Taschenatlas Homöopathie in Wort und Bild*", ("*Atlas de bolsillo de homeopatía en palabras e imágenes*", fundamentos, método e historia) SCHMIDT Jopseph M., Haug Verlag, 2001, ISBN 3-8304-7089-4

Vacunación
Tema abordado aquí, quien no practica homeopatía, pero que es fuente de grandes debates y polémicas debido a los intereses financieros involucrados, las convicciones y la moral están cuestionadas por este tema de las vacunaciones, y el hecho de que ¡el miedo es un argumento fácilmente utilizado por cada una de las partes! …

Sitios Suizos de vacunación:

- Línea directa de información sobre vacunaciones (Office Fédéral suisse de la Santé – Oficina Federal Suiza de Salud), www.infovac.ch

- Grupo médico de reflexión (crítica) sobre vacunación, www.infovaccins.ch
- Para los viajeros: www.safetravel.ch y www.tropimed.ch

Literatura crítica
- "*Vaccinations, pour un choix personnalisé*" ("*Vacunación, una elección personal*") pediatras de FMH*, Grupo de reflexión sobre las vacunas, CP 110, 1010 Lausanne 10, www.infovaccin.ch
- "*La vaccination: le droit de choisir*" ("*Las vacunas: el derecho a elegir*") Dr. F.CHOFFAT, 2001, ed Jouvence *
- "*Vaccinations, les Vérités indésirables*" ("*Vacunas, las verdades indeseables*"), Pr. Dr. M. GEORGET, ed. Dangles, 2000 *
- "*Vaccins, mais alors on nous aurait menti?*" ("*Vacunas, ¿y entonces nos mintieron?*") J.P. JOSEPH, abogado, ed. Poche, Vivez Soleil, 2006
- " *Qui aime bien vaccine peu*" ("*Quien ama mucho, vacuna poco*"), Grupo médico de reflexión sobre las vacunas, ed Jouvence, 2007

EDICIONES EN FRANCÉS DEL MISMO EDITOR

(editionsloutan@gmail.com) o Biblioteca de CLH 0032(0)4/380 17 80 Clh@skynet.be :

Del Dr. Guy **LOUTAN**
- "*Vos questions sur l'homéopathie uniciste, une médecine durable*" ("*Sus preguntas sobre la homeopatía unicista, una medicina duradera*"), 2014, A4, 200 p. Dr. G. LOUTAN, ISBN 978-29700680-4-4. Para todo público y profesionales.

- "*Répertoire de thèmes et de matière médicale dynamique*" ("*Repertorio de temas y de materia médica dinámica*") 19ava edition, 2014, A4, 320 p. Dr. G. LOUTAN, ISBN 978-2-9700-680-37. Para profesionales.

Agotados:
- "*L'homéopathie uniciste, instantanés sur une médecine durable*" ("*La homeopatía unicista, instantáneas de una medicina durable*"), 2010, G. LOUTAN, ISBN 978-29700680-0-6
- "*Répertoire de thèmes et de matière médicale dynamique*" ("*Repertorio de temas y de materia médica dinámica*") 18ava edición, 2011, G. LOUTAN, ISBN 978-2-9700-680-13

De Ute **BAUER**, escultora y profesora de arte
- "*Sculptures, 1995-2012*" ("*Esculturas*"), ISBN 978-2-9700680-2-0. 30 remedios con fotos de arte a color de esculturas, texto poético y extracto de materia médica.

Del Dr. Françoise **SAINT-DIDIER**
" *NOUVELLES PATHOGÉNÉSIES : Azadirachta indica (neem), Moringa oleifera, Adansonia digitata (baobab) organisées à l'occasion de mon enseignement de l'homéopathie au Bénin* " ("*NUEVAS PATOGENESIS: Azadirachta indica (neem), Moringa oleifera, Adansonia digitata (baobab) organizadas con motivo de mi enseñanza de la homeopatía en Benín*"), 2014, A4, 134 p., ISBN 978-2-9700-680-5-1. Pedidos al autor: francoise.saint-didier@wanadoo.fr

DE LAS EDICIONES MLM

Pedidos: Maryvonne.cousinlm@gmail.com, o Librería del CLH 0032(0)4/380 17 80
Clh@skynet.be

De Maryvonne **COUSIN- LE MOULT,** sicologo y logopedista
- "*Homéopathie et troubles du langage oral et écrit, Ignatia amara*" ("*Homeopatía y desordenes del lenguaje oral y escrito, Ignatia amara*"), Estudio a partir de 29 casos clinicos y profundización de la materia médica de Hahnemann. ISBN 978-2-9534393-0-4
- "*Homéopathie et troubles du langage oral et écrit, 40 cas cliniques*" ("*Homeopatía y desordenes del lenguaje oral y escrito, 40 casos clínicos*"). Casos clínicos ilustrados con dibujos infantiles que muestran la evolución luego del remedio. Prefacio del Dr. Claude Binard. ISBN 978-2-9534393-1-1

Trabajo de la **AFADH**
Pedidos : Clos de Corsac, Les Marronniers, 43700 Brives Charensac, tel : 0033/(0)4 71 02 92 93, afadh@free.fr
- "LES PATHOGENESIES A LA LUMIERE D'ARISTOTE" ("*La patogénesis a la luz de Aristóteles*"), según la concepción del Dr. Alfonso Masi Elizalde.
  - Vol I : "*Philosophie & le concept de création*" ("*Filosofía y el concepto de la creación*"), ISBN : 978-2-953493-2-8
  - Vol II "*La prudence et la providence*"("*La prudencia y la providencia*") ISBN : 978-2-953493-3-5
  - Vol II "*L'être absolu,* avec les lanthanides, essai de compréhension selon la méthode de A. Masi Elizalde" ("*El ser absoluto, con los lantánidos, ensayo de comprensión según el método de A. Masi Elizalde*") ISBN: 978-2-953493-4-2
  - Vol IV "*La perfection, avec une nouvelle étude Urolophus halleri*" ("*La perfección, con un nuevo estudio , Urolophus halleri*") ISBN : 978-2-953493-5-9
  - Vol V "*Remèdes homéopathiques concernant l'envie de la science de Dieu*" ("*Remedios homeopáticos relativos al deseo de la ciencia de Dios*")

Agradecidos a los lectores que nos envían literatura crítica, a colegas abiertos a un debate no partidario, pero basado en la biología moderna y en un enfoque global del paciente.

Se puede encontrar o encargar el libro en Francés en cualquier librería homeopática, y en particular en "Éditions Liégeoises d'Homéopathie - CLH, Vignoble 1, B-4130 ESNEUX, tel+fax: 0032. 43 80 17 80 clh@skynet.be

Cualquier observación, crítica, corrección respecto a esta obra en español, será bienvenida, por favor no dejen de enviarla a homeosens@gmail.com

www.ingramcontent.com/pod-product-compliance
Lightning Source LLC
Chambersburg PA
CBHW080353030426

42334CB00024B/2854